胃肠病临床诊疗常规

巴图巴雅尔　　牧骑　主编

内蒙古科学技术出版社

图书在版编目（CIP）数据

胃肠病临床诊疗常规 / 巴图巴雅尔，牧骑主编. —
赤峰：内蒙古科学技术出版社，2019.8
ISBN 978-7-5380-3126-3

Ⅰ. ①胃… Ⅱ. ①巴… ②牧… Ⅲ. ①胃肠病—诊疗
Ⅳ. ①R573

中国版本图书馆CIP数据核字（2019）第158743号

胃肠病临床诊疗常规

主　　编：巴图巴雅尔　牧　骑
责任编辑：张继武　那　明
封面设计：永　胜
出版发行：内蒙古科学技术出版社
地　　址：赤峰市红山区哈达街南一段4号
网　　址：www.nm-kj.cn
邮购电话：0476-5888970
排　　版：赤峰市阿金奈图文制作有限责任公司
印　　刷：赤峰三印印刷有限公司
字　　数：900千
开　　本：787mm×1092mm　1/16
印　　张：44
版　　次：2019年8月第1版
印　　次：2019年8月第1次印刷
书　　号：ISBN 978-7-5380-3126-3
定　　价：120.00元

如出现印装质量问题，请与我社联系。电话：0476-5888926　5888917

前　言

　　随着经济社会的快速发展及生活水平的不断提高，人们的生活习惯和饮食结构发生了很大改变，加之社会和心理因素的影响，以及人口老龄化的出现，使得消化系统疾病的发病率呈现越来越高的趋势，严重影响了人们的身体健康和生活质量。我们从事消化内科胃肠病诊疗40多年，在临床工作中，积累了较丰富的经验。通过不断总结和积累消化内科查房记录，并查阅了大量文献，编写了《胃肠病临床诊疗常规》这部书。

　　本书共分八篇，分别介绍了食管、胃与十二指肠、小肠、大肠、肝胆胰等功能性胃肠病，着重阐述胃肠病的常见病种，并介绍每一种疾病的概念、诊断标准、治疗方法及诊疗流程。本书引用了最新权威性文献资料，重点介绍了国内外胃肠病的诊治共识。

　　本书的突出特点是实用性强、内容新颖、便于查阅，紧紧围绕每一种疾病临床特点、病因与发病机制、诊断与治疗的最新发展状况等进行了详细介绍。本书适合临床医师，特别是从事消化内科和胃肠病专业的各级医师和研究生使用，是一本很有价值的工具书和参考书。

　　限于能力和水平，不足之处在所难免，恳请医学界同仁及广大读者不吝指教。

巴图巴雅尔　牧骑

2019年1月25日

目　录

第二篇 胃与十二指肠疾病

第三篇　小肠疾病

第四篇 大肠疾病

第五篇　肝脏疾病

第七篇　胰腺疾病

第八篇 功能性胃肠病

第一篇 食管疾病

第1章　食管炎

1 概念

食管炎（esophageal infection）是指由不同病因，包括感染、化学刺激、物理性损伤及继发于其他食管炎症性疾病等引起以食管黏膜损伤为主的急慢性炎症性病变。根据食管炎的发病病因不同，可将食管炎分为感染性食管炎和非感染性食管炎两种（见图1-1）。感染性食管（infectous esophagitis）是指多种病原菌引起的以食管黏膜损伤为主的炎症性病变。病原体包括病毒、细菌、霉菌及螺旋体或寄生虫等感染。在食管感染性疾病中，最常见的为念球菌感染（主要是白色念球菌）；其次为病毒感染，如单纯疱疹病毒、巨细胞病毒等；结核、梅毒、其他细菌、霉菌等也可导致感染性食管炎，但相对少见，且往往与白色念球菌合并感染。感染性食管炎，因病原体不同又可分为念球菌性食管炎、巨细胞病毒性食管炎、疱疹性食管炎、化脓性食管炎、食管结核病等，以念球菌性食管炎为多见。非感染性食管炎（noninfectious esophagitis）是指食道黏膜浅层或深层组织由于受到不正常的刺激，食道黏膜发生水肿和充血而引发的炎症。根据病理特点又可分为单纯性卡他食管炎、化脓性食管炎和坏死性食管炎等急性类型及单纯性慢性食管炎、反流性食管炎和Barrett食管炎等慢性类型。我国慢性食管炎主要是由于传统生活习惯使食管黏膜长期接触机械的、温热的，以及烟酒或药物刺激或维生素缺乏而产生的一种慢性非特异性炎性反应；而内镜下所发现的胃食管反流则是引起慢性食管炎的又一重要因素。内镜下发现有灶性或较密集之滤泡或颗粒状食管黏膜病变，并通过活组织病理检查呈慢性炎性表现，而排除其他食管疾病时，应考虑单纯性滤泡颗粒状食管炎。内镜下多有食管黏膜充血、水肿、糜烂，具有明显的食管炎症状并且食管上皮黏膜出现上皮乳头伸长和基底区增生，同时伴有炎性细胞浸润作为诊断急性食管炎的组织学依据。内镜下主要表现为食管黏膜局限性充血水肿，黏膜下血管纹理模糊是慢性食管炎最常见和最早的表现；食管黏膜糜烂或白色斑块覆盖而且易出血；黏膜粗糙、隆起肥厚或颗粒状增生；食管小浅溃疡。病理组织学证实为慢性食管炎。部分食管炎继发于剧烈呕吐后，长期放置鼻胃管或服用阿司匹林、强酸强碱、非类固醇类消炎药或接受化学治疗、放射治疗之患者,或食管异物或胃食管反流引起的黏膜损伤导致食道炎。临床上以反流性食管炎和Barrett食管为多见。

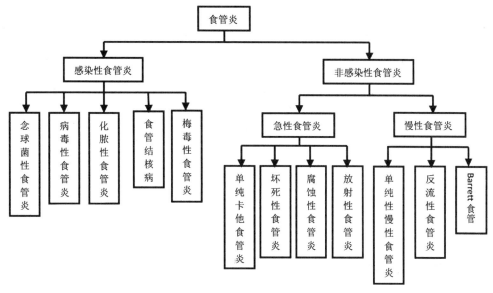

图1-1 食管炎病因分类

2 诊断标准

2.1 念球菌性食管炎

念球菌性食管炎(candida esophagitis)是念球菌侵入食管黏膜形成的一种溃疡性假膜性食管炎。念球菌是导致食管感染最常见的病原体。食管感染与多种念球菌,包括热带念球菌相关。但90%以上因白色念球菌感染所致。白色念球菌是一种条件致病菌,正常情况下多寄生在人的皮肤、口腔、肠道、肛门、阴道、消化道而不致病,仅在在某些病理情况下致病。对于免疫力正常的个体,发生白色念球菌性食管炎的诱因包括:患有基础疾病如肺结核、恶性肿瘤、糖尿病、肾上腺功能不全、酒精依赖、艾滋病、反流性食管炎、贲门失弛缓症,以及口腔、肠道霉菌感染等容易患或并存念球菌性食管炎;抗生素特别是广谱抗生素的不合理使用,造成机会性感染可能性增加;长期服用肾上腺糖皮质激素、免疫抑制剂,经放射性治疗或化学治疗后;长期使用强抑酸药,改变胃和食管的pH,使念球菌容易生长;电子内镜的普及,使许多症状不明显的患者得以发现;农药或化工厂产品等污染环境、水、食品等。本病发病机理仍未阐明,认为与食管黏膜损伤、食管动力失常及免疫缺损有关。近年来,念球菌性食管炎的发病年龄有年轻化趋势,多发生在30～60岁,平均年龄为43.2岁。男性患者明显高于女性患者。

诊断依据 （1）内镜下表现为特征性的黏附于食管黏膜的白色假膜或斑点，脆性增加。部分病例可见有食管出血、穿孔或狭窄。（2）刷取病灶组织进行细胞学和病理学检查，发现炎症、菌丝及成团的芽殖酵母（当白色念球菌仅仅定植而不致病时，芽殖酵母少见）。（3）念球菌性食管炎分级（Kodsi分级标准）：Ⅰ级为少量有充血的突起的小白斑（小于2 mm）但无溃疡或水肿表现；Ⅱ级为多发性有水肿和充血的大于2 mm突起斑，无溃疡；Ⅲ级为有充血和溃疡的线条和结节状突起的聚合斑；Ⅳ级为Ⅲ级加黏膜质脆，伴有管腔狭窄。镜检念球菌菌量分级标准（依据结核病防治工作手册的抗酸杆菌镜检标准）为+/−（少量，1~8个/300视野）；+（中量，3~9个/100视野）；++（中量，1~9个/10视野）；+++（大量，1~9个/每个视野）；++++（大量，≥10个/每个视野）。（4）X线钡餐造影：双对比食管钡餐造影也可诊断念球菌性食管炎，但其敏感较内镜低。其特征性表现为纵行的、边界清楚的、斑片状病变，呈线状或不规则的充盈缺损，边界清楚。有时也可见肿块样病变及食管狭窄。

2.2 疱疹性食管炎

疱疹性食管炎（heepetic esophagitis）是由疱疹病毒属的病毒感染所致，这些疱疹病毒主要为单纯疱疹病毒（HSV-1和HSV-2）、水痘带状疱疹病毒（VZV）、EB病毒（EBV）和巨细胞病毒（CMV）等均可导致食管炎。据文献报道，病毒感染食管的途径是由口咽部向下蔓延至食管；另外一种途径是与单纯疱疹相似，病毒感染机体后寄生于周围神经节细胞体，当机体抵抗力下降时，病毒通过周围神经侵入食管黏膜上皮细胞或黏膜下层进行复制。

诊断依据 （1）临床表现：最主要的症状是严重吞咽疼痛、烧心和发热。部分患者会有恶心、呕吐和胸骨后疼痛，进食固体食物时疼痛加重，也可能口咽部疱疹同时存在，但仅见于1/5的病例。（2）内镜检查：特征性表现是食管黏膜弥漫性脆性增高、渗出物、水疱和小的钻孔样溃疡，以远端食管多见。最早期的病变为食管中下段圆形、直径1~3 mm的水痘，水疱中央脱落后形成边界清楚、边缘隆起的溃疡。（3）组织学检查：对单纯疱疹病毒导致的食管炎，溃疡边缘取材可见特征性的鳞状上皮细胞内毛玻璃样核、核内嗜酸性CowdryA型包涵体以及多核巨细胞，还可见细胞气球样变和染色质边集。（4）免疫组化和原位杂交检测：对于缺乏特征性病理改变的病例，使用针对HSV抗原的单克隆抗体进行免疫组化检测或核酸原位杂交可有助于发现感染细胞，可以协助诊断。（5）食管组织病毒分离培养和PCR：病毒分离比常规的组织或细胞学检查更为敏感，有助于鉴定抗阿昔洛韦的毒株。

2.3 化脓性食管炎

化脓性食管炎（pyogenic esophagitis）是在食管黏膜有破损的情况下，细菌侵入食管黏膜所导致的化脓性炎症。化脓性食管炎可能是局限性病变，多数形成一个或多个黏膜下脓肿，脓肿引流至食管腔后可自然愈合。感染扩散后可引起食管蜂窝织炎，若病变累及食管周围组织和纵隔或胸腔则形成瘘管。化脓性食管炎多继发于食管异物或器械检查造成的食管黏膜损伤。另外，进食粗糙和刺激性食物，且速度太快，或大量酗酒也可损伤食管黏膜，增加细菌感染机会。

诊断依据　（1）临床表现：主要取决于感染的范围和患者的反应性。在感染较局限的情况下，脓肿可穿破并向食管腔引流而自愈，患者无症状或仅有咽下灼热感、颈部疼痛或咽痛。病变范围较大的患者除颈部疼痛或吞咽痛外，还可出现吞咽困难、胸骨后疼痛、寒战、发热等症状。反应较强者常可出现高热，少数患者可发生败血症，并出现相应的表现。（2）内镜检查：可早期诊断急性化脓性食管炎，但急性期内镜检查应谨慎，以防穿孔。根据病变的轻重程度，可表现为局部食管黏膜充血、水肿、黄色脓性分泌物覆盖、假膜、局部脆性增加、大小不等的脓肿及溃疡形成。（3）组织病理学检查：可见大量中性粒细胞浸润，在黏膜下层可见到较多的细菌。（4）血常规检查：可见白细胞总数及中性粒细胞数比例升高。（5）食管分泌物细菌培养，发现有致病菌。（6）X线钡餐造影：食管脓肿可表现为表面光滑、突出的充盈缺损。

2.4 食管结核

食管结核（tuberculosis of esophagus）是由食管的结核分枝杆菌感染大部分来自纵隔结核分枝杆菌感染的直接扩散，但是也有原发性食管结核的报道。食管结核多继发于纵隔、肺门淋巴结和肺结核，病变直接波及食管外膜，沿淋巴逆流至食管黏膜下层。食管结核多是在病人原有疾病的基础上感染结核杆菌所致。易感因素包括：机体抵抗力降低，如肺结核、糖尿病、恶性肿瘤、放化疗及处于病程晚期等；免疫功能低下，如器官移植、长期服用免疫抑制剂、AIDS 等；原有食管疾病，如反流性食管炎、食管溃疡、食管狭窄等。

诊断依据　（1）临床表现：继发性食管结核的临床表现和其他感染性食管炎有很多差别。除吞咽不顺或困难外常伴随有体重减轻、咳嗽、胸痛和发热。（2）实验室检查：红细胞沉降率（ESR）、C反应蛋白（CRP）增高，结核菌素试验（PPD）强阳性，结核酶联免疫斑点试验（T-SPOT）阳性。（3）内镜检查：对确诊活动性食管结核有重要作用。内镜下可见食管浅溃疡、隆起似肿瘤样的病灶及食管外压征象。应对病灶进行多块活检，组织标本应进行快速酸染色、分枝杆菌培养和PCR检测。若仅发现食管被外压,必须进行气管镜或纵隔镜,或行经食管的细针穿刺进行细胞学检查。(4)超声内镜检查:表现为壁内占位或全层增厚,病变内部回声不均匀且边界不清楚,占位可浸润至壁外,常伴纵隔肿大钙化淋巴结。(5)X线钡餐造影:可显示食管被纵隔淋巴结压迫后移位及窦道延伸至纵隔。(6)CT检查:可提示食管壁增厚及纵隔淋巴结肿大,可合并肺结核。

2.5 嗜酸粒细胞性食管炎

嗜酸粒细胞性食管炎(eosinophilic esophagitis, EoE)称为"食管的哮喘",是一种过敏反应介导的以食管黏膜嗜酸粒细胞浸润及食管动力障碍为特征的慢性免疫性炎性疾病。EoE好发于儿童和青壮年,男性多见,过敏史者更易发病。EoE与地区、种族、饮食、环境等因素有关,表现为发作与缓解交替的迁延性疾病,自然发病史至少10余年,可由炎症性表型(儿童多见)进展至狭窄性表型(成人多见)。吸入或食入过敏原及遗传因素对EoE发病具有重要意义,43%的EoE患者的一级亲属有过敏性疾病,50%~60%的EoE患者有过敏史,避免摄入过敏食物可明显改善患者症状和组织学表现。此外,反流入食管的胃酸和胃蛋白酶可损伤食管上皮间紧密连接和食管壁屏障功能。EoE发病机制尚未明确,EoE浸润是本病的主要组织学特征,过敏原既可诱导B细胞产生sIgE,后者与肥大细胞、嗜碱粒细胞结合,释放炎性介质,亦可诱导Th2细胞活化和增殖,产生细胞因子,二者同时促进食管壁全层嗜酸粒细胞(EOS)产生、趋化和聚集。EOS本身亦可释放多种炎性物质诱导免疫炎性反应,加剧食管重塑。

诊断依据 (1)临床表现:EoE临床特征与年龄密切相关,在婴幼儿主要表现为非特异性症状,包括哺育困难和发育迟缓等及胸痛、腹泻等;儿童常出现反流样症状(烧心、反酸)、呕吐、腹痛等;青少年和成年人主要表现为间歇性吞咽困难及食物嵌顿(以固态食物为主),发热和体重减轻不常出现。国外患者多以上腹痛、反酸和烧心为主要表现,国内患者多因吞咽困难就诊。EoE与GERD表现相似,但EoE对抑酸剂不敏感,且食管24小时 pH 监测有助于鉴别EoE与GERD。(2)内镜检查:EoE内镜下表现缺乏特异性,可表现为:①食管环状改变(亦称同心环状食管),指多个圆形黏膜皱襞凸向管腔,可以是固定的食管结构,也可以是食管收缩时的瞬态表现。②窄径食管:指食管并无明显狭窄,但非瘢痕性食管扩张受限,进境时阻力增大。③线性或纵向裂隙:指与食管纵轴平行的黏膜凹陷。④白色渗出物或白色隆起斑块。⑤皱纸样黏膜(crepe纸样黏膜)。黏膜质脆,轻微接触后即可出现擦伤或撕裂。其中,渗出(食管白斑)、黏膜水肿(黏膜苍白或血管减少)和纵行裂隙是急性炎症的反应,而食管环和食管狭窄则是慢性炎症和纤维化的结果。(3)组织病理学检查:食管黏膜中嗜酸性粒细胞计数

≥15/HPF提示EoE的诊断。EoE的其他组织病理学表现包括EOS脱颗粒、EOS微脓肿、基底层钉突状增生、固有层乳头状延伸、细胞间隙扩大、细胞外嗜酸颗粒沉积、黏膜固有层纤维化等。但仅有组织病理学改变尚不能诊断EoE，因食管上皮EOS增多亦可见于GERD、药物性食管炎、嗜酸性胃肠炎、感染、克罗恩病等。在活检取材方面，因嗜酸性粒细胞浸润为斑片状分布，活检数量和活检部位均可影响诊断准确性。目前推荐在食管近端（距门齿20~25 cm）和食管远端（距鳞状上皮结合处3~5 cm）各取2~4块活检标本。(4)食管测压：吞咽困难和食物嵌顿是EoE患者器官功能受损的典型症状，而持续的嗜酸性炎症会导致食管的重塑，其临床结果有食管壁增厚、僵硬、脆弱性的增加和防御能力低下。现有的食管功能性测试，如高分辨率测压法或电阻抗/pH监测法往往会显示出相互矛盾的结果，不足以提供诊断依据。应用功能性管腔成像探针（FLIP）定量评估食管壁顺应性是一种新型的、更精确的评估EoE食管功能的方法。研究表明，FLIP能够定量评估EoE患者食管的管壁顺应性、管壁重塑与疾病发生的关联，这有望量化EoE患者的食管功能性质，更有助于诊断疾病。(5)超声内镜：部分以吞咽困难为主要症状的EoE患者，内镜检查及食管测压均未发现明显异常，提示其不存在梗阻及食管环行肌异常的因素。Yamale等使用超声内镜（EUS）对EoE患者的食管壁进行观察，发现食管壁各层组织变厚，黏膜下层和固有肌层尤其明显，该处黏膜病理可见嗜酸粒细胞超过20个/HPF，对患者进行激素治疗后，临床症状及内镜下表现均改善，EUS发现食管黏膜层厚变小，所以他们认为EUS可用于评估EoE患者的治疗效果并避免多次取活检。但是EUS在诊断EoE中的价值并不确切，尚需更大规模的临床研究去验证。

2.6 腐蚀性食管炎

腐蚀性食管炎（corrosive esophagitis）是指误饮或有意吞服腐蚀性物质，造成食管严重的损伤而引起的化学性炎症。常见的腐蚀剂包括强酸（如硝酸、硫酸和碳酸等）和强碱及碘、氨水、氯化高汞等，其中由强碱所致者最常见。多因自主或误服强酸、强碱、重金属盐溶液或其他腐蚀性药物引起食管组织损伤。亦有因长期反流性食管炎、长期进食浓醋或长期用酸性药物（如多西环素、四环素、阿司匹林等）引起食管化学性烧伤者，但较少见。食管的损伤程度与腐蚀剂的性质、浓度和接触时间成正比，与吞服速度呈反比。化学性烧伤后病理过程大致可分为三个阶段。第一阶段即在伤后最初几天内发生炎症、水肿或坏死，常出现早期梗阻症状。第二阶段在伤后1~2周，坏死组织开始脱落，出现软的、红润的肉芽组织，梗阻症状常可减轻，这时食管壁最为薄弱，持续2~4周。第三阶段瘢痕及狭窄形成，并逐渐加重。病理演变过程可进行数周至数月，但超过1年后再发生狭窄者少见。瘢痕狭窄的好发部位常在食管的生理狭窄处。组织损伤程度一般分为三度：一度损伤病变仅限于食管壁浅层黏膜，急性期食管黏膜充血水肿，上皮脱落，同时肌层组织痉挛产生食管梗阻。伤后1~2周急性炎性反应消退，组织出现坏死、脱落，梗阻减轻。伤后2~3周组织修复，如治疗恰当可不遗留食管瘢痕性狭窄。二度损伤较深，达浅肌层，在急性期组织充血、水肿、渗出，组织坏死脱落后形成溃疡。3~6周发生肉芽组织增生。以后纤维组织形成瘢痕而导致狭窄。三度损伤食管全层受累，并累及食管周围组织，出现凝固坏死并导致食管壁穿孔，继发纵隔炎。

诊断依据　（1）早期主要依据有吞服腐蚀剂病史，以及吞食腐蚀剂后，立即引起唇、口腔、咽部、胸骨后及上腹部剧烈疼痛，随即产生反射性呕吐，吐出物常为咖啡色或鲜红色。若烧伤涉及会厌、喉部及呼吸道，可出现咳嗽、声音嘶哑、呼吸困难。继之可出现吞咽困难，严重者可出现昏迷、虚脱、高热等全身中毒症状。瘢痕狭窄形成后可导致食管部分或完全梗阻，唾液咽下困难。因不能进食，后期出现营养不良、脱水、消瘦、贫血等症状。（2）X线钡餐检查：X线检查早期意义不大，3周后食管钡餐检查有助诊断，一般可发现食管狭窄部位和程度以及狭窄近端食管扩张，并可观察到食管烧伤部位及其严重程度。X线检查应在急性炎症消退后，患者能吞服流食方可作食管造影检查。如疑有食管瘘或穿孔，造影剂可流入呼吸道，最好采用碘油造影。轻度为食管下段继发性痉挛，黏膜纹理尚正常，也可出现黏膜轻度增粗、扭曲；中度为食管受累长度增加，继发性痉挛显著，黏膜纹理不规则呈锯齿状或串珠状；重度为食管明显缩小，甚至呈鼠尾状。（3）内镜检查：食管镜检查虽可直视烧伤状况，但早期有引起食管穿孔的危险，不宜施行。晚期检查可确定狭窄部位和程度、黏膜损伤状况及有无溃疡和异物，但对第一烧伤狭窄处的远端无法窥视。

2.7 放射性食管炎

放射性食管炎（radiation esophagitis）指食管黏膜受到一次大剂量或分次照射累积到一定剂量引起的炎性病变。食管的鳞状上皮对放射性物质比较敏感，当剂量达10~20Gy时照射野内正常食管黏膜可发生充血、水肿，从而导致吞咽困难；当剂量达30~40Gy后食管黏膜充血进一步加重，表现为局部疼痛或胸骨后烧灼感，尤以进食时为著。目前研究认为，放射性食管损伤是由于放射线将食管组织中的水分子大量分解成氧自由基所引起的，体内过多的氧自由基在攻击细胞器导致细胞坏死同时，产生大量的炎性因子，这些细胞因子成为促进细胞凋亡的诱导因素，其作用于生物大分子可以引起细胞膜的通透性增高、线粒体肿胀、溶酶体破坏，诱导细胞凋亡并加剧炎性反应。辐射所致的组织损伤不仅是造成某些靶细胞损伤，而是一个由多细胞、多种细胞因子参与的复杂过程。脂质过氧化反应、自由基及各类活性物质的释放也均被证实参与了放射损伤过程。

诊断依据　（1）剂量阈值：一次局部照射剂量≥9Gy；分次局部照射累积剂量≥20Gy。（2）临床表现：照射后数周，或3个月内出现吞咽困难，疼痛，胸骨后烧灼感和体重下降等表现。（3）内镜检查：食管黏膜充血、水肿、糜烂、出血，黏膜表面凹凸不平、伴白色黏液覆盖，部分患者可见溃疡形成。（4）组织病理学检查：上皮细胞变性、空泡形成，部分细胞坏死脱落，毛细血管扩张充血、血管内血栓形成，间质水肿及大量炎性细胞浸润。

放射性食管炎分级诊断标准　0级：无症状；1级：轻度吞咽困难或吞咽疼痛，需用表面麻醉药、非麻醉药镇痛或进半流饮食；2级：中度吞咽困难或吞咽疼痛，需麻醉药镇痛或进流质饮食；3级：重度吞咽困难或吞咽疼痛，伴脱水或体重下降＞15％，需鼻胃饲或静脉输液补充营养；4级：完全阻塞，溃疡、穿孔或瘘道形成。

2.8 胃食管反流病

胃食管反流病（gastroesophageal reflux disease，GERD）是指胃或十二指肠内容物反流入食管，引起不适症状和/或并发症的一种疾病。GERD的临床表现由不适症状（烧心和反流）和并发症（慢性咳嗽、哮喘、慢性咽炎）构成，因表现部位不同分为食管症状综合征和食管外症状综合征。根据病变程度不同，可将GERD分为糜烂性食管炎（erosive esophagitis，EE）或反流性食管炎（reflux esophagitis，RE），Barrett食管（Barrett esophagus，BE）和非糜烂性反流病（non-erosive reflux disease，NERD）三种类型。不同类型各有其内镜及病理改变，其发病机制及抑酸治疗效果也不尽相同。EE患者的反流症状和黏膜损害均较明显，NERD患者有反流症状但内镜下黏膜损害不明显，而BE作为是一种癌前病变也备受关注。导致胃食管反流发生的机制包括：食管裂孔疝、下食管括约肌（LES）功能异常、一过性LES松弛（TLESR）、胃食管交界部松弛增宽、酸袋、肥胖、食管清除延长、胃排空障碍等；另外，引起腹压增高的咳喘等呼吸道症状也是导致或加重反流的重要原因。导致食管症状综合征的可能机制：反流酸度、近端扩张、反流物成分、十二指肠胃食管反流、食管纵形肌收缩、黏膜完整性，以及外周和中枢感觉等。另外，广泛开展的对抗反流屏障造成破坏和增加反流的上消化道外科手术可造成大量的医源性反流病。食管外症状综合征产生的可能机制：当GERD形成食管高位反流，甚至突破上食管括约肌高压带构成的咽喷嘴，形成不同形式经咽喷洒，即3S现象，溢出、喷洒和喷出，造成反流物微吸入，从而导致呼吸道即刻激惹和后继高敏状态，乃至防御功能完整性的破坏。通过神经反射途径或免疫炎症途径诱发或加重呼吸道症状（哮喘和咳嗽等）或疾病。GERD的危险因素包括年龄、性别、体重指数（BML）、腰围、过度饮酒、吸烟、服用药物、心身疾病、便秘和家族史等。其中主要损伤因素为过多的胃内容物，主要是胆汁和消化酶（胃酸和胃蛋白酶）。流行病学显示，GERD在西方国家的发病率为10%～20%，在亚洲的发病率已上升至10.5%，我国GERD的发病率也在逐渐增加，但对此病的诊治目前手段有限，部分患者已进入"难治性"的阶段，研究还发现GERD症状的反复发作与食管癌或贲门癌以及喉癌相关。

诊断依据 GERD的检查项目包括胃镜、钡餐造影、反流监测，食管测压和诊断性治疗等。烧心和（或）反流是GERD的典型症状，需注意的是它们并不是GERD所特有的症状。烧心和（或）反流在GERD中的特异性约为70%，亦可见于消化性溃疡、功能性烧心、嗜酸粒细胞性食管炎、食管癌或胃癌等患者。当患者出现烧心和（或）反流症状后，可基于临床表现初步诊断为GERD，建议其行内镜检查。有报警症状包括吞咽困难和（或）吞咽疼痛、出血、贫血、消瘦或反复呕吐等，此类患者应立刻行内镜检查。胸痛、咳嗽和咽喉不适等症状是反流所致的食管外的表现，如反流及咳嗽、哮喘等，特别是胸痛患者需首先排除心血管疾病而非怀疑GERD，尤其有高血压史或者老年患者，因为心血管疾病严重者可危及生命。只有排除心源性因素后，才可按照非心源性胸痛的诊断流程进行处理。需注意功能性消化不良、肠易激综合征与GERD的重叠症状。(1)质子泵抑制剂（PPI）试验：对拟诊患者或疑有反流相关食管外症状的患者，尤其是上消化道内镜检查阴性时，可采用诊断性治疗。服用标准剂量PPI，2次/d，治疗1～2周。服药后如症状明显改善，支持酸相关GERD的诊断；如症状改善不明显，则可能有酸以外的因素或不支持GERD的诊断。PPI试验具有方便、无创和敏感性高的有点，缺点是特异性较低，一项荟萃分析显示其灵敏度和特异度分别为78%和54%。(2)内镜及活组织检查：胃镜及镜下活检可直观显示食管炎和Barrett食管等食管病变，还可观察贲门的松弛情况及食管裂孔疝，是GERD的基本检查。如有反流性食管炎则可很自然诊断为GERD，但其GERD合并食管炎的阳性率仅为30%，而真性NERD却高达40%，故应结合特异性较高的反流监测进一步确诊（表1-1）。(3)食管反流监测：食管反流监测是GERD的有效检查方法，包括食管pH监测、食管阻抗-pH监测和无线胶囊监测。未使用PPI者可选择单纯pH监测以明确GERD的诊断并指导治疗，若正在使用PPI需加阻抗监测以检测非酸反流。(4)食管测压：大多数食管疾病患者的临床症状与GERD相同或相似，因此十分需要排除食管本身的一些疾病，如贲门失弛缓症、食管裂孔疝和功能性梗阻等。高分辨率食管测压（HRM）在贲门失弛缓症的诊断中最为成熟，被视为"金标准"。同时HRM通过对LES的压力、远端收缩积分（DCI）和整合松弛（IRP）等指标变化，诊断贲门失弛缓症（Ⅰ型、Ⅱ型和Ⅲ型），胃食管连接部（EGJ）出口梗阻动力障碍如远段食管痉挛和高收缩食管（Jackhammer食管），高压蠕动等。由于食管裂孔疝与GERD有相同的解剖和生理基础且临床症状重叠，在HRM检测中，是根据膈肌压力带和LES下缘两者位置差值的大小诊断滑动型食管裂孔疝,因此对GERD患者未经过HRM检查,可能会出现GERD和部分滑动型食管裂孔疝相混淆。(5)食管钡剂造影:有助于鉴别相关疾病,观察有无黏膜病变、狭窄、食管裂孔疝等,并且还观察钡剂从胃反流至食管,因而对诊断有互补作用。如果患者不存在吞咽困难等症状,不推荐其进行食管钡剂造影。(6)组织学检查:GERD患者行食管下段组织活检可以看到细胞间隙增大、基底细胞增多等。活检虽有助于排除嗜酸性食管炎,但基底细胞增多等组织学异常,对GERD诊断的敏感性及特异性低,限制了活检在GERD中的应用。内镜检查未发现明显食管炎改变时不建议常规进行活检。

表1-1 基于内镜和阻抗-pH监测的GRED分类

胃食管反流亚分类	结果表现
糜烂性GERD(约30%)	内镜下可见食管黏膜缺损
真性NERD(约40%)	有典型的GERD症状,内镜检查阴性,阻抗-pH检查示酸暴露异常
酸过敏感食管(约20%)	内镜检查阴性;阻抗-pH检查示酸暴露正常,而症状与酸反流相关(SI>50%,SAP>95%)
非酸过敏感食管(约15%)	内镜检查阴性;阻抗-pH检查示酸暴露正常,而症状与非酸反流相关(SI>50%,SAP>95%)
功能性烧心(约25%)	烧心但对PPI无应答;内镜检查阴性;阻抗-pH检查示酸暴露正常,而症状与各类反流均无
	相关(SI<50%,SAP<95%)

注 GERD:胃食管反流病;NERD:非糜烂性反流病;SI:症状指数;SAP:症状相关概率;PPI:质子泵抑制剂。

2.8.1 非糜烂性反流病

非糜烂性反流病(non-erosive gastroesophageal reflux disease, NERD)又称内镜阴性反流病或症状性GERD,是指存在典型的胃食管反流症状但无内镜下食管黏膜损伤的一种疾病。NERD是全球GERD最常见的类型。通过对现有相关调查数据折算,我国内镜阴性的GERD约占GERD总数的67%。有研究发现,难治性GERD患者中以NERD患者居多,传统的抑酸治疗对NERD患者的疗效欠佳。研究结果显示,喜食生冷、辛辣、咖啡、饮酒、进食过饱、焦虑、抑郁、胃肠道疾病家族史是NERD发病的独立危险因素。针对高危人群,节制饮食和改善情绪对防治NERD有重要意义。NERD的发病机制可能与食管高敏感性、非酸性反流、心理因素等因素有关。有研究显示,NERD患者的食管症状(烧心、反酸、反食、胸痛)较反流性食管炎(RE)更明显,NERD患者对酸、非酸反流的敏感性显著高于RE患者。此外,NERD患者心理压力和症状严重程度之间的关联比RE患者更强,而NERD患者精神心理异常明显。

诊断依据 (1)有典型的胃食管反流症状,24 h食管pH监测结果阳性(pH<4.0酸反

流），常规内镜下食管黏膜无破损。（2）有典型的胃食管反流症状，24 h食管pH监测结果阴性，PPI试验阳性，常规内镜下食管黏膜无破损。其余患者症状与酸反流事件无直接相关性，抑酸等抗反流治疗效果不佳，明显表现出精神心理状态对症状程度的影响。（3）食管黏膜未见破损时，放大内镜下观察到齿状线呈锯齿形、宽大锯齿形、三角形、半岛形，以及齿状线下黏膜不平等变化，如同时伴有贲门口松弛，则NERD的诊断阳性率可达90%～100%。（4）当患者以烧心症状为主诉时，如能排除可能引起烧心症状的其他疾病（包括功能性烧心），且常规内镜检查未见食管黏膜破损时，可作出NERD的诊断。（5）组织学检查：NERD的病理变化主要包括食管鳞状上皮基底细胞增生，食管鳞状上皮固有膜乳头延长，食管鳞状上皮内炎性细胞浸润，食管鳞状上皮细胞间隙扩张，食管鳞状上皮乳头血管湖。如满足两条或以上则可诊断为病变符合NERD。

2.8.2 反流性食管炎

反流性食管炎（fluxEsophagitis, RE）系指内镜下可见食管远段黏膜破损。由于ER是食管损伤常见后果，不能代表GERD主要临床表现，已被归类为GERD食管合并症。ER是GERD的常见类型，多数患者有反酸、烧心等反流症状，其内镜下黏膜损伤也较明显，目前公认其发病机制与胃食管动力障碍、反流物的侵袭作用等有关。胃液（胃酸及胃蛋白酶）及十二指肠内容物（胆汁、胰液及肠液）反流均可损伤食管黏膜等。

诊断依据 （1）临床表现：食管症状包括烧心、反酸、反食、胸痛；食管外症状有咳嗽、哮喘、声嘶、鼻窦炎、龋齿、咽喉烧灼感和异物感。（2）内镜检查：内镜检查是确定有无食管炎的主要方法，食管炎的严重程度国内多采用洛杉矶（Los Angeles, LA）分类法分级。A级：≥1个食管黏膜破损，长度<5 mm；B级：≥1个食管黏膜破损，长度≥5 mm，病变之间无融合；C级：≥1个食管黏膜破损，病变间有融合，<75%周径；D级：≥1个食管黏膜破损，病变间有融合，≥75%周径；达A级或以上者可诊断为RE。（3）组织病理学检查：食管黏膜有明显糜烂、结节，或齿状线以上发现有孤立性红斑，应作病理活检，以确定有无Barrtt食管或癌变。RE的病理变化包括食管黏膜上皮坏死、炎性细胞浸润、黏膜糜烂及溃疡。食管溃疡表面为中性粒细胞和嗜酸性粒细胞为主的炎性渗出物及坏死组织，溃疡基底部为肉芽组织，可见淋巴细胞以及浆细胞浸润，溃疡边缘可见鳞状上皮再生。（4）高分辨率测压：有研究表明，食管低动力状态和食管裂孔疝（HH）是食管炎患者的主要食管动力学表现，食管体部功能低下、LES压力低下和HH与食管炎的严重程度相平行，这些异常可能是造成食管炎的重要因素。

2.8.3 Barrett食管

Barrett食管（BE）是指食管远端黏膜的鳞状上皮被化生的柱状上皮替代的病理现象，与食管腺癌的发生有关。化生的单层柱状上皮可为胃型上皮也可为伴有杯状细胞的肠型上皮，伴有肠上皮化生者进展为腺癌的风险明显提高。研究结果表明，胃食管反流和十二指肠胃食管反流、肥胖等因素可能增加患Barrett食管的风险。目前，反流性食管炎→Barrett食管→不典型增生→远端食管腺癌已经是公认的发病过程。但这种恶性转化机制目前仍不确切，氧化应激损伤可能是其中的一个启动机制。酸暴露和十二指肠内容物及胆汁反流引起食管黏膜损伤，炎症时氧化应激活跃，产生大量氧自由基。氧自由基使食管鳞状上皮基底层内的上皮内干细胞发生基因突变，向腺上皮化生，形成Barrett食管。Barrett上皮细胞内基因受氧自由基的损伤，发生突变，形成不典型增生，快速增生的细胞分裂活跃，基因经常暴露于氧自由基而受损伤，因突变累积而形成腺癌。研究较多的与氧化应激损伤有着较为密切的关系的因子有环氧合酶2、前列腺素E2、超氧化物歧化酶、谷胱甘肽过氧化物酶、解偶联蛋白2、铁剂等。其中环氧合酶2在Barrett化生、异型增生、腺癌序列中表达增高，可能是参与食管腺癌癌变过程的重要因素。

诊断依据　（1）内镜下表现及分型：Barrett食管内镜下表现为食管远端胃食管交界上方灰白色食管鳞状上皮处出现橘红色（或）伴有栅栏样血管表现的柱状上皮区域，柱状上皮区呈天鹅绒样，形成环形、岛状及指状或舌状突起。Barrett食管内镜下分型方法有3种：①按化生柱状上皮长度分型，可分为长段和短段Barrett食管。化生的柱状上皮累及食管全周且长度≥3 cm为长段BE（long-segment Barrett esophagus, LSBE）；化生的柱状上皮未累及食管全周或虽累及全周但长度<3为短段（short-segment Barrett esophagus, SSBE）。②按内镜下形态分为全周型、舌型、岛型。全周型：橘红色胃黏膜与粉红色食管黏膜的交界线上移至食管下括约肌上方。舌型：食管下段橘红色胃黏膜呈不规则舌状向口侧延伸。岛状：食管下段一处或多处斑片状橘红色黏膜呈岛状，大小不一。③按布拉格C＆M分类方法分型。根据化生黏膜累及食管全周和化生最大长度判断Barrett食管的累及范围。C代表全周型化生黏膜的长度，M代表化生黏膜最大长度。如C3-M5表示食管圆周段柱状上皮长3cm，非圆周段或舌状延伸段在EGJ上方5cm；C0-M3表示无全周段上皮化生，舌状伸展在EGJ上方3cm。此分级对>1cm的化生黏膜有较高敏感性，而对<1cm者则敏感性较差。（2）Barrett食管病理诊断：①化生上皮的组织学类型，Barrett食管化生上皮有如下3种组织学类型。胃底型：与胃底上皮相似，可见主细胞和壁细胞；贲门型：与贲门腺相似，有胃小凹和黏液腺，无主细胞和壁细胞；肠化型：为化生肠型黏膜，表面有微绒毛和隐窝，杯状细胞是特征性细胞。②Barrett食管异型增生，从组织学类型上Barrett食管异型增生可以分为腺瘤样异型增生和小凹型异型增生2种主要类型。腺瘤样异型增生的形态学特点与结直肠腺瘤的异型增生一致，增生细胞形成腺管或绒毛状结构，被覆

高柱状细胞,细胞核复层、深染,细胞质红染。腺腔缘锐利,可见杯状细胞和潘氏细胞;免疫组织化学具有肠型上皮的特点,MUC2,CDX-2和Villin呈阳性表达。而小凹型异型增生的细胞呈立方或柱状,细胞质透明或嗜酸性,细胞核圆形或卵圆形,部分细胞可见核仁;腺体趋向于比腺瘤样异型增生更小,关系更紧密,腺腔缘不太清楚,无杯状细胞和潘氏细胞。免疫组织化学MUC2,CDX-2和Villin均为阴性表达,而MUC5AC多为阳性表达。从病变程度上看,Barrett食管异型增生可分为低级别异型增生和高级别异型增生,其分级方法按胃肠道黏膜异型增生的分级进行(按WHO消化系统肿瘤分类异型增生和上皮内瘤变可以作为同义词应用)。③活检取材:推荐使用四象限活检法,即常规从GEJ开始向上以2 cm的间隔分别在4个象限取活检,每个间隔取8块以上的黏膜组织能有效提高肠上皮化生的检出率。对疑有BE癌变者应每隔1cm进行4象限取活检,提倡应用新型内镜技术进行靶上活检。

3 治疗方法

食管炎的治疗原则是治愈食管炎症、缓解症状、提高生活质量、预防并发症。(1)病因治疗:针对不同病因进行选择性用药物治疗。(2)减少反流:给予柔软流质食物,禁吃粗、硬、辛辣、过热饮食等刺激性食物,尽量少吃高脂肪食物、巧克力、咖啡、浓茶,并戒烟、禁酒;生活有规律性,少吃多餐,细嚼慢咽;睡前抬高床头,睡前3 h不能进食,餐后让病人处于直立状态或餐后散步。(3)降低反流物的刺激性:可选用H_2RA(如西米替丁、雷尼替丁、法莫替丁等),能减少胃酸分泌。也可选用PPI(奥美拉唑、兰索拉唑、泮托拉唑、雷贝拉唑和埃索美拉唑)早空腹服1次。另可用铝碳酸镁片(达喜)嚼服,可中和胃酸,降低胃蛋白酶的活性,减少酸性胃内容物对食管黏膜的损伤,改善GERD患者的烧心与反流症状。(4)改善食管下段括约肌的功能:餐前15~30 min可选用促胃动力药(如多潘立酮、莫沙必利、西沙必利),可增加食管下段括约肌的压力,加速胃的排空,减少反流。

3.1 念球菌性食管炎

目前临床针对白色念球菌治疗以唑类抗真菌药为主,应用制霉菌素可通过结合霉菌细胞膜的类固醇,改变细胞膜的通透性,促使镁、钾、钠离子流失,诱导菌体缩小,且使细胞膜内分布的氨基酸丢失,诱导真菌死亡,但患者在口服应用后,体内含有的有效抗霉菌浓度居较低水平,效果不理想,且不良反应率较高。伊曲康唑为一种三氮唑衍生物,属三唑类新型广谱抗真菌药,有较强亲水性,半衰期长,口服生物利用度高,不良反应小,具广谱抗真菌效果，对念球菌感染治疗效果理想。可通过合成真菌类细胞膜含有的主要成分麦角甾醇，起到抑制效果，增强细胞膜的通透性，进而发挥抗真菌作用。伊曲康唑有较低的空腹吸收率，但立即在餐后应用可使利用度提高，局部作用既能发挥，又可快速吸收入血。其在组织中的浓度随血液在各组织中的分布是血浆浓度10倍以上，并可有效地长时间维持血药浓度，同时可防范制霉菌素口服导致的腹泻、恶心等不良反应发生。临床常用氟康唑（Fluconazole，大扶康）100~200 mg/d口服（第一天200 mg，此后100 mg/d，疗程7~14）。对氟康唑无效的患者，可选用伊曲康唑。制霉菌素口感较差，但同样有效，可每次服用1~2片（每片200 000U），4~5次/d，疗程14d。对口服药物无效者，可静脉使用卡泊芬净（caspofungin），50 mg/d，疗程7~21d。对于重症病例，可使用两性霉素B（10~15 mg/d静脉注射，总剂量达300~500 mg）。联合应用黏膜保护剂：氢氧化铝凝胶联合氟康唑治疗真菌性食管炎的效果优于制菌霉素的原因，在于氢氧化铝凝胶容易黏附于食管黏膜。其食管表面形成一层保护膜。同时改善局部微循环，促进病变部位黏膜上皮细胞代谢，促进黏膜的修复。

3.2 疱疹性食管炎

主要治疗原则是尽可能地改善全身状况和免疫功能，了解全身疾病的情况，调整影响免疫功能的药物；嘱患者进食流食或半流食饮食。病毒性食管炎病程多为自限性，多数患者预后良好，常随着患者全身情况的改善而痊愈。对于症状明显的患者应予积极的对症治疗。（1）抗病毒治疗：轻者可口服抗病毒口服液、双黄连等，重者可用阿昔洛韦（无环鸟苷）和更昔洛韦（丙氧鸟苷），都是具有高度活性的广谱抗病毒药物，能抑制疱疹病毒多聚酶，对HSV和带状疱疹病毒（HZV）食管炎均有明显疗效，但对巨细胞病毒（CMV）疗效差。大多可在1周内有效，但大的溃疡的愈合及被覆上皮的修复则需要较长时间。疗程一般2~3周。阿糖腺苷（Ara-A）亦具有广谱抗DNA病毒作用，对人类疱疹病毒有抑制作用，10~15 mg/（kg·d）静脉缓慢滴注（不得少于12 h），用药期间需注意其神经毒性及骨髓抑制等不良反应。（2）联合用药：采用口服抗病毒药左旋咪唑和黏膜保护剂硫糖铝，一般2周临床症状基本消失。对于免疫功能低下患者，可使用抗病毒药物与滴度较高的抗病毒人血丙种球蛋白（人免疫球蛋白）合用可获得更好的疗效。

3.3 化脓性食管炎

确诊后应尽早给予敏感的抗菌药物治疗，有脓肿形成者可经内镜穿刺排脓。病情较难控制、出现扩散并影响邻近重要器官者，应果断实施手术治疗。（1）合理选用抗生素控制感染：

诊断明确者应尽早给予敏感的抗菌药物治疗，**有条件时可根据药敏试验选择有效的抗生素。**经验性用药时多选用广谱抗生素，以静脉全身给药为主，也可局部用药，如氨基苷类抗生素注入500 ml生理盐水中，摇匀后口服，每日3次。(2)对症治疗：可使用H$_2$受体拮抗剂或质子泵抑制剂抑制胃酸，有助于止痛和食管病变愈合，**以静脉给药为主。**(3)通过胃镜行脓肿引流：发生食管脓肿时，可在胃镜下通过注射针抽吸脓肿部位的脓液已达到部分引流的目的，也可行胃镜下脓肿切开引流术。(4)手术治疗：**病变累及周围组织，与纵隔和毗邻脏器形成瘘管等并发症且经内科保守治疗等无效者，可做外科手术引流，或行瘘管修补、食管切开术。**局限性食管化脓预后良好，但病变广泛者可导致患者死亡。应防止异物、机械损伤对食管黏膜的破坏而引起致病菌侵入食管壁，形成炎症。

3.4 食管结核

药物治疗应选用标准的抗结核联合治疗方案。对食管狭窄者可选用内镜下扩张或放置支架治疗，内科治疗不能闭合瘘道者或有出血等严重并发症者应予以手术治疗，其手术指征为：(1)正规抗结核治疗后病灶继续扩大；**(2)增殖型病灶>3cm，因病灶大，干酪样坏死形成寒性脓肿，抗结核药物难以进入病灶中心；(3)压迫食管引起梗阻症状；(4)食管瘢痕性狭窄；(5)并发食管穿孔；(6)不能除外食管肿瘤。**

3.5 嗜酸粒细胞性食管炎

EoE的治疗方法主要包括确定食物过敏原、饮食疗法及药物治疗等。(1)饮食调节：调节饮食可明显改善EoE症状和组织学改变，调节方式包括：①要素饮食：基于氨基酸配方进行饮食调整，此方法疗效肯定，但口感差、**价格贵，难以长期维持；**②经验性限制饮食：清除常见的6种过敏食物(牛奶、豆类、鸡蛋、小麦、**坚果、海鲜)，此方法简单易行，但易造成营养不足，个体针对性差，患者依从性不佳；**③**靶向食物剔除疗法：根据过敏原检测，将过敏食物从饮食中剔除。**疗效欠佳，可能与食物过敏原检测的**准确性低有关。**具体采取那种形式的饮食治疗，应根据患者的需要和实际操作的可行性而定。(2)药物治疗：饮食治疗效果欠佳的情况下，药物治疗成为EoE的进一步治疗措施。①糖皮质激素：可迅速缓解症状，改善组织学病变，减少外周血EOS数量，抑制食管纤维化和食管重塑。给药方式包括局部和全身应用。全身给药多用于症状严重者，如急性吞咽困难、体重严重下降、脱水、儿童生长迟缓等。局部类固醇如氟替卡松或布地奈德是治疗EoE的一线药物，治疗8周后复查内镜并取活检行组织病理学检查，若有效则逐渐减量至最低有效剂量。儿童局部应用氟替卡松的推荐剂量为440~880 μg/d，成人为880~1760 μg/d，常规应用6~12周。最新研究认为初始剂量1760 μg/d可能对EoE患者最佳。布地奈德混悬液适用于有吞咽障碍或使用定量吸入装置困难的儿童，10岁以下儿童的推荐剂量为1 mg/d，10岁以上为2 mg/d，儿童口服较稠的布地奈德（500~1000 μg/d）较吸入型布地奈德能更好改善组织学病变。研究显示，局部应用激素治疗后，3年内91%的EoE患者症状复发，不良反应包括食管念球菌病、疱疹性食管炎。②抗酸制剂：由于酸反流并非EoE的原发病，故抗酸剂在EoE中的应用颇受争议。有报道指出抗酸制剂可升高胃pH、降低胃蛋白酶水平，使食物中的过敏蛋白降解减少、吸收增加，加重食物过敏，不除外抑酸制剂可能是EoE的诱因。对伴有反流症状的EoE患者给予抑酸治疗可改善反流症状，但不能改善EoE组织学变化。③生物制剂：研究显示，IL-5拮抗剂美泊利单抗可明显改善EoE患者症状和组织学改变，但不能减少组织中EOS的浸润数量。IgE拮抗剂奥马珠单抗治疗EoE由于缺乏大样本临床研究，尚不作为EoE的常规用药。白三烯受体拮抗剂孟鲁司特对改善EoE症状疗效报道不一，对组织学无明显改善作用。免疫抑制剂6-巯基嘌呤或硫唑嘌呤对EoE具有一定疗效，但停药后会爆发。（3）食管扩张术：对饮食或药物治疗欠佳的伴有严重吞咽困难和食物嵌顿、内镜表现为食管狭窄的患者可行食管扩张术，该术的不良反应主要为扩张后胸痛（75%），亦可出现出血、黏膜撕裂、穿孔。研究指出，EoE行食管扩张术引起穿孔的风险（0.3%）与其他食管狭窄行扩张术相似。此法仅可缓解症状，并不能改善组织学变化，治疗后3~8周可复发。（4）外科治疗：对不宜行食管扩张如严重狭窄或低位多处狭窄，或因扩张效果欠佳，或不能耐受多次扩张的患者可考虑手术切除狭窄部位并吻合。

3.6 腐蚀性食管炎

腐蚀性食管炎的治疗原则：①急性损伤有穿孔、坏死者，应急症切除食管、颈部食管外置，并行空肠造瘘入饲食，以后行食管重建。②食管损伤后早期经鼻腔放置胃管，即可喂食，有可防止食管完全闭锁，为以后扩张增加方便及安全度。③早期应用抗生素和肾上腺皮质激素，为预防或减轻炎症反应，减轻日后瘢痕形成。④狭窄范围长、程度重者或行扩张无效者，应行结肠代食管术以重建消化道。⑤禁止洗胃与催吐：对服酸性腐蚀剂者立即用2%~3%氢氧化铝、蛋清、牛奶或镁乳等中和，禁忌用苏打中和以免产生二氧化碳增加食管、胃穿孔的危险；吞服碱性腐蚀剂可用稀醋酸、稀盐酸、柠檬汁、橘子水或食醋中和。另外，可少量口服橄榄油或食用油，可润滑创面，预防粘连。腐蚀性食管炎的特殊治疗：①保留胃管：自胃管注入食物可维持营养，避免食管的完全闭塞，减少食管壁创面肉芽组织粘连，并为以后导丝进入胃内提供管腔。形成狭窄需要扩张时，可以通过导丝寻找管腔。一般在置管2周时进行钡餐造影，若无食管狭窄形成就可以拔掉,经口进食。②气管切开术:严重病例及有喉头水肿者应尽早施行。③胃造瘘术:伤后72 h仍不能吞咽者,严重食管灼伤在纠正休克后应及时做胃造瘘。④抗生素与糖皮质激素:严重灼伤后早期联合应用,但疑有食管或胃穿孔者禁用激素。⑤扩张疗法:出现狭窄后可采用探条扩张,多为4~6周后进行扩张,一般每周1次。操作时应警惕并发食管穿孔。⑥手术治疗:若扩张无效,需切除食管病变和进行食管胃吻合术,或用结肠代食管,其手术指征:食管穿孔,完全性食管狭窄,食管狭窄严重,扩张疗效差,患者拒绝食管扩张或不能耐受者。

3.7 胃食管反流病

胃食管反流病治疗目标:有效缓解症状,治愈食管炎,提高生活质量,预防复发和并发症。治疗原则是改善生活方式,规范药物治疗,慎重选用内镜和手术治疗。(1)生活方式的改变:改变生活方式是GERD的基础治疗,目前临床常用的改善生活方式包括减轻体质量、抬高床头、戒烟、戒酒、避免睡前进食,避免食用可能诱发反流症状的食物,如咖啡、巧克力、辛辣或酸性食物、高脂饮食。(2)药物治疗:药物治疗适用用于生活干预无效的GERD的患者。临床常用药物主要有H_2RA和PPI。①PPI治疗:PPI是治疗GERD的首选药物,一般推荐疗程为8周,其中一种PPI治疗无效可尝试换用另一种,双倍剂量推荐两次分别于早晚餐前服用,70%~80%的反流性食管炎患者和60%的NERD患者经过8周治疗可获得完全缓解。治疗8周的食管炎愈合率(77.5%~94.1%)高于治疗4周(47.5%~81.7%)。PPI按需治疗能长期、有效地治疗多数NERD和轻度食管炎患者。对于合并食管裂孔疝以及重度食管炎,剂量通常需要加倍,因多数停药后容易复发,通常需要PPI长程维持治疗。双倍剂量的PPI治疗8~12周后烧心和(或)反流等症状无明显改善可认为是难治性GERD,应进行用药调整,积极检查寻找药物治疗不佳原因乃至考虑其他诊断,充分评估后可考虑手术。②促胃肠动力药物:在治疗GERD的过程中,促胃肠动力药可作为抑酸药物治疗辅助用药。尤其适用于抑酸药物治疗效果不佳,或伴胃排空延迟的患者。可选用多潘立酮、莫沙必利、伊托必利等。③抗酸剂:可中和胃酸,常用的药物是含有铝、镁、铋等的碱性盐类及其复合制剂,可用于解除症状。铝碳酸镁有吸附胆汁的作用,能保护食管黏膜,有利于食管炎的愈合。④心理干预:焦虑和抑郁等心理障碍对于GERD患者的生活质量和反流的敏感性有明显的不良影响,必要时应行心理干预。(3)手术及内镜治疗:GERD手术及内镜治疗的目的是增强LES抗反流作用,缓解症状,减少抑酸剂的使用,提高患者的生活质量。对PPI治疗有效但需要长期服药的患者,抗反流手术是另一治疗选择,最常见的方式是腹腔镜胃底折叠术,而内镜治疗(包括射频治疗、注射或植入技术、内镜腔内胃食管成形术)。

3.8 Barrett食管

治疗原则是控制胃食管反流,消除症状,预防和治疗并发症(包括异型增生和癌变)。

(1)药物治疗:抑酸剂是治疗反流症状的主要药物,在抑酸药物中,质子泵抑制剂优于H_2受体拮抗剂,但目前尚无确凿证据表明质子泵抑制剂能逆转柱状上皮化生或预防腺癌的发生,使用质子泵抑制剂时按照胃食管反流病常规剂量、足疗程应用。质子泵抑制剂效果不佳的原因多为用药剂量不当或用药方法不当。有些患者可合用质子泵抑制剂和H_2受体拮抗剂。促动力药、黏膜保护剂、镇痛药、平滑肌瞬时松弛抑制剂等对控制症状和治疗反流性食管炎亦有一定疗效。(2)内镜治疗:适用于伴有重度异型增生和癌变局限于黏膜层的BE患者。目前常采用的内镜治疗方法有氩等离子凝固术、高频电治疗、激光治疗、射频消融、光动力治疗、内镜下黏膜切除术和冷冻消融等。对不伴异型增生的BE,因其癌变可能小,不提倡内镜治疗。伴有轻度异型增生的BE癌变可能亦较小,可先行内镜随访,若进展为重度异型增生,应行内镜治疗。(3)手术治疗:对已证实有癌变的BE患者,原则上应手术治疗。手术包括外科手术和内镜下抗反流手术。虽然能在一定程度上改善BE患者的反流症状,但不影响其自然病程,远期疗效有待证实。(4)监测与随访:对不伴异型增生者应每2年内镜复查1次,如果2次复查后未检出异型增生和早期癌,可将复查间隔放宽为3年。对伴轻度异型增生者,第1年应每6个月内镜复查1次,若异型增生无进展,可每年复查1次。对重度异型增生的BE,有两个选择:①建议内镜或手术治疗;②密切监测随访,每3个月复查内镜1次,直至检出黏膜内癌。

3.9 放射性食管炎

临床上治疗放射性食管炎的原则为收敛、消炎、保护食管黏膜的修复及止痛、营养支持等。(1)一般治疗:要建立良好的医患关系,医生应主动与患者进行沟通,鼓励其说出内心感受,放疗前向患者详细介绍治疗的目的、进程,可能出现的反应及处理方法和注意事项。与有同样经历的病友建立友好关系,安排接受过放疗的患者现身说法,以亲身经历讲解放疗过程及感受。调动家庭支持系统,多陪伴多关心患者,以消除患者紧张、焦虑不安的情绪,使其身心处于最佳的状态来接受治疗。保持患者口腔清洁,坚持睡前、晨起、饭后漱口,保持口腔卫生。鼓励患者多进食高蛋白、高热量、高维生素并且易消化无渣饮食,以流质、半流质为主,应避免机械性和化学性刺激如辛辣、过咸、过热、粗糙的食物。必要时采用部分或全部静脉高营养支持疗法。针对放射性食管炎患者疼痛,可采用止痛等药物或表面麻醉剂缓解疼痛。出血时予以止血药, 必要时输新鲜血。(2)药物治疗: 根据不同情况可采用激素, 如地塞米松, 消化道黏膜保护剂, 如思密达或抑酸剂, 促动力剂或抗生素等治疗。如病情严重或治疗无效时, 应暂停放射治疗。

4 诊疗流程

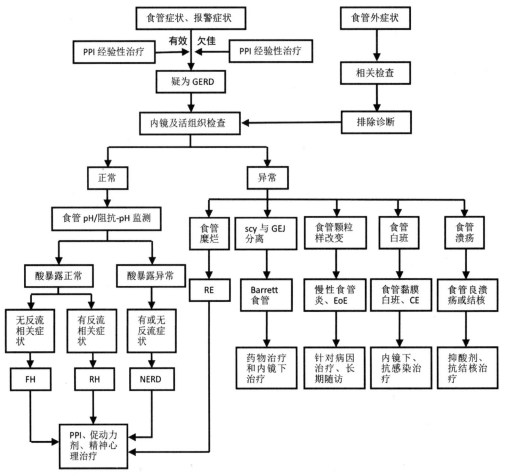

注 GERD: 胃食管反流病; PPI: 质子泵抑制剂; scy与GEJ: 鳞-柱状上皮交界处与胃食管结合处; RE: 反流性食管炎; EoE: 嗜酸粒细胞性食管炎; FH: 功能性烧心; RH: 反流高敏感; NERD: 非糜烂性反流病; CE: 念球菌性食管炎。

图1-2 食管炎的诊疗流程

主要参考文献

[1] 姜泊.胃肠病学[M].北京: 人民卫生出版社, 2015: 148–176.

[2] 张亚历.食管霉菌和食管放射线菌病.见: 张亚历, 主编.胃肠疾病内镜、病理与超声内镜诊断[M].北京: 军事医学科学出版社, 2000: 30–35.

[3] 中华医学会消化病学分会.2014年中国胃食管反流病专家共识意见[J].中华消化杂志, 2014, 34: 649–661.

[4] 中华医学会消化病分会.Barrett食管诊治共识(修订版, 2011年6月, 重庆)[J].中华消化杂志, 2011, 31: 555–556.

[5] 中华医学会病理学分会消化疾病学组筹备组.胃食管反流病、Barrett食管和食管胃交界腺癌病理诊断共识[J].中华病理学杂志, 2017, 46: 79–83.

第2章　贲门失弛缓症

1 概念

贲门失弛缓症（esophageal achalasia）又称贲门痉挛或巨食管，是由于食管胃交界部（esophagogastric junction, EGJ）神经肌肉功能障碍所致的功能性疾病。其主要特征是食管体部蠕动缺乏，食管下括约肌（Iower esophageal sphincter, LES）高压及对吞咽动作的松弛反应减弱。临床表现为吞咽困难、胸骨后疼痛、食物反流以及食物反流误吸入气管所致咳嗽、肺部感染等症状。该病多为原发性，也可继发于食管胃交界腺癌、假性肠梗阻、迷走神经切除术后等。贲门失弛缓症的病因迄今不明，目前认为是神经肌肉功能障碍所致，发病与食管肌层内Auerbach神经节细胞变性、减少或缺乏以及副交感神经分布缺陷有关，神经节细胞蜕变的同时常伴有淋巴细胞浸润的炎性表现。病因也可能与遗传、感染、免疫等因素有关。本病为一种少见病，目前发病率（0.5~1）/10万，欧洲和北美较多见。本病可发生于任何年龄，但最常见于20~39岁的年龄组。男女发病大致相同。

2 诊断标准

贲门失弛缓症的诊断标准　（1）吞咽困难、反流、胸骨后疼痛和体质量减轻等四大临床症状。（2）食管X线钡餐造影检查显示不同程度的食管扩张；食管胃结合处（EGJ）黏膜光滑，狭窄，呈"鸟嘴征"；食管蠕动减弱或消失；食管钡餐排空功能差。（3）内镜检查食管腔内有食物潴留，食管扭曲变性，LES部位痉挛，内镜通过稍有阻力，并排除贲门胃底瘢痕狭窄和肿瘤。（4）食管测压通常表现为食管推进性蠕动减弱或消失，LES松弛不全，LES压力增高。

根据（1）并具备（2）（3）（4）中的一项即可确诊，其中食管LES压力，松弛度和松弛率测定尤其重要。部分早期患者仅有LES压力增高或松弛率和松弛度异常。诊断时尤其需与食管下段或贲门良恶性肿瘤和良性狭窄（外压或瘢痕）引起的假性（继发性）贲门失弛缓症相鉴别。

2.1 临床表现

（1）吞咽困难：无痛性吞咽困难是本病最常见、最早出现的症状。起病多较缓慢，但亦可较急。初起可轻微，仅在餐后有饱胀感觉。吞咽困难多呈间歇性发作，常因情绪波动如发怒、忧虑、惊骇，或进食生冷和辛辣等刺激性食物而诱发。更易受到固体食物的影响。（2）食物反流：尤其是餐后与平卧时，反流物吸入也是本病的特征。呕吐多在进食后20~30 min内发生，可将前一餐或隔夜食物呕出。（3）胸骨后疼痛：在疾病的早期更为常见。多发生在摄食时，往往描述为胸骨后疼痛，易与心绞痛混淆。（4）体质量减轻：与吞咽困难影响食物的摄取有关。病程长久者体质量减轻、营养不良和维生素缺乏等表现明显，极少数呈恶病质表现。疾病后期，极度扩张的食管可压迫胸腔内器官而产生干咳、气急、紫绀和声音嘶哑等。根据症状的发生频率等，Eckardt评分系统将AC的严重程度分为0级（0~1分）、Ⅰ级（2~3分）、Ⅱ级（4~6分）、Ⅲ级（>6分），见表2-1。

表2-1　贲门失弛缓症患者临床Eckardt评分系统

评级标准	吞咽困难	食物反流	胸骨后疼痛	体重下降
0级（0~1分）	无	无	无	无
Ⅰ级（2~3分）	偶尔	偶尔	偶尔	<5
Ⅱ级（4~6分）	每天	每天	每天	5~10
Ⅲ级（>6分）	每餐	每餐	每餐	>10

2.2 影像学检查

食管X线检查有以下表现均支持贲门失弛缓症的诊断：不同程度的食管扩张；食管胃结合处（EGJ）黏膜光滑，狭窄，呈"鸟嘴征"；食管蠕动消失；食管钡餐排空功能差。对食管动力学检测结果可疑患者，推荐行食管吞钡X线检查，以评估食管排空功能和EGJ形态。Henderson等将食管扩张分为3级：Ⅰ级（轻度），食管直径小于4 cm；Ⅱ级（中度），食管直径为4~6 cm；Ⅲ级（重度），食管直径大于6 cm，甚至弯曲呈S形（乙状结肠型）。

2.3 食管动力学检测

食管测压仍是诊断贲门失弛缓症的金标准，通常表现为食管平滑肌蠕动消失，LES松弛不全，往往存在LES压力显著增高。根据食管高分辨率测压（high-resoiution manometry,

HRM）结果，贲门失弛缓症可分为三个临床亚型（芝加哥分型）。Ⅰ型（经典型）：食管体部明显增压，100%无效蠕动，完整松弛压（IRP）＞10mmHg。Ⅱ型（食管增压型）：≥20%的吞咽出现因同步收缩引起的食管增压，且＞30 mmHg；100%无效蠕动；IRP＞15mmHg。Ⅲ型（痉挛型）：≥20%的吞咽伴痉挛性收缩，可伴有食管节段性增压；100%无效蠕动；IRP＞17mmHg。芝加哥分型也可用来疗效预测：Ⅱ型对治疗有效率高，Ⅰ型次之，而Ⅲ型效果最差。

2.4 内镜检查

对所有贲门失弛缓症患者，应行食管内镜检查，以观察EGJ和胃贲门部形态，排除假性贲门失弛缓症。内镜下贲门失弛缓症的特点如下：（1）食管内残留有大量的积食，多呈半流质状态覆盖管壁，且黏膜水肿增厚，致使失去正常食管黏膜色泽；（2）食管体部扩张，并有不同程度的扭曲变形；（3）管壁可呈节段性收缩环，似憩室膨出；（4）贲门狭窄程度不等，直至完全闭锁不能通过。应注意的是，早期贲门失弛缓症内镜下可无明显异常表现，有时镜身通过贲门阻力感并不甚明显。

3 治疗方法

对于有手术适应证且同意接受手术的患者，食管气囊扩张术（PD）和腹腔镜下肌切开联合部分胃底折叠术可作为初治方案。PD和外科肌切开术均应在具备相应医疗条件的手术中心进行。应根据患者年龄、性别、意愿及当地医疗机构水平，指导初治方法的选择。对于无明确的PD和外科肌切开手术治疗适应证的患者，推荐使用肉毒杆菌毒素（BT）。对于不愿意或不能接受PD和外科手术及肉毒杆菌毒素治疗失败的患者，推荐使用药物治疗。治疗手段均为非根治性，其目的在于降低LES压力，促进食管排空，缓解患者症状，预防巨食管发生。

3.1 一般治疗

早期患者应注意饮食习惯，少食多餐，进食质软热量丰富的食物，进食时细嚼慢咽，避免过冷过热和刺激性食物；饭后1~2 h内不宜采取平卧，睡眠时应取高枕卧位；有精神和心理障碍者，应给予安慰和镇静剂；晚期重症患者，当潴留物较多，食管高度扩张时，可禁食或抽吸，使食管排空，静脉输液给予足够的热量和液体，并注意纠正全身营养不良。

3.2 药物治疗

药物治疗疗效有限,仅适用于早期轻度的贲门失弛缓症患者,老年高危患者,无法或拒绝行手术及内镜下治疗的患者及肉毒素治疗失败的患者的保守治疗方法。可选用钙离子拮抗剂和硝酸酯类两大类。前者选择性地阻滞Ca^+通道,抑制Ca^+内流,达到松弛LES的作用。其中硝苯地平(心痛定)在临床上应用最为广泛,饭前$30 \sim 45$ min舌下含服,$20 \sim 45$ min达到最大效果,持续时间$30 \sim 120$ min,降低LES压力$30\% \sim 60\%$。相比之下,硝酸异山梨醇酯(消心痛),起效更快($3 \sim 27$ min),但维持时间短($30 \sim 90$ min),其能降低LES压力的$30\% \sim 65\%$,$53\% \sim 87\%$的患者症状可得到改善。这些药物不能完全缓解症状,且长时间应用会出现耐药情况。此外,超过30%的患者会因头痛、低血压、下肢水肿等不良反应而无法耐受。

3.3 内镜治疗

内镜下治疗主要包括内镜下注射A型肉毒杆菌毒素、内镜下球囊扩张、内镜下支架植入和内镜下经口肌切开术(POEM)治疗等。(1)内镜下A型肉毒杆菌毒素注射术(BTI):A型肉毒杆菌毒素是肉毒杆菌产生的一种外毒素,能特异性地作用于胆碱能运动神经元的突触前神经膜,通过裂解SNAP-25膜蛋白来抑制乙酰胆碱的释放,从而松弛LES。临床上,通常采用肉毒素100 U溶于5 ml生理盐水,在GEJ上$0.5 \sim 1$ cm处,分4个时间段(3、6、9、12点钟方向)垂直注射至固有肌层,每点20 U,剩余20 U反转镜身分2次注射于贲门部。患者往往需每隔$6 \sim 12$个月反复注射治疗。反复注射,黏膜下层会因炎症反应发生严重粘连,可能增加手术治疗的难度和风险。因此,建议BTI应用于不宜行手术或扩张的高风险患者,或作为后期手术或扩张术治疗前的暂时选择。(2)内镜下球囊扩张术(PD):最有效的非手术治疗手段,是目前效价比最高的一线治疗方法,也可作为外科Heller术失败患者的补救治疗。(3)经口内镜下肌切开术(POEM):一般认为,其适应证为食管管腔无明显扭曲或憩室(Ling I、Ⅱa、Ⅱ型),且影响生活质量的贲门失弛缓患者。随着技术的进展,管腔扭曲明显或憩室形成(Ling Ⅱc、Ⅲ型)患者、既往行Heller术或球囊扩张术失败的患者等也可行POEM术,但手术难度大,风险相对较高,建议经验丰富的内镜专家进行操作。

3.4 手术治疗

对中、重度及传统内镜下治疗效果不佳的患者应行手术治疗。手术方式:heller肌切除术,可经胸或腹腔heller肌切开术(开放式或胸、腹腔镜下)胸、腹腔镜下heller肌切开术+抗反流术。对于终末期AC患者应行食管切除术。

主要参考文献

[1] 内镜治疗专家协作组. 经口内镜下肌切开术治疗贲门失弛缓症专家共识[J].中华胃肠外科杂志, 2012, 15: 1197–1200.

第3章 食管-贲门黏膜撕裂综合征

1 概念

食管-贲门黏膜撕裂综合征（Mallory-Weiss syndrome, MWS）是由于频繁的剧烈呕吐或腹内压骤然升高导致食管下段和（或）食管胃贲门连接处或胃黏膜撕裂而引起的以上消化道出血为主的症候群。临床表现以不同程度的呕血或黑便为主要表现，也可有裂伤而不出血者。任何原因引起的腹内或胃食管内压力增高到一定程度时，均可导致本病发生。MWS发病的主要原因是大量饮酒后呕吐，主要为酒精的直接毒性和非毒性作用。频繁剧烈呕吐的原因包括酗酒、妊娠反应、急性胃肠炎、急性胰腺炎、急性胆囊炎、内镜检查、糖尿病酮症酸中毒或尿毒症、心绞痛或急性心肌梗死等。引起胃内压力增高的其他因素还有剧烈咳嗽、顽固性呃逆、用力排便、举重、分娩等。某些腹内疾病，如反流性食管炎、食管裂孔疝、消化性溃疡病等往往与MWS同时存在，这些疾病可能在食管贲门黏膜撕裂综合征的发病上起促进作用，其中食管裂孔疝的作用最明显。本病病理表现为食管远端黏膜和黏膜下层的纵行撕裂，多为单发，也有多发。裂口伤长宽不等，基底部为血凝块和黄色坏死组织覆盖，边缘清楚。有研究报道，国外MWS好发于>65岁的男性，多数患者有合并症；国内好发于中青年男性，多数有饮酒史或消化道疾病。MWS出血占所有上消化道出血疾病的比例为6%~14%，属于内科急症，其出血迅速，严重者可发生休克甚至死亡，经止血治疗后仍有再出血率为16%，一年后再出血率为12%，1个月内死亡率为11%。

2 诊断标准

2.1 临床表现

就诊的MWS患者中50%以上有大量酗酒、消化道疾病史。大多数患者常在干呕或呕吐后发生呕血或呕出带血丝的胃内容物，通常先呕吐胃内容物，然后呕吐鲜血，有时伴有轻微上腹部疼痛。出血量可大可小，部分患者于呕吐后一至数日出现黑便，少数患者于呕吐后随之出现大量呕血及休克表现，多数患者查体无明显阳性体征。严重病例可出现食管破裂，并发胸腔感染或积液。

2.2 内镜检查

确诊首选内镜，对疑似MWS患者应24～48 h进行内镜检查，可确定出血部位和范围，并可除外其他出血原因。多数患者内镜下可见一条或数条纵行线性伤口，长3～18 cm，少数为横行或不规则形；呕血患者可见活动性出血，周边黏膜充血、水肿；无症状患者可见黄白色坏死组织，或有散在出血点及陈旧血痂附着。如在出血数日后内镜检查，可见局部红色线状瘢痕。MWS撕裂部位常位于食管下段、贲门后壁和右侧壁。

2.3 血管造影

常在出血量较大、出血速度较快、内镜检查有禁忌或难以发现出血原因时选用腹腔动脉或胃左动脉造影有助于确定出血部位。其他检查如钡餐造影、腹部CT、腹部核磁和核素检查在本病诊断方面价值有限。

3 治疗方法

控制出血，稳定病人生命体征，挽救患者的生命。应积极消除引起黏膜撕裂的各种诱因，如减轻剧烈呕吐，降低腹内压等。应患者卧床休息，对呕心、呕吐或呕血者暂时禁食，待出血停止12～24 h后可进食流食，并逐改为半流食。MWS的治疗措施要视出血情况决定治疗方法。在出血停止，病情稳定后，进一步检查明确病因后，再根据具体情况调整治疗方法。

3.1 内科综合治疗

（1）轻中度出血者（如患者呕吐以咖啡色样物为主，量少，未见呕鲜血，出血量一般为<500～1 000 ml）：①局部药物止血：可用8 mg%冰冻正肾盐水100 ml分次口服（1次/0.5～1 h），或云南白药（0.5 g加水溶解），可使出血的小血管收缩而止血。②全身药物止血：临床上常用经验性治疗方案给药，以联合应用生长抑素＋质子泵抑制剂为主，但用药量可以相对减少。生长抑素为250 μg/h持续泵入；而PPIs（埃索美拉唑或奥美拉唑）为40 mg静脉注射，1次/12 h。或静脉静滴泮托拉唑40 mg/次，1次/12 h，奥曲肽针（善宁）首剂0.1 mg缓慢静脉注射（不少于

3~5 min)，随后0.025 mg/h微量泵入，连用3 d。③液体复苏：应立即建立快速静脉通道，并选择较粗静脉以备输血，最好能留置导管。根据失血的多少在短时间内输入足量液体，包括生理盐水、平衡液、全血或其他血浆代用品等补充血容量。④止吐镇静：可肌注甲氧氯胺10 mg或地西泮5~10 mg。（2）重度出血者（患者呕吐以鲜血为主，量大，出血量>1 000 ml）：应在积极有效地补充血容量的同时可输入胶体扩容剂。如果收缩压<90 mmHg，血红蛋白<70 g/L，血细胞（Hct）<25%，心率增快>120次/min，应急需输新鲜血液。继续应用埃索美啦唑 80 mg静脉推注后，以8 mg/h的速度持续静脉泵入（滴注）。大部分MWS患者在接受内科保守治疗后出血停止，当出血复发时，宜选内镜下止血措施。

3.2　内镜下止血

内镜下止血起效迅速、疗效确切，应作为治疗的首选。出血病变在Forrest I a/IIb时行内镜下止血治疗。常用的内镜下止血治疗包括局部喷洒止血药物、药物局部注射、热凝止血（高频电凝、微波、热探头、氩离子凝固器）、钛夹等。对于活动性出血患者可应用凝血酶（2 U/10 ml）、去甲肾上腺素（8 mg/100 ml）、肾上腺素（1:10 000）喷洒治疗直至出血停止，此方法治愈率为80.5%~90%，再出血量成为14.2%~24.1%。对喷洒治疗后仍有活动性出血的患者，可在围绕撕裂创面周围四个区城内，距离撕裂创面2~3 cm进行注射小剂量肾上腺素（1:20 000）治疗。有报道用内镜下注射与钛夹联合治疗MWS是安全、有效的治疗措施。

3.3　外科手术

经内科保守治疗或内镜下止血治疗无效，出血不止的情况下，应积极手术治疗。

4 诊疗流程

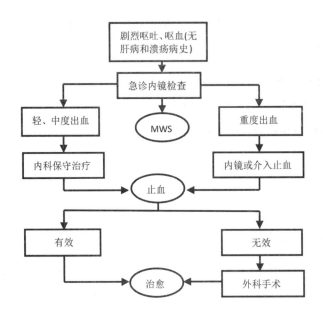

注 MWS: 食管-贲门黏膜撕裂综合征

图3-1 食管-贲门黏膜撕裂综合征诊疗流程

主要参考文献

[1] 武霞霞, 保志军.食管-贲门黏膜撕裂综合征的诊治进展[J].国际消化病杂志, 2017, 37: 221-223.

[2] 娄重阳, 李德宇, 王连才, 等.食管-贲门黏膜撕裂综合征诊断与治疗[J].中华实用诊断与治疗杂志, 2016, 30: 604-605.

第4章　食管裂孔疝

1 概念

食管裂孔疝（hiatal hernia, HH）是指腹腔内脏器（主要是胃）通过膈肌上食管裂孔持续或暂时性进入胸腔所致的疾病，可导致胃食管反流，产生胸骨后烧灼或烧心等症状。HH的发病机制尚不完全清楚，目前公认的机制主要有以下几种：（1）腹内压增加。由于肥胖、长期咳嗽、频繁呃逆、妊娠、腹水等致腹腔压力增大，而引起胃食管连接部（GEJ）解剖结构破坏，使食管裂孔松弛和增宽，导致腹腔内容物经食管裂孔疝入胸腔。（2）膈食管膜、食管周围韧带松弛。是由于膈肌及周围组织本身的原因，GEJ位置的改变导致膈肌食管韧带力量的减弱。随着年龄的增长，食管裂孔周围的软组织萎缩、弹性下降，致食管裂孔扩大，加上胃膈韧带松弛，胃和贲门就可进入胸腔而形HH。（3）食管短缩。是由于食管炎和溃疡致瘢痕收缩，食管及胃等胸腹腔手术，使食管、胃及膈食管正常关系发生改变所引起食管相对缩短，致膈食管膜及食管裂孔松弛，亦可导致HH。（4）肌肉或结缔组织成分改变。由于年龄或遗传因素相关的肌肉或结缔组织成分改变（弹性蛋白的减少或扭曲变形，异常胶原的沉积，膈肌脚肌纤维的破坏等）导致膈肌食管裂孔扩大引起GEJ的迁移。HH按病因可分为先天性HH和后天性HH两类。先天性HH主要由于发育不良，如膈肌右脚部分或全部缺失，膈食管裂孔疝比正常宽大松弛。有些食管裂孔同时伴有先天性短食管，使胃向尾端迁移时停顿在胸腔内，食管的延长亦因之停顿，使食管胃接合部位于膈的上方。后天性HH发病因素为膈食管膜、食管周围韧带松弛和腹腔内压力增高等。后天性HH较多见，占膈疝发病率的70%，多发生于中老年，女性（尤其是肥胖的经产妇）多于男性。根据解剖学特点，食管裂孔疝分为4个亚型：Ⅰ型为滑动性食管裂孔疝，胃食管连接部（GEJ）上移至膈肌上方，胃保持在其正常的形态，胃底在GEJ之下。此型最为常见，约占食管裂孔疝的95%，常合并有胃食管反流病。Ⅰ型HH主要是由于食管裂孔的扩大和膈食管韧带的松弛造成的，通常情况下它是后天获得的（入妊娠、肥胖等），部分患者与创伤、先天畸形以及医源性因素有关。Ⅱ型为食管旁疝（PEH），GEJ保持在正常的解剖位置，部分胃底通过膈肌裂孔食管旁疝入胸腔。该型较少见，占食管裂孔疝的5%~20%，极少发胃食管反流，但可引起严重的并发症，包括嵌顿、肠扭转、黏膜溃疡、坏死、穿孔和梗死。Ⅱ型HH是由于膈食管膜的局部缺损造成的。Ⅲ型为混合型食管裂孔疝，Ⅰ型和Ⅱ型的混合型疝，GEJ和胃底均通过食管裂孔疝如胸腔。此型较少见，但易发生胃食管反流，也可引起严重并发症。Ⅳ型疝的特点是除了胃以外，还疝入腹内其他脏器，如网膜、结肠或小肠。其中Ⅱ~Ⅳ型疝统一称为食管裂孔旁疝，主要是因为GEJ周围的膈食管韧带的后外侧得以保留而有别于滑动型食管裂孔疝。

2 诊断标准

2.1 临床表现

食管裂孔疝病人大多数有一年以上病史，部分病人长期无任何症状。常见的症状是贲门关闭不全或并发症引起的反流性食管炎和食管狭窄的表现。不同类型的裂孔疝有不同的临床表现。滑动型裂孔疝病人常有胃食管反流症状为主；食管旁疝的症状主要是由于机械性影响，病人可以耐受多年；混合型疝则具有前两型裂孔疝的症状。(1)胃食管反流症状。主要表现为剑突下、胸骨后疼痛，疼痛可向颈、耳、上胸、背部、肩部放射，疼痛可轻可重；同时可伴有烧心、反酸、上腹部饱胀和嗳气；平卧、弯腰、饮酒、咳嗽，饱食或进食酸性食物后症状加重；站立位时症状可立即减轻。(2)并发症相关症状。①出血：主要是由于合并食管炎和疝囊炎所致。多为慢性渗血，表现为黑便，重者可发生贫血；合并重度食管炎和食管、胃溃疡时可发生剧烈呕血，量大时可致循环衰竭。②穿孔：主要是疝囊内溃疡穿孔，表现为剧烈胸痛、气急，发生率为7%。③疝囊压迫症状：疝囊压迫食管时可有进食停滞感或吞咽困难；疝囊较大时压迫心、肺、纵隔，可产生胸闷、气急、心悸、咳嗽等症状，甚至可产生晕厥症状。④疝囊扭转嵌顿：罕见，较大的食管旁疝因胃底、胃体疝入胸腔，而贲门部仍在膈下，而发生的疝囊扭转或嵌顿。表现为突然剧烈上腹部疼痛伴呕吐，大量呕血而不能吞咽，重症者可致休克甚至死亡，一旦发生疝囊扭转或嵌顿应急诊手术治疗。⑤食管冠状动脉综合征：本综合征的发生是由于食管疼痛刺激迷走神经，反射性引起冠状动脉供血不足。患者可出现胸闷，心前区压迫感等表现，心电图可表现为心肌缺血改变。食管裂孔疝患者常无特殊体征。当存在有巨大疝囊时可在胸部叩诊时发现鼓音区和浊音区。部分患者可有胸骨压痛和剑突下压痛。本病应与心绞痛、心肌梗死、胃炎、消化性溃疡、上消化道肿瘤、胆道疾病及胃肠或咽喉神经功能紊乱症等相鉴别。

2.2 X线检查

胸片简单易行,无痛无创,可作为老年人食管裂孔疝的初筛检查。视疝囊内气体、液体量的多少,心缘旁或心后区可呈含气液或单纯含气的类圆形囊腔,少数表现为实质性肿块而误诊为肺部疾病。食管裂孔疝在胸片上特征性表现为心后区出现气液平。但由于常规胸片多采取站立位摄片,对滑动型食管裂孔疝容易造成漏诊。上消化道造影检查具有相对高的诊断准确性,可明确地观察到疝囊的存在与否、疝囊的类型、大小、程度、累积部位及疝囊口大小,而且还观察食管有无伴发病变如反流性食管炎、食管狭窄、食管溃疡及食管癌等。(1)食管裂孔疝的X线直接征象:①食管胃环征(即B环,又称Schatski环),食管胃环出现于膈上扩大的疝囊内,表现为深浅不一的对称性切迹,可出现GEJ上移至膈上(GEJ暂时收缩所形成);②膈上疝囊征(即胸内胃),钡餐检查时左侧膈上可见疝囊影,疝囊由食管、胃两部分组成,中间呈环状分隔,上部分为扩张的食管胃区,下部分为疝入纵隔的部分胃;③疝囊胃黏膜征,在膈上疝囊内出现迂曲增粗的胃黏膜皱襞影,并经增宽的食管裂孔延续至膈下胃底部;④LES升高收缩环(即A环),管裂孔疝时,可能由于胃酸反流刺激食管下端,使之痉挛收缩,食管下端括约肌(ES)上移,并成为疝囊的上端。(2)食管裂孔疝的X线间接征象:①膈食管裂孔增宽(>2 cm);②钡剂反流入膈上囊(>4 cm宽);③食管胃角变钝;④膈上3 cm以上部位出现功能性收缩环。

2.3 内镜检查

内镜检查也是诊断食管裂孔疝的重要检查方法。内镜下食管裂孔疝确诊主要依据为:①齿状线上移,齿状线与食管裂孔压迹间距加大;②贲门食管胃角(His角)变钝,重症者消失;③胃底变浅或消失;④可见胃黏膜逆行入食管腔内;⑤倒镜时检查可见疝囊。HH轻重程度分级采用进镜时齿状线上移距离划分。轻度:齿状线上移距离2~3 cm,齿状线与食管裂孔压迹间距加大,贲门倒转观察,贲门部与内镜接触不严密,有裂隙;中度:齿状线上移距离超过3 cm,随时可以观察到疝囊,贲门倒转观察,贲门口圆形扩大,内镜在中间通过;重度:齿状线上移距离达6 cm或以上,贲门倒转观察,贲门口张开程度很大,可见胃的黏膜皱襞集中。

2.4 CT检查

当高度怀疑患者为食管裂孔疝发生器官扭转时,宜首选CT检查,CT影像上可清晰地显示疝的位置及疝入胸腔的器官。目前,临床上应用的具有3D图像重建功能的多层CT可以直观反映疝囊的大小、形态及与周围组织的关系，大大提高了食管裂孔疝诊断的敏感性。在CT影像上，食管裂孔疝表现为膈肌脚间距增宽，食管裂孔增宽扩大（直径>2 cm）和形态异常，在食管下端后纵隔内发现疝囊是其直接征象。除疝囊外，食管裂孔疝的特异性表现有："胸腔胃黏膜征""束腰征""阳性血管征"和"电缆线征"。而当采用CT增强扫描时，胃壁与疝囊囊壁成像均匀一致。CT检查简便可靠，能够清晰显示解剖层次并确定疝囊成分，可作为上消化道造影的补充检查。

2.5 食管测压

HH在胃食管反流病的发生和发展中起着重要的作用，不但增加了食管的酸暴露，同时增加了反流事件的发生，是胃食管反流病重要的解剖学基础。虽然胃镜可以提供肉眼可见的食管、胃等形态学上的临床证据，但高分辨率食管测压（HRM）可以提供更加直接的食管动力参数，更加细致食管动力障碍分类及EGJ形态分型。当胃镜检查阴性的患者，EGJ形态分型Ⅲ型或Ⅱ型的患者，都有必要进一步食管测压监测，以避免HH的漏诊。

3 治疗方法

食管裂孔疝的治疗主要为内科治疗和外科治疗。内科治疗原则为消除疝形成的因素、控制胃食管反流，促进食管排空及减少胃酸分泌。对于无症状的Ⅰ型食管裂孔疝患者一般不需治疗，95%以上有症状的患者用内科保守治疗都能使症状缓解。若症状严重，经内科规范治疗1年后，疗效不明显或停药后短期内复发，可考虑手术治疗。对于诊断明确的食管裂孔旁疝患者，因其易出现并发症如胃受压嵌顿、出血、穿孔，以往均建议行手术治疗；而目前指南建议完全无症状的食管裂孔旁疝可能不是常规择期手术的指征，需要考虑到患者的年龄和合并症。当然，对于食管裂孔疝合并难以缓解的胃扭转、梗阻、胃绞窄、胃穿孔出血及疑有恶变者均应积极手术治疗。

3.1 内科治疗

3.1.1 生活方式改变

控制进食量和体重，主要以高蛋白、低脂肪、清淡饮食为主，不宜餐后平卧和睡前进食，一般采取头高足低位睡眠，减少增加腹内压的行为如穿紧身衣、弯腰、呕吐等，积极治疗慢性咳嗽及便秘。

3.1.2 药物治疗

对合并胃食管反流症状的食管裂孔疝, 应给予抗反流及保护食管黏膜药物。其目的是消除症状, 治疗合并症, 预防并发症如食管溃疡、Barrett食管及食管癌等。常用药物有: ①抑酸剂。PPI是治疗食管裂孔疝致反流性食管炎最有效的药物, 其能够在短时间内抑制胃酸对食管黏膜的侵蚀, 并且持久抑酸可以促进炎症及溃疡的愈合。H_2RA也是治疗食管裂孔疝的药物, 但其生物利用率较PPI低。②黏膜保护剂。常用药物有硫糖铝、氢氧化铝凝胶、枸橼酸铋钾等, 此类药物可以保护食管黏膜, 但对肾功能较差的老年患者应慎重选择。③促动力药。抑酸药虽能缓解症状, 但不能提高LES压力及食管蠕动功能, 故应联合应用促胃肠动力药物, 如莫沙必利、多潘立酮等。

3.2 外科治疗

食管裂孔疝外科治疗的原则, 应在于恢复和保持食管下端括约肌的抗反流功能, 以达到结构与功能统一。

3.2.1 手术适应证

目前无统一的手术适应证, 国内专家认为食管裂孔疝的手术适应证包括诊断明确的Ⅱ~Ⅳ型HH, 合并食管狭窄、出血、重度消化性食管炎及Barrett食管, 药物治疗效果不明显或出现其他并发症的滑动型HH。有以下情况的不适合手术: 不能耐受全身麻醉, 急性感染或严重心肺功能衰竭和肝、肾功能损伤或癌症晚期, 难以纠正的凝血功能障碍的患者。

3.2.2 手术方式

对于伴有严重反流症状且长期内科治疗无效的Ⅰ型HH及诊断明确的Ⅱ型、Ⅲ型HH及巨大食管裂孔疝均可考虑手术治疗。一般情况下手术方式包括食管裂孔修补术和胃底折叠抗反流两部分。传统的手术方法为经胸或经腹手术, 因创伤较大而影响了该手术的推广。腹腔镜手术却具有创伤小、出血少、恢复快等优点, 患者只要能耐受全麻就能耐受手术, 因此腹腔镜治疗HH逐渐被大家接受。

主要参考文献

[1] 吴伟, 张艳君, 田文.食管裂孔疝的诊断与治疗研究进展[J].中华疝和腹壁外科杂志(电子版), 2017, 11: 27-30.

第5章 食管憩室

1 概念

食管憩室(esophageal diverticulum)是指食管壁的一层或全层局限性突出,形成与食管腔相通的囊状结构。食管憩室根据其在食管中的位置分为:①咽食管憩室又称Zenker憩室。发生于咽与食管连接部。②食管中段憩室。见于食管中段,靠近气管分叉处;③食管下段憩室(亦称膈上憩室)。Zenker憩室的发生是由于口咽对于闭合的上食管括约肌吞咽期间的压力增加导致。该病虽然是少见的良性疾病,但多数患者症状明显,易发生并发症,需手术治疗。膈上憩室发生于食管推进性收缩期间对闭合的下食管括约肌压力增加所致。在许多患有中段食管憩室和膈上食管憩室的患者中,吞咽困难与潜在的动力障碍有关:例如,贲门失弛缓症可合并中段或膈上憩室。按照室壁结构可分为:①真性憩室,憩室含有正常食管壁全部组织结构,包括黏膜、黏膜下层和肌层。②假性憩室,憩室只含有黏膜和黏膜下层。根据发生机制可分为:①膨出型憩室,由于食管腔内压力过高,食管内外有压力差,使黏膜和黏膜下层从肌层薄弱点缝隙疝膨出腔外,故属假性憩室;多发生于咽部和膈上5~10 cm处。②牵引型憩室,由食管邻近的纵隔炎性病变愈后瘢痕收缩牵拉管壁(全层)形成,故属真性憩室。牵引型大多发生在气管分叉附近,多因该处淋巴结炎症或淋巴结核感染后与附近的食管壁发生粘连及瘢痕收缩所致。食管憩室较少见,文献报道国外以咽食管憩室为主,男性发病率比女性多3倍,而国内则以食管中段憩室居多,膈上憩室少见,多数病人在50岁以上。当食物反复滞留于憩室,可导致糜烂、溃疡、出血、穿孔、梗阻等严重并发症。

2 诊断标准

食管憩室的诊断主要依靠内镜检查和影像学检查。

2.1 临床表现

食管憩室是否出现症状可能与憩室的大小、位置、开口、是否内含食物（分泌物），以及食管压力等有关，有40%的食管憩室患者无任何症状。(1)咽食管憩室：早期无症状，当憩室增大，可在吞咽时有咕噜声。若憩室内有食物潴留。可引起颈部压迫感。淤积的食物分解腐败后可发生恶臭味，并致黏膜炎症水肿，引起咽下困难。体检有时颈部可扪到质软肿块，压迫时有咕噜声。巨大憩室可压迫喉返神经而出现声音嘶哑。如反流食物吸入肺内，可并发肺部感染。(2)食管中段憩室：常无症状，当憩室内食物潴留或并发憩室炎时，可有咽下哽噎感或胸骨后、背部疼痛感。(3)膈上憩室：主要症状为胸骨后或上腹部疼痛，有时出现咽下困难或食物反流。

2.2 X线吞钡检查

食管吞钡X线检查可观察到食管各段憩室。需要注意的是如果憩室较小，则有可能被充盈钡剂的食管所掩盖，因此检查时应注意观察，并属患者适当移动体位。(1)咽食管憩室：可见食管上段左侧局部呈囊袋状突出，边缘光滑，腔内可见钡剂充填，憩室较大。(2)食管中段憩室：牵引性憩室多呈圆锥状、帐篷状的光滑膨出，憩室较小。(3)膈上憩室：憩室多位于食管的下10 cm以内，以球囊状向右侧突出，憩室较大；小憩室有时不易发现，让患者取斜卧位，提高发现率；较大憩室在普通胸片上可见一液平面。

2.3 内镜检查

内镜检查不仅能发现憩室位置、大小形态及开口情况，还能观察憩室内是否有物质存留和憩室黏膜以及是否存在并发症等。通过内镜检查及活检能鉴别食管癌、溃疡及炎症等。值得注意的是，内镜插镜时应在直视下循腔进镜，以免盲目插入憩室内引起穿孔。

2.4 超声检查

对颈部疾病的诊断首先彩超检查。咽食管憩室的超声表现主要有不均质回声病灶，形态规则，弧形强回声后伴彗星尾，可以通过观察其声像图表现并结合吞咽饮水试验动态观察病灶，确认病灶与食管相通做出正确诊断。

2.5 高分辨率食管压力测定

当怀疑或合并有食管运动障碍性疾病时可进行食管腔内测压和24 h食管内pH监测,对诊断帮助并有利于手术方式的选择。

3 治疗方法

治疗原则是食管憩室较小、症状不明显或不宜手术治疗患者一般不需治疗;食管憩室稍大或引流不畅,出现憩室内有食物潴留或伴有炎症时,可采取内科保守治疗;憩室巨大或压迫食管,出现吞咽困难、反流症状重或保守治疗无效、有并发症者宜外科治疗。

3.1 内科保守治疗

一旦出现食管憩室内食物潴留或夜间反流等症状时,先可进行内科保守治疗:(1)宜进食清淡易消化饮食,饭后多饮水。(2)养成良好的饮食习惯,细嚼慢咽、餐后卧位,转动头部和躯体,采取一定体位以尽量使憩室内淤积的食物得以排空;伴有其他疾病时,应同时治疗伴随疾病。(3)伴憩室炎症时,应予以清流食。(4)憩室炎明显或合并反流性食管炎者可用抗酸剂(如PPI等)。(5)对食管憩室内食物潴留或夜间反流症状者可于每晚睡前试行体位引流,即头部靠地上,髋部置床上,每次5~10 min,同时服用促动力药(如多潘立酮、西沙必利、莫沙必利等)。

3.2 外科手术治疗

手术适应证包括憩室巨大,有穿孔、出血倾向;憩室呈囊袋状下垂,囊内存留食物不易排空;症状明显,反复继发肺部感染等严重疾患;合并癌变可能等情况时,应积极手术治疗。手术方式的选择:外科手术主要有憩室切除术、憩室黏膜内翻缝合术,对有食管功能异常者行憩室切除加憩室下肌层切开术和食管切除术等。

3.3 内镜下治疗

内镜下微创治疗术也是治疗食管憩室的重要治疗手段,包括胸腔镜下憩室切除术和修补术、胃镜下食管支架置入等。

4 诊疗流程

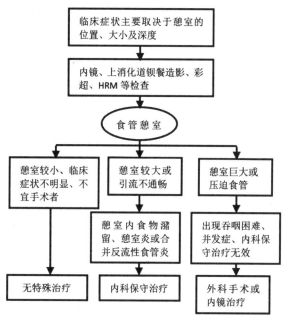

注　HRM: 高分辨率食管压力。

图5-1　食管憩室的诊疗流程

主要参考文献

[1] 李阳, 陈兴明, 高志强.下咽及颈段食管憩室的诊断和治疗[J].中华医学杂志, 2012, 92: 559-561.

[2] 徐采扑.食管憩室[J].中国实用内科杂志(临床版), 2000, 20: 81-82.

第6章 上消化道异物

1 概念

上消化道异物（upper gastrointestinal foreign body）是指在上消化道内不能被消化且未及时排出而滞留的各种物体，是消化内科和耳鼻喉科常见急症之一，需要紧急处理。若处理不及时，会出现一系列并发症，如消化道穿孔、出血、纵隔脓肿等，甚至危及生命。上消化道异物的病因大多由饮食不慎、误吞造成。也有少部分人为因素造成，其发生与患者的年龄、性别、饮食习惯、进食方式、是否患基础疾病、精神及神志状态等因素有关。(1)儿童上消化道异物：儿童喜欢把硬币等小物品、小玩具放入口中玩耍，稍有不慎容易出现误吞；儿童吞咽功能尚未健全，进食中哭闹易将口内食物误吞；儿童磨牙不全，食物未经很好咀嚼即咽下，造成食管异物。(2)成人上消化道异物：饮食不慎或进食时精力不集中，使鱼刺、骨片等误吞入食管；老年人义齿过松，食物黏性过大或口腔黏膜感觉减退，容易使义齿脱落，随食物进入食管，或睡眠中义齿脱落，误吞入食管；某些掺杂在食物中的细小核、骨刺不易察觉被误吞入食管；食管有器质性病变，或手术后存在管腔狭窄等疾病，易导致食物停留；吞咽功能失调，咽部感觉减退易造成误吞；不良劳动及生活习惯，如木工、鞋匠或装修工将钉、螺丝等含在口中，不慎吞入；习惯饭后剔牙者将牙签含在口中，不甚误吞；麻醉未清醒、昏迷或精神病患者，在神志不清时可有误咽；自杀未遂者常吞服金属型物品等。(3)上消化道异物的种类：任何物体在特定的情况下都可能成为上消化道异物，如食物、果核、硬币、玩具、鱼刺、骨片、牙签等。通常将上消化道异物分为动物型（如鱼骨类，鸡、鸭、鹅骨类，猪、牛、羊类骨块等）、植物型（如枣核、花生、葵瓜子、黄豆等）、金属型（如硬币、图钉、铁钉、缝针、钥匙、纪念章、金属片、刀片、钢板、金属钩、螺丝帽、烟斗嘴等）、化学型（如药物外包装、义齿、牙托、塑料片、塑料玩具、石块等）四大类型，报道以动物型异物居多。上消化道异物所致并发症的危险因素有：①上消化道异物滞留的危险因素。在我国，上消化道异物多由误吞引起，因其基础疾病（如嗜酸粒细胞性食管炎、食管动力障碍、食管狭窄、贲门失弛缓症、食管裂孔疝、胃食管反流病、上消化道憩室）所致异物滞留比例较低。②上消化道异物所致并发症的危险因素。异物导致的出血、梗阻、穿孔等并发症常发生于消化道狭窄和折返弯曲处，伴有先天性消化道畸形或消化道手术史的异物患者常为并发症的高危人群。食管异物所致并发症发生率最高，与滞留时间成正相关。不同异物并发症发生情况与严重程度各异。研究表明，上消化道异物男性多发于女性，男女比例约1.5∶1。对于异物种类，不同地区存在差异，西方国家最常见于食物团块，我国其他学者报道以鱼刺及禽类骨头等多见。国外研究发现，上消化道异物滞留部位中，70%~75%为食管，以食管入口处最多见，其次为胃、十二指肠。80%~85%的上消化道异物发生于儿童，以鱼刺、硬币、电池、磁铁和玩具居多，6月龄至6岁为高发年龄段。儿童异物嵌顿部位以食管为主，位于食管占54.8%。成人上消化道异物因误吞所致者占95%，西方国家最常见于食物团块，我国以鱼刺、禽类骨头、义齿等为主，其他异物由精神异常者、罪犯、毒贩等特殊人群蓄意吞服所致。成人异物嵌顿部位以胃底为主，位于胃底占69.6%。

2 诊断标准

上消化道异物的诊断主要依靠病史、影像学检查和内镜检查可明确诊断。根据病史及临床表现可初步判断异物部位，如病史及临床表现提示异物位于口咽部、食管入口上方者，先行额镜、喉镜检查，发现异物后应尝试取出。如额镜、喉镜检查结果阴性者尚无法排除诊断，仍需行影像学检查；病史及临床表现提示异物位于食管入口以下部位者，应首先行影像学检查。拟诊上消化道异物而额镜、喉镜或影像学检查结果阴性的患者，需进一步行胃镜以明确诊断，发现潜在基础疾病，并给予相应的治疗。

2.1 临床表现

食管异物的临床表现特征与异物所在部位、大小、性质有关。胃内或十二指肠内异物患者多无明显临床表现，口咽部、食管异物患者症状较明显，常表现为异物阻塞感、恶心、呕吐、疼痛、吞咽困难等；特异性的临床表现提示存在相关并发症；根据病史及临床表现可初步判断异物所在部位和病情严重程度，对辅助检查具有指导意义。上消化道异物的主要临床表现如下：（1）吞咽困难。吞咽困难与异物所造成的食管梗阻程度有关。完全梗阻者，吞咽困难明显，流质饮食难以咽下，多在吞咽后立即出现恶心、呕吐；对于异物较小者，仍能进流食或半流质饮食。（2）异物梗阻感。当异物进入食管时，常有气顶及异物梗阻感，异物在颈部食管症状最明显，患者通常可明确指出异物的具体部位；异物在胸段食管时可无明显梗阻感，或具有胸骨后异物阻塞感及隐痛。(3)疼痛。上段食管疼痛最严重,常位于颈根部中央,吞咽时疼痛加重甚至影响颈部运动;中段食管异物可有胸骨后疼痛,可放射到背部;下段食管异物,疼痛感轻微,但可出现上腹部不适或疼痛,较重的疼痛感应予足够的重视,可能是异物损伤食管肌层的信号。光滑的异物引起钝痛,锐利的异物引起剧烈锐痛,食管黏膜损伤后出现持续性疼痛,且随吞咽运动阵发加重。(4)涎液增多。异物停留在颈段食管时,容易出现涎液增多,当出现食管损伤时可出现血性涎液。儿童患者涎液增多症状多见,可能的原因时咽下疼痛、吞咽困难和食管堵塞的综合作用,异物局部刺激也可使涎液分泌增加。(5)反流。异物停留在食管,可有反流症状,反流最取决于异物阻塞食管的程度和食管周围组织结构的感染状况,一些患者可出现反射性呕吐。(6)呼吸道症状。婴幼儿患者误吞异物后,特别是上段食管异物或巨大食管异物压迫气管时,出现呼吸困难、咳嗽、发绀等症状。

2.2 影像学检查

(1)胸部X线片:通过正位和侧位X线平片,可以确定异物部位、大小、形状、数量,发现潜在的梗阻和穿孔等并发症。但是,仅60%~90%的上消化道异物在平片下可见,食物团块、木屑、塑料、玻璃、细金属异物等往往表现为阴性结果,此时须进一步检查以明确诊断。虽然X线平片检查前吞服棉花、钡剂,可以提高异物检出率,但因棉花、钡剂包裹异物,影响内镜操作视野,延迟内镜治疗时机,甚至有误吸风险,故不建议用于诊断上消化道异物。必要时可口服非离子型造影剂。(2)CT扫描:CT扫描诊断异物的敏感度为70%~100%,特异度为70%~94%,可以发现部分X线平片未能显示的异物,并判断是否存在相关并发症,应作为诊断上消化道异物的重要影像学手段。可疑伴发腹膜炎、脓肿、瘘等,增强CT的诊断价值更高。虽然影像学检查是诊断上消化道异物的重要辅助手段,但其存在一定的漏诊率,结果阴性者尚无法排除诊断。在临床实践中,影像学检查并非必需,可根据具体病情酌情选择。

2.3 内镜检查

拟诊上消化道异物而额镜、喉镜或影像学检查结果阴性的患者,需进一步行胃镜以明确诊断,发现潜在基础疾病,并给予相应的治疗。

2.4 实验室检查

可疑存在并发症的上消化道异物患者,必要时行实验室检查以评估病情,如血常规可提示是否合并出血、感染等。因异物而禁食多日的患者,检查肝肾功能可反映机体基本状况,评估内镜操作风险。

3 治疗方法

上消化道异物一旦确诊后,应根据患者年龄、临床状况、摄入异物性状、异物嵌顿位置等确定紧急程度及治疗方案。上消化道异物的处理方式包括自然排出、内镜处理和外科手术。

3.1 自然排出

自然排出是消化道异物最常见的转归。美国消化道异物处理指南提出80%~90%异物可自然排出,10%~20%的上消化道异物需内镜取出,大约1%的异物需要外科手术取出。部分等待自然排出的异物有食管内食物团块和体积小、质地松软的胃结石患者,应定期行影像学检查监测异物进程,淘洗粪便明确是否排出。

3.2 内镜处理

上消化道异物异物确定后,应尽快早取出。(1)内镜处理适应证和禁忌证:①内镜处理适应证。能耐受并配合内镜操作、预计难以自然排出且无并发症的普通异物患者为绝对适应证。胃内容物未完全排空的急诊内镜患者,应气管内插管,防止误吸;不配合内镜操作者,应在气管内插管全身麻醉下操作;无并发症的高危异物患者,宜在气管内插管全身麻醉下操作为相对适应证。②内镜处理禁忌证。绝对禁忌证包括合并有心、脑、肺等重要器官疾病,不能耐受内镜诊疗者,异物导致大量出血者,异物导致严重全身感染者,异物为毒品袋者。符合内镜处理绝对禁忌证的患者,由外科医生评估病情后拟定手术治疗方案。相对禁忌证包括异物导致瘘管形成者;异物导致局部脓肿、积气者;异物导致可疑或明确穿孔者;异物临近重要器官与大血管,内镜下取出后可能导致器官损伤、大量出血等严重并发症者。符合内镜处理相对禁忌证的患者,经各相关科室医生会诊后拟定多学科协作治疗方案,不宜内镜干预的患者应通过外科手术处理。如需内镜干预,应以外科处理为主,按照外科手术标准做好术前准备。

(2)内镜处理时机:内镜处理时机取决于临床表现、异物种类、部位、滞留时间等,主要包括急诊内镜和择期内镜。原则上,高危异物以急诊内镜处理为主,普通异物常于择期内镜下处理。急诊内镜包括易损伤黏膜、血管而导致穿孔等并发症的尖锐异物,腐蚀性异物,多个磁性异物或磁性异物合并金属,食管内异物滞留≥24 h,食管内异物出现气促、呼吸窘迫等气管严重受压合并梗阻表现,食管内异物出现吞咽唾液困难、流涎等食管完全梗阻表现,胃内或十二指肠内异物出现胃肠道梗阻、损伤表现。择期内镜包括直径≥2.5 cm的异物,长度≥6 cm的异物,单个磁性异物,自然排排出失败的异物,未达到急诊内镜指证的食管异物,出现临床表现但未达到急诊内镜指证的胃内或十二指肠内异物。存在上述情况的上消化道异物患者,应在24 h内尽早安排内镜诊疗。(3)常见上消化道异物内镜处理方式:上消化道异物主要包括短、钝异物,长异物,尖锐异物,金属性异物,腐蚀性异物,磁性异物,食管内食物团块,毒品袋等,其内镜处理方式有所不同。①短、钝异物:绝大多数短、钝异物可通过异物钳、圈套器、取石网篮、取石网兜等取出。②长异物:长度≥6 cm的异物(如笔、牙刷、餐具等)不易自然排出,常用圈套器或取石网篮钳取。③尖锐异物:鱼刺、禽类骨头、义齿、枣核、牙签、回形针、刀片等尖锐应引起足够重视,对于易损伤黏膜、血管而导致穿孔等并发症的尖锐异物,应急诊内镜处理。④金属性异物:除常规钳取器械外,金属性异物可尝试在磁性异物钳吸引下取出。⑤腐蚀性异物:腐蚀性异物易造成消化道损伤甚至坏死,确诊后应急诊内镜处理。⑥磁性异物:当多个磁性异物或磁性异物合并金属异物,存在于上消化道内,各物体之间相互吸引,压迫消化道管壁,容易造成缺血坏死、瘘管形成、穿刺、梗阻、胰腺炎等严重的胃肠道损伤,须急诊内镜处理。⑦食管内食物团块:食管内食物团块可在内镜下取出或推入胃内待其消化后自然排出。⑧胃结石:体积小、质地松软的胃结石可用药物溶解后等待其自然排出。保守治疗失败者,首选内镜取石。⑧毒品袋:毒品袋破裂后会造成致命危险,为内镜处理禁忌证。无法自然排出或怀疑毒品袋破裂患者,应积极行外科手术。(4)术后处理:术后密切观测病情,监测患者生命体征、酌情限制饮食、使用黏膜保护剂。必要时复查X线平片、CT、血常规、内镜等以明确疗效。异物导致瘘管形成,局部脓肿、积气或穿孔者,取出后应保持引流通畅,多可自行愈合。

3.3 外科手术治疗

内镜下异物取出失败或因异物性质或异物部位、异物嵌顿时间超过24 h,CT提示食管管腔外脓肿形成,或易发生严重并发症的患者,应及时转外科手术或综合治疗。

4　诊疗流程

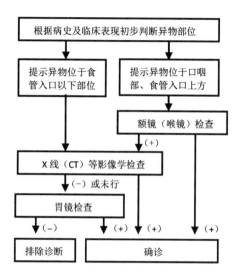

图6-1　上消化道异物诊断流程

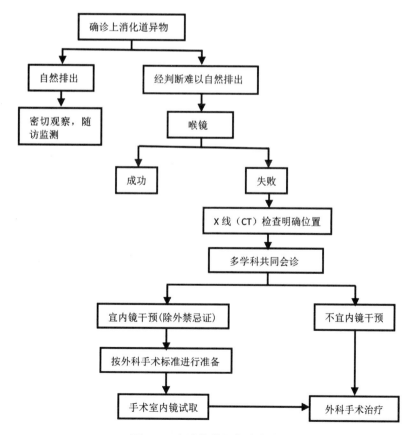

图6-2　上消化道异物治疗流程

主要参考文献

[1] 中华医学会消化内镜学分会.中国上消化道异物内镜处理专家共识意见（2015年，上海）[J].中华消化杂志，2016，33：19-28.

第7章 食管黏膜白斑

1 概念

食管黏膜白斑（leukoplakia of the esophagus）是由于食管黏膜受长期刺激引起黏膜角化过度，而形成食管黏膜单个或散在的白色斑块，略为高出正常食管黏膜，边缘清楚。本病可作为黏膜白斑的局部表现或限于食管的疾病。食管黏膜白斑的病因，目前认为其是长期持续性刺激因素引起黏膜角化过度，常见的致病因素有饮烈性酒，食辛辣、过热食物，以及口腔不卫生等。食管黏膜白斑多发生在食管下段，食管黏膜白斑与反流性食管炎的并存率高，并且反流性食管炎多合并食管黏膜白斑。食管黏膜白斑中 *H.pylori* 感染率达87.14%，高于总体阳性率（78.67%）。这些病变特点可能与胃食管反流和（或）*H.pylori* 感染有关。随着电子胃镜的广泛应用，此病的检出率逐渐增高。本病的内镜检出率为0.71%，男性高于女性，多发生于40岁以上男性患者。随着年龄的增大，发病率增加。这可能与男性患者的生活、饮食习惯有关。目前研究认为，食管黏膜白斑病有恶变倾向，为食管癌前病变之一，发生癌变率约为5%。

2 诊断标准

食管黏膜白斑的确诊依赖于内镜和活检组织病理学检查，并排除感染性食管炎等。

2.1 临床表现

一般无明显自觉症状。有不同程度的上腹部不适、胃灼热、胸背痛、吞咽不利等症状。后期白斑对于热和刺激性食物特别敏感。当出现白斑迅速扩大、增厚、皲裂、破溃、硬结时，病人可出现胸骨后疼痛，此时临床医生应高度重视。

2.2 内镜检查

内镜可见食管黏膜粗糙不平、色发白, 多数呈散在分布的白色斑块状隆起, 部分呈弥漫均匀分布, 白斑之间黏膜正常。白斑数目2~20个不等, 直径3~15 mm不等, 边界清晰, 重者融合成片, 黏膜全部发白。

2.3 组织病理学检查

在白斑与正常组织之间行多点取材, 活组织病理检查可见部分白斑呈现棘细胞增厚并含有大量糖原, 轻度炎性细胞浸润。对于内镜下观察白斑损害范围较大、基底硬结、疣状隆起明显, 且有明显疼痛的患者, 应尽早活检可排除癌变、真菌感染和各种类型的息肉样病变。

3 治疗方法

内镜检查是食管黏膜白斑的重要手段, 如内镜检查仅见白斑且无特殊症状无需治疗; 组织病理见霉菌菌丝, 表示食管黏膜受霉菌感染, 可给予口服酮康唑治疗, 疗程2周; *H.pylori*检测阳性表示合并*H.pylori*感染, 可给予抗*H.pylori*治疗7~14 d; 合并有反流性食管炎, 可给予抗反流和抗酸治疗; 有胸骨后不适, 烧灼感明显者可在内镜下行高频电烧灼或热极治疗; 如白斑明显增大、基底部硬结或溃烂, 需要高度警惕有癌变可能, 应及时进行活检组织检查并积极治疗。

主要参考文献

[1] 陈梁萍, 雷婕.食管白斑213例内镜、病理分析及病因初探[J].临床消化病杂志, 2007, 19: 372–374.

[2] 绥军, 黄留业, 曹晓凌. 内镜下热极治疗食管白斑症52例[J].临床消化病杂志, 2005, 17: 249.

第8章　食管溃疡

1 概念

食管溃疡(esophageal ulcers, EU)是指由不同病因引起的食管各段黏膜层、黏膜下层甚至肌层破坏而形成的炎性病变。它不是一类独立疾病,而是一种与食管病变有关的综合征。食管溃疡发生病因及发病机制目前尚不明确,研究认为可能与食管黏膜自身防御、修复功能和外界损害因素之间失平衡有关。引起食管溃疡的病因复杂,常见病因包括反流性食管炎、食管异物损伤、长期置胃管引起的食管溃疡、食管静脉曲张治疗术后溃疡、食管癌、Barrett食管、食管克罗恩病、药物性损伤、食管感染、不明原因的特发性食管炎,以及物理、化学损伤等。(1)胃食管反流:目前认为胃食管反流病(GERD)是发生食管溃疡的主要机制,最主要病因为反流性食管炎。故临床上发现食管溃疡患者,应该首先考虑反流性食管炎可能。胃食管反流引起的食管溃疡占40%~84.62%。反流性食管炎属于GERD的一种类型,主要以食管下段黏膜糜烂、溃疡为特征表现。其常为食管裂孔疝、食管吻合口炎、残胃、胃癌、消化性溃疡、幽门狭窄等的并发症。(2)感染性食管炎:病毒、细菌、真菌、结核及寄生虫等多种病原体都可以侵袭食管黏膜造成食管黏膜糜烂和溃疡,多见于一些身体衰弱或免疫功能受损的患者,也发生在长期使用广谱抗生素、类固醇激素或免疫抑制剂后,而一些原本就存在食管黏膜损伤患者更容易诱发食管感染。(3)食管损伤:包括物理性(冷、热、辛辣刺激等)、化学性(腐蚀剂如强酸强碱、毒药等或某些特殊药物)、机械性(硬性粗糙食物、异物等)和医源性(放射性、内镜介入治疗及胃管等置入)食管损伤。药物所致食管溃疡发生的原因主要与食管的解剖结构,口服药物时方法不当有关。常因服药时不饮水或饮少量水,卧位服药或服药后立即卧床,均可导致药物在食管(多停滞在第二狭窄处)内通过缓慢,在局部停滞时间较长,药物产生的机械性刺激及药物溶解后侵蚀食管黏膜,导致食管溃疡的形成。内镜介入治疗食管静脉曲张(或伴出血)、贲门失弛缓症或Barrett食管后常出现食管溃疡,尤其是当注射硬化剂剂量过大或电热治疗损伤较大时。食管支架置入后、双囊三腔管或胃管置入也可引起食管糜烂和溃疡。Mallory-Weiss综合征由剧烈呕吐或其他腹压骤然增加引起,可造成食管远端和贲门的黏膜和黏膜下层撕裂,形成急性溃疡,常伴大量出血。(4)特发性食管溃疡:除了以上原因外,还有一些食管溃疡确切病因不明,称为特发性食管溃疡。可能与自身免疫现象或某些尚未认识的病原有关,包括克罗恩病、白塞病、特发性嗜酸粒细胞性胃肠炎在食管的病变及发生HIV感染者,但未发现已知病原的食管溃疡等。良性食管溃疡内镜检出率为0.79%,但尸解检出率达3.1%。食管溃疡多发生于30~70岁,以50岁以上居多,占69%~84.62%,这可能是随着年龄的增长,膈肌裂孔及周围韧带松弛、肥胖,以及药物使用几率增加引起的副反应等,导致食管下段括约肌功能障碍,酸性消化液反流到食管,加之食管酸廓清功能下降,从而侵蚀鳞状上皮引起炎症和溃疡。值得注意的是40岁以下的患者并不少见,恶性食管溃疡有年轻化的趋势。对正规治疗长时间不愈或经常复发的溃疡,应警惕恶变的可能,故应积极药物治疗的同时,要定期内镜检查,以达到早发现、早治疗的目的。食管溃疡的发病部位在中下段占绝大多数(93.4%),上段仅占4.7%,与慢性食管炎的发病相似,故其发病原因可能与胃食管反流有关,仅发生在上段的食管溃疡可能与病毒、霉菌感染有关。食管溃疡的形态多呈不规则形、圆形,也可呈椭圆形。溃疡的长径多为0.3~1.0 cm,>2.5 cm者较少。溃疡底多为白苔,少数为黄苔或脏苔,周边质地软者居多,与胃及十二指肠溃疡相似,因此食管溃疡的形成可能与胃酸有关。

2 诊断标准

食管溃疡的诊断主要根据病史、内镜及病理活检等综合诊断,同时掌握各种食管溃疡的特点,并结合影像学、胸部CT及其他一些特殊病原学检查。

2.1 临床表现

疼痛是食管溃疡最常见的症状之一,根据溃疡部位不同可表现为吞咽痛、胸骨后疼痛和高位上腹部疼痛,常发生于进食后或饮水时。卧位或弯腰时加重,可放散至肩胛间区、左侧胸部、或向上放射至肩部及颈部。吞咽困难、进食哽噎感也是较常见,可能与溃疡周边黏膜水肿、食管痉挛有关,慢性溃疡还可由纤维组织增生引起局部形成瘢痕、狭窄,也是引起咽下困难的重要原因。此外也可见反酸、烧心、恶心、呕吐、嗳气、腹胀、呃逆、呕血和(或)黑便、食欲下降及体重减轻等等。不同病因导致的食管溃疡还可有原发病的相应症状和体征,如明显反流可引起咳嗽、气喘、咽部异物感等;感染性食管溃疡可有发热、全身酸痛等炎性表现;食管白塞病的口-眼-生殖器三联征表现,嗜酸细胞性食管炎的过敏反应表现等均有助于诊断原发病。常见并发症有消化道出血、食管狭窄、食管穿孔、食管气管瘘、肺部感染、纵隔炎等。

2.2 内镜检查

食管溃疡的形态、大小、边缘及底部的变化,是内镜诊断良、恶性溃疡的重要依据。食管溃疡内镜下表现为表浅、较小,呈圆形、椭圆形或条状溃疡者多为良性,溃疡较深、较大(直径≥2.5 cm),边缘不整齐、隆起、底部高低不平、污秽者大部分为恶性。对于不同病因引起的食管良性溃疡,内镜下的表现既有良性溃疡的共同点,又有各自的特点(表8-1)。对不典型或疑为早期溃疡恶变者,应在一个部位的重复或多部位取材活检,更有助于早期恶性溃疡的发现。

表8-1 各类食管溃疡的特点

类型	发病部位	内镜特点	诊断依据
胃食管反流病	中下段	条状充血糜烂及浅溃疡	24 h食管pH或PPI治疗有效
腐蚀性食管炎	全程	充血糜烂、溃疡或瘢痕狭窄	服腐蚀药史
MWS	下段	黏膜有纵行撕裂,表面有活动性出血或血痂附着	呕吐病史及内镜表现
表皮剥脱性食管炎	全程	条带状黏膜缺损,可见部分未完全脱落的游离黏膜	呕吐病史及内镜表现
药物性食管炎	中下段	片状或条索状充血糜烂溃疡	服药物史
病毒性食管炎	中上段	溃疡界限清楚,呈钻孔样或浅表,圆形或椭圆形,底清洁	合并上呼吸道感染,病检偶见病毒包涵体、免疫组或血清学病毒抗体阳性
食管真菌感染	全程	散在斑片状白色假膜,剥脱后可呈糜烂或局限性溃疡	涂片查真菌丝阳性
食管结核	全程(中段多见)	隆起型和溃疡型,隆起表面可形成溃疡,结节样增生或瘘管	其他部位结核证据,病检可见非干酪样肉芽肿,抗酸染色、结核PCR、PPO皮试TSPOT及胸部影像学检查有助于诊断,诊断性抗痨有效
食管克罗恩病	全程(中下段多见)	节段性,跳跃式分布,可呈纵行或火山口样,伴假息肉、卵石样改变,瘘管	可合并肠道克罗恩病及肠外表现,病检示非干酪样肉芽肿、裂隙样溃疡等
食管白塞病	全程	溃疡单发或多发,或深或浅,边缘充血,边界清楚。可并有消化道出血或穿孔	病检提示小血管炎改变,伴口-眼-生殖器三联征、皮肤改变或针刺试验阳性
嗜酸细胞性食管炎	全程	黏膜水肿、线样裂隙、白色渗出物,食管环状变或狭窄	病变提示嗜酸细胞≥15个/每高倍镜视野

注 MWS:食管-贲门撕裂综合征。

2.3 食管钡餐造影检查

各种原因造成的食管良性溃疡有其共同的X线征象,龛影常位于中下段,表现为类圆形、椭圆形和长条形,边缘规则、光滑整齐,而溃疡型食管癌则表现为不规则龛影,边缘不整齐。

良性溃疡周边的环状透亮晕光滑整齐，均匀一致，而溃疡型癌则表现为宽窄不均、边缘不整的环堤。良性溃疡周围可有黏膜皱襞放射状集中，而食管癌则表现为黏膜皱襞破坏中断。如果病程较长，溃疡反复发作，可造成管腔狭窄，或同时伴有黏膜结节状改变，则与食管癌不宜鉴别，但良性溃疡所致狭窄范围广，两端与正常管腔无明显界限，呈逐渐移行性，无黏膜皱襞破坏中断，而食管癌管腔狭窄界限明确，管壁僵硬破坏。与食管癌鉴别困难的良性溃疡，最后诊断要依据反复多次内镜活检病理检查。

3 治疗方法

3.1 一般治疗

食管溃疡急性期，要注意休息，舒缓情绪，避免刺激性饮食及过快、过烫饮食，戒烟戒酒，避免饭后平卧。

3.2 针对病因治疗

食管溃疡病因复杂，根据活检病理检查结果，而采取不同病因进行个体化治疗。对食管克罗恩病可给予美沙拉嗪或其他免疫抑制剂治疗，对食管BS给予激素、免疫抑制剂单用或联合治疗，对结核、病毒、真菌感染针对病原学给予相应治疗，GERD所致食管溃疡以抑酸、改善胃肠动力为主。*H.pylori* 与食管疾病间的关系尚不明确，对于单纯食管溃疡患者合并 *H.pylori* 感染时是否根除 *H.pylori* 尚无定论。近期研究认为，对于无严重胃萎缩或食管裂孔疝的GERD患者推荐根除治疗。

3.3 药物治疗

目前研究已证明，酸性环境在食管溃疡发病中的重要性，故改善黏膜周围酸性环境对治疗食管溃疡尤为重要。主要药物包括抑酸剂（PPI、H_2 受体拮抗剂等），能缓解食管溃疡症状，是愈合溃疡的最主要措施，能中和胃酸药（铝碳酸镁、氢氧化铝等），减少酸反流的药物（多潘立酮、莫沙必利、西沙比利等），是食管黏膜保护剂（硫糖铝混悬液、胶体果胶铋、米索前列醇等）。联合应用食管黏膜保护剂或促动力药可提高溃疡愈合质量。

3.4 内镜治疗

食管溃疡主要的并发症有出血、狭窄和穿孔。内镜治疗是控制并发症的重要手段之一。

对于出血,内镜下可给予注射肾上腺素或应用探针止血,必要时输血治疗;对于食管狭窄多采用内镜下球囊扩张术;食管穿孔可根据病情选择外科手术治疗、内镜下覆膜支架植入或保守治疗(如静脉营养、应用广谱抗生素、经CT或超声胸腔穿刺引流等)。

主要参考文献

[1] 胥娟, 唐琴, 王玉芬.食管良性溃疡的鉴别诊断[J].中国实用内科杂志, 2014, 34: 884-887.

[2] 侯玉梅, 王佐佑, 穆振武, 等.27例良性食管溃疡分析[J].胃肠病学和肝病学杂志, 2013, 22: 128-129.

[3] 余红妹, 谭鞯, 沈磊, 等.食管溃疡临床和内镜特点及其对良恶性鉴别的意义[J].中华全科医师杂志, 2014, 13: 501-504.

[4] 孟丽丽, 吴战军.食管溃疡的诊断和治疗现状[J].国际消化病杂志, 2015, 35: 109-112.

第9章　食管良性肿瘤

1 概念

食管良性肿瘤(esophageal benign tumors, EBT)是指起源于黏膜或黏膜下层组织、形态学上表现为息肉样病变或黏膜下肿物。按组织起源可分为上皮源性和非上皮源性肿瘤。上皮源性肿瘤包括由鳞状上皮发生的乳头状瘤和囊肿及由腺上皮发生的腺癌和息肉。非上皮源性肿瘤包括平滑肌瘤、纤维肌瘤、脂肪肌瘤等；血管起源的毛细血管和淋巴管瘤；中胚叶及其他肿瘤，包括脂肪瘤、网织内皮瘤、神经纤维瘤及骨软骨瘤等。其他异位组织来源的有异位的胃黏膜、胰腺、皮脂腺、甲状腺、色素母细胞发生的肿瘤，如颗粒细胞瘤等。食管良性肿瘤临床上比较少见，占食管肿瘤的10%左右。

2 诊断标准

2.1 食管平滑肌瘤

食管平滑肌瘤(esopheaeal leiomyoma, EL)绝大多数起源于肌层，其他一些起源于黏膜肌层。食管平滑肌瘤占所有食管良性病变的70%~80%，好发于20~50岁者，男性多于女性；食管平滑肌瘤可发生在食管的任何部位，但以中下段多见，50%发生在食管下段，30%在中段，其原因可能与食管下段平滑肌组织较丰富有关；平滑肌瘤位于壁内者97.9%，呈息肉状生长者0.7%，管壁外生长者1.4%，有5.0%的患者肿瘤完全包绕食管。食管平滑肌瘤多数为良性，有报道其恶变率为0.24%~3.3%。食管平滑肌瘤的一个主要特点是病史相对较长，病情进展缓慢，多为单发、少数多发。

诊断依据　(1)临床表现：据报道临床症状的轻重与肿瘤的大小有关。若肿瘤半径<5 cm，绝大多数无症状；当肿瘤生长到足够大时即开始出现相关临床症状，常见为吞咽困难、烧心和胸骨后疼痛，这些症状是由于食管狭窄或肿瘤体积巨大压迫周围组织造成的。少见的症状包

括消化不良、不明确的胸骨后不适、反流及继发于黏膜糜烂的异常胃肠道出血或由吞咽困难所致的体重减轻。(2)内镜检查:电子内镜检查较于影像学检查更直观,并且对于病变部位、大小、形态及表面情况的描述更为表现具体。内镜下表现为肿瘤常突入腔内,呈半球形、圆形、椭圆形、马掌形,多数直径1~7 cm,瘤体坚硬,黏膜表面光滑,色泽正常,当用镜头推动肿瘤时有滑动感,部分伴糜烂或溃疡。一般不会发生恶变,但少数属于胃肠道间质瘤,具有恶变潜能,需要通过免疫组化染色确诊。(3)食管X线钡餐造影检查:主要表现为食管腔内有不同大小的充盈缺损,病变与食管壁呈锐角,局部黏膜呈"涂抹征""环形征"黏膜无破坏,管腔易扩张。(4)超声内镜检查(EUS):超声内镜不仅可以发现局限于食管壁的病变,还能准确评估病变的性质、大小、部位,以及其与周围器官的关系,并根据这些特征来决定最佳治疗方式。在超声内镜下,食管平滑肌瘤表现为形态规则、均匀低回声的肿物,且被完整清晰的高回声包膜所包绕,多起源于黏膜肌层,部分起源于固有肌层。但尚需与囊肿、脂肪瘤、异位胰腺等鉴别。(5)CT检查:CT由于极好的密度分辨率和横断像,能更好地显示食管与周围结构的关系,所以对区别食管本身疾病和周围病变的外压性改变有较大价值,更重要的是能观察到肿瘤对邻近器官有无侵犯和转移。但对于平滑肌瘤本身,尤其是直径小于1 cm的肿瘤,并不能提供比食管造影更好的信息。在CT下食管平滑肌瘤主要表现为局部均质的软组织肿块,并显示瘤体外形及大小。本病需与后纵隔肿瘤、食管旁肿大的淋巴结及畸形血管、支气管囊肿等相鉴别。

2.2 食管乳头状瘤

食管乳头状瘤(esophageal papilomas, EP)是一种少见的食管疾病。EP约占食管良性肿瘤的3.2%~25%,主要发生在18~80岁的成年人,平均发病年龄为50岁,男女均可患病,男性多于女性约为3:1。好发部位为食管下段,其次为中段和上段,绝大部分为单发,10%~15%为多发。该病的病因及发病机制至今有争议,可能与乳头状病毒(HPV)感染和食管黏膜损伤有关。目前认为与胃食管反流、食管炎、食管裂孔疝以及其他物理化学因素刺激(如吸烟、饮酒、机械操作等)引起食管黏膜损伤有关。也有人为EP与人类乳头状病毒(HPV)感染有关,HPV与鳞状上皮具有高度的亲和力,特别是HPV16、18,可导致食管鳞状上皮多阶段演变为肿瘤。有学者曾在增生的鳞状上皮中发现HPV感染而被免疫组化证实。但也有随访研究认为HPV与食管乳头状瘤无关,食管乳头状瘤是否有恶变倾向尚有争议。多数学者认为EP是多因素共同作用的结果。

诊断依据 对食管乳头状瘤的诊断主要通过X线钡餐造影和内镜检查,后者通过组织学活检能够明确诊断。(1)临床表现:瘤体较小者临床无症状,肿瘤较大或多发者可出现咽部不适、吞咽障碍、上腹部或剑下疼痛等不适感,部分患者出现肿瘤对周围器官的压迫症状,如气促、声音嘶哑、咳嗽等。(2)内镜检查:内镜下表现为食管中下段呈球形或半球状隆起,表面光滑,部分体积较大者瘤体顶端出现充血、糜烂或溃疡,直径多为0.3~0.6 cm,多为单发。但在病理上需注意与乳头状癌进行鉴别。(3)超声内镜检查:EUS下表现为与息肉回声相同,起源于上皮层,通常黏膜下层无浸润,内镜下活检能够明确诊断。

2.3 食管息肉

食管息肉(esophageal polyps, EP)是起源食管黏膜或黏膜下层的息肉样外观的良性肿瘤。食管息肉病因不明,发病可能与慢性炎症有关,而幽门螺杆菌感染是否与食管息肉的发生呈负相关,尚需作进一步研究。一直以来,息肉被视为癌前病变,1~2 cm者癌变概率0.9%,>2 cm者可达8.2%。根据病理分型为增生性与腺瘤性息肉,增生性息肉一般癌变概率低,腺瘤性息肉癌变概率高,可达30%~58%。EP在食管良性肿瘤中仅次于平滑肌瘤,多发生于食管上段或食管中下段。

诊断依据 食管息肉的诊断主要依靠影像学检查和内镜检查。(1)临床表现:多数无明显症状,患者多因其他疾患而作内镜检查发现,较大息肉可以出现吞咽困难、上消化道出血等表现。(2)内镜检查:内镜下可见息肉呈圆形或椭圆形,有蒂或无蒂。(3)食管钡餐造影检查:食管钡餐造影诊断食管息肉有一定困难,但是如果息肉较大,检查时可见食管腔内有一长条状或棒状充盈缺损,表面光滑,可以随吞咽动作上下移动。(4)超声内镜检查:EUS对息肉的定性诊断提供十分准确的依据。EUS表现为位于黏膜或黏膜下层之隆起,回声强度与黏膜相当,黏膜完整,层次结构正常。(5)磁共振(MRI)检查:有助于确定肿瘤的起源和制定手术方案。

2.4 食管血管瘤

食管血管瘤(hemangioma of the esophagus)是少见的来源于间叶组织的良性肿瘤,具有潜在消化道出血风险,据国外文献报告其发生率占食管良性肿瘤的2.1%。男性多于女性,男女之比约为2:1。各年龄均可发病,其中40~70岁多见。病变部位以食管中段最多见,其次为食管上段和食管下段,常为孤立性或散在性的蓝色囊状静脉瘤,瘤体最大径从几毫米到几厘米不等,局限于黏膜层或由黏膜下向腔内生长。按组织结构可分为毛细血管瘤、海绵状血管瘤、血管瘤球、静脉血管瘤和混合型血管瘤等。日本内镜名词命名为孤立性静脉扩张,而国内称之为孤立性静脉瘤,属于食管发育不良性疾病。其发病机理为食管上皮或黏膜下的固有静脉丛,部分由于先天或后天性血管阻塞、狭窄等因素,导致近端血管扩张形成孤立性或散在性的蓝色囊状静脉瘤。

诊断依据 (1)内镜检查:内镜下可见局部黏膜呈蕈状隆起或分叶状,黏膜下见紫蓝色或粉红色包块,质地柔软可塑,有时如蚯蚓样屈曲,与食管静脉曲张不易鉴别。如疑为该疾病,应避免活检。(2)超声内镜检查:可见一低回声肿块,或无回声的管状结构,常起源于黏膜下层,边缘清晰,周围食管壁层次结构正常。但应与食管囊肿等相鉴别,必要时可用彩色多普勒进行检查。(3)食管钡餐造影检查:可显示充盈缺损,表面光滑,圆形或分叶状,部分带蒂,食管扩张不明显,病灶周围及对侧食管蠕动均良好。

2.5 食管囊肿

食管囊肿(esophageal cyst)的发病率占食管良性肿瘤的20%,分为先天性和后天性两种。临床较多见的为先天性食管囊肿,病因不明。文献报道男性多于女性,男女之比约为2:1。约60%发生在食管下段,23%发生在食管上段,17%发生在食管中段。囊肿位于上段者约22%在2岁前被发现。囊肿呈弧形或球形,部分胃长管状沿食管长轴分布;大小不一,单发亦可多发。多数囊内有黏稠的液体,有时呈血性。囊肿可与食管腔或支气管相通,囊内衬鳞状上皮、鳞状上皮或未分化的上皮细胞。根据胚胎学理论,食管和气管均系前肠器官,在胚胎发育过程中,在上皮细胞间隙的空泡不能纵向排列形成新的管腔,则空泡所产生的分泌物将在食管两侧形成囊肿,食管囊肿罕有恶变。后天性食管囊肿系食管壁腺管闭锁形成的潴留性囊肿,多发生在食管的上段,可能与食管慢性炎症、腺管不全梗阻和黏膜增生有关,通常体积较小,直径<3 cm。

诊断依据 (1)临床表现:食管囊肿的临床症状视囊肿的大小、位置、对周围组织压迫的情况和有无继发感染而定。位于中下段的囊肿,约35%无症状,上段的小囊肿无感染者可无症状,仅在食管X线钡餐检查或尸解时被发现。主要临床表现为气促、咳嗽、胸痛、咽下困难、上腹部不适、反流等。多数患者无局部和全身症状,也无与病灶相关的体征,而是在内镜检查时偶然发现。(2)食管钡餐造影检查:可见圆形或椭圆形质软的充盈缺损,表面光滑,边界清楚并和食管壁形成钝角。(3)内镜检查:镜下表现为黏膜隆起,肿物柔软,能被内镜压缩,表面光整,色泽如常,活检无助于诊断,易致黏膜溃疡和感染。(4)超声内镜检查:能区别囊性和实质性病变。超声引导下穿刺既可缓解症状又能明确诊断。食管囊肿在超声下表现为位于黏膜下层的无回声结构,囊壁光滑,边界清楚,病灶后方有增强效应;黏膜下层、肌层和外膜均完整,周围食管壁层次结构均正常。(5)CT、MRI对软组织病变的诊断较有帮助,对囊肿及其相邻的气管、心脏等结构的相互关系有一个明确的了解,可用于帮助指导制定手术方案。

2.6 食管脂肪瘤

食管脂肪瘤(lipoma of the esophagus)是起源于中胚叶的食管良性肿瘤,根据文献报告发病率仅占食管良性肿瘤的1.6%。本病好发于50~69岁,国外报道男女发病率无显著差异,国内男女之比约为2:1。病变部位以食管下段居多,多为单发,生长缓慢。食管脂肪瘤的病因不明,按生长方式可分为腔内型、腔外型、壁间型和混合型,其中以腔内型最常见。

诊断依据 (1)临床表现:食管脂肪瘤临床症状取决于肿瘤的形态、位置及大小。肿瘤较小时可无任何症状;当>2cm时可出现相关症状,主要由进食哽咽感、进食后胸骨后疼痛、上腹疼痛不适、恶心呕吐等;随着瘤体增大,其表面黏膜可出现糜烂、溃疡、出血。(2)食管钡餐造影检查:可见较大的腔内型病灶,表现为食管腔内圆形或椭圆形充盈缺损,边缘光滑成轻度分叶,密度较低,表面黏膜皱襞展平,表面有溃疡者可见不规则的钡斑或牛眼征。有蒂者肿瘤可随体位变化而移动,加压检查充盈缺损形态可变。(3)CT检查:CT检查的密度分辨率更高,能够直接清楚显示病灶的全貌,且能发现腔外型食管脂肪瘤。其CT特征是病灶密度与脂肪密度一致,界限欠清,无明显边缘,增强后与食管壁一致均匀强化。(4)内镜检查:内镜下表现为微黄色的黏膜下隆起,表面光滑,多数无蒂,质地柔软,富有弹性,用活检钳触碰肿瘤时易出现受压部位光滑的凹陷。由于大多数脂肪瘤位于黏膜下层,常规活检阳性率低。(5)超声内镜检查:超声内镜下病灶表现为起源于黏膜下层的高回声影,内部回声均匀,边界清楚,病灶后方可有声衰现象;肌层和外膜完整,周围食管层次结构正常。

2.7 食管间质瘤

食管间质瘤(esophageal stromal tumor, EST)是起源于中胚叶间叶组织的间质细胞肿瘤,主要发生在全消化道的任何部位,最常见于胃和小肠,称为胃肠间质瘤(GIST),食管为其很少一部分,称为食管间质瘤(EST);发生在胃肠道以外的,称为胃肠道外间质瘤(EGIST)。现已证实EST是具有不同于其他间叶源性肿瘤的临床病理学和分子生物学特征的一种较少见的独立疾病。目前多数研究认为该肿瘤起源于间质细胞中具有调节内脏运动功能的Cajal细胞。有报道间质瘤约占同期食管间叶源性肿瘤的25%左右,多为良性,生物学行为比发生在胃肠道其他部位的间质瘤好。好发于50~60岁,男性多于女性。可发生在任何部位,但以食管下段多见。

诊断依据 通常经内镜或超声内镜和影像学检查,检出具有特征性的黏膜下肿块,再根据特定组织学表现和免疫组织化学结果即可诊断。(1)临床表现:食管间质瘤的临床表现取决于肿瘤的大小、位置、生长方式,早期可无任何自觉症状,随着肿瘤的生长,主要出现吞咽不畅或咽下困难,亦可因进食梗阻和呕吐。瘤体表面有糜烂和溃疡的还可以表现为呕血、黑便,少数压迫气管形成食管气道瘘时还可以伴有咳嗽。病程较长的可以出现体重下降,营养不良等消耗症状。(2)食管X线钡餐造影检查:可见食管腔内不同程度的充盈缺损,有时可出现钡剂通过呈绕流或分流现象,局部黏膜不规则隆起、展平,但破坏较轻;病变往往较局限,即使肿瘤巨大,病变段与正常组织分界扔较清楚,管壁浸润、僵硬改变不明显,有助于与食管癌鉴别,但无法与平滑肌瘤等黏膜下病变区别。(3)CT检查:CT检查比钡餐造影检查具有更高的定位准确性,且密度分辨率高于钡餐造影,还可从整体上了解食管壁的增厚程度及对周围组织的侵犯和有无远处转移。CT平扫多表现为向腔内、腔外或跨腔内外生长的圆形或类圆形软组织肿块影,中等密度,富有血管。良性者密度均匀,与周围器官或组织分界清楚,增强后呈均匀明显强化;恶性者密度多不均匀,中央可出现坏死、囊变的低密度区,增强后周边实体部分明显强化,中央低密度区无强化,淋巴转移较少见。但CT检查缺乏病灶的表象信息,不能获得组织学信息,也无法明确病灶的层次起源等。(4)内镜检查:具有黏膜下肿瘤的特征,早期可见肿瘤呈球形或半球形隆起,表面黏膜光滑,基底广阔,色泽正常;进展期可见局部黏膜表面糜烂、溃疡、出血。因常规活检很难取得病变组织,故不常规活检,而活检的目的在于和上皮来源的癌肿鉴别,当黏膜表面有糜烂、溃疡时,有望检到深部组织时,活检有利于明确诊断。(5)超声内镜检查:有助于了解病变的确切大小、回声、层次起源、侵及深度,有助于与其他黏膜下肿瘤的鉴别诊断。典型的食管间质瘤在超声内镜下表现为来源于固有肌层的低回声灶,内部回声均匀,边界清楚,周围食管壁层次结构正常。超声内镜引导下的细针穿刺(EUS-FNA)比常规活检取到阳性组织的概率高,并借助免疫组化检查与其他黏膜下肿瘤鉴别,是目前术前得到病理诊断的首选方法。

3 治疗方法

目前对于食管良性肿瘤治疗方式的选择无统一共识,EBT在X线钡餐及常规内镜下筛查及初步诊断后,需行EUS及胸部CT进一步明确诊断,一般不推荐术前活检。主要根据肿瘤的大小、起源、生长方式选择合适的治疗方法。对于较小的血管瘤、囊肿等EBT,无明显临床症状者,无需处理,建议定期内镜和(或)影像学检查随访。对于高度怀疑恶性或者随访过程中出现短期明显增大者,建议进行治疗;对于直径<0.5 cm的良性病变,可直接用活检钳钳除;对于直径<1 cm的病变或有蒂/亚蒂食管息肉,可采用高频电圈套器摘除或氩离子凝固术(APC);对直径<2 cm,起源于黏膜肌层及部分黏膜下层的肿物,主要采用内镜下黏膜切除术(EMR)和内镜下圈套切除(ETR);对直径>2 cm,起源于黏膜肌层、黏膜下层的肿物主要行内镜黏膜下剥离术(ESD)或可采用分片切除法(EPMR);起源于固有肌层者主要行ESD或STER治疗;直径>4 cm,起源于固有肌层的EBT行STER治疗。对于内镜下未能一次性完整剥离、切缘阳性或病理检查提示恶性的肿瘤,建议外科手术扩大切除范围。另外,出现如下情况时可考虑外科手术治疗:瘤体直径过大无法行内镜下治疗;CT、EUS表明瘤体向腔内外/腔外生长、淋巴结转移;内镜治疗失败、出现严重并发症等。

4 诊疗流程

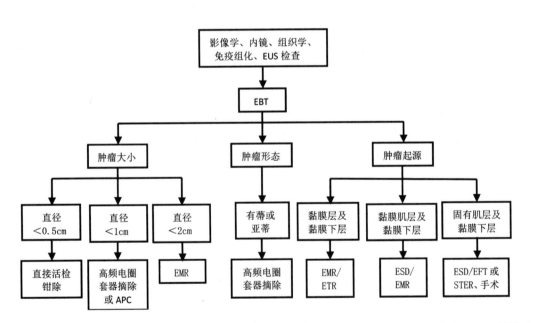

注 EBT:食管良性肿瘤;EUS:超声内镜;APC:氩离子凝固术;EMR:内镜下黏膜切除术,ESD:内镜下黏膜剥离术;EFR:内镜下全层切除术;STER:黏膜下隧道法内镜切除术;EPMR:分片切除法。

图9-1 食管良性肿瘤诊疗流程

主要参考文献

[1] 姜泊, 巩兰波.食管良性肿瘤[J].中国实用内科杂志, 2010, 30：687–689, 144.

[2] 姜泊.胃肠病学[M].北京: 人民卫生出版社, 2015: 148–176.

[3] 汤梦蝶, 李学良.食管黏膜下肿瘤的诊断及内镜下治疗进展[J].国际消化病杂志, 2015, 35: 378–381.

第10章　食管癌

1 概念

　　食管癌（esophageal cancer, EC）是发生于食管上皮的恶性肿瘤，根据病理类型的不同，食管癌可分为食管鳞状细胞癌（esophageal squamous cell carcinoma, ESCC；简称食管鳞癌）和食管腺癌（esophageal adenocarcinoma, EAC）。早期食管鳞癌（early esophageal squamous cell carcinoma）是指局限于食管黏膜层的鳞状细胞癌，不论有无淋巴结转移。当肿瘤局限于黏膜层时淋巴结的转移率几乎为0，而当肿瘤侵犯到黏膜下浅层时淋巴结转移率为21%~29%，侵犯到黏膜下深层时淋巴结转移率为50%~76%。所以，目前认为仅局限于黏膜层的食管鳞癌为早期食管鳞癌，而侵犯到黏膜下层的鳞状细胞癌属于浅表食管癌（superficial esophageal cancer）范畴。2002年消化道肿瘤巴黎分型中指出，根据肿瘤浸润深度可将浅表食管鳞癌进行如下分期：肿瘤局限于黏膜层者称为M期癌，浸润至黏膜下层未达固有肌层者称为SM期癌。对M期癌及SM期癌又进行细分：病变局限于黏膜上皮表层者为M1期癌；浸润至黏膜固有层者为M2期癌；浸润至黏膜肌层但未突破黏膜肌层者为M3期癌；肿瘤浸润至黏膜下层的上、中、下1/3者分别称为SM1期癌、SM2期癌及SM3期癌，其中将病变浸润至黏膜下层但距黏膜肌层200μm以内者称为SM1期癌。M1、M2、M3期癌属于早期食管癌。食管鳞癌的癌前病变（precancerous lesions）主要指食管鳞状上皮细胞的异型增生，WHO现称上皮内瘤变（intraepithelial neoplasia）。根据细胞异型增生的程度和上皮累及的深度分为低级别上皮内瘤变（low grade intraepithelial neoplasia, LGIN）和高级别上皮内瘤变（high grade intraepithelial neoplasia, HGIN），其中LGIN指异型细胞局限在上皮下1/2以内，HGIN指异型细胞累及上皮下1/2及以上。食管癌前疾病（precancerous diseases）指与食管癌相关并有一定癌变率的良性疾病，包括慢性食管炎、食管白斑症、食管憩室、贲门失弛缓症、反流性食管炎、各种原因导致的食管良性狭窄等。根据国内食管鳞癌高发区相关危险因素及流行病学相关调查研究发现，有以下任意一条者视为高危人群：①长期居住于食管鳞癌高发区；② 一级亲属有食管鳞癌病史;③既往有食管病变史(食管上皮内瘤变);④本人有癌症史;⑤长期吸烟史;⑥长期饮酒史;⑦有不良饮食习惯,如进食快、热烫饮食、高盐饮食、进食腌菜者。无上述任意一条者视为一般风险人群。食管癌的确切病因尚不完全清楚,目前认为食管癌的发生与以下因素有关:

(1)过度吸烟、饮酒;(2)长期进食粗糙、过热食物,亚硝酸盐和霉菌污染的食物,因新鲜蔬菜、水果、蛋白质摄入不足导致营养物质如维生素、微量元素、蛋白质的缺乏;(3)食管原有疾病如慢性食管炎、贲门失弛缓症、食管黏膜白斑病、普-文二氏综合征(缺铁性咽下困难)、食管化学烧伤等;(4)人乳头状病毒感染:人乳头状病毒感染引起食管乳头状瘤,而后者与食管上皮增生有关从而演变为食管癌,但两者之间确切的关系有待进一步探讨;(5)Barrett食管(BE)是指食管下段的复层鳞状上皮被化生的单层柱状上皮所替代的病理现象。是食管癌的癌前病变之一。(6)遗传因素:食管癌有家族聚集现象,除饮食、环境因素外,患者家族成员的外周淋巴细胞染色体畸变率高,可能是确定食管易感性的遗传因素;(7)癌基因研究:环境和遗传等多种因素引起食管癌的发生机制可能与癌基因和抑癌基因的失衡有关。食管癌的发生与H-ras、C-myc、EGFR、Int-2等癌基因的高表达和p53、Rb等抑癌基因的基因片段缺失、突变等有关。本病发病情况不同国家和地区差异很大,以亚洲、东南非洲、法国北部和南美洲为食管癌高发区。我国是食管癌的高发国家,又是食管癌死亡率最高的国家,其发病率在国内所有恶性肿瘤中居第5位,而死亡率居第4位。在欧美发达国家,食管癌以腺癌为主。在我国,食管癌中95%以上是食管鳞癌,少数为起源于食管腺体或异位胃黏膜的腺癌,偶见有腺鳞癌或腺棘癌。根据国家防癌办第三次肿瘤普查资料,食管癌的高发省份为河北、河南、福建和重庆,其次为新疆、江苏、山西、甘肃和安徽。食管癌多见于40岁以上的男性,60~70岁最多见,70岁以后发病率逐渐降低;男性多于女性,男女之比为(1.6:1)~(2:1),高发地区患病年龄提前约10年。

2 诊断标准

2.1 早期食管鳞癌

2.1.1 临床表现

早期食管鳞癌患者的主要症状为胸骨后不适、烧灼感或疼痛,食物通过时局部有异物感或摩擦感,有时吞咽食物时在某部分有停滞感或轻度梗阻感,这些症状以进食硬、粗糙或刺激性食物时明显。下段食管癌可出现剑突下或上腹部不适、呃逆和嗳气等。早期症状通常比较轻微和短暂,时轻时重,时有时无,间歇时间长短不一,部分患者早期无症状。

2.1.2 内镜检查

普通内镜可直观了解肿瘤的部位、范围和形态，以及管壁的僵硬程度、扩张、狭窄和蠕动情况。内镜下对病灶做刷检或活组织检查可获得确诊，帮助大体分型，是食管癌早期诊断的最有效手段，也适合于接受各种治疗后的疗效观察和随访。但无法了解病变透明度和血管结构改变，以及黏膜糜烂、斑块、粗糙和结节等形态改变。根据内镜下肉眼所见的形态特征，可将早期食管癌大体形态分为隐伏型、糜烂型、斑块型和乳头型，其中以糜烂型及斑块型最常见。①隐伏型：除癌变处黏膜较正常色泽稍红或细颗粒状外，无其他黏膜表面轻度糜烂，或略凹陷，边界清晰，呈不规则地图状样，糜烂面红色有细颗粒状。肉眼不易发现，需依靠组织细胞学检查确诊。组织学主要为原位癌。②糜烂型：黏膜表面轻度糜烂，或略凹陷，边界清晰，呈不规则地图状样，糜烂面红色有细颗粒状。组织学大部分为黏膜内癌伴微小浸润癌。③斑块型：黏膜有灰白色泽的局部隆起，呈扁平状，边缘清楚，有时伴有糜烂或食管黏膜纵行皱襞中断消失，横行皱襞宽粗、紊乱，呈牛皮癣样改变。组织学为早期浸润癌。④乳头型：又称隆起型。病变呈结节、乳头状或息肉状突入管腔，有蒂，可宽而窄，分界清晰，表面伴糜烂或渗出，肿瘤直径为1~3 cm。此型少见，组织学为部分呈早期浸润癌。根据内镜巴黎分型标准，将早期食管鳞癌的内镜下征象分为隆起型（0-Ⅰ型）、平坦型（0-Ⅱ型）、凹陷型（0-Ⅲ型）3种类型，详细见表10-1。利用最新的内镜技术（电子染色内镜、色素内镜、放大内镜、共聚焦激光显微内镜及自发荧光内镜）诊治提供重要信息。

表10-1　早期食管鳞癌的内镜巴黎分型标准

分型	亚型
隆起型（0-Ⅰ型）	带蒂（0-Ⅰp型）
	无蒂（0-Ⅰs型）
	表浅隆起型（0-Ⅱa）
平坦型（0-Ⅱ型）	表浅平坦型（0-Ⅱb）
	表浅凹陷型（0-Ⅱc）
凹陷型（0-Ⅲ型）	
混合型	0-Ⅱa+0-Ⅱc型
	0-Ⅱc+0-Ⅱa型
	0-Ⅱc型+Ⅲ型
	0-Ⅲ型+Ⅱc型

2.1.3 组织病理检查

（1）早期食管鳞癌的大体分型。根据内镜或手术切除标本的所见可分为4型，包括隐伏型、糜烂型、斑块型和乳头型。（2）早期食管鳞癌的浸润深度分型。根据浅表型从癌组织浸润程度可分为以下类型：病变局限于上皮内（FP），未突破基底膜，为M1（原位癌/重度异型增生）。黏膜内癌分为M2和M3；M2指病变突破基底膜，浸润黏膜固有层（IPM）；M3指病变浸润黏膜肌层（MM）。黏膜下癌根据其浸润深度可分为SM1、SM2、SM3，即病变分别浸润黏膜下层上1/3、中1/3、下1/3。黏膜内癌通常表现为0-Ⅱb型、0-Ⅱa型及0-Ⅱc型，病灶表面光滑或呈规则的小颗粒状；而黏膜下癌通常为0-Ⅰ型及0-Ⅲ型，病灶表面呈不规则粗颗粒状或凹凸不平小结节状。

2.1.4 超声内镜检查

EUS检查是在内镜发现可疑病灶后采用超声探头对食管进行超声扫描，可以显示食管壁各层的结构，能准确地判断病变浸润度及其与邻近脏器的关系，并可以发现病变周围肿大的淋巴结，但对浸润深度的诊断易受病变大小及部位的影响。由于超声波穿透力有限，所以难以用于远处转移的评估。在超声内镜下表现为不规则的低回声团块，内部回声不均匀，正常食管壁被破快、增厚，管壁层次结构消失。

2.1.5 影像学检查

食管气钡双重对比造影用于观察食管黏膜形态、食管壁的蠕动张力及充盈缺损、梗阻等。早期食管癌X线发现病灶者仅占1/2，可见食管局部黏膜增粗、迂曲或虚线状中断和食管边缘呈毛刺状；扁平、息肉状小的充盈缺损直径约0.5 cm；小溃疡龛影直径0.2~0.4 cm；局限性管壁发僵，钡剂滞留。PET-CT检查可用于明确有无远处转移及转移部位，也可帮助超声内镜评估淋巴结转移状态。但CT扫描不能发现早期食管癌，无法鉴别良、恶性淋巴结。

2.2 中晚期食管鳞癌

中晚期食管鳞癌的诊断标准 （1）临床诊断：根据临床症状、体征及影像学检查，如果出现吞咽食物时有哽噎感、异物感、胸骨后疼痛或出现明显的吞咽困难，以及食管造影发现食管黏膜局限性增粗、局部管壁僵硬、充盈缺损或龛影等表现，或胸部CT检查发现食管管壁的环形增厚或不规则增厚，可临床诊断为食管癌，但临床诊断需经病理学检查确诊。（2）病理诊断：根据临床症状、体征及影像学检查，如果内镜检查刷片细胞学或活检阳性；或临床诊断为食管癌，食管外病变（锁骨上淋巴结、皮肤结节）经活检或细胞学检查证实可明确诊断为食管癌。本病需与下列疾病相鉴别诊断，如贲门失弛缓症、胃食管反流病、食管良性狭窄、食管良性肿瘤、食管外压性改变、食管中段的憩室，还应与一些全身性疾病如糖尿病、硬皮病、皮肌炎、系统性硬化和强直性肌营养不良等导致的咽下困难进行鉴别。

2.2.1 临床表现

（1）进行性吞咽困难：该症状是食管癌的特征性病变，起初症状较轻，呈间歇性。随着病变的发展，咽下困难呈持续和进行性加重，先是固体食物，而后发展为半流质饮食甚至水，过程半年左右。多数患者可明显指出咽下困难的部位，往往和梗阻所在位置一致，对判断食管癌的部位有一定价值。咽下困难的程度与病理类型有关，缩窄型和髓质型较为明显，其他类型较轻。（2）食物反流：由于食管癌的浸润使狭窄近段食管发生扩张，食物及分泌物潴留，常出现食物反流和呕吐症状，反流和呕吐物包括食物、黏液、血液和脱落的坏死组织等，带有腐臭味，这些潴留物误吸入气道可造成吸入性肺炎甚至窒息。（3）疼痛：表现为咽下疼痛，胸骨后或肩背等区域间歇性或持续性钝痛，烧痛甚至撕裂痛，常常提示食管癌已外侵，系食管周围炎、癌性深溃疡、脊柱转移等原因所致。下胸段或贲门部肿瘤引起疼痛可以发生在上腹部。（4）出血：食管癌侵及血管可出现呕血和黑便，以溃疡型多见，肿瘤外侵至胸主动脉可造成致死性大出血。（5）其他症状：肿瘤侵犯引起声音嘶哑、纵隔炎、纵隔脓肿、肺炎、肺脓肿、气管食管瘘、心包炎等。全身广泛转移者出现黄疸、腹水、昏迷、呼吸困难、骨折等症状，终末期常因食管梗阻、滴水难进，出现消瘦、脱水、衰竭、恶病质等。

2.2.2 内镜检查

普通内镜检查可以直接观察肿瘤的大小、形态和部位，并可在直视下对病灶做刷检或活检组织病理学检查以定性定位诊断。（1）中晚期食管鳞癌的内镜分型：一般癌组织在直径3 cm以上，可分为5种类型：①Ⅰ型（肿块型）。癌组织呈息肉样突入食管腔内，周围黏膜浸润不显著，病变表面可光滑，也可伴有糜烂、溃疡、出血及污秽，此型约占20%。②Ⅱ型（溃疡型）。溃疡底部有污秽，表面凸凹不平，溃疡中心可见小岛状结节，常有新鲜出血，边缘可略高，呈环堤状，其上可伴有隆起，此型少见，占1%~2%。③Ⅲ型（肿块浸润型）。本型是以肿块为主，并有周围黏膜的广泛浸润性病变，病灶处往往有出血、坏死、界限不清楚，多伴有较长段的食管狭窄，此型最多见，占30%~40%。④Ⅳ型（溃疡浸润型）。在溃疡型癌的周围黏膜有明显的癌浸润灶，病变范围较大，常使管腔狭窄，此型占25%~30%。⑤Ⅴ型（弥漫浸润型）。食管环周呈弥漫浸润病灶，范围较大，管腔明显狭窄，有时细镜也无法通过，病变的表面可有出血、坏死、溃疡、污秽，此型占10%~15%。（2）特殊类型的食管癌：①多发性食管癌。此类食管癌的病灶可为多发性，一般为两处，病灶较小，应注意观察每处病变的大小，相距离，病变之间的黏膜改变，食管蠕动有时管壁僵硬及不协调，对每个病变应作多块活检，并注明活检部位，此型约占1.5%。②重复癌。是指两个不同的脏器同时或相继发生的癌肿，食管癌可合并口腔、胃和结肠，亦可并乳腺癌、皮肤癌等。

2.2.3 组织病理学检查

（1）WHO食管癌组织学分类（2000）：常见组织学类型为鳞状细胞癌和腺癌。其中90%以上为鳞状细胞癌，其次为腺癌，后者多来自Barrett食管上皮或食管异位胃黏膜的柱状上皮，占3.8%～8.8%。其他类型少见，如疣状癌、基底细胞癌、梭形细胞癌、黏液表皮样癌、腺样囊性癌。鳞状细胞癌主要位于食管中上段，食管腺癌主要位于食管下段靠近贲门处，多由Barrett食管癌变或贲门癌延伸侵入食管所致。（2）中晚期食管癌的病理形态通常分为4型：①髓质型：癌肿呈坡状隆起，侵及食管壁各层及其周围组织，受累食管壁不对称性增厚，切面呈灰白如脑髓，常伴有深浅不一的溃疡，临床上本性多见，恶性程度最高。②蕈伞型：癌肿呈圆形或椭圆形隆起，向食管腔内生长，边缘外翻如蕈伞状，表面常有溃疡，属高分化癌，预后较好。③溃疡型：表现为较深的溃疡，边缘稍隆起，溃疡表面有渗出和污秽苔附着，不易引起食管梗阻，但易发生穿孔和出血。④缩窄型：癌肿呈环形生长，质硬，累及食管全周，引起食管梗阻，狭窄上段食管明显扩张，切面富有结缔组织。本性较少见。此外尚有少数病例病理形态不能明确分型，称为未定型。（3）食管癌临床病理分期：在1976年全国食管癌工作会议上，根据食管癌的病变长度、浸润深度、淋巴结转移情况及器官转移况等指标制定了临床分期标准，将食管癌分为早、中、晚3期（表10-2）。（4）食管癌分段标准：采用美国癌症联合会（AJCC）2009分段标准：①颈段食管：上接下至胸骨切迹平面的胸廓入口，内镜检查距门齿15～20 cm。②胸上段食管：上自胸廓入口，下至奇静脉弓下缘水平，内镜检查距门齿20～25 cm。③胸中段食管：上自奇静脉弓下缘，下至下肺静脉水平，内镜检查距门齿25～30 cm。④胸下段食管：上自下肺静脉水平，向下终于胃，内镜检查距门齿30～40 cm。食管胃交界：凡肿瘤中心位于食管下段、食管胃交界及胃近端5 cm，并已侵犯食管下段或食管胃交界者，均按食管腺癌TNM分期标准进行分期；胃近端5 cm内发生的腺癌未侵犯食管胃交界者，可称为贲门癌，连同胃其他部位发生的肿瘤，皆按胃癌TNM分期标准进行分期。（5）食管癌的分期：由美国癌症联合会（AJCC）和国际抗癌联盟（UICC）联合制定的食管癌国际TNM分期（第7版）是目前国际通用的分期金标准，具体内容见表10-3和表10-4。

表10-2 食管癌临床病理分期

分期		病变长度	病变范围	转移情况
早期	0	不规则	限于黏膜层（原位癌）	无
	Ⅰ	<3 cm	侵及黏膜下层（早期浸润癌）	无
中期	Ⅱ	3～5 cm	侵犯部分肌层	无
	Ⅲ	>3 cm	侵及部分肌层或外侵	区域淋巴结转移
晚期	Ⅳ	>5 cm	明显外侵	远处淋巴结或有器官转移

表10-3 食管癌国际TNM分期标准（AJCC，2009）

T分级	
Tx	原发肿瘤不能确定
To	无原发肿瘤证据
Tis	高度不典型增生（腺瘤无法确定原位癌）
T1a	肿瘤侵及黏膜固有层
T1b	肿瘤侵及黏膜下层
T2	肿瘤侵及固有肌层
T3	肿瘤侵及纤维膜
T4a	肿瘤侵及胸膜、心包、膈肌
T4b	肿瘤侵及其他邻近器官
N分级	
Nx	区域淋巴结无法确定
No	无区域淋巴结转移
N1a	1~2个区域淋巴结转移
N1b	3~5个区域淋巴结转移
N2	6~9个区域淋巴结转移
N3	>10个区域淋巴结转移
	AJCC建议清扫淋巴结总数不少于12个，并应记录清扫的区域淋巴结的总数
M分级	
Mx	远处转移无法确定
M0	无远处转移
M1	有远处转移
	锁骨上淋巴结和腹腔动脉干淋巴结不属于区域淋巴结而为远处转移

　注　T: 原发肿瘤; N: 区域淋巴结; M: 远处转移。

2.2.4 影像学检查

（1）食管造影检查: 是可疑食管癌患者影像学诊断的首选, 应尽可能采用气钡双重对比造影。中晚期食管癌X线征象: 可见黏膜皱襞破坏、中断、消失, 食管腔内不规则的充盈缺损致溃疡影, 管壁僵硬, 其近段食管有扩张和钡剂潴留, 蠕动消失。(2)CT检查: 胸部CT检查目前主要用于食管癌临床分期、确定治疗方案和治疗后随访, 增强扫描有利于提高诊断准确率。CT能够观察肿瘤病灶大小、肿瘤外侵范围及程度, 区域淋巴结及腹腔转移情况, 有助于确定外科手术方式、放疗的靶区及制订放疗计划。(3)MRI和正电子发射断层显像(PET-CT): 均不作为常规应用, 需要时到上级医院进一步检查。MRI和PET-CT有助于鉴别放化疗后肿瘤未控、复发和瘢痕组织; PET检查还能发现胸部以外更多的远处转移。(4)超声检查: 主要用于发现腹部脏器、腹部及颈部淋巴结有无转移。

表10-4 食管鳞状细胞癌癌及其他非腺癌TNM分期（AJCC, 2009）

TNM分期	T分期	N分期	M分期	G分期	肿瘤部位
0期	Tis	N0	M0	G1, X	任何部位
ⅠA期	T1	N0	M0	G1, X	任何部位
ⅠB期	T1	N0	M0	G2-3	任何部位
	T2-3	N0	M0	G1, X	下段, X
ⅡA期	T2-3	N0	M0	G1, X	中、上段
	T2-3	N0	M0	G2-3	下段,
ⅡB期	T2-3	N0	M0	G2-3	中、上段
	T1-2	N1	M0	任何级别	任何部位
ⅢA期	T1-2	N2	M0	任何级别	任何部位
	T3	N1	M0	任何级别	任何部位
	T4a	N0	M0	任何级别	任何部位
ⅢB期	T3	N2	M0	任何级别	任何部位
ⅢC期	T4a	N1-2	M0	任何级别	任何部位
	T4b	任何级别	M0	任何级别	任何部位
	任何级别	N3	M0	任何级别	任何部位
Ⅳ期	任何级别	任何级别	M1	任何级别	任何部位

注 肿瘤部位按肿瘤上缘在食管的位置界定，X指未记载肿瘤部位。

2.2.5 超声内镜检查

能准确判断食管癌的浸润深度、周围器官的受累情况、局部淋巴结有无转移，对于术前进行TNM分期、估计切除率有重要意义。

2.2.6 血清肿瘤标志物（TM）检测

食管癌患者血清中的标志物进行临床检测，包括癌胚抗原（CEA）、糖链抗原19-9（CA19-9）、糖链抗原72-4（CA72-4）、糖链抗原125（CA125）、血清鳞状细胞抗原（SCC-Ag）、血清细胞角蛋白片段19（Cyfra21-1）、C-反应蛋白（CRR）、铁蛋白（Ferritin）、甲胎蛋白（AFP）等10种常用血清肿瘤标志物。检测结果表明，在食管癌患者血清中的标志物检出率明显高于健康人，单一运用某种血清TM对于食管癌患者的诊断性较低，而联合应用多种血清TM检测提高食管癌检出阳性率，对食管癌的早期诊断有辅助价值，这种非创伤性且准确的方法为检测EEC提供了新的思路。

3 治疗方法

3.1 治疗原则

临床上应采取综合治疗的原则。即根据患者的机体状况、肿瘤部位、病理类型、侵犯范围和发展趋向,有计划地、合理地选择外科治疗、放疗、化疗和内镜治疗等多种方式联合应用的综合疗法,以期最大限度地根治、控制肿瘤和提高治愈率,改善患者的生活质量。

3.2 外科手术治疗

目前外科手术切除扔是治疗食管癌的主要方法。手术适应证为:(1)Ⅰ、Ⅱ期和部分Ⅲ期食管癌。(2)食管癌放疗后复发,无远处转移,一般情况能耐受手术者。手术禁忌证为:(1)诊断明确的Ⅳ期、部分Ⅲ期(侵及主动脉及气管的T4病变)食管癌患者。(2)心肺功能差或合并其他重要器官系统严重疾病,不能耐受手术者。在手术的治疗前,应根据诊断要求完成必要的影像学等辅助检查,并对食管癌进行TNM分期,以便于制订全面、合理和个体化的治疗方案。根据患者的病情、并发症、肿瘤的部位决定手术方式,尽量做到肿瘤和区域淋巴结的完全性切除。经胸食管癌切除是目前常规的手术方法。胃是最常替代食管的器官,其他可以选择的器官有结肠和空肠。食管癌完全性切除手术应常规行区域淋巴结切除,并标明位置送病理学检查。

3.3 放射治疗

放射治疗是治疗食管癌的重要手段之一。根据肿瘤的部位、病变范围、食管梗阻程度和全身状况选择治疗方案。食管癌放疗包括根治性放疗、同步放化疗、术前和术后放疗等。凡全身状况中等、食管未完全梗阻、胸段食管癌无远处转移、无气管侵犯、无穿孔出血者和病灶≤7 cm者,均可进行根治性放射治疗。目前食管放射治疗病例大多为无法手术切除,有手术禁忌证或拒绝手术者。部分病例旨在缓解食管梗阻、减轻疼痛、改善生活质量、延长生命的姑息性放疗。但对有恶病质、食管穿孔、食管气管瘘、纵隔炎、纵隔脓肿及大出血的病例,应禁忌放射治疗。同步放化疗时剂量为50~50.4 Gy(1.8~2 Gy/天)。单纯放疗国内习惯使用剂量为60~70 Gy/6~7周。采用常规的放疗技术,应注意对肺、肾、心脏和脊髓的保护,以避免对它们的严重放射性损伤。目前较先进的放疗技术是三维适形放疗技术(3DCRT)。如条件允许可用于食管癌患者,并用CT机来进行放疗计划,确认和实施。

3.4 化学治疗

外科手术和放射治疗仍是目前治疗食管癌的主要方法,但是多数病例在确诊时都已进入中晚期,无法进行根治性手术或放疗。近年来国内外研究表明,辅助性化疗能明显增加中晚期患者癌肿的切除率并延长其生存期。因此目前化疗不仅治疗晚期食管癌,还广泛地用于手术和放疗患者,成为食管癌综合治疗不可缺少的一部分。单药化疗有效率较低,为15%~41%,联合化疗总有效率为34%~76%。随着新药的不断出现和合理的联合运用,对一些中晚期患者确有一定的治疗作用,但目前其疗效仍属于短期缓解,需要多疗程的治疗。食管癌化疗分为姑息性化疗、新辅助化疗(术前)、辅助化疗(术后)。DDP+5Fu(顺铂加氟尿嘧啶)是食管鳞癌最常用的化疗方案,其他可选择的有DDP+ TXT(顺铂加多西紫杉醇;DDP+ PTX(顺铂加紫杉醇)或Oxaliplatin+5Fu(奥沙利铂加氟尿嘧啶)。食管腺癌常用的方案是ECF方案(表柔比星加顺铂加氟尿嘧啶)。

3.5 食管癌分期综合治疗模式

(1)Ⅰ期:首选手术治疗。如心肺功能差或不愿手术者,可行根治性放疗。完全性切除的Ⅰ期食管癌,术后不行辅助放疗或化疗。内镜下黏膜切除(EMR)仅限于黏膜癌,而黏膜下癌应该行标准食管癌切除术。(2)Ⅱ期:首选手术治疗。如心肺功能差或不愿手术者,可行根治性放疗。完全性切除的T2N0M0,术后不行辅助放疗或化疗。对于完全性切除的T3N0M0和T1-2N1M0患者,术后行辅助放疗可能提高5年生存率。对于食管鳞癌,不推荐术后化疗。对于食管腺癌,可以选择术后辅助化疗。(3)Ⅲ期:对于T3N1-3M0和部分T4N0-3M0(侵及心包、膈肌和胸膜)患者,目前仍首选手术治疗,有条件的医院可以开展新辅助放化疗(含铂方案的化疗联合放射治疗)的研究,与单一手术相比,术前同步放化疗可能提高患者的总生存率。与单纯手术相比较,不推荐术前放疗,术前放疗并不能改善生存率。对于术前检查发现肿瘤外侵明显,外科手术不易彻底切除的食管癌,通过术前放疗可以增加切除率。对于不能手术的Ⅲ期患者,目前的标准治疗是放射治疗,有条件的医院可以开展同步放化疗的研究(含铂方案的化疗联合放射治疗)。对于以上Ⅲ期患者,术后行辅助放疗可能提高5年生存率。对于食管鳞癌,不推荐术后化疗。建议患者对于食管腺癌,可以选择术后辅助化疗。(4)Ⅳ期:以姑息治疗为主要手段,能直接化疗者首选化疗,治疗目的为延长生命,提高生活质量。姑息治疗主要包括内镜治疗(如食管扩张、食管支架等治疗)和止痛对症治疗。

3.6 内镜治疗

目前用于治疗癌前病变和局限于黏膜内早期肿瘤的内镜介入治疗技术有内镜黏膜切除术术（EMR）和内镜黏膜下剥离术（ESD）。推荐对于可一次性完全切除的食管HGIN、M1期癌、M2期癌及术前评估无可疑淋巴结转移的M3期癌可使用EMR治疗。目前采用的EMR技术方式包括标准EMR（黏膜下注射法黏膜切除术）、透明帽辅助法黏膜切除术（EMRC）、结扎式EMR（EMR-L）、分片黏膜切除术（EPMR）、多环套扎黏膜切除术（MBM）等。推荐对于食管HGIN、M1期癌、M2期癌及术前评估无可疑淋巴结转移的M3期癌首选ESD治疗。食管病变ESD治疗基本流程包括：标记→黏膜下注射→黏膜切开→黏膜下剥离→创面处理。对于小的残余病灶可用热活检钳或氩离子凝固术（APC）处理。切除的标本要回收，进行病理组织学检查。除了EMR和ESD技术，内镜下激光、微波、射频、氩离子凝固术（APC）、光动力疗法（PDT）、肿瘤内化疗药物注射等方法也是食管癌内镜治疗的重要措施，其中APC、激光和PDT对早期食管鳞癌具有明确的治疗效果。无论何种方法，在肿瘤根除上均无法达到传统外科手术效果，而对于上段食管癌难以切除或无法耐受手术的患者，仍不失是较好的治疗手段。肿瘤内药物注射、微波、射频等措施对于进展期食管癌具有一定的姑息治疗效果。对于晚期或无法手术的进展期食管癌患者，食管狭窄是影响生活质量的关键因素，如果不能得到迅速缓解，会影响营养摄入，加速患者死亡。内镜下食管扩张和支架术是最常规的治疗方法，也可作为狭窄高危病例的预防措施。内镜下治疗的常见并发症主要包括出血、穿孔及食管狭窄。对早期食管鳞癌及癌前病变内镜下治疗并发症处理的原则：首选内镜下处理，内镜下难以解决者选择外科手术治疗。常用的技术包括内镜下电凝止血、钛夹止血、钛夹封闭穿孔、内镜下病变再次切除及内镜下食管狭窄扩张治疗等。内镜治疗术后患者的处置，应当日禁食，可进水，次日可进流食，逐渐增加饭量；给予黏膜保护剂，予以质子泵抑制剂抑酸治疗；一般不用抗菌药物，当切除面积较大、患者年龄较大及免疫功能低下者可预防性使用抗菌药物。出现以下情况建议追加内镜或外科手术，切除标本侧切缘阳性者建议再次内镜下治疗或外科手术治疗。有以下任意一条者均建议追加外科食管癌根治手术：切除标本基底切缘阳性，浸润至黏膜下层200 μm以上（SM2及更深），脉管侵袭阳性，低分化及未分化鳞状细胞癌。

4 诊疗流程

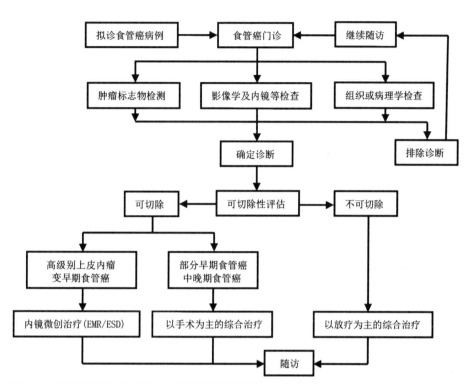

注 EMR：内镜下黏膜切除术；ESD：内镜黏膜下剥离术。

图10-1 食管癌规范化诊疗流程

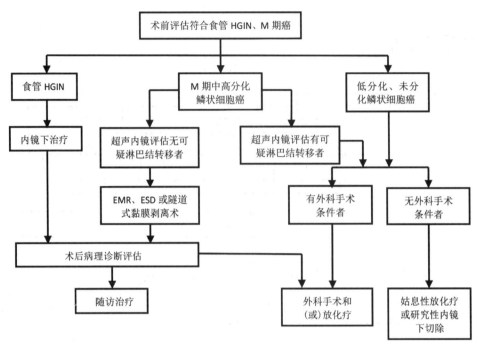

注　HGIN: 高级别上皮内瘤变; EMR: 内镜黏膜切除术; ESD: 内镜黏膜下剥离术。

图10-2　早期食管鳞癌及癌前病变内镜治疗流程

主要参考文献

[1] 中华医学会消化内镜学分会消化系早癌内镜诊断与治疗协作组, 中华医学会消化病学分会消化道肿瘤协作组, 中华医学会消化病学分会消化病理学组.中国早期食管鳞状细胞癌及癌前病变筛查与诊治共识(2015年, 北京)[J]. 中华消化内镜杂志, 2016, 33: 3-18.

[2] 中华医学会消化内镜学分会, 中国抗癌协会肿瘤内镜专业委员会.中国早期食管癌筛查及内镜诊治专家共识意见精简版(2014年, 北京)[J].中华消化杂志, 2015, 35: 294-299.

[3] 中国抗癌协会食管癌专业委员会.食管癌规范诊治指南[[M].北京: 中国协和医科大学出版社, 2010.

第二篇 胃与十二指肠疾病

第11章　胃炎

1 概念

胃炎（gastritis）是由各种不同病因引起的胃黏膜急性或慢性炎症性病变，通常伴有上皮损伤、黏膜炎症反应和上皮再生。当各种原因导致胃黏膜上皮损伤和上皮细胞再生过程的称为胃病（gastropathy）。根据临床发病的缓急和病程的长短、内镜与组织学标准，胃炎可以分为急性胃炎和慢性胃炎，其中急性胃炎以中性粒细胞浸润为主，伴充血、糜烂；而慢性胃炎以淋巴细胞、浆细胞浸润为主。当胃黏膜在淋巴细胞、浆细胞浸润的同时见到中性粒细胞浸润时，称为慢性"活动性"胃炎或慢性胃炎伴活动。

2 诊断标准

2.1 急性胃炎

急性胃炎（acute gastritis）是指由于各种病因引起的胃黏膜急性炎症。急性胃炎分类法众多，尚未统一，目前，急性胃炎按悉尼标准分为急性药物性胃炎、急性应激性胃炎、急性酒精性胃炎、急性腐蚀性胃炎、急性感染性胃炎、急性化脓性胃炎、急性食物中毒性胃炎、急性碱性反流性胃炎、缺血性胃炎、放射性胃炎、机械创伤性胃炎等。根据病因及病理变化不同，可分为急性单纯性胃炎、急性糜烂性胃炎、急性腐蚀性胃炎和急性化脓性胃炎4种类型，其中临床上以急性单纯性胃炎最常见。

2.1.1 急性单纯性胃炎

急性单纯性胃炎（acute simple gastritis）是由多种原因引起急性胃黏膜非特异性炎症。病因中首先是以进食细菌（常见致病菌沙门菌、大肠埃希菌、幽门螺杆菌等）、病毒及生物毒素（如金黄色葡萄球菌或肉杆菌毒素）污染的食物为最常见。其次是一些对胃黏膜有刺激的食物和药物，如烈酒、浓茶、咖啡、辛辣粗糙或过冷过热的食物，水杨酸盐类、非甾体类抗炎药

（NSAID）、磺胺类药物。此外，病因中还有应激状态和变态反应等全身因素。上述因素可破坏胃黏膜屏障，使胃酸分泌增加和H⁺回渗，从而导致胃黏膜损害。

诊断依据　根据病史、临床表现，诊断并不困难。需注意与早期急性阑尾炎、急性胆囊炎、急性胰腺炎等相鉴别。（1）临床表现：一般多在进食污染食物后数小时至24 h内出现上腹部不适或疼痛、食欲不振、恶心、呕吐等，伴有肠炎者可出现腹泻，大便呈水样，严重者可因呕吐、腹泻导致水电解质紊乱甚至休克。查体一般仅有上腹及脐周轻压痛或伴有肠鸣音亢进。

（2）辅助检查：血常规检查外周白细胞总数轻度增高，中性粒细胞比例增多。伴有肠炎者大便常规可见黏液及红、白细胞，部分患者大便培养可检出病原菌。内镜检查可见明显充血、水肿，有时见糜烂及出血点，黏膜表面覆盖黏稠的炎性渗出物和黏液。但内镜不必作为常规检查。病变多为弥漫性，也可为局限性，仅限于胃窦黏膜。显微镜下表现为黏膜固有层炎性细胞浸润，以中性粒细胞为主，也有淋巴细胞、浆细胞浸润。黏膜水肿、充血以及局限性出血点、小糜烂坏死。

2.1.2　急性糜烂性胃炎

急性糜烂性胃炎（acute erosive gastritis）又称急性胃黏膜病变（acute gastric mucosal lesion），是指由各种病因引起的，以胃黏膜多发糜烂为特征的急性胃黏膜病变，在以出血为主要症状时又常被称为急性出血性胃炎，本病约占消化道出血病例的20%。引起急性糜烂出血性胃炎的病因有：（1）外源性因素。临床上最常见的乙醇、非甾体类抗炎药（NSAID）及激素类。这些外源性刺激因子可直接损害胃黏膜屏障而导致胃黏膜的急性糜烂。亦可刺激胃酸和胃蛋白酶的分泌、加重胃黏膜的损害。（2）内源性因素。严重感染、严重创伤、大手术后、大面积烧伤、颅内病变、休克及重要器官的功能衰竭等可使机体处于应激状态下常可诱发本病。应激状态下ACTH及肾上腺皮质激素分泌增加，进而使胃酸分泌增加，黏液分泌减少，H⁺回渗，肥大细胞释放组胺与5-羟色胺，使小静脉收缩，毛细血管通透性增加，血液外渗，其结果是使胃黏膜缺血、糜烂、急性溃疡形成和出血。

诊断依据　临床上在有上述病因的情况下突然发生呕血、黑便时，应高度怀疑本病的可能，结合急诊胃镜检查有助于诊断。（1）临床表现：上消化道出血是本病的主要表现，多有呕血及黑便，其出血量大小不一，常呈间歇性发作，可以自愈。部分病例可有上腹不适、疼痛、烧灼感、食欲减退等症状，由于原发病较重，上述症状易被忽视。（2）辅助检查：急诊胃镜检查对本病具有确诊价值，应列为首选检查方法，一般在出血后24~48 h内进行。胃镜下可见特征性的胃黏膜充血、水肿、单个或多个糜烂、出血或浅表溃疡，多为弥漫性，也可为局限性。应激所致病变多位于胃体和胃底，而NSAID或酒精所致病变以胃窦为主。组织学主要表现为局部或广泛胃黏膜急性多发性糜烂和出血,可同时伴有浅表溃疡形成。显微镜下可见胃黏膜上皮失去正常柱状形态而呈立方形或四方形,并有脱落,黏膜层出血伴急性炎性细胞浸润。

2.1.3 急性腐蚀性胃炎

急性腐蚀性胃炎(acute corrosive gastritis)是由于吞服强酸、强碱等化学腐蚀剂而造成的胃黏膜损伤,多由于吞食某些腐蚀剂,如硫酸、盐酸、硝酸、氢氧化钾、苯酚和卫生间清洁剂等所引起。吞服强碱后,强碱与组织接触,迅速吸收组织内的水分,与组织蛋白质结合为胶冻样碱性蛋白质,使脂肪酸皂化,造成严重的组织坏死。强酸所致病变范围多大于与其他接触的面积。强酸与组织接触后可使蛋白质和胶质溶解、凝固,形成界线分明的病变,甚至穿孔。

诊断依据 (1)临床表现:急性腐蚀性胃炎病变程度及临床表现与腐蚀剂种类、浓度、吞服量、胃内有无食物贮存、与黏膜接触时间长短等因素有关。吞服腐蚀剂多立即出现口腔、咽喉、胸骨后及中上腹部剧烈疼痛,常伴有吞咽痛、吞咽困难等。可有频繁呕吐、吐出血性黏膜腐片。严重者可有食管、胃穿孔等的临床表现,最终会导致食管、贲门或幽门的瘢痕性狭窄。本病极易继发感染,表现为发热等。(2)诊断上一定要明确腐蚀剂的种类、吞服量与吞服时间;检查唇与口腔黏膜的色泽(如黑色痂提示硫酸、灰棕色痂提示盐酸、深黄色痂提示硝酸、醋酸呈白色痂,而强碱可使黏膜呈透明水肿);同时要注意呕吐物的色、味及酸碱反应;必要时收集剩余的腐蚀剂作化学分析,对于鉴别其性质最为可靠。在急性期内,避免X线钡餐及胃镜检查,以防出现食管或胃穿孔。(3)组织学主要表现为轻者充血、水肿和黏液增多,重者出现糜烂、坏死、溃疡,甚至穿孔。累及部位主要为食管和胃窦。此外,在腐蚀剂通过的口腔及食管等处的黏膜也有损害。

2.1.4 急性化脓性胃炎

急性化脓性胃炎(acute phlegmonous gastritis)本病临床较少见,多继发于全身系统性感染或全身免疫功能低下引起的感染。多由化脓性细菌通过血液或淋巴循环至胃黏膜下层,引起急性炎症,并可扩展至胃壁全层,又称急性蜂窝织炎性胃炎。严重者可发生穿孔。急性化脓性胃炎是由化脓菌侵犯胃壁所致,致病菌以A-溶血性链球菌多见,其次为金黄色葡萄球菌、大肠杆菌及肺炎球菌等。吞下的致病菌可通过受损的黏膜(胃溃疡、慢性胃炎、胃憩室、胃癌等)、血液(败血症、感染性心内膜炎、骨髓炎等疾病)和淋巴系统(胆囊炎、腹膜炎)进入胃壁。

诊断依据 免疫功能低下,且有身体其他部位感染灶的患者,急性起病,剧烈上腹痛、恶心、呕吐,伴有全身中毒症状;血常规白细胞可升高,中性粒细胞明显升高,可见中毒颗粒,血培养有时找到致病菌;腹平片示胃腔积气,伴有穿孔者,可见膈下游离气体;B超声或CT检查,可发现胃壁增厚,除外穿孔可行胃镜检查,如有全胃弥漫性炎症,胃黏膜严重充血、水肿,甚至广泛出血、糜烂,皱襞粗大结节样,有的局部脓肿形成,可明确诊断;需与其他急性胃炎、消化性溃疡穿孔、化脓性胆管炎、急性胰腺炎、急性阑尾炎穿孔、急性肠梗阻等相鉴别。

2.2　慢性胃炎

慢性胃炎(chronic gastritis)是指由不同病因引起的胃黏膜慢性炎症和(或)腺体萎缩性病变。慢性胃炎病因尚不十分明确,目前认为与幽门螺杆菌(H.pylori)的长期感染、环境饮食因素、免疫因素等有关。(1)生物因素:慢性胃炎尤其是慢性萎缩性胃炎的发生与H.pylori感染密切相关。所有H.pylori感染者几乎都存在慢性活动性胃炎,亦即H.pylori胃炎。H.pylori感染与慢性活动性胃炎之间的因果关系符合Koch原则。H.pylori感染可以在人—人之间传播。因此,不管有无症状和(或)并发症,H.pylori胃炎都是一种感染性疾病。H.pylori产生多种酶如尿素酶及其代谢产物氨、过氧化氢酶、蛋白溶解酶、磷脂酶A等,对黏膜有破坏作用;H.pylori分泌的细胞毒素(cytotoxin)如含有细胞毒素相关基因(cagA)和空泡毒素基因(cagA)的菌株,可引起胃黏膜细胞的空泡样变性及坏死;H.pylori抗体可造成自身免疫性损伤。(2)化学因素:胆汁反流、长期服用NSAID(包括阿司匹林)等药物和乙醇摄入是慢性胃炎相对常见的病因。各种原因所致的幽门括约肌功能不全,可导致含有胆汁、肠液和胰液的十二指肠液反流入胃,从而减弱胃黏膜屏障功能,使胃黏膜发生炎症、糜烂和出血,并使胃腔内H^+反弥散至胃黏膜内,炎性渗出而使慢性炎症持续存在。NSAID和乙醇可通过不同机制损害胃黏膜,这些因素是H.pylori阴性胃炎相对常见的病因。(3)物理因素:长期的不良饮食习惯,如饮烈酒、浓茶、咖啡,食用过冷、过热、过于粗糙及刺激性食物、过多摄入食盐,饮食不规律、暴饮暴食,经常食用霉变、腌制、熏烤和油炸食品等快餐食物等,长期作用可导致胃黏膜的损伤。深度的X线照射胃部也可导致胃炎。(4)免疫因素:自身免疫性胃炎是一种由自身免疫功能异常所致的胃炎。主要表现为以胃体为主的萎缩性胃炎,伴有血和(或)胃液壁细胞抗体(PCA)和(或)内因子抗体(IFA)阳性,严重者因维生素B_{12}缺乏而有恶性贫血表现。其确切的诊断标准有待统一。此病在北欧国家报道较多,我国少有报道,其确切患病率尚不清楚。(5)其他:其他感染性胃炎(包括其他细菌、病毒、寄生虫、真菌)更少见。嗜酸性粒细胞性、淋巴细胞性、肉芽肿性胃炎和Menetrier病病相对少见。慢性胃炎的分类尚未统一,一般基于其病因、内镜所见、胃黏膜病理变化和胃炎分布范围等相关指标进行分类。(1)基于病因将慢性胃炎分成H.pylori胃炎和非H.pylori胃炎两大类。(2)基于内镜和病理诊断可将慢性胃炎分成萎缩性和非萎缩性两大类。(3)基于胃炎分布可将慢性胃炎分为胃窦为主胃炎、胃体为主胃炎和全胃炎三大类。流行病学调查显示,多数慢性胃炎患者无任何临床症状,难以获得确切的患病率。由于幽门螺杆菌($H.pylori$)现症感染者几乎均存在慢性活动性胃炎,$H.pylori$胃炎用血清学方法检测(现症感染或既往感染)阳性者绝大多数存在慢性胃炎,因此认为慢性胃炎患病率大致与当地人群中$H.pylori$感染率相当。但考虑到排除$H.pylori$感染外,胆汁反流、药物、自身免疫等因素也可引起慢性胃炎,因此慢性胃炎的患病率可能高于或略高于$H.pylori$感染率。胃炎尤其是萎缩性胃炎的发生与$H.pylori$感染密切相关,北京大学第三医院周丽雅等在胃癌高发区山东省烟台进行了为期8年的随访研究。研究表明幽门螺杆菌感染可增加胃癌发病率,持续幽门螺杆菌感染可使萎缩及肠化呈进行性加重。胃癌高发区慢性萎缩性胃炎的患病率高于胃癌低发区。根除幽门螺杆菌有利于减少胃癌发生,可使胃体部萎缩进展缓慢。有文献报道,$H.pylori$感染与年龄呈正相关,无论慢性萎缩性胃炎还是非萎缩性胃炎,患病率都随年龄的增长而升高。慢性萎缩性胃炎与$H.pylori$感染有关,年龄越大者其发病率越高,但与性别的关系不明显。慢性萎缩性胃炎的发生是$H.pylori$感染、环境因素和遗传因素共同作用的结果。在不同国家或地区的人群中,慢性萎缩性胃炎的患病率大不相同;此差异不但与各地区$H.pylori$感染率差异有关,而且与感染的$H.pylori$毒力基因差异、环境因素不同和遗传背景差异有关。一项横断面调查,8907例有上消化道症状、经胃镜检查证实的慢性胃炎患者。结果表明,慢性非萎缩性胃炎最常见(59.3%),其次慢性非萎缩性或萎缩性胃炎伴糜烂(49.4%),慢性萎缩性胃炎比例高达23.2%。胃窦病理显示萎缩占35.1%,高于内镜提示萎缩比例(23.2%);伴肠化者32.0%,上皮内瘤变占10.6%。研究表明,我国目前慢性萎缩性胃炎的患病率较高,因此,内镜诊断萎缩性胃炎的敏感性较低,需结合病理结果明确诊断。

2.2.1 诊断依据

2.2.1.1 临床表现 ①慢性胃炎无特异性临床表现。消化不良症状有无和严重程度与慢性胃炎的分类、内镜下表现、胃黏膜病理组织学分级均无明显相关性。②自身免疫性胃炎可长时间缺乏典型临床症状,胃体萎缩后首诊症状主要以贫血和维生素B_{12}缺乏引起神经系统症状为主,以壁细胞抗体(PCA)阳性为诊断标准。③其他感染性、嗜酸性粒细胞性、淋巴细胞性、肉芽肿性胃炎和Menetrier病症状表现多样。

2.2.1.2 内镜诊断 ①慢性胃炎的内镜诊断系指肉眼或特殊成像方法所见的黏膜炎性变化,需与病理检查结果结合做出最终判断。慢性萎缩性胃炎的诊断包括内镜诊断和病理诊断,而普通白光内镜下判断的萎缩与病理诊断的符合率较低,确诊应以病理诊断为依据。②内镜结合病理组织学检查,可诊断慢性胃炎为慢性非萎缩性胃炎和慢性萎缩性胃炎两大基本类型。慢性非萎缩性胃炎内镜下可见黏膜红斑、黏膜出血点或斑块、黏膜粗糙伴或不伴水肿、充血渗出等基本表现。慢性萎缩性胃炎在内镜下可见黏膜红白相间,以白相为主,皱襞变平甚至消失,部分黏膜血管显露,可伴有黏膜颗粒或结节状等表现。慢性胃炎可同时存在糜烂、出血或胆汁反流等征象,而其中糜烂性胃炎有2种类型,即平坦型和隆起型。前者表现为胃黏膜有单个或多个糜烂灶,其大小从针尖样到最大直径数厘米不等;后者可见单个或多个疣状、膨大皱襞状或丘疹样隆起,最大直径5~10 mm,顶端可见黏膜缺损或脐样凹陷,中央有糜烂。因此,在诊断时应予描述,如慢性非萎缩性胃炎或慢性萎缩性胃炎伴糜烂、胆汁反流等。③特殊类型胃炎的内镜诊断必须结合病因和病理。特殊类型胃炎的分类与病因和病理有关,包括化学性、放射性、淋巴细胞性、肉芽肿性、嗜酸细胞性,以及其他感染性疾病所致者等。④放大内镜结合染色对内镜下胃炎病理分类有一定帮助。放大内镜结合染色能清楚地显示胃黏膜微小结构,对慢性胃炎的诊断和鉴别诊断及早期发现上皮内瘤变和肠化具有参考价值。目前亚甲基蓝染色结合放大内镜对肠化生和上皮内瘤变仍保持了较高的准确率。苏木精、靛胭脂、醋酸染色对上皮内瘤变也有诊断作用。⑤电子染色放大内镜和共聚焦激光显微内镜对慢性胃炎诊断和鉴别诊断有一定价值。⑥建议规范慢性胃炎的内镜检查报告,描述内容除了包括胃黏膜病变部位和特征外,建议最好包括病变性质、胃镜活检部位和活检块数、快速尿素酶检查H.pylori结果等。⑦活检病理组织学对慢性胃炎的诊断至关重要,应根据病变情况和需要进行活检。建议有条件的单位根据新悉尼系统的要求取5块标本即在胃窦和胃体各取2块,胃角取1块,有利于我国慢性胃炎病理资料库的建立;仅用于临床诊断的可以取2~3块标本。

2.2.1.3　病理诊断　①要重视贲门炎诊断,必要时增加贲门部黏膜活检。贲门炎是慢性胃炎中未受到重视的一种类型,和GERD、Barrett食管等存在一定关系,值得今后加强研究。反流性食管炎如疑合并贲门炎时,宜取活检。②标本要足够大,达到黏膜肌层。不同部位的标本需分开装瓶。内镜医师应向病理科提供取材部位、内镜所见和简要病史等临床资料。③组织学分级标准:有5种组织学变化要分级(H.pylori、慢性炎性反应、活动性、萎缩和肠化生),分成无、轻度、中度和重度4级(0、+、++、+++)。分级方法用下述标准,与悉尼系统的直观模拟评分法并用,病理检查要报告每块活检标本的组织学变化。H.pylori:观察胃黏膜黏液层、表面上皮、小凹上皮和腺管上皮表面的H.pylori。无:特殊染色片上未见H.pylori;轻度:偶见或小于标本全长1/3有少数H.pylori;中度:H.pylori分布超过标本全长1/3而未达2/3或连续性、薄而稀疏地存在于上皮表面;重度:H.pylori成堆存在,基本分布于标本全长。肠上皮化生黏膜表面通常无H.pylori定植,宜在非肠上皮化生处寻找。对炎性病变明显而H-E染色切片未发现H.pylori者,要行特殊染色仔细寻找,推荐用较简便的吉姆萨染色,也可按各病理室惯用的染色方法,有条件的单位可行免疫组织化学检测。活动性:慢性炎性反应背景上有中性粒细胞浸润。轻度：黏膜固有层有少数中性粒细胞浸润。中度：中性粒细胞较多存在于黏膜层，可见于表面上皮细胞、小凹上皮细胞或腺管上皮内。重度：中性粒细胞较密集，除中度所见外还可见小凹脓肿。慢性炎性反应：根据黏膜层慢性炎细胞的密集程度和浸润深度分级，前者更重要。正常：单个核细胞每个高倍视野不超过5个，如数量略超过正常而内镜下无明显异常，病理可诊断为基本正常。轻度：慢性炎细胞较少并局限于黏膜浅层，不超过黏膜层的1/3。中度：慢性炎细胞较密集，不超过黏膜层的2/3。重度：慢性炎细胞密集，占据黏膜全层。计算密度程度时要避开淋巴滤泡及其周围的小淋巴细胞区。萎缩：萎缩是指胃固有腺的减少，分为2种情况。①化生性萎缩，胃固有腺被肠化生或假幽门腺化生的腺体替代。②非化生性萎缩，胃固有腺被纤维或纤维肌性组织替代，或炎性细胞浸润引起固有腺数量减少。萎缩程度以胃固有腺减少各1/3来计算。轻度：固有腺体数减少不超过原有腺体的1/3。中度：固有腺体数减少介于原有腺体的1/3~2/3之间。重度：固有腺体数减少超过2/3，仅残留少数腺体，甚至完全消失。局限于胃小凹区域的肠化生不算萎缩。黏膜层出现淋巴滤泡不算萎缩，要观察其周围区域的腺体情况来决定。一切原因引起黏膜损伤的病理过程都可造成腺体数量减少，如溃疡边缘取的活检，不一定就是萎缩性胃炎。标本过浅未达黏膜肌层者，可以参考黏膜层腺体大小、密度和间质反应情况推断是否萎缩，同时加上评注取材过浅的注释，提醒临床只供参考。③肠化生：肠化生区占腺体和表面上皮总面积1/3以下为轻度，1/3~2/3为中度，2/3以上为重度。AB-PAS染色对不明显肠化生的诊断很有帮助。用AB-PAS和HID-AB黏液染色区分肠化生亚型预测胃癌发生危险性的价值仍有争议。其他组织学特征：出现不需要分级的组织学变化时需注明。分为非特异性和特异性两类，前者包括淋巴滤泡、小凹上皮增生、胰腺化生和假幽门腺化生等；后者包括肉芽肿、集簇性嗜酸性粒细胞浸润、明显上皮内淋巴细胞浸润和特异性病原体等。假幽门腺化生是泌酸腺萎缩的指标，判断时要核实取材部位，胃角部活检见到黏液分泌腺的不能诊断为假幽门腺化生，只有出现肠化生，才是诊断萎缩的标志。④慢性胃炎病理诊断应包括部位分布特征和组织学变化程度，有病因可循的要报告病因。胃窦和胃体炎性程度相差2级或以上时，加上"为主"修饰词，如"慢性（活动性）胃炎，胃窦为主"。病理检查要报告每块活检标本的组织学变化，推荐使用表格式的慢性胃炎病理报告。⑤慢性胃炎病理活检显示固有腺体萎缩，即可诊断为萎缩性胃炎，而不必考虑活检标本的萎缩块数和程度。临床医师可根据病理结果并结合内镜表现，最后做出萎缩范围和程度的判断。⑥肠化生范围和肠化生亚型对预测胃癌发生危险性均有一定的价值，AB-PAS和HID-AB黏液染色能区分肠化生亚型。⑦异型增生（上皮内瘤变）是最重要的胃癌癌前病变。有异型增生（上皮内瘤变）的要注明，分为轻度、中度和重度异型增生（或低级别和高级别上皮内瘤变）。异型增生和上皮内瘤变是同义词,后者是WHO国际癌症研究协会推荐使用的术语。

2.2.1.4　幽门螺杆菌检测　*H.pylori*感染是慢性胃炎的主要病因,应作为慢性胃炎病因诊断的常规检测。*H.pylori*感染的检测方法分为侵入性和非侵入性两大类。侵入性方法需要通过胃镜检查获得胃黏膜标本的相关检查,主要包括快速尿素酶试验(RUT)、胃黏膜直接涂片染色镜检、胃黏膜组织切片染色(如HE染色、Warthin-Starry银染、改良吉姆萨染色、甲苯胺蓝染色、吖啶橙染色、免疫组织化学染色等)镜检、细菌培养、基因方法检测(如PCR、寡核苷酸探针杂交、基因芯片检测等)。非侵入性*H.pylori*检测试验包括尿素呼气试验、粪便抗原试验和血清学试验。尿素呼气试验包括^{13}C尿素呼气试验和^{14}C尿素呼气试验,是临床最常用的非侵入性试验,具有*H.pylori*检测准确性相对较高、操作方便和不受*H.pylori*在胃内灶性分布影响等优点。

2.2.1.5　血清学检查　血清胃蛋白酶原(pepsinogen, PG)Ⅰ、Ⅱ以及促胃液素-17的检测可能有助于判断有无胃黏膜萎缩和程度。血清PGⅠ、PGⅡ、PGⅠ/PGⅡ比值联合抗*H.pylori*抗体检测有助于风险分层管理。PG测定有助于判断萎缩的范围,胃体萎缩者PGⅠ、PGⅠ/PGⅡ比值降低,血清促胃液素-17水平升高;胃窦萎缩者,血清促胃液素-17水平降低,PGⅠ、PGⅠ/PGⅡ比值正常;全胃萎缩者则两者均降低。通常使用PGⅠ水平≤70g/L且PGⅠ/Ⅱ比值≤3.0作为萎缩性胃炎的诊断临界值,并以此作为胃癌高危人群筛查的标准在欧洲和日本广泛用于胃癌风险的筛查;国内胃癌高发区筛查常采用PGⅠ水平≤70 g/L且PGⅠ/PGⅡ≤7.0的标准,目前尚缺乏大样本的随访数据加以佐证。怀疑自身免疫所致慢性萎缩性胃炎者可检测血清胃泌素、维生素B$_{12}$,以及壁细胞抗体(PCA)、内因子抗体(IFA)等。

2.3　特殊类型胃炎

根据病因和病理可将特殊类型胃炎分为化学性、放射性、淋巴细胞性、肉芽肿性、嗜酸细胞性,以及其他感染性疾病所致者等。

2.3.1　隆起糜烂性胃炎

隆起糜烂性胃炎(erosive gastritis protuberans, EGP)是胃炎中较为特殊的一种类型,又称为疣状胃炎、痘疹样胃炎或慢性糜烂性胃炎,是一种常见的内镜下具有特征性形态和病理变化的胃黏膜病变。病因和发病机制尚未完全阐明,可能与*H.pylori*感染、高酸分泌、免疫变态反应有关。隆起糜烂性胃炎尤其是伴有异型增生者有相当的癌变倾向,被列为胃癌的癌前状态之一。

诊断依据　(1)内镜诊断:内镜下可见单个或多个疣状、膨大皱襞状或丘疹样隆起,最大直径5~10 mm，顶端可见黏膜缺损或脐样凹陷，中央有糜烂。根据内镜下表现，隆起糜烂性胃炎可分为未成熟型和成熟型：未成熟型，病变主要由组织炎症水肿引起，病变隆起不明显，顶部的脐样凹陷大而浅，好发于胃窦部黏膜皱襞，病变在短期内可消失；成熟型，由未成熟型转变而来，主要为组织增生所致，隆起状较高，顶部脐状凹陷小而深，长期存在不容易消失。病变分布胃窦部多见隆起和平坦糜烂，胃底、胃体部多见平坦糜烂型，也常与消化性溃疡、慢性非萎缩性胃炎或慢性萎缩性胃炎伴发。（2）幽门螺杆菌检测：采用^{14}C尿素呼气试验，阳性即诊断为*H.pylori*阳性。（3）活检组织学诊断：隆起糜烂性胃炎的病理特点为上皮细胞与基底膜间有大量淋巴细胞浸润，常伴有胃黏膜萎缩，肠化生或不典型增生。

2.3.2 胆汁反流性胃炎

根据改良的悉尼分类标准，这一类胃病被称为化学反应性胃病，也被称为化学性胃炎、反应性胃炎、C型胃炎等，胆汁反流则是化学反应性胃病常见病因。也有学者将其为其他特殊类型胃炎的一种，称为胆汁反流性胃炎（病）。应该指出的是，胆汁反流是胃镜检查时的常见现象，有相当一部分存在胆汁反流的患者没有典型的反应性胃炎的组织学特征，对于这一部分患者不能诊断为胆汁反流性胃病，而应诊断为慢性胃炎伴胆汁反流。胆汁反流性胃炎（BRG）主要是由于十二指肠胃反流所致，若反流频率高、持续的时间较长、反流量较大，反流入胃的胆汁即可引起胃黏膜的损害，胃黏膜可出现充血、水肿，甚至糜烂出血，从而引起胆汁反流性胃炎的发生。胆汁反流性胃炎可分为原发性BRG和继发性BRG两大类：对发生在非手术的患者，因为幽门括约肌功能障碍、胆囊功能障碍、胃排空异常等原因而出现的病理性十二指肠胃反流（duodenogastricreflux，DGR）称为原发性胆汁反流性胃炎（PBRG）。对发生在手术后的患者，由于幽门被切除，失去了防止十二指肠液反流入胃的功能，发生过量十二指肠液反流入胃而引起的胃炎，称为继发性胆汁反流性胃炎（SBRG）。引起胆汁反流性胃炎的病因有：（1）胃手术后DGR。由于手术损伤了幽门正常的解剖结构和生理功能，导致幽门抗DGR屏障作用丧失，过量含胆汁成分的碱性肠液反流入胃，引起残胃炎和胆汁性呕吐。其DGR程度与术式有关。（2）肝胆胰疾患。由于门静脉高压引起血循环障碍，加之继发性高胃泌素血症，抑制了胆囊收缩素和胰泌素对幽门括约肌和Oddi括约肌的调节，使后两者张力下降，胆汁和胰液反流入胃。许多胆道疾病（胆囊炎、胆结石、胆囊摘除术后等）均伴明显DGR。国内统计资料表明51%~89%的胆囊切除术后患者出现胃-幽门-十二指肠协调运动功能紊乱，从而导致病理性DGR。反流导致胃黏膜损伤是多因素协同作用的结果，造成胃黏膜损伤的因素主要是反流胆汁中的非结合毒性胆汁酸和胆盐，胆盐溶解胃黏膜上皮细胞的脂质成分，破坏胃黏膜屏障；激活胃蛋白酶原，使黏膜自我消化。还有胃窦部刺激胃泌素释放，增加胃酸分泌，加剧胃黏膜损害；同时刺激黏膜内的肥大细胞释放组胺，引起黏膜炎性反应，水肿、出血、糜烂、溃疡，甚至刺激癌变。（3）原发性幽门功能障碍。是由源于幽门本身缺陷，幽门括约肌功能失调。如幽门开放时间延长，高压带功能障碍及胃窦-幽门-十二指肠运动失调等，并由此导致大量十二指肠内容物反流入胃。（4）胃排空迟缓。无论是特发性或继发性的胃排空迟缓（如特发生胃轻瘫，糖尿病胃轻瘫），胃蠕动与幽门功能障碍使胃十二指肠屏障压降低，导致大量十二指肠内容物反流，一旦DGR发生，又可进一步减慢胃排空，因此认为胃排空迟缓和DGR可互为因果。

（5）其他因素。自主神经功能紊乱，过度吸烟、饮酒、情绪波动、生活规律变化等可引起胃肠激素分泌紊乱，胃窦、十二指肠逆蠕动和幽门张力下降，导致十二指肠功能失衡，为反流物通过幽门提供了必需的压力梯度，并促使DGR发生。胃窦-幽门-十二指肠协调运动失调，目前认为是原发性胆汁反流性胃炎的主要发病机制，消化性溃疡、胆囊炎、胆囊结石、吸烟酗酒及精神因素等均可使胃十二指肠协调运动失调，继而引起的十二指肠逆蠕动增加、幽门关闭功能减弱、胃排空延迟；而反流的十二指肠内容物含有的胆汁、胰酶和胰液中的磷脂酶A与胆汁中的卵磷脂相互作用形成的溶血卵磷脂，具有极强的黏膜损害作用，它们共同作用能溶解黏膜，并破坏胃黏膜屏障，促使H^+及消化酶反渗入侵蚀胃黏膜，刺激胃壁肥大细胞释放组胺，促使血管扩张，管壁通透性增加，炎性物质渗出增多，进而导致胃黏膜下毛细血管扩张瘀血，血流量减少，进而缺血缺氧，胃黏膜修复能力下降，于是在这些因素的综合作用下胃黏膜出现损伤。目前研究认为还可能与胃肠激素或神经功能失调有关。因为括约肌功能的平衡可能与胆囊收缩素、胃泌素之间的平衡有关，而这些激素的反馈调节与内容物的刺激有关，而且胆汁反流可进一步加重反流的胆汁酸对胃黏膜的损伤作用。

诊断依据　（1）临床表现：胆汁反流性胃病患者可以表现为上腹部烧灼样疼痛，服用抗酸药物不能缓解，也可以伴有口苦、呕吐，呕吐物中混有胆汁。上述这些症状并无特异性，也常见于其他上消化道疾病患者。另外，很多胃镜和组织学上存在胆汁反流性胃病的患者并无明显的临床症状。（2）胃镜下表现：胆汁反流性胃病最典型的胃镜下表现是胃窦或吻合口周围纵行分布的条状红斑，病变以胃窦或吻合口最重，近端胃较轻。也可见到其他胃炎的胃镜下表现，如黏膜水肿、弥漫性充血、糜烂和出血斑。仅54%有这些胃镜下表现的患者存在胆汁反流。胆汁反流性胃病的另一个特征性的胃镜下表现是可以见到胆汁反流，黏液湖（池）呈黄色或黄绿色，黏膜表面附着黄色胆汁，不易用水冲掉。多数患者可见胃蠕动缓慢或逆蠕动，胃张力较差。根据内镜下胆汁反流的黏液湖颜色和胆汁潴留程度可分为轻、中、重3度。轻度：黏液湖呈淡黄色，少量胆汁潴留，黏膜无胆染，十二指肠液从幽门口溢出。中度：黏液湖呈深黄色，中等量胆汁潴留，黏膜局部或散在胆染；十二指肠液从幽门口涌出。重度：黏液湖呈黄绿色黏稠，黏膜广泛胆染,大量胆汁潴留,十二指肠液从幽门口渗出或喷射出。然而,应当指出的是,胃镜插管1次成功,且无恶心;镜身进入贲门时看到黏液糊呈黄或绿色;胃镜操作的过程中患者无恶心,观察到幽门口变性呈开放状态,且胆汁从幽门口反流。这些是内镜下诊断胆汁反流性胃炎的主要条件。(3)组织学特征:胆汁反流性胃病的组织学表现有以下特点。①胃小凹上皮的增生,胃小凹变长、扭曲,呈"开塞钻"样改变;②胃上皮细胞再生的改变,表现为上皮细胞呈立方形、核大、缺乏黏液,有时这些改变会与异型增生相混淆;③胃黏膜固有层平滑肌纤维增生、血管充血;④急、慢性炎性细胞浸润不明显;⑤病变主要局限在胃窦或吻合口附近。(4)24 h携带式胆汁监测(Bilitec 200):胆红素是胆汁的主要成分,胆红素在450 nm波长时具有特征性的吸收峰。Bilitec 200正是利用这一原理,使用直径为1.5 mm的光度计探头测量胆红素特征性的吸收峰,从而诊断胆汁反流。(5)放射性核素肝胆显像:另一项可以用于诊断胆汁反流的技术是放射性核素肝胆显像。对于有远端胃大部切除、胆囊切除、胆管括约肌切开术病史的患者,如果胃镜下表现为典型的条状红斑,黏液湖呈黄色,黏膜胆染,组织学有明显的胃小凹上皮增生改变而炎性细胞浸润不明显,排除其他原因后则可诊断为继发性胆汁反流性胃炎(病)。对于那些没有手术史、胃镜下或组织学表现不典型的患者,应需排除其他能引起胃炎或胃病的病因(如*H.pylori*感染、NSAID等),同时获得胆汁反流的客观证据(通过胃镜看到黏膜胆染、胃液胆盐分析、Bilitec 200监测或放射性核素肝胆显像),结合胃黏膜活检组织检查病理组织学特点来确定原发性胆汁反流性胃炎(病)的诊断。

2.3.3 Menetrier病

Menetrier病(Menetrier disease, MD)是特殊类型胃炎或胃病的一种,以胃内黏膜皱襞增生肥厚为主要表现,最初由Menetrier1888年发现并描述为片状多发腺瘤,故而得名。本病曾有多种不同的名称,如胃黏膜巨大肥厚症、巨大肥厚性胃炎、胃巨大皱襞肥厚、胃黏膜息肉样肿、胃腺乳头状瘤病、肥厚性增生性胃炎等。由于本病既非炎症亦非肿瘤,故称胃黏膜巨大肥厚症较妥。1990年第九届世界胃肠病大会上提出的悉尼系统,命名为皱襞肥大性胃炎。目前本病的发病机制尚未完全确定,可能与*H.pylori*感染、病毒感染、免疫异常、遗传因素、内分泌因素和物理化学因素等有关。

诊断依据 (1)临床表现:主要以上消化道症状为主,轻重不定。因胃腺黏液细胞增生,主细胞及壁细胞减少,导致胃蛋白酶和胃酸分泌减少,患者常有上腹部疼痛、饱胀不适、纳差、嗳气等症状。有因黏膜过度肥厚脱垂入十二指肠而致急性幽门梗阻者,可出现呕吐。因病变黏膜可有糜烂和出血,故常有黑便或呕血,偶有急性大量出血而需急症手术。患者还可有乏力、消瘦、贫血或低蛋白血症及水肿等表现,其中低蛋白血症是本病具有特征性的表现。(2)

胃镜诊断：内镜下表现为在胃底部、胃体部黏膜皱襞巨大，呈脑回状，巨大皱襞多在胃大弯，肥大的皱襞可达1.5 cm宽，3~4 cm高。有的呈结节状或融合成息肉样隆起，皱襞肿胀无弹性，充分注气后仍不能变平。皱襞上可有多发性糜烂或溃疡。（3）活检组织学诊断：胃黏膜的表层和腺体的黏液细胞大量增生，使得胃小凹延长扭曲，深处有囊性扩张，并伴有壁细胞和主细胞的减少。（4）超声内镜诊断：能清晰显示黏膜第二层明显增厚改变，超声图像为低回声间以无回声改变，广泛黏膜皱襞增厚时在超声内镜下可显示轮状发辫，黏膜第一层、黏膜下层显示清晰。本病需与胃恶性淋巴瘤、浸润性胃癌、胃淀粉样变性等鉴别。

2.3.4 淋巴细胞性胃炎

淋巴细胞性胃炎（lymphocytic gastritis, LC）是以淋巴细胞在胃黏膜上皮和小凹细胞间堆积为特征的一种特殊类型的慢性胃炎。发病率占慢性胃炎病例的1.6%~4%，占功能性消化不良患者的0.83%。主要发生与中、老年患者，儿童罕见。男女发病率相近。对该病的病因所知甚少。多数作者认为与免疫反应有关。免疫组化显示浸润的淋巴细胞为T淋巴细胞，与过敏性肠病黏膜上皮细胞改变的特点相似，由此推测该病的发生与消化道某种抗原有关。LC或淋巴滤泡性胃炎与*H.pylori*感染，胃黏膜相关性淋巴组织（MALT）淋巴瘤有一定的相关性。

诊断依据 （1）临床表现：临床表现多样，1/3~1/2的患者表现为食欲下降、腹胀、恶心、呕吐，1/5的患者合并低蛋白血症与乳糜泻。（2）内镜诊断：内镜下表现为绒毛状、疣状胃炎伴糜烂。（3）病理诊断：病理特征为胃黏膜上皮内淋巴细胞>25/100上皮细胞。

2.3.5 嗜酸细胞性胃炎

嗜酸细胞性胃炎（eosinophilic gastroenteritis, EG）是以胃肠道某些部位局限性或弥漫性嗜酸性粒细胞（EC）异常浸润为特征的是一种自限性变态反应性疾病，病变可广泛累及胃和小肠或仅局限于胃。EG的病因和发病机制尚未完全明确，由于其常伴哮喘、湿疹等变态反应性疾病和对某些食物过敏史，以及胃肠道有弥漫性和局限性嗜酸细胞浸润，多数学者认为与外源性、内源性过敏原引起的变态反应有关。有研究认为，EG属I型变态反应，食物抗原引起的IgE抗体与胃肠组织中肥大细胞Fc受体结合后，再与相应抗原反应，促使肥大细胞脱颗粒，释放组胺、嗜酸性趋化因子（ECF）、缓激肽等物质，ECF可吸引EC，组胺则进一步加强其趋化性，形成恶性循环。90%以上EG患者经皮质激素治疗后症状缓解，但接触过敏源后症状再次出现，提示EG为过敏性疾病。本病可累及从食管到结肠整个胃肠道，以胃和小肠多见，最常见为黏膜和黏膜下层，其次是肌层，浆膜层最少见。EG可发生于各年龄阶段的人群，男性的发病率略高于女性，男女比例为2.5:1，据报道发病高峰为30~50岁。

诊断依据 应结合临床表现、实验室检查及病理结果，如高度怀疑，而病理诊断不典型时还可进行诊断性治疗。嗜酸性胃炎以消化道活检病理发现大量嗜酸性粒细胞浸润为重要诊断依据。存在胃肠道症状(有腹痛、腹泻或腹胀等),尤其是进食特殊食物或药物后;胃肠道黏膜活检或腹水中有EC浸润,每高倍视野计数大于20个;除外嗜酸细胞性白血病及其他引起EOS增高的疾病,如寄生虫疾病、变态反应性疾病、慢性胰腺炎、恶性肿瘤、Churg-Strauss综合征和肺EC浸润症等。内镜下取黏膜行多点活检,可提高EG的诊断准确率,然而内镜活检阴性仍不能排除EG诊断。黏膜活检对肌型、浆膜型EG诊断意义不大,腹水检查有利于浆膜型的诊断,肌型EG诊断应结合超声内镜、腹腔镜和术后病理诊断等。

3 治疗方法

3.1 急性胃炎

3.1.1 治疗原则

急性胃炎的治疗原则:(1)积极治疗原发病,迅速终止病人与致病因素的接触;(2)若有烧伤等严重疾病,或服用NSAID等药物者,除治疗原发病或停用NSAID外,需应用抑酸剂及胃黏膜保护剂;(3)若有微生物感染,需用抗生素治疗,同时可用促消化药物对症治疗;(4)严重时禁食,以后流食、半流食饮食;(5)呕吐患者因不能进食,应补液,用葡萄糖及生理盐水,维持水、电解质平衡,伴腹泻者注意钾的补充;(6)腹痛者可用阿托品、复方颠茄片或山莨菪碱等解痉药;(7)选择应用胃黏膜保护剂等。

3.1.2 病因治疗

根据急性胃炎类型不同进行针对性治疗:(1)急性单纯性胃炎,治疗原则是尽早去除病因,停止一切对胃有刺激的食物和药物,给予清淡饮食,必要时禁食,多饮水,腹泻较重时可饮糖盐水。症状明显者应予对症治疗。腹痛者可行局部热敷,疼痛剧烈者给予解痉止痛药,如阿托品、复方颠茄片、山莨菪碱等;剧烈呕吐时可注射甲氧氯普胺(胃复安),必要时给予有H_2受体拮抗剂(H_2RA)药,减少胃酸分泌,以减轻黏膜炎症;也可应用铝碳酸镁等抗酸药或选用硫糖铝、思密达等胃黏膜保护药。一般不需要抗感染治疗,但疑有细菌感染者,特别是伴有肠炎腹泻者应酌情选用黄连素、诺氟沙星等药物。因呕吐、腹泻导致水、电解质紊乱时,轻者可给予口服补液,重者应予静脉补液,可选用平衡液或5%葡萄糖盐水,并注意补钾;对于有酸中毒者可用5%碳酸氢钠注射液予以纠正。(2)急性出血糜烂性胃炎,去除致病因素,积极治疗原发病。降低胃内酸度,可给予H_2RA或质子泵抑制剂(PPI)药。保护胃黏膜药,如硫糖铝、思密达等。其他止血措施,如经胃管注入或口服正肾盐水或云南白药;内镜下止血,如应用立止血、凝血酶等药物局部喷洒或经胃镜做激光、微波或高频电灼凝固止血治疗。(3)急性腐蚀性胃炎,应尽早积极抢救,采取妥善措施。应禁食,饮用蛋清水。强酸者则给予口服弱碱溶液,如氢氧化铝凝胶等,亦可加服牛奶、食用油等。不宜用碳酸氢钠溶液,以免产气过多导致穿孔。强碱者可给予弱酸液,如醋酸或稀食醋等。来苏尔的最好解毒剂为橄榄油。为防止感染可选用抗生素配合治疗。针对腐蚀剂种类选用针对性的解毒药物。后期出现有食管狭窄可进行食管扩张术。(4)急性化脓性胃炎,治疗措施包括早期足量给予抗生素抗感染治疗,纠正休克、水与电解质紊乱等。形成局限性脓肿而内科保守治疗无效时,可考虑胃部分切除。

3.2　慢性胃炎

3.2.1　治疗原则

慢性胃炎的治疗应尽可能针对病因,遵循个体化原则。慢性胃炎的治疗目的是去除病因、缓解症状和改善胃黏膜组织学。慢性胃炎的消化不良症状的处理与功能性消化不良相同。无症状、*H.pylori*阴性的慢性非萎缩性胃炎无需特殊治疗,但对慢性萎缩性胃炎,特别是严重的慢性萎缩性胃炎或伴有上皮内瘤变者应注意预防其恶变。

3.2.2　一般治疗

饮食和生活方式的个体化调整可能是合理的建议。目前,临床医师也常建议患者尽量避免长期大量服用引起胃黏膜损伤的药物(如NSAID),以及避免对胃黏膜有刺激性的食物和饮食,如过于酸、甜、咸、辛辣和过热、过冷食物、浓茶、咖啡等,饮食宜规律性,少吃油炸烟熏腌制食品,不吃腐烂变质食物,多吃新鲜蔬菜和水果,保证有足够的蛋白质、维生素(如维生素C和叶酸)及铁质摄入,精神上乐观,有良好的生活习惯。

3.2.3　*H.pylori*根除治疗

证实*H.pylori*阳性的慢性胃炎,无论有无症状和并发症,均应进行*H.pylori*根除治疗,除非有抗衡因素存在(抗衡因素包括患者伴存某些疾病、社区高再感染率、卫生资源优先度安排等)。*H.pylori*胃炎治疗采用我国第5次*H.pylori*共识推荐的铋剂四联*H.pylori*根除方案(PPI+铋剂+2种抗菌药物),疗程为10~14 d。*H.pylori*根除治疗后所有患者都应常规进行*H.pylori*复查,评估根除治疗的效果;评估最佳的非侵入性方法是尿素呼气试验(^{13}C/^{14}C);评估应在治疗完成后至少4周进行。

3.2.4　对症治疗

(1)对于慢性胃炎伴胆汁反流或以上腹饱胀、早饱、嗳气、恶心或呕吐为主要症状者,可选用促动力药(如盐酸伊托必利、莫沙必利和多潘立酮等)可防止或减少胆汁反流,(或)有结合胆酸作用的胃黏膜保护剂（如铝碳酸镁制剂），可增强胃黏膜屏障并可结合胆汁酸，从而减轻或消除胆汁反流所致的胃黏膜损害。还可酌情短期应用熊去氧胆酸制剂。（2）对于长期服用引起胃黏膜损害药物，如NSAID（包括如阿司匹林）后出现慢性胃炎症状者，应进行*H.pylori*筛查并根除，并根据病情或症状严重程度选用PPI、H$_2$RA或胃黏膜保护剂；根据原发病充分评估，必要时停用损害胃黏膜的药物。（3）对于慢性胃炎伴有胃黏膜糜烂（或）以上腹痛和上腹烧灼感等症状为主者，可根据病情或症状严重程度选用胃黏膜保护剂吉法酯、替普瑞酮、铝碳酸镁制剂、瑞巴派特、硫糖铝、依卡倍特、聚普瑞锌等；抑酸剂包括H$_2$RA（如法莫替丁、拉夫替丁）和PPI（如奥美拉唑、艾司奥美拉唑、雷贝拉唑、兰索拉唑、泮托拉唑和艾普拉唑等）。对上腹饱胀、恶心或呕吐等为主要症状者可用促动力药（建议选用盐酸伊托必利）。对具有明显的与进食相关的腹胀、纳差等消化功能低下症状者，可考虑应用消化酶制剂，包括米曲菌胰酶片、复方阿嗪米特肠溶片、胰酶肠溶胶囊、复方消化酶胶囊等。（4）有消化不良症状且伴明显精神心理因素的慢性胃炎患者，可用抗抑郁药或抗焦虑药，包括三环类抗抑郁（TCAs），如阿米替林、多虑平、丙咪嗪和氯丙咪嗪等；或选择性5-羟色胺再摄取抑制剂（SSRIs），如氟西汀（百忧解）、帕罗西汀（赛乐特）、舍曲林、氟伏沙明、西酞普兰等。

3.2.5 中医中药治疗

可用于慢性胃炎的治疗。多个中成药可缓解慢性胃炎的消化不良症状，甚至可能有助于改善胃黏膜病理状况，如摩罗丹、胃复春、羔羊胃B$_{12}$胶囊等。但目前尚缺乏多中心、安慰剂对照、大样本、长期随访的临床研究证据。

3.2.6 转归和胃癌预防

慢性胃炎的转归包括逆转、持续稳定和病变加重状态。多数慢性非萎缩性胃炎患者病情较稳定，特别是不伴有*H.pylori*持续感染者。慢性萎缩性胃炎多数也较稳定，但中重度者如不加任何干预，则可能进一步发展。伴有上皮内瘤变者发生胃癌的危险性有不同程度的增加。一般认为，中、重度慢性萎缩性胃炎有一定的癌变率。为了既减少胃癌的发生，又方便患者且符合医药经济学要求，活检有中-重度萎缩并伴有肠化生的慢性萎缩性胃炎患者需1年左右随访1次，不伴有肠化生或上皮内瘤变的慢性萎缩性胃炎患者可酌情内镜和病理随访。伴有低级别上皮内瘤变并证明此标本并非来于癌旁者，根据内镜和临床情况缩短至6个月左右随访1次；而高级别上皮内瘤变需立即确认，证实后行内镜下治疗或手术治疗（见图11-1）。

3.3 特殊类型胃炎的治疗

隆起糜烂性胃炎（EGP）的治疗主要由根除*H.pylori*、抑酸和胃黏膜保护剂等治疗后隆起糜烂性胃炎的症状得到改善，隆起糜烂大部分消失，但部分隆起糜烂仍持续存在，不易消退。还可采用经内镜氩离子凝固术（APC）治疗EGP疗效确切。

胆汁反流性胃炎的治疗包括黏膜保护剂、促动力药、PPI等。对于不同病因所致胆汁反流性胃炎，应针对病因而采取个体化联合治疗；对于药物治疗失败的BRG患者，可考虑行抗胆汁反流手术。

Menetrier病的治疗，对轻症MD者无须特殊治疗，主要为对症及支持治疗，给予高蛋白饮食及应用抑酸剂和抗胆碱能药物，如有明显低蛋白血症和贫血者可适当补给人白蛋白和血浆。如有*H.pylori*感染阳性者也可以考虑加用抗幽门螺杆菌的药物。对于弥漫型病变，长期顽固出血导致贫血，内科治疗无效时可考虑胃切除术。

淋巴细胞性胃炎治疗原则是在内镜下表现为多发性或弥漫性隆起样或脐样糜烂灶时，应积极做组织活检和*H.pylori*检测；若LCG诊断成立，应积极根除*H.pylori*治疗；若常规治疗胃病药物无效，而应用免疫抑制剂色苷酸钠和激素类药物泼尼松等，可取得较好的效果。

嗜酸粒细胞性胃炎的治疗原则为去除过敏原、抑制变态反应和稳定肥大细胞，达到缓解症状、清除病变的目的，目前治疗方法主要包括饮食支持治疗、药物治疗和外科手术治疗。

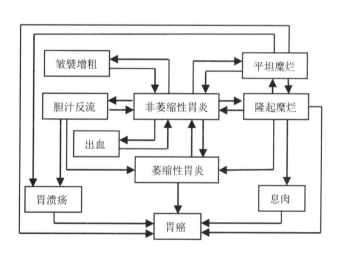

图11-1　慢性胃炎的演变过程示意图

4 诊疗流程

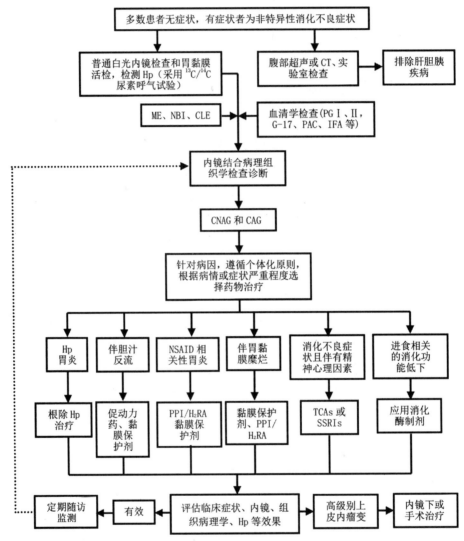

注 Hp：幽门螺杆菌；PG：血清胃蛋白酶原；gastrin-17：促胃液素；PCA：壁细胞抗体；内因子抗体（IFA）；H_2RA：H_2受体阻滞剂；PPI：质子泵抑制剂；ME：放大内镜；NBI：放大窄带成像内镜；CLE：共聚焦内镜；CNAG：慢性非萎缩性胃炎；CAG：慢性萎缩性胃炎；TCAs：三环类抗抑郁药；SSRIs：5-羟色胺再摄取抑制剂。

图11-2 慢性胃炎诊疗流程

主要参考文献

［1］中华医学会消化病学分会.中国慢性胃炎共识意见（2017年，上海）[J].中华消化杂志，2017, 37: 721–7383.

［2］中华医学会消化病学分会，幽门螺杆菌和消化性溃疡学组，全国幽门螺杆菌研究协作组.第五次全国幽门螺杆菌感染处理共识报告[J].中华消化杂志，2017, 37: 364–378.

［3］巴图，牧骑.慢性胃炎的内镜分类与胃黏膜炎症演变过程的关系[J].世界华人消化杂志，2007, 15: 387–389.

第12章　非静脉曲张性胃肠出血

1 概念

非静脉曲张性胃肠出血(non-variceal gastrointestinal bleeding, NVGIB)系指消化道的非静脉曲张性疾病引起的出血。根据病变部位将消化道出血分为3类：病变部位在食管、胃及十二指肠为上消化道出(胃镜可及)；病变部位在空肠和回肠为中消化道出血(胶囊镜、小肠镜可及)；病变部位在结直肠为下消化道出血(结肠镜可及)。上消化道出血(upper gastrointestinal bleeding, UGIB)是指屈氏韧带以上消化道非静脉曲张性疾病引起的出血，包括胰管或胆管的出血和胃空肠吻合术后吻合口附近疾患引起的出血。屈氏韧带以下称为下消化道出血(lower gastrointestinal bleeding, LGIB)。UGIB年发病率为50/10万~150/10万，病死率为6%~10%。急性大量出血死亡率约占10%，60岁以上患者出血死亡率高于中青年人，占30%~50%。LGIB临床常见，占全部消化道出血的20%~30%。小肠出血并不常见，占全部消化道出血病例的5%~10%。消化道出血可因消化道本身的炎症、血管病变、机械性损伤、肿瘤等因素引起，也可因邻近器官的病变和全身性疾病累及消化道所致。(1)上消化道出血的病因：临床上最常见的出血病因是消化性溃疡、急性胃黏膜病变和胃癌，这些病因约占上消化道出血的80%~90%。急性非静脉曲张性上消化道出血的病因复杂，多数为上消化道病变所致，少数为胆胰疾患引起，其中以消化性溃疡、上消化道肿瘤、应激性溃疡、急慢性上消化道黏膜炎性反应最为常见。服用非甾体消炎药(NSAID)、阿司匹林或其他抗血小板聚集药物也逐渐成为上消化道出血的重要病因。少见的病因有Mallory-Weiss综合征、上消化道血管畸形、Dieulafoy病、胃黏膜脱垂或套叠、急性胃扩张或扭转、物理化学和放射损伤、壶腹周围肿瘤、胰腺肿瘤、胆管结石、胆管肿瘤等。某些全身性疾病，如感染、肝肾功能障碍、凝血机制障碍、结缔组织病等也可引起上消化道出血。(2)下消化道出血的病因：引起下消化道出血的最常见病因为结直肠癌和大肠息肉，其次是肠道炎症性疾病和血管病变，憩室引起的出血少见。小肠良恶性肿瘤、Meckel憩室、肠结核、急性坏死性肠炎、血管畸形等，结直肠良恶性肿瘤、细菌或阿米巴痢疾、缺血性肠病等；肛门疾病包括内痔、肛裂、肛瘘等。其他全身性疾病如血液病、尿毒症、流行性出血热等。

2 诊断标准

呕血（咖啡色、鲜红色）和便血（黑便或柏油样变、暗红色、鲜红色）常提示有胃肠道出血，但在某些特定情况下应注意鉴别。首先应与鼻出血、拔牙或扁桃体切除而咽下血液所致鉴别。也需与肺结核、支气管扩张、支气管肺癌、二尖瓣狭窄所致的咯血鉴别。此外，口服动物血、铋剂、骨炭和某些中药也可引起粪便发黑，应注意鉴别。少数胃肠道大出血患者在临床上尚未出现呕血、黑便而首先表现为周围循环衰竭，因此凡患者有急性周围循环衰竭，除排除心源性休克、过敏性休克、中毒性休克或急性出血坏死性胰腺炎，以及异位妊娠破裂、自发性或创伤性肝脾破裂、动脉瘤破裂、胸腔出血等疾病外，还要考虑急性胃肠道大出血的可能。对可疑患者可行胃液、呕吐物或粪便隐血试验。有时尚需进行上消化道内镜检查。

2.1 上消化道出血的诊断

若患者出现呕血和（或）黑便症状，伴或不伴头晕、心悸、面色苍白、心率增快、血压降低等周围循环衰竭征象时，急性上消化道出血诊断基本可成立。

2.1.1 临床表现

急性UGIB的临床表现取决于出血部位、性质、失血量与速度，与患者的年龄、心肾功能等全身情况也有关。上消化道急性大量出血多数表现为呕血，如出血后血液在胃内潴留，因经胃酸作用变成酸性血红蛋白而呈咖啡色；如出血速度快而出血量多，呕血的颜色呈鲜红色。少量出血则表现为粪便潜血试验阳性。黑便或柏油样便是血红蛋白的铁经肠内硫化物作用形成硫化铁所致，常提示上消化道出血。但如十二指肠部位病变的出血速度过快时，在肠道停留时间短，粪便颜色会变成紫红色。十二指肠出血量较多时，部分血反流至胃内，亦可引起呕血。

2.1.2 出血病因和部位诊断

（1）病史与体检：消化性溃疡病患者80%~90%都有慢性、周期性、节律性上腹疼痛或不适史，并在饮食不当、精神疲劳、使用一些药物如非甾体类抗炎药（NSAID）等诱因下并发出血，出血后疼痛可减轻，急诊或早期胃镜检查可发现溃疡病灶。有服用NSAID或肾上腺皮质激素类药物史或处于应激状态（如严重创伤、烧伤、手术、败血症等）者，其出血以急性胃黏膜病变为可能。45岁以上慢性持续性粪便潜血试验阳性，伴有缺铁性贫血、持续性上腹痛、厌食、消瘦，应警惕胃癌的可能。（2）内镜检查：胃镜检查是UGIB定位、定性诊断的首选方法，其诊断正确率达80%～94%，可解决90%以上UGIB的病因诊断。一般主张在出血后24 h内进行急诊胃镜检查。急诊胃镜检查应先迅速纠正循环衰竭（如心率>120次/min，收缩压<90 mmHg、Hb<50 g/L）后再行胃镜检查。危重患者胃镜检查时应进行血氧饱和度和心电、血压监护。

（3）实验室检查：常用项目包括胃液、呕吐物或粪便隐血试验、外周血RBC计数、Hb浓度、血细胞比容等。为明确病因、判断病情和指导治疗，尚需进行凝血功能试验、血肌酐和尿素氮、肝功能、肿瘤标志等检查。

2.1.3 出血严重程度的判断

临床上对出血量的精确估计比较困难，因呕血与黑便混有胃内容物与粪便，而部分血液贮留在胃肠道内未排出。每日出血量>5～10 ml时，粪潜血试验可呈阳性反应；每日出血量达50～100 ml以上，可出现黑便。胃内积血量250～300 ml时，可引起呕血。一次出血量不超过400 ml时，一般无全身临床症状；出血量超过500 ml，失血又较快时，患者可有头晕、乏力、心动过速和血压过低等表现。对出血量判断通常分为：大量出血（急性循环衰竭，需输血纠正者。一般出血量在1 000 ml以上或血容量减少20%以上）、显性出血（呕血或黑便，不伴循环衰竭）和隐性出血（粪潜血试验阳性）。持续性的出血指在24 h之内2次胃镜所见均为活动性出血。对于胃肠道出血病情严重程度分级，主要根据血容量减少导致周围循环的改变（伴随症状、心率和血压、实验室检查）判断失血量，休克指数（心率/收缩压）是判断失血量的重要指标之一，见表12-1。体格检查中可以通过皮肤黏膜色泽、颈静脉充盈度、神志和尿量等情况判断血容量减少程度，客观指标包括中心静脉压和血乳酸水平。

表12-1　上消化道出血病情严重程度分级

分级	失血量 （ml）	血压 （mmHg）	脉搏 （次/min）	血红蛋白 （g/L）	症状	休克指数
轻度	<500	基本正常	正常	无变化	头昏	0.5
中度	500～1 000	下降	>100	70～100	晕厥、口渴、少尿	1.0
重度	>1 500	SBP<80	>120	<70	肢冷、少尿、意识模糊	>1.5

注：休克指数=心率/收缩压（SBP）

2.1.4 活动性出血的判断

对于胃肠道出血患者，应严密观察，临床上出现下列情况考虑有活动性出血：①反复呕血，甚至呕血转为鲜红色，黑粪次数增多，粪便稀薄，粪便呈暗红色，伴有肠鸣音亢进。②周围循环衰竭的表现经积极补液输血后未见明显改善,或虽有好转而又恶化;经快速补液输血,中心静脉压仍有波动,或稍有稳定后再下降。③红细胞计数、血红蛋白测定与血细胞比容持续下降,网织红细胞计数持续增高。④补液与尿量足够的情况下,血尿素氮持续或再次增高。⑤胃管抽出物有较多新鲜血液。

2.2 下消化道出血的诊断

有持续性或反复出现的血便(暗红色或鲜红色)、黑便和(或)粪便隐血阳性,可有心悸、恶心、软弱无力或眩晕、低血压、昏厥和休克等表现,排除上消化道出血。

2.2.1 临床表现

LGIB的临床表现取决于出血部位、出血量和病因。左半结肠出血,粪便颜色为鲜红色血便;右半结肠出血在肠腔内停留时间相对较长,其颜色为暗红色;直肠或肛门出血可表现为鲜血便、便中带血或变厚滴血。在空回肠及右半结肠病变引起小量渗血时,也可有黑便。需要强调的是,10%~15%的UGIB患者由于出血速度较快,也可表现为鲜血便,此时多半有血流动力学不稳定。通过观察患者一般状态、生命体征及皮肤黏膜,可大致判断出血量。多数成人可耐受500 ml以内的出血而无明显不适。短时间内出血大于800 ml的患者,往往会出现心率增快、皮肤黏膜苍白、体立性低血压等。出血量超过1500 ml会导致休克。

2.2.2 出血病因和部位诊断

(1)病史与体检:60岁以上有冠心病、心房颤动病史的便血前剧烈腹痛者,缺血性肠病可能性大;50岁以上原因不明的肠梗阻患者,便血前腹部胀痛或绞痛而便后减轻,应考虑结直肠癌;脓血便伴腹痛、里急后重、发热等,应考虑感染性结肠炎或炎症性肠病。还应了解既往有无消化道出血史,基础疾病(特别是心血管病),目前用药(NSAIDs、抗血小板药、抗凝药),有无腹盆腔放疗史以及胃肠肿瘤家族史等。便血且腹部局限性压痛者见于结直肠肿瘤、憩室炎、炎症性肠病等。右下腹扪及包括则要考虑结肠癌、克罗恩病、肠结核等。常规肛门指诊可触及约40%的直肠癌。听诊肠鸣音活跃往往提示仍有活动性出血。(2)实验室检查:若血常规化验提示小细胞低色素贫血,说明患者很可能以往有慢性失血而造成缺铁性贫血。若患者血尿素氮水平升高(除外肾功能损害)则提示出血部位在上消化道或中消化道。(3)结肠镜检查:结肠镜是诊断大肠及回肠末端病变的首选检查方法,其诊断敏感性高,89%~97%的LGIB患者可经急诊结肠镜检查而获得病因诊断,并取活检病理检查判断病变性质。(4)CT血管成像:多层螺旋CT血管成像(MDCTA)诊断活动性LGIB具有简单、快速、无创伤等优点,并且可显示病变形态学特征以指导后续治疗,但存在射线暴露、造影剂过敏、肾功能损害等不良反应,临床应予注意。

2.3 不明原因消化道出血的诊断

对于胃镜和结肠镜检查未能发现出血部位和病因的、持续或反复的消化道出血,应高度考虑不明原因消化道出血(obscure Gastrointe-stinal bleeding, OGIB)的可能性大。

2.3.1 临床表现

OGIB的临床和体征缺乏特异性。患者多以便血就诊,常间歇性出现并多有自限性,少数出现严重,呈鲜红色便。部分患者以贫血、反复粪便隐血试验阳性而就诊。

2.3.2 出血病因和部位诊断

(1)病史与体检:对OGIB患者首先应仔细询问病史(包括目前症状、既往史、用药史、家族史等)。如患者有消瘦或梗阻症状,提示小肠疾病的可能性大;而老年人如有肾病或结缔组织病等,则血管病变的风险高。(2)OGIB的病因:按照出血部位可分为小肠源性(10%~25%)和结肠源性(50%~75%)。小肠源性出血最常见的原因有:Meckel憩室或其他憩室、血管性病变、溃疡性病变、小肠肿瘤。结肠源性出血最常见原因:动-静脉畸形、血管发育异常、憩室、良恶性肿瘤、炎症性肠病、痔、肛裂等。OGIB的少见原因包括:直肠孤立溃疡综合征、门静脉高压并发结肠静脉曲张、肠系膜缺血、肠-血管瘘、子宫内膜异位、放射性肠炎、肠套叠、凝血机制异常、阿司匹林或NSAIDs导致的病变、感染性结肠炎或小肠炎、肠源性致病性大肠杆菌、阿米巴肠炎等。(3)内镜检查:胃镜检查可排除UGIB。结肠镜检查可查明回肠末端、结直肠是否存在糜烂、溃疡、肿物、血管异常等病变。必要时可重复检查以发现内镜检查遗漏的有血管扩张、息肉、Cameron糜烂和位于视野盲区的病变等。(4)胶囊内镜检查:由于胶囊内镜无创,患者依从性好,目前已成为小肠疾病的一线检查技术和OGIB诊断的主要方法。胶囊内镜对OGIB的诊断率约为62%,重复检查能提高诊断率,对持续性出血和显出血OGIB患者的诊断率高于间歇性和隐性出血者。需要注意的是,胶囊内镜有可能遗留小肠病变,不能活组织检查及治疗操作,不适合肠蠕动障碍的患者。(5)小肠镜检查:对十二指肠降段以下至空肠上段的病变有诊断价值。小肠镜有双气囊小肠镜(DBE)、单气囊小肠镜(SBE)、螺旋式小肠镜(SE)、推进式小肠镜和探条式小肠镜等。小肠镜与胶囊内镜检查在OGIB诊断中有互补作用,当胶囊内镜发现可疑病灶或有胶囊内镜检查禁忌证时可行小肠检查已明确诊断或进行活检和治疗。

(6)血管造影:血管造影对小肠血管性病变的诊断价值,能清楚地显示血管畸形、动脉瘤及其供血动脉的来源和部位。适用于活动性出血(出血速率≥0.5 ml/min)患者,对OGIB的诊断率约为40%。血管造影的优点在于能直接进行血管栓塞治疗,止血率较高。(7)核素扫描:核素扫描仅对活动性出血(出血速率≥0.1~0.5 ml/min)有诊断价值。可采用⁹⁹ᵐTc标记的红细胞或⁹⁹ᵐTc标记的胶体硫进行扫描,前者更为常用。通过核素扫描可发现活动性出血,但有一定的假阳性率,需鉴别血池区积血是否为原发出血灶。(8)其他影像学检查:小肠钡剂检查包括全小肠钡剂造影和小肠钡剂灌肠。全小肠钡剂造影对OGIB的诊断率不高,且假阳性率较高。小肠钡剂灌肠是经口或鼻插管至近端小肠后导入钡剂,对小肠进行摄片和透视的方法。其对OGIB的诊断率为10%~21%,优于全小肠钡剂造影。如上述特殊检查仍未能明确诊断且出血不止者,病情紧急时可考虑行剖腹探查,术中内镜检查,明确出血部位。(9)外科手术和术中内镜检查:外科手术是OGIB最后的检查手段。主要用于无法成功进行DBE检查或大出血者。术中内镜检查对OGIB的诊断率为70%~100%。对各种不明原因消化道出血检查技术的比较,见表12-2。

表12-2　各种不明原因消化道出血检查技术的比较

检查技术	治疗作用	优点	缺点
全小肠钡剂造影	无	非创伤性	敏感性差
小肠钡剂灌肠	无	非创伤性	诊断率低
核素扫描	无	安全,对活动性出血有帮助	只能定位,假阳性率较高
血管造影	有	对活动性出血诊断治疗有帮助	不能定性,侵入性检查
CT灌肠/小肠造影	无	能观察肠腔、肠壁及腹腔脏器	对浅表病变及血管病变不敏感
MRI灌肠/小肠造影	无	安全	研究数据尚不明确
小肠镜	有	直视,能活组织检查及治疗	技术要求高,费时费力
胶囊内镜	无	安全	不能活组织检查及反复观察
手术及术中内镜	有	治疗效果显著	侵入性

注　CT为计算机断层扫描,MRI为磁共振成像。

3 治疗方法

3.1 一般治疗

卧位休息,严密监测患者生命体征和循环状态,如心率、血压、呼吸、神志变化、皮肤温度、皮肤和甲床色泽、周围静脉特别是颈静脉充盈情况、尿量等,意识障碍和排尿困难者需留置尿管,必要时行中心静脉压测定。对老人患者视情况实施心电监护。保持呼吸道通畅,避免呕血时引起窒息,必要时吸氧。大量出血者禁食,少量出血者可适当进流质。多数患者在出血后常有发热,一般无须使用抗生素。记录呕血、黑便和血便的频度、颜色、性质、次数和总量,定期复查红细胞计数、血红蛋白浓度、血细胞比容与血尿素氮等,需要注意血细胞比容在

24~72 h后才能真实反映出血程度。推荐对活动性出血或重度患者应插入胃管，以观察出血停止与否并可用盐水洗胃止血；及时吸出胃内容物；预防吸入性肺炎。

3.2 液体复苏

大量出血时，尽立即建立快速静脉通道，并选择较粗静脉以备输血，最好能留置中心静导管。根据失血的多少在短时间内输入足够液体，以纠正循环血量的不足。及时补充和维持血容量，改善周围循环，防止微循环障碍引起脏器功能障碍，防治代谢性酸中毒是抢救失血性休克的关键。大量失血时，以输入新鲜全血最佳，在配血同时可先用右旋糖酐或其他血浆代用品500~1 000 ml静脉滴注，同时适量滴注5%葡萄糖盐水，对高龄、伴心肺肾疾病患者，应防止输液量过多，以免引起急性肺水肿。慢性失血时，提倡成分输血。输血指征为：①收缩压<90 mmHg，或较基础收缩压降低幅度>30 mmHg；②血红蛋白<70 g/L，红细胞比客<25%；③心率增快（>120次/min）。下述征象提示血容量已补足：意识恢复；四肢末端由湿冷、青紫转为温暖、红润，肛温与皮肤温差减小（<1℃）；脉搏由快转为正常有力，收缩压接近正常，脉压差>30 mmHg；尿量>0.5 ml/（kg·h）；中心静脉压改善。在积极补液的前提下，可以适当选用血管活性药物（如多巴胺或去甲肾上腺素）以伐善重要脏器的血液灌注。

3.3 上消化道大出血的止血处理

（1）抑酸药物：抑酸药能提高胃内pH，既可促进血小板聚集和纤维蛋白凝块的形成，避免血凝块过早溶解，有利于止血和预防再出血，又可治疗消化性溃疡。如埃索美拉唑40 mg静脉输注，2次/d，出血量大时，可埃索美拉唑80 mg静脉推注后，以8 mg/h的速度持续静脉泵入（滴注）72 h。（2）内镜下止血：起效迅速、疗效确切，应作为首选。可根据医院的设备和病变的性质选用药物喷洒和注射、热凝止血（高频电、氩气血浆凝固术、热探头、微波、激光等）和止血夹等治疗。局部喷洒5%孟氏1液（碱式硫酸铁溶液），可使局部胃壁痉挛，出血面周围血管发生收缩，并有促使血液凝固作用，从而达到止血目的。或1%肾上腺素液、凝血酶500~1 000 U经内镜直视下局部喷洒。也可在出血病灶注射1:10 000肾上腺素盐水、高渗钠-肾上腺素溶液或立止血。内镜直视下采用止血夹止血适用于活动性出血者。还可在药物局部注射治疗的基础上，联合1种热凝或止血夹止血方法，可以进一步提高局部病灶的止血效果。

（3）止血药物：止血药物对胃肠道的确切效果未能证实，不作为一线药物使用。对有凝血功能障碍的患者，可静脉注射维生素K$_1$；为防止继发性纤容，可使用止血芳酸等抗纤溶药；云南白药等中药也有一定疗效。消化性溃疡的出血是黏膜病变出血，采用血管收缩剂去甲肾上腺素溶液8 mg加入生理盐水或冰盐水100~200 ml中分次口服,可使出血的小动脉收缩而止血,此法不主张在老年人中使用。

3.4　下消化道大量出血的处理

对大量活动性出血者,应密切监护生命体征,建立两条通畅的静脉输液通道,并给予液体复苏。再针对下消化道出血的定位及病因诊断而作出相应的治疗。如有条件应在内镜下止血治疗,如局部喷洒凝血酶、立止血、5%孟氏液、去甲肾上腺素或电凝、激光等治疗。对弥漫性血管扩张病变所致的出血,内镜下治疗或手术治疗有困难,或治疗后扔反复出血,可考虑**雌激素/孕激素**联合治疗。止血药对LGIB有一定的疗效,如生长抑素、血管加压素、沙利度胺等。

3.5　手术处理

溃疡病出出血当上消化道持续出血超过48 h扔不能停止;24 h内输血1 500 ml仍不能纠正血容量、血压不稳定;保守治疗期间发生再次出血者;内镜下发现有动脉活动性出血而止血无效者,中老年患者原有高血压、动脉硬化,出血不易控制者应尽早外科手术。

主要参考文献

[1] 中华内科杂志, 中华医学杂志, 中华消化杂志, 等.急性非静脉曲张性上消化道出血诊治指南（2015, 南昌）[J].中华消化杂志, 2015, 35: 793–7982.

[2] 中华消化杂志编辑委员会.不明原因上消化道出血诊治推荐流程（修改稿）[J].中华消化杂志, 2012, 32: 361–364 .

[3] 吴东.急性下消化道出血的诊治[J].中华全科医师杂志, 2017, 16: 337–341.

第13章　胃黏膜脱垂症

1 概念

胃黏膜脱垂症（prolapse of gastric mucosa, GMP）是指异常松弛的胃黏膜向前通过幽门脱入十二指肠球部所致。胃黏膜脱垂症可分为原发性和继发两种，前者与高度活动的胃黏膜皱襞和先天性胃皱襞肥大有关。后者主要与胃窦炎、消化性溃疡有关，此外可继发于充血性心力衰竭，低蛋白血症引起的黏膜及黏膜下层水肿，淋巴细胞白血病。本病的发生与胃部炎症、胃幽门功能障碍、胃剧烈蠕动、H.pylori感染等因素有关。胃黏膜脱垂症的发生是由于胃窦黏膜皱襞活动度过大和胃窦推进蠕动过强相互作用的结果。胃窦黏膜比正常组织松弛，黏膜易在肌层上滑动。当黏膜肌层收缩时，可使黏膜形成皱襞，胃窦运动过强时，就把这种皱襞推送至幽门。另一可能是黏膜肌层功能不良，当胃窦部收缩时，不能把胃窦黏膜保持正常的纵形皱襞，而是卷成环形，被收缩的胃窦推送入幽门。由于绝大多数胃黏膜脱垂是可复性的，所以在手术时或尸检时未能证实其存在，反复发生脱垂或严重脱垂的胃黏膜表面充血水肿、冗长，有时有浅表糜烂或溃疡，偶有肥大性胃炎的假息肉或假息肉样增生，镜下可见黏膜增厚，腺体增生和程度不一的浆细胞、淋巴细胞浸润等炎性表现。GMP的发病率为18.5%~33.5%，多见于30~60岁，男性多于女性。

2 诊断标准

2.1 临床表现

胃黏膜脱垂症的临床表现取决于脱垂黏膜的多少和程度的轻重。轻者可无任何症状，较重的或部分胃黏膜脱入幽门而不能立即复位者，可有出现症状。①无规律性腹痛：疼痛可在上腹部或中上腹部偏右之处，也可出现在胸骨下部。腹痛的性质是多种多样的，有隐痛、胀痛、烧灼痛或呈绞割样疼痛，并向后背部放射。还有一些患者，可在夜间出现剧烈的腹痛，致使患者彻夜难眠。往往进食可诱发或加重上述症状,右侧卧位使腹痛加剧,而左侧卧位使症状减轻,抗酸治疗一般无效。②可出现幽门梗阻症状,如持续剧烈的上腹疼痛,恶心和呕吐。其中部分患者在呕吐之后,会感到比较舒适,痛也会随之减轻。这是因为幽门口被脱垂的胃黏膜堵住,胃内有胃液和宿食的缘故。③上消化道出血:这可能与脱垂的黏膜发生糜烂、溃疡或脱垂黏膜嵌顿而引起出血有关,据报道,约有20%的胃黏膜脱垂患者有上消化道出血,其中大出血者为9.4%。④消化不良:较重的脱垂病人,常有上腹部饱胀不适、暖气和食欲不振等消化不良症状,这是食物滞留在幽门部引起的。病程较长的患者,往往会出现营养不良、贫血,甚至体重日渐减轻。

2.2　X线钡餐造影检查

X线钡剂造影发现典型的征象如幽门扩大、粗大黏膜皱襞通过幽门管、十二指肠蕈状充盈缺损等,并常有胃窦炎的X线表现。然而,这些改变常不恒定或是一过性出现,有的因体位不准确或观察时间过短而致阳性率低,故有局限性。

2.3　内镜检查

内镜诊断胃黏膜脱垂症,以其直观、迅速、准确等优点成为诊断的首选方法。胃镜检查看到胃窦黏膜皱襞呈条索状或槌条状脱入幽门管或十二指肠球部,经注气,内镜头端沿脱垂黏膜缝隙边缘插入至十二指肠,检查结束时,该脱垂黏膜仍未恢复到胃窦部即可诊断。内镜下表现为胃窦黏膜皱襞异常粗大,表面有充血、水肿,部分患者脱垂黏膜表面有糜烂或溃疡等,并伴有慢性非萎缩性胃炎的表现,幽门口或幽门管变形。根据内镜下胃黏膜脱垂的形态和脱垂程度可分为轻、中、重3度。轻度:胃黏膜皱襞呈短槌条或1条粗大状隆起,通向幽门口,幽门管少许堵塞;中度:胃黏膜皱襞呈1条或2条粗长肥大或S型隆起,通向幽门口,幽门管部分堵塞;重度:胃黏膜皱襞呈两条以上粗长肥大或蛇状、S型隆起,脱入十二指肠球部,幽门管全部堵塞。注意该病与有蒂息肉脱入幽门管、幽门括约肌肥大及胃癌鉴别。

2.4　超声检查

声像图表现为幽门前区黏膜处短粗槌状低回声,表面光滑,向球部延伸,胃蠕动幽门开放时更加明显。

2.5 组织病理学检查

由于绝大多数GMP是可复性的，所以手术时或尸体解剖时未能证实其存在。反复发生脱垂或严重脱垂的黏膜表面充血、水肿，并可有糜烂、溃疡或息肉状增生，幽门部增厚和幽门口变宽。显微镜下可见幽门部及黏膜下层充血、水肿和腺体增生，并有不同程度的淋巴细胞、浆细胞及嗜酸性粒细胞浸润。

3 治疗方法

轻度GMP无症状者不需要特殊治疗。可嘱患者少量多餐，尽量左侧卧位。有明显诱因者应积极治疗原发病。有明显症状时可给予镇静剂、抗胆碱能药物，有幽门梗阻时则需禁食、胃肠减压、补液、纠正电解质紊乱及酸碱失衡等。伴有慢性胃炎、消化性溃疡、上消化道出血者，可进行相应的治疗。幽门螺杆菌感染阳性者，应进行根除*H.pylori*治疗。黏膜脱垂明显者可行内镜下微波、高频电凝电切、氩离子凝固术及黏膜切除术（ESD）等治疗。如有出血和嵌顿现象而内科治疗不能控制者，经常反复发生大出血者，不能区别于其他严重疾病如肿瘤、多发息肉等情况可考虑手术治疗。

第14章 胃下垂

1 概念

胃下垂（gastroptosia）是由于膈肌悬力不足，腹内脏器支撑韧带松弛，或腹内压降低，腹肌松弛，导致站立时胃大弯抵达盆腔，胃小弯弧线最低点降到髂嵴连线以下。正常腹腔内脏位置主要靠3个因素予以固定：横膈的位置及膈肌的活动力；腹内压的维持，特别是腹肌力量和腹壁脂肪层厚度的作用；邻接脏器或某些相关韧带的固定作用。胃十二指肠两端的固定主要靠贲门部、胃膈韧带、胃肝韧带、胃脾韧带及胃结肠韧带等固定，以及十二指肠空肠弯在后腹壁固定，除两端外，正常胃囊其他部位略可在一定范围内上下、左右或前后方向移动，因此胃的形状可因人的体型而分别呈正张力型（即J型）、高张力型（牛角型）和低张力型（鱼钩型）三种正常形状。由于瘦长体型因素使正常胃呈极度鱼钩状，即为胃下垂所见无张力型胃；经产妇、多次腹部手术或腹腔巨大肿瘤摘除术后均可使腹压降低，从而引起内脏下垂；幽门梗阻患者使胃潴留扩大、胃张力降低，最终形成胃下垂；其他因素，如饮餐后立即运动、过度消瘦使腹内脂肪衬垫减少等均可导致胃下垂形成。胃下垂发病机制主要和膈肌悬吊力不足，膈胃、肝胃韧带松弛、腹内压下降及腹肌松弛等因素有关。胃下垂患者除了解剖位置上改变外，由于长期受到进餐后重力的作用，胃壁被拉长，胃窦腔扩大，张力降低，蠕动减弱，从而导致胃动力障碍。部分轻度胃下垂患者出现功能性消化不良的症状，研究显示胃肠自主神经功能失调可能与其发病有关。当副交感神经（迷走神经）兴奋时，胃肠张力增高，胃蠕动增强，运动加快，胃肠提前排空，当交感神经兴奋时和（或）迷走神经麻痹时，管腔扩张松弛，蠕动减弱或消失，排空迟缓，胃内容物潴留，胃体胃窦因为重力作用，久而久之，胃纵行平滑肌松弛，为支撑韧带也逐渐拉长，胃位置逐渐下降，左移，形成胃下垂。该病多发生瘦长体形的女性，以及多产妇、多次腹部手术伴腹肌张力低下和慢性消耗性疾病的患者。

2 诊断标准

2.1 临床表现

轻度胃下垂多无症状,胃下垂明显者可伴有与胃肠功能力及分泌功能较低有关的症状。患者临床上多表现为不同程度的上腹饱胀不适、厌食、嗳气、恶心、便秘、腹痛等症状,且常于餐后、站立过久和劳累后加重。体检胃区可有振水音,上腹部易触到明显的腹主动脉波动,通常伴有肝、脾、肾和结肠等内脏器官的下垂。

2.2 X线钡餐造影检查

疑为胃下垂患者主要依靠X线检查确诊。其影像学特征为吞服钡餐后胃呈鱼钩形、张力减退、其上端细长,下端显著膨大。胃位置明显低下,即站立位充盈像上胃角切迹位置低于两髂嵴连线以下/胃下界位置到达骨盆腔;胃排空缓慢,吞服钡剂4~6 h后仍有钡剂滞留。依据站立位胃角切迹与两侧髂嵴连线的位置胃下垂分为3度。轻度:角切迹的位置位于髂嵴连线下1.0~5.0 cm;中度:角切迹的位置位于髂嵴连缝下5.1~10.0 cm;重度:角切迹的位置位于髂嵴连线下10.0 cm以上。另外,占94.4%的病例,其胃下极(界)的位置到达骨盆腔,个别甚至达盆腔底(近耻骨联合上缘)。

2.3 内镜检查

胃镜对胃窦动力学的观察,有助于为临床诊断提供依据。通过胃镜计算门齿–幽门间距/身高比值,判定有无胃下垂,简便易行,具有较高的应用价值,表现为胃窦腔扩大,张力降低,蠕动减弱,幽门口持续开大等。若门齿–幽门间距/身高比值>0.52即可诊断为胃下垂。依据国内胃镜下胃动力型方法,将胃窦动力状态区分为胃窦弛缓型:胃窦腔扩大,蠕动波减少(<2次/min),蠕动幅度减弱,幽门口持续开大;胃窦紧张型:胃窦腔缩窄,蠕动波增加(>4次/min),蠕动幅度增大或见假幽门形成,幽门口持续关闭;反流型:患者可见贲门口松弛或食管黏膜炎症改变,部分患者出现胃十二指肠反流征象;正常型:无上述异常改变者。

3 治疗方法

3.1 一般治疗

由于胃下垂患者消化功能减弱，过多的食物入胃，必然会滞留于胃内而引起消化不良。所以，要少吃多餐，但次数可以增加，每日4~6次餐为合适。进餐的类别中主食宜少、蔬菜应多，每天喝一杯牛奶，蒸一碗鸡蛋膏。胃下垂患者的胃壁张力降低，蠕动缓慢，所以，用餐速度要相对缓慢些，细嚼慢咽以利于消化吸收及增强胃蠕动和促进排空速度，缓解腹胀不适。若食物干硬或质地偏硬，如牛排、炸丸子、花生、蚕豆等，进入胃内不易消化，还可能损伤胃黏膜而促进胃炎发生率增高。因此，平时所吃的食物应细软、清淡、易消化。主食应以软饭为佳，如面条、小米粥，馒头；副食要烂炖菜，少吃生冷蔬菜。胃下垂患者大多体力和肌力都很弱，加之消化吸收不好，容易产生机体营养失衡，因此，患者要注意在少量多餐的基础上力求使膳食营养均衡，糖、脂肪、蛋白质三大营养物质比例适宜。进餐时要坐位，餐后要休息30~60 min。加强腹肌锻炼，增强腹肌张力，纠正不良的习惯性体位。

3.2 药物对症治疗

对胃窦缓慢型胃下垂患者用促胃动力药，可以增强胃肠动力，还能协调胃肠运动，抗反流及胃液潴留的发生。增加营养，并给以助消化药，必要时给蛋白合成制剂及胰岛素等以增加腹腔内脂肪，并加强腹肌张力。中医药治疗有一定效果，多以补中益气合附子理中汤加减为基础方。也可用针灸、按摩，黄芪注射液穴位注射治疗有一定疗效。重度则不愈可用胃托辅助治疗。胃肠起搏能有效改善功能性消化不良和胃下垂患者的临床症状。

第15章 消化性溃疡

1 概念

消化性溃疡（Peptic ulcer，PU）是指在各种致病因子的作用下，黏膜发生炎性反应与坏死、脱落、形成溃疡，溃疡的黏膜坏死缺损穿透黏膜肌层，严重者可达固有肌层或更深。病变发生于食管、胃或十二指肠，也可发生于胃-空肠吻合口附近或含有胃黏膜的Meckel憩室内，其中以胃、十二指肠最常见。根据溃疡发生部位分为胃溃疡（gastric ulcer, GU）和十二指肠溃疡（duodenal ulcer, DU）。消化性溃疡的发生是损伤因素与防御-修复因素之间失衡有关，其中H.pylori感染、非甾体抗炎药（NSAID）和阿司匹林、胃酸或胃蛋白酶等，在发病机制中最常见的损伤因素。（1）H.pylori感染：大量临床研究已证实，消化性溃疡与幽门螺杆菌感染关系最为密切，95%的十二指肠溃疡及70%的胃溃疡与幽门螺杆菌感染有关，而根除H.pylori后溃疡复发率明显下降，由此认为H.pylori感染是导致消化性溃疡的主要病因之一。（2）胃酸：胃酸是引起消化性溃疡的重要损害因素。但其损害作用一般只有在正常黏膜防御和修复功能遭破坏时才发生。尽管胃酸与消化性溃疡发生有关，但在DU和GU的发病机制中又存在差异。研究显示，许多DU患者都存在基础酸排量（BAO）、夜间酸分泌、五肽胃泌素刺激的最大酸排量（MAO）、十二指肠酸负荷等增高的情况；而GU患者中绝大多数胃酸分泌量正常甚至低于正常。一些神经内分泌肿瘤如胃泌素瘤大量分泌胃泌素，导致高胃酸分泌状态，过多的胃酸成为溃疡形成的起始因素。DU患者胃酸分泌增多的因素包括壁细胞数量增多、分泌酸的"刺激因素"增加、壁细胞对刺激物质敏感性增强及胃酸分泌反馈机制缺陷、迷走神经张力增高等。胃酸在GU中所起的作用可能与溃疡发生部位有关。（3）药物：一些药物如抗血小板药物、糖皮质激素（GC）、抗生素等对胃十二指肠黏膜可产生损伤，导致溃疡发生，严重时可引起溃疡出血。在这些药物中对非甾体抗炎药（NSAID）的研究比较多。近年来随着NSAID药物在抗炎、抗血栓、镇痛等方面的广泛运用，消化性溃疡和溃疡出血的发病率也随之逐年上升，因而成为消化性溃疡的另一个重要病因。流行病学调查显示，在服用NSAID和阿司匹林的人群中，

15%~30%会患消化性溃疡。NSAID和阿司匹林使溃疡出血、穿孔等并发症发生的危险性增加4~6倍,而老年人中消化性溃疡病及并发症发生率和病死率约25%与NSAID和阿司匹林有关。通过破坏黏膜屏障,损伤黏膜防御修复功能导致消化性溃疡,其损伤机制包括局部作用和系统两个方面作用:①局部作用:NSAID和阿司匹林透过胃肠道黏膜上皮细胞膜进入胞体,电离出大量H^+,从而造成线粒体损害,对胃肠道黏膜产生毒性,黏膜细胞间连接完整性破坏,上皮细胞膜通透性增加,激活中性粒细胞介导的炎性反应,促进上皮糜烂、溃疡形成;②系统作用:NSAID和阿司匹林抑制环氧合酶1(COX-1),减少对胃黏膜具有保护作用的前列腺素(PG)的合成,进而引起胃黏膜血供减少,上皮细胞屏障功能减弱,氢离子反向弥散增多,进一步损伤黏膜上皮,导致糜烂、溃疡形成。氯吡格雷是另一个重要的抗血小板药物,为ADP受体拮抗剂,该药物通过阻断血小板膜上ADP受体发挥抗血小板作用。与阿司匹林不同,ADP受体拮抗剂并不直接损伤消化道黏膜,但可抑制血小板衍生的生长因子和血小板释放的血管内皮生长因子,从而阻断新生血管生成和影响溃疡愈合治疗。氯吡格雷可加重已存在的胃肠道黏膜损伤,包括阿司匹林及H.pylori感染导致的消化道损伤。糖皮质激素可能与溃疡的发生和再活动有关。目前认为GC剂量和维持时间长短、联合NSAID是GC导致PUD及并发症的确切危险因素。GC导致PUD的具体机制尚不明确,总体说来,可能与促进胃酸和胃蛋白酶分泌、减少胃液分泌、促使各种细胞因子和炎症介质表达等有关,使胃黏膜防御机制受损,诱发或加剧溃疡形成。(4)其他因素包括环境因素(吸烟、饮食、应激与精神心理因素)、胃十二指肠黏膜屏障功能损害、胃十二指肠运动异常、遗传因素等在消化性溃疡的发生中也起一定的作用。消化性溃疡在全世界均常见,一般认为人群中约有10%在其一生中患过消化性溃疡。但在不同国家和地区,其发病率有较大差别。一项针对北京一家三级甲等医院近35年胃镜检查资料的研究显示,消化性溃疡的检出率及H.pylori的感染率均呈下降趋势:十二指肠溃疡检出率由18.43%下降至5.2%,胃溃疡由5.79%降至2.46%;而H.pylori感染率由48.01%下降至29.30%。一项对比中国和美国30年间Hp流行病学的研究显示,1985—2015年中国的H.pylori感染率有明显下降趋势,由68%降至48%,尤其表现在城市居民中,由64%降至41%,在农村居民中由70%降至58%;美国近30年H.pylori感染率随时间无上升或者下降趋势,平均感染率为35%。本病可见于任何年龄,以20~50岁居多,男性多于女性,为(2~5):1,临床上十二指肠溃疡多于胃溃疡,两者之比约为3:1。

2 诊断标准

病史采集是诊断的基础,根据慢性病程、反复周期性、节律性上腹疼痛及疼痛与进食的关系特点,可初步诊断消化性溃疡。胃镜和病理组织学检查是确诊良性或恶性溃疡的依据。本病需与胃癌、胃泌素瘤、淋巴瘤、胃间质瘤等相鉴别。

2.1 临床表现

本病临床表现不一,多数为节律性、周期性中上腹痛、反酸,少数可无任何临床症状,仅在胃镜检查时发现。另外一些患者在出现严重并发症如出血或穿孔后才被发现。(1)上腹痛:为最主要的症状,其特点为慢性病程,呈周期性、节律性发作,发病常与季节变化、精神紧张、过度劳累和饮食不当等有关。疼痛性质可为隐痛、烧灼感、钝痛或剧痛。GU疼痛多位于剑突下偏左;DU疼痛常位于中上腹偏右,少数向后背放散。疼痛的发生及缓解与进食有一定的关系,GU疼痛多发生于餐后0.5~1.5 h,持续1~2 h,至下次进餐前消失;DU疼痛多发生于餐后3~4 h或夜间,少许进食后可缓解。(2)伴随症状:可有反酸、嗳气、恶心及呕吐等胃肠症状。(3)体格检查:体征较少,缓解期多无明显体征,发作期可有上腹压痛,部位较局限和固定。(4)并发症:①出血:部分以上消化道出血为首发症状,表现为呕血(或)黑便,严重者可出现失血性休克。也部分出血患者因首先出现头晕、黑蒙、四肢湿冷等血容量不足临床症状而就诊。②溃疡穿孔:消化性溃疡病并发穿孔多见于老年患者,可能与老年患者临床症状较隐匿,以及NSAID类药物应用率较高等因素有关。当溃疡穿透浆膜层至游离腹腔可导致急性穿孔,溃疡穿透与邻近器官组织粘连,可导致穿透性溃疡或溃疡慢性穿孔。急性穿孔时胃或十二指肠内容物流入腹腔,可引起急性弥漫性腹膜炎,亚急性或慢性穿孔可引起局限性腹膜炎、肠粘连或肠梗阻征象。③幽门梗阻:幽门梗阻的发生目前已较少见,这可能与临床上早发现、早治疗、早期根除*H.pylori*和PPI的广泛应用有关。幽门梗阻多由十二指肠溃疡引起,亦可发生于幽门前或幽门管溃疡,临床上可分为功能性梗阻和器质性梗阻。前者主要由溃疡周围组织炎性充血、水肿引起的幽门反射性痉挛,内科治疗有效;后者多见于反复发作的溃疡,瘢痕组织收缩及与周围组织粘连而导致幽门变形、狭窄,食糜不易通过。内科治疗效果欠佳,常需外科手术治疗。呕吐为其主要症状,多发生于餐后0.5~1 h,呕吐物中含发酵宿食。④癌变:少数GU可发展为胃癌,目前未见有DU发生癌变的报道。

2.2 内镜检查

胃镜检查是确诊消化性溃疡最主要的方法,可直接观察溃疡的部位、形态、大小及数目、深度、病期,以及溃疡周围黏膜的情况,还可在直视下做活组织检查,对良、恶性溃疡进行鉴别。(1)溃疡的类型:根据内镜下溃疡发生部位和形态可分为胃溃疡、十二指肠溃疡、特殊类型溃疡3种类型。后者包括复合性溃疡(GD和DU同时存在)、老年人消化性溃疡、幽门管溃疡、无症状性溃疡、球后溃疡、巨大溃疡、难治性溃疡等。(2)内镜下溃疡表现:内镜下溃疡呈圆形、椭圆形、线性或不规则形、霜斑样。其中以圆形和椭圆形最常见。边缘锐利,周围黏膜常常充血水肿,愈合期或瘢痕期溃疡可见周围黏膜向溃疡中心集中;基底光滑,有时可见白色、黄白色或咖啡色苔状物附着。(3)溃疡分期:根据内镜下良性溃疡的演变过程及胃镜下表现,按照日本畸田隆夫的分期法,可将溃疡分为活动期(A期)、愈合期(H期)和瘢痕期(S期),而每期又分为2个阶段,分别A1期、A2期,H1期、H2期、S1期、S2期(表15-1)。

表15-1 内镜下良性溃疡的分期诊断标准

分期	内镜下指标
活动期(A期)	溃疡大而深,溃疡基底部覆白色或黄白色厚苔。溃疡周边黏膜充血、水肿。无皱襞集中
A1期	溃疡呈圆形或椭圆形,厚白苔,周围黏膜充血水肿明显
A2期	溃疡周围充血水肿明显减轻,可见再生红晕环
愈合期(H期)	溃疡缩小、变浅、底平,苔变薄,周围开始有皱襞集中
H1期	溃疡缩小、变浅,苔变薄,可有明显再生红晕环,周围皱襞集中
H2期	溃疡明显缩小、变浅,再生红晕环加宽,皱襞集中明显
瘢痕期(S期)	溃疡完全愈合、无苔,皱襞集中明显
S1期	再生红晕环覆盖溃疡底部,溃疡变平、苔消失,皱襞集中呈放射状,称为红色瘢痕期
S2期	再生红晕环消失,与周围黏膜颜色接近,仅见浅而小的凹陷及周围的皱襞,称为白色瘢痕期

2.3 X线钡餐造影检查

X线钡餐检查一般适用于胃镜检查有禁忌证或不愿接受胃镜检查的患者。发现龛影是诊断DU可靠的征象,龛影是由钡剂填充溃疡的凹陷部分所造成。溃疡龛影一般呈圆形、椭圆形或线形,边缘光滑,周围可见水肿带或透光圈。在溃疡愈合过程中,纤维组织增生,有时可见黏膜皱襞向龛影集中。有时在缺乏龛影的情况下,若所见十二指肠球部畸形也间接提示DU可能。造成畸形的原因与痉挛、黏膜水肿、瘢痕收缩及十二指肠周围粘连有关,如大弯侧痉挛性切迹、三叶草畸形、幽门管偏位等。

2.4 *H.pylori*检测

*H.pylori*检测目前已作为消化性溃疡常规检查项目。(1)*H.pylori*检测方法：检测方法分为侵入性和非侵入性两大类。前者需通过胃镜检查取胃黏膜活组织进行检测，主要包括快速尿素酶试验(RUT)、组织学检测、*H.pylori*细菌培养和聚合酶链反应(PCR)等；后者主要通过^{13}C/^{14}C尿素呼气试验(UBT)、粪便*H.pylori*抗原检测(HpSA)及血清学检查。^{13}C/^{14}C尿素呼气试验具有*H.pylori*检测准确性相对较高、操作性方便和不受胃内灶性分布影响等优点，是目前临床上流行病学调查及根除*H.pylori*后复查的首选方法。(2)诊断标准：符合以下3项之一者可判断为*H.pylori*现症感染：①胃黏膜组织RUT、组织切片染色或培养3项中任一项阳性；②^{13}C/^{14}C UBT阳性；③HpSA阳性。血清*H.pylori*抗体检测(经临床验证、准确性高的试剂)阳性提示曾经感染。*H.pylori*感染根除治疗后的评估应在根除治疗完成后不少于4周进行，首选UBT、HpSA，符合下面3项之一可判断*H.pylori*根除：①^{13}C/^{14}C UBT阳性；②HpSA检测阴性；③基于胃窦、胃体两个部位取材的RUT均阴性。(3)实施中需注意的问题：不同检测试剂的准确性存在差异，应用的试剂和方法需经过验证；*H.pylori*检测前必须停用PPI至少2周，停用抗菌药物、铋剂和某些具有抗菌作用的中药至少4周；评估应在根除治疗完成后4~8周进行，此期间服用抗菌药物、铋剂和某些具有抗菌作用的中药或PPI均会影响检测结果。

2.5 胃液分析

测定每小时基础胃酸分泌量(BAO)、每小时胃酸最大分泌量(MAO)及BAO/MAO比值，了解胃酸分泌情况。GU患者BAO可正常或稍低，DU患者BAO与MAO均可增高。由于X线钡餐检查和内镜技术的普及，目前胃液分析诊断DU或GU较少见。

2.6 超声内镜检查

一般认为*H.pylori*感染、溃疡愈合质量是影响消化性溃疡复发的两大原因。溃疡愈合质量需依据黏膜和黏膜下组织结构的修复重建情况进行评价，超声内镜(EUS)下胃壁结构层次应整齐清晰，与周边正常组织相同，即再生黏膜要有较高的组织结构成熟度及功能成熟度。在放大色素内镜及EUS下愈合的溃疡表面可呈现出两种不同的形态：平坦型和结节型或颗粒型。前者为高质量的溃疡愈合，后者为溃疡愈合状态不佳的表现。根据放大色素内镜观察及病理学研究，将胃溃疡的愈合状态分为白苔覆盖的再生期(R期)和瘢痕期(S期)。进一步分期为：R0期，溃疡边缘无再生绒毛；R1期，溃疡边缘可见少量再生绒毛；R2期，溃疡边缘可见粗大颗粒状的再生绒毛; Sa期, 溃疡瘢痕中央部凹陷; Sb期, 溃疡瘢痕中央凹陷消失, 再生绒毛呈粗大颗粒状; Sc期, 溃疡瘢痕中央凹陷消失, 再生绒毛呈细密颗粒样, 瘢痕部黏膜平坦接近正常黏膜形态。

3 治疗方法

消化性溃疡的治疗目的是缓解症状、促进溃疡愈合、防止并发症、预防复发, 治疗重点在于削弱各种损害因素对胃及十二指肠黏膜的损害、提高防御因素以增强对黏膜的保护。具体的方法包括消除病因、降低胃酸、保护胃黏膜、根除 *H.pylori* 等。

3.1 一般治疗

在针对消化性溃疡可能的病因治疗同时, 还要注意休息, 避免过度劳累和精神紧张; 避免刺激性饮食, 戒烟酒, 少饮浓茶、咖啡及进食辛辣、酸甜食物, 勿暴饮暴食, 防止胃窦过度扩张增加胃泌素分泌。慎用或不应用NSAIDs、激素等药物。

3.2 抑酸治疗

抑酸治疗是缓解临床症状, 促进溃疡愈合的最主要措施, 主要有PPI和H_2RA。抑酸治疗降低胃内酸度, 与溃疡尤其是十二指肠溃疡的愈合存在直接关系。如果用药物抑制胃酸分泌, 使胃内pH≥3, 每天维持18~20 h, 则可使大多数在十二指肠溃疡在4周内愈合。PPI的应用可降低上消化道出血等并发症的发生率。PPI是首选药物, 目前应用于临床的PPI有奥美拉唑、兰索拉唑、泮托拉唑、雷贝拉唑、埃索美拉唑、艾普啦唑等。治疗GU疗程一般为6~8周, 治疗DU疗程一般为4~6周。PU的治疗通常采用标准剂量PPI, 每日1次, 早餐前0.5 h或睡前服药。对于存在高危因素和巨大溃疡患者, 建议适当延长疗程。抑酸剂也可选用H_2RA, 目前应用于临床的H_2RA有西咪替、雷尼替丁、法莫替丁、尼扎替丁、罗沙替丁、拉夫替丁。治疗GU疗程一般为8周, 治疗DU疗程一般为4周。一般标准剂量2~3次/d。制酸剂如铝碳酸镁、氢氧化铝凝胶等, 一般用于临床给药以缓解症状, 不作为长期治疗。

3.3 *H.pylori* 根除治疗

对 *H.pylori* 阳性的PU, 无论初发或复发, 有无并发症均应根除 *H.pylori*, 这是促进溃疡愈合和防止复发的基本措施。目前采用我国第5次 *H.pylori* 共识推荐的铋剂四联 (PPI+铋剂+2种抗生素）H.pylori根除方案（剂量及用法见表15-2）。这些方案的根除率均达到85.9%~94%，绝大多数研究采用了14 d疗程。在抗H.pylori治疗结束后，仍应继续使用PPI至疗程结束。在临床实施根除H.pylori治疗中，还需要考虑：①在选择抗菌药物时应充分考虑药物的耐药性，结合地区的耐药特点，尽可能选用耐药率低的抗菌药物联合治疗。目前我国H.pylori根除治疗方案中的优先选择抗菌药物有四环素、呋喃唑酮、阿莫西林的耐药率低，治疗失败后不易产生耐药，必要时可重复应用。②经2次正规方案治疗失败时，应有经验的医师在全面评估已用药物、分析可能失败原因的基础上谨慎选择治疗方案。建议至少间隔3~6个月，如有条件，可进行药物敏感试验，但作用可能有限。③抑酸剂在根除方案中起重要作用，选择作用稳定、疗效高、受CYP2C19基因多态性影响较小的PPI，可提高H.pylori根除率。④推荐所有患者均应在根除治疗后进行复查，H.pylori感染根除治疗后的判断应在根除治疗完成至少4周后进行。复查最好采用非侵入方法，包括尿素呼气试验和粪便H.pylori抗原试验。残胃者用呼气试验检测H.pylori的结果并不可靠，推荐至少采用两种检测方法来验证。⑤有些研究发现，益生菌能改善H.pylori相关性胃炎的组织病理学改变，并能提高H.pylori的根除率，减少一些治疗相关的胃肠道不良反应，但这些论点尚待更多研究结果证实。

表15-2　推荐的幽门螺杆菌根除四联方案中抗生素组合、剂量和用法

方案	抗生素1	抗生素2
1	阿莫西林1 000 mg, 2次/d	克拉霉素500 mg, 2次/d
2	阿莫西林1 000 mg, 2次/d	左氧氟沙星500 mg, 1次/d或200 mg, 2次/d
3	阿莫西林1 000 mg, 2次/d	呋喃唑酮100 mg, 2次/d
4	四环素500 mg, 3次/d或4次/d	甲硝唑400 mg, 3次/d或4次/d
5	四环素500 mg, 3次/d或4次/d	呋喃唑酮100 mg, 2次/d
6	阿莫西林1 000 mg, 2次/d	甲硝唑400 mg, 3次/d或4次/d
7	阿莫西林1 000 mg, 2次/d	四环素500 mg, 3次/d或4次/d

　　注　标准剂量（质子泵抑制剂+铋剂；2次/d，餐前0.5 h口服）+2种抗生素（餐后口服）。标准剂量质子泵抑制剂为艾司奥美拉唑20 mg、雷贝拉唑10 mg（或20 mg）、奥美拉唑20 mg、兰索拉唑30 mg、潘托拉唑40 mg、艾普拉唑5 mg，以上选一；标准剂量铋剂为枸橼酸铋钾220 mg（果胶铋标准剂量待确定）。

3.4　胃黏膜保护剂

　　联合应用胃黏膜保护剂可提高PU的愈合质量，有助于减少溃疡的复发。对于老年人PU、难治性溃疡、巨大溃疡、复发性溃疡，建议在抑酸、抗H.pylori治疗同时，配合应用胃黏膜保护剂。目前应用于临床的胃黏膜保护剂有硫糖铝、枸橼酸铋钾、吉法酯、瑞巴派特、替普瑞酮等。标准剂量3次/d，餐前0.5 h服药；结合胆酸作用胃黏膜保护剂剂选用于伴胆汁反流者，有消

胆胺、铝碳酸镁等,后者兼有黏膜保护作用,常用剂量为1g/次, 3次/d, 口服。

3.5 促动力药

部分GU患者伴有胃动力不足,胃排空延缓,胆汁反流。增加胃动力可促进胃排空,减少胆汁反流及改善症状。常用促动力药药物有盐酸伊托必利、莫沙必利等,抗胆汁反流剂有铝碳酸镁等。

3.6 NSAID-溃疡的防治

对于NSAID-溃疡的治疗,在病情允许的情况下首选停用NSAID。除此之外,药物治疗应首选PPI,其能高效抑制胃酸分泌,显著改善患者的胃肠道症状,预防消化道出血,并能促进溃疡愈合。胃黏膜保护剂可增加前列腺素合成、清除并抑制自由基、增加胃黏膜血流量等作用,对NSAID-溃疡有一定治疗作用。NSAID-溃疡伴*H.pylori*感染患者行*H.pylori*根除治疗仍有争议。目前认为,可能增加应用NSAID患者胃肠道损伤的因素包括:胃肠道溃疡病史,年龄,存在其他合并症(如糖尿病、肝硬化、缺血性心脏病、肿瘤、脑血管病变等),合并应用抗血小板药物、抗凝药物、糖皮质激素、选择性5-羟色胺再摄取抑制剂(SSRI)等,慢性肾功能不全及血液透析患者,合并*H.pylori*感染等。此外, NSAID的使用剂量、类型和疗程也被证实与NSAID-溃疡的发生有关。2009年,美国胃肠病学(ACG)溃疡并发症预防指南将NSAID-溃疡并发症的风险等级分为高风险、中风险和低风险,并给予相应的预防建议(表15-3)。

表15-3 NSAID-溃疡并发症预防建议

风险等级	危险因素	预防建议
高风险	1.曾有特别是近期发生溃疡并发症 2.存在2个以上危险因素	停用NSAID和阿司匹林,如不能停用,则选择环氧合酶抑制剂+高剂量PPI
中风险(1~2个危险因素)	1.年龄>65岁 2.采用高剂量NSAID和阿司匹林治疗,或联用两种以上的NSAID 3.有溃疡病史但无并发症 4.合并应用NSAID和阿司匹林、抗凝剂或糖皮质激素	单独选用选择性环氧合酶2,或非选择性NSAID和PPI
低风险	无危险因素	可以应用非选择性NSAID

3.7 消化性溃疡出血的治疗

临床上怀疑消化性溃疡并发急性出血时, 应尽可能在24 h内做急诊行胃镜检查, 有循环衰竭征象者, 应先迅速纠正循环衰竭后再行胃镜检查。国际共识意见指出, 内镜检查前, 可予PPI治疗, 以降低出血病灶的Forrest分级、减少需要内镜干预的比例。内镜检查如发现溃疡出血, 可根据溃疡基底特征来判断患者发生再出血的风险。凡基底有血凝块、血管显露者易再出血, 内镜检查时对出血病变应做改良的Forrest分级, 见表15-4。研究认为, Forrest标准对溃疡出血患者正确选择内镜治疗还是急诊手术具有极其重要意义。(1)抑酸药物: 抑酸药能提高胃内pH, 既可促进血小板聚集和纤维蛋白凝块的形成, 避免血凝块过早溶解, 有利于止血和预防再出血, 又可治疗消化性溃疡。如埃索美拉唑40 mg静脉输注, 2次/d, 出血量大时, 可埃索美拉唑80 mg静脉推注后, 以8 mg/h的速度持续静脉泵入(滴注)72 h, 然后改为标准剂量PPI静脉输注, 每日2次, 使用3~5 d, 此后口服标准剂量PPI直至溃疡愈合。(2)内镜下止血: 对于不同分级的病灶, 国际指南指出: ①低危征象者(溃疡面有非凸起性红斑或基底洁净, 对应Forrest Ⅱc和Ⅲ级)不推荐行内镜止血; ②溃疡面附着血凝块者(对应Forrest Ⅱb级), 须进行冲洗, 尽量使其脱落, 并对病灶行适当治疗; ③对溃疡面附着血凝块者是否须行内镜治疗尚存在争议, 虽然单独PPI治疗可有效止血, 但仍可考虑行内镜治疗; ④高危征象者(活动性出血或有血管裸露, 对应Forrest Ⅰa 、Ⅰb、Ⅱa 级)建议行内镜止血。我国最新指南推荐对Forrest分级Ⅰa至Ⅱb的出血病变行胃镜下止血治疗。内镜下止血起效迅速、疗效确切, 应作为首选。可根据医院的设备和病变的性质选用内镜下止血方法。常用的内镜止血方法包括药物局部注射、热凝止血和机械止血3种。物局部注射可选用1:10 000肾上腺素氯化钠溶液、高渗钠-肾上腺素溶液等, 其优点为方法简便易行; 热凝止血包括高频电凝、氩离子凝固术、热探头、微波等方法, 止血效果可靠, 但需要一定的设备与技术经验; 机械止血主要采用各种止血夹, 尤其适用于活动性出血, 但对某些部位的病灶难以操作。临床证据表明, 在药物注射治疗的基础上, 联合一种热凝或机械止血方法, 可以进一步提高局部病灶的止血效果, 但不主张单独使用注射治疗作为止血的方法。(3)止血药物: 消化性溃疡的出血是黏膜病变出血, 采用血管收缩剂去甲肾上腺素溶液8 mg加入生理盐水或冰盐水100~200 ml中分次口服, 可使出血的小动脉收缩而止血, 此法不主张在老人使用。由于胃内出血和PPI的使用, 可使急性期患者*H.pylori*组织学检测的假阴性率升高, 故而对于急性期检测*H.pylori*阴性的溃疡出血患者, 建议出血停止4周后重复行*H.pylori*检测, 而根除治疗结束后应注意随访评估根除的效果。

表15-4　Forrest分级及对应的再出血率概率（%）

Forrest分级	溃疡病变的内镜下表现	再出血概率（%）
Ⅰa	喷射状出血	55
Ⅰb	活动性渗血	55
Ⅱa	血管显露	43
Ⅱb	附着血凝块	22
Ⅱc	黑色基底	10
Ⅲ	基底洁净	5

3.8 消化性溃疡的复发及预防

　　*H.pylori*感染、长期服用NSAID和阿司匹林是导致PU复发的主要原因，其他原因尚有吸烟、饮酒等不良生活习惯。对复发性溃疡的治疗，应首先分析其原因，做出相应的处理。根除*H.pylori*后，溃疡复发率显著低于单用抑酸剂治疗组和未根除治疗组，提示*H.pylori*是导致溃疡复发的主要因素，这其中包括未进行*H.pylori*根除治疗和根除治疗后*H.pylori*再次转为阳性者。后者再燃和再感染两种可能，近年来多项研究表明再燃可能是*H.pylori*感染复发的主要因素，应对*H.pylori*感染者再次进行根除治疗。对非*H.pylori*感染、*H.pylori*根除失败，以及其他不明原因的复发性溃疡的预防，建议应用PPI或H_2RA维持治疗。长期服用NSAID和阿司匹林是导致PU复发的另一重要因素，如因原发病需要不能停药者可更换为选择性环氧合酶2抑制剂，并同时服用PPI。对不能停用NSAID和阿司匹林药物者，长期使用PPI预防溃疡复发的效果显著优于H_2RA。从药理机制上讲，选择性环氧合酶2抑制剂可避免NSAID和阿司匹林对环氧合酶的非选择性抑制，减少消化道黏膜损伤的发生，但研究表明，仍有1%~3%的高危人群使用选择性环氧合酶2抑制剂后发生溃疡，因此对此类患者仍建议同时使用PPI维持治疗。

3.9 外科治疗

　　手术治疗不是PU的首选方法，如有上消化道出血、瘢痕性幽门梗阻、难治性溃疡、球部或球后明显狭窄、经内科治疗无效者；如有急性穿孔或巨大溃疡、重度异型增生甚至癌变倾向者应考虑外科手术治疗。

4 诊疗流程

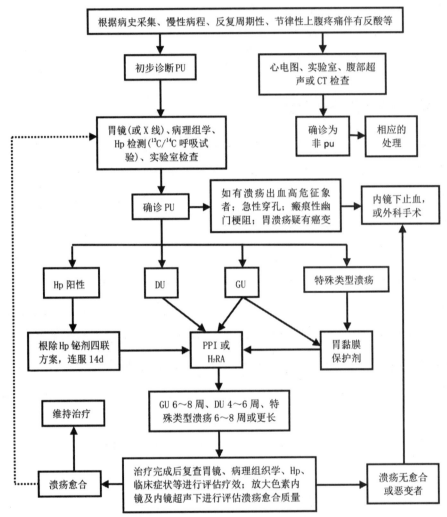

注 PU消化性溃疡；EUS：超声内镜；GU：胃溃疡；DU：十二指肠溃疡；Hp：幽门螺杆菌；特殊类型溃疡包括复合性溃疡、老年人消化性溃疡、幽门管溃疡、球后溃疡、难治性溃疡、无症状性溃疡等。

图15-1 消化性溃疡诊疗流程

主要参考文献

［1］中华消化杂志编委会.消化性溃疡病诊断与治疗规范（2016年，西安）[J].中华消化杂志，2016，36：508–513.

［2］中华医学会消化病学分，幽门螺杆菌和消化性溃疡学组，全国幽门螺杆菌研究协作组.第五次全国幽门螺杆菌感染处理共识报告[J].中华消化杂志，2017，37：364–378.

第16章 胃轻瘫

1 概念

胃轻瘫（gastroparesis）是指以非机械性梗阻引起的胃排空延迟为特征的一组临床症状群。主要表现为早饱、餐后上腹胀、恶心、发作性干呕、呕吐以及体重减轻等，而有关检查未发现上消化道或上腹部有器质性病变，又称胃麻痹、胃无力等。大部分胃轻瘫可明确病因，即继发性胃轻瘫，而约1/3胃轻瘫的病因今未能阐明，称为原发性或特发性胃轻瘫。原发性胃轻瘫病因尚不清楚，但病变部位可能在胃的肌层或支配肌层的肌间神经丛。继发性胃轻瘫的病因有：急性病因多由药物包括麻醉镇静剂、抗胆碱能药物、钙通道阻断剂、左旋多巴、β受体阻滞剂等，病毒感染包括轮状病毒、诺如病毒、EB病毒、巨细胞病毒等引起。慢性病因诸多，包括糖尿病、胃食管反流病、胃部手术/减肥手术/迷走神经切断手术史、贲门失迟缓症、结缔组织病、甲状腺功能减退、慢性肝衰竭或肾衰竭、假性肠梗阻、神经肌肉病变、肿瘤和神经性厌食等。胃轻瘫的主要病因包括糖尿病（29%）、手术后（13%）、特发性胃轻瘫（36%）等。糖尿病胃轻瘫是各型糖尿病常见的并发症，常伴发周围神经病变、视网膜病变和糖尿病肾病，但也有少数患者以胃轻瘫为最早的糖尿病神经病变表现。手术后胃轻瘫多发生于上腹部或胸部手术，最常见于迷走神经切断术、Nisson胃底折叠术等。特发性胃轻瘫是最常见的胃轻瘫类型，病因不明，诊断时需排除其他因素。胃正常运动过程分为几步：第1步，胃底适应性舒张。当固体食物进入胃，诱发胃底平滑肌松弛，胃容积增加以储存食物，胃内压力无显著升高。第2步，胃窦转运及研磨。近端胃体收缩将食物转运至胃体-窦交界部，高振幅的蠕动波将食物研磨为1~2 mm的食糜，并与胃酸、胃蛋白酶充分混合，成为准备好通过幽门排空的混合物。这种胃体-窦交界部的蠕动波称为慢波，约3次/min。慢波由胃底和近端胃体交界处胃大弯侧发起，向胃窦部呈环形推进，至近端胃窦加速，促使食物通过幽门。第3步，幽门筛选及胃排空。在胃慢波推进下，充分混合研磨后的食糜通过幽门口进入十二指肠。幽门通过张力变化调节每一波慢波时通过幽门的食糜的速度和量。直径>2 mm的胃内容物需要消化间期的移行复合运动Ⅲ期的胃窦环形收缩完成清除。胃运动过程受到肠外源性和内源性神经系统支配,外源性神经包括副交感迷走神经和交感脊神经,内源性神经为肠神经系统。外源性神经通过肠神经系统间接支配胃平滑肌并介导感觉传导。(1)糖尿病胃轻瘫diabetic gastroparesis, DGP)的发病机制。①自主神经病变:糖尿病自主神经病变是糖尿病慢性并发症之一,高血糖导致的氧化应激、微循环障碍是糖尿病自主神经病变的主要机制。研究发现,糖尿病胃轻瘫患者迷走神经功能下降,形态学异常,交感神经元结构也受到损伤,导致胃的运动和感觉异常。②Cajal间质细胞(ICC)病变:ICC是一种特殊间质细胞,位于胃体近端胃大弯侧的肠神经末梢与平滑肌之间,是胃的起搏细胞。ICC可产生节律性去极化、复极化,发动胃电慢波,改变平滑肌细胞膜电位,调节肌肉收缩。③高血糖:急性高血糖与胃排空延迟密切相关,其可降低胃近端协调性,抑制胃窦蠕动,刺激幽门收缩,并可诱导胃电节律紊乱;反之,胰岛素引起的低血糖可加速胃排空。慢性高血糖对 DGP 的影响尚不明确,研究显示,慢性高血糖可增加胃排空延迟的风险,但通过强化胰岛素治疗改善血糖来改善胃排空是否具有意义仍不确定。从病理生理角度讲,高血糖可抑制迷走神经传出功能,增加晚期糖基化终末产物,并诱导机体产生活性氧类,导致氧化损伤;细胞内过量葡萄糖可激活选择性糖酵解途径,使山梨醇和果糖在细胞内累积并且消耗还原型辅酶Ⅱ,导致细胞水肿和氧化应激;此外,高血糖抑制神经元型一氧化氮合酶(nNOS)的表达,激活还原型辅酶Ⅱ氧化酶,降低核因子 E2 相关因子,减弱抗氧化系统清除能力等,均可导致内皮细胞、ICC及神经细胞等多种细胞损伤,是促进糖尿病慢性并发症包括DGP 发生、发展的重要因素。④胃肠激素:胃动素、胃泌素、P 物质、乙酰胆碱、5-羟色胺等可以促进胃排空,而生长抑素、一氧化氮(NO)、血管活性肠肽、胆囊收缩素、肠促胰岛素则抑制胃排空。这些激素及其受体糖基化或其靶器官功能丧失等可导致其调控作用减弱,影响胃排空。胃促生长素(ghrelin)及胰高血糖素样肽 1(GLP-1)因其良好的临床应用前景成为近年来的研究热点。⑤H.pylori感染:近年来研究显示,糖尿病患者比非糖尿病患者的H.pylori感染率更高,且H.pylori感染与糖尿病及其并发症的发生、发展相关,其可诱导及促使2型糖尿病患者胰岛素抵抗的发生、发展,并与糖尿病大血管及微血管并发症均有一定关系。其作用机制尚不明确,可能与单核及巨噬细胞增加及活化、白细胞介素6 及肿瘤坏死因子α等炎性因子增加、机体高氧化应激状态、血糖稳态失衡等有关。研究表明,糖尿病伴胃轻瘫的患者H.pylori感染率明显高于不伴有胃轻瘫的患者,且根除H.pylori可有效增加血糖稳态,并明显改善 DGP 症状。(2)手术后胃轻瘫。由于腹部手术后出现,以胃排空延迟所致的恶心、呕吐、腹胀等为主要临床表现者又称为术后胃瘫综合征(PGS)。目前研究认为,PGS的主要病因是胃缺乏移行性肌电综合波(MMC)Ⅲ相波的活动。造成MMCⅢ相活动缺乏可能与消化道完整性的破坏、电起搏细胞(Cajal细胞)部分被切除、术中损伤或切断迷走神经等因素有关。术后患者胃的适应性舒张功能及收缩功能均严重受损,表现为液体食物早期进入远端胃腔,而固体食物排空滞后;可消化食糜的研磨和排空下降,易造成胃潴留,而不可消化食物排空障碍,易形成胃石。近年来,由于质子泵抑制剂和抗幽门螺杆菌治疗的普及,溃疡病手术较前减少。Nisson胃底折叠术逐渐成为更加常见的手术后胃轻瘫病因。胃底折叠直接导致胃底适应性舒张功能受损,同时术中易损伤迷走神经,造成胃的运动和感觉功能紊乱。此外,减肥手术、胰腺手术、心肺移植手术等也为手术后胃轻瘫的常见病因。(3)特发性胃轻瘫。特发性胃轻瘫的病因和发病机制不明,可能与胃舒张功能异常、胃窦收缩力不足和幽门松弛障碍、胃慢波节律失常相关。组织学研究发现,特发性胃轻瘫的组织学改变与糖尿病胃轻瘫存在类似表现,即为神经纤维减少、平滑肌细胞、ICC的形态学异常,伴有炎症细胞浸润。近年研究发现,特发性胃轻瘫症状评分与胃肌层的免疫细胞浸润评分呈正相关,提示免疫反应在特发性胃轻瘫中的作用。目前认为,少部分特发性胃轻瘫患者可能存在以下特殊病因:①病毒感染。部分特发性胃轻瘫患者的病因可能与病毒感染有关,故也被称为病毒感染后胃轻瘫。其机制可能为病毒感染造成的神经损害和ICC损伤,导致胃神经运动失常。可疑病毒类型包括巨细胞病毒、EB病毒和带状疱疹病毒等。病毒感染后胃轻瘫症状轻,预后好,可自行恢复。②幽门痉挛或狭窄。正常情况下,当蠕动波将食糜送至幽门,幽门松弛使食糜通过。这种松弛反应有赖于肠神经系统氮能神经元释放NO。部分胃轻瘫患者存在幽门张力增高或者幽门周期性收缩,幽门痉挛或狭窄可能是这类患者的发病机制,可能与氮能神经元受损相关。

2 诊断标准

目前国内胃轻瘫诊断标准是:①经一项或多项检查,排除胃流出道机械性梗阻,但存在胃潴留;②胃管引流量>800 ml/d,持续10 d以上;③无明显水、电解质紊乱,酸碱失衡;④排除引起胃轻瘫的基础疾病,如甲状腺功能减退、糖尿病等;⑤没有使用影响胃平滑肌收缩的药物史。国外诊断胃轻瘫的金标准是用放射性元素^{99m}Tc标记的低脂饮食测定胃排空的情况。

2.1 临床表现

胃轻瘫最常见症状是恶心、呕吐、餐后饱胀感及早饱感、胀气和上腹痛等,少数患者伴前驱发热。重症患者出现体重下降、营养不良、脱水等继发表现。恶心、呕吐是胃轻瘫最常见的症状,尤其在糖尿病者。呕吐的中枢感受器在第四脑室,外周感受受体包括迷走神经系统和前庭器官。该症状产生的机制由迷走神经病变、内脏高敏感性等多因素参与,患者间存在异质性。早饱、餐后饱胀感在2型糖尿病患者更突出,胃适应性舒张功能异常可能是该症状的原因。上腹痛多见于无前驱感染史的特发性胃轻瘫患者。腹痛可能与内脏高敏感性、胃底舒张功能不全、幽门痉挛等机制有关。胃轻瘫的症状是非特异性的,可出现在多种其他疾病当中。其中,胃轻瘫与功能性消化不良症状具有较多重叠。86%的胃轻瘫患者符合罗马Ⅲ标准中功能性消化不良的诊断标准,以餐后不适综合征表现为主。23%~33%的功能性消化不良患者具有胃排空降低。

2.2 辅助检查

2.2.1 核素扫描技术

目前核素扫描的闪烁法固体胃排空是评估胃排空和诊断胃轻瘫的“金标准”技术。检查前禁食水8~12 h,患者取坐位服用试验餐,用In和^{99m}TC分别标记液体和固体食物,1 min内服完,餐后患者保持坐位,以胃为中心采集,得出胃的放射性计数。现在认为在进餐后1 h胃内容物大于90%,2 h胃内容物大于60%,4 h胃内容物大于10%为胃排空延迟。该方法能确切检查试验餐在胃内排空的情况,具有准确性高、客观定量、符合胃正常生理等特点,但存在价格高昂、可重复性差、设备要求高等缺点。

2.2.2 超声检查

三维超声可将目标区域单独提取出来,从而建立该区域的容积模式并测出该区域的容积。有研究表明,超声所定位缩窄带与放射性同位素法观察到的放射性核素分布较稀疏的胃角处相一致,且两种方法对胃排空的检测结果高度一致。三维超声成像技术具有精确简便、重复性好、价格低廉等优势,但值得注意的是,超声也存在一定的局限性:该方法对肥胖或胃窦位于胸廓内的患者应用受限,其准确性也与操作医师的水平有关。此外,超声对液体食物排空功能的检测效果明显优于固体食物,而固体食物排空障碍对于早期诊断糖尿病胃轻瘫更有价值。

2.2.3 X线检测

通过观察不透X线的钡剂在胃肠内的运动过程来检测胃肠动力。正常胃的液体半排空时间为15~20 min,固体半排空时间少于6 h。糖尿病胃轻瘫患者钡剂排空时间明显延长,同时可见胃扩张及运动减弱。此方法具有设备普及、价格低廉等优势,但缺少对试验餐及标志物的量化标准,降低了结果的准确性。

2.2.4 多排螺旋CT

服造影剂后，定时多次做CT检查。该方法具有简便易行、患者无痛苦、可清楚判断器质性病变的累及程度等优点，在诊断胃肠道器质性疾病方面较其他方法更具优势（除胃镜之外）。然而CT在评价胃排空功能方面的应用尚待进一步研究。缺点是存在射线暴露。

2.2.5 磁共振成像

它可以提供精确的解剖扫描图像，并实时收集相关胃容积排空信息。对指导治疗有一定的价值，更可为胃排空障碍患者的诊治提供一种新型有效的检查手段。但数据处理缺乏标准化，且费用昂贵。

2.2.6 其他检查

（1）内镜检查：胃镜检查时胃内存在残留物或胃石，而未发现结构性梗阻时，应高度怀疑胃排空延迟。（2）胃电图检查：通过体表测定慢波胃电活动可初步分析胃的活动状态。摄入标准试餐后，如慢波活动减少至每分钟2次以下，则可诊断为胃轻瘫。胃电图检查有助于鉴别机械性胃流出道梗阻和特发性胃轻瘫。多表现为胃动过缓、慢速节律紊乱、胃动过速、快速节律紊乱、节律失常等。（3）^{13}C呼气试验：通过摄入标志过的试验餐，经过十二指肠的吸收和肝脏的代谢，最终氧化后形成^{13}C，通过测定呼出^{13}C的量间接计算出胃排空的速度。胃排空是从进食^{13}C到呼气样本出现^{13}CO$_2$整个过程中的限速步骤。此法可以安全、无创、准确地检测胃排空功能。但此方法易受患者体内其他因素的影响，在一定程度上限制了其在临床上的应用。（4））胃生物阻抗测定法：简称阻抗测量技术，是根据试验餐的电传导性与其周围组织存在差异的特点，通过采集与胃排空功能相对应的信息来间接反映人体胃部的排空功能及生理状况。该技术具有安全无创、反映信息较丰富、简便客观且价格优惠等优势，现已成为检测胃排空功能的有效方法。此外，该种方法的可靠性及可重复性尚有争议。

3 治疗方法

治疗原则是首先应针对病因治疗，然后就是适当合理应用止吐药，同时消除情绪不良、精神紧张等诱因。（1）饮食治疗：因胃张力低下所致的胃轻瘫患者，应给予低脂肪、低纤维饮食，少食多餐，流食为主，以利于胃的排空。由于吸烟能减慢胃排空，应予戒烟。应尽量避免使用能延迟胃排空的药物。（2）促动力药物：应用促动力药是目前大多数胃轻瘫病人最有效的治疗途径。促动力药增加胃窦收缩力，改善胃窦和十二指肠间的协调运动，促进胃排空。目前常用的促动力药有多潘立酮、伊托必利、舒必利、莫沙比利和红霉素、阿奇霉素等。（3）原发疾病的治疗: 凡是能找到病因的胃轻瘫, 即应予积极治疗。大多数患者在原发疾病治愈后, 胃轻瘫能得以改善, 乃至恢复正常。糖尿病患者应将血糖调整至最佳。甲状腺功能减退患者应补充甲状腺激素等, 必要时可内镜治疗或胃电起搏治疗等。

主要参考文献

[1] 白歌, 王化虹. 胃轻瘫的发病机制[J].中华内科杂志, 2016, 55: 962–964.

[2] 徐玉彬, 刘谦, 张培建.术后胃瘫综合征的发病机制与诊治进展[J].国际外科学杂志, 2015, 42: 497–500.

[3] 孟文玉, 冯菲, 王惠, 等.糖尿病胃轻瘫检测方法的研究进展[J].中华糖尿病杂志, 2017, 9: 529–530.

第17章 胃扭转

1 概念

胃扭转（gastric volvoulus, GV）是由于胃固定机制障碍，或因胃本身及其周围系膜（器官）的异常，使胃沿不同轴向发生部分或完全地扭转。按病因可分为原发性和继发性胃扭转：前者主要是胃的支持韧带有先天性松弛或过长，再加上胃运动功能异常，如饱餐后胃的重量增加，容易导致胃扭转；除解剖因素外，急性胃扩张、剧烈呕吐、横结肠胀气等亦是胃扭转的诱因。后者为胃本身或周围脏器的病变造成，如食管裂孔疝、先天及后天性膈肌缺损、胃穿透性溃疡、胃肿瘤、脾脏肿大等疾病，亦可由胆囊炎、肝脓肿等造成胃粘连牵拉引起胃扭转。按胃扭转的轴心可分为器官轴（纵轴）型胃扭转、系膜轴型（横轴）胃扭转和混合型胃扭转：前者较少见，胃沿贲门至幽门的连线为轴心向上旋转，造成胃大弯向上、向左移位，位于胃小弯上方，贲门和胃底的位置基本无变化，幽门则指向下，横结肠也可随胃大弯向上移位。后者最常见，胃沿着从大、小弯中点的连线为轴发生旋转，又可分为2个亚型：一个亚型是幽门由右向上向左旋转，胃窦转至胃体之前，有时幽门可达到贲门水平，右侧横结肠也可随胃幽门窦部移至左上腹；另一亚型是胃底由左向下向右旋转，胃体移至胃窦之前。系膜轴型扭转造成胃前后对折，使胃形成两个小腔。混合型胃扭转较常见，兼有器官轴型扭转及系膜轴型扭转两者的特点。3种类型中以器官轴扭转型最为常见，占59%，常合并食管裂孔疝，其次为系膜轴型扭转型29%和混合型12%。按扭转范围分为完全型和部分型扭转：前者整个胃除与横隔相附着的部分以外都发生扭转。后者仅胃的一部分发生扭转，通常是胃幽门终末部发生扭转。按扭转的性质分为急性胃扭转和慢性胃扭转：前者发病急，呈急腹症表现，常与胃解剖学异常有密切关系，在不同的诱因激发下起病，如食管裂孔疝、膈疝、胃下垂、胃的韧带松弛或过长；剧烈呕吐、急性胃扩张、胃巨大肿瘤、横结肠显著胀气等可称为胃的位置突然改变而发生扭转的诱因。后者有上腹部不适，偶尔呕吐等临床表现，可以反复发作，多为继发性，除膈肌的病变外，胃本身或上腹部邻近器官的疾病，如穿透性溃疡、肝脓肿、胆道感染、隔创伤等亦可称为慢性扭转的诱因。本病可发生于任何年龄,多见于30~60岁,男女性无差异。15%~20%胃扭转发生于儿童,多见于1岁以前,常同先天性隔缺损有关。2/3的胃扭转病例为继发性,最常见的是食管旁疝的并发症,也可能同其他先天或获得性腹部异常有关。

2 诊断标准

诊断依据 ①临床表现以间歇性腹胀、间断发作的上腹痛、恶心、轻度呕吐为主要临床症状,病程短者数日,长者可达数年,进食可诱发。呕吐症状与进食相关,进食后可诱发或使症状加重。②内镜检查时,内镜通过贲门后,盘滞于胃底或胃体腔,并见远端黏膜皱襞呈螺旋或折叠状,镜端难通过到达胃窦,见不到幽门。③内镜下复位后,患者即感临床症状减轻,尤以腹胀减轻为主。④上消化道X线钡餐检查示:胃囊部有两个液平;胃倒转,大弯在小弯之上;贲门和幽门在同一水平面,幽门和十二指肠面向下;胃牯膜皱襞可见转曲或交叉,腹腔段食管比正常增长等。

鉴别诊断 本病需与食管裂孔疝、急性胃扩张、粘连性肠梗阻、胃癌、幽门梗阻、慢性胆囊炎、心肌梗死等疾病相鉴别。

2.1 临床表现

胃扭转的临床表现与扭转范围、程度及发病的快慢有关主。(1)急性胃扭转:表现为上腹部突然剧烈疼痛,可放射至背部及左胸部。有时甚至放射到肩部、颈部并伴呼吸困难,有时可有心电图改变,有可能被误诊为心肌梗死。急性胃扭转常伴有持续性呕吐,呕吐物量不多,不含胆汁,以后有难以消除的干呕,进食后立即呕出,这是因为胃扭转使贲门口完全闭塞的结果。上腹部进行性膨胀,下腹部平坦柔软。大多数患者不能经食管插入胃管。急性胃扭转晚期可发生血管闭塞和胃壁缺血坏死,以至发生休克。查体可见上腹部膨隆及局限性压痛,下腹平坦,全身情况无大变化,若伴有全身情况改变,提示胃部有血液循环障碍。反复干呕、上腹局限压痛、胃管不能插入胃内,这是急性胃扭转的三大特征,称为"急性胃扭转三联征"(Borchardt三联征)。(2)慢性胃扭转:较急性胃扭转多见,临床表现不典型,多为间歇性烧心感、嗳气、腹胀、肠鸣、腹痛,进食后尤甚。主要临床症状是间断发作的上腹部疼痛,有的病史可长达数年。亦可无临床症状,仅在钡餐检查时才被发现。对于食管旁疝患者发生间断性上腹痛,特别是版友呕吐或干呕者应考虑慢性间断性胃扭转。

2.2 X线检查

（1）立位胸腹部X线平片：可见两个液平面，若出现气腹则提示并发胃穿孔。（2）上消化道钡餐：不仅能明确有无扭转，且能了解扭转的轴向、范围和方向，有时还可了解扭转的病因。器官轴型胃扭转表现为胃大弯，胃底向前，从左侧转向右侧，胃大弯朝向隔面，胃小弯向下，后壁向前成倒置胃，食管远端梗阻呈尖削影，腹食管段延长，胃底与隔分离，食管与胃黏膜呈十字形交叉。系膜轴型表现为食管胃连接处位于膈下的异常低位，而远端位于头侧，胃体、胃窦重叠，贲门和幽门可在同一水平面上。

2.3 内镜检查

胃镜进入贲门口时见到齿状线有扭曲现象，贲门口充血、水肿，胃腔正常解剖位置改变，胃前后壁或大、小弯位置改变，有些患者可发现食管炎、肿瘤或溃疡等。

3 治疗方法

急性胃扭转多以急腹症如外科治疗，手术通常是必需的。术前可先试行放置胃管行胃肠减压，可提高手术的成功率；在插入胃管时也有损伤食管下段的危险，操作时应注意。急性绞窄性胃扭转致胃缺血、坏疽或胃肠减压失败时需要尽快应用广谱抗生素和补液。如胃管不能插入，应尽早手术。在解除胃扭转后根据患者情况可进一步作胃固定或胃造瘘术，必要时须行胃大部切除术。术后需持续胃肠减压直至胃肠道功能恢复正常。慢性胃扭转患者，如果不愿意接受手术时，应使患者清楚病情有发展为既欣慰扭转及其并发症的可能。如果全胃位于胸腔或存在于食管旁疝，应施行手术预防急性发作。目前手术治疗慢性复发性胃扭转建议行胃扭转复位术、胃固定术。对因隔向腹腔突出造成的胃扭转行膈下结肠移位术。合并有食管裂孔疝或膈疝者应作胃固定术及隔山修补术。对有胸腹裂孔疝的儿童，应经腹关闭缺陷。伴有胃癌或胃肿瘤者可作胃大部切除。

主要参考文献

[1] 闫朝岐.胃扭转的病因、诊断与治疗[J].中国医师进修杂志，2008，31: 1–3.

第18章　胃息肉

1 概念

胃息肉（gastric polyps，GP）是指起源于胃黏膜上皮细胞凸入于胃腔内的隆起性病变。根据息肉的组织学特征可分为肿瘤性息肉和非肿瘤性息肉，其中肿瘤性息肉包括胃底腺息肉、腺瘤性息肉、神经内分泌肿瘤等；非肿瘤性息肉包括增生性息肉、炎性纤维性息肉、错构瘤性息肉、幼年性息肉等。根据有蒂或无蒂分为有蒂型、亚蒂型（广基型）。日本的山田将胃内隆起性病变按其形态的不同，不论其性质将其分为四型，Ⅰ型：隆起的起始部较平滑而无明确境界；Ⅱ型：隆起的起始部有明显的境界；Ⅲ型：隆起的起始部略小，形成亚蒂；Ⅳ型：隆起的起始部有明显的蒂部。（1）胃底腺息肉（fundic gland polyps，FGP）：是指胃底胃体黏膜形成的单发或多发性广基息肉样隆起，本质是被覆单层腺窝上皮，含有壁细胞、主细胞与黏液颈细胞的囊肿，故又称Elster氏腺囊肿，根据临床病理可分为散发性胃底腺息肉和与家族性腺瘤性息肉病相关的息肉。散发性胃底腺息肉多由于β链环蛋白基因激活突变所致，而这同样结直肠肿瘤（腺瘤和癌）发生的决定性因素，因此认为胃底腺息肉患者存在较高的结肠肿瘤的发生危险，推荐对老年胃底腺息肉患者进行结肠镜检查，以筛查结直肠癌。散发性胃底腺息肉几乎没有恶变倾向，近年来散发性胃底息肉的检出率升高，可能*H.pylori*感染率下降和应用PPI有关。胃底腺息肉与萎缩性胃炎无密切相关，且*H.pylori*感染率5.56%。有个案报道提示*H.pylori*感染对胃底腺息肉的发展有抑制作用，使息肉缩小或消失，但其作用机制尚未明确。胃底腺息肉常见于发生APC基因突变的家族性腺瘤性息肉病（FAP）患者中，在这些患者中，息肉表现是多样的，可遍布胃内，大约41%可发生上皮内瘤变，其中38%是低级别上皮内瘤变，3%是高级别上皮内瘤变。内镜下散发性胃底腺息肉与家族性腺瘤性息肉病相关的胃底腺息肉没有很好的区别办法，但上皮内瘤变更多见于家族性腺瘤性息肉病相关的胃底腺息肉中。（2）增生性息肉（hyperplastic polyps，HP）。增生性息肉大概占所有上皮性息肉的30%~93%，可在胃窦单发，也可以在胃内多发，直径多<2cm。该息肉时由增生的胃小凹上皮及固有腺组成，偶

可观察到有丝分裂象和细胞的上皮内瘤变。这类息肉的形成与慢性炎症、*H.pylori*相关的慢性胃炎、自身免疫性胃炎、邻近溃疡或胃肠吻合口的活动性或化学性胃炎密切相关。内镜切除前，高达80%的增生性息肉在根除*H.pylori*后可好转。我国的共识中也将增生性息肉列入根除*H.pylori*的适应证。增生息肉的癌变率很低，极少部分癌变系通过腺瘤样增生或继发性肠化生、上皮内瘤变发展而来。(3)腺瘤性息肉(adenomtos polyp)：是真性肿瘤，发病率占上皮性息肉的3%~26%，胃窦部多见，多为单发，组织学上可分为管状腺瘤、绒毛状腺瘤和绒毛状管状腺瘤。这类息肉在存在萎缩性胃炎、肠上皮化生的胃内发生率增高，与*H.pylori*感染无明显关系。直径>2 cm的腺瘤性息肉易发生癌变，绒毛状腺瘤癌变率28.5%~40%，而管状腺瘤则在5%左右，癌变的风险随着年龄的增长而增加。增生性息肉与腺瘤性息肉区别，见图18-1。

(4)错构瘤性息肉(Hamartorma sexpolyps)：错构瘤性息肉的特征性表现为正常细胞的过度生长和组织结构紊乱。在目前已知的消化道错构瘤性息肉病中，大多数具有发展为消化道恶性肿瘤和(或)合并其他恶性肿瘤的危险性，比较少见，主要包括黑斑息肉病(PJS)、幼年性息肉(juvenile polyps)和Cowden病。幼年性息肉多见于胃窦，多为单发，无癌变倾向。组织学上，由大小不等的增生腺体及富有血管与炎性细胞浸润的纤维间质组成。多发的息肉多与幼年性息肉同时存在。PJS属于家族遗传性疾病，其遗传方式为常染色体显性遗传，主要表现为黏膜、皮肤色素斑和胃肠道息肉。显微镜下，可见正常成熟的黏膜呈不规则生长，黏液细胞增生，腺窝呈囊性扩张，平滑肌纤维束从黏膜肌层向表层放射状分割正常腺体。PJS发生胃肠道恶性肿瘤的风险增加，通常是由错构瘤发展成腺瘤最终变为恶性肿瘤。Cowden病为全身多脏器的化生性与错构性病变，部分为常染色体显性遗传，全身表现多样、性质各异。诊断主要依靠全消化道息肉病、皮肤表面丘疹或口腔黏膜乳头状瘤，肢端角化症或掌角化症确立。(5)家族性息肉综合征：主要包括家族性腺瘤性息肉病(FAP)和幼年性息肉病。FAP是一种常染色体显性遗传病，不经治疗几乎100%进展成大肠癌。FAP患者中30%~100%存在胃息肉，多发于胃窦，大部分息肉为良性胃底腺息肉，只有5%胃腺瘤性息肉。50%~90%FAP患者存在十二指肠腺瘤和壶腹部腺瘤，多数为恶性的，为行预防性结肠切除术后患者的最主要死因。幼年性息肉病为常染色体显性遗传病，息肉发生于胃的所有部位，以胃窦部数量最多而且体积最大，伴有增生性和腺瘤性息肉。胃息肉的具体病因及发病机制尚不明确，但大量研究表明胃息肉的发生与*H.pylori*感染、长期应用PPI、胆汁反流、基因遗传环境及其他因素(吸烟、饮食及习惯等)存在一定相关性。2015年发表的一项回顾性研究评估了美国国家数据库涉及大约 741 000例的病理报告，分别证实胃底腺息肉和增生性息肉患病率最高，分别为7.72%和1.79%胃底腺息肉(80%)和胃增生性息肉(19%)占所有胃息肉的大部分，胃息肉的好发部位依次是胃窦（32.16%）、胃体（30.65%）、胃底（20.10%），与我国的流行病学数据分析基本一致。据文献报道，近些年国内胃息肉的检出率为1.1%~7.2%，而胃息肉检出率与年龄、性别有关。女性胃息肉发生率是男性的2倍，好发于中老年人群，胃息肉直径较小，多为单发，常见于胃窦及胃体，大部分为增生性息肉和腺瘤性息肉，以山田Ⅰ型和Ⅱ型为主。

2　诊断标准

临床上有消化系统症状者建议常规内镜检查，发现局限性隆起于胃黏膜的病变可初诊为胃息肉，确诊和分类依靠病理组织学检查。

2.1　临床表现

一般无明显临床症状，多在内镜或X线钡餐检查中偶然发现。息肉生长较大时可出现上腹部不适、疼痛、恶心、呕吐，若息肉表面糜烂、出血，可引起呕血和黑便。疼痛多发生于上腹部，为钝痛，无节律性与特征性。位于幽门区或十二指肠的较大腺瘤性息肉可有较长的蒂，可滑入幽门口，表现为发作性幽门痉挛或幽门梗阻现象。部分腺瘤性息肉患者往往有慢性胃炎或恶性贫血的表现。大多数患者体格检查无阳性体征。

2.2　内镜检查

（1）普通白光内镜（WLE）：胃息肉呈扁平状、球状、半球状、乳头状，少数呈不规则、菜花样或分叶状突起，大多息肉质地软，表面黏膜光滑或有细颗粒感，色泽较周围组织黏膜相同或稍重；某些长蒂者顶端黏膜变化较明显，可有白苔、糜烂、出血、浅溃疡或斑块。胃息肉的恶变程度与其大小、数量、形态、异型程度、病理分型等有关。若息肉直径>2 cm、呈多发性、分叶状、无蒂或扁平状息肉、表面糜烂、上皮异型改变、周围黏膜色泽异常或同息肉黏膜边界不清晰等特点的息肉，可增加其出血或癌变的风险。（2）放大内镜（ME）：ME下发现的胃黏膜隆起性病变（包含胃息肉）的微细结构（胃小凹、隐窝和微细管），可以使病灶图像放大数十至数百倍，从而使病灶图像更加精细，清晰显示病变性质，还能发现早癌及癌前病变等。（3）放大窄带成像内镜（ME-NBI）：观察胃息肉表面微细结构可提高对胃息肉共存肿瘤的诊断和检出率，还可能显示胃小凹的基本形态结构与各种胃息肉的病理分型之间的关系。（4）共聚焦激光纤维内镜（CLE）：对胃息肉病变性质的诊断有其独特的优势与价值，且相较于其他类型的胃镜有更高的活检率。

2.3 组织病理学检查

胃黏膜活检行组织病理学检查可对息肉性质进行判定和分类。目前，国内外关于胃息肉组织病理学诊断尚未形成统一标准。现阶段，根据组织病理学特征将胃息肉分为胃增生性息肉、炎性息肉、腺瘤性息肉、胃底腺息肉、错构瘤性息肉等。增生性息肉是隐窝上皮细胞炎性反应性增生，组织学表现为腺体隐窝增生延长、扭曲或囊性扩张，腺体稍有增多且排列紊乱，增生腺上皮细胞核呈单层，整齐排列于细胞的基底部，不具异型性，核分裂少见，间质较多，内有少量慢性炎性细胞浸润。腺瘤性息肉表现为腺体增生密集，间质少，腺上皮细胞增生旺盛，排列拥挤，细胞核具有不同程度的异型性，表现为核染色质增多、浓染，呈笔杆状单层或多层排列于腺上皮基底部或上移，但上移高度一般不超过胞质的2/3，核分裂多见。胃底腺息肉表现为多包含1个或多个囊状扩张的胃腺，扩张程度较大时，腺上皮细胞较难辨认。炎性息肉主要是炎性细胞浸润为主，胃腺上皮无明显增生。若基质同时有明显的肌纤维组织和血管增生，常有明显的嗜酸性粒细胞浸润，则称为炎性纤维样息肉。

2.4 超声内镜检查

常规内镜检查对上消化道隆起性病变难以明确其来源和性质，而EUS不仅鉴别该病变来源于管壁内还是管壁外，而且可明确病变的组织起源层次和性质，被认为诊断上消化道隆起性病变最精确的方法。EUS声像图表现为息肉起自黏膜层，呈高回声改变，边界清楚，包膜完整。

2.5 X线检查

X线钡餐造影显示为圆形半透明的充盈缺损，如息肉有蒂时，此充盈缺损的阴影可以移动。该方法对诊断胃息肉有一定价值，但其发现率低于胃镜，适用于内镜检查有禁忌证者。

3 治疗方法

胃息肉的处理原则是小的增生性息肉或炎性息肉，因无癌变潜能可以不作处理。但对于较大的息肉及组织学证实为腺瘤性息肉者，为避免引起息肉出血、梗阻或癌变，一旦发现即行摘除。

3.1 根除H.pylori治疗

目前认为, 胃息肉的发生与H.pylori感染无必然联系, 但胃息肉类型与H.pylori感染相关。有研究表明, 胃窦息肉H.pylori感染率显著高于胃炎患者, 而胃底、胃体息肉患者H.pylori感染率显著低于胃炎患者($P<0.05$), 增生性息肉H.pylori感染率与炎性、腺瘤性息肉H.pylori感染率比较差异有统计学意义($P<0.05$), 故可认为胃窦息肉、增生性息肉与H.pylori感染间的关系更密切。我国第5次H.pylori共识意见也将增生性胃息肉列入根除H.pylori的适应证。H.pylori阳性的增生性息肉患者在根除H.pylori治疗后, 其中约80%患者息肉可以消退。

3.2 内镜治疗

随着电子内镜技术的发展, 胃息肉的治疗方法的不断改进, 内镜治疗已经成为首选的治疗方法, 只要患者没有内镜检查的禁忌, 大多数息肉均可以经内镜下进行治疗。临床上应根据胃息肉的大小、部位、数量、形态学山田分型、病理类型的不同而选择不同的内镜下治疗方法。传统的内镜治疗包括高频电凝切除法(是目前应用最广泛的方法)、微波灼除法、激光法、尼龙丝及橡皮圈结扎法、氩离子凝固术、冷冻法、射频法、酒精注射等均可达到切除息肉的目的。对于较大的息肉, 也可采用内镜下黏膜切除术(EMR)或内镜黏膜下剥离术(ESD)进行切除。

3.3 手术治疗

随着内镜技术的发展和广泛应用, 经内镜切除是胃息肉治疗的首选方法, 传统的手术切除主要用于内镜下无法切除的较大息肉及恶性浸润性病变。

3.4 内镜治疗后的处理与随访

较大息肉切除术后, 为防止出血、穿孔等并发症, 一般需住院留观。胃息肉术后复发与患者的年龄、息肉大小、数量、H.pylori感染和息肉类型有关, 年龄>45岁、多发性息肉、息肉直径>1 cm、腺瘤性息肉的患者术后再易复发。腺瘤性息肉属于癌前病变, 应以术后半年内复查1次, 若阴性者间隔1~2年再复查1次。有高级别上皮内瘤变或癌变的腺瘤, 内镜下摘除术后3个月内复查, 如无残留则半年内再复查, 如有残留建议手术治疗或进一步内镜下处理。其他非肿瘤性息肉一般可于1年后再复查1次, 若阴性者可间隔3~5年复查。多发性息肉一般要求半年到1年内复查, 主要是防止息肉遗漏。

4 诊疗流程

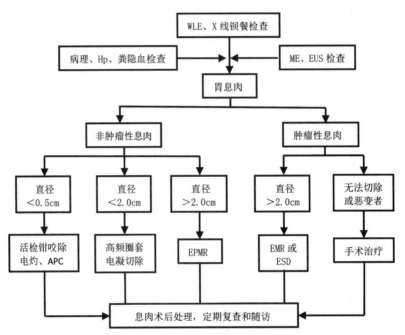

注　WLE: 普通白光内镜; ME: 放大内镜; EUS: 超声内镜; Hp: 幽门螺杆菌; APC: 氩离子凝固术; EMR: 内镜黏膜切除术; ESD: 内镜黏膜下剥离术; EPMR: 分片黏膜切除。

图18-1　胃息肉诊疗流程

主要参考文献

[1] 孟灵梅, 周丽雅, 李渊, 等.胃增生性息肉的临床、内镜及病理特点分析[J].中华医学杂志, 2015, 95: 2285-2287.

[2] 史晓晓, 郑松柏.老年人胃底腺息肉的研究进展[J].中华老年病研究电子杂志, 2017, 4: 14-18.

[3] 王樱荣, 张健康.消化内镜对胃息肉病变性质的诊断[J].中华临床医师杂志(电子版), 2017, 11: 510-512.

第19章　胃石

1 概念

　　胃石（gastric bezoar）是指进食某些食物或药物后在胃内聚集形成特殊的凝固物或硬块，既不能被消化，又不能顺利通过幽门部。根据胃石的成因可分为植物性胃石、动物性胃石、药物性胃石及混合性胃石。胃石症则是胃石引起的上腹部不适、腹痛、腹胀等临床症状。(1) 植物性胃石：主要由于食入各种难以消化的水果、蔬菜、植物纤维等与胃酸作用后凝集成块。它在各种胃石中最为多见。多数因空腹进食大量含有鞣酸、果胶的柿子、黑枣、山楂、石榴等水果引起，而未成熟或未脱涩的果实或果皮中鞣酸含量更高。在胃酸作用下，鞣酸与食物中的蛋白质结合形成不溶于水的沉淀物（即鞣酸蛋白），沉淀在胃内。同时水果中的果胶、树胶遇酸也发生凝结，并将果皮、纤维及食物残渣胶着在一起形成凝块，许多凝块可互相黏结积聚形成巨大团块状的胃石。若上述食物与鱼、虾、螃蟹等高蛋白食物一同食用，会增大胃石发生的风险。胃石进一步进展，胃石表面的鞣酸等物质，在胃酸作用下进一步结合沉淀，使胃石表面硬度越来越强。(2) 动物性胃石：是由于咽下较多的毛发、兽毛或兽毛制品、难消化的牛肉等在胃内缠绕或沉积而成团块，同时尚可能混有植物纤维等。其中90%患者为女性，多有病态心理或嗜异症病史。乳酸性胃石多见于高浓度奶喂养的低体重新生儿，低体重新生儿为运动功能弱，高浓度奶可在胃内形成胃石。(3) 药物性胃石：是长期服用含钙、铋等无机化学药物或制酸药（如氢氧化铝凝胶、磷酸钙）、中药丸及X线造影钡剂等形成。有些药物成分如碳酸钙、铋剂及一些坚硬的中药丸、造影用的硫酸钡也有在胃内形成胃石的报道。这些药物可在胃内沉淀，也可在胃酸作用下形成小团块与食物残渣聚结在一起形成胃石。(4) 混合性胃石：是针对胃石的主要成分及其形成因素而言，由多种成分混合而成。胃石易发生在老年人、消化不良、胃轻瘫、糖尿病、既往有消化性溃疡、胃大部切除术病史等患者中，可能与这些患者胃动力下降、胃排空延迟、调节功能下降有关。胃石形成后其对胃壁存在机械性摩擦、压迫。胃石在胃的蠕动下前进，反复摩擦致使胃黏膜机械性损伤，同时其压迫胃黏膜影响血运，使黏膜受损,胃石反复刺激使胃酸分泌增多,加重了黏膜破损糜烂。胃石越大越不规则,越易引起胃黏膜的损伤,致胃黏膜糜烂、缺血性坏死,甚至导致溃疡、出血、穿孔。

2 诊断标准

发病时间多在水果收获季节,可出现上腹部不适、疼痛、胀满、恶心、呕吐等消化系统临床症状。发病前几小时或几天患者有摄入鞣酸含量高的水果(山楂、柿子等)或较多毛发、特殊药物(硫糖铝、抗酸剂)等病史胃石诊断的重要线索。对于临床疑诊胃石症的患者,内镜检查可明确诊断。X线钡餐检查见胃腔内有游动性圆形、椭圆形或不规则充盈缺损亦有诊断价值。

2.1 临床表现

由胃石的性质、大小、影响胃功能的程度及是否引起并发症而定。轻度者可无症状或绝大多数患者可有上腹部不适、疼痛、饱胀、沉坠感食欲缺乏、反酸、烧心、吞咽困难、恶心、呕吐等类消化系统临床的症状。重度者可引起呕血、黑便等上消化道出血的表现。若发生穿孔可出现急性腹膜炎的临床症状,胃石若进入小肠也可引起肠梗阻相关临床症状。

2.2 X线钡餐检查

主要表现为胃内圆形、类椭圆形充盈缺损区,部分形态不规则,边缘不整,表面呈不规则的斑片、斑点及网状钡剂黏附,变换体位是充盈缺损影多有大幅度滚动或移动,立位时位于胃窦部,平卧时可移动至胃底。

2.3 内镜检查

内镜检查是目前诊断胃石症的首选方法。内镜下可以确定结石的大小、性质,通常于胃底、胃体部可见胃石。临床上最常见的是植物性胃石,因结块成分不同,可呈黄色、棕色、褐色或绿色、褐色或绿色,常为圆形或椭圆形的单个或多个游离团块,表面光滑或有黏液包裹。毛发性胃石一般为黑色或棕褐色,呈"J"形或肾形,可充满胃体或伸入十二指肠。内镜还可了解胃部有否合并黏膜糜烂、溃疡,并排除恶性病变等其他征象,内镜下还可以应用激光、机械等碎石方法进行有效治疗。

2.4　B超声检查

超声具有无创性,在胃石症的诊断中越来越受到重视。应在饮胃肠造影剂或饮水后观察,胃壁结构及黏膜组织清晰可见,并于胃腔内可见数量不等、大小不一、形态不规则的强回声团,后方均伴有明显声影,探头加压后团块均有不同程度移动。

3　治疗方法

胃石的治疗方法颇多,根据胃石的性质、患者的生理病理状况和医院的设备条件等具体情况而决定采用哪种治疗措施。

3.1　药物治疗

(1)抑酸及抗酸剂:适用于植物性胃石,直径<6 cm,或形成不久、较软的胃石及合并糜烂、溃疡病变者,应用5%的碳酸氢钠3~4g/次,3次/d,口服,7~10 d为一疗程;同时应用埃索美拉唑针剂40 mg静滴2次/d,或口服7 d。埃索美拉唑和碳酸氢钠两种药物联合应用,可更好抑制胃酸分泌,碱化胃液,可更有效降低胃内胃酸含量,有利于胃石的裂解。同时抑酸对胃石引起的胃黏膜糜烂、溃疡均有作用。(2)促动力药:胃石的治疗中常用胃动力药物,如甲氧氯普胺(胃复安)、多潘立酮或西沙必利,可促进胃蠕动以促使已破碎的胃石排出。(3)果胶酶:确诊后,治疗时先肌注阿托品以抑制胃液的分泌和减轻疼痛,左侧卧位与仰位交替更换,以利果胶酶与胃石充分接触而发挥作用,尽量不取右侧卧位,使果胶酶尽早排出胃腔。一般服用果胶酶3 g/次即可治愈,较大的胃石可增加至5 g/次。应用果胶酶能降解果胶物质,能水解果胶分子,服用后能使果胶失去黏性,分解鞣酸蛋白,从而使胃石快速解聚而排出胃腔。(4)中医中药治疗:祖国医学认为,胃石发病机制属于食积不化、蕴结于胃,故意消积化滞、软坚散结、和胃健脾、行气活血之法,常使用散结排石汤。组方主要药物为厚朴、枳实、神曲、麦芽、鸡内金、槟榔、三棱、莪术、桃仁、丹参等,水煮服,2~3次/d,连服5~7 d,并随证酌情加减。

3.2　内镜下碎石

应用内镜治疗胃石发展很快,搭配方法很多。可以在内镜下活检钳咬割、钳切、捣击、穿刺破坏胃石包膜或外壳,并反复用水冲洗干净;也可利用内镜手术刀反复剪断胃石包膜和结块;或在内镜下用钢丝圈套器,套切石体,再用兜抓钳抓成碎块,让其自然排出。近年来内镜下激光引爆碎石称为国内外治疗胃石有效的新途径,尤其是较硬的胃石。此外,在内镜下微波碎石,也是应用于治疗胃石的另一种简便方法。常规内镜下暴露结石,通过活检钳孔插入微波天线,选用功率60~100 W,将微博电极头对准胃石,通电进行反复烧灼,病变换结石位置,直到胃石灼成蜂窝状或撕裂成碎块为止。

3.3 体外冲击波治疗

体外冲击波从治疗肾结石发展到治疗胆石症,近年已试用于治疗胃结石获得成功。治疗前2天进流质饮食,治疗时不需任何麻醉,嘱患者饮水500 ml或口服5%的碳酸氢钠300 ml,取俯卧B超定位后,以12 kV电压每分钟放电60~80次。共冲击1 500~2 000次,一般结石便呈破碎状影。治疗过程患者无任何不适,也不会造成胃黏膜损伤。

3.4 外科手术治疗

胃结石较大、坚硬难溶,经内科治疗、内镜下碎石、微波或冲剂等治疗未能奏效,或并发较严重胃溃疡、出血、穿孔或梗阻者,已采用外科手术治疗为宜。外科手术治疗常用的术式为切开取石术。缺点是患者痛苦大,费用高,并发症多。

主要参考文献

[1] 金世禄,徐燕平.胃石症的类型及诊治进展[J].中华临床医师杂志(电子版),2012,6: 153–155.

[2] 曲志敏,曲增君,姜修敏,等.果胶酶治疗胃石症的临床研究[J].中华胃肠外科杂志,2003,6: 34–35.

第20章　胃黏膜下肿瘤

1 概念

消化道黏膜下肿瘤（submucosal tumor, SMT）是指起源于消化道黏膜层以下各层（主要包括黏膜肌层、黏膜下层、固有肌层）的隆起性病变统称为SMT，以上消化道多见。患者通常无特异性临床表现，多在内镜检查、X线钡餐或CT检查时偶然发现，少数表现为消化道出血及梗阻。消化道黏膜下肿瘤主要包括胃肠道间质瘤胃（GIST）、平滑肌瘤、神经鞘瘤、脂肪瘤、异位胰腺、颗粒细胞瘤、囊肿、血管球瘤等，其中常见良性胃黏膜下肿瘤有胃肠道间质瘤（GIST）、异位胰腺、脂肪瘤、胃平滑肌瘤等。

2 诊断标准

胃SMT临床常无症状，部分由查体发现，常见的临床表现有：①上腹部不适或腹痛；②上消化道出血；③贲门或幽门梗阻及腹部包块等。内镜检查、超声内镜检查及CT检查等有助于诊断，其中内镜及超声内镜（EUS）对胃SMT等诊断至关重要。病理检查是诊断胃SMT的金标准，完整准确的病理评价不仅可以鉴别SMT的良恶性，还可以为肿瘤的系统治疗提供病理依据。

2.1 胃间质瘤

胃间质瘤（gastricstromaltumors, GST）是胃肠间质瘤（gastrointestinalstromaltumors, GIST）中最常见的一种，也是间叶源性肿瘤中最常见的肿瘤。通常认为起源于胃肠道Cajal间质细胞或其前体细胞。GST占GIST的60%~70%，远高于小肠的20%~30%，结直肠的5%，而食管、网膜和肠系膜不足5%。根据生物学行为、临床表现及其预后，可将GST分为良性、恶性潜能未定、恶性3类。一般认为，肿瘤直径<2cm、核分裂象<5/50高倍视野、无黏膜侵犯及远处转移

则认为良性。GST好发于成年人，中位年龄为50.6岁，男女发病率差异无统计学意义。

诊断依据 GST的临床诊断主要依靠胃镜、EUS、CT和PET-CT检查等。(1)临床表现：临床表现与肿瘤的大小、部位、生长方式有关。GST临床表现缺少特异性，肿瘤较小时（<5cm）往往没有任何症状，肿瘤较大时（>5cm）可出现上腹部不适、隐痛，上消化道出血或黑便，大多数患者以出血位首发症状。(2)内镜检查：白光内镜检查可清楚显示间质瘤黏膜是否在异常情况，并且可进行组织取材以行病理检查，但对于黏膜隆起病变的原因（为腔外压迫造成还是胃壁）有时不易判断，容易出现误诊的情况。内镜下典型表现为大小不一，可单发或多发，呈球状或梭形隆起，少数表现为半环形隆起，大多数瘤体表面黏膜光滑，部分瘤体可出现顶端出血糜烂、表面不平整或凹陷性溃疡。良性间质瘤体积较小（直径≤2.0 cm），表面光滑；恶性间质瘤体积较大（直径≥5.0cm），伴有充血、糜烂或溃疡，有时有黏膜桥形成。

(3)超声内镜检查：可用来估测病变的大小、起源层次、回声强度、均匀度、边界是否清晰等详细情况，对于消化道各种类型SMT的鉴别诊断及对肿瘤的定位和治疗方法的选择都有重要的作用。研究显示，EUS鉴别良性和恶性肿瘤的敏感度和特异度分别为64%和80%，且对于肿瘤直径<2 cm的病变要优于电子计算机断层扫描（CT）、核磁共振成像（MRI）等检查。GST在EUS下通常起源于固有肌层，少部分起源于黏膜肌层，小的肿瘤通常呈均一的低回声结构，边界清晰，而大的肿瘤可表现为边界不规则、内部回声均匀或不均匀（肿瘤内部可能有高回声光团、无回声坏死区或其他改变）。如肿瘤直径>2cm、肿块边界不清晰、囊样改变、溃疡形成、出现焦点回声或内部异质化，则考虑恶变可能。但该观点尚缺乏前瞻性临床研究证实，并且关于哪些征象与恶性程度最为相关，目前还没有统一意见。(4)CT/MRI检查：其能直接显示肿瘤发生的部位、生长方式、瘤灶的大小、形态、有无分叶、密度、均质性、强化程度以及边界轮廓等，并能发现胃肠壁是否增厚及增厚的程度。更重要的是，这些影像学检查能发现病灶邻近结构有无侵犯以及周围腹膜、淋巴结和其他脏器有无转移，是临床对肿瘤进行分级、治疗和预后评估的主要方法。CT常表现为内生型或外生型肿物，密度不均匀，中心部可有坏死囊变，实性部分可有轻中度强化，部分出现点状钙化灶。(5)病理组织学检查：GST的组织学上一般根据细胞形态、细胞密度、细胞分裂象3大主要指标判断肿瘤的恶性风险度。GST组织学形态分为3类：梭形细胞型（70%）、上皮样细胞型（20%）和梭形细胞和上皮样细胞混合型（10%）。但部位不同，细胞形态特征也不同。GST多为混合型。细胞密度较高的肿瘤恶性风险度较大。目前认为细胞分裂象是最为重要的风险指标，<5/50高倍视野时，恶性风险度显著增高。免疫组化检测为CD117阳性率94%~98%，DOG-1阳性率为94%~96%，其中CD117与DOG-1具有高度一致性。多数梭形细胞GIST（特别是胃GIST）表达CD34，但在上皮样GIST

中的表达不一致, 在小肠GIST CD34可为阴性。在常规工作中, 推荐联合采用上述3项标记物。

2.2 胃平滑肌瘤

胃平滑肌瘤(gastric liomyoma)是起源于消化道黏膜肌层或固有肌层的良性肿瘤, 大部分位于食管, 约占食管良性肿瘤的 2/3。平滑肌瘤在胃内也较为常见, 但以胃体部(40%)最常见, 其次为胃底、胃窦、幽门和贲门。一般呈球形或卵形, 质硬, 无真正包膜, 表面光滑, 可呈分叶状, 多数无蒂。小的肿瘤局限于胃壁内, 大者可突入胃腔, 或突出于浆膜下, 或向内、外突起而呈哑铃状, 有时突出浆膜面而一端游离于腹腔中。肿瘤大小不一, 一般在0.5～1.0 cm, 但也有达2 cm以上者, 位于肌层内3 cm者常产生临床症状。胃平滑肌肿瘤占有临床症状的胃部病变的0.3%, 占全部胃良性肿瘤的3%, 占全部胃良性肿瘤的23.6%。本病多见于中年人, 男女发病率之比为1.3∶1。

诊断依据 (1)临床表现:胃平滑肌瘤的临床表现差异较大, 取决于肿瘤的大小、部位、生长方式, 以及并发症等。肿瘤小者可无临床症状, 较大的向胃腔内生长的肿瘤可引起上腹部压迫感、饱胀和牵拉性疼痛。肿块伴有黏膜糜烂、溃疡者可导致反复上消化道出血, 并可致缺铁性贫血。有的患者以呕血为首发临床症状, 且呕血量较大, 也有以消化不良或单纯黑便为临床症状者。20%的胃平滑肌瘤位于幽门附近, 但位于幽门部巨大平滑肌瘤, 偶可引起梗阻的临床症状。发生于胃大弯向胃外生长的肿瘤, 有时可以上腹部触及肿块。(2)普通白光内镜检查:内镜下表现为常为单发, 偶见多发, 瘤体呈球形或扁平隆起, 隆起处黏膜表面多膜光滑, 色泽与周围黏膜一致, 触碰质地韧, 边界清楚, 活检钳触之多可在黏膜下移动, 常有桥形皱襞形成。胃镜发现黏膜下肿瘤容易, 但确诊较困难, 要明确病变的层次起源、病变性质及周围胃壁结构的关系更困难, 且由于病变位于黏膜下, 普通的活检往往取材过浅过小而不能确诊, 因此活检阴性不能排除本病。(3)超声内镜检查:EUS表现为均匀、与周围固有肌层回声相等的低回声或中低回声团块, 边界清晰。其超声图像与 GIST较类似, 鉴别需行常规病理和免疫组化检查。(4)CT/MRI检查:对较大病变的显示及病灶与周围组织结构的关系了解更佳, 增强后显示病灶更加清楚;临床上通常用于内镜检查后因病灶较大而信息不全的胃肠黏膜下病变的联合辅助诊断。(5)病理组织学检查:在病理上胃平滑肌瘤可分为3 类:平滑肌瘤、平滑肌肉瘤和平滑肌母细胞瘤。

2.3 脂肪瘤

胃脂肪瘤（gastric lipoma）也是消化道常见的SMT，占胃良性肿瘤的0.6%～4.8%。主要由富含有成熟脂肪组织和完整包膜，进展缓慢，恶变极少，预后良好。胃脂肪瘤好发于中年人，无明显性别差异。常见于胃窦部及胃体；90%位于黏膜下层，大小以2～5 cm居多，呈坡度较缓慢的隆起性病变。对于脂肪瘤的发病原因，多数学者认为与炎症刺激有关；也有研究者认为胃肠道脂肪瘤与先天性发育不良、全身脂肪代谢障碍以及肠营养不良有关。

诊断依据 （1）临床表现：胃脂肪瘤临床症状无特异性，与瘤体形态、大小及部位有关。直径<2 cm的胃脂肪瘤几乎无症状，可随诊观察；当瘤体直径>2 cm时可引起相关症状，如腹痛、腹部不适、恶心呕吐等。直径>3 cm时肿瘤表面可有糜烂、溃疡形成而引起出血，也可引起消化道梗阻；直径>4 cm 的巨大脂肪瘤 75%出现症状，可压迫导致胃黏膜坏死和溃疡形成，引起呕血、黑便等消化道出血和贫血症状，也可引起胃十二指肠套叠并出血，位于幽门部的远端瘤体组织还可脱垂入十二指肠球部引起球瓣综合征。（2）普通白光内镜检查：绝大多数脂肪瘤位于黏膜下层，典型的内镜表现为丘状隆起，边界清晰、光滑，通常有微黄色外观，活检钳触之质软。（3）超声内镜检查：EUS表现为起源于黏膜下的均匀、边界清晰的高回声病灶，多数情况可见病灶后方声影衰减。（4）CT检查：脂肪瘤的CT表现为腔内圆形肿物，密度均匀，CT值-90～120 Hu，比较容易明确诊断。如果肿瘤内部出现软组织密度成分或分隔，则多提示脂肪肉瘤。

2.4 异位胰腺

异位胰腺（pancreatic rest）又称为迷走胰腺或副胰腺，是在胚胎发育过程中形成的先天性畸形，与正常胰腺之间无任何解剖或血管联系。异位胰腺可发生于人体的大多数脏器，腹腔内脏器多见，其中以胃肠道最常见，占全部数量的50%以上。

诊断依据 （1）临床表现：研究发现，异位胰腺的严重程度及临床症状与异位胰腺的大小以及所处的组织层次相关，当异位胰腺组织处于组织黏膜层或其长径>1.5 cm时出现急性或慢性胰腺炎的症状。多数异位胰腺患者没有症状，称之为隐匿型，其余以腹痛最为多见，疼痛多表现为腹部隐痛不适，与普通消化道病变较难区分，没有特异性，包括溃疡、梗阻、出血和反酸等症状。也有可能发生恶变。（2）普通白光内镜检查：内镜下典型表现为表面光滑的黏膜下隆起，中央可有脐样凹陷。（3）超声内镜检查：EUS表现多样，但通常表现为不均匀偏高回声团块，多数情况可见病灶后方声影衰减，大多位于黏膜下层，部分位于固有肌层或黏膜肌层。(4)病理组织学检查:异位胰腺的组织学分为3型:Ⅰ型似正常胰腺,有导管、腺泡和胰岛细胞;Ⅱ型无胰岛细胞,有大量胰腺腺泡和少量导管;Ⅲ型多量导管,少量腺泡,没有胰岛细胞,一些病例导管囊状扩张或仅有导管。异位胰腺缺少特异性表现,术前诊断较为困难,目前确诊均需依靠病理检查。

3 治疗方法

胃良性肿瘤应根据病变的类型与大小选择手术切除或内镜下直视摘除术。若肿瘤体积较小,无明显临床症状,或患者一般情况较差,可以考虑暂时不治疗。

3.1 胃间质瘤

3.1.1 内镜下治疗

(1)内镜下切除的适应证:①对于术前检查怀疑或活检病理证实存在恶性潜能的肿瘤,在内镜切除技术允许的前提下,考虑内镜下切除。②对于有症状(出血、梗阻)的SMT,考虑内镜下切除。③对于术前检查怀疑或病理证实良性,但不能规律随访、随访期内瘤体短时间增大、内镜治疗意愿强烈的患者可选择行内镜下切除。(2)内镜下切除的禁忌证:①明确发生淋巴结或远处转移的病变,需要获取大块病理组织进行活检视为相对禁忌证。②一般情况差、无法耐受内镜手术者。(3)内镜下切除方式:①内镜圈套切除术:一般适用于较为表浅、术前超声内镜和 CT检查确定突向腔内的且可通过圈套器一次性完整切除的 SMT。②内镜黏膜下挖除术(ESE):对于起源于固有肌层的病变,一般适用于最大径≥2 cm,以及术前超声内镜和CT检查确定肿瘤突向腔内的SMT。最大径<2 cm,但起源较深,内镜圈套切除困难的肿瘤,也可行ESE。③经黏膜下隧道内镜肿瘤切除术(STER):一般适用于起源于固有肌层、最大径<5 cm 的食管和胃SMT。④内镜全层切除术(EFTR):一般适用于起源于固有肌层和CT检查发现肿瘤突向浆膜下或部分腔外生长,以及ESE术中发现瘤体与浆膜层紧密粘连而无法分离的胃、十二指肠、结直肠SMT和>5 cm不能行STER治疗的食管SMT。⑤内镜和腹腔镜联合术:当肿瘤较大时,单靠内镜难以切除,并且穿孔、出血发生的可能性较高。此外,如腹腔镜手术时肿瘤较小、难以寻找,病变部位难于准确定位,除患有消化道疾病外还合并其他部位疾病需要联合手术者,都给内镜治疗带来了困难,可行内镜和腹腔镜联合切除术。

3.1.2 手术治疗

(1)GST的活检原则和适应证:手术切除的原则是保证切缘阴性的整块切除,同时避免肿瘤破溃及肿瘤细胞的腹腔种植。术前活检适用于拟进行伊马替尼治疗的患者,这类患者在治疗前必须取得明确病理诊断。对于首诊即合并转移的可疑 GST, 必须进行活检明确诊断,再开始靶向药物治疗。只有当手术中怀疑 GST 周围有淋巴结转移或手术中肉眼不能排除是其他恶性肿瘤时,才考虑术中冰冻活检。国内外专家共识均认为经皮穿刺有针道种植和肿瘤破溃导致腹腔播散的风险,仅适用于可疑转移的GST。(2)GST的手术适应证:经活检(推荐细针穿刺)证实小于2cm的胃GST, 如有超声内镜的高危征象(肿瘤边缘不规则, 内部回声不均匀, 局部囊性或实性回声)应考虑手术切除。否则可间隔6~12个月复查EUS,暂不手术。(3)手术方式: 手术方式的选择要根据肿瘤的大小、部位及其与周围脏器的关系来决定。一般较小的肿瘤且位置允许的情况下可采取局部切除或楔形切除术,肿瘤较大或部位靠近贲门或幽门时, 推荐采取胃部分切除术,位于小弯侧的较大肿瘤,必要时可采取全胃切除。局部淋巴结肿大时应一并切除,但不推荐常规区域淋巴结清扫。腹腔镜手术适用于肿瘤较小、肿瘤局限、术中肿瘤破溃可能性不大的胃间质瘤。

3.1.3 靶向药物治疗

术前估计难以达到RO切除; 肿瘤体积巨大(>10 cm), 术中易出血、破裂,可能造成医源性播散; 中高风险度的肿瘤均应辅助伊马替尼(imatinib, Gleevec)治疗, 一般能够有效地防止肿瘤复发, 提高无复发生存时间(RFS)。伊马替尼是酪氨酸激酶的选择性抑制药,能明显抑制c-Ki酪氨酸激酶的活性,阻断c-Ki向下游信号转导,达到抑制肿瘤生长和促进细胞凋亡和(或)细胞死亡。目前, 伊马替尼(格列卫)已经成为治疗不可切除或转移的GST的最佳选择。

3.2 胃平滑肌瘤

由于胃平滑肌瘤与平滑肌肉瘤治疗较为困难,而平滑肌瘤又可以发生恶变,所以应以手术切除治疗为宜。一般选择局部广泛切除术,切除应据肿瘤边缘至少2~3 cm以上。疑有恶变者应作胃大部切除术或全胃切除。对单发的、有蒂的或瘤体直径<2 cm者不需外科治疗,可通过内镜高频电圈套器摘除; 对多发的、无蒂、直径>2 cm或有出血、梗阻等临床症状或内镜活检、细胞学检查疑有恶变者,应予腹腔镜下或剖腹手术切除。手术方式可视病变的具体情况而定, 对直径>5 cm的胃体、胃窦及胃底平滑肌瘤,若肿瘤界限清楚,瘤体无坏死,瘤体部位胃黏膜无溃疡,腹腔又无转移病灶,可行肿瘤局部切除,切缘距肿瘤1 cm。位于幽门或贲门部位的平滑肌瘤,当肿瘤直径<3 cm时可行保守的局部切除或连同部分胃壁做楔形切除。

3.3 脂肪瘤

对于无症状且肿块较小的患者,可选择继续随访观察,待有症状或者肿块长大后切除;由于胃肠道脂肪瘤直径较小,多可在内镜下切除。对于肿瘤直径>2 cm,可疑恶性病变,内镜下无法切除者行开腹手术。对于有症状且肿块直径较大的患者,治疗手段尚存在争议。

3.4 异位胰腺

目前对异位胰腺的治疗尚无定论。有学者主张不论有无症状,均应行手术治疗。也有学者考虑到外科手术创伤大,术后患者生活质量受到影响,从而提出了随访观察。但是,随访观察需反复胃镜或超声内镜检查,给患者心理和经济上增加了一定的压力。普遍认为内镜下治疗损伤小,患者恢复快,内镜和超声内镜检查发现病灶后,内镜下治疗是较好的选择,不过对于无症状患者,也可选择保守治疗。

主要参考文献

[1] 中华医学会消化内镜学分会外科学组,中国医师协会内镜医师分会消化内镜专业委员会,中华医学会外科学分会胃肠外科学组. 中国消化道黏膜下肿瘤内镜诊治专家共识(2018版)[J].中华消化杂志,2018, 38: 519–527.

第21章　胃癌

1 概念

胃癌（gastric cancer）是指起源于胃黏膜上皮的恶性肿瘤,包括食管胃交界部癌（贲门癌）。根据胃癌的进程可分为早期胃癌和进展期胃癌。早期胃癌（early gastric cancer, EGC）指癌细胞浸润程度局限于胃壁黏膜层（M, T1a）或黏膜下层（SM, T1b）,不论病灶面积大小及是否存在淋巴结转移的胃癌。病灶直径<1 cm者为小胃癌,直径<0.5 cm者为微小胃癌。癌灶仅限于腺管内、未突破腺管基底膜者称为原位癌。若内镜活检证实为胃癌,但手术切除标本连续病理切片未发现癌组织者则称为"一点癌"。进展期胃癌（advanced gastric cancer, AGC）是指病变深度超过黏膜下层,已侵入肌层者称为中期胃癌,侵及浆膜或将膜外者称为晚期胃癌。胃癌的发生、发展是多因素参与、多步骤演变的复杂病理过程,是人口学、生活饮食、遗传基因、感染和环境等因素共同作用的结果。正常人体内,细胞的增殖和凋亡之间保持动态平衡。这种平衡的维持有赖于癌基因、抑癌及一些生长因子的共同调控。胃黏膜上皮的这种平衡一旦破坏,如癌基因被激活、抑癌基因被抑制、生长因子参与以及DNA-微卫星不稳定等,使胃上皮细胞过度增殖又不能启动凋亡信号,则可能使正常的胃黏膜上皮逐渐进展为胃癌。其中目前所知主要与H.pylori感染、亚硝基化合物、高亚硝酸盐的摄入、二羰基化合物、真菌和遗传性等因素有关。胃癌分布存在性别、年龄的差异,男性患胃癌的几率为女性的1.5倍,胃癌的发病率随着年龄的增加而显著,加盐腌制蔬菜或烟熏肉和鱼等易诱发胃癌,吸烟男性死于胃癌的人数是不吸烟男性的2倍。胃癌的癌前状态是指具有较强恶变倾向的临床或病理状态,如不加以干预则有恶变的可能。它包括癌前疾病和癌前病变。前者是指与胃癌相关的良性疾病包括慢性萎缩性胃炎、胃溃疡、胃息肉,后者指具有癌变倾向的病理改变如肠化生和上皮内瘤变。还有家族胃癌史,遗传性非息肉性肠癌,家族性腺瘤性息肉等遗传性疾病等。还有经济落后的地区,胃癌的发病率较高。

2 诊断标准

2.1 早期胃癌

2.1.1 临床表现

国外学者通过人群进行大量普查分析发现,许多早期胃癌没有症状,只有少数早期胃癌的首发症状,可为上腹不适(包括上腹痛,多偶发),或饱食后剑突下胀满、烧灼或轻度痉挛性痛,可自行缓解;或食欲减退,稍食即饱。国内大部分学者认为,在胃壁的某一部分发生胃癌往往不影响胃的功能,因此早期很少出现临床症状,有人认为70%以上毫无症状,只有待肿瘤增大到一定程度发生破裂、感染、出血和梗阻时才出现症状,但这时往往已到晚期。

2.1.2 内镜检查

胃镜检查是早期胃癌诊断的主要手段。为了更早地发现胃癌,对有胃部症状或有胃癌家族史或患有胃癌前疾病者应尽早或定期行胃镜检查。内镜下活检进行病理学检查,可确定细胞分化程度和组织细胞分型。如胃镜检查与病理组织学诊断不符,应尽早复查胃镜并活检。大部分早期胃癌病变仅表现为轻度隆起、退色、红斑、血管网消失、扁平的颗粒或浅的黏膜凹陷,常规胃镜容易漏诊。早期胃癌的内镜下分型按日本内镜学会分型标准(表21-1)。早期胃癌的内镜下精查应以普通白光内镜检查为基础,全面清晰地观察整个胃黏膜,熟悉早期胃癌的黏膜特征,发现局部黏膜颜色、表面结构改变等可疑病灶,可根据各医院设备状况和医师经验,灵活运用色素内镜、电子染色内镜、放大内镜、超声内镜、荧光内镜、激光共聚焦显微内镜等特殊内镜检查技术以强化早期胃癌的内镜表现,不但可以提高早期胃癌的检出率,而且能提供病变深度、范围及组织病理学等信息。

表21-1 早期胃癌肉眼大体分型

基本类型	特征
Ⅰ型(隆起型)	胃黏膜呈息肉状隆起,广基或有蒂,表面粗糙不平,边缘不清
Ⅱ型(浅表型)	癌灶表浅,可略隆起或凹陷,表面粗糙,有以下3种亚型
Ⅱa(浅表隆起型)	病变稍突出于黏膜面,高度多不超过0.5cm,面积较小,界限不清
Ⅱb(浅表平坦型)	病变无隆起或凹陷,黏膜粗糙,与周围黏膜分界不清,欠光滑
Ⅱc(浅表凹陷型)	黏膜呈浅表凹陷糜烂,基底不平整,聚合黏膜皱襞的中断或融合
Ⅲ型(凹陷型)	黏膜凹陷比Ⅱc深,常伴糜烂、溃疡,周围聚合皱襞中断,融合Ⅰ型和Ⅱa又称息肉型,Ⅱc和Ⅲ型又统称溃疡型
混合型	以上两种形态共存于一个癌灶中者

2.1.3 活组织病理检查

(1)早期胃癌大体类型:早期胃癌大体类型与早期胃癌的内镜下分型按日本内镜学会分

型标准相似, 分为隆起型(Ⅰ)、浅表隆起型(Ⅱa)、平坦型(Ⅱb)、表面凹陷型(Ⅱc)、凹陷型(Ⅲ)。(2)早期胃癌的组织学类型: 中华人民共和国卫生部(现国家卫生计划生育委员会)颁发的《胃癌诊疗规范(2011年版)》中指出, 组织病理学诊断时胃癌的诊断和治疗依据, 并提出了病理诊断标准。①低级别上皮肿瘤: 黏膜内腺体结构及细胞学形态呈轻度异型性, 与周围正常腺体比较, 腺体排列密集, 腺管细胞出现假复层, 无或有极少黏液, 细胞染色浓重, 出现核分裂象。②高级别上皮肿瘤: 黏膜内腺体结构及细胞学形态呈重度异型性(腺上皮原位癌), 与周围正常腺体比较, 腺管密集, 腺管细胞排列和极向显著紊乱, 在低级别上皮肿瘤的基础上进一步出现共壁甚至筛状结构, 缺乏黏液分泌, 核分裂象活跃, 可见灶状坏死, 但无间质浸润。③黏膜内癌: 即黏膜内浸润癌, 不规则的腺上皮细胞团巢或孤立的腺上皮细胞浸润黏膜固有层间质, 局限于黏膜肌层以内。④黏膜下癌: 即黏膜内浸润癌继续向深层浸润, 浸透黏膜肌层达到黏膜下层, 未侵及胃固有肌层。⑤早期胃癌(T1N0/IM0): 包括黏膜内浸润癌和黏膜下浸润癌, 无论有无区域淋巴结转移证据。(3)早期胃癌浸润深度分类: 早期胃癌根据其浸润的层次又可细分为黏膜内癌(M)和黏膜下癌(SM)。黏膜内癌又可分为M1[上皮内癌和(或)黏膜内癌仅浸润固有膜表层]、M2(癌组织浸润固有膜中层)和M3(癌组织浸润固有膜深层或黏膜肌(层); 黏膜下癌又可分为SM1(癌组织浸润黏膜下层上1/3)、SM2(癌组织浸润黏膜下层中1/3)和SM3(癌组织浸润黏膜下层下1/3)。

2.2 进展期胃癌

2.2.1 临床表现

(1)症状: 进展期胃癌以体重下降、上腹部不适或疼痛为最常见。肿瘤位于贲门部可引起咽下困难, 位于胃窦部可引起呕吐。其他还有食欲减退、消化道出血、乏力、早饱等。(2)体征: 中晚期胃癌以上腹压痛最常见, 部分患者可触及上腹包块, 可有贫血、肝肿大、黄疸、腹腔积液、左锁骨上淋巴结肿大。

2.2.2 内镜检查

确诊胃癌的必须检查手段, 可确定肿瘤位置, 获得组织标本以行病理检查。进展期胃癌内镜下病变形态分型, 多采用国际Borrmann分型法。(1)BorrmannⅠ型(结节蕈伞型): 肿瘤呈结节状、息肉状、表面可有溃疡, 溃疡较浅, 主要向胃腔内隆起生长, 边界清楚。(2)BorrmannⅡ型(局限溃疡型): 溃疡较深, 边缘隆起, 形成堤状, 肿瘤较局限, 周围浸润不明显, 边界较清楚, 此型常见。(3)BorrmannⅢ型(溃疡浸润型): 隆起而有结节状的边缘向周围及深部浸润明显, 边界不清楚, 此型最常见。(4)BorrmannⅣ型(弥漫浸润型): 癌组织发生于黏膜表层之下,在胃壁内向四周弥漫浸润扩散,同时伴有纤维组织增生,浸润部胃壁增厚变硬,皱襞消失,黏膜变平,有时伴浅溃疡,此型少见。病变如累及胃窦,可造成狭窄;如累及全胃,可使整个胃壁增厚、变硬,称为皮革胃。此类胃癌细胞分化最差,恶性程度最高,淋巴结转移发生较快。

2.2.3　组织病理学检查

(1)进展期胃癌的大体类型。①隆起型:肿瘤的主体向肠腔内突出。②溃疡型:肿瘤深达或贯穿肌层合并溃疡。③浸润型:肿瘤向肠壁各层弥漫浸润,使局部肠壁增厚,但表面常无明显溃疡或隆起。(2)进展期胃癌的组织学分型:一般根据胃癌的组织结构、细胞性状和分化程度进行分型。①腺癌:可分为乳头状腺癌、管状腺癌、黏液腺癌及印戒细胞癌。②鳞状细胞癌。③类癌。④未分化癌。⑤小细胞癌。⑥腺鳞癌。此外,Lauren分型也较为常用,可分为肠型、弥漫型及混合型。(3)胃癌的分期:评估胃癌各种治疗的临床效果必须以胃癌的病理分期为临床基础。目前为止胃癌的分期扔未完全一致,较常使用的是美国胃癌分期系统、日本胃癌分期系统和国际抗癌联盟(UICC)分期3种。中华人民共和国国家卫生和计划生育委员会颁发的《胃癌规范化诊疗指南(试行,2013年版)》中指出胃癌的病理分期诊断标准应参照美国癌症联合委员会(AJCC)颁布的国际TNM分期标准(2009年第七版),见表21-2至表21-5。TNM分期标准中,原发肿瘤状况(T)依据肿瘤浸润深度划分,淋巴结转移状况(N)按照转移淋巴结的数目划分,远处转移状况(M)以是否有远处脏器转移而定。

表21-2　胃癌的T分期

T分期	
TX	原发肿瘤无法评估
T0	无原发肿瘤证据
Tis	原位癌、上皮内瘤变、未侵及固有层
T1	肿瘤侵犯固有膜、黏膜层或黏膜下层
T1a	肿瘤侵犯固有膜或黏膜肌层
T1b	肿瘤侵犯黏膜下层
T2	肿瘤侵犯固有肌层
T3	肿瘤穿透浆膜下结缔组织,而未侵犯脏层腹膜或临近结构
T4	肿瘤侵犯建模(脏层腹膜或临近结构)
T4a	肿瘤侵犯浆膜(脏层腹膜)
T4b	肿瘤侵犯邻近结构

注　1.肿瘤穿透肌层,进入胃结肠或肝胃韧带,或进入大网膜、小网膜,但未穿透覆盖这些结构的脏层腹膜,这种情况肿瘤就为T3,如果穿透了这些结构的脏层腹膜肿瘤就为T4。2.胃的邻近结构包括脾、横结肠、肝、膈肌、胰腺、腹壁、肾上腺、肾、小肠和后腹膜。3.肿瘤由胃壁延伸到十二指肠或食管,T 由包括胃在内的最严重处的浸润深度决定。

表21-3　胃癌的N分期

N分期	
NX	区域淋巴结无法评估
N0	区域淋巴结无转移
N1	1~2枚区域淋巴结转移
N2	3~6枚区域淋巴结转移
N3	7个或7个以上区域淋巴结转移
N3a	7~15个区域淋巴结转移
N3b	16个或16个以上区域淋巴结转移

注　不论切除及检查的淋巴结总数,若所有淋巴结都没有转移,定为pN0。

表21-4　胃癌的M分期

M0	无远处脏器和淋巴结转移
M1	已转移至远处淋巴结和(或)其他脏器

表21-5　胃癌的TNM分期系统

0期	Tis	No	Mo
ⅠA期	T1	No	Mo
ⅠB期	T2	No	Mo
	T1	N1	Mo
ⅡA期	T3	No	Mo
	T2	N1	Mo
	T1	N2	Mo
ⅡB期	T4a	No	Mo
	T3	N1	Mo
	T2	N2	Mo
	T1	N3	Mo
ⅢA期	T4a	N1	Mo
	T3	N2	Mo
	T2	N3	Mo
ⅢB期	T4b	No	Mo
	T4b	N1	Mo
	T4a	N2	Mo
	T3	N3	Mo
ⅢC期	T4b	N2	Mo
	T4b	N3	Mo
	T4a	N3	Mo
Ⅳ期	任何T	任何N	M1

2.2.4 超声内镜检查

可直接观察病变本身,还可通过超声探头探测肿瘤浸润程度及胃周围肿大淋巴结,是一种较为可靠的胃癌术前分期方法,有助于胃癌的诊断、临床分期及制定手术方案。

2.2.5 共聚焦激光显微内镜检查

普通内镜检查可发现胃癌病变的大体形态,但无法获得胃癌病变的组织病理学诊断,更无法判断其组织病理分型,而共聚焦激光显微内镜(CLE)无需活检就可作出在体的胃癌组织病理学诊断。据报道CLE对胃癌及病理分型的诊断与组织病理学诊断有良好的一致性,提供了一种于内镜检查同时在体的诊断病理分型的新工具。

2.2.6 影像学检查

X线钡餐检查对进展期胃癌的诊断率较高,常见以下3种影像:①肿块型,主要表现为突向胃腔的不规则充盈缺损,轮廓不规则或呈分叶状,基底广阔,充盈缺损部分胃黏膜纹消失或中断,胃壁明显僵硬;②溃疡型,主要表现为位于胃轮廓内的龛影,直径多>2.5cm,边缘不整齐,有时呈半月形,周围黏膜常有中断现象,蠕动波中断或消失;③浸润型,主要突现为胃壁僵硬、蠕动消失、胃腔缩窄、胃壁不光滑,黏膜皱襞消失、钡剂排出快、弥漫性浸润时呈革袋状。螺旋CT扫描及MRI是胃癌术前常用的诊断方法,可于手术前对胃癌病变的侵犯范围、大小及程度进行较准确的估计,避免不必要的剖腹探查,对提高手术切除率,制定胃癌治疗方案有着十分重要的指导作用。对常规影像学检查无法明确的转移性病灶,可酌情使用PET-CT,但不推荐作为常规检查手段。

2.2.7 实验室检查

约半数的胃癌患者血液学检查,可见缺铁性贫血或混合性贫血。如有恶性贫血,可见巨幼细胞性贫血。粪便隐血试验常呈持续阳性。肿瘤标志物检测,目前临床所用胃癌标志物主要有血清癌胚抗原(CEA)、糖类抗原19-9(CA19-9)、恶性肿瘤特异性生长因子(TSGF)、糖类抗原72-4(CA72-4)等,但单项检测特异性均不强,血清CEA、TSGF、CA724、CA199可以作为胃癌诊断的辅助指标,四项肿瘤标记物联合检测有效提高诊断胃癌的敏感性及准确性,有利于早期诊断、临床早期干预,同时联合动态监测对监控转移及治疗随访具有很高的临床指导意义。

3 治疗方法

3.1 治疗原则

临床上应采取综合治疗的原则。根据病人的机体状况、肿瘤的病理类型、侵犯范围(病期)和发展趋向,有计划地、合理地应用现有的治疗手段,以期最大幅度地根治、控制肿瘤和提高治愈率,改善病人的生活质量。(1)早期胃癌且无淋巴结转移证据,可根据肿瘤侵犯深度,考虑内镜下治疗或手术治疗,术后无需辅助放疗或化疗。(2)局部进展期胃癌或伴有淋巴结转移的早期胃癌,应当采取以手术为主的综合治疗。根据肿瘤侵犯深度及是否伴有淋巴结转移,可考虑直接行根治性手术或术前先行新辅助化疗,再考虑根治性手术。成功实施根治性手术的局部进展期胃癌,需根治术后病理分期决定辅助治疗方案(辅助化疗、必要时考虑辅助化放疗)。(3)复发或转移性胃癌应当采取以药物治疗为主的综合治疗手段,在恰当的时机给予姑息性手术、放射治疗、介入治疗、射频治疗等局部治疗,同时也应当积极给予止痛、支架置入、营养支持等最佳支持治疗。

3.2 手术治疗

(1)手术治疗原则:手术切除是胃癌的主要治疗手段,也是目前能治愈胃癌的唯一方法。外科手术的病灶完整切除及胃断端5cm切缘,远侧部癌应切除十二指肠第一段3~4cm,近侧部癌应切除食管下端3~4cm,已被大多数学着认可。现常以D表示淋巴结清除范围,如D1手术指清楚至第1站淋巴结,如果达不到第1站淋巴结清除的要求则为DO手术,D2手术指第2站淋巴结完全清楚。对于远端胃癌,次全胃切除较全胃切除并发症少;对于近端胃癌,肿瘤较早的可考虑行近端胃大部切除术;多数进展期近端胃癌宜施行全胃切除。减状手术和姑息性切除的主要目的是减状,如解决肿瘤引起的梗阻、出血、穿孔等;减瘤,如将肉眼可见肿瘤尽可能切除,减少肿瘤负荷,便于术后进一步治疗(肉放疗、化疗等)。晚期胃癌患者治疗的目的是改善生活质量。(2)手术适应证:可切除的肿瘤: ①T1a~T3:应切除足够的胃,并保证显微镜下切缘阴性(一般距肿瘤已边缘≥ 5 cm);② T4肿瘤需将累及组织整块切除;③胃切除术需包括区域淋巴结清扫术(D),推荐D2手术,切除至少15个或以上淋巴结;④常规或预防性脾切除并无必要,当脾脏或脾门受累时可考虑行脾切除术;⑤部分病人可考虑放置空肠营养管(尤其是推荐术后进行放化疗者)。无法切除的肿瘤(姑息治疗):①若无症状则不进行姑息性胃切除术;②不需要淋巴结清扫;③短路手术有助于缓解梗阻症状;④胃造口术和/或放置空肠营养管。无法手术治愈的标准:①影像学证实或高度怀疑或活检证实N3以上淋巴结转移;②肿瘤侵犯或包绕大血管;③远处转移或腹膜种植;④腹水细胞学检查阳性。(3)手术禁忌证:全身状况恶化无法耐受手术;局部浸润过于广泛无法切除;有远处转移的确切证据,包括多发淋巴结转移、腹膜广泛播散和肝脏多灶性转移等;心、肺、肝、肾等重要脏器功能有明显缺陷,严重的低蛋白血症和贫血、营养不良无耐受手术者。

3.3 放射治疗

（1）放射治疗原则：胃癌无论术前或术后放疗均建议采用顺铂+或5-氟尿嘧啶及其类似物为基础的同步放化疗；胃癌DO-D1根治性切除术后病理分期为T3，T4或N+但无远处转移的病例应给予术后同步放化疗：标准D2根治术后病理分期为T3，T4或区域淋巴转移较多的建议行术后同步放化疗。非根治性切除局部有肿瘤残存病例（R1或R2），只要没有远处转移均应考虑给予术后局部区域同步放化疗；无远处转移的局部晚期不可手术切除胃癌，如果病人一般情况允许，到具备相应资质的医院给予同步放化疗，期望取得可手术切除的机会或长期控制的机会；术后局部复发病例如果无法再次手术，之前未曾行放疗，身体状况允许，可考虑同步放化疗，放疗后4~6周评估疗效，期望争取再次手术切除，如无法手术建议局部提高剂量放疗并配合辅助化疗；不可手术的晚期胃癌出现呕血、便血、吞咽不顺、腹痛、骨或其他部位转移灶引起疼痛，严重影响患者生活质量时，如果病人身体状况允许，通过同步放化疗或单纯放疗可起到很好的姑息减症作用；放射使用常规或转入具备条件的医院采用三维适形（3D CRT）和调强放疗技术。采用常规放疗技术或调强适形放疗技术时，应注意对胃周围脏器特别是肠道肾脏、和脊髓的保护，以避免产生严重的放射性损伤。（2）放疗的适应证：放射治疗主要用于胃癌术后的辅助治疗，不可手术局部晚期胃癌的同步放化疗，以及晚期转移性胃癌的姑息减症治疗。

3.4 化学治疗

化学治疗分为新辅助化疗、术后辅助化疗和姑息化疗。姑息化疗的目的为缓解肿瘤导致的临床症状，改善生活质量及延长生存期。（1）化学治疗的原则：是掌握临床适应证，强调治疗方案的规范化和个体化，所选方案及使用药物可参照规范，并根据当地医院具体医疗条件实施。（2）化疗的适应证：对于根治术后病理分期为Ⅱ期和Ⅲ期的患者，建议术后采用顺铂和5-氟尿嘧啶为主的方案行辅助化疗。对于术后复发、或局部晚期不可切除、或转移性胃癌患者，采用以全身姑息性化疗为主的综合治疗。（3）常用药物和方案：①常用的化疗药物包括5-氟尿嘧啶（5-FU）、卡培他滨、替吉奥、顺铂、依托泊苷、阿霉素、表阿霉素、多西他赛（多西紫杉醇）、紫杉醇、奥沙利铂、伊立替康等。②化疗方案包括两药联合或三药联合方案，如CF方案（顺铂或5-氟尿嘧啶）、ECF方案（表阿霉素或顺铂或5-氟尿嘧啶）及其改良方案（卡培他滨代替5-氟尿嘧啶）、XP方案（卡培它滨/顺铂）、SP方案（替吉奥或顺铂）。对体力状态差、高龄患者，考虑采用口服氟尿嘧啶类药物或紫杉类药物的单药化疗。对无远处转移的局部进展期胃癌（T3/4、N+）推荐新辅助化疗，应当采用两药或三药联合的化疗方案，不宜单药应用，时限一般不超过3个月。应当及时评估疗效，并注意判断不良反应，避免增加手术并发症。术后辅助化疗一般在术后3~4周开始，联合化疗推荐氟尿嘧啶类药物联合铂类的两药联合方案，在6个月内完成，单药化疗则不宜超过1年。

3.5 内镜下治疗

（1）治疗原则：早期胃癌的治疗方法包括内镜下切除和外科手术。与传统外科手术相比，内镜下切除具有创伤小、并发症少、恢复快、费用低等优点，且疗效相当，5年生存均可超过90%。因此，国际多项指南和国内共识均推荐内镜下切除为早期胃癌的首选治疗方法。（2）内镜下切除术：早期胃癌内镜下切除术主要包括内镜下黏膜切除术（EMR）和内镜黏膜下剥离术（ESD）。国内较为公认的早期胃癌内镜切除适应证如下。绝对适应证：①病灶最大径≤2 cm，无合并溃疡的分化型黏膜内癌；②胃黏膜HGIN。相对适应证：①病灶最大径>2 cm，无溃疡的分化型黏膜内癌；②病灶最大径≤3 cm，有溃疡的分化型黏膜内癌；③病灶最大径≤2 cm，无溃疡的未分化型黏膜内癌；④病灶最大径≤3 cm，无溃疡的分化型浅层黏膜下癌；⑤除以上条件外的早期胃癌，伴有一般情况差、外科手术禁忌证或拒绝外科手术者可视为ESD的相对适应证。国内目前较为公认的内镜切除禁忌证：①明确淋巴结转移的早期胃癌；②癌症侵犯固有肌层；③患者存在凝血功能障碍。另外，ESD的相对手术禁忌证还包括抬举征阴性，即指在病灶基底部的黏膜下层注射0.9%NaCl溶液后局部不能形成隆起，提示病灶基底部的黏膜下层与肌层之间已有粘连；此时行ESD治疗，发生穿孔的危险性较高，但是随着ESD操作技术的熟练，即使抬举征阴性也可以安全地进行ESD。（3）早期胃癌的术前评估：术前应综合应用超声内镜、化学和电子染色内镜、CT等检查充分了解肿瘤大小、形态，准确判断肿瘤浸润深度、范围及淋巴结侵犯是选择合理的治疗方式、判断预后和决定治疗成败的关键。对肿瘤浸润范围的评估主要借助于化学和电子染色内镜来判断，对肿瘤深度的判断主要依靠超声内镜，但均缺乏统一的标准，标准的评估仍依靠术后标本的病理诊断，对早期胃癌术前是否存在淋巴结转移的评估国内推荐使用超声内镜或CT。（4）操作步骤：EMR大致可归纳为两种基本类型：非吸引法，代表有黏膜下注射-切除法（息肉切除法）、黏膜下注射-抬举-切除法、黏膜下注射-预切-切除法等；吸引法，代表有透明帽法和套扎器法。ESD操作大致分为5步：①病灶周围标记；②黏膜下注射，使病灶明显抬起；③环形切开黏膜；④黏膜下剥离，使黏膜与固有肌层完全分离开，一次完整的切除病灶；⑤创面处理，包括创面血管处理与边缘检查。

3.6 营养支持及免疫治疗

静脉营养疗法可提高患者体质，使其更能耐受化疗或手术，可酌情使用脂肪乳、氨基酸、人血清白蛋白。一些扶正中药或免疫调节剂可提高患者抗病能力、抑制肿瘤生长，常用的非特异性免疫增强剂有高聚金葡素、香菇多糖、OK43、白介素-2（IL-2）、白介素-6（IL-6）、肿瘤坏死因子（TNF）、干扰素（IFN-Y）、艾迪注射液等，可根据条件选用。对症支持治疗包括纠正贫血、改善营养状况、缓解症状、解除梗阻、镇痛、心理治疗等。

4 诊疗流程

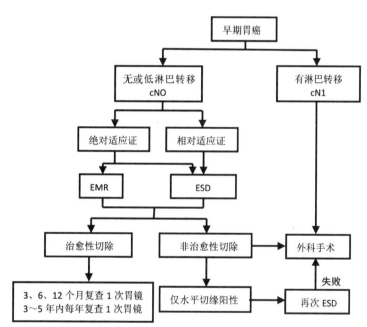

注　EMR为内镜下黏膜切除术，ESD为内镜黏膜下剥离术。

图21-1　早期胃癌内镜治疗流程

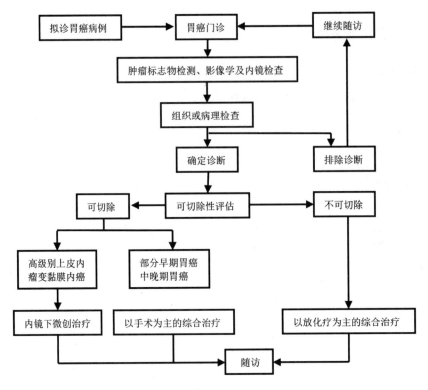

图21-2 胃癌诊疗流程

主要参考文献

[1] 中华医学会消化内镜学分会, 中国抗癌协会肿瘤内镜专业委员会.中国早期胃癌筛查及内镜诊治共识意见 (2014年, 长沙) [J].中华消化杂志, 2014, 34: 433–448.

[2] 中华人民共和国国家卫生和计划生育委员会.胃癌规范化诊疗指南 (试行) [J].中国医学前沿杂志 (电子版), 2013, 5: 56–63.

第22章 胃大部切除术后远期并发症

1 概念

胃大部切除术后远期并发症(The longterm compliction ofpost Gastrectomy)是指胃大部切除术后发生的解剖、生理、营养代谢和吸收等方面的障碍,而出现远期多种综合征。胃大部切除术,根据胃部疾病发生不同而进行近端胃切除术或远端胃切除术。近端胃切除术后消瘦及营养不良较远端胃切除术后更常见,吻合口炎与吻合口溃疡是近端和远端胃大部切除术后常见的并发症。反流性食管炎和胆汁反流性胃炎分别是近端和远端胃切除术后较为常见的远期并发症。远端胃切除术后可发生倾倒综合征、输出襻梗阻、残胃癌、粘连性肠梗阻,近端胃切除术后无此类并发症发生。近端胃切除术后可发生吻合口狭窄,远端胃切除术后无吻合口狭窄发生。

2 诊断标准与治疗方法

2.1 倾倒综合征

倾倒综合征(dumping syndrome)是指胃大部分切除和胃肠吻合术后,胃容积缩小,幽门括约肌功能丧失,食物迅速从胃排入肠道内,引起高渗、高糖状态,使血管内液体迅速转移到肠道内,从而引起一系列消化道和全身症状。近几年随着减肥手术的兴起,胃减容手术亦成为导致倾倒综合征的重要原因。倾倒综合征根据进食后出现症状的时间可分为早期和晚期倾倒综合征,前者多在术后1~3周发生,症状出现在进餐后10~30 min内,常见症状包括乏力、疲劳、头晕等;后者多于术后半年以上发病,于进餐后1~3h内出现症状,主要表现为出汗、发抖、饥饿等低血糖症状。晚期倾倒综合征的主要发病机制为糖类物质快速经过小肠导致胰岛素大量快速分泌,葡萄糖依赖性胰岛素释放多肽(GIP)及胰高血糖素样肽-1(GLP-1)也起着重要的中介角色。有报道显示一些晚期倾倒综合征是由于术后胰岛细胞增生所导致,这些患者以严重的有症状性餐后低血糖和高胰岛素血症为特点,对药物治疗反应不佳。胃手术后都有可能发生倾倒综合征,可不同胃手术方式发病率不同,幽门切除、胃引流或改变幽门括约肌等手术患者中,有25%~50%的患者发生倾倒综合征,有1%~5%的患者症状严重。对于高选择性迷走神经切除术后几乎不发生倾倒综合征,而迷走神经干切断加引流术或迷走神经干切断加幽门窦切除术中,倾倒综合征的发病率在9%~40%之间;对于胃大部切除术,发病率可达15%~45%,这其中只有2%的患者是晚期倾倒综合征。

诊断依据 有胃手术史进餐或餐后出现消化道症状和神经系统症状,饭后平卧或进餐可以减轻症状者可考虑该病。(1)临床表现:早期者多始于进餐半流质,尤其是进食加糖的牛奶时易于诱发。表现为腹部不适、恶心、呕吐、腹痛、腹泻、肠鸣音活跃等消化道症状和头晕、乏力、心慌、虚汗、面色苍白、休克等循环系统症状。多于进食中或饭后15~30 min内出现,饭后平卧可以减轻症状。晚期者则为饭后1~3 h发生的低血糖反应,表现为心慌、出汗、眩晕、无力和手颤等。(2)内镜及X线钡餐检查多无特殊表现。(3)实验室检查:晚期者可呈低血糖,高胰岛素血症。(4)口服葡萄糖负荷试验:目前延长的口服葡萄糖负荷试验是诊断晚期倾倒综合征的重要手段,晚期倾倒综合征通常在前60~180 min血糖下降明显甚至出现低血糖。

治疗方法 晚期倾倒综合征的治疗主要包括饮食调节、药物治疗和外科手术。饮食调节主要为减少糖类并相应增加蛋白质和脂肪的摄入,少量多餐,进餐时及餐后0.5 h内减少液体的摄入等。但仍有一部分患者需联合药物治疗。目前最常用的药物为阿卡波糖,可通过延缓肠道对葡萄糖的吸收来缓解血糖水平迅速升高。不少文献报道奥曲肽、生长抑素也有一定治疗效果,但不良反应明显、价格昂贵,应用较少。倾倒综合征随着时间的延长会逐渐减轻,因此饮食及药物治疗效果不佳时再考虑行手术治疗。

2.2 输入襻综合征

输入襻综合征(afferent loop syndrome)是指患者毕Ⅱ式胃大部切除术后,因输入襻十二指肠或者临近空肠梗阻引起的一类以呕吐为主主要表现的临床症候群。常因为输入襻太长、粘连、成角导致梗阻,根据临床表现分为急性和慢性两型。由于梗阻的存在,胆汁、胰液淤滞在梗阻近端的空肠腔内,压力不断增高,达到一定程度,肠管强烈收缩,大量积液一下克服阻力排入胃内,引起胆汁性呕吐。

诊断标准 (1)临床表现:临床症状的出现与输入襻综合征的病情与梗阻程度有关,急性患者发病通常在术后1~2周,但也有文献报告胃切除术后30年出现。临床表现为突发上腹部剧烈疼痛,并有恶心、呕吐,呕吐物量少,多不含胆汁,有时上腹部可触及囊性肿块。如果为完全性闭襻性梗阻,则上腹部疼痛极为剧烈,呕吐极为频繁,但呕吐物中几乎不含胆汁,上腹部如出现肿块,肿块位置有明显的压痛。如果并发十二指肠残端破裂或空肠坏死、穿孔,可出现全腹剧痛,压痛、反跳痛明显等腹膜炎体征。如果治疗不及时,病情则会急剧发展,甚至出现休克直接导致患者死亡。如果为不全性输入襻梗阻,患者会出现间歇性呕吐,呕吐物中含大量胆汁,有时可达1000 ml以上,但患者呕吐后腹痛、腹胀等症状可能缓解甚至彻底消失。输入襻综合征在临床上以慢性、不全性多见。(2)影像学检查:腹部站立位X线检查可见上腹部固定的气液平面;上消化道碘水造影检查,可见造影剂能顺利通过吻合口进入输出襻空肠,而不能进入输入襻空肠,或仅有少量造影剂缓慢进入输入襻空肠,并呈现输入襻明显扩张、排空延迟。全腹CT检查意义较大,可以明确病因,为下一步治疗提供相关信息。

治疗方法　少食多餐,进食后取右侧卧位。若症状显著则需手术。输入襻综合征一般需手术治疗,对于完全梗阻或出现绞窄征象者,只要患者能够耐受手术都应尽早手术,以避免病情恶化,具体手术方式视患者术中情况而定。

2.3 胆汁反流性胃炎

胃切除术后胆汁反流性胃炎(postgastrectomy bile reflux gastritis)是指于胃大部切除术后的胆汁反流性胃炎亦称术后碱性反流性胃炎,属继发性胆汁反流性胃炎。是胃切除术后最常见的并发症,其发病率高95%。多见于毕Ⅱ式吻合术,毕Ⅰ式吻合术亦可发生。胃大部切除术后残胃和吻合口的黏膜易发生炎症,其主要是由于胃大部切除术后幽门括约肌被切除,损伤了幽门的正常解剖结构和生理功能。幽门的抗反流屏障丧失,致使十二指肠液反流入胃内。残胃运动乏力可促使十二指肠液发生反流。胃大部切除术后吻合口功能不良,碱性十二指肠液(主要含有胆汁、溶血卵磷脂和胰酶等成分)反流入胃,破坏了胃黏膜屏障;进入胃腔内的胃酸由破损的黏膜屏障反渗入胃壁(H^+逆弥散);反渗至胃壁的H^+刺激肥大细胞释放组胺,组胺与血管上的H_1受体结合引起血管反应,导致水肿、渗出甚至出血;更重要的是,H^+与壁细胞上的H_2受体结合使之泌酸,酸激活主细胞分泌的胃蛋白酶原成为胃蛋白酶,此过程正常情况下应在胃腔内进行,因酸只存在于胃腔内,由于H^+逆弥散,胃蛋白酶原在胃壁内被激活而导致"自身消化",从而引起胃黏膜炎症、糜烂甚至溃疡。胃泌素具有强化胃黏膜屏障的作用,其由主要分布于胃窦的G细胞分泌;胃大部切除术(胃窦切除)后,残胃黏膜缺乏营养因子也是加重术后胆汁反流对胃黏膜损害的因素。幽门螺杆菌或其他细菌感染可能不是主要的致病原因。

诊断标准　(1)临床表现:胃大部切除术后碱性反流性胃炎的症状可在术后数月至数年出现。其临床表现为中上腹持续性烧灼痛,进食后稍加重,制酸剂治疗无效。胃黏膜糜烂引起失血可导致低色素性贫血,15%~25%的患者发生胆汁性呕吐,呕吐后症状不能缓解。由于胃排空同时受阻,故呕吐常于半夜发生,呕吐物中可伴有食物。同时伴有食欲不振、贫血、消瘦等慢性萎缩性胃炎的表现。(2)内镜检查:内镜下可见胆汁经吻合口流入残胃,残胃内有黄绿色胆汁斑块;组织学表现为胃小凹增生、间质水肿、毛细血管扩张、平滑肌纤维增生、炎症细胞缺乏。(3)X线钡餐检查:X线钡餐多无输入襻梗阻表现,此点可与输入襻综合征相鉴别。

治疗方法 (1)饮食调节:少量多餐,避免刺激性食品。(2)药物治疗:促胃动力药可促进胃排空,减少胆汁和胰液在残胃腔内存留时间,临床常用的有多潘立酮、莫沙必利、和西沙必例等。考来烯胺(消胆胺)可与胃腔中的胆盐结合,并加速其排除。每次4 g,每日3次,症状好转后可减量。长期服用者应补充脂溶性维生素。(3)手术治疗:毕Ⅱ式改为毕Ⅰ式吻合。输入襻与输出襻间作对侧空肠襻替换术,将游离肠襻置于十二指肠间。

2.4 营养不良

胃切除后营养不良(postgastrectomy malnutrition)是指胃切除术后因胃肠的解剖生理改变和营养吸收障碍,而产生腹泻、消瘦、贫血和维生素缺乏等一系列临床表现。

诊断标准 (1)临床表现:主要表现为吸收不良综合征、贫血和代谢性骨病。吸收不良综合征表现为体重减轻,腹泻及维生素缺乏等。有人估计1/3的胃部分切除术后体重减轻。腹泻多发生于清晨或餐后,脂肪泻发生率约10%,一般不伴腹痛。B族维生素缺乏所致的周围神经炎、口角炎等较为常见。贫血发生率为30%~50%,主要表现为铁缺乏所致的小细胞低色素性贫血,亦可出现因维生素B_{12}和(或)叶酸缺乏所致的巨幼红细胞性贫血。由于胃切除后维生素D及钙的摄入障碍,约30%的患者有骨软化、骨质疏松症等代谢性骨病,表现为腰背痛、多数有骨关节痛。严重者可出现骨骼畸形、跛行、病理性骨折等。(2)实验室检查:除血常规外,血清铁、维生素B_{12}和叶酸测定诊断贫血和贫血类型。大便苏丹Ⅲ染色和脂肪定量有助于诊断脂肪泻。血清钙、磷可稍降低,24 h尿钙排出量减少和血清磷酸酶活力升高。(3)X线检查:骨骼X线检查可见骨质疏松、骨皮质变薄或有自发性骨折。

治疗方法 (1)饮食和营养治疗:给予高热量、易消化的高营养食物;预防和治疗倾倒综合征。体重显著降低而进食困难者,可予胃肠外营养支持。(2)药物治疗:抗胆碱能药能减慢小肠蠕动的速度,可应用肠道益生菌调节肠道菌群,必要时应用抗生素控制肠腔内细菌过度生长。缺铁性贫血应补充铁制剂,巨幼红细胞性贫血应肌注维生素B_{12}、口服叶酸。贫血严重者酌情输血。代谢性骨病患者应增加乳制品摄入。在给予维生素D和钙剂的同时,可应用蛋白同化激素以促进蛋白质的合成。

2.5　残胃及吻合口炎

残胃及吻合口炎（gastritis after operation and stoma）是胃切除术后（如毕Ⅱ式术后）常见并发症，手术后残胃及吻合口炎发病率高，占93.26%；且多数发生于毕Ⅱ术后，占97.20%。胃部分良性病变及胃癌进行Billroth术后，其残胃可发生一系列病理生理变化：由于切除了幽门及其支配神经，破坏了胃窦、幽门-十二指肠的生理功能，十二指肠逆蠕动增加，十二指肠液中的胆汁和胰液溶解黏膜上皮细胞，加速细胞分裂，从而破坏了胃黏膜屏障；胃排空功能障碍，可增强胆汁的上述损害；胃窦切除后缺乏G细胞分泌胃泌素，胃腺体营养失供，腺体萎缩，胃黏膜保护功能减弱；吻合口缝线残留，形成慢性刺激而导致局部血供障碍亦可引起炎症；*H.pylori* 感染。以上诸因素可引起残胃及吻合口的充血、糜烂、出血，甚至溃疡等。

诊断标准　（1）临床表现：多在术后出现顽固性上腹痛或伴上腹部、胸骨后烧灼感或疼痛、反复呕吐等。呕吐物多混有胆汁，吐后或进食后症状无明显缓解，制酸解痉治疗效果差。少数可发生消化道出血、贫血。（2）内镜检查：残胃及吻合口周围黏膜呈高度充血、水肿，严重者呈息肉样增生，可见片状糜烂及出血，残胃内可见明显的胆汁反流或胃内胆汁淤积。（3）组织病理学检查：胃黏膜活检组织学改变有一定特点，表现为胃黏膜表面上皮细胞和胃小凹上皮增生明显，黏膜浅层和深层可见腺体囊状扩张，黏膜有时可呈息肉样隆起，黏膜炎症往往较轻。

治疗方法　（1）保护胃黏膜剂：硫糖铝是一种八硫酸蔗糖的局部活性氢氧化铝盐，可与黏膜表面的蛋白质形成保护层。常用剂量为4 g/d嚼服，疗程为4~12周。思密达（smecta），主要成分是双八面提蒙脱石，能覆盖黏膜表面，保护胃黏膜，常用3 g溶于半杯水饭后服，3次/d。铝碳酸镁（Talcid，达喜）具有层状结构排列，能阻止胃蛋白酶和胆酸对胃黏膜的损伤，特别适合碱性反流为主者。每次0.5 g嚼服，3次/d。（2）促进胃动力药：可选择多潘立酮、西沙必例、莫沙必利等。

2.6　胃吻合口溃疡

胃吻合口溃疡（stoma ulcer）是指胃切除术后吻合口或吻合口附近胃空肠黏膜出现的溃疡。吻合口溃疡发生的直接原因仍然是胃酸作用强于黏膜抗侵蚀能力。多种原因可以导致吻合口溃疡。消化性溃疡病术后减酸效果不充分，如胃切除大小不足，迷走神经切除不完全或幽门成形术后不通畅；采用了易发生溃疡的术式，如单纯胃肠吻合术而未做迷走神经切断术，空肠输入襻过长，原有卓-艾综合征而未被发现，仅以一般消化性溃疡病行胃切除术，术后出现溃疡复发。吻合口溃疡多数发生于术后2~3年内，男性多于女性。平均发病率为消化性溃疡病手术病例的1%~5%，其中95%见于十二指肠溃疡手术后。吻合口溃疡的发生与手术方式有关。毕I式吻合术后为3.7%~28%；毕Ⅱ式吻合术、迷走神经干切断加幽门成形术及迷走神经干切断加胃窦切除术后的溃疡发生率依次下降。

诊断标准 (1)临床表现：80%~90%的患者有腹痛，多呈发作性上腹疼痛，伴有夜间痛，进食或制酸剂可缓解。约50%的患者发生上消化道出血，多表现为粪隐血阳性，少数病例表现为无痛性出血。约20%的患者发生梗阻，1%~9%的患者发生穿孔。(2)内镜检查：发现溃疡病灶可以确诊。(3)X线钡餐检查：吻合口周围黏膜的X线征象不易鉴别，漏诊率较高。在X线检查时如发现下列征象中两项，即可考虑本病的诊断：吻合口处有持久性压痛，吻合口畸形，吻合口狭窄，吻合口钡剂残留，胃排空延缓，邻近吻合口的输出襻畸形、出现龛影。

治疗方法 内科治疗方法与消化性溃疡病基本相同，但治疗时间应适当延长。吻合口溃疡外科手术治疗应严格掌握适应证，一般与治疗十二指肠溃疡同样对待。如第一次手术为胃空肠吻合术或迷走神经干切断加幽门成形术，可考虑作为胃次全切除术；若第一次手术是胃大部切除术，则可考虑迷走神经切除术。

2.7 残胃癌

残胃癌（gastric stump carcinoma, GSC）是指良性疾病行胃切除术后5年以上或胃癌行胃切除术后10年以上，残胃出现的新发癌。国内文献报告残胃癌发生率为0.5%~21.4%。毕Ⅱ式手术术后残胃癌发生率显著高于毕I式手术者，可能与毕Ⅱ式手术胆汁反流较毕I式手术严重，加重损伤残胃黏膜和吻合口周边黏膜的异常增生有关。残胃癌占胃癌的0.4%~5.5%，男女残胃癌发生的比例为36:1，产生这种现象原因不明，可能与男性精神压力大、溃疡发生率高、手术切除多有关。发病年龄多在50~70岁。残胃癌可以任何部位发生，胃部溃疡的残胃癌发生率高于吻合口溃疡和鞍部溃疡。胃部分切除术后患者发生残胃癌的风险增加了4~7倍，且随时间延长，残胃癌发生比例逐渐上升，大部分残胃癌发生于胃大部切除术30年后。残胃癌发生的病因尚不清楚，可能与下列因素有关：胃部分切除术后大量十二指肠液（尤其是胆汁）反流胃，破坏残胃黏膜屏障，导致一系列长期持续性的病理变化，促使发生癌变；胃窦切除后缺乏G细胞分泌胃泌素，胃腺体营养失供，腺体萎缩，胃黏膜保护功能减弱；胃内长时间低酸有利于细菌生长繁殖，特别是有硝酸盐还原酶的细菌增多，导致亚硝酸增多，增加了残胃癌发生的机会。近年研究发现，*H.pylori*感染是胃大部切除术后残胃病变的危险因素，而*H.pylori*感染与胆汁反流、残胃病理改变及手术术式等存在相关性。

诊断标准　(1)临床表现:①胃切除术后10年以上患者,当近期出现胃纳减少、体重减轻、黑便以及中上腹持续性疼痛或消化道出血且不能被制酸药物缓解等症状应警惕本病的可能。②内镜检查并对残胃黏膜有变色、粗糙、糜烂、颗粒状隆起等病变部位应行活检组织检查,是诊断本病的主要方法,内镜加活检确诊率为81.8%,内镜表现以BorrmannⅢ型常见,呈深凹陷性溃疡,表面被灰白色坏死组织覆盖,边缘有结节向周围侵入;或呈息肉样隆起,凸入胃内腔,表面不光滑。③X线钡餐检查:由于手术改变了胃的正常解剖和生理功能,X线钡餐造影常漏较小的病灶,检出率仅50%左右。通过EUS可进一步了解肿瘤的浸润深度或有无邻近器官的浸润,准确率可高达80%。④实验室检查:贫血、粪隐血阳性。(2)治疗方法:手术是治疗残胃癌的重要方法,手术方式取决于病人首次手术的类型和全身情况及对手术的承受能力。对Ⅰ型或Ⅱa型残胃癌,肿瘤局限在黏膜层,<2 cm的高分化腺癌,或<5 mm的未分化癌,可采用内镜下进行切除的方法,早期残胃癌采用切除残胃或部分残胃的方法,进展期残胃癌应切除包括全部残胃及一部分食管和胰、脾的术式。

2.8　残胃溃疡

残胃溃疡(Gastric stump ulcer)是胃切除术后远期并发症之一,残胃溃疡的发生率为8.23%,其中毕Ⅰ式胃大部切除术和毕Ⅱ式胃大部切除术后残胃溃疡的发生率分别为3.7%~28.0%和2.5%~13.4%,男性多于女性。毕Ⅰ式胃大部切除术后胃部溃疡和吻合口溃疡的构成比均高于毕Ⅱ式胃大部切除术后,毕Ⅰ式胃大部切除术后溃疡最大径大于毕Ⅱ式胃大部切除术后。残胃溃疡患者肠上皮化生和(或)不典型增生的发生率为8.1%,并且这部分患者约有50%会最终发生残胃癌。残胃溃疡的发生可能与下列因素有关:胃部分切除术后十二指肠液逆流入胃,胆汁和胰酶能溶解黏膜上皮细胞,加速细胞的分裂,从而破坏胃黏膜屏障,引起黏膜糜烂、出血及溃疡形成;胃窦切除后胃泌素水平大大下降,胃腺体营养失调,腺体萎缩,胃黏膜保护功能减弱;手术未获得良好降低胃酸分泌的效果;幽门螺杆菌感染等。

诊断标准　(1)临床表现:有胃大部切除术病史,主要临床症状有进食梗阻感、恶心呕吐、胸骨后痛、胸骨后烧灼感、上腹痛、腹胀、反酸和(或)上腹部烧灼感、呕血和(或)黑便,其中以上腹痛和腹胀最为常见,提示对于胃部切除术后上腹痛及腹胀的患者应警惕溃疡复发。(2)内镜诊断:内镜下表现为吻合口胃侧单发,呈孤立圆形、椭圆形、不规则形黏膜缺损,表面覆白苔,周围黏膜水肿,糜烂。(3)活检病理检查常见肠上皮化生和(或)不典型增生发生。

治疗方法　内科治疗方法与胃溃疡相同,但治疗时间应适当延长。

主要参考文献

［1］孟宪镛.十二指肠胃反流性疾病的诊断和治疗[J].胃肠病学, 2004, 9: 125-127.

［2］张正坤, 郭进华.胃次全切除术后残胃病变的内镜分析[J].中华消化内镜杂志, 2000, 17: 113-114.

［3］洪军波, 汪安江, 朱宏涛, 等.272 例残胃溃疡临床特征分析[J].中华消化杂志, 2014, 34: 593-596.

［4］中国残胃癌诊治协作组.中国残胃癌定义的外科专家共识意见（2018 年版）[J].中华胃肠外科杂志, 2018, 21: 483-485.

第二篇 小肠疾病

第23章 十二指肠炎

1 概念

十二指肠炎(duodenitis, DI)是指由各种原因所致的十二指肠黏膜的急性或慢性炎症性病变。根据病因,可分为原发性十二指肠炎(慢性非特异性十二指肠炎)和继发性十二指肠炎(特异性十二指肠炎)两类。原发性十二指肠炎是一种独立疾病,其病因和发病机制尚不十分清楚。目前认为发病原因可能和*H.pylori*感染有较密切关系,还和不良生活、饮食习惯等有关。临床研究认为,十二指肠炎由胃酸、胃蛋白酶和*H.pylori*感染共同作用所致。*H.pylori*致十二指肠炎的机制可能是十二指肠黏膜出现胃上皮化生,*H.pylori*寄居于化生的胃,继而直接或间接释放毒素导致炎症。研究提示DI与十二指肠球部溃疡关系密切。有资料认为,二者的组织学表现及内镜表现十分相似,两种疾病常合并存在,且可以互相演变,DI是溃疡的前驱表现,而溃疡可能是整个炎症过程的一部分。继发性十二指肠炎是一组由各种特异性病因引起的十二指肠炎症,包括各种感染(寄生虫、结核、真菌、细菌等)、脑血管疾病及心肌梗死引起的出血性十二指肠炎、门脉高压症、心力衰竭等,其他如肝炎、胰腺及胆管疾病,由于局部压迫或蔓延,引起的十二指肠供血障碍等,还有小肠及腹腔疾病、十二指肠邻近器官、全身性疾病、烧伤、医源性及中毒性疾病等。本病内镜检出率为45.5%,其中原发性3.64%,继发性41.86%,继发性是原发性十二指肠炎的11.5倍。男女比例约为4∶1,发病年龄以青壮年居多,约占80%以上。病变的好发部位是球部,远离球部则炎症轻,近球部则炎症明显,故有十二指肠球炎之称。单纯十二指肠炎约占6.77%,合并其他上消化道疾病的DI,占43.75%。本病可单独存在,但也可伴随其他疾病而存在,如常与慢性胃炎、消化性溃疡病、胆道疾患或慢性胰腺炎等并存。

2 诊断标准

十二指肠炎的诊断主要依赖内镜和病理组织学检查。(1)临床表现:上腹胀满不适、隐痛、嗳气等慢性胃炎症状；可出现上腹部饥饿痛、进餐可缓解，有时伴烧心、反酸，部分呈上腹部烧灼样间歇性痛，刺激性食物可使症状加重，而制酸剂可缓解等溃疡病症状；少数患者表现为呕血、黑便等上消化道出血症状。大多数患者无阳性体征，部分患者上腹部轻压痛。

（2）内镜检查：内镜下表现为黏膜充血水肿、糜烂或出血、皱襞增厚、息肉样隆起、黏膜颗粒状或结节状、黏膜苍白或黏膜下血管显露、白点样改变等。病变以十二指肠球部多见，降部以下少见。根据其内镜下形态的不同可把十二指肠炎分为4型：①红斑型：黏膜充血水肿，点状、片状或条状红斑。②糜烂型：表现为黏膜脆弱，触之易出血，可有点状、片状或条索状糜烂、出血，糜烂可分平坦糜烂和隆起糜烂，部分黏膜呈白色霜斑样改变，而无黏膜凹陷性缺损。③萎缩型：可见黏膜呈点片状花斑，黏膜表面粗糙、色泽晦暗，黏膜下血管纹理清晰可见。④增生型：可见黏膜呈细颗粒状隆起，有小结节增生或息肉样改变。（3）病理组织学检查：可判断病变程度和性质。黏膜可见充血、水肿、糜烂、出血、腺体减少、绒毛萎缩，黏膜层及黏膜下层炎性细胞浸润等，伴有多核白细胞浸润提示活动性炎症存在。胃化生被认为是十二指肠炎的重要组织学特征，最常见的类型是胃黏液细胞化生，表现为十二指肠的吸收上皮为胃型黏液分泌上皮所替代。（4）*H.pylori*检测：目前多采用非侵入性^{13}C/^{14}C尿素呼气试验。（5）X线检查：X线钡剂造影对本病的阳性诊断率不高，有球部激惹征、球部痉挛充盈不良以及十二指肠黏膜粗乱、皱襞粗大、球部边缘呈锯齿状或针刺状改变等非特异性征象，但无龛影或固定畸形。

3 治疗方法

十二指肠炎的治疗原则。原发性十二指肠炎的治疗同十二指肠溃疡，参见消化性溃疡章；继发性十二指肠炎主要是治疗原发病。十二指肠炎的治疗方法包括非药物治疗和药物治疗。（1）非药物治疗：包括改变饮食习惯，进食易消化无刺激食物，少食过甜过酸食物；进食细嚼慢咽，不易过快；忌咖啡、浓茶，戒烟；少服用非甾体类药物如阿司匹林、吲哚美辛等或服用肠溶片。（2）药物治疗：十二指肠炎的药物治疗包括抑酸剂、胃黏膜保护剂和根除*H.pylori*。①抑酸剂：目前临床常用的抑酸的药物包括H$_2$受体阻滞剂（H$_2$RA）和质子泵抑制剂（PPI）两大类。目前常用的H$_2$RA有西咪替丁800 mg/d，雷尼替丁300 mg/d，法莫替丁40 mg/d，分2次服。用于维持治疗时剂量减半，睡前顿服。目前常用的PPI制剂有奥美拉唑20 mg/d，兰索拉唑30 mg/d，泮托拉唑40 mg/d，雷贝拉唑10 mg/d和埃索美拉唑40 mg/d，晨起空腹1次口服。

②胃黏膜保护剂: 常用的胃黏膜保护剂有硫糖铝、铋制剂、蒙脱石、替普瑞酮、瑞巴派特、依卡特那等。③抗酸药包括铝碳酸镁、氢氧化铝凝胶等。④根除*H.pylori*治疗: 采用我国第5次*H.pylori*共识推荐的铋剂四联*H.pylori*根除方案。

第24章　十二指肠雍滞症

1 概念

十二指肠雍滞症(duodenalstasis)又称十二指肠良性梗阻, 是指各种原因引起的十二指肠排空受阻, 间歇性或持续性排空障碍, 甚至导致梗阻部位近端十二指肠扩张和食糜不能顺利通过十二指肠所产生呕吐、腹痛、消瘦等症状的临床综合征。十二指肠雍滞症临床上一般分为机械性和功能性两大类。机械性的是指由于各种原因导致十二指肠肠腔梗阻, 而功能性的无真正的梗阻, 临床上除极少数是功能性的外, 大多数是机械的。引起十二指肠排空受阻的原因跟多, 主要有以下几种病因: (1)十二指肠本身的病变。①十二指肠溃疡病: 多为十二指肠球部或降段慢性溃疡反复发作, 逐渐形成疤痕性狭窄; ②十二指肠肿瘤约为消化道肿瘤的14%~20%。属良性者以腺瘤居多, 约占十二指肠良性肿瘤的50%。其次为平滑肌瘤、脂肪瘤、血管瘤、淋巴血管瘤、神经源性肿瘤、纤维腺瘤或混合瘤等。十二指肠肿瘤多表现为上消化道出血, 仅有少数体积较大时才逐渐出现不全性或完全性梗阻; ③憩室: 十二指肠憩室一般不引起梗阻, 但若巨大憩室压迫或急性憩室炎症时十二指肠水肿、痉挛, 可以发生不全性梗阻); ④十二指肠急性炎症, 肠壁水肿; 慢性炎症(如结核等)肠壁纤维疤痕增生收缩, 可发生不同程度的狭窄和不全梗阻; ⑤十二指肠损伤: 主要是闭合性腹部创伤时, 十二指肠损伤或十二指肠壁的浆肌层或黏膜下层血肿引起梗阻。(2)十二指肠周围器官的病变压迫。胰头部或胆总管的囊肿、肿瘤。附近组织器官炎性粘连、束带或肿大的淋巴结。肠系膜上动脉压迫综合征(SMAS)。巨大的右侧后腹膜肿瘤或炎性包块、肾盂积水等均可压迫或挤压十二指肠。(3)先天性病变。较多见于先天性肠旋转不良, 环形胰腺。其次见于十二指肠闭锁或狭窄、十二指肠隔膜。偶见于巨大的先天性胆总管囊肿, 十二指肠重复畸形压迫十二指肠等。(4)十二指肠腔内异物、蛔虫团, 通过胆囊十二指肠瘘进入十二指肠的巨大胆结石等导致梗阻亦有个别报道。本病任何年龄都可以发病, 但以40岁左右的成人为多见。女性较多于男性。无力型体质或长期卧床的病人多发, 如伴有脊柱前凸畸形则更易发病。本病应与消化性溃疡病、幽门梗阻、十二指肠外肿瘤压迫等鉴别。

2 诊断标准

2.1 临床表现

本病起病缓慢，病程较长，多呈周期性反复发作，无力体型、多胎分娩、体力过劳、情绪波动者多发。主要症状为上腹疼痛、腹胀、严重呕吐等高位肠梗阻的特征。十二指肠梗阻时胃、十二指肠蠕动增强，上腹或右上腹阵发性痉挛性疼痛、腹胀、嗳气。进食后加重，呕吐后减轻。剧烈频繁的呕吐为其主要特征。多在进食后短时间内出现喷射状呕吐。呕吐物多含有胆汁及宿食。十二指肠乳头近段梗阻呕吐物可不含胆汁，需与幽门梗阻鉴别。由于反复发生疼痛、腹胀、呕吐，病人厌食，逐渐出现消瘦，营养不良，水、电解质和酸碱平衡紊乱等症状。腹部体征则以上腹胃区压痛、胀满、胃蠕动波和胃区震水音等胃潴留的特征。

2.2 X线检查

X线检查是诊断本病的重要依据。(1)腹部X线平片：腹部X线平片上可见胃及十二指肠扩大、积液、积气，呈典型的双泡征，而小肠内只有少量气体；若为完全性梗阻，则小肠无气体。(2)X线钡餐检查：可见胃与十二指肠近端扩张，幽门通畅无阻，但钡剂不易通至空肠，钡柱突然垂直中断于十二指肠水平部（"刀切征"或"笔杆征"）；受阻近端肠管可见顺向蠕动增强及逆蠕动构成的钟摆运动。若采取俯卧位透视，可见钡剂向远侧流动，逆蠕动消失，淤滞状态缓解，可似诊断肠系膜上动脉综合征。若为溃疡、肿瘤或憩室等病变，则有其相应的X线征象。

2.3 内镜检查

通过内镜检查明确诊断十二指肠内梗阻的原因，而且可确定病变性质。如因十二指肠水平段黏膜局限性粗糙、糜烂，而引起被食糜团受阻，导致十二指肠内梗阻。

2.4 超声检查

可显示十二指肠内肿瘤为实质性回声肿块，有无区域淋巴结肿大，肝内有无转移灶等，确诊率仅为13%~16%。也可了解和排除十二指肠周围器官的肿瘤、囊肿或右侧腹膜后肿瘤等病变。又可同时显示胆、胰管扩张，为肿瘤提供间接征象。

2.5 CT/MRI检查

主要显示十二指肠区或壶腹部巨大肿瘤及胆、胰管扩张等间接征象,确诊率可达52%~56%。

2.6 核素扫描

主要应用于十二指肠神经内分泌肿瘤的诊断和定位。

2.7 超声内镜检查

EUS图像可见到十二指肠受肿瘤浸润层次不规整、狭窄及中断现象,也能显示十二指肠周围肿大淋巴结。良性肿瘤包膜完整,恶性则包膜不完整,还可区别黏膜下肿瘤还是十二指肠外压迫引起等表现。可发现早期十二指肠癌,特别是早期十二指肠乳头癌,准确率达90%以上。

3 治疗方法

主要是寻找病因,针对原发病治疗。(1)非手术治疗:在临床上,病人一旦出现反复呕吐等十二指肠梗阻表现,尚未明确病因之前,宜先行非手术疗法,包括留置胃管行胃肠减压、输液、维持水和电解质、酸碱平衡及行肠外营养支持疗法等,其实质就是需要手术病人的术前准备过程。在此期间根据病人情况,再选择相应的诊断方法进行检查,以资明确诊断。(2)手术治疗:内科保守治疗无效或明确梗阻的病因者可考虑手术处理。

第25章　小肠憩室

1 概念

小肠憩室(diverticulum of small intestin)是指不同原因造成肠壁局限性向腔外呈囊袋状膨出。根据病因及病理形态可分为先天性和后天性两种。前者与肠壁肌层先天性薄弱肌层发育不良有关,以Meckel憩室最为常见,常为真性憩室,即肠壁全层膨出。后天性憩室,为假性憩室,即仅有黏膜和黏膜下层膨出,憩室壁内缺乏固有肌层,其原因可分为原发性(内压性)与继发性(牵引性)。原发性多为肠壁先天性解剖薄弱(环肌缺如、斜行肌薄弱、纵肌分离等),加之肠内病变引起的压力增加所致。继发性多因炎症、溃疡及肿瘤等病理因素,与自身及邻近病变的牵拉等因素有关。按病理检查肠内有无肌层可分为真性憩室和假性憩室,按憩室多少分为单发憩室与多发憩室,按其囊袋膨出方向可分为腔内型憩室和腔外型憩室,后者多见。按憩室的解剖部位可分为十二指肠乳头旁憩室(PAD)和非乳头旁憩室,前者是指发生在十二指肠乳头开口与壶腹周围2~3 cm以内憩室,是十二指肠憩室的主要类型。小肠憩室好发部位依次为十二指肠、回肠、空肠。十二指肠憩室发生于降部的占60%~70%,尤以乏壶腹周围为多,临床上与胆胰疾病的关系密切,空回肠憩室在人群中的发病率为1%~2%,小肠憩室多为先天性,获得性憩室非常少,只有0.1%~0.4%的概率,组织学上与先天性憩室主要不同就是因为后者憩室壁不含肌肉层;腔内十二指肠憩室是胚胎期发育不正常导致,憩室底部靠近十二指肠,外形是圆形或椭圆形朝着肠腔内展开,开口一般都是在底部边上,囊内外均有黏膜覆被。这个地方血管流经肠壁肌层导致肠壁变薄,如果出现功能和机械性梗阻时,肠内压强变大,让肠黏膜与黏膜以下在这些较薄地区构成盲囊,或因为在母体身上发育时卵黄管回肠端没有闭合,形成的梅克尔憩室。

2 诊断标准

2.1 十二指肠憩室

十二指肠憩室(duodenal diverticulum, DD)是肠壁局限性向肠壁外之圆形、椭圆形或管形的袋状物。按其病理类型可分为:(1)原发性憩室是由于先天性十二指肠局部肠壁肌层缺损,憩室壁由黏膜、黏膜下层与结缔组织组成,肌纤维成分很少。好发于十二指肠乳头附近,因其是血管、胆管、胰管穿透肠壁的部位,缺乏结缔组织且肌层很薄弱,肠腔内压力增高,黏膜可通过薄弱处向外突出形成憩室。(2)继发性憩室是由于十二指肠肠壁周围组织炎症造成粘连、瘢痕牵拉十二指肠壁而形成,多见于壶腹部。另外可根据憩室突出方向与十二指肠的关系,可分为腔内型憩室(IDD)和腔外型憩室(EDD)。临床常见的为肠外型憩室,而腔内型憩室较为少见。腔内型憩室的发生与肠壁的先天性发育异常有关,胚胎发育期间十二指肠不完全再通,局部残留中隔或蹼,而后由于肠腔蠕动和食物残渣的作用进一步发展,突向腔内形成憩室。腔内型憩室诱发急性胰腺炎的发生率约为20%,相关机制主要有:①憩室内食物间歇性的填充和排空可导致十二指肠部分梗阻,梗阻导致十二指肠内压升高,内容物反流入胰管;在肝胰管壶腹部受憩室压迫变形时,十二指肠内容物在正常肠内压力下也可反流入胰管。②憩室塌陷或因内容物过多扩张,从而压迫乳头使其狭窄,导致胰液排出不畅。

2.1.1 临床表现

多数十二指肠憩室无明显的临床症状,常在上消化道钡餐造影或经内镜逆行胰胆管造影(ERCP)检查胆胰疾病时偶然发现。是否出现临床症状与憩室的大小、部位及与周围脏器的关系等有关。部分患者可感到腹部不适、腹痛、反酸、呕吐,饱食后加重。并发憩室炎或溃疡时,临床症状较重甚至出现呕血、黑便。十二指肠乳头旁憩室(JDD)压迫胆胰管致胆管炎、梗阻性黄疸或胰腺炎,而不伴胆总管结石的疾病特征,被称为Lemmel综合征,表现为胆囊结石、胆囊切除术后综合征、反复形成的胆管结石、并发胆管炎、胰腺炎等,多是由于憩室机械性压迫胆胰管造成引流不畅、憩室炎或Oddi括约肌功能障碍所致。

2.1.2 影像学检查

(1)X线钡餐检查:憩室的诊断主要依靠上消化道钡剂造影,尤其是气钡造影,表现为圆形或椭圆形凸出腔外的囊袋影,边缘锐利,轮廓完整,与肠壁间有狭颈连接,并可见黏膜伸入其内。有憩室炎时憩室轮廓可不规则,边缘毛糙。憩室的排空取决于憩室颈部狭窄的程度。较大的憩室内立位时可见气、钡分层或气、液、钡分层现象。(2)CT检查:CT表现为突出于十二指肠轮廓之外的大小不一的圆形或椭圆形囊袋状影,增强时可呈不均匀强化,特异性表现是于肿物内发现气体回声。如憩室内容物存留时间过长,造成憩室炎、糜烂、出血及恶性病变等并发症,表现为憩室轮廓不规整及内有小丘状阴影等。多层螺旋CT扫描还能发现十二指肠乳头旁憩室全貌及其胆胰管解剖关系,可鉴别梗阻性黄疸的病因和急慢性胰腺炎诊断。CT检查还有有助于诊断十二指肠憩室穿孔,表现为肠壁增厚,网膜脂肪聚集包裹,肠腔外、后腹膜积液或积气。磁共振胰胆管造影(MRCP)能够发现并诊断十二指肠憩室,特征性表现为肠外囊袋状影,内含气液平面,具有较高的诊断准确性,但完全液性或气性憩室需与胰腺囊性占位鉴别。MRCP还有助于胰胆管疾病的检查,对MRCP及内镜下治疗有指导意义。

2.1.3 内镜检查

内镜对十二指肠憩室的诊断更为直观,可以直接观察病变形态及特点。十二指肠憩室的内镜表现为肠壁的局部凹陷或膨出,憩室口多呈圆形,边缘规则清楚,黏膜皱襞向憩室内伸展,有时可见憩室腔黏膜充血、水肿及溃疡形成,偶有食物残渣潴留。内镜逆行胰胆管造影术(ERCP)最有诊断价值,能直接地观察憩室的外观、大小、开口,而且可以探明胰胆管开口、乳头及十二指肠憩室的解剖关系,对判断并发症和选择治疗方法有一定帮助。

2.2 Meckel憩室

Meckel憩室(Meckel's diverticulum, MD)是最常见的先天性消化道畸形,其形成由卵黄管的退化不完全所致,常发生于回肠末端的对系膜缘,属于真性憩室,其内常含有异位组织,最常见的是胃黏膜,其次为胰腺组织。正常情况下,在胚胎早期,生长中的中肠通过卵黄管相连,在胚胎的第5~6周,中肠沿肠系膜上动脉旋转逐渐演化形成空肠和回肠,与此同时,卵黄管闭锁为实心的细胞索,随后变为细小的纤维条索,并逐渐被分解吸收。若卵黄管在退化过程中出现异常,根据卵黄管退化程度不同,可出现不同形式的畸形。卵黄管完全,通常形成脐肠瘘。卵黄管完全闭合但不吸收而呈永久性纤维索,即纤维索卵黄管。卵黄管部分闭锁时,又可分为3种情况:卵黄管的脐端不闭合,形成脐窦;卵黄管的两端闭合但中间部分仍开放,形成脐囊肿;卵黄管的肠端不闭合,脐端完全闭锁形成纤维索或被吸收,形成MD。Meckel憩室位于距回盲瓣100 cm以内回肠末端的对系膜缘,憩室长度可达5 cm内有来自于肠系膜上动脉分支的血液。MD属真性憩室,具有与小肠同样的结构,内衬细胞具有分化多种细胞分化的功能,所以憩室内层常含有异位组织。有这些组织的憩室易发生出血、穿孔。有的Meckel憩室周围形成的小肠瓣或小肠与脐之间有纤维,因此可发生小肠梗阻、肠套叠。

2.2.1 临床表现

MD本身常无症状,多在发生并发症时才出现相应表现。憩室的形态结构往往是引起并发症而产生临床症状的重要因素。MD最常见的并发症有消化道出血，其次为肠梗阻，其他并发症如Meckel憩室炎、穿孔也时有发生。消化道出血是由憩室内异位胃黏膜分泌胃酸和胃蛋白酶侵蚀憩室所致，临床表现为果酱样或暗红色血便，多不伴明显腹痛。肠梗阻是由憩室索带压迫、肠套叠或肠扭转引起机械性肠梗阻，亦可由憩室炎致粘连性肠梗阻，临床表现为多以腹痛呕吐、腹胀、便血等。Meckel憩室炎患者多有发热、呕吐、腹部不适，查体腹膜炎体征明显，与急性阑尾炎相似，但由于个体差异，憩室的位置不固定，因此憩室炎腹痛部位也不固定，通常为脐周或全腹弥漫性疼痛。

2.2.2 辅助检查

当临床怀疑MD时，应根据不同的临床表现及病情选择合适的检查方法，以便更准确、快捷的诊断。当临床高度怀疑MD的患者，可首选选择核素扫描检查（尤其合并消化道出血时）；若核素扫描无相关阳性发现，可优先选择双气囊小肠镜（DBE）检查；如内镜检查受到限制，可考虑腹部超声检查，但因该检查受操作医师经验等限制，阳性检出率相对不高；除上述检查外，必要时可选择钡剂造影助诊；血管造影因其有创性，目前应用不多。患者有腹痛、呕吐等肠梗阻表现时，首选腹部平片检查；当腹痛合并腹膜炎体征考虑Meckel憩室炎时，选择腹部超声检查。CT检查因表现不典型，临床较少应用于MD诊断。

2.3 空回肠憩室

空回肠憩室（diverticulum of jejunum andileum）是一种临床上少见，获得性空回肠憩室多见于老年人，空肠憩室多发生于Treitz韧带下80 cm以内的空肠系膜缘，常为多发，约半数合并结肠憩室或十二指肠憩室。回肠憩室好发于回肠末端。空回肠憩室是由于某种原因使空回肠发生一种两端痉挛，中间松弛，使局限性肠壁结构异常及肠腔内压力增高，肠黏膜带有厚薄不等的肌层沿肠系膜血管入肠壁处膨出而形成。空回肠憩室可发生在各个年龄段，但以10岁以下儿童多见，平常无症状。主要以并发症发作而来就诊。

2.3.1 临床表现

多数患者无明显症状，通常在CT检查、小肠造影或手术中偶然发现。由于憩室内容物潴留为细菌繁殖提供良好条件，导致肠腔内菌群失调和消化功能紊乱；憩室与肠腔相通，可以使憩室腔内潴留食物残渣或其他肠内容物，开口越小，憩室排空延迟，越易产生症状，主要表现为不同程度的腹痛、腹胀，常伴有恶心、呕吐、腹泻或便秘、肠鸣音亢进等，有时可见腹部肠型或触及肿块。由于空回肠异位黏膜中胃、胰组织能分泌胃酸、消化酶等化学物质，可引起邻近肠黏膜损伤而形成溃疡、出血、穿孔等并发症，可表现为呕血或柏油样便。还有一些因素如憩室血管及肠壁肌层病变、憩室口狭窄、异物堵塞、肠套叠、憩室扭转、炎症粘连等导致憩室腔内容物阻塞等引起肠梗阻或出血穿孔。回肠憩室好发生于回肠末端、解剖位置与阑尾相近，当憩室发生炎症或穿孔时，其临床表现和体征与急性阑尾炎很难鉴别，当遇到阑尾压痛点较麦氏点高、低位肠梗阻、果酱样血便的患者，应考虑空回肠憩室的可能。

2.3.2 辅助检查

当临床怀疑空回肠憩室时，应根据不同的临床表现及病情选择合适的检查方法，最常用的检查方法有钡餐检查或小肠气钡双重造影、超声、CT、双气囊小肠镜、结肠镜和核素扫描等检查，但最后诊断还是靠剖腹探查手术和术后的病理学检查。

3 治疗方法

治疗的目的是缓解症状并预防并发症的发生。如果无症状或仅有轻微临床症状可以膳食疗法为主，增加粗纤维素不仅能增加食糜体积，降低肠腔内压，且能缓解症状。对有症状的患者酌情给予解痉药物、抑酸、体位引流，如果出现憩室炎或盲襻综合征时可应用抗生素治疗，利用药物与控制饮食可以缓解憩室导致的消化不良、贫血等情况。十二指肠乳头旁憩室伴胆胰疾病时，应采用ERCP可清除堵塞在憩室内的食物残渣或异物，还能解除憩室引起的胆道下端狭窄，清理结石，畅通引流，减少胆胰疾病复发。内科综合治疗无效或合并严重并发症，需要手术治疗。手术适应证包括有消化道长期出血的病史；长期中上腹部症状，经内科治疗无效；出现并发症如肠穿孔、肠扭转、肠梗阻等；造影发现憩室内钡剂滞留时间过长；影像资料显示憩室巨大，直径>3 cm。手术方式取决于外科适应证及憩室部位，包括憩室切除术、憩室翻缝合术、憩室旷置术及憩室成形术等。

主要参考文献

[1] 王浩, 管文贤.小肠憩室的诊断特点及外科治疗: 附39例报告[J].中华普通外科学文献（电子版）, 2017, 11: 239–242.

[2] 罗曼, 罗和生.双气囊小肠镜对小肠憩室的诊断价值[J].中华消化内镜杂志, 2016, 33: 407–408.

[3] 李琴, 李中跃.梅克尔憩室的诊断进展[J].中华实用儿科临床杂志, 2015, 30: 1518–1520.

第26章 感染性腹泻

1 概念

感染性腹泻(infectious diarrhea)是指各种病原微生物及其产物或寄生虫所引起的以腹泻为主要表现的一组感染性肠道疾病。根据病程可分为急性腹泻和慢性腹泻,前者是指每天排便3次或3次以上,总量超过250 g,持续时间不超过2周的腹泻。粪便性状可为稀便、水样便、黏液便、脓血便或血样便,可伴有恶心、呕吐、腹痛或发热等全身症状;后者是指病程超过4周。引起感染性腹泻的病原体包括细菌、病毒、寄生虫和真菌等。(1)细菌感染:常见病原体包括致泻性弧菌(由01群E1 Tor型和0139群霍乱弧菌、副溶血弧菌)、志贺菌(包括痢疾志贺菌、福氏志贺菌、鲍氏志贺菌和宋氏志贺菌4个血清群)、致泻性大肠埃希菌(包括肠产毒素性大肠埃希菌、肠侵袭性大肠埃希菌、肠出血性大肠埃希菌、肠致病性大肠埃希菌和肠黏附性大肠埃希菌)、沙门菌、弯曲菌等。(2)病毒感染:常见病原体包括诺如病毒(NV)、轮状病毒(RV)、星状病毒、肠腺病毒和SARS冠状病毒等。(3)寄生虫感染:常见的有溶组织阿米巴、蓝氏贾第鞭毛虫、隐孢子虫、环孢子虫、血吸虫等。(4)特殊的感染性腹泻病:①AAD。是指应用抗菌药物后发生的与抗菌药物有关的腹泻,尤其多见于长期、大量和使用广谱抗菌药物者。通常在开始使用抗菌药物后5~10 d发病。艰难梭菌、产肠毒素的产气荚膜梭菌、金黄色葡萄球菌、克雷伯菌属、白念球菌等均可以引起AAD,尚可合并肠道机会菌(如变形杆菌属、假单胞菌属、非伤寒沙门菌属等)感染。AAD中,艰难梭菌感染(CDI)占20%~30%,而在医院获得性AAD中,CDI占15%~25%。CDI还与强烈的胃酸抑制、机体免疫功能抑制,以及应用细胞毒性药物等有关。②医院获得性腹泻。以腹泻为主要症状的医院感染的主要致病菌为大肠埃希菌、金黄色葡萄球菌、肠球菌和铜绿假单胞菌,其次为白念球菌、变形杆菌属、克雷伯菌属、沙门菌属等。这些病原菌多为多重耐药菌,主要来自于交叉感染或肠道内源性感染。临床研究表明,在住院患者中,医院获得性腹泻的发生率为12%~32%,其中有近20%为CDI。③免疫缺陷相关腹泻。先天性和获得性免疫缺陷人群容易发生感染性腹泻,且不易治愈,易发展为慢性腹泻,如H1V感染相关腹泻和老年人群的腹泻等。前述细菌、真菌、寄生虫和病毒等均可能成为免疫缺陷者腹泻的病原体。

2 诊断标准

2.1 流行病学史

感染性腹泻全年均可发病,但具有明显季节高峰,发病高峰季节随地区和病原体的不同而异,夏秋季节为发病、暴发与流行的高峰,多见细菌性感染;冬春季节多见诺如病毒和轮状病毒性腹泻。感染性腹泻病原体的主要传染源是急慢性期的患者、病原携带者(恢复期、"健康"携带者)、受感染的动物。食(水)源性感染常为集体(如养老机构、集体单位)发病并有共进可疑食物(水)史。弧菌耐盐,主要通过海产品传播;气单胞菌和邻单胞菌主要通过淡水产品传播;诺如病毒也通过海产品传播。

2.2 临床表现

每日粪便次数≥3次,粪便性质异常,为稀便、水样便、黏液便、脓血便或血便,可伴有恶心、呕吐、腹痛、发热、食欲不振及全身不适。病情严重者,常伴有脱水、酸中毒、电解质紊乱、休克等,甚至危及生命。

表26-1 肉眼观察大便形状与病因诊断

大便形状特点	伴随症状	病变性质	提示可能的病原
水样便	呕吐、肠鸣、腹胀	非侵袭性	病毒、ETEC、食物中毒、弧菌性肠炎
黏液脓血便	里急后重、发热、腹痛	侵袭性	志贺菌、弯曲菌、沙门菌、ETEC、EHEC、耶尔森菌
洗肉水样便,米泔水样便	呕吐、腹痛	非侵袭性	霍乱、副溶血弧菌感染
暗红色果酱样便	腹痛、里急后重	侵袭性	阿米巴痢疾
蛋花汤样或暗绿海水便	呕吐	非侵袭性	金黄色葡萄球菌感染、抗生素相关性
豆腐渣样、有黏液泡沫	消化不良	非侵袭性	白色念球菌性肠炎
胆汁或含有血稀便	发热、腹痛	侵袭性	空肠弯曲菌性肠炎
绿色水样便	呕吐、发热	侵袭性	小儿产毒素性大肠杆菌、克雷伯杆菌
腥臭水样便,有或无伪膜或黄绿色水样便	腹痛	非侵袭性	艰难梭菌伪膜性、抗生素相关性
水样或血样便	明显呕吐、不同程度的	侵袭性	各种细菌性食物中毒

注 ETEC:肠产毒素大肠埃希菌;EHEC:肠出血性大肠埃希菌。

2.3 实验室检查

(1)粪便常规检查:肉眼观察腹泻物性状,如是否为水样便、有脓血和黏液便等,即可大致判断腹泻的病因(表26-1)。光学显微镜高倍视野下见多个红细胞和大量脓细胞,或白细胞≥15/高倍视野者,有助于确定急性细菌性腹泻。粪便光学显微镜检查可发现滋养体、包囊和卵囊,是确诊肠阿米巴病、贾第虫感染和隐孢子虫病的重要方法。

(2)血常规检查:化验检查外周血白细胞正常或偏可提示病毒感性腹泻;外周血常规检查一般白细胞总数升高,中性粒细胞增多或伴核左移及C-反应蛋白(CRP)升高提示细菌感染性腹泻。红细胞压积(HCT)、白细胞计数和CRP的联合检测可作为临床早期判断脱水程度及细菌感染的指标。

(3)粪便细菌培养:应根据流行病学、临床表现、腹泻物性状、病情轻重和粪便常规检查结果,初步判断后再决定是否细菌培养。对疑似霍乱的患者,必须采集腹泻标本检测霍乱弧菌;对发热和(或)脓血便的患者,应采集腹泻标本分离病原体并做药物敏感试验,有助于经验治疗后调整治疗方案。

(4)血清免疫学诊断:基于肠道感染微生物的血清免疫学诊断试验,有助于协助部分感染性腹泻病的病原学诊断,包括酶联免疫吸附测定法(ELISA)、固相放射免疫法及反向被动血凝法,可用于检测粪便中细菌、病毒抗原和血清中特异性抗体。

(5)普通电镜或IEM直接在粪便标本中发现病毒颗粒。

(6)分子生物学诊断技术的应用:粪便提取物PCR的基因诊断技术,具有快速、特异和敏感的特点。

2.4 其他检查

内镜检查主要用于慢性细菌性痢疾、血吸虫病、结直肠息肉、肿瘤、肠结核、淋巴肉芽肿及憩室等疾病的诊断和鉴别诊断。X线检查主要用于原因不明慢性腹泻患者的病因学和病变部位诊断。

2.5 脱水程度的评估

脱水程度主要通过以下体征来判断:皮肤是否干燥或者皮肤弹性试验是否异常,是否无泪、眼球凹陷,脉搏次数是否正常,是否有体位性低血压或低血压,体质量下降程度,以及意识状况如何(表26-2)。

表26-2　脱水程度的分度评估

脱水程度	轻度	中度	重度
丢失体液（占体重%）	≤5%	5%~10%	>10%
精神状态	稍差	萎靡或烦躁	嗜睡~昏迷
皮肤弹性	尚可	差	极差[a]
黏膜	稍干燥	干燥	明显干燥
前囟、眼窝	稍有凹陷	凹陷	明显凹陷
肢端	尚温暖	稍凉	凉或发绀
尿量	稍少	明显减少	无尿
脉搏	正常	增快	明显增快、且弱
血压	正常	正常或稍降	降低、休克

注　a: 捏起皮肤回复≥2秒。

3　治疗方法

3.1　饮食治疗

绝大多数未发生脱水的腹泻病患者可通过多饮含钾、钠等电解质且有一定含糖量的运动饮料，以及进食苏打饼干、肉汤等补充丢失的水分、电解质和能量。腹泻尤其是水样泻患者的理想饮食以含盐的淀粉类熟食为主，补充能量和电解质。饼干、酸奶、汤、熟制蔬菜也是较好的选择。部分患者因腹泻可能发生一过性乳糖酶缺乏，最好避免牛奶摄入。粪便成形后，饮食可逐渐恢复正常。急性感染性腹泻患者一般不需要禁食，如有较严重呕吐的患者则需要禁食，口服补液疗法或静脉补液开始后4 h内应恢复进食，少吃多餐（建议每日6餐），进食少油腻、易消化、富含微量元素和维生素的食物（谷类、肉类、水果和蔬菜），尽可能增加热量摄入。避免进食罐装果汁等高渗性液体，以防腹泻加重。

3.2　补液治疗

对轻度脱水患者及无临床脱水证据的腹泻患者，水样泻及已发生临床脱水的患者，尤其在霍乱流行地区，应正常饮水，同时适当予以口服补液治疗（ORT）。应采用口服补液盐（ORS）应间断、少量、多次，不宜短时间内大量饮用，口服剂量应是累计丢失量加上继续丢失量之和的1.5~2.0倍。WHO推荐的标准ORS（配方为氯化钠3.5 g，柠檬酸钠2.9 g或碳酸氢钠2.5 g，氯化钾1.5 g，蔗糖40 g或葡萄糖20 g，加水至1 L）。近年来WHO推荐一种更加有效的低渗透压ORS（Na+75 mmol/L、K+20 mmol/L、CI-65 mmol/L、无水葡萄糖75 mmol/L、柠檬酸盐10 mmol/L、总渗透压245 mmol/L）。与标准ORS相比，其钠和葡萄糖浓度较低，能减轻呕吐，减少粪便量并减少静脉补液量。成人急性感染性腹泻病患者，应尽可能鼓励其接受ORT，但有下述情况应采取静脉补液治疗：（1）频繁呕吐，不能进食或饮水者；（2）高热等全身症状严重，尤其是伴意识障碍者；（3）严重脱水，循环衰竭伴严重电解质紊乱和酸碱失衡者；（4）其他不适于口服补液治疗的情况。静脉补液量、液体成分和补液时间应根据患者病情决定。脱水引起休克者的补液应遵循"先快后慢、先盐后糖、先晶体后胶体、见尿补钾"的原则。

3.3 抗感染治疗

（1）抗感染药物应用原则：急性水样泻患者，排除霍乱后，多为病毒性或产肠毒素性细菌感染，不应常规使用抗菌药物；轻、中度腹泻患者一般不用抗菌药物。以下情况考虑使用抗感染药物：①发热伴有黏液脓血便的急性腹泻；②持续的志贺菌、沙门菌、弯曲菌感染或原虫感染；③感染发生在老年人、免疫功能低下者、败血症或有假体患者；④中、重度的旅行者腹泻患者。可先根据患者病情及当地药物敏感情况经验性地选用抗感染药物。研究表明，有适应证的重度细菌感染性腹泻患者，在培养结果和药物敏感试验结果明确之前采取经验性抗菌治疗，可缩短1~2 d的病程。（2）抗菌药物的选择：应用抗菌药物前应首先行粪便标本的细菌培养，以便依据分离出的病原体及药物敏感试验结果选用和调整抗菌药物。若暂无培养和药物敏感试验结果，则应根据流行病学史和临床表现，经验性地推断可能的感染菌，同时参照所在区域公布的细菌药物敏感数据选择抗菌药物。对有适应证的社区获得性细菌感染性腹泻病，经验性抗菌治疗可以缩短1~2 d的病程。喹诺酮类药物为首选抗菌药物，复方磺胺甲恶唑为次选。具体方案为诺氟沙星400 mg，2次/d口服；或左氧氟沙星500 mg，1次/d口服，疗程3~5 d；复方磺胺甲恶唑的用法为甲氧苄啶160 mg，磺胺甲基异恶唑800 mg，每日分2次口服。细菌对喹诺酮类耐药情况越来越严重，对于严重感染者，以及免疫功能低下者的腹泻，在获得细菌培养结果并对大环内酯类敏感的患者，仍可以考虑使用红霉素或阿奇霉素。阿奇霉素的推荐剂量为250 mg或500 mg，1次/d，连续3~5 d。如用药48 h后病情未见好转，则考虑更换利福昔明，该药系利福霉素衍生物，对革兰阳性需氧菌中的金黄色葡萄球菌、表皮葡萄球菌及粪链球菌，对革兰阴性需氧菌中的沙门菌属、大肠埃希菌、志贺菌属、小肠结肠炎耶尔森菌等有良好抗菌活性；对变形杆菌属、艰难梭菌、革兰阴性厌氧菌中的拟杆菌属，均有较高抗菌活性。该药口服不被吸收，在肠道内保持极高浓度，不良反应较少，对细菌性腹泻的抗感染治疗有较强适应证，但不可用于对利福霉素类药物过敏者。（3）艰难梭菌感染（CDI）的治疗：首先应停止正在使用中的抗菌药物，但对于不能停用抗菌药物治疗的患者，最好能改用与CDI相关性相对较小的抗菌药物，如氨苄西林、磺胺类药物、红霉素、四环素、第一代头孢菌素等。甲硝唑是轻中型CDI治疗的首选药物,用法为500 mg, 3次/d口服,疗程10~14 d。对于重型CDI,或甲硝唑治疗5~7 d失败的患者应改为万古霉素治疗,用法为万古霉素125 mg, 4次/d口服;合并肠梗阻、中毒性巨结肠、严重腹胀的重症患者,建议增加万古霉素剂量,并联合甲硝唑,用法为万古霉素500 mg, 4次/d口服;或500 mg, 溶于100 ml的0.9%氯化钠溶液中,保留灌肠,每6 h一次,联合静脉使用甲硝唑,用法为500 mg, 静脉滴注,每8 h一次。(4)病毒性腹泻的病原学治疗: 病毒性腹泻为自限性疾病,一般不用抗病毒药物和抗菌药物。硝唑尼特对病毒性腹泻有一定治疗作用。用法为硝唑尼特500 mg, 2次/d, 连服3 d。(5)急性寄生虫感染性腹泻的治疗: ①贾第虫病,可使用替硝唑, 2.0 g / 次, 1次/d口服,或甲硝唑, 200 mg/次, 3次/d, 疗程5 d。②急性溶组织内阿米巴肠病,原则上采用组织内杀阿米巴药物,甲硝唑400~600 mg, 3次/d口服, 共10 d, 或替硝唑2.0 g, 1次/d, 共3 d; 随后加用腔内杀虫剂巴龙霉素25~35 mg/(kg·d), 3次/d, 共7 d; 或二氯尼特500 mg, 3次/d 口服, 10 d为一个疗程,以清除肠内包囊。疗程结束后粪便检查随访,每月1次,连续3次,以确定是否清除病原体,必要时可予复治。③隐孢子虫病: 螺旋霉素1.0g, 3次/d口服。

3.4 止泻治疗

(1)肠黏膜保护剂和吸附剂: 蒙脱石、果胶和活性炭等,有吸附肠道毒素和保护肠黏膜的作用。蒙脱石对消化道内的病毒、细菌及其毒素有固定和抑制作用; 对消化道黏膜有覆盖能力,并通过与黏液糖蛋白相互结合,提高肠黏膜屏障对致损伤因子的防御能力,促进肠黏膜修复,可以降低成人水样泻患者的腹泻次数和腹泻时间。成人用量和用法为3.0 g/次, 3次/d口服。(2)益生菌: 肠道微生态失衡可能是成人急性感染性腹泻的诱发因素,也可以是后果。多项循证医学证据证明,益生菌能有效减少AAD的发生。研究显示,益生菌能显著降低CDI的发生率。益生菌的常见不良反应包括胃肠胀气和轻度腹部不适,严重不良反应罕见。免疫功能缺陷及短肠综合征为禁忌证。益生菌的活菌制剂,应尽可能避免与抗菌药物同时使用。(3)抑制肠道分泌: ①次水杨酸铋。其为抑制肠道分泌的药物,能减轻腹泻患者的腹泻、恶心、腹痛等症状。该药的安全性较好,可用于旅行者腹泻的治疗。②脑啡肽酶抑制剂。消旋卡多曲可选择性、可逆性地抑制脑啡肽酶,从而保护内源性脑啡肽免受降解,延长消化道内源性脑啡肽的生理活性,减少水和电解质的过度分泌。口服消旋卡多曲作用于外周脑啡肽酶,不影响中枢神经系统的脑啡肽酶活性,且对胃肠道蠕动和肠道基础分泌无明显影响。使用方法为100 mg, 3次/d, 餐前口服,治疗时间不超过7 d。(4)肠动力抑制剂: ①洛哌丁胺。洛哌丁胺直接作用于肠壁肌肉,抑制肠蠕动和延长食物通过时间,还能减少粪便量,减少水、电解质丢失,多用于无侵袭性腹泻症状的轻、中度旅行者腹泻,可以缩短1 d的腹泻病程;但对于伴发热或明显腹痛等疑似炎性腹泻以及血性腹泻的患者应避免使用。成人初始剂量为4~8 mg/d,分次给药,根据需要调整剂量;如果给药数天后无改善,应停止用药。该药不进入中枢神经系统,无成瘾性。②苯乙哌啶。该药可直接作用于肠平滑肌,通过抑制肠黏膜感受器,消除局部黏膜的蠕动反射而减弱肠蠕动,同时可增加肠的节段性收缩,使肠内容物通过迟缓,利于肠液的再吸收。黄疸、肠梗阻及伪膜性结肠炎或产肠毒素细菌引起的急性感染性腹泻者禁用。如果每天用药20 mg,连续10 d,仍未见症状改善,则停止用药。

4 诊疗流程

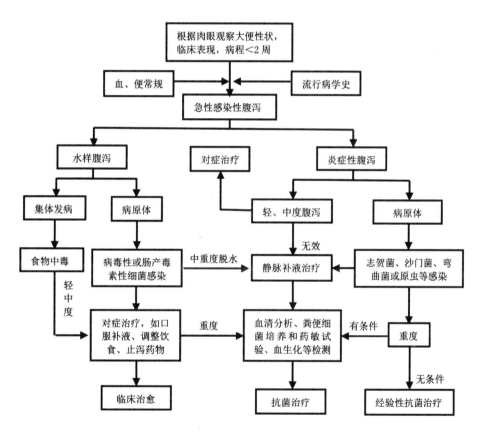

图26-1 急性感染性腹泻病的诊疗流程

主要参考文献

[1] 缪晓辉,冉陆,张文宏,等.成人急性感染性腹泻诊疗专家共识[J].中华消化杂志,2013,
33: 793-802.

第27章　急性出血坏死性肠炎

1 概念

急性出血坏死性肠炎(acute hemorrhagic necrotic enteritis, AHNE)是以小肠的广泛出血、坏死为特征的肠道急性蜂窝组炎。病变主要分布在空肠或回肠,也可累及十二指肠和结肠。病变常呈节段性,与正常黏膜分界清楚。受累肠壁黏膜肿胀、广泛性出血,黏膜皱褶不清伴有片状坏死和散在溃疡。病因未明,多数学者认为可能与变态反应、胰蛋白酶减少或活性降低、蛔虫毒素、饮食不当、产气荚膜杆菌感染有关,其中产生β毒素的Welchii杆菌(C型产气荚膜杆菌)感染可能与本病关系密切。本病发病率较低,成人和小儿均可发病,但以儿童或青壮年较多见。农村发病率显著高于城市。本病四季均可发病,以春、秋季最多。发病前多有不洁饮食史(如摄入变质肉类、腐烂水果、生花生、不新鲜海鲜等),暴饮暴食、受冷、劳累、肠道蛔虫感染及应用非甾体抗炎药等诱发因素。

2 诊断标准

AHNE的诊断依据:(1)起病急,发病前多有不洁饮食史,受冷、劳累、肠道蛔虫感染及用非甾体抗炎药等诱发因素;(2)无手术史的肠梗阻症状,早期稀水样便,后为血水样或果酱样便;(3)无里急后重的稀水便,伴全身中毒症状,其体征和中毒症状不符,无法用血便、腹泻解释的休克;(4)虽有腹膜炎,但其发展较急腹症迟缓,腹穿或灌洗有红细胞及脓细胞;(5)影像学检查提示有腹水和(或)肠管壁增厚。

2.1 临床表现

(1)主要临床表现:①腹痛:突然出现的腹痛,既是首发症状也是主要症状。初起时多在脐周或在中上腹,呈阵发性或呈持续性伴阵发性加剧,可逐渐转变为全腹性或在右下腹持续性剧痛。压痛和疼痛部位常一致。一般在起病1~3日后加重，在血便消失后减轻。②腹泻、便血：腹痛发生后即可有腹泻，发生率约占85%，一般初为糊状，后为黄水样稀便，继而是血水样或呈赤豆汤样或果酱样，甚可呈鲜血状或暗红色血块，便血的发生率可达67%~80%。一般持续2~6日，粪便少而恶臭，无黏液和脓液，无里急后重感，每日2~10次不等，多者可达数十次。轻者可仅有腹泻或仅粪潜血阳性而无便血，而严重者日失血量可达数百毫升，甚至导致出现脱水、代谢性酸中毒和贫血表现。③恶心、呕吐：常和腹痛、腹泻同时发生，早期呕吐物为黄水样，后期为咖啡样或血水样，甚至可呕吐胆汁。④发热：起病即可有发热，一般在38~39 ℃，少数可达41~42 ℃，多于4~7 d后渐退。伴有休克者的体温可正常或下降。⑤中毒症状：病重者在起病1~2 d后腹痛加剧，大量血便，高热抽搐，部分病例出现休克，或有明显腹胀或麻痹性肠梗阻。出现休克的原因主要是由于大量肠毒素吸收入血。而休克又加重了肠道的缺血、缺氧，微循环障碍，使肠组织进一步坏死，形成恶性循环。⑥腹部体征：患者的腹部体征相对较少。可有腹部膨隆、肠型、上腹部及脐周压痛，早期也可肠鸣音亢进，而后期则减弱或消失。腹膜炎时可有腹肌紧张、压痛、反跳痛。(2)临床分型：根据临床表现可分为5型：①急性胃肠炎型：主要见于疾病早期，可有腹痛、水样便、低热，部分伴恶心、呕吐；②中毒性休克型：常在起病后1~5 d内发生，可有高热、寒战、神志淡漠、嗜睡、谵语、休克等表现；③腹膜炎型：一般表现明显腹痛，恶心、呕吐，腹胀，腹部压痛、反跳痛，若受累肠壁坏死或穿孔，则腹腔内可有血性渗出液；④肠梗阻型：腹胀、腹痛，呕吐频繁，排便、排气停止，肠鸣音消失；⑤肠出血型：腹痛，便血、大量血水样或暗红色血便，伴明显的贫血和脱水。这些分型在病程中可以某一型为主要临床表现，也可交替或重叠出现。

2.2 实验室检查

(1)血常规：外周血白细胞增多，甚至超过40×10^9/L，以中性粒细胞增多为主，常有核左移、中毒颗粒及空泡变形。也常有红细胞及血红蛋白浓度降低，嗜酸性粒细胞及血小板减少。

(2)粪便检查：粪便外观一般呈暗红或鲜红色，或粪隐血试验阳性，镜下可见大量红细胞，少量或中量白细胞。涂片检查可发现革兰阳性球菌如梭状芽孢杆菌。(3)粪便培养：多无菌生长，少数可培养出梭状芽孢杆菌、大肠埃希菌、变形杆菌等。Welehii杆菌的分离培养需做厌氧菌培养。粪便培养需时间长，一般要7~10 d，不能及时为临床提供细菌学诊断依据。(4)腹腔穿刺为血性或脓性，或镜下可见大量红细胞或脓细胞。

2.3 影像学检查

（1）CT或超声检查：在高危患者中，CT或超声有助于疾病的诊断，表现为盲肠积液扩张，CT常作为首选的诊断方法。（2）X线检查：X线腹部摄片检查可见局限性小肠积气及液平面，疾病的中、晚期则可见肠麻痹或轻、中度肠扩张，肠腔内多个细小液平面，部分有肠壁间气体或有肠痉挛、狭窄和肠壁囊样积气，肠穿孔者可见气腹征象。AHNE急性期时禁行钡剂造影及钡剂灌肠检查，以免诱发肠穿孔，急性期后行钡剂灌肠检查，可见肠腔扩大，肠壁增厚，肠间隙增宽，结肠袋消失、蠕动减弱。

3 治疗方法

3.1 非手术治疗

（1）支持治疗：患者应卧床休息、疑诊时即应禁食，确诊后应继续禁食。通常轻症禁食1周左右，重症连续禁食2~3周，直到腹胀腹痛明显减轻，腹部体征基本消失，无便血或粪便隐血试验转为阴性，一般情况好转时可进流质饮食，然后过渡到半流质饮食及正常饮食，进食量也应逐渐增加。腹胀者给予胃肠减压，伴肠梗阻需持续胃肠减压。禁食期间每日输液量为2 500~3 000 ml，其中10%葡萄糖注射液占2/3，其余给生理盐水，亦可给予脂肪乳剂以补充热量。出血严重者可输新鲜血、血浆或代血浆，必要时补充白蛋白以促进肠道修复。每日尿量不少于1 000 ml而又有低钾者，每日补充氯化钾量不少于3~5 g。有酸中毒时可给5%碳酸氢钠纠正。出血面色苍白、四肢湿冷、血压下降的患者，可适当使用血管活性药物。（2）对症治疗：高热时可给予解热药或物理降温甚至亚冬眠疗法。腹痛严重者在诊断明确后可给予哌替啶。便血量多者给予云南白药、凝血酶口服，并用止血药加入液体中静滴。严重出血者除应输新鲜血外，也可用于思他宁或善宁持续静滴。为防治应激性溃疡，可用PPI静滴。调节肠道菌群可选用培菲康、丽珠得乐等口服。（3）抗感染：控制肠道内感染可减轻临床症状及缩短病程。抗菌药物治疗主要针对革兰阳性菌和厌氧菌，在未有粪便培养结果前一般主张两种抗菌药物联合使用。轻症者可选用甲硝唑0.4 g或替硝唑0.5 g/次，3次/d，口服，加用头孢拉定6 g/d静滴。重症者加用第3代喹诺酮类如环丙沙星或头孢菌素如头孢呋辛钠等静滴。抗生素应用一般不少于1周。（4）应用肾上腺皮质激素：肾上腺皮质激素（激素）可减轻中毒症状，抑制过敏反应，提高应激能力，有利于纠正休克，但有加重肠出血和促发肠穿孔的危险。对于中毒症状重、高热及中毒性休克的患者，可短期、较大剂量、静脉给药。儿童用地塞米松1~2.5 mg/d或氢化可的松每日4~8 mg/kg, 成人用地塞米松5~20 mg/d或氢化可的松 200~300 mg/d, 均为静脉滴注, 3~5 d后即可停药, 不必逐步减量维持治疗。

3.2 手术治疗

腹腔穿刺有脓性或血性渗液、诊断不明确疑有肠套叠或较窄性肠梗阻及内科治疗病情不能控制者, 宜行手术探查并切除病变肠段。

主要参考文献

[1]中华消化杂志编辑委员.不明原因消化道出血诊治推荐流程(修改稿, 2012年3月, 上海) [J].中华消化杂志, 2012, 32: 361-364.

第28章　小肠梗阻

1 概念

小肠梗阻(small bowel obstruction, SBO)是指多种原因引起肠内容物在肠道中通过受阻,并导致全身性和局部病理生理改变,若不能得到及时诊断及处理,随病情发展,患者可发生肠缺血、肠坏死,造成病死率较高,而早期明确诊断特别有助于改善患者预后,降低患者的病死率。肠梗阻是临床常见的外科急腹症之一,其中20%由肠梗阻引起,而肠梗阻中又有60%~80%由小肠梗阻引起。根据梗阻病因可分为肿瘤性和非肿瘤性两大类。(1)肿瘤性肠梗阻:根据梗阻的部位不同可分为小肠梗阻和结直肠梗阻,虽然小肠的长度约为胃肠道的75%左右,但原发性小肠肿瘤仅占消化道肿瘤的1%~6%。肿瘤性小肠梗阻非常少见,结、直肠肿瘤,特别是结、直肠癌的发病率远高于小肠。①肿瘤性小肠梗阻:小肠肿瘤中良性病变占20%,包括平滑肌瘤、腺瘤和腺瘤性息肉、脂肪瘤、纤维瘤、神经鞘瘤等。由于小肠良性肿瘤发展缓慢,发生梗阻后常表现为腹部隐痛,慢性缓进性不全性肠梗阻,病程较长。小肠恶性肿瘤占小肠肿瘤的80%,包括恶性淋巴瘤、恶性腺瘤、平滑肌肉瘤、类癌、恶性神经鞘瘤等。小肠恶性肿瘤的恶性程度较高,多数表现为进展较快的腹部包块和不全性肠梗阻。常伴有不同程度的疼痛。②肿瘤性结直肠梗阻:在结直肠梗阻中,20%~55%的由结直肠肿瘤,特别是结直肠癌引起。结直肠癌多发生于左半结肠,且多见于50岁以上老年人。常表现为不全或完全肠梗阻,据报道,有15%~20%的结直肠癌患者出现急性肠梗阻症状,20%以上恶性肠梗阻(MBO)同时发生大肠和小肠梗阻。有5%~43%的晚期原发或转移肿瘤并发肠梗阻,常见原发肿瘤为卵巢癌、结直肠癌和胃癌,或肿瘤局部复发,腹腔、盆腔的广泛转移种植等。(2)非肿瘤性肠梗阻:非肿瘤性因素引起的肠梗阻高于肿瘤性因素引起的肠梗阻。①非肿瘤性小肠梗阻:在非肿瘤性肠梗阻病因中,有60%~70%的小肠梗阻是由手术所致肠粘连造成的,虽然大部分患者在术后1年内出现,但也有15%~50%患者可在术后10年后发生小肠梗阻,多数患者有腹部手术病史,或既往有慢性阑尾炎、盆腔炎等腹腔炎症性病变。除肠粘连和恶性肿瘤外,有10%~15%的小肠梗阻是由疝导致,其中以腹股沟疝为最常见,其他如股疝、脐疝以及一些少见的先天性疝如闭孔疝、坐骨孔疝也可产生肠梗阻。还有5%~7%的小肠梗阻是由炎症性病变所致,其中Crohn病最常见,其他还有结核、放射性肠炎等。其他肠梗阻的病因占5%左右,包括肠套叠、肠扭转、小肠肠腔内堵塞(包括各类吞入异物、胆石、粪石、寄生虫、食物等),较少见。②非肿瘤性结直肠梗阻:临床以粪石、粪块(慢性便秘)堵塞为主,多发生于老年人,其因胃肠功能减弱,蠕动较差,胃肠内容物易形成粪石,而发生粪石嵌塞;肠扭转中以乙状结肠扭转多见,约占90%,其次为盲肠扭转;动力性肠梗阻包括麻痹性肠梗阻和痉挛性肠梗阻,前者较为常见,多限于盲肠、升结肠和横结肠,常继发于腹腔手术后、腹部创伤或急性弥漫性腹膜炎患者,由于严重的神经、体液与代谢异常(如低钾、低镁血症)等,痉挛性肠梗阻较少见。其他病因有成人巨结肠、结肠冗长等。肠梗阻的病因分类是为了便于病因诊断与针对性治疗,肿瘤性肠梗阻发病较晚,非手术治疗不能缓解;非肿瘤性肠梗阻发病较早,症状重,非手术治疗多可治愈。由于人口老龄化,心脏疾病及动脉粥样硬化病增多,肠系膜动脉急性缺血引起的血运性肠梗阻的发病率上升趋势;急性肠梗阻以机械性肠梗阻多见,慢性肠梗阻多见于粘连性肠梗阻和肿瘤性梗阻。粘连性肠梗阻的发病率明显上升,而粘连性肠梗阻的发生与腹部手术或损伤关系密切。

2 诊断标准

判断有无肠梗阻:详细采集病史(既往有腹部手术史),有典型临床表现(腹痛、腹胀、呕吐、肛门停止排气排便)和腹部可见膨胀、肠型、肠蠕动波、肠鸣音亢进或气过水音,且立位腹部X线片和(或)腹部CT检查可见肠管扩张伴多发气液平面。

明确肠梗阻的性质 (1)机械性肠梗阻与动力性肠梗阻:机械性肠梗阻是常见的肠梗阻类型,是指各种原因引起小肠狭窄、阻塞,肠内容物通过发生障碍,具有典型的腹痛、呕吐、肠鸣音亢进、腹胀等临床症状,与非机械性肠梗阻(包括动力性肠梗阻及血运性肠梗阻)中动力性肠梗阻(包括麻痹性肠梗阻和痉挛性肠梗阻)有明显的区别,后者是腹部持续腹胀,但无腹痛,肠鸣音微弱或消失,且多是与腹腔感染、外伤、腹膜后感染、血肿、腹部手术等有关。虽然,机械性肠梗阻的晚期因腹腔炎症而出现动力性肠梗阻相似的症状,但在发作的早期,其临床症状较为明显。腹部X线平片对鉴别这两种肠梗阻甚有价值,动力性肠梗阻出现全腹小肠与结肠均有明显充气(见表28-1)。(2)单纯性肠梗阻与绞窄性肠梗阻:单纯性肠梗阻只是肠内容物通过受阻,而无肠管血运障碍。绞窄性肠梗阻有血运障碍,可发生肠坏死、穿孔与腹膜炎,应及早确诊、手术,解除血运障碍,防止肠坏死、穿孔。绞窄性肠梗阻发病急骤且迅速加重,早期腹痛剧烈,呕吐频繁发作,可有血液呕吐物,腹部有腹膜炎的体征,可有局部隆起或可触及孤立胀大的肠襻。腹腔穿刺可以有血性液体。腹部X线平片可显示有孤立扩张的肠襻(见表28-2)。

表28-1　机械性肠梗阻与动力性肠梗阻的鉴别

	机械性肠梗阻	动力性肠梗阻
主要病因	以肿瘤、腹内疝、肠扭转、肠套叠等	腹腔感染、外伤、腹膜后感染、血肿、腹部手术、低血钾等有关
腹胀	较轻,非对称性腹胀	重,全腹均匀膨胀
肠绞痛	重,阵发性	无或痉挛性肠梗阻有剧烈腹痛突然发作和消失,间歇期不规则
肠型	有	无
肠蠕动波	有	无
肠鸣音	亢进,金属音	很弱,或消失
X线检查	可见气液平面,并且肠管扩张内经>3.0 cm	小肠和结直肠均有明显胀气,有多数在同一高度的液平面
CT检查	小肠梗阻时,扩张肠管内径>2.5 cm;结肠梗阻时,扩张肠管内经>6.0~8.0 cm,同时可以发现梗阻部位,即近侧扩张肠管与远侧萎缩的肠管之间的"移行带"	大小肠积气扩张,内含液气平面

表28-2　单纯性肠梗阻与绞窄性肠梗阻的鉴别

	单纯性肠梗阻	绞窄性肠梗阻
主要病因	以肠粘连为主	以肠扭转、嵌顿疝为主
肠绞痛	较重	严重
呕吐	相对较轻	严重
呕血,便血	少见	可有
休克	晚期出现	早期出现
腹水	无	可有,腹穿刺有血性液体
腹部彩色多普勒超声	肠管扩张,肠内积液气;肠黏膜水肿;肠蠕动增强或逆蠕动等	肠壁非一致性增厚;增厚肠壁内无血流信号;增厚肠壁蠕动差或无蠕动;较多的腹腔积液
腹部X线	可显示多个液气平面,并有肠腔内积液的现象	可显示有孤立扩张的肠襻
CT检查	肠壁广泛增厚,无局部狭窄部位,梗阻近端肠管扩张,远端肠管塌陷,梗阻处见移行带光滑、"鸟嘴征"	主要包括肠壁增厚、肠系膜水肿、肠壁积气、腹水、靶征、游涡征和肠壁强化异常等,增强CT显示肠壁弱强化或者不强化

确定梗阻部位和程度　(1)小肠梗阻与结直肠梗阻:临床上常见的是小肠梗阻,主要表现为腹痛、呕吐及脱水导致的低血容量。结直肠梗阻以腹胀、肛门停止排便为主要症状,腹痛、

呕吐、肠鸣音亢进均不及小肠梗阻明显(见表28-3)。(2)完全性与不完全性肠梗阻:完全性肠梗阻多为急性梗阻,不完全性多为慢性梗阻。(3)根据梗阻的部位可分为高位小肠梗阻(指十二指肠及空肠上段的梗阻),低位小肠梗阻(指回肠末端梗阻)和结直肠梗阻。(4)闭襻性肠梗阻:是一种特殊类型的肠梗阻,它是指肠管两端受压、扭曲,中央肠管扩张,形成闭襻,称闭襻性肠梗阻,虽属完全性肠梗阻,局部肠襻呈高度膨胀,局部血液循环发生障碍,容易发生肠壁坏死、穿孔。如肠梗阻、内疝、结肠梗阻(病变与回盲瓣之间形成一个闭襻)等。值得注意的是肠梗阻的病情变化迅猛,其类型可以转化,大约30%单纯机械性肠梗阻可发展为绞窄性肠梗阻,不完全性肠梗阻可发展为完全性。

肠梗阻的病因诊断 肠梗阻可以有不同的类型,也有不同的病因,在治疗之前,应先明确肠梗阻类型、部位与病因,以便确定治疗策略与方法。病因的诊断可根据以下方面进行判断。

(1)问病查体:详细的病史可有助于病因诊断。心血管疾病如心房颤、瓣膜置换后应考虑肠系膜血管栓塞。有动脉硬化,口服避孕药者应想到缺血性结肠炎。以往有腹部手术、创伤、感染、结核病者,应考虑到肠粘连或结核性腹膜炎引起肠结核。慢性腹痛伴有发热并突发肠梗阻应考虑肠道慢性炎症性疾病。假性肠梗阻发作时症状与机械性肠梗阻类似,缓解期可无症状或仅有轻微腹胀。饱餐后运动或体力劳动出现梗阻应考虑肠扭转可能。研究显示,急性腹痛临床症状与肠梗阻诊断间的敏感性和特异性分别为75%~99%。腹部检查有腹膜炎刺激症

表28-3 小肠梗阻与结直肠梗阻的鉴别

	小肠梗阻	结直肠梗阻
病因	粘连、嵌顿疝、良恶性肿瘤、炎症性肠病、肠扭转、结石等	结直肠肿瘤、肠扭转、内疝、便秘、结肠冗长等
肠绞痛	重	轻
呕吐	重(脱水)	轻
腹胀	轻度,对称	明显,不对称
肠蠕动波	在脐附近明显	在结肠部位,不明显
影像学诊断准确率	CT>彩超>X线腹平片	CT>彩超>X线腹平片

状者应考虑为腹腔内炎症或绞窄性肠梗阻。腹部有手术或外伤瘢痕应考虑腹腔内有粘连性肠梗阻。腹部触及包块,在中老年人应考虑是否有肿瘤、肠套叠。在幼儿右侧腹部有包块应考虑是否有肠套叠。直肠指检触及肠腔内肿块是否有粪便,直肠膀胱凹有无肿块,指套上是否有无血迹。(2)年龄方面:如新生儿应考虑肠道先天性畸形,2岁以下的幼儿则以肠套叠的可能性最大,儿童肠梗阻有可能肠蛔虫团堵塞所致。青少年患者常见原因是肠粘连、嵌顿疝而老

年人患者近期有大便习惯改变,应考虑结肠肿瘤、乙状结肠扭转或粪块堵塞的可能。(3)影像学检查:腹部平片除了能诊断是结肠、小肠,完全与不完全梗阻外,有时也能提示病因。腹部超声检查简便,但因肠襻胀气,影响诊断的效果。CT扫描诊断的准确性虽优于B超,但仅能诊断出明显的实质性肿块或肠腔外有积液。

2.1 临床表现

各种类型肠梗阻虽有不同的病因,但有一共同的特点即是肠管的通畅性受阻,肠内容物不能正常地通过,因此,有程度不同的腹痛、呕吐、腹胀和停止排气排便等临床症状。(1)临床症状:①腹痛。单纯性机械性肠梗阻一般为阵发性剧烈绞痛,由于梗阻以上部位的肠管强烈蠕动所致。这类疼痛可有以下特点:波浪式的由轻而重,然后可减轻,经过一平静期而再次发作;腹痛发作时可出现肠型或肠蠕动,患者自觉拟有移动性包块;腹痛发作时可感气体下降,到某一部位时突然停止,此时腹痛最为剧烈,然后有暂时缓解;痛时可听到肠鸣音亢进,有时患者自己可以听到。较窄性肠梗阻由于有肠管缺血和肠系膜的嵌闭,腹痛往往为持续性腹痛伴有阵发性加重,疼痛也较剧烈。绞窄性肠梗阻也常伴有休克及腹膜炎症状。麻痹性肠梗阻的腹胀明显,腹痛不明显,阵发性绞痛尤为少见。结肠梗阻除非有绞窄,腹痛不如小肠梗阻时明显,一般为胀痛。②腹胀。腹胀一般在梗阻发生一段时间以后开始出现。腹胀程度与梗阻部位有关,高位小肠梗阻时腹胀不明显,低位梗阻则表现为全腹膨胀,常伴有肠型。麻痹性肠梗阻时全腹膨胀显著,但不伴有肠型。闭襻型肠梗阻可以出现局部膨胀,叩诊鼓音。结肠梗阻因回盲瓣关闭可以显示腹部高度膨胀而且往往不对称。③呕吐。依据呕吐的程度及频率可以判断梗阻部位高低,高位梗阻的呕吐出现较早,在梗阻后短期即发生,呕吐较频繁。在早期为反射性,呕吐物为食物或胃液,其后为胃、十二指肠液和胆汁。低位小肠梗阻的呕吐出现较晚,初为胃内容物,静止期较长,后期的呕吐物为积蓄在肠内并经发酵、腐烂呈粪样带臭味的肠内容物。如肠系膜血管有较窄,呕吐物为有血液的咖啡色、棕色,偶有新鲜血液。④排气排便停止。在完全性肠梗阻,排气便停止是肠梗阻的一个主要临床症状。当有绞窄性肠梗阻时,可较早出现肠型,并伴有肠蠕动波、肠鸣音亢进或气过声音,在局部压痛;后期腹胀逐渐加重,若有腹肌紧张伴有反跳痛,明显压痛,即腹膜刺激征时,表示绞窄性肠梗阻已有肠管坏死。

2.2 实验室检查

(1)血常规检查:肠梗阻早期,血常规对诊断无特殊意义。单纯性肠梗阻早期变化不明显。随着肠梗阻时间延长,患者出现脱水或发生肠壁缺血后,血细胞增高,并可伴有核左移,同时因血液浓缩导致红细胞和红细胞比容升高。(2)血生化检查:血清电解质、尿素氮和动脉血气分析检查等生化指标,可了解脱水、电解质紊乱的情况和酸碱平衡失调。根据这些检查结果指导输液、补充电解质和纠正酸碱失衡。(3)肠脂肪酸结合蛋白:研究发现,肠上皮细胞在损伤的早期可快速产生肠脂肪酸结合蛋白(1-FABP)和a-谷胱甘肽巯基转移酶(a-GST)并在尿液和血液中检测;紧连接蛋白和D-乳酸等也是肠缺血的重要检测指标。但是在临床中该指标仍未普及,需要进一步论证。

2.3 影像学检查

(1)腹部平片:对于疑似小肠梗阻的患者病情稳定期间需行X线检查,但对肠梗阻的检出率仅为50%~65%,对绞窄性肠梗阻的诊断价值不高。(2)超声检查:据报道,腹部超声检查对肠梗阻诊断的敏感性和特异性均高于X线。实践证明,肠襻充满液体的小肠梗阻,X线难以诊断,而超声则容易观察,可弥补X线不足。但当肠襻大量充气、图像不典型、肿块位置特殊及超声医师经验较低时,超声对小肠梗阻的诊断易出现误诊及漏诊。(3)CT检查:对于所有疑似小肠梗阻的患者都需行CT检查,其敏感率为56%~96%,准确率为74%~91%,常与临床表现结合起来诊断。多层螺旋CT(MSCT)可以清晰显示肠道解剖结构与周围组织结构的相对关系,在诊断肠梗阻的部位及病因方面有较大优势,术前也可较全面评价肠梗阻,对指导临床诊疗有较大帮助。螺旋CT血管成像(CTA)不仅能够明确小肠梗阻的部位、程度、并发症,还可以明确小肠梗阻的病因。不同病因小肠梗阻的肠系膜血管CTA有一定的特征性临床表现,其对小肠扭转的确诊率高,而且对小肠内疝和粘连性小肠梗阻也有一定的诊断价值。(4)MRI检查:对小肠梗阻的定位较CT检查及腹部X线有明显优势。能在冠状位很好地显示梗阻点,更加直观地显示肠管受压,能区分是肠粘连或肠道本身病变引起小肠梗阻。但其检查时间长,价格昂贵,部分患者有幽闭恐惧症,不能行此检查。(5)胶囊内镜检查:对于小肠梗阻患者中仅适用于不完全性小肠梗阻患者,其具有无创性、可视化检查的有点,但其对不完全性小肠梗阻患者使用仍存在很高滞留并加重梗阻的风险。

3 治疗方法

急性肠梗阻的治疗包括非手术治疗和手术治疗,治疗方法的选择根据梗阻的原因、性质、部位以及全身情况和病情严重程度而定。

3.1 非手术治疗

（1）非手术治疗的适应证：单纯性肠梗阻；既往因多次腹部手术而反复发作的粘连型小肠梗阻；小肠部分梗阻，特别是低位梗阻；反复发作性小肠炎并发的肠梗阻；腹部手术后早期（术后1~2周内）肠梗阻；腹内复发癌或转移癌的肠梗阻；放射治疗后肠梗阻；假性肠梗阻；蛔虫或粪块堵塞性肠梗阻；肠结核等炎症引起的不完全性肠梗阻；动力性肠梗阻、痉挛性肠梗阻等。（2）非手术治疗包括禁食及胃肠减压；纠正水、电解质与酸碱失衡；抗感染；其他对症治疗包括吸氧，灌肠术包括清洗灌肠术、高压灌肠术、药物保留灌肠术等，酌情使用镇静、解痉剂，忌用止痛剂以免掩盖病情。麻痹性肠梗阻可经胃管注入乳果糖 20~30 ml或石蜡油 100 ml，但有腹膜炎或疑有绞窄性肠梗阻者忌用。确诊为假性肠梗阻者可选用促动力药物治疗，如西沙必利、莫沙必利等。肠系膜静脉血栓形成以抗凝治疗和介入治疗为主，如在保守治疗过程中，病情加重出现腹膜炎征兆，则应立即手术探查。

3.2 手术治疗

手术适应证：已确诊或怀疑绞窄性肠梗阻，特别是闭襻型肠梗阻；肿瘤所致的完全性肠梗阻；肠扭转、肠套叠；巨大异物、如巨大粪石、柿石等引起的肠梗阻；结肠直径≥14 cm，小肠直径≥8 cm；腹内、外疝嵌顿所致急性肠梗阻；先天性肠道畸形引起的肠梗阻；Ⅲ-Ⅳ级（腹内压≥26 mmHg）腹腔间隔室综合征；经24~48 h非手术治疗症状不缓解者。手术方式包括单纯解除梗阻的手术、肠切除肠吻合术、肠短路吻合术、肠造口术或肠外置术等。

3.3 微创治疗

包括腹腔镜下手术、介入治疗、内镜下治疗。

主要参考文献

［1］陈启依, 姜军.小肠梗阻诊断与方法再认识[J].中华胃肠外科杂志, 2017, 20: 1136–1140.

［2］叶乐平, 吴兴旺, 许健明.小肠梗阻病因诊断方法临床研究[J].中华消化杂志, 2015, 35: 221–224.

第29章　肠套叠

1 概念

肠套叠(Intussusception)是指一段肠管及其相连的肠系膜(套入部)被套入与其相邻肠管内(鞘部)导致肠内容物通过障碍的现象。根据病因不同,分为原发性和继发性肠套叠两种。前者发生在2岁以下儿童,以4~10个月婴幼儿多见。一般认为小儿常有肠蠕动紊乱及肠痉挛发生,严重持续的痉挛段可被近侧的蠕动力量推入相连的远侧肠段,特别是回盲部呈垂直向连续的位置更易套入。后者多见于成年人患者,是由于肠壁或肠腔内器质性病变被蠕动推至远侧而将肿瘤所附着的肠壁折叠带入远侧肠腔。根据套入部的顶部和鞘部的颈部肠段的不同,肠套叠可分为6型:小肠型包括空-空型,回-回型,空-回型;结肠型,结肠套入结肠,包括结肠型及盲结肠型;回盲型,以回盲瓣为出发点;回结型,以回肠末端为出发点,阑尾不套入鞘部内,此型最多;复杂型或复套型,单纯的肠套叠再套入另一段肠管,常见回-回结型;多发型,在肠管不同区域内有分开的二个、三个或更多的肠套叠。临床上以回结型和回盲型的大肠套叠多见,约占80%以上,而小肠套叠较为少见,占小儿肠套叠的10%以下。小肠套叠在成人及老年患者中更为常见。根据年龄的不同,分为儿童型肠套叠与成人型肠套叠两类。(1)儿童型肠套叠:婴幼儿最常见的急腹症,占肠套叠患者的90%~95%,多见于4个月~2岁小儿,以回结型为主;小肠套叠相对少见,占全部肠套叠的10%以下。男孩发病占明显优势。健康肥胖儿多见。发病季节与胃肠道病毒感染流行相一致,以春末夏初最为集中。小儿原发性肠套叠的发病机理目前未完全明确,一般认为与小儿结肠冗长、儿童回盲部解剖的改变(淋巴结肿大、肠壁增厚、憩室、溃疡)及肠功能失调至蠕动异常有关。(2)成人型肠套叠:成人肠套叠较少见,占成人肠梗阻的1%~5%,且多为以慢性复发性肠套叠、继发性多见,70%~90%合并原发病变,其中约90%的病因是良恶性肿瘤、肠息肉、炎性损伤、脂肪瘤及Meckel憩室等,8%~20%的成人肠套叠为原因不明特发性。末端回肠是成人肠套叠发生最常见的部位。研究表明,肠套叠可能是由多个因素共同作用的结果;病理因素和解剖异常是引起肠套叠的两个重要因素,至于原因不明的肠套叠可能与饮食习惯、精神刺激、肠蠕动增强、药物作用及肠系膜过长等有关;腹部外伤和手术后亦可发生不明诱因的肠套叠。

2 诊断标准

2.1 儿童型肠套叠

(1)临床表现:小儿肠套叠80%发生于2岁以内的儿童,发病突然,主要表现为腹痛、呕吐、便血、腹部"腊肠样包块"。①阵发性腹痛:腹痛突然发生,疼痛时患儿面色苍白,出汗,下肢屈出,有些患儿并不啼哭,表现烦操不安,持续数分钟而突然安静,但不久后上述情况又重复出现。②呕吐:腹痛发作以后即出现,初起较频繁,随后可减轻,吐出物多为胃内容物。患儿常拒绝哺乳或拒食。到后期如发展为完全性肠梗阻时,常见呕吐物为粪便样带有臭味。③便血:发病后4~12 h,就可出现紫红色或"猪肝色"大便,并有黏液。④腹部包块:在病儿安静或熟睡时,腹壁松弛情况下,在腹部可摸到"腊肠样"的肿块,如为回盲型,则肿块多在右上腹部或腹中部,表面光滑,稍可移动,腹痛发作时,肿块明显,肠鸣音亢进,右下腹有"空虚感"。⑤其他表现:小儿患肠套叠早期,除常见到小儿一阵阵地哭闹外,全身情况尚好,不发热,但有食欲不佳或拒吃奶现象。如果不能及时发现处理,病情进一步发展,可发生肠坏死或腹膜炎。这时,小儿可出现高热、昏迷,严重的可危及生命。需与肠扭转、肠蛔虫等鉴别。(2)腹部超声检查:超声检查对肠套叠的诊断不仅具有易被患者接受的优点,而且具有较高的诊断准确率。超声检查可详细观察病灶,并结合临床资料进行综合分析,定性诊断单纯性或坏死性肠套叠,可为临床及时选择治疗方案提供参考依据。可以反复操作,可以动态观察腹部情况。彩色多普勒超声通过观察肠套叠肿块边缘及内部结构,肿块内肠系膜血管彩色血流信号的有无,血流动力学改变,腹腔积液及其透声状态,腹腔是否存在游离气体等,以排除存在出血坏死性肠套叠的可能。但是超声因无法透过气体,因此对肠气明显的患者难以诊断。超声的典型声像是高低回声相间的包块,纵向呈"套筒形""腊肠形",横向呈"同心圆"或"靶环征"。

(3)腹部X线检查:可发现肠套叠征象。稀钡灌肠可发现环形或杯状充盈缺损。

2.2 成人型肠套叠

(1)临床表现:慢性反复发作的腹痛患者,且伴有腹部包块;肠梗阻症状的原因不明;黏液血便、大便潜血阳性。需与肠道的肿瘤、肠息肉、肠结核、克罗恩病等疾病鉴别。(2)钡剂灌肠造影:可显示杯口状或环形充盈缺损,对结肠套叠和回肠套叠有较高的诊断价值。

（3）腹部超声检查：多能显示成人肠套叠同心圆征、靶环形、假肾征、套筒证、腊肠样等典型图像，但不能判断小肠套叠的具体部位。（4）CT 检查：成人肠套叠CT的特征表现主要有"靶形""肾形肿块""彗星尾征"等。

3　治疗方法

小儿肠套叠多为原发，以非手术治疗为主。成年人肠套叠多属继发，一般都应行手术治疗。

3.1　非手术治疗

（1）非手术治疗的适应证：发病在24 h之内或24～48 h，但一般状态较好，无明显腹胀、脱水及电解质紊乱者，包括钡剂灌肠、空气灌肠及B超监视下水压灌肠。（2）非手术治疗的禁忌证：发病超过48 h或一般情况较差，肠梗阻症状严重，甚至疑为肠管血运障碍的应放弃灌肠治疗。

3.2　手术治疗

手术治疗适应证：凡不具备灌肠复位条件；灌肠失败；复发达3次以上，疑有器质性病变；疑为小肠套叠；病程超过48 h，腹胀严重，X线下可见多个巨大液平面，已有腹膜刺激征或疑有肠坏死。

主要主参考文献

[1]龙彩云, 白玉作.儿童小肠套叠的临床特点与治疗进展[J].国际儿科学杂志, 2015, 42: 511–513.

[2]纪建松, 章士正, 邵初晓, 等. 螺旋CT对成人肠套叠的诊断及临床意义[J].中华医学杂志, 2007, 87: 1129–1132.

第30章 肠扭转

1 概念

肠扭转（intestinal volvulus）是指一段肠襻以系膜为长轴发生扭转，使扭转两端的肠管发生部分或完全性梗阻，对应的肠系膜血管也同时受阻，因而肠扭转属绞窄性肠梗阻。因血液循环受影响，扭转肠襻容易发生坏死、穿孔，导致弥漫性腹膜炎。急性小肠扭转按病因可分为原发性和继发性肠扭转两种。儿童多为先天性畸形所致，成人多继发于术后肠粘连及肠道器质性疾病。肠扭转发生的内在原因包括：（1）解剖学因素：从解剖学考虑脏器扭转必须具备两个基本条件，即腹膜内位脏器和"C"型肠襻。这些条件决定着肠扭转好发于小肠和乙状结肠，其次是过于游离的盲肠和横结肠等部位。（2）病理因素：这些因素可能是先天的，如先天性肠旋转不良、乙状结肠冗长或小肠系膜过长等；也可以是后天的，如粘连束带、小肠憩室、内疝、肠壁肿瘤和大网膜或肠系膜裂孔等。（3）肠管动力学因素：如慢性便秘、腹泻或肠麻痹等造成肠蠕动异常增强或减弱，肠管胀气或积液等使腹内压发生改变。造成肠扭转的诱发因素包括肠管突然容量增加、蠕动增强或突然改变体位、饱餐后剧烈运动等。根据扭转发生的部位不同可分为小肠扭转、乙状结肠扭转和盲肠扭转。急性小肠扭转多见于青壮年，乙状结肠扭转多见于老年男性。肠扭转可见于从新生儿到老年的不同年龄阶段。20～40岁的青壮年农民，盲肠扭转好发于40岁以下的成年，而乙状结肠扭转则好发于40～70岁的中老年。男性的发病率高于女性。原发性小肠扭转的比例下降，而继发性小肠扭转特别是继发生于手术后腹腔粘连的小肠扭转比例升高，达51%。临床上结肠扭转好发于乙状结肠、横结肠，其次是盲肠，慢性结肠扭转常见于年轻女性，急性肠扭转多见于中老年患者。

2 诊断标准

肠扭转的诊断标准 （1）发病前可有饱餐和（或）剧烈体力活动或体位改变史。（2）起病急,多以剧烈持续性脐周疼痛,阵发性加剧,伴有频繁的呕吐。(3)腹部局限性膨隆或腰骶部放射性疼痛或腹部压痛性肿块。(4)腹平片可见孤立充满气体的小肠襻,有时有液平面,也可见似螺旋纹的肿胀肠襻。钡剂灌肠检查可扭转部位钡剂受阻,钡影尖端呈"鸟嘴"形。(5)肠系膜血管的"漩涡征"是诊断肠扭转的特异性征象,"靶环征"及肠壁强化减弱、腹水是提示绞窄性梗阻的可靠征象。螺旋CT扫描及重组对肠扭转的诊断具有重要价值。(6)本病需与肠系膜血管栓塞、腹内疝、急性胰腺炎、先天性小肠闭锁等疾病鉴别。

2.1　小肠扭转

(1)临床表现:多见于青壮年,与饱食后立即剧烈活动有关。绝大多数小肠扭转发生于回肠,多为顺时针方向。脐周持续性剧烈疼痛伴有阵发性加剧,牵涉到腰背部,不敢卧位,呕吐频繁,腹胀不明显或有局部隆起,可无高调肠鸣。病程稍晚,极易发生休克。(2)腹部X线检查:符合绞窄性肠梗阻的表现。全小肠扭转:胃十二指肠积气膨胀,空回肠换位;部分扭转:不随体位变化的长液平,假肿瘤征或咖啡豆征。(3)腹部CT检查:显示肠系膜血管的"漩涡征"是诊断小肠扭转最重要的征象。

2.2　乙状结肠扭转

(1)临床表现:常见男性老年人,多有便秘的习惯或以往有多次腹痛发作经排便、排气后消失的病史。腹部绞痛,明显腹胀、腹部不对称或肿块。(2)腹部X线检查:显示马蹄状巨大的双腔充气肠襻,内有两个大的液气平,钡剂灌肠显示扭转部位钡剂受阻,尖端呈"鸟嘴"形。(3)腹部CT检查:显示乙状结肠扭转患者的"鸟喙征"具有较高特异度和敏感度,而肠壁强化减弱、腹腔积液和"靶环征"则高度提示肠壁坏死可能,宜尽快手术。

2.3　盲肠扭转

(1)临床表现:较少见,是移动性盲肠的并发病,多发生青壮年。腹内粘连常为其诱因。临床表现除腹部绞痛、呕吐、腹胀、便秘等肠梗阻表现外,常可扪到位于中上腹胀气包块。(2)腹部X线检查:显示中上腹胀气空肠,内有大液平;末端回肠充气位于盲肠右侧。钡剂在结肠肝曲受阻。(3)腹部CT检查:显示除"漩涡征"外,还具有典型的扭转交叉点征及肠壁分离征。

3 治疗方法

3.1 一般治疗

适用于早期肠扭转。包括禁食、有效的胃肠减压、补液、维持水电解质和酸碱平衡、选择使用抗生素。对病情严重者,可输人血浆或鲜血。

3.2 内镜复位

对于病情较轻的结肠扭转(主要是乙状结肠扭转),可采用结肠镜复位,有报道复位成功率达85.7%。

3.2 手术治疗

(1)小肠扭转:诊断为小肠扭转的病人应尽早手术,有报告2小时内手术者无手术死亡,超过6小时手术死亡率高达30%以上。手术的第一步是探查肠扭转的方向和程度,然后仔细地按反方向将其复位。复位过程中要避免用力牵拉肠管及系膜,以防止损伤肠壁浆膜及系膜血管。已丧失生机的小肠应予切除。(2)乙状结肠扭转:不能排除肠坏死、穿孔、腹膜炎或非手术治疗失败者,应急诊手术探查。如无肠坏死征象,复位后可加乙状结肠固定术或系膜成形术。如扭转肠襻已经坏死,且病人高龄,有腹膜炎或感染性休克等情况,可选择结肠造瘘手术。(3)盲肠扭转:应争取早期手术治疗,治疗的目的是整复扭转、解除梗阻、处理受累肠管、防止复发。如肠样无坏死,在扭转肠襻复位后应加固定术。如已有肠坏死或穿孔,应选择右半结肠切除、回肠-横结肠吻合术。对于高龄、病情危重者,也可在截除坏死肠襻后进行回肠、横结肠双造瘘,待Ⅱ期再行还纳、吻合术。

主要参考文献

[1]李新平, Dubaba Hassan, 邹建华, 等.成人肠扭转的病因及诊疗分析[J].中华胃肠外科杂志, 2014, 17: 85–86.

[2]周乐夫, 钟熹, 江魁明.肠扭转患者多排螺旋CT特征[J].中华消化病影像杂志(电子版), 2012, 2: 282–285.

第31章 小肠吸收不良综合征

1 概念

小肠吸收不良综合征(the small intestine malabsorption syndrome)是由于各种原因引起的小肠消化、吸收功能减损,以致营养物质不能正常吸收,而从粪便中排泄,引起营养缺乏的临床症综合征,亦称消化吸收不良综合征。由于患者多有腹泻,粪便稀便而量多,且含有较多油脂,又称脂肪泻。根据小肠吸收不良的病因及发病机理,可分为原发性吸收不良和继发性吸收不良综合征。(1)原发性吸收不良综合征:系小肠黏膜(吸收细胞)有某种先天性缺陷与异常,影响营养物质经黏膜上皮细胞吸收,转运。包括乳糜泻和热带口炎性腹泻等。(2)继发性吸收不良综合征:①腔内原因(消化不良)。常见于慢性胰腺炎、胰腺癌、胰腺纤维囊肿、胰腺结石、原发性胰腺萎缩等导致胰酶缺乏;脏和胆道疾病所致的消化不良,常见于肝实质弥漫性损害、胆道梗阻、胆汁性肝硬化、肝内胆汁淤积症、小肠细菌过度生长(SIBO)均可导致胆盐缺乏;肠黏膜酶缺乏。②黏膜异常(吸收不良)。小肠吸收面积不足如小肠切除过多(短肠综合征)、回肠切除、胃结肠瘘、不适当的胃肠吻合术,空肠结肠瘘等;寄生虫病,如贾弟虫病、园线虫病等;肠壁浸润病变,如淋巴瘤、结核病、克罗恩病、Whipple病等。小肠运动障碍:动力过速,如甲状腺功能亢进等,影响小肠吸收时间;动力过缓,如假性小肠梗阻、系统性硬皮病,导致小肠细菌过度生长。③运送异常(淋巴、血液回流障碍)。淋巴血流障碍如淋巴发育不良,淋巴管梗阻(外伤、肿瘤、结核等)、血液循环障碍(门静脉高压症、充血性心力衰竭)、肠系膜动脉粥样硬化或血管炎引起的血运障碍。吸收不良综合征可见于成年人及儿童,继发性较原发性多见。

2 诊断标准

2.1 临床表现

吸收不良综合征由于营养物、维生素、电解质吸收障碍,引起一系列病理生理改变,主要临床表现有：(1)腹泻和腹痛：腹泻多为经常性或间歇发作，由于脂肪吸收障碍，可导致脂肪泻，典型者的粪便为色淡、量多、不成形、油脂样光泽或泡沫状，常漂浮于水面，且多有恶臭。脂肪酸和胆盐吸收障碍者的腹泻可呈稀便状，但5%~20%的患者可表现为便秘。腹痛多为胀痛，部分患者可有食欲不振及恶心、呕吐。(2)营养缺乏症状：由于脂肪、蛋白质和碳水化合物吸收障碍，致使热量供应不足，患者逐渐乏力、消瘦、体重减轻，可出现贫血、下肢浮肿、低蛋白血症。严重患者可呈现恶病质，体重减轻10~20 kg以上。(3)维生素和矿物质吸收障碍的表现：维生素D及钙的吸收障碍可有骨痛、手足抽搐，甚至病理性骨折。B族维生素吸收不良可出现舌炎、口角炎、周围神经炎等。维生素K吸收障碍可使患者有出血倾向、出现淤斑、黑便和血尿等。维生素B_{12}、叶酸及铁吸收不良可引起巨细胞性贫血。由于低蛋白血症、钾离子补充不足可加重无力、软弱、生理性少尿、夜尿增多、水肿、腹水等，由于吸收不良，免疫功能下降，容易并发感染，可有发热表现。继发性吸收不良综合征除上述吸收不良表现外，还具有原发病表现。

2.2 实验室检查

(1)血液检查：贫血常见，可表现为大细胞性贫血或小细胞性贫血，叶酸、维生素B_{12}或铁蛋白水平下降，血清白蛋白、胆固醇下降，碱性磷酸酶活性增高，血清钙、磷、镁、锌、钾下降等。(2)粪便检查：①粪脂肪定性检查。苏丹Ⅲ染色镜检，正常时粪中不出现脂肪滴，如>10滴/高倍视野，示脂肪吸收不良。②粪脂脂肪定量测定。正常<6 g/d，若>6 g/d，可诊断吸收不良综合征。③脂肪吸收试验：脂肪量每天70 g以上，连续6天，收集后72小时(第4~6天)粪便测定脂肪含量，计算吸收率：脂肪吸收率=摄入脂肪(后3天)-粪脂(后3天)/(摄入脂肪)×100%。脂吸收率>95%为正常值，<95%为脂肪吸收不良，可证实吸收不良综合征的存在。

(3)尿液检查：①D-木糖吸收试验：D-木糖(D-xylose)为一种戊糖，口服后不经消化酶分解直接经空肠黏膜吸收，不在体内代谢，从肾排出。如肾功正常、测定尿内D-木糖排出量可反映小肠吸收功能。方法为空腹口服D-木糖5g，收集5小时尿，测定尿中D-木糖。正常值：11~25 g，110~112 g为可疑，<110 g(20%)为异常。②维生素B_{12}吸收试验：可测定回肠末段的吸收功能，先注射维生素B_{12}1 000 μg，使体内饱和，口服标记^{60}Co维生素B_{12}2 μg，收集48小时尿，测定^{60}Co。正常值：>8%~10%，2%~7%为中度吸收不良，<2%重度吸收不良。③BT-PABA(又称胰功肽)试验：苯甲酰-L酪氨酸-对氨苯甲酸(BT-PABA)口服后，在小肠经糜蛋白酸酶分解，游离的对氨苯甲酸易被小肠吸收，经肾排出，收集6小时尿测定其排出量，可反映胰腺外分泌功能，正常值为55%~75%。

2.3　病因学的有关检查

小肠吸收不良的X线征常见有钡剂聚集、分节或雪片状分布、黏膜皱襞增厚、部分肠腔扩张等，缺乏特异性。但全消化道造影有利于排除肠道器质性病变，如肠结核、克罗恩病、小长肿瘤等。腹部超声、腹部CT/MRI、ERCP或MRCP等检查对病因诊断有价值，应根据具体情况选择检查。当怀疑或需排除肠道疾病时，应根据病情选择胶囊内镜、小肠镜、结肠镜检查，可通过空肠镜检查或小肠黏膜活检器钳取空肠黏膜活检组织检查，也可通过结肠镜逆行插入回盲末端取回肠黏膜组织检查，诊断价值很大。根据临床表现可疑吸收不良综合征者，先作粪便脂肪及X线钡餐造影检查，确定吸收不良存在，进一步检查寻找吸收不良的病因，制定治疗计划，观察疗效和验证诊断。

3　治疗方法

诊断明确者针对病因治疗，诊断不明确者积极进行对症治疗。补充各种营养物质，纠正水电解质及酸碱平衡的紊乱，怀疑感染者可给予抗生素治疗。

3.1　饮食治疗

饮食治疗对乳糜泻不仅有明显的疗效，而且具有重要的诊断价值。绝大多数患者经去麦胶食物治疗后临床症状可迅速缓解，这是其他吸收不良综合征患者中所没有的，少数患者需6~12月的治疗能奏效。去麦胶饮食也适用于小儿乳糜泻，在腹泻或脂肪泻发生期，进食脂肪量应<40 g/d。

3.2　营养支持治疗

对吸收不良综合征应积极给予营养支持治疗，包括高蛋白、高能量饮食和静脉内高营养疗法如人体白蛋白、血浆、复方氨基酸等。针对性补充各种维生素，包括维生素A、B族维生素、维生素C、维生素D、维生素K和叶酸，一般以注射给药为宜，而且剂量要大。

3.3　补充水和电解质

对病情严重病例补充水和电解质甚为重要，如补钾、钠、氯、钙等。有缺铁性贫血者应肌注补充铁剂，如山梨醇铁或右旋糖酐铁。

3.4 补充消化酶的不足

消化不良主要是消化酶的不足,可给予替代疗法。常用胰酶制剂有胰酶片和多酶片等,效果欠佳。新型消化酶由于酶的成分、含量及剂型的改进,使口服的消化酶极少被胃酸破坏而在小肠内起到充分消化作用,目前临床应用的主要有达吉胶囊、康彼申、得每通等,可视病情而选用,病情有好转后酶剂可酌情减量。消化酶应用一般无副作用,但使用时勿嚼碎,以免在胃内释放遇胃酸使之失活,最好在进食时服用。

3.5 抗生素的应用

应用抗生素治疗热带口炎性腹泻疗效显著,宜用广谱抗生素,如四环素、氨苄西林、卡那霉素及林可霉素。另外,肠道感染与细菌过度繁殖所致的小肠吸收不良Whipple病,应用以上抗生素治疗亦有疗效。

3.6 其他治疗

对重症成人乳糜泻病例,应用激素疗效显著,改善小肠吸收功能,缓解临床症状。腹泻频繁者可给予解痉剂或氯帕氨以减少腹泻次数;调整饮食,静脉补充营养、蛋白质、各种维生素、电解质,如静滴脂肪乳、白蛋白等,必要时输血浆或全血。

主要参考文献

[1] 黄梅芳, 梅鹏飞. 吸收不良综合征诊断方法与步骤[J].医学新知杂志, 2013, 23: 88-91 .

第32章　小肠污染综合征

1 概念

小肠污染综合征（contaminated small bowel syndrome, CSBS）亦称为小肠细菌过度生长（small intestinal bacterial overgrowth, SIBO）或盲肠襻综合征，是由于小肠内厌氧菌或其他菌群过度繁殖而表现为营养吸收不良、腹泻或腹胀的临床综合征。正常人在近端小肠腔仅能培养到少量乳酸菌、肠球菌、革兰阳性需氧菌和兼性厌氧菌，有几个内源性防御机制包括经口摄入的细菌绝大多数在胃内被胃酸和胃蛋白酶杀灭；小肠移行性复合运动（MMC）不断将肠内容物推向结肠；回盲瓣能防止含菌量高的结肠内容物反流入小肠；肠内胆汁酸盐和肠黏膜分泌的免疫球蛋白具有杀菌作用。当上述任何机制受损时，小肠就可能出现细菌"污染"，表现为大肠杆菌和厌氧菌的增多，厌氧菌释出胆酰脱酰胺酶，分解胆盐而使胶粒形成障碍，从而使脂肪和脂溶性维生素吸收不良；广泛细菌增值时，消耗糖类及厌氧菌摄入维生素B_{12}，还可发生维生素B_{12}缺乏和糖类吸收不良。因此，能够导致小肠细菌"污染"的发病机制包括：（1）小肠解剖结构异常。如B-Ⅱ式胃术后盲襻形成、小肠憩室、手术后粘连、胃空肠结肠瘘、回盲瓣抗倒流作用因结核、克罗恩病等破坏或因手术切除而消失等。（2）小肠动力障碍。研究发现IBS、特发性肠梗阻、糖尿病、硬皮病、甲状腺机能减退的患者可伴有肠道动力减弱甚或停滞，小肠MMC、小肠转运速度、肠道食物推进速度减缓或停滞，细菌在小肠内停留时间过长，过度生长，而大量生长的细菌及其产物亦可作用于肠道，进一步使MMC强度减弱，餐后MMC延迟，形成恶性循环。（3）低胃酸症。正常人胃内细菌量少，当胃酸缺乏使胃内pH升高时，胃酸杀灭细菌的能力减弱，细菌易位进入小肠，就可引起小肠细菌过度生长。低胃酸多见于胃大部切除术后、萎缩性胃炎、长期服用质子泵抑制剂等患者。（4）免疫缺陷状态。免疫缺陷状态、胆汁酸、胰腺外分泌和免疫球蛋白对肠道细菌亦有抑制作用，IgA为肠黏膜表面主要的免疫球蛋白，其分泌缺乏可导致肠道内细菌过度增殖。对IgA、丙种球蛋白、选择性T细胞缺失的免疫缺陷综合征患者研究发现，患者肠道渗透性增加，抑菌能力减弱，CSBS是此类患者的共有特征。此外, 肝炎、肝硬化、非酒精性脂肪肝等患者胃肠神经、平滑肌、腺体的兴奋性发生改变, 胃肠道的运动、分泌受到抑制, 结肠内细菌上移并在小肠大量增殖, 产生大量代谢产物和毒素, 破坏正常肠黏膜屏障, 导致黏膜组织损伤、绒毛结构减少、上皮细胞脱落, 致使肠黏膜表面微环境发生改变, 免疫防御机制受损, 进一步加重小肠细菌"污染"。慢性胰腺炎或胰腺外分泌功能障碍患者, 由于胰腺外分泌不足造成蛋白水解酶分泌减少, 抑制作用减弱, 也可引起CSBS的发生。

2 诊断标准

有胃手术、硬皮病、糖尿病、低胃酸症等病史的患者出现脂肪泻、贫血、体重减轻时应想到此病的可能。需与肠道菌群失衡、短肠综合征、原发生性小肠吸收不良综合征等疾病鉴别。抗生素诊断性治疗试验有助于诊断。

2.1 小肠液细菌培养

小肠液细菌培养是诊断CSBS的金标准。通过内镜吸取Treitz韧带以下的近端小肠液进行菌落计数培养, 以小肠内内容物细菌落数$\geq 10^5$CFU/ml为CSBS的判断标准。小肠液细菌培养存在不足之处: 为侵入性检查, 有一定的创伤; 小肠抽吸液需在无菌、无氧条件下插管抽吸, 且厌氧菌的分离培养较为困难; 细菌过度生长可能位于远端小肠, 内镜无法到达, 假阴性率高。但双气囊小肠镜和黏膜活检对本病的诊断有价值。

2.2 小肠黏膜活检

在小肠细菌"污染"患者的小肠黏膜中可以看到不同程度的黏膜灶性损伤, 如增厚及粗钝的绒毛固有层淋巴细胞、浆细胞及多形核白细胞浸润。其优点是直观, 可以与其他疾病如克罗恩病等鉴别; 缺点是在临床上不易操作, 缺乏特异性, 既往在小肠取材受限而难以开展。目前, 在双气囊小肠镜下方便取材, 明确诊断。

2.3 氢呼吸试验(HBT)

氢呼气试验的底物多为糖类物质, 如葡萄糖、乳果糖、山梨醇等, 其中葡萄糖氢呼气试验(GHBT)和乳果糖氢气试验(LHBT)应用最为广泛。(1)GHBT: 正常情况下葡萄糖在小肠近端几乎全部吸收, 而发生CSBS时, 小肠细菌在葡萄糖被吸收之前将其酵解产生H_2、CO_2、

CH_4、短链脂肪酸等物质, 通过呼气中H_2的含量可判断CSBS。GHBT诊断标准: 试餐后H_2呼气值>20 ppm或较基线≥12 ppm。有荟萃分析显示, 以小肠液细菌培养为参照, GHBT的敏感性和特异性分别为20%~93%和30%~86%。由于葡萄糖主要在小肠近端被全吸收, 因此GHBT适用于近端小肠"污染"的测定。(2)LHBT: 正常情况下乳果糖不被小肠水解吸收, 口服乳果糖仅在抵达结肠后才被细菌酵解产生H_2。当CSBS存在时, 形成"双峰"(即餐后呼气H_2呈现2次上升和下降过程), 一般认为第1峰系小肠内细菌过度生长所致, 第2峰系结肠细菌所致。LHBT适用于任何节段小肠细菌"污染"。上述两种方法操作简便, 具有较高的敏感性, 采用无放射性物质(葡萄糖和乳果糖), 不需要同位素跟踪, 对儿童和孕妇均可。

2.4 CO_2呼气试验

CO_2呼气试验包括甘氨胆酸呼气试验和木糖呼气试验, 其原理是用放射性标记的^{14}C来示踪被细菌分解产生的CO_2。①甘氨胆酸呼气试验: ^{14}C-甘氨胆酸呼气试验是最早用来检测SIBO的呼气试验。正常人口服甘氨胆酸后, 在小肠近端几乎不吸收, 至回肠末端被吸收, 绝大部分进入肠肝循环, 小部分则被肠道细菌代谢生成CO_2, 经血液循环由肺呼出。当存在SIBO时, 由肺呼出的CO_2量明显增多。尽管甘氨胆酸呼气试验能检测出细菌过度生长, 但由于试验不能与回肠的损伤或切除引起的吸收不良鉴别, 而且也无法区别胆盐丢失所致的假阳性, 且该方法具有放射性, 不适合孕妇和儿童, 目前多已废用。②木糖呼气试验: ^{14}C-D-木糖呼气试验的底物是^{14}C标记的D-木糖, 其原理是木糖在近端小肠被吸收, 几乎不进入结肠, 小肠内过度生长的革兰阴性需氧菌可使其分解产生CO_2。木糖在近端小肠吸收可避免回肠切除、回肠末端吸收不良等因素的影响, 同时也可排除结肠细菌分解代谢底物的干扰, 因此被多数人认为是较为敏感和特异的试验, 但也有一些研究对其准确性提出了异议。原因是木糖呼气试验阳性必须有过度生长的革兰阴性需氧菌, 如果在小肠缺乏足够的革兰阴性需氧菌, 木糖呼气试验存在较高的假阴性率。而且^{14}C标记的木糖因具有放射性, 也不能用于儿童及孕妇小肠细菌"污染"的诊断。

2.5 其他方法

对氨基苯甲酸(PABA)尿排泌率测定法, 包括熊去氧胆酸对氨基苯酸试验和对氨基苯甲胆酸试验等。其原理为: PABA结合胆酸口服进入消化道后, 可被细菌胆酸水解酶水解, 释放出PABA, 迅速吸收后从尿中排出。正常人PABA结合胆酸主要在大肠水解, 尿液中PABA排泌率在胆酸服后4~6 h内升高。当CSBS时, 小肠细菌便可分解PABA结合胆酸, 尿液中PABA排泌率在胆酸服后更早时间内便升高。尿排泌率测定法为无创性、非放射性检测；对氨基苯甲胆酸等只被细菌胆酸水解酶水解，不受胰酶和肠酶影响；PABA吸收迅速、安全、易测，但PABA吸收排泌受小肠吸收功能、肾功能、肝脏功能影响。为提高实验准确性，建议同时测口服后30 min血浆PABA浓度；增加其他踪剂，如对氨基水杨酸等；同时做维生素B_{12}吸收试验，在回肠功能不良或切除过多、肠内细菌过度生长以及恶性贫血时，维生素B_{12}尿排泄低于正常。

3 治疗方法

CSBS的治疗原则包括消除病因、抑制细菌过度生长，重新建立正常肠道菌群，恢复生态平衡及纠正营养缺乏。

3.1 抗生素

抗生素可杀灭或抑制小肠内"污染"细菌，改善CSBS临床症状，并可逆转病理生理变化。因进行小肠细菌药物敏感试验较困难，通常按经验选择对需氧菌和厌氧菌都有效的药物，常用的药物有新霉素、甲硝锉、环丙沙星、多西环素、非吸收性抗生素利福昔明等。抗生素联合益生菌治疗CSBS效果更为显著，值得临床推广应用。

3.2 微生态制剂

微生态制剂是用正常活的微生物成员及其代谢产物和微生物生长促进物质制成的制剂，按不同属性分为3类：益生菌、益生元及合生元。益生菌是生理活性细菌，能通过胃肠，定植于肠道并在肠道繁殖，调整肠道菌群，维护肠道功能的微生物。益生元是指人体不消化或难消化的成分，这些成分可选择行刺激肠道生理活性细菌的生长和活性，从而有利于宿主正常肠道功能的发挥。合生元又称为合生素，是将益生菌与益生元同时合并应用的一类制品，它既可发挥益生菌的生理细菌活性，又可选择性地增加这种菌的数量，使益生作用更显著。微生态制剂可通过改变肠道定植菌群的种类，直接或间接增强肠道屏障功能，特别是益生菌对免疫系统的稳态维持，可促进健康免疫，抑制过度炎症反应。研究发现，厌氧芽孢杆菌、双歧杆菌和乳酸杆菌可促进小肠规律的峰电位从而缩短MMC周期，加速小肠收缩及运动，从而促进污染细菌从小肠的排空。

3.3　胃肠动力药

目前具有高选择性、高亲和力的5-羟色胺4受体激动剂琥珀酸普芦卡必利, 作用于肠壁肌肉, 诱导肠的高幅推进性收缩, 促进肠道蠕动; 最常见的不良反应是轻中度腹泻、腹痛、恶心、头痛, 通常在继续用药数日后消失。而对心脏无毒性作用。胃肠动力药治疗CSBS的机制是尽管其本身对肠黏膜并无直接保护作用, 但可加快小肠转运时间, 促进细菌和内毒素的排泄, 进而改善肠黏膜屏障, 提示促动力药联合抗生素防治CSBS。

主要参考文献

[1] 郑霞, 戴宁小肠细菌过度生长的发病机制和诊断进展[J].胃肠病学, 2012, 17: 499–502.

第33章　蛋白丢失性肠病

1 概念

蛋白丢失性肠病（protein losing enteropathy, PLE）是指各种病因引起的蛋白质，特别是血浆蛋白经肠道黏膜向肠腔内异常大量排出，随粪便丢失而，导致低蛋白血症的一种疾病。正常

表33-1　引起蛋白丢失性肠病的的基础疾病

消化系统疾病	累及消化系统的其他系统疾病
小肠淋巴管扩张症	系统性红斑狼疮
小肠淋巴瘤	缩窄性心包炎
克罗恩病	充血性心力衰竭
肠结核及肠系膜淋巴结核	过敏性疾病
小肠息肉病	心脏Fontan手术后
小肠恶性肿瘤（癌、肉瘤）	艾滋病
溃疡性结肠炎	IPEX综合征
嗜酸性胃肠炎	淀粉样变
病毒性胃肠炎	类癌综合征
小肠细菌过度生长	移植物抗宿主反应
假膜性肠炎	干燥综合征
显微镜下结肠炎	混合结缔组织病
胶原性肠炎	腹部外伤后
肠道寄生虫感染	腹部放疗后
腹膜后肿瘤	大面积烧伤
腹膜后纤维化	Waldenstrom巨球蛋白血症
NSAID肠病	a重链病
淋巴-肠瘘	冷球蛋白血症
硬化性肠系膜炎	子宫内膜异位
乳糜泻	婴幼儿全身透明变性
Whipple病	

人自肠道丢失蛋白质的量很少, 即使血浆蛋白进入胃肠道, 也会很快被降解为氨基酸而重吸收。当存在一些导致胃肠道黏膜破坏或通透性增加的疾病时, 蛋白质均可大量渗入肠腔而丢失, 还有些疾病可以导致肠淋巴管阻塞, 从而引起淋巴液回流受阻。蛋白丢失性肠病的病因包括消化道本身的疾病和其他系统疾病, 如表33-1所示, 其中有些常见, 有些仅为零星报道。该病常见的发病机制主要包括: (1)肠道黏膜破损, 血浆蛋白直接漏入肠道, 如克罗恩病、溃疡性结肠炎、恶性肿瘤或其他炎症以及溃疡病变等。(2)肠道黏膜细胞损伤, 导致黏膜通透性增加, 血浆蛋白漏入肠腔, 如系统性红斑狼疮、嗜酸性胃肠炎、过敏性疾病、获得性免疫缺陷综合征相关胃肠病及肠寄生虫病、伴有毛细血管扩张的结肠息肉病、肠道黏膜代谢障碍等。(3)肠道淋巴管阻塞, 导致淋巴液回流受阻, 包括原发性和继发性小肠淋巴管扩张症、肠系膜淋巴结结核、小肠淋巴瘤等直接累及淋巴管, 或缩窄性心包炎、充血性心力衰竭等引起静脉回流障碍, 间接造成肠道淋巴管内压力增高。(4)有些疾病引起蛋白丢失性肠病的机制尚不完全清楚, 有些疾病可能通过上述一种以上的机制导致肠道蛋白丢失, 例如克罗恩病、小肠淋巴瘤、腹部结核等, 它既可以破坏肠道黏膜的完整性, 还可以造成肠道淋巴管的阻塞。

2 诊断标准

临床上凡是不明原因的低蛋白血症, 如能排除肝、肾疾病所致的营养不良或消耗性疾病, 即应疑为本病; 如伴有胃肠道疾病的表现, 更应考虑本病。本病的诊断应包括以下4个方面: (1)有临床症状尤其是上消化道症状, 如腹泻、腹痛、腹胀和(或)全身症状、水肿、消瘦等。(2)实验室检查有低蛋白血症。(3)蛋白质从肠道丢失的证据: 如^{99m}Tc核记人血清白蛋白(^{99m}Tc-HSA)核素显像、粪便a1-抗胰蛋白酶(a-AT)。(4)病因的检测依赖于影像学或内镜、手术及病理。本病需与失代偿期肝硬化、肾病综合征、血浆蛋白消耗过多性疾病(如长期发热、甲亢、恶性肿瘤、糖尿病等)、蛋白质消化吸收不良(如胃大部分切除术、慢性胰腺炎及某些小肠吸收不良疾病)、先天性低白蛋白血症等相鉴别。

2.1 临床表现

PLE临床表现多样, 缺乏特异性, 最突出或最具特征性的表现为低蛋白血症, 其次为低蛋白水肿、消化道症状和一些原发病的表现。(1)低蛋白血症: 血浆白蛋白、球蛋白(IgG、IgM、IgA, 但常常无IgE)、人纤维蛋白原、转铁蛋白、脂蛋白、血清铜蓝蛋白的减少。(2)低蛋白水肿: 最常见的临床表现为双下肢、颜面部水肿, 严重时可出现腹腔积液、胸腔积液、心包积液等,并出现胸腔积液相关临床表现,如腹胀、腹围增大、胸闷、憋气等。还可有体重减轻、贫血等,儿童则可由发育障碍。(3)消化道症状:可有食欲减退、厌食、恶心、呕吐、上腹部不适、腹痛和腹泻等。

2.2 实验室检查

血常规检查可有贫血、血红蛋白下降、嗜酸性粒细胞增多、白细胞减少,尤以淋巴细胞降低明显,血沉快。血浆总蛋白降低(<60 g/L)、白蛋白降低(35 g/L)、IgG也常有降低(<7.5 g/L)。血浆纤维蛋白原浓度正常。血清钙、铁等偶有降低。肝功能一般多正常。尿液粪便检查可有氨基酸尿,偶见蛋白尿。粪便质稀,可有黏液、红细胞、白细胞、寄生虫及虫卵。有时可为乳糜泻,脂肪球较多。可存在与原发病相关的实验室异常。

2.3 蛋白从肠道丢失的检测

证实肠道蛋白丢失的主要方法包括:(1)粪便同位素标记蛋白测定:依赖于测定血管内注射放射性大分子的粪便丢失(收集粪便测定同位素排除率),来确定蛋白丢失性胃肠病的诊断。虽然这项检查较精确,但这些实验有放射性活性的暴露并且烦琐、昂贵和不方便,因此不适用于儿童的常规检查。(2)粪便al-抗胰蛋白酶(a-AT):al-抗胰蛋白酶为肝脏合成的一种糖蛋白,人类丝氨酸激酶的主要抑制剂,这种蛋白质分子量与白蛋白分子相似,并且具有总血清蛋白质的5%。由于它的抗蛋白水解酶的活性,al-抗胰蛋白酶很少被肠道激酶消化,可以反映肠道蛋白排除情况。al-抗胰蛋白酶在诊断肠道蛋白丢失的敏感性为58%,特异性为80%。(3)^{99m}Tc标记人血清蛋白(^{99m}Tc-HSA)核素显像:人血清白蛋白是人体血液的天然成分,能在血液中稳定存在且不对生物体造成伤害,经^{99m}Tc标记后注入血管,可通过体外探测放射性随血液流动的规律获得宝贵的血流信息,从而对疾病作出诊断。由于同位素应用的局限性,临床上考虑PLE后多采用影像学或内镜、手术病理以明确引起PLE的基础病因。

2.4 原发病的诊断

确诊PLE后应进一步明确其基础疾病的诊断。根据相应病史和临床表现选择性检查。腹部CT在鉴别原发病方面有诊断意义,可初步排除其他疾病引起的低蛋白血症。淋巴管X线造影对淋巴管阻塞和肠淋巴管扩张性疾病有很大帮助。胃肠道X线检查对原发病诊断,如胃肠黏膜巨大肥厚、淋巴瘤、克罗恩病、原发性肠淋巴管扩张症或继发性肠淋巴管阻塞、胰腺及后腹膜的占位性病变等鉴别诊断有帮助。内镜检查尤其是活检对肠黏膜病变的诊断具有重要价值。近年来,随着胶囊内镜及双气囊小肠镜的应用,对小肠疾病的认识逐步加深,也为PLE的诊断提供了更为直接的证据。B超检查对发现腹水、胸水、心包积液、胰腺钙化、囊肿等有重要诊断价值。有腹水时应做腹腔穿刺,做常规生化和脱落细胞学检查。

3　治疗方法

PLE的治疗以对症治疗及原发病的治疗为主,目前特异性药物治疗疗效不确切。蛋白丢失性肠病是一种临床综合征,应根据不同的病因,采用各种有效的治疗措施。

3.1　病因治疗

明确病因,针对原发病进行治疗。只有彻底治愈引起蛋白质丢失性胃肠病的病因,本病才有可能治愈,一旦病因明确,即应给予相应治疗。应特别指出,引起本病的一些病因需手术治疗才能治愈,如恶性肿瘤、缩窄性心包炎、巨大肥厚性胃炎等,可行手术切除扩张的肠系膜淋巴管以消除原发病症。只有在病因尚未明了,或对病因不能采取有效治疗时,才能采用对症支持治疗。

3.2　对症支持治疗

(1)饮食:应给予高蛋白高热量饮食,对于高度水肿者应给予限盐饮食;对于淋巴管阻塞性疾病患者,饮食给予低脂或中链三酰甘油(MCT)治疗,以降低肠道淋巴管的负荷。(2)利尿药:可联合应用保钾与排钾利尿药,如螺旋内酯类和噻嗪类药物,必要时可用呋塞米类强利尿药,以减轻水肿和减少腹水。(3)纠正低蛋白血症:静注人血白蛋白仅有暂时效果,一般不主张仅靠输注人血白蛋白来纠正低蛋白血症,而宜通过病因治疗和饮食调节来提高血浆蛋白质浓度。(4)补充维生素:维生素缺乏者补充维生素族,有抽搐应补充钙、镁等。(5)有感染者应用抗生素。

3.3　手术治疗

适用于恶性肿瘤、局限性肠淋巴管扩张症、缩窄性心包炎、心瓣膜病、内科治疗无效等。

主要参考文献

[1] 董华, 张遵城.蛋自丢失性胃肠病诊治进展[J].医学综述, 2013, 19: 661–664.

[2] 朱晶晶, 胡秀, 徐秀英.蛋白丢失性肠病的临床特点分析[J].胃肠病学和肝病学杂志, 2012, 21: 366–369.

第34章　肠结核

1 概念

　　肠结核（intestinal tuberculosis, ITB）是结核分枝杆菌侵犯肠道引起的慢性特异性感染。肠结核多数继发于肠外结核（主要是肺结核），称为继发性肠结核，少数无肠外结核病灶者称为原发性肠结核。肠结核好发部位是回盲部（以回盲瓣为中心，包括盲肠、阑尾、回肠末段和升结肠起始部各10 cm以内称为回盲部），亦称为回盲部结核，其次少见于空肠、回肠、升结扬、横结肠、降结肠、阑尾、十二指肠、乙状结肠及直肠等处，更罕见的是多部位结核。结核分支杆菌侵犯肠道主要有4条途径：（1）肠道感染：多数由开放性肺结核或喉结核患者，因经常吞咽含有结核分枝杆菌的痰液引起本病；或者经常和开放性肺结核患者密切接触和共餐而被感染；摄食被污染的牛奶、乳制品或食物。（2）血行播散：活动性肺结核或粟粒型结核，或因肠外结核病灶可经血行播散，引起肠结核。（3）直接侵犯：邻近结核病灶直接蔓延而引起，如女性生殖器结核直接蔓延引起。ITB好发于回盲部，可能和如下因素有关：含有结核分枝杆菌的肠内容物在回盲部停留时间较长，增加局部肠黏膜感染的机会；结核分枝杆菌易侵犯淋巴组织，而回盲部有丰富的淋巴组织。菌体穿透黏膜层，在黏膜下淋巴组织定植，启动炎症反应，导致淋巴管炎、动脉内膜炎、肉芽肿形成、干酪样坏死、黏膜溃疡、瘢痕形成等病变。肠结核的病理变化主要包括溃疡性病变、增生性病变和混合性病变。在肠结核的发展过程中，受结核分枝杆菌（mycobacterium tuberculosis, MTB）毒力、感染菌量及机体自身免疫力不同等因素的影响，上述3种病理变化常混杂存在，在不同阶段，多以某种病理改变为主并相互转化。

　　（1）溃疡型：当细菌数量多、毒力大，可有血管内血栓形成、集合淋巴结、淋巴结炎症、干酪样坏死和溃疡形成，称为溃疡型ITB。该型最常见，约占60%。肠壁的淋巴组织呈充血、水肿及炎性渗出性病变，进一步发展为干酪样坏死，随后形成溃疡。溃疡呈横行，边缘不齐，深浅不一，可深达肌层或浆膜层，并累及周围黏膜或邻近肠系膜淋巴结。因溃疡基底多有闭塞性动脉内膜炎，故较少发生肠出血。因在慢性发展过程中，病变肠段常与周围组织紧密粘连，所以溃疡一般不发生急性穿孔，因慢性穿孔而形成的腹腔脓肿或肠瘘。在病变的修复过程中，大量纤维组织增生和瘢痕形成可导致肠道变形和肠腔狭窄。(2)增生型：若感染的MTB量少、毒力低或免疫反应较强则表现为肉芽组织增生、纤维化，发展为增生型ITB。该型约占10%，病变多局限于回盲部，瘢痕形成，纤维组织增生，有息肉或假性瘤样肿块突入肠腔使肠腔变窄，引起肠梗阻。(3)混合型：约为30%，回盲瓣周围形成炎性包块，肠壁增厚兼有溃疡形成。相比较其他节段的病变，混合型ITB更多见于回盲肠的病变。肠结核以青壮年居多，女性多于男性，其发病率的高低与社会因素、环境因素有明显的关系。

2 诊断标准

多数患者有肠外结核病灶（尤其是活动性肺结核或已钙化者）或有与开放性肺结核患者密切接触史并且有临床表现，内镜和（或）影像学结果提示ITB，可以初步诊断为ITB。确诊有赖于结肠镜检查活检和病菌培养。本病需与克罗恩病、溃疡性结肠炎、右侧结肠癌、阿米巴肠病、肠道淋巴瘤、肠型白塞病、耶尔森菌肠炎等相鉴别。

2.1 临床表现

ITB的症状、体征缺乏特异性，大多缓慢起病，病程一般较长。(1)腹痛：80%~90%的患者有慢性腹痛。疼痛部位与病变位置有关，因病变常累及回盲部，多数局限于右下腹，少数为脐周或全腹痛；多为隐痛或钝痛，偶有阵发性绞痛，进餐后可诱发及加重腹痛；并发肠梗阻或结核性溃疡急性穿孔时，腹痛突然加剧。(2)腹泻与便秘：腹泻是溃疡型肠结核的主要临床表现之一，每日排便3~6次不等，病变广泛时可达10余次，呈糊状稀水样，伴有里急后重，常有黏液，左半结肠受累时可出现脓血便。增生型肠结核多以便秘为主。混合型肠结核可有腹泻和便秘交替出现。(3)腹部包块：主要见于增生型肠结核，通常位于右下腹，位置相对固定，质地偏硬，表面不平，有压痛。以回盲部居多。(4)结核中毒症状：溃疡型肠结核多合并活动性肺结核时，可有低热、盗汗、乏力、纳差、消瘦、贫血等症状。

2.2 实验室检查

(1)血常规：溃疡型肠结核可有轻中度贫血，无并发症时白细胞计数一般正常。(2)血沉和C反应蛋白：90%肠结核病人血沉增快和C反应蛋白增高，可作为评估结核病活动程度的指标。(3)粪便检查：溃疡型肠结核的粪便多为糊样，一般无肉眼黏液和脓血，但显微镜下可见少量脓细胞与红细胞。粪便浓缩找结核杆菌,阳性者有助于诊断,但仅在痰液检查阴性才有意义。(4)结核菌素试验(PPD试验):从结核菌培养液中提取的结核蛋白自衍生物做皮内试验,强阳性(≥20 mm或伴有水泡或溃破)提示体内有结核菌感染,但特异性及灵敏性均不高,结核病早期或机体免疫力低下时PPD试验可以为阴性,故PPD试验阴性也不能完全排除肠结核的可能。(5)结核感染T细胞斑点试验(T-SPOT.TB)是一种基于酶联免疫斑点检测结核感染者特异性T细胞以诊断结核的方法,其敏感度、特异性均高于85%,尤其适合肠结核的快速诊断及鉴别诊断。(6)结核抗体(TB-Ab)检测:临床中检测结核分枝杆菌特异性膜蛋白抗体(TB-Ab)作为诊断结核的1个特异性的病因学检测指标,在结核病的诊断中具有一定的临床价值,其阳性率相对较高,但在免疫功能低下、临床感染初期、打过卡介苗或结核现已钙化的患者中仍可检测到阳性结果,故存在假阳性情况,不能对结核活动作出判断,因此临床上多与其他检测结果联合使用。(7)肝肾功能检查:应重视肠结核病人肝肾功能检查,注意抗结核药物作用的副反应。

2.3 结肠镜检查

回盲部ITB内镜下表现为溃疡或增生性病变,最常见为溃疡。炎症型表现为黏膜充血水肿、血管纹理模糊,可见到点状或片状糜烂灶,表面附黄白色黏稠渗出物或霜样白苔。溃疡型可见大小不等的溃疡,可单发或多发,大的环肠壁半周,多不规则,呈椭圆形或类圆形,横形走向多见,与肠轴垂直,底部覆黄白色苔,部分可见肉芽组织生长,溃疡界限多不分明,周围黏膜呈炎症性改变。增生型特点为增生性结节,呈铺路石样改变,大的可形成不规则肿物样隆起,质地脆、色红、触之易出血。混合型有不同程度的肠腔节段性狭窄。

2.4 影像学检查

(1)X线检查:胃肠钡餐造影和钡剂灌肠检查对诊断帮助较大,但临床出现肠梗阻征象时钡餐检查则要慎重。肠结核的X线主要表现是肠黏膜皱襞粗乱、增厚和溃疡形成。有时病变肠段的钡剂排空很快,显示充盈不良呈激惹状态。此外尚可有肠腔狭窄,肠管僵硬、缩短变形,有假息肉征象等。平片有时可见钙化影,对诊断结核也有帮助。(2)CT检查:可见中央低密度影,是干酪样坏死液化的结果。肠管壁增厚,回盲瓣受累,淋巴结低密度影,肠系膜和腹膜后边缘强化,均提示结核病而非克罗恩病。

2.5 病理组织学检查

光学显微镜下表现为肠壁全层的慢性炎症、溃疡形成且较深、肠壁或肠淋巴结干酪样坏死、黏膜下层闭锁及黏膜肌层的破坏，部分可见结核结节（干酪样肉芽肿）。也有报道肠镜下活检病理干酪样坏死少见，考虑与活检标本较小，取材有限及活检部位和深度不恰当有关。抗酸染色可找到阳性杆菌。

2.6 诊断性药物治疗

若根据患者表现、影像结果、内镜表现高度怀疑ITB，可进行试验性抗结核治疗，用药2~3周后，临床症状明显好转，可诊断为ITB。若临床症状未见好转者进行重新评估，必要时腹腔镜探查和（或）开腹手术探查以明确诊断。

3 治疗方法

ITB早期病变是可逆性，应强调早期诊断、早期治疗，并坚持规范的药物治疗。治疗目的是消除症状，改善全身状况，提高生活质量，促进病灶愈合及防止并发症。

3.1 支持对症治疗

给予充分的休息和合理的营养以增强集体的抵抗力，重者亦可行肠外或肠内营养疗法。腹痛者给予解痉、止痛治疗。对于长期、大量腹泻的患者除给予止泻药物治疗外还应补充液体，维持水电解质和酸碱平衡。

3.2 抗结核治疗

抗结核治疗的原则是早期、规律、全程、适量、联合用药。肺外结核与肺结核的治疗采用相同的方案，2个月RIPE加4~7月RI。常用的抗结核药物有利福平（PFP，R）、异烟肼（INH，H）、吡嗪酰胺（PZA，Z）、乙胺丁醇（EMB，E）、链霉素（SM，S）、对氨基水杨酸PAS，P）等。目前，已经有抗结核固定复合剂，如异烟肼利福平吡嗪酰胺（商品名卫菲特）、异烟肼利福平（商品名卫菲特）。复合剂的优点是有利于保证患者联合、足量的化疗，并便于督导管理。任何化疗方案均包括2个不同的治疗阶段，即强化阶段和巩固治疗阶段。

3.3 外科手术治疗

手术适应证：(1)完全性肠梗阻；(2)急性肠穿孔，或慢性肠穿孔瘘管形成经内科治疗而未能闭合者；(3)肠道大量出血经积极抢救不能有效止血者；(4)诊断困难须剖腹探查者；(5)反复发作的慢性肠梗阻，严重影响患者的工作、生活，伴营养障碍。手术方式需根据腹腔探查结果来决定，主要有肠粘连松解术、病变肠段切除术、病灶清除术、腹腔引流术等。术后仍需严格按照抗结核治疗原则进行规范化的抗结核治疗。

4 诊疗流程

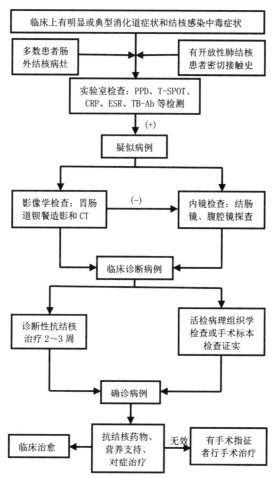

注 PPD：结核菌素试验；T-SPOT：T细胞斑点试验；CRP：C蛋白反应；ESR：红细胞沉降率；TB-Ab：结核抗体。

图34-1 肠结核的诊疗流程

主要参考文献

［1］金英虎，王锡山.肠结核的诊断与治疗[J].中华结直肠疾病电子杂志，2015，4：177-178.

［2］杨维良.提高对回盲部结核的认识、诊断及外科治疗[J].中华结直肠疾病电子杂志，2015，4：119-121.

第35章 小肠良性肿瘤

1 概念

小肠良性肿瘤（benign tumor of small intestine）是指从十二指肠到回瓣的小肠肠管发生的良性肿瘤。小肠的长度占整个胃肠道的75%，但小肠肿瘤仅占胃肠道肿瘤中的6%左右，其中大部分为良性肿瘤约占4/5，恶性肿瘤约占1/5。小肠良性肿瘤好发于回肠（48%）最为多见，其次是空肠（38%），十二指肠最少见（14%）。小肠良性肿瘤多来源于小肠黏膜上皮或间质组织。按照组织起源，上皮性来源的良性肿瘤主要是腺瘤，是所有小肠良性肿瘤中最常见的。非上皮性来源的良性肿瘤有平滑肌瘤、脂肪瘤、血管瘤、神经纤维瘤、纤维瘤和淋巴管瘤。神经纤维瘤、纤维瘤和淋巴管瘤在临床上极其罕见。小肠良性肿瘤多无临床症状，是在尸检或者外科手术腹剖探查时发现，部分患者因为腹部包块、消化道出血、穿孔及肠梗阻等临床症状就诊被发现。小肠良性肿瘤的发病率及检出率较低，小肠良性肿瘤诊断比较困难，文献报道术前诊断率为17%~52%，有报道误诊率高达70%~90%，这可能与小肠的解剖和生理功能特征有关。小肠内容物不仅具有刺激性而且其内含潜在致癌物质，但因小肠内容物蠕动快呈流体状，又减少了致癌物质与黏膜的接触时间；小肠富含淋巴组织，具有特殊的免疫功能；苯丙芘羟化酶在小肠内以较高浓度存在小肠中，可以降解苯丙芘化合物，后者具有强烈致癌性；小肠肠道菌群较少，减少了由厌氧菌参与胆酸的代谢从而降低其转化为潜在致癌物质的可能；小肠液体属于碱性环境不适于某些致癌物的生存，如亚硝胺具强烈的致癌性，但它必须在酸性条件下合成、所以在小肠中不易致病。小肠良性肿瘤的确切病因目前尚不清楚，可能与感染、遗传、自身免疫及环境等因素有关。其中，比较明确的是一种导致小肠多发腺瘤样息肉的遗传性疾病，称为PJ综合征，该病是由皮肤黏膜黑斑合并消化道息肉，是一种少见的常染色体显性遗传病，主要致病基因是STK11/LKBI，有很高的外显率，男女均可携带因子，有30%~50%患者有明显的家族史。息肉分布的广泛性与遗传并不一定有直接关系，但黑斑的发生部位常较一致。息肉的性质大部分为腺瘤或错构瘤。小肠良性肿瘤的病理类型：（1）腺瘤：小肠腺瘤起源于小肠上皮细胞，其发病率占小肠良性肿瘤的43.2%，多见于十二指肠和回肠，腺瘤瘤体上的腺泡和腺细胞分化程度不一。腺瘤可以单发，也可多个大小不等累及整个肠段。小肠腺瘤按病理分型为管状腺瘤、绒毛状腺瘤、管状绒毛状腺瘤，其中绒毛状腺瘤易发生癌变。(2)错构瘤：最常见的黑斑息肉综合征(PJ综合征)，有家族史，是一种以皮肤黏膜色素沉着和全身胃肠道多发息肉为特征的染色体显性遗传病，空肠和回肠多发息肉，息肉体积从数毫米到数厘米巨大，显微镜下可见小肠病变呈错构瘤样改变，包含正常腺体和各类型细胞结构，但无显著性增值表现。(3)平滑肌瘤：小肠平滑肌瘤起源于小肠固有肌层，与周围组织分界明显。多发于空肠、回肠，十二指肠则少见。根据生长方式可分为腔内型、腔外型、壁间型，多为单发，直径大小不一。平滑肌瘤病理形态为瘤细胞稀疏，呈长梭形，含有酸性原纤维，平滑肌肌动蛋白、desmin免疫组织化学染色呈强阳性，CD34及CD117染色阴性。(4)脂肪瘤：小肠脂肪瘤起源于黏膜下层，为脂肪组织异常沉着生长所致。发病率次于平滑肌瘤，空、回肠均可发生，以回肠末端多见。肿瘤可单发或多发，有明显的界线，为脂肪组织肿块，可以从黏膜下膨胀生长而压迫肠腔，也可向浆膜层生长而突出肠壁外。肠套叠发生率达50%，临床表现以肠梗阻多见。(5)血管瘤：小肠血管瘤占小肠良性肿瘤的7%～8%，起源于自黏膜下层血管丛，可累及黏膜层、肌层、浆膜层，其病理本质属于血管畸形，组织学上分为毛细血管瘤、海绵状血管瘤、混合血管瘤以及血管扩张症，其中以海绵状血管瘤最常见。因瘤体膨胀性生长，故易致肠黏膜溃疡、急性消化道出血和肠穿孔等。(6)纤维瘤/神经纤维瘤：纤维瘤是较少见的一种边界清楚的小肠肿瘤，由致密的胶原囊及多少不等的成纤维细胞组成，可累及黏膜下层、肌层或浆膜层。纤维瘤有纤维肌瘤、肌纤维瘤等类型，临床表现为主要是肠套叠。

2 诊断标准

诊断小肠肿瘤的主要检查方法有小肠气钡双重造影、CT、血管造影和小肠镜、胶囊内镜检查。需要注意的是，部分黏膜下病变如平滑肌瘤、脂肪瘤和纤维瘤的表面黏膜正常，活检没有意义，而血管瘤或静脉瘤禁忌活检。除此之外，病变的组织活检对于鉴别病变的良恶性有较高价值。最终确诊需要依赖完整病变的内镜下或手术切除，获得最终病理结果。

2.1 临床表现

临床表现取决于肿瘤的类型（如外生型、壁间型、腔内型）、生长部位、瘤体的大小、生长方式与生长速度及有无并发症等。小肠良性肿瘤生长缓慢，多数无临床症状。消化道出血、腹痛、腹部包块和肠梗阻为主要临床表现。(1)腹痛: 最常见, 多呈间歇性、痉挛性疼痛, 其可能与并发肠梗阻或肠套叠、肿瘤恶变及肿瘤囊性变并发感染有关。常见于小肠多发息肉(腺瘤)引起的腹痛。(2)出血: 平滑肌瘤和血管瘤出血最常见, 出血量较大, 且呈间歇性, 特别是平滑肌瘤, 主要与瘤体表面丰富的毛细血管受到侵蚀有关, 少数瘤体甚至可见动脉喷血。血管瘤出血常呈间歇性, 以黑便为主要表现, 也有少量的腺瘤、脂肪瘤合并出血。(3)肠梗阻与肠套叠: 肠梗阻与肿瘤生长的部位及病理类型有关, 常见于直径3 cm以上的巨大腺瘤或息肉, 因息肉牵拉引起肠套叠, 如不及时处理可引起较窄。(4)腹部包块: 由于患者就诊时较晚, 大多数肿块于体表即可触及。(5)其他如穿孔、类癌综合征等。

2.2 内镜检查

(1)双气囊小肠镜(DBE): DBE具有直观、清晰和操作可控等特点, 是目前诊断黏膜和黏膜下肿瘤的最理想方法。小肠镜可以直接诊断小肠息肉、血管瘤、平滑肌瘤、脂肪瘤等病变。(2)胶囊内镜(CE): 胶囊内镜也是一种可供选择的有效诊断小肠良性肿瘤的手段, 优点是体积小、无痛苦, 便于携带, 可一次完成全小肠的检查, 并对图像资料进行分析, 但存在定位不准确、不能取活检等局限性。肠梗阻患者为禁忌证。对于小肠出血患者, 剖腹探查结合胶囊内镜检查, 能够明确出血部位及出血原因, 达到诊断治疗的目的。国内报道CE对不明原因小肠病变的检出率可达到62%~86%。

2.3 影像学检查

(1)X线钡剂造影: 小肠的钡餐尤其是气钡双对比造影是常用的检查方法, 包括小肠灌肠和口服钡剂追踪。小肠良性肿瘤钡剂造影表现各不相同, 腺瘤表现为类圆形的充盈缺损, 带蒂者可见滑动, 平滑肌瘤腔内生长时可见偏肠腔一侧的圆形充盈缺损, 可伴有中央实影。小肠气钡双重造影对提高小肠良性肿瘤诊断率有重要价值, 其阳性率高达36.84%。(2)CT检查: CT扫描能较清楚地显示小肠肿瘤的大小、形态、向腔内外侵犯的范围, 多层螺旋CT能提高CT图像的质量, 在此基础上的小肠三维CT重建技术(CTE)可清晰显示冠状位小肠模拟影像, 可有效评估小肠良性肿瘤(尤其是直径1 cm以上息肉)的部位和大小, 以及引起套叠的征象。小肠腺瘤在CT上显示高密度的团块, 可伴有增强后血管强化。平滑肌瘤在CT中显示为突向肠腔内外的分界清楚的实性软组织, 偶尔瘤体内可见钙化, 也能显示肿瘤表面低凹的溃疡面, 增强CT可表现为肿瘤均匀增强。脂肪瘤在CT上表现为特征性的脂肪组织密度影中央夹杂不等量的纤维条索影, 增强后不强化。(3)血管造影: 选择性肠系膜上动脉造影对血管瘤、血管丰富的平滑肌瘤诊断意义较大,当小肠肿瘤合并活动性出血且出血量>0.5 ml/min时,选择性肠系膜动脉造影可根据造影剂外逸征象作出定位诊断。

2.4 超声内镜检查

EUS可以观察病变的深度、层次结构、有无浸润、周围脏器和淋巴结情况,可引导黏膜活检,但是对发现病变无优势,对判定小肠肿瘤的性质有一定价值。

3 治疗方法

小肠肿瘤因部位及种类不同,所选择的治疗方式也不同,对于小肠肿瘤的整体原则是无论良恶性,能手术切除的都应尽早行手术治疗。目前主张对于发生肠套叠、癌变倾向或基底广泛的小肠良性肿瘤行外科手术。对于直径>1 cm的巨大息肉,对于基底部有亚蒂、直径<3 cm的平滑肌瘤和脂肪瘤等,采用小肠镜下圈套切除术。对于直径>2 cm的巨大息肉,对于短蒂息肉(蒂长<1 cm)和无蒂息肉等,采用小肠镜下黏膜切除术(EMR)。对于有亚蒂、直径<1.5 cm的静脉瘤,采用小肠镜下静脉瘤套扎术。

主要参考文献

[1] 陈庆民, 汤庆超, 王锡山.小肠肿瘤诊治的基础与临床研究进展[J].中华结直肠疾病电子杂志, 2015, 4: 530-532.

第36章　小肠腺癌

1 概念

小肠腺癌（smallbowel adenocarcinoma, SBA）是最常见的小肠恶性肿瘤之一，占胃肠道恶性肿瘤的1%~2%，约占小肠肿瘤40%，近年发病率呈上升趋势。SBA的发病率有地域差异，北美及西欧高发，亚洲低发。由于小肠黏膜富含淋巴管，故能够通过绒毛与邻近的黏膜腔相连，因此大多数的小肠腺癌在作出诊断时往往已经转移。SBA是一种少见疾病，随着年龄增长发病率增加，平均发病年龄为50~70岁。男性高于女性，男女比例约为3∶2。小肠腺癌的病因尚不明确，但主要致病的高危因素包括：饮食和生活习惯的改变，如高脂肪、高蛋白、低纤维素饮食，长期大量吸烟饮酒。体质量指数（BMI）：BMI增高可以促进小肠恶性肿瘤的发生与发展，在男性中尤为明显。职业因素：一些职业如农民、码头工人、电焊工人、洗衣工人及家庭妇女等，其小肠腺癌的发病率较高，但具体原因不明。小肠腺癌常见的癌前病变主要有家族性腺瘤性息肉病（FAP）、Peutz-Jeghers综合征（又称黑斑息肉病）、遗传性非息肉性结直肠癌（Lynch syndromes, LS）、克罗恩病（Crohn病）、乳糜泻、消化性溃疡和囊性纤维化。近来研究表明，环境因素及遗传因素对其发病起一定作用。此外，多种基因突变、DNA甲基化、DNA错配修复（MMR）和微卫星不稳定（MSI）及相关信号通路异常激活参与SBA的发生、发展。但其发病机制尚未完全阐明，需进一步深入研究。目前已发现40多种小肠恶性肿瘤的病理组织类型，其中腺癌最为常见（40%），其次为类癌（25%）、恶性淋巴瘤（10%~15%）和恶性间质瘤（9%）等。小肠腺癌的主要发病部位是十二指肠（55%~82%），其次为空肠（11%~25%）和回肠（7%~17%）。小肠类癌多见于回肠，起源于嗜铬细胞，其恶性程度较低、生长缓慢、预后相对较好；肿瘤可分泌五羟色胺和生长抑素等多种肽胺类激素，部分患者会出现类癌综合征表现。小肠恶性淋巴瘤好发于末端回肠，主要以B细胞淋巴瘤为主。小肠恶性间质瘤是起源于间叶组织的梭形细胞肿瘤，与胃肠道肌间神经丛周围的Cajal细胞相似，c-kit基因、CD117和CD34表达均为阳性，主要好发部位为回肠。

2 诊断标准

小肠腺癌的临床表现缺乏特异性,凡50岁以上具有慢性腹痛史、消化道出血史,近期出现食欲减退、消瘦、乏力,或有不完全性肠梗阻表现和贫血症者均应想到本病的可能。小肠镜钳取活组织进行组织病理学检查可明确诊断。CTE、PET/CT、胶囊内镜等检查可协助判断肿瘤的部位、大小和病变范围,是否有远处转移。小肠腺癌需与十二指肠溃疡、Crohn病等相鉴别。

2.1 临床表现

SBA最初临床表现并不特异,当肿瘤体积较大时可出现各种消化道症状,包括腹痛、消化道出血、肠梗阻、腹部肿块等。然而,当患者出现明显症状时,可能已出现局部的肿瘤侵袭或转移。小肠肿瘤的临床表现与肿瘤位置相关,十二指肠降部腺癌80%是以黄疸为主要临床症状。肿块压迫胆总管或十二指肠乳头部而引起胆总管梗阻发生阻塞性黄疸。早期呈现波动性,后期呈持续性并逐渐加深。空回肠肿瘤患者以腹痛、消化道出血和腹胀为主要临床表现。Dabaja等回顾分析217例SBA患者,66%患者诊断时表现为腹痛。SBA患者通常因为急腹症,如肠梗阻(40%)或肠出血(24%)就医而被诊断。(1)腹痛:小肠腺癌最常见的症状,常表现为隐痛或胀痛,当并发肠梗阻时,疼痛程度剧烈并常伴有放射性疼痛。(2)消化道出血:常表现为反复、间断性的柏油样粪或血便,如长期小量出血未被察觉,患者常伴发慢性贫血表现。(3)肠梗阻:由于肿瘤引起的管腔狭窄或是压迫邻近肠管所致,大多数患者表现为反复发作的慢性肠梗阻,但当出现肠套叠或肠扭转后,可引起急性肠梗阻。(4)腹部肿块:小肠肿块的主要特点是肿块的活动度大,位置常不固定。其他常见的症状还有黄疸、消瘦、恶心呕吐等。有研究报道10%的类癌综合征患者表现为阵发性颜面潮红、支气管哮喘、腹泻、心瓣膜病、肝大等,这些表现常出现于有远处转移的患者。6%的不明原因消化道出血患者最终被诊断为小肠肿瘤。

2.2 实验室检查

(1)血常规检查:对小肠肿瘤的诊断提示甚少。患者可因胃肠道出血表现为不同程度的贫血,除急性消化道大出血外,贫血大多为小细胞性。(2)粪便潜血试验:小肠肿瘤可有50%的患者出现粪便潜血阳性,粪便潜血试验不仅有助于肿瘤的发现,而且有助于出血的判断和治疗方案的选择,应列为常规。(3)小肠肿瘤的肿瘤标志物:目前,尚无特异性诊断小肠肿瘤标志物。研究发现在消化道相关肿瘤标志物中,CA19-9对腺癌最敏感,57.1%(12/21)的小肠腺癌患者的CA19-9水平升高,癌胚抗原(CEA)、癌抗原242、癌抗原72-4和CA125水平在小肠腺癌患者中有不同程度的升高,似乎无对胃肠间质瘤(GIST)敏感的肿瘤标志物。

2.3　影像学检查

(1)血管造影:血管造影对于血供丰富的肿瘤有较高的诊断价值,肠系膜上动脉造影可以清晰显示肠系膜上动脉的走行及分支,有助于判断小肠肿瘤的血供来源。此外,通过肿瘤血管影像的特征表现,也可以对肿瘤的性质进行初步评判。(2)X线小肠钡剂造影:目前诊断小肠疾病最常用的诊断方法,主要包括小肠灌肠和口服钡剂追踪技术。近年来小肠钡剂造影技术一直在不断改进,比如内镜联合小肠灌肠、口服钡剂加插管注气、高清图像数字摄影技术等。但该检查仍存有很多局限性,包括对肠管外病变诊断阳性率低,不能准确判断肿瘤浸润的层次和深度。(3)CT检查:计算机断层扫描小肠重建(CTE)检查是有症状但诊断不明确患者的首选诊断方法。CTE检查是让患者口服或经小肠导管注入对比剂,使小肠肠腔充盈足量对比剂后,经多层螺旋CT增强扫描,并将图像进行后处理,是多方位显示肠腔、肠壁、腹腔内血管、后腹膜和腹内实质脏器等的技术。相关回顾性及前瞻性研究发现,CTE在检查小肠肿瘤方面优于胶囊内镜。CTE检查简便、易行,无明显并发症,已成为小肠肿瘤定位和定性的首选成像方式。正电子发射计算机断层扫描(PET)/CT检查对小肠肿瘤诊断的准确率可达91%,对小肠肿瘤的检测、分期和临床治疗有一定价值。小肠MRI造影检查是一项新兴的诊断和排除小肠肿瘤的准确检查技术,但其应用尚不广泛,对小肠肿瘤的诊断灵敏度和特异度分别为0.86和0.98。

2.4　胶囊内镜检查

CE是一种安全和微创的方式,可实现整个小肠可视化,而且患者可较好耐受。但其局限性包括遗漏病变的可能、无治疗能力、胶囊滞留的风险和检查费用高昂等。

2.5　小肠镜检查

十二指肠腺癌可用于十二指肠镜检查,确诊率为90%~100%。单气囊及双气囊小肠镜均可用于小肠腺癌的诊断,是小肠腺癌诊断的"金标准"。表现为小肠腔内的隆起性病变,质地较硬,部分呈溃疡型,表面伴有污苔,周边黏膜呈结节状,质地硬易出血,可伴有肠腔狭窄。小肠镜具有良好的直观可视性和操作可控性,可对小肠肿块进行病理活组织检查,并可对小肠出血等情况进行治疗。但该检查对操作者的熟练程度有很高要求,并不是所有患者都能完成全小肠镜检查,双气囊小肠镜对全小肠的检查完成率约为60%。小肠镜检查的并发症发生风险高,发生率约为5%,最常见的并发症为穿孔。

2.6 腹腔镜检查

腹腔镜是一种微创检查手段,主要适用于小肠镜和影像学检查不能发现的病变,对浸出浆膜的肿瘤及小肠系膜来源的肿瘤有很高的诊断价值。该检查具有创伤小、探查充分全面等优点,对于发现的病变可以在腹腔镜下及时进行手术治疗。

2.7 病理组织学检查

(1)大体形态:①环状浸润型的腺癌,亦称为狭窄型,病变沿肠管横轴环形生长,最后形成环形病变,易引起肠道的狭窄性梗阻。②肿块型癌(息肉状的乳头状癌),较多见,向肠腔内突出,易引起肠套叠,并可逐渐浸润肠壁造成环状狭窄。③溃疡型癌。随着病变向深层发展,黏膜出现糜烂,继而破溃,形成溃疡。此时易引起慢性消化道出血甚至穿孔引起腹膜炎。亦可能在穿孔前,邻近肠管间已经粘连,故穿破后与之相通形成内瘘。(2)组织学分型:小肠腺癌的组织学分为高分化腺癌、中分化腺癌、低分化腺癌以及黏液腺癌。黏液腺癌分化较好,能分泌黏液。但由于黏液中含有蛋白水解酶,能够溶解癌组织中的胶原纤维、蛋白多糖等,有利于癌细胞浸润和转移,故黏液腺癌恶性程度高、转移早。(3)临床病理分期:按照Astler Coller修订的Duke分期法,小肠腺癌分为四期六级:A:癌肿限于黏膜层及黏膜下层,无淋巴结转移;B1:癌肿浸润固有肌层,无淋巴结转移;B2:癌肿穿透固有肌层,无淋巴结转移;C1:癌肿浸润固有肌层,区域淋巴结转移健康搜索;C2:癌肿穿透固有肌层,区域淋巴结转移;D:远处转移(包括血行转移、腹主动脉旁淋巴结转移、腹腔种植及广泛浸润邻近脏器组织)。

3 治疗方法

手术切除是小肠腺癌的首选治疗方案,术中是否能够完全切除肿瘤及阳性淋巴结数目是影响预后的主要因素。其他方案包括姑息性化疗及靶向治疗。

3.1 手术治疗

（1）新辅助化疗：新辅助化疗指术前进行化疗。目的使肿块缩小，以及杀灭看不见的转移细胞，以利于后续的手术治疗。对于局部晚期SBA患者，新辅助化疗的地位缺乏足够证据支持。通常认为，对于原发肿瘤不可切除或者后腹膜淋巴结受侵，应考虑术前新辅助化疗，2~3个月新辅助化疗后再评估根治手术的可能性。常用的化疗药物包括5-Fu、卡培他滨、奥沙利铂、顺铂、吉西他滨和伊立替康等。5-Fu药物与铂盐的结合临床验证是最有效的化疗方案。

（2）根治术：如无远处转移，转移性淋巴结未侵及系膜根部大血管，可行根治术。十二指肠腺癌宜行胰十二指肠切除术，可达到根治目的。而空、回肠腺癌应行右半结肠根治性切除术。

（3）姑息性切除术：如有远处转移，患者身体状况尚佳，应尽可能切除原发病灶及侵犯的肠管，术后给予辅助治疗。（4）旁路手术：肿瘤无法切除，但患者全身状态欠佳，已有梗阻或伴有梗阻趋势者可行旁路手术，缓解症状，提高生活质量。（5）术后化疗：辅助化疗指根治术后所进行的化疗。目的在于杀灭手术无法清除的微小病灶，减少复发，提高生存率。法国指南推荐5-Fu联合奥沙利铂为基础的化疗方案（12个周期FOLFOX 方案）用于ⅡB 期和Ⅲ期 SBA术后辅助化疗。对于低分化和清扫淋巴结<10个的ⅡA期SBA患者术后辅助化疗需要酌情考虑，其他ⅡA期和Ⅰ期SBA辅助化疗不推荐。还可采用MFV方案［氟尿嘧啶（5-Fu）、丝裂霉素C（MMC）和长春新碱（VCR）联合］，3周为一周期，2~3周期为一个疗程。辅助化疗证据不充分，有学者提出可能导致肿瘤分化不良、结节粘连和更高的复发率。

3.2 姑息性化疗

小肠腺癌对放疗不敏感，对化疗亦不敏感。化疗主要用于无法手术的患者。研究表明，5-Fu联合铂类可能被推荐为晚期SBA的一线化疗方案。具体化疗方案推荐FOLFOX方案或CapeOX方案。

3.3 靶向治疗

尽管已有靶向药物应用于晚期SBA的个案报道，但目前仍缺乏抗血管生成药物和抗EGFR药物用于晚期SBA的确切疗效数据。评价抗血管生成药物和抗EGFR药物用于晚期SBA的疗效和安全性的Ⅰ期与Ⅱ期临床研究正在进行。

主要参考文献

［1］李开春, 杜杰, 程诗宇.小肠腺癌诊治进展[J].中国肿瘤临床, 2016, 43: 585-588.

［2］赵志勋, 关旭, 陈瑛罡, 等.原发性小肠恶性肿瘤诊疗进展[J].中华胃肠外科杂志, 2017, 20: 117-120.

第四篇　大肠疾病

第37章　慢性腹泻

1 概念

慢性腹泻（chronic diarrhea）是指排便次数增多（>3次/d），粪便量增加（>200 g/d），粪质稀薄（含水量>85%），病程超过4周。（1）首先要评估是器质性腹泻还是功能性腹泻。器质性腹泻与功能性腹泻的鉴别指标包括（表37-1）：腹泻时间超过24个月；腹泻持续存在；夜间腹泻；突发腹泻；体重下降≥5 kg；红细胞沉降率（ESR）升高；血红蛋白下降；血清蛋白下降；收集4 d全部粪便，平均每天粪便量超过225 g；病理性十二指肠活检；直肠和乙状结肠镜检有病理发现。如有上述3项或3项以上者，考虑为器质性腹泻。功能性腹泻在除外器质性疾病后才能诊断。对于腹泻型IBS和功能性腹泻的判断，应症状上采用罗马Ⅳ标准，同时辅助检查包括3次以上粪常规+粪隐血及粪便细菌培养阴性；X线钡灌肠检查无阳性发现，或结肠激惹现象；结肠镜检查黏膜无明显异常，组织学检查基本正常；血、尿常规正常。甲状腺功能检查正常。然后，根据患者的腹泻特点，可将腹泻分为以下4种类型，即渗透性腹泻、分泌性腹泻、渗出性腹泻（又称炎症性腹泻）和肠运动功能异常性腹泻（表37-2）。（2）各类腹泻的特点。①渗透性腹泻：是由于肠内容物渗透压增高，阻碍肠内水分与电解质的吸收大量液体被动进入肠腔引起。引起渗透性腹泻的病因包括如口服不易吸收的物质甘露醇、山梨醇、硫酸镁、聚乙二醇、乳果糖等；小肠对糖类吸收不良，糖分子积聚在肠腔内渗透压增高而导致腹泻。糖吸收不良的病因主要是双糖酶缺乏，在我国以乳糖酶缺乏最为常见。渗透性腹泻的特点是粪便量一般每日1 L；禁食48 h后腹泻停止或显著减轻；粪便中含有未消化的食物成分，电解质含量不高。②分泌性腹泻：是由于肠黏膜上皮细胞电解质转运机制障碍，导致胃肠道水和电解质分泌过多或吸收受抑制而引起的腹泻。引起分泌性腹泻的病因包括外源性或内源性促分泌物的作用。促分泌物可分为3大类：细菌肠毒素，主要见于急性腹泻；内源性促分泌物，如血管活性肠肽瘤，分泌大量血管活性肠肽（VIP）而刺激肠道过度分泌；内源性或外源性致泻药如脂肪酸、胆酸、某些泻药。在广泛回肠病变、回肠切除或旁路时，胆酸重吸收障碍而大量进入结肠,刺激结肠分泌增加而引起分泌性腹泻。伴有脂肪吸收障碍的吸收不良综合征,肠腔内过量脂肪酸对结肠刺激亦可引起分泌性腹泻。还有罕见的先天性肠黏膜离子吸收缺陷所致的腹泻,如先天性氯化物腹泻为Cl^-:HCO_3交换机制缺陷,先天性钠泻为Na^+:H^+交换机制缺陷。分泌性腹泻的特点是粪便量多,呈水样便,无脓血,其电解质组成及渗透压与血浆类似;禁食后腹泻仍持续存在。③渗出性腹泻又称炎症性腹泻:是由于黏膜炎症、溃疡、浸润性病变,使肠黏膜的完整性受到破坏,导致血浆、黏液、脓血渗出引起的腹泻。渗出性腹泻可分为感染性和非感染性2大类。前者包括细菌、病毒、寄生虫、真菌感染等;后者包括免疫因素、肿瘤、物理化学因素及血管性疾病等引起的肠道炎症病变,最为常见的疾病是炎症性肠病(溃疡性结肠炎和克罗恩病)、肠结核以及肠道淋巴瘤。渗出性腹泻的特点是粪便含有渗出液和脓血,左半结肠病变多为肉眼脓血便,小肠病变渗出物及血均匀地与粪便混在一起,一般无脓血便。④肠运动异常性腹泻:是由于肠蠕动加快,导致肠内食糜停留时间短,水、电解质未被充分吸收而导致的腹泻。引起肠蠕动加速的原因,包括肠腔内容物增加引起反射性肠蠕动增快;某些促动力性激素或介质的释放;支配肠蠕动的神经系统出现异常。肠运动异常性腹泻的特点是粪便稀烂,但无渗出物和便血,它们和原发疾病密切相关。(3)区别小肠性腹泻与结肠性腹泻(表37-3)。

表37-1 器质性腹泻与功能性腹泻鉴别要点

病史要点	器质性腹泻	功能性腹泻
病程	不一定(数周至数年)	半年以上
粪便量	量多,每日常多于200 g	量少,每日常少于200 g
粪便含血	有	无
腹泻时间	多在夜间腹泻	多在饭后或清晨
发热	有	常无
体重下降	有	常无
情绪激动	与腹泻无关	常诱发腹泻
腹绞痛	常有	可有

2 诊断标准

慢性腹泻的原发疾病或病因诊断须从病史、临床症状、体征、实验室检查中得到证据。可从起病及病程、腹泻次数及粪便性质、腹泻与腹痛的关系、伴随症状和体征、缓解与加重的因素等方面收集临床资料。同时借助下列辅助检查方法,确定腹泻的病因。

2.1 实验室检查

（1）粪便检查：为腹泻的最基本检查，包括外观、镜检、培养等。便常规（红/白细胞、原虫、虫卵、脂肪滴）检查、隐血试验、粪便培养、粪便脂肪定性检测（苏丹Ⅲ染色）、粪便电解质或pH检测等均有有助于病因学的诊断。（2）一般血液生化检查：血常规、血电解质、血清总蛋白、血C反应蛋白、红细胞沉降率等。

表37-2　慢性腹泻的病因分类

腹泻分类	病因
渗透性腹泻	渗透性泻药（硫酸镁等），先天性酶缺乏（双糖酶缺乏或乳糖酶缺乏），胰液分泌不足（慢性胰腺炎、胰腺癌），结合胆盐回收障碍（空肠广泛病变、回肠切除、小肠污染综合征）
分泌性腹泻	感染性：包括病毒、细菌毒素等
	非感染性：血管活性肽瘤（VIP）、胃泌素瘤、类癌综合征，胆盐、脂肪吸收障碍、某些泻药，先天性肠黏膜离子吸收缺陷，结直肠绒毛腺瘤，广泛性回肠病变或回肠切除等
渗出性腹泻	感染性：包括细菌、病毒等
	非感染性：包括炎症性肠病、肿瘤（淋巴瘤、结直肠癌）、免疫性因素（系统性红斑狼疮、嗜酸性肠炎）、放射性肠炎、缺血性肠炎
肠运动异常性腹泻	肠易激综合征（IBS）、糖尿病自主神经病变、胃大部切除术后、迷走或交感神经切断术后、甲状腺功能亢进、某些药物（拟胆碱药及肾上腺素阻断剂）、功能性腹泻

表37-3　小肠性腹泻与结肠性腹泻的鉴别要点

鉴别要点	小肠性腹泻	结肠性腹泻
腹痛部位	脐周	下腹部或左下腹
粪便性状	量常多，烂或稀薄，可含有脂肪，黏液少，臭	量少，肉眼可见脓血便，有黏液
粪便次数	2~10次/d	次数可以更多

2.2 影像学检查

X线检查包括腹部平片、钡餐、钡灌肠、超声、CT、MRI及选择性血管造影，有利于观察胃肠道黏膜的形态、胃肠动力等。结肠镜检查和活检对于结肠的肿瘤、炎症等病变具有重要诊断价值。小肠镜可观察十二指肠和空肠近端病变，并可进行活检及吸取空肠液做培养。双气囊小肠镜及胶囊内镜检查可用于小肠疾病的诊断。内镜逆行胰胆管造影（ERCP）有助于胆、胰疾病的诊断。

2.3 特殊检查

粪脂定量测定，脂肪平衡试验平均24 h粪脂量大于6 g或脂肪吸收率小于90%时，提示脂肪吸收不良。D-木糖吸收试验,D-木糖不需经消化直接为肠黏膜吸收。尿D-木糖排泄减少反映空肠吸收不良或小肠细菌过度生长。胰腺外分泌功能试验,试验异常反映胰腺外分泌功能不足。维生素B_{12}吸收试验(Schilling试验),异常提示内因子缺乏、小肠细菌过度生长或末段回肠疾病。^{14}C-甘氨胆酸呼气试验,异常见于胆盐吸收不良以及小肠细菌过度生长。氢呼气试验,葡萄糖氢呼气试验异常提示小肠细菌过度生长,乳糖氢呼气试验异常提示乳糖酶缺乏。

3 治疗方法

支持和对症治疗包括纠正水、电解质和酸碱平衡失调,补充营养物质;病情较轻且病因能去除者,一般可经口服支持治疗;如病情较重,有明显消瘦、衰竭或病因难以去除或无法在短期内去除者,除要素饮食外,应配合静脉补充营养,必要时给予全胃肠外营养支持治疗。腹泻频繁导致水、电解质和酸碱失衡时,短期内使用止泻药作为辅助治疗。轻症患者可选用吸附药如蒙脱石散剂等,症状明显者可使用苯乙哌啶或洛哌丁胺等。肠道菌群紊乱可导致腹泻,长期腹泻也会引起正常肠道细菌减少。益生菌和益生元能调节肠道菌群。改善肠道微生态环境,可作为相关疾病的主要治疗或辅助治疗。生长抑素具有抑制内分泌肿瘤细胞分泌激素、抗肠分泌和抑制肠蠕动的作用,适用于类癌综合征、VIP瘤和其他内分泌肿瘤引起的腹泻,对特发性分泌性腹泻也有一定疗效。应根据不同病因,采取针对性治疗

主要参考文献

[1] 钱家鸣.非感染性腹泻[J].传染病信息, 2007, 20: 197–201.

[2] 刘文忠.慢性腹泻的诊断和处理[J].胃肠病学, 2010, 15: 257–260.

第38章　溃疡性结肠炎

1 概念

溃疡性结肠炎(ulcerative colitis, UC)是炎症性肠病(inflammatory bowel disease, IBD)的一种类型, 是一种病因尚不明确的慢性非特异性结肠炎症, 主要累及结直肠黏膜及黏膜下层, 多自直肠开始, 有远段结肠向近段发展, 可累及全结肠及末段回肠, 病变多呈连续型分布。其临床特点为持续或反复发作的黏液脓血便、腹痛、里急后重等并伴有不同程度的全身症状。UC发病机制至今仍未完全阐明, 多数学者认为肠壁黏膜免疫调节异常、持续肠道感染、肠壁黏膜屏障缺损、遗传和环境等因素共同参与UC的发生、发展, 其中肠黏膜屏障功能的失调在UC发病机制中起重要作用。UC为全球性疾病, 但其发生率有明显的区域差异。在西欧和北美国家UC的发病率逐渐上升趋势, 为全球UC的高发区, 但近年来趋于平稳, 而在东欧、亚洲(包括中国)和发展中国家, 过去UC的发病率较低, 但近年来明显上升趋势, 已成为消化系统常见病和多发病。UC常发生于青春期。在英国UC的发病高峰年龄为15~25岁, 55~65岁为发病的第二高峰, 发病率为10/10万, 患病率为240/10万。根据我国统计资料, 发病高峰年龄为20~49岁, 男女性别差异不大, 男、女比约为(1.0~1.3):1。

2 诊断标准

诊断要点　UC缺乏诊断金标准, 主要结合临床表现、实验室检查、影像学检查、内镜检查和组织病理学表现进行综合分析, 在排除其他疾病的基础上进行诊断。若诊断存疑, 应在一定时间(一般是6个月)后进行内镜及病理组织学复查。可按下列要点诊断: (1)具有典型临床表现者为临床疑诊, 安排进一步检查。(2)同时具备结肠镜和(或)放射影像学特征者, 可临床拟诊。(3)如再具备黏膜活检和(或)手术切除标本组织病理学特征者, 可以确诊。(4)初发病例如临床表现、结肠镜检查和活检组织学改变不典型者, 暂不确诊UC, 应予密切随访。

疾病评估　(1)临床类型: UC 临床类型可分为初发型和慢性复发型。初发型指无既往病史而首次发作,该类型在鉴别诊断中应特别注意,亦涉及缓解后如何进行维持治疗的考虑;慢性复发型指临床缓解期再次出现症状,临床上最常见。(2)病变范围: 推荐采用蒙特利尔分型(表38-1)。(3)疾病活动性的严重程度: UC病情分为活动期和缓解期,活动期UC按严重程度分为轻、中、重度。可采用改良的Truelove-Witts疾病严重程度分型标准(表38-2)和改良的Mayo评分系统(表38-3)。

表38-1 溃疡性结肠炎病变范围的蒙特利尔分型

分型	分布	结肠镜下所见炎性病变累及的最大范围
E1	直肠	局限于直肠,未达乙状结肠
E2	左半结肠	累及左半结肠(脾曲以远)
E3	广泛结肠	广泛病变累及脾曲以近乃至全结肠

鉴别诊断 UC需与急性感染性肠炎(如志贺菌、空肠弯曲杆菌、沙门菌、产气单胞菌、大肠埃希菌、耶尔森菌等)、难辨梭状芽孢杆菌、肠结核、巨细胞病毒(CMV)、HIV相关性肠炎、阿米巴肠病、肠道血吸虫病、真菌性肠炎等肠道感染性疾病及假膜性肠炎、缺血性结肠炎、放射性肠炎、嗜酸粒细胞性肠炎、过敏性紫癜、胶原性结肠炎、肠白塞病、结肠息肉病、结肠憩室炎、结直肠癌、克罗恩病等非感染性肠道疾病相鉴别,UC与CD的鉴别诊断(表38-4)。

表38-2 改良Truelove和Witts疾病严重程度分型

严重程度	排便(次/d)	便血	脉搏(次/min)	体温(℃)	血红蛋白	血沉(mm/h)
轻度	<4	轻或无	正常	正常	正常	<20
重度	≥6	重	>90	>37.8	<75%正常值	>30

注 中度为介于轻、重度之间。

表38-3 评估溃疡性结肠炎活动性的改良Mayo评分系统

项目	0分	1分	2分	3分
排便次数[a]	正常	比正常增加1~2次/d	比正常增加3~4次/d	比正常增加5次/d或以上
便血[b]	未见出血	不到一半时间内出现便中混血	大部分时间内为便中混血	一直存在出血
内镜发现	正常或无活动性病变	轻度病变(红斑、血管纹理减少、轻度易脆)	中度病变(明显红斑、血管纹理缺乏、中度易脆、糜烂)	重度病变(自发性出血、溃疡形成)
医师总体评价[c]	正常	轻度病变	中度病变	重度病变

注 a: 每位受试者作为自身对照,从而评价排便次数的异常程度; b: 每日出血评分代表1天中最严重的出血情况; c: 医师总体评价包括3项标准,受试者对于腹部不适的回顾、总体幸福感和其他表现,如体格检查发现和受试者表现状态,评分≤2分且无单个分项评分>1分为临床缓解期,3~5分为轻度活动,6~10分为中度活动,11~12分为重度活动,有效定义为评分相对于基线值的降幅≥30%及≥3分,而且便血的分项评分降幅≥1分或该分项评分为0或1分。

诊断举例 UC（慢性复发型、左半结肠、活动期、中度）。

表38-4 溃疡性结肠炎与克罗恩病的鉴别

项目	溃疡性结肠炎	克罗恩病
症状	脓血便多见	有腹泻但脓血便较少见
病变分布	病变连续	呈节段性
直肠受累	绝大多数受累	少见
肠腔狭窄	少见，中心性	多见，偏心性
内镜表现	溃疡浅，黏膜弥漫性充血水肿，颗粒状，脆性增加	纵行溃疡，卵石样外观，病变间黏膜外观正常（非弥漫性）
活检特征	固有膜全层弥漫性炎性反应，隐窝脓肿，隐窝结构明显异常，杯状细胞减少	裂隙状溃疡，非干酪样肉芽肿，黏膜下层淋巴细胞聚集

2.1 病史和体格检查

详细的病史询问应包括从首发症状开始的各项细节，特别注意腹泻和便血的病程；近期旅游史、用药史（特别是NSAID和抗菌药物）、阑尾手术切除史、吸烟、家族史；口、皮肤、关节、眼等肠外表现和肛周情况。体格检查应特别注意患者一般状况和营养状态，并进行细致的腹部、肛周、会阴检查和直肠指检。

2.2 临床表现

临床表现取决于病程长短、病变范围和严重程度。临床表现为持续或反复发作的腹泻、黏液脓血便伴腹痛、里急后重和不同程度的全身症状，病程多在4～6周以上。可有皮肤、黏膜、关节、眼、肝胆等肠外表现。黏液脓血便是UC最常见的症状。不超过6周病程的腹泻需要与多数感染性肠炎相鉴别。(1)消化道症状：腹泻主要与炎症导致大肠黏膜损伤及大肠运动功能异常有关。粪便中的黏液脓血则为炎性渗出、黏膜糜烂及溃疡所致。黏液脓血便是本病活动期的重要表现。在临床上，病情可分为轻、中、重度。轻度为每日0～4次血便且无中毒症状；中度为每日4～6次血便，伴有轻微中毒症状；重度为每日6次以上便血，且伴明显的中毒症状，如发热、心动过速、贫血、血沉加快等。粪质也与病情轻重有关，多数为糊状，重可为稀水样。轻度患者可无腹痛或仅有腹部不适。多数患者为左下腹或下腹的阵痛，亦可涉及全腹。有疼痛—便意—便后缓解的规律，常有里急后重。若并发中毒性巨结肠或炎症涉及腹膜，有持续性剧烈腹痛等急腹症表现。(2)全身症状：一般出现中、重度UC患者活动期常有低度至中度发热，高热多提示有并发症或见于重度UC。重症UC或病情持续活动的UC可出现衰弱、消瘦、贫血、低蛋白血症、水与电解质平衡紊乱等表现。(3)肠外表现和并发症:肠外表现包括关节损伤(外周关节炎、脊柱关节炎等)、皮肤黏膜表现(如口腔溃疡、结节性红斑和坏疽性脓皮病)、眼部病变(如虹膜炎、巩膜炎、葡萄膜炎等)、肝胆疾病(如脂肪肝、原发性硬化性胆管炎、胆石症等)、血栓栓塞性疾病等。并发症包括中毒性巨结肠、肠穿孔、下消化道大出血、上皮内瘤变,以及癌变。

2.3　实验室检查

粪便常规检查和粪便培养非常重要,强调粪便常规检查和培养应不少于3次。根据流行病学特点,进行排除阿米巴肠病、血吸虫病等的相关检查。常规检查包括血常规、血清白蛋白、电解质、红细胞沉降率(ESR)、反应蛋白(CRP)等。CRP、ESR是UC活动性和疗效评价的有效指标。有条件的单位可行粪便钙卫蛋白和血清乳铁蛋白等检查作为辅助指标。确诊难辨梭状芽孢杆菌感染可行行粪便毒素试验(酶联免疫测定毒素A 和毒素 B)、核苷酸 PCR、谷氨酸脱氢酶抗原检测等。确诊巨细胞病毒(CMV)感染可予结肠镜下黏膜活检行 H–E 染色找巨细胞包涵体、免疫组织化学染色和CMV DNA实时荧光定量PCR。特征性的内镜下表现和外周血CMV DNA实时荧光定量PCR>1 200拷贝/ml时,临床上要高度警惕CMV结肠炎。

2.4　内镜检查

结肠镜查检是本病诊断与鉴别诊断的最重要手段之一。应做全结肠及回肠末段检查,直接观察肠黏膜变化,取活组织检查,并确定病变范围。但重度活动期UC患者不宜或缓行全结肠镜检查,以免增加肠穿孔等风险。为诊断和鉴别诊断,可行不做常规肠道准备的直肠、乙状结肠有限检查和活检,操作轻柔,少注气。结肠镜下UC病变多从直肠开始,呈连续性、弥漫性分布。(1)活动期UC的内镜分级诊断:轻度炎症的内镜特征为黏膜红斑,黏膜充血和血管纹理消失;中度炎症的内镜特征为血管形态消失,出血黏附在黏膜表面、糜烂,常伴有黏膜粗糙呈颗粒状的外观及黏膜脆性增加(接触性出血);重度炎症内镜下则表现为黏膜自发性出血及溃疡。(2)缓解期UC的内镜诊断:缓解期可见正常黏膜表现,部分患者可有假性息肉形成,或瘢痕样改变。(3)慢性复发型UC的内镜诊断:对于病程较长的患者,黏膜萎缩可导致结肠袋形态消失、肠腔狭窄,以及炎(假)性息肉。伴巨细胞病毒(CMV)感染的UC患者内镜下可见不规则、深凿样或纵行溃疡,部分伴大片状黏膜缺失。如发现病变不累及直肠(未经药物治疗者)、有倒灌性回肠炎(盲肠至回肠末端的连续性炎症)及其他难以与CD鉴别的情况,应行小肠检查。内镜下黏膜染色技术能提高内镜对黏膜病变的识别能力,结合放大内镜技术通过对黏膜微细结构的观察和病变特征的判别,有助于UC诊断,有条件者还可以选用共聚焦内镜检查。如出现了肠道狭窄,结肠镜检查时建议行多部位活检以排除结直肠癌。不能获得活检标本或内镜不能通过狭窄段时,应完善CT结肠成像检查。

2.5 病理组织学检查

UC的病理学检查标本来自内镜活检标本,少部分来源于重度或重症UC手术切除标本。由于取材的局限性,基于活检标本的病理学常不能反映UC病变的全貌,而基于手术切除标本的病理学检查则更客观,因而更可信。(1)UC的组织学特点。活动期:①固有膜内有弥漫性、急性、慢性炎性细胞浸润,包括中性粒细胞、淋巴细胞、浆细胞、嗜酸性粒细胞等,尤其是上皮细胞间有中性粒细胞浸润(即隐窝炎),乃至形成隐窝脓肿;②隐窝结构改变,隐窝大小、形态不规则,分支、出芽,排列紊乱,杯状细胞减少等;③可见黏膜表面糜烂、浅溃疡形成和肉芽组织。缓解期:①黏膜糜烂或溃疡愈合;②固有膜内中性粒细胞浸润减少或消失,慢性炎症细胞浸润减少;③隐窝结构改变可保留,如隐窝分支、减少或萎缩,可见帕内特细胞(Paneth cell)化生(结肠脾曲以远)。(2)UC黏膜活检标本的病理诊断。活检病变符合上述活动期或缓解期改变,结合临床,可报告符合UC病理改变,宜注明为活动期或缓解期。如有隐窝上皮异型增生(上皮内瘤变)或癌变,应予注明。隐窝基底部浆细胞增多被认为是UC最早的光学显微镜下特征,且预测价值高。(3)UC手术切除标本病理检查。大体和组织学改变见上述UC的特点。手术标本见病变局限于黏膜及黏膜下层,肌层及浆膜侧一般不受累。(4)UC活检及病理学检查相关注意事项。①UC无特征性病理改变,尤其是黏膜活检标本,因此应尽可能多段、多点进行黏膜取材,即随机活检,以获得更多有用的病理信息。黏膜活检组织学检查不能确诊UC,须综合分析临床表现、实验室检查、内镜检查和组织病理学表现,在排除其他疾病的基础上作出诊断。②结肠镜下所见对诊断帮助较大,因此内镜或消化科医师在填写病理送检单时应尽可能多地提供结肠镜下病变特点,以便病理医师能从有限的活检标本中观察到更多有助于临床诊断的病理改变。③UC的光学显微镜下改变中,以隐窝结构扭曲、上皮(腺体或隐窝)的异常和炎性细胞浸润相对较为特异。④手术切除标本诊断相对容易,大体标本见病变呈弥漫性、连续性,多累及全结肠,尤其是有直肠受累、黏膜面有溃疡形成时,可作出UC的病理诊断。⑤病例报告中注明有无异型增生及其程度,以便临床医师判断病情和制订治疗方案。

2.6 影像学检查

（1）钡剂灌肠检查：无条件行结肠镜检查的单位可行钡剂灌肠检查，检查所见的主要改变包括：①黏膜粗乱和（或）颗粒样改变；②肠管边缘呈锯齿状或毛刺样改变，肠壁有多发性小充盈缺损；③肠管短缩，袋囊消失呈铅管样。肠腔狭窄时如结肠镜无法通过，可应用钡剂灌肠检查、CT结肠成像检查显示结肠镜检查未及部位。重度UC患者行钡剂灌肠有诱发肠腔扩张、肠穿孔的可能，故不能推荐该项检查。（2）CT/MRI检查：CT检查一直被认为是诊断IBD肠外并发症，尤其是脓肿的"金标准"。对于急性并发症如穿孔和梗阻，CT检查可在不作肠道准备的情况下进行。肠道CT检查（包括常规CT和CT肠道造影）相对于MRI而言组织识别能力稍差，但能提供与MRI类似的信息。CT检查优点为普及高度、图像采集迅速、空间分别率高，但其电离辐射可显著增加癌症风险，高累积辐射剂量与反复CT检查有关。MRI检查可准确评估IBD患者的肠道炎症且无电离辐射，对于需反复成像者，是一种比CT更为理想的选择。较之钡剂灌肠检查，MRI对早期黏膜病变显示有一定局限性，而更适用于评估已确诊患者，可提供UC疾病活动性，可鉴别炎症与纤维化引起的肠腔狭窄，对肠外并发症如脓肿有很敏感性。盆腔MRI对肛周病变有重要诊断价值，可作为肛门内超声检查的补充。部分UC患者中常见有左半结肠炎伴阑尾开口炎症改变或盲肠红斑改变者可行计算机断层扫描小肠成像（CTE）、磁共振小肠成像（MRE）等检查，但上述检查不推荐常规使用。

2.7 肠道超声检查

腹部超声检查对小肠或结肠炎症的诊断敏感性高达80%～90%。经腹超声和水灌肠超声可间接对UC病变范围进行定位。超声检查的优势为方便、快捷、经济、无创、无辐射，但其准确性严重依赖于操作者的技术水平，且鉴别UC与其他原因所致结肠炎症的特异性低。多普勒超声理论上可通过监测肠系膜上、下动脉的血流动力学改变判断疾病活动性（目前对此作用尚存在争议）和复发的可能性，并可观察患者尤其是体型较瘦者是否并发脓肿。

3 治疗方法

3.1 治疗原则

UC的治疗目是诱导并维持临床缓解、促进黏膜愈合、防治并发症和改善患者生存质量，治疗需根据分级、分期、分段的不同而制定。分级指按疾病的严重程度，采用不同的药物和不同治疗方法;分期指疾病分为活动期和缓解期,活动期以诱导缓解临床症状为主要目标,缓解期应继续维持缓解,预防复发;分段治疗指确定病变范围以选择不同给药方法,远段结肠炎可采用局部治疗,广泛性结肠炎或有肠外症状者以系统性治疗为主。

3.2 一般治疗

(1)休息:强调休息对急性期患者非常重要,减少精神体力负担,随病情好转逐渐增加体能锻炼。(2)饮食:注意营养补充,宜少量多餐,摄入足够热量和微量营养素(指多种维生素和微量元素),进食少渣饮食,以减轻高纤维素对结肠黏膜刺激。(3)对症治疗:对腹痛、腹泻的重度UC患者注意忌用止泻剂、抗胆碱能药物、阿片类制剂、NSAID等,以避免诱发结肠扩张。缺铁性贫血的UC患者应补充铁剂,补充目标为血红蛋白(Hb)水平和铁贮备恢复正常。轻度贫血(女性Hb 100~119 g/L、男性Hb 110~129 g/L)、疾病缓解期、既往无口服铁剂不耐受的患者首选口服补铁;Hb<100 g/L、疾病活动期、既往对口服铁剂不耐受或正在使用促红细胞生成素的患者建议静脉补铁;静脉补铁能够快速纠正铁缺乏及贫血状态,并避免口服铁剂对肠道的刺激及潜在的加重或诱发疾病活动的不良反。对于慢性病贫血,在静脉补铁的同时可以使用促红细胞生成素。Hb<70 g/L时可以考虑输注红细胞,并静脉补铁。每日补铁量不宜超过100 mg。严重腹泻、脱水者应补液、补充电解质,防治水、电解质、酸碱平衡紊乱,特别是注意补钾。(4)营养支持治疗:营养支持治疗没有诱导或维持UC缓解的作用,但能够纠正UC患者营养不良或降低营养风险。UC营养支持治疗首选肠内营养(EN),仅在EN失败或UC合并肠衰竭时使用肠道休息和全肠外营养(TPN)。UC患者需要TPN治疗大多提示病情严重。

3.3 药物治疗

UC的药物治疗包括氨基水杨酸类药物(5-ASA)、糖皮质激素类药物(GCS)、免疫抑制剂、生物制剂。药物的选择依病情轻重和病变部位而异。

3.3.1 活动期UC的治疗

治疗方案的选择建立在对病情进行全面评估的基础上,主要根据病情活动性的严重程度、病变累及的范围和疾病类型(复发频率、既往对治疗药物的反应、肠外表现等)制订治疗方案。治疗过程中应根据患者对治疗的反应及对药物的耐受情况随时调整治疗方案。确定治疗方案前应向患者详细解释方案的效益与风险,在与患者充分交流并获得同意后实施。

(1)轻度UC的治疗:①轻度UC首选美沙拉秦(4 g/d,分次口服或每天1次顿服);②如病变以直肠为主,可首选美沙拉秦栓剂(0.5~1 g/d)或美沙拉秦灌肠剂同样有效,但栓剂耐受性较好,疗效更佳;③美沙拉秦栓剂联合美沙拉秦(4 g/d)比单纯局部用药更有效。④对美沙拉秦治疗(足量,2~4周后)无效,特别是病变广泛时,应改用布地奈德治疗。(2)中度UC的治疗:①对于病变局限在直肠及左半结肠UC患者首选局部应用美沙拉秦(1 g/d)联合口服美沙拉秦(2~4 g/d);②对美沙拉秦治疗(足量,2~4周后)无效,尤其是病变较广泛时,应及时改用激素治疗,如果激素无效或依赖时,可考虑应用免疫抑制剂、英夫利西单克隆抗体(IFX)。(3)重度UC的治疗:起病急、病情严重、进展迅速、需要尽快住院治疗并进行全面医疗监护的UC患者。①首选静滴激素冲击治疗:先静脉滴注甲泼尼龙40~60 mg/d,或氢化可的松300~400 mg/d治疗3~7 d,后口服强的松0.75~1 mg/kg体重,待症状改善后每周减量5~10 mg直至减到20 mg时,连续此剂量维持1个月,然后再逐步减量到停止。②转换治疗:在静脉使用足量激素治疗3 d仍然无效时,应转换治疗方案。所谓"无效"除观察排便频率和血便量外,宜参考全身状况、腹部体格检查、血清炎症指标进行判断。判断的时间点定为"约3 d"是欧洲克罗恩病和结肠炎组织(ECCO)和亚太共识的推荐,亦宜视病情严重程度和恶化倾向,亦可适当延迟(如7 d)。但应牢记,不恰当的拖延势必大大增加手术风险。转换治疗方案有两大选择,一是转换药物的治疗,如转换药物治疗3~7 d无效者,应及时转手术治疗;二是立即手术治疗。转换药物有环孢素(cyclosporine)2~4 mg/(kg·d)静脉滴注。有效者待症状缓解后,改为继续口服使用一段时间(不超过6个月)逐渐过渡到硫嘌呤类药物维持治疗。他克莫司作用机制与环孢素类似,也属于钙调磷酸酶抑制剂。研究显示,他克莫司治疗重度UC的短期疗效基本与环孢素相同其治疗的UC患者44个月的远期无结肠切除率累计为57%。IFX是重度UC患者较为有效的挽救治疗措施。有效者应用IFX维持治疗。如治疗7 d效果不佳即可考虑手术。③合并机会性感染的治疗:重度UC患者特别是发生激素无效时要警惕机会性感染,一旦合并难辨梭状芽孢杆菌感染和CMV结肠炎,应给予积极的药物治疗,治疗难辨梭状芽孢杆菌感染的药物有甲硝唑和万古霉素等。治疗CMV结肠炎的药物有更昔洛韦和膦甲酸钠等。

3.3.2 缓解期UC的治疗

UC维持治疗的目标是维持临床和内镜的无激素缓解。(1)需要维持治疗的对象:除轻度初发病例,很少复发且复发时为轻度易于控制者外,均应接受维持治疗。(2)维持治疗的药物:激素不能作为维持治疗的药物。维持治疗药物的选择视诱导缓解时用药情况而定。①氨基水杨酸制剂:由氨基水杨酸制剂或激素诱导缓解后以氨基水杨酸制剂维持,用原诱导缓解剂量的全量或半量,如用SASP维持,剂量一般为2~3 g/d,并应补充叶酸。远段结肠炎以美沙拉秦局部用药为主(直肠炎用栓剂,每晚1次;直肠乙状结肠炎用灌肠剂,隔天至数天1次),

联合口服氨基水杨酸制剂效果更好。②硫嘌呤类药物：用于激素依赖者、氨基水杨酸制剂无效或不耐受者、环孢素或他可莫司有效者。剂量与诱导缓解时相同。③IFX：以 IFX 诱导缓解后继续 IFX 维持治疗。

3.4 外科手术治疗

（1）手术治疗绝对指征：大出血、穿孔、癌变及高度疑为癌变。（2）相对指征：①积极内科治疗无效的重度UC。②内科治疗疗效不佳和（或）药物不良反应已严重影响患者生存质量者，可考虑外科手术。

4 诊疗流程

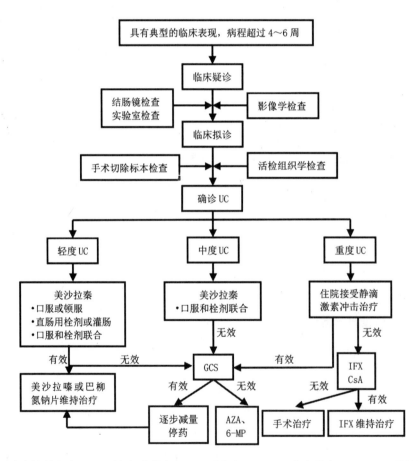

注 UC：溃疡性结肠炎；GCS：糖皮质激素；CsA：环孢素A；AZA：硫唑嘌呤；6-MP：6-巯基嘌呤；IFX：英夫利西单克隆抗体。

图38-1 溃疡性结肠炎诊疗流程

第39章　克罗恩病

1 概念

克罗恩病 (Crohn disease, CD) 是炎症性肠病 (IBD) 的一种类型, 是一种病因尚不十分明确的慢性非特异性肠道炎性疾病。病变可累及从口腔至肛门的任何消化管腔, 但以末端回肠和右半结肠多见, 呈节段性或跳跃性分布。临床以腹痛、腹泻、腹部包块、肛门瘘管、肛周脓肿等消化系统表现为主, 伴有消瘦、发热、贫血等全身表现及关节、皮肤、口腔黏膜等肠外表现。CD可反复发作, 常伴有肠梗阻、肠穿孔、腹腔脓肿、瘘管、感染、癌变等并发症, 目前, CD的病因尚不清楚, 普遍认为是基因易感性和环境因素相互作用所致。高危环境因素作用于基因易感人群, 诱导消化道免疫系统以及机体免疫系统产生过激免疫应答, 导致消化道损伤及肠外病变。其中, 环境因素在CD的发生中可能起更重要作用。关于CD发病机制, 大量的研究发现, 无论何种诱因, CD发生的共同通道是机体免疫过激, 损伤肠道黏膜屏障。肠道黏膜屏障的破坏使肠道免疫系统长期暴露在大量抗原中, 导致肠道免疫系统的过度反应, 进一步激活机体产生过激的免疫应答, 最终导致肠道损伤的进一步加重, 出现CD的病理生理变化和临床表现。其中, Th1淋巴细胞在CD患者产生过激免疫应答中起重要作用。CD的危险因素有吸烟、IBD家族史及阑尾切除术、易感基因携带者。CD在欧美多见, 年最高发病率可达10.7/10万~20.2/10万; 亚洲地区生病率相对较低, 但在我国呈持续增长趋势。CD最常发生于青年期, 根据我国统计资料, 发病高峰年龄为18~35岁, 男性略多于女性 (男女比约为1.5:1)。

2 诊断标准

诊断要点　CD缺乏诊断金标准, 需结合临床表现、实验室检查、内镜检查、影像学检查和组织病理学检查进行综合分析并密切随访, 在排除其他疾病的基础上, 可按下列要点诊断: (1) 具有典型的临床表现者可临床疑诊, 安排进一步检查; (2) 同时具备结肠镜或小肠镜

（病变局限在小肠者）特征以及影像学（CTE或MRE，无条件者采用小肠钡剂造影）特征者，可临床拟诊；（3）如再加上活检提示CD的特征性改变且能排除肠结核，可做出临床诊断；（4）如有手术切除标本（包括切除肠段及病变附近淋巴结），可根据标准做出病理确诊；（5）对无病理确诊的初诊病例随访6~12个月以上，根据对治疗的反应和病情变化判断，对于符合CD自然病程者，可做出临床确诊。如与肠结核混淆不清但倾向于肠结核时，应按肠结核进行诊断性治疗8~12周，再行鉴别。

世界卫生组织（WHO）曾提出6个诊断要点的CD诊断标准（表39-1），该标准最近再次被世界胃肠病学组织（WGO）推荐，可供参考。

表39-1 世界卫生组织推荐的克罗恩病诊断标准准

项目	临床表现	放射影像学检查	内镜检查	活组织检查	手术标本
①非连续性或节段性改变	—	阳性	阳性	—	阳性
②卵石样外观或纵行溃疡	—	阳性	阳性	—	阳性
③全壁性炎性反应改变	阳性	阳性	—	阳性	阳性
④非干酪样肉芽肿	—	—	—	阳性	阳性
⑤裂沟、瘘管	阳性	阳性	—	—	阳性
⑥肛周病变	阳性	—	—	—	—

注　具有①②③者为疑诊；再加上④⑤⑥三者之一可确诊；具备第④项者，只要加上①②③三者之二亦可确诊；"–"代表无此项表现。

疾病评估　CD诊断成立后，需要进行全面的疾病病情和预后的评估并制订治疗方案。（1）临床类型：推荐按蒙特利尔CD表型分类法进行分型（表39-2）。（2）疾病活动性的严重程度：临床上用CD活动指数（CDAI）评估疾病活动性的严重程度并进行疗效评价。简化的CDAI法（表39-3）。Best的CDAI计算法（表39-4）广泛应用于临床和科研。

鉴别诊断　CD需与急性感染性肠炎（如志贺菌、空肠弯曲杆菌、沙门菌、产气单胞菌、大肠埃希菌、耶尔森菌等）、难辨梭状芽孢杆菌、肠结核、巨细胞病毒（CMV）、HIV相关性肠炎、阿米巴肠病、肠道血吸虫病、真菌性肠炎等肠道感染性疾病及假膜性肠炎、缺血性结肠炎、放射性肠炎、嗜酸粒细胞性肠炎、过敏性紫癜、胶原性结肠炎、肠白塞病、结肠息肉病、结肠憩室炎、结直肠癌、克罗恩病等非感染性肠道疾病相鉴别，CD与UC鉴别诊断（见表39-5）。

诊断举例　CD（回结肠型、狭窄型+肛瘘、活动期、中度）。

表39-2　克罗恩病的蒙特利尔分型

项目	标准	备注
确诊年龄（A）		
A1	≤16岁	—
A2	17~40岁	—
A3	>40岁	—
病变部位（L）		
L1	回肠末段	L1+L4[b]
L2	结肠	L2+L4[b]
L3	回结肠	L3+L4[b]
L4	上消化道	—
疾病行为（B）		
B1[a]	非狭窄非穿透	B1p[c]
B2	狭窄	B2p[c]
B3	穿透	B3p[c]

注　a: 随着时间推移, B1可发展为B2或B3; b: L4可与L1、L2、L3同时存在; p[c]为肛周病变, 可与B1、B2、B3同时存在; "—"为无此项。

表39-3　简化克罗恩病活动指数计算法

项目	0分	1分	2分	3分	4分
一般情况	良好	稍差	差	不良	极差
腹痛	无	轻	中	重	—
腹部包块	无	可疑	确定	伴触痛	—
腹泻	稀便每日1次记1分				
伴随疾病[a]	每种症状记1分				

注　"—"为无此项。a: 伴随疾病包括关节痛、虹膜炎、结节性红斑、坏疽性脓皮病、阿弗他溃疡、裂沟、新瘘管和脓肿等。≤4分为缓解期, 5~7分为轻度活动期, 8~16分为中度活动期, >16分为重度活动期。

表39-4　Best 克罗恩病活动指数计算法

变量	权重
稀便次数（1周）	2
腹痛程度（1周总评, 0~3分）	5
一般情况（1周总评, 0~4分）	7
肠外表现与并发症（1项1分）	20
阿片类止泻药（0、1分）	30
腹部包块（可疑2分, 肯定5分）	10
血细胞比容降低值（正常[a]; 男0.40, 女0.37）	6
100×（1—体质量/标准体质量）	1

注　a: 血细胞比容正常值按国人标准。总分为各项分值之和, 克罗恩病活动指数（CDAI）<150分为缓解期, ≥150分为活动期, 其中150~220分为轻度, 221~450分为中度, >450分为重度。

表39-5　溃疡性结肠炎与克罗恩病的鉴别

项目	溃疡性结肠炎	克罗恩病
症状	脓血便多见	有腹泻但脓血便较少见
病变分布	病变连续	呈节段性
直肠受累	绝大多数受累	少见
肠腔狭窄	少见,中心性	多见,偏心性
内镜表现	溃疡浅,黏膜弥漫性充血水肿、颗粒状、脆性增加	纵行溃疡、卵石样外观,病变间黏膜外观正常(非弥漫性)
活组织检查特征	固有膜全层弥漫性炎症、隐窝脓肿、隐窝结构明显异常、杯状细胞减少	裂隙状溃疡、非干酪样肉芽肿、黏膜下层淋巴细胞聚集

2.1 病史和体格检查

详细的病史询问应包括从首发症状开始的各项细节,还要注意既往结核病史、近期旅游史、食物不耐受、用药史(特别是NSAID)、阑尾手术切除史、吸烟史、家族史,口、皮肤、关节、眼等肠外表现及肛周情况。体格检查应特别注意一般状况及营养状态、细致的腹部、肛周和会阴检查和直肠指检,常规测体质量并计算BMI,儿童应注意生长发育情况。

2.2 临床表现

临床表现呈多样化,包括消化道表现、全身性表现、肠外表现和并发症。(1)消化道症状:主要有腹泻和腹痛,可有血便。①腹痛:多位于右下腹或脐周,常为间歇性、隐痛、钝痛、痉挛性阵痛伴肠鸣,常有餐后加重,排便或肛门排气后缓解。腹痛的发生可能与肠内容物通过炎症、狭窄肠段,引起局部痉挛有关,亦可由部分或完全性肠梗阻引起。若出现持续性腹痛和明显压痛,提示炎症波及腹膜或腹腔内脓肿形成。突发的全腹痛和腹膜刺激征,可能系病变肠段急性穿孔诱发急性腹膜炎所致。②腹泻:亦为CD常见症状之一,主要由病变肠段炎症渗出、蠕动增加及继发性吸收不良引起。腹泻先是间歇发作,病程后期转为持续性。粪便多为糊状,一般无肉眼脓血或黏液,病变涉及下段结肠或肛门直肠者,可有黏液脓血便及里急后重。③腹部包块:多位于右下腹与脐周,见于10%~20%患者,由于肠粘连、肠壁增厚、肠系膜淋巴结肿大、内瘘或局部脓肿形成所致。④瘘管形成:是CD的临床特征之一,因透壁性炎性病变穿透肠壁全层至肠外组织或器官而形成。瘘管分为内瘘和外瘘,前者可通向其他肠段、肠系膜、膀胱、输尿管、阴道、腹膜后等处,后者通向腹壁或肛周皮肤。肠段之间内瘘形成可致腹泻加重及营养不良。肠瘘通向的组织与器官因粪便污染时可致继发性感染。外瘘或通向膀胱、阴道的内瘘均可见粪便与气体排出。⑤肛门周围病变:包括肛门直肠周围脓肿、窦道、瘘管及肛裂等病变,见于部分患者,有结肠受累者较多见。有时这些病变可为本病的首发或突出临床表现。（2）全身性表现：主要有体质量减轻、发热、食欲不振、疲劳、贫血等，青少年患者可见生长发育迟缓。①发热：为常见的全身表现之一，与肠道炎症活动及继发感染有关。间歇性低热或中度发热常见，偶有呈弛张高热伴毒血症。少数患者以发热为主要临床症状，甚至较长时间不明原因发热之后才出现消化道症状。②营养障碍：由于慢性腹泻、食欲减退、慢性消耗及消化吸收不良等因素导致营养障碍，表现为消瘦、贫血、低蛋白血症和维生素缺乏等。青春期前起病常有生长发育障碍。（3）肠外表现：肠外表现包括关节损伤（如外周关节炎、脊柱关节炎等）、皮肤黏膜表现（如口腔溃疡、结节性红斑和坏疽性脓皮病）、眼部病变（如虹膜炎、巩膜炎、葡萄膜炎等）、肝胆疾病（如脂肪肝、原发性硬化性胆管炎、胆石症等）、血栓栓塞性疾病等。（4）并发症：常见的并发症包括瘘管、腹腔内脓肿、肠腔狭窄和肠梗阻、肛周病变（肛周脓肿、肛周瘘管、皮赘、肛裂等），较少见的有消化道大出血、肠穿孔，病程长者可发生癌变。

2.3 实验室检查

（1）血常规：大部分患者有不同程度的贫血、红细胞沉降率增快、白细胞增多。贫血与营养不良、失血、骨髓抑制以及铁、叶酸和维生素B_{12}等吸收减少有关。白细胞异常则与病变活动性、药物治疗及继发感染相关。（2）粪便常规：可见红、白细胞，粪隐血试验常阳性。（3）血生化：黏蛋白增加，血清白蛋白降低，血清钾、钠、钙、镁等可下降。（4）炎症指标：降钙素原、C-反应蛋白（CRP）及ESR等炎症活动性指标可有不同程度升高，并与炎症活动性呈正相关。（5）血清学抗体：有条件者可做粪便钙卫蛋白检测。抗酿酒酵母抗体（ASCA）或抗中性粒细胞质抗体（ANCA）不作为CD的常规检查项目。（6）其他检查：部分腹泻患者推荐难辨梭状芽孢杆菌检测。排除肠结核相关检查，包括胸部X线片，结核菌素试验（PPD），有条件者行干扰素γ释放试验（IGRA），如T细胞酶联免疫斑点试验。

2.4 内镜检查

（1）结肠镜检查：结肠镜检查和黏膜组织活检应列为CD诊断的常规首选检查项目，结肠镜检查应达末段回肠。早期CD内镜下表现为阿弗他溃疡，随着疾病进展，溃疡可逐渐增大加深，彼此融合形成纵行溃疡。CD病变内镜下多为非连续改变，病变间黏膜可完全正常。其他常见内镜下表现为卵石征、肠壁增厚伴不同程度狭窄、团簇样息肉增生等。少见直肠受累和（或）瘘管开口，环周及连续的病变。（2）小肠胶囊内镜检查（SBCE）：主要适用于疑诊CD但结肠镜及小肠放射影像学检查阴性者。SBCE检查阴性，倾向于排除CD，阳性结果需综合分析并常需进一步检查证实。SBCE检查的禁忌证包括胃肠道梗阻、狭窄或瘘管、装有起搏器或其他电子医疗器械、吞咽功能异常患者。(3)小肠镜检查:目前我国常用的小肠镜检查是气囊辅助式小肠镜(BAE)和双气囊小肠镜(BAE)。该检查可在直视下观察病变、取活检和进行内镜下治疗,但为有创性检查,有一定并发症的风险。BAE主要适用于其他检查(如SBCE或放射影像学)发现小肠病变或尽管上述检查阴性而临床高度怀疑小肠病变需进行确认和鉴别者,或已确诊CD需要BAE检查以指导或进行治疗者。小肠镜下CD病变特征与结肠镜所见相同。

(4)胃镜检查:部分CD病变可累及食管、胃及十二指肠,但一般很少单独累及。原则上胃镜检查应列为CD的常规检查项目,尤其是有上消化道症状、儿童和IBD类型待定(IBDU)患者。

2.5 影像学检查

(1)钡剂灌肠及小肠钡剂造影:钡剂灌肠已被结肠镜检查所代替,但对于肠腔狭窄无法继续进镜者仍有诊断价值。小肠钡剂造影敏感性低,已被CTE或MRE代替,但对无条件行CTE检查的单位则仍是小肠病变检查的重要技术。该检查对肠腔狭窄的动态观察可与CTE/MRE互补,必要时可两种检查方法同用。X线所见为多发性、跳跃性病变,病变处见裂隙状溃疡、卵石样改变、假息肉、肠腔狭窄、僵硬,可见瘘管。(2)CTE/MRE:CT或MRE是迄今评估小肠炎性病变的标准影像学检查,有条件的单位应将此检查列为CD诊断的常规检查项目。该检查可反映肠壁的炎症改变、病变分布的部位和范围、狭窄的存在及其可能的性质(炎症活动性或纤维性狭窄)、肠腔外并发症,如瘘管形成、腹腔脓肿或蜂窝织炎等。活动期CD典型的CTE表现为肠壁明显增厚(>4 mm);肠黏膜明显强化伴有肠壁分层改变,黏膜内环和浆膜外环明显强化,呈"靶症"或"双晕征";肠系膜血管增多、扩张、扭曲,呈"木梳征";相应系膜脂肪密度增高、模糊;肠系膜淋巴结肿大等。MRE与CTE对评估小肠炎性病变的精确性相似,前者较费时,设备和技术要求较高,但无放射线暴露之虑,推荐用于监测累及小肠患者的疾病活动度。CTE或MRE可更好地扩张小肠,尤其是近段小肠,可能更有利于高位CD病变的诊断。肛瘘行直肠磁共振检查有助于确定肛周病变的位置和范围,了解瘘管类型及其与周围组织的解剖关系。

2.6 经腹肠道超声检查

可显示肠壁病变的部位和范围、肠腔狭窄、肠瘘及脓肿等。CD主要超声表现为肠壁增厚(≥4 mm);回声降低,正常肠壁层次结构模糊或消失;受累肠管僵硬,结肠袋消失;透壁炎症时可见周围脂肪层回声增强,即脂肪爬行征;肠壁血流信号较正常增多;内瘘、窦道、脓肿和肠腔狭窄；其他常见表现有炎性息肉、肠系膜淋巴结肿大等。超声造影对于经腹超声判断狭窄部位的炎症活动度有一定价值。超声检查方便、无创，患者接纳度好，对CD的初筛及治疗后疾病活动度的随访有价值，值得进一步研究。

2.7　病理组织学检查

（1）取材要求：黏膜病理组织学检查需多段（包括病变部位和非病变部位）、多点取材。外科标本应沿肠管的纵轴切开（肠系膜对侧缘），取材应包括淋巴结、末段回肠和阑尾。(2)大体病理特点：①节段性或者局灶性病变；②融合的纵行线性溃疡；③卵石样外观，瘘管形成；④肠系膜脂肪包绕病灶；⑤肠壁增厚和肠腔狭窄等特征。(3)光学显微镜下特点：外科手术切除标本诊断CD的光学显微镜下特点为，透壁性（transm ural）炎，聚集性炎症分布，透壁性淋巴细胞增生；黏膜下层增厚（由于纤维化–纤维肌组织破坏和炎症、水肿造成）；裂沟（裂隙状溃疡，fissures）；非干酪样肉芽肿（包括淋巴结）；肠道神经系统的异常（黏膜下神经纤维增生和神经节炎，肌间神经纤维增生）；相对比较正常的上皮–黏液分泌保存（杯状细胞通常正常）。(4)内镜下黏膜活检的诊断：局灶性的慢性炎症、局灶性隐窝结构异常和非干酪样肉芽肿是公认最重要的在结肠内镜活检标本上诊断CD的光学显微镜下特点。(5)病理诊断：CD的病理学诊断通常要求观察到3种以上特征性表现（无肉芽肿时）或观察到非干酪样肉芽肿和另一种特征性光学显微镜下表现，同时需排除肠结核等。相比内镜下活检标本，手术切除标本可观察到更多的病变，诊断价值更高。

3　治疗方法

3.1　治疗原则

根据病变部位、严重程度、有无并发症及个体对药物的反应和耐受性制定个体化治疗方案，目的是诱导并维持临床缓解以及黏膜愈合，防治并发症，改善患者生存质量。加强对患者的长期管理。

3.2　一般治疗

（1）戒烟：继续吸烟会明显降低药物疗效、增加手术率和术后复发率。因此，患者必须要求戒烟。(2)营养支持：CD患者营养不良常见，注意监测患者的体质量和BMI，铁、钙和维生素（特别是维生素D、维生素B$_{12}$）等物质的缺乏，并做相应处理。对重症患者可予营养支持治疗，首选肠内营养，不足时辅以肠外营养。

3.3 药物治疗

CD的药物治疗包括氨基水杨酸类药物（5-ASA）、糖皮质激素类药物（GCS）、免疫抑制剂、生物制剂。药物的选择依病情轻重和病变部位而异。

3.4 活动期的治疗

治疗方案的选择建立在对病情进行全面评估的基础上。开始治疗前要认真检查有无全身或局部感染，特别是使用全身作用激素、免疫抑制剂或生物制剂者。治疗过程中应根据对治疗的反应和对药物的耐受情况随时调整治疗方案。决定治疗方案前应向患者详细解释方案的效益与风险，在与患者充分交流并取得合作之后实施。（1）轻度CD的治疗：主要治疗原则是控制或减轻症状，尽量减少治疗药物对患者的损伤。①病变局限在结肠型、回肠型和回结肠型时，应用美沙拉秦；②病变局限在回肠末段、回盲部或升结肠时，应首选布地奈德9 mg/d；③对上述治疗无效的轻度活动期CD患者视为中度活动期CD，按中度活动期CD处理。（2）中度CD的治疗：①病变局限在回盲部时，首选布地奈德，但疗效不如全身作用激素；②对激素无效或激素依赖时加用硫嘌呤类药物或甲氨蝶呤（MTX）；③对于激素和免疫抑制剂治疗无效或激素依赖者或激素抵抗或不能耐受上述药物治疗患者，可考虑TNF-a单克隆抗体治疗；④对于结肠远端病变者，必要时可考虑美沙拉秦局部治疗；⑤如合并感染时，应用环丙沙星和甲硝唑。（3）重度CD的治疗：重度患者病情严重，并发症多，手术率和病死率高，应及早采取积极有效的措施处理。确定是否存在并发症，包括局部并发症如脓肿或肠梗阻，或全身并发症如机会性感染。强调通过细致检查尽早发现并作相应处理。①全身作用激素；口服或静脉给药，剂量为相当于泼尼松0.75~1 mg/（kg·d）；②IFX：对于抗TNF-a单克隆抗体，视情况可在激素治疗无效时应用，亦可一开始就应用；③手术治疗：激素或传统治疗无效者可考虑手术治疗；手术指征和手术时机的掌握应从治疗开始就与外科医师密切配合，共同商讨；④综合治疗：合并感染者予广谱抗菌药物或环丙沙星和（或）甲硝唑。视病情予输液、输血和输白蛋白。视营养状况和进食情况予肠外或肠内营养支持。（4）特殊部位CD的治疗：①病情难以控制，一般是指患者在短时间内出现复发而需要重复激素治疗或发生激素赖，或在较短时间内需行肠切除术等预后不良表现。目前，较为认同的预测"病情难以控制"高危因素包括合并肛周病变、广泛性小肠病变（累计长席>100 cm）、食管胃十二指肠病变、发病年龄小、首次发病即需要激素治疗等。对于有2个或以上高危因素的患者宜在开始治疗时就考虑给予早期积极治疗;从以往治疗经验来看,接受过激素治疗而复发频繁(一般指每年复发≥2次)的患者亦宜考虑给予更积极的治疗。②早期积极治疗:指不必经过"升阶治疗"阶段,活动期诱导缓解治疗初始就予更强的药物。主要包括两种选择:激素联合免疫抑制剂(硫嘌呤类药物或甲氨蝶呤),或直接予抗TNF-α单克隆抗体(单独应用或与硫唑嘌呤联用)。

3.5 缓解期的治疗

应用激素或生物制剂诱导缓解的CD患者往往需继续长期使用药物,以维持撤离激素的临床缓解。(1)适应证:激素依赖的CD是维持治疗的绝对指征。其他情况宜考虑维持治疗,包括重度CD药物诱导缓解后、复发频繁CD、临床上有被视为"病情难以控制"高危因素等。(2)药物:用于维持缓解的主要药物有:①氨基水杨酸制剂(5-ASA),包括SASP、巴柳氮、奥沙拉秦、美沙拉秦。②硫嘌呤类药物或甲氨蝶呤:硫唑嘌呤是激素诱导缓解后用于维持缓解最常用的药物,能有效维持撤离激素的临床缓解或在维持缓解下减少激素用量。硫唑嘌呤不能耐受者可考虑换用6-巯基嘌呤。硫嘌呤类药物治疗无效或不能耐受者可考虑换用甲氨蝶呤。③抗TNF-a单克隆抗体:使用抗TNF-a单克隆抗体诱导缓解后应以抗TNF-a单克隆抗体维持治疗。

3.6 外科手术治疗

(1)手术指征:①CD并发症,CD并发症包括肠梗阻、肠管狭窄、腹腔脓肿、瘘管形成、急性穿孔、大出血、癌变。②内科治疗无效,包括激素治疗无效的重度CD;内科治疗疗效不佳和(或)药物反应已严重影响生活质量。(2)外科手术时机:需要手术的CD患者往往存在营养不良、合并感染,部分患者长期使用激素,因而存在巨大手术风险。内科医师对此应有足够认识,以免盲目的无效治疗而贻误手术时机,增加手术风险。围手术期的处理十分重要。(3)手术治疗方式包括引流术和切除术或部分患者可行内镜下治疗等。

主要参考文献

[1]中华医学会消化病学分会炎症性肠病学协作组.炎症性肠病诊断与治疗的共识意见(2018年,北京)[J]. 中华消化杂志, 2018, 38: 292-311.

第40章　肠道菌群失调

1 概念

正常人体肠道内寄居着数量庞大、种类繁多的微生物，这些微生物被称为肠道菌群。肠道菌群按一定的比例组合，各菌群间互相制约、互相依存，在质和量上形成一种动态平衡，对人体的健康起着重要作用。当机体受到饮食、药物、精神压力等因素的影响时，肠道菌群在种类、数量、比例、定位和生物特性上会发生改变，肠道敏感菌被抑制，未被抑制的细菌则乘机繁殖，从而引起菌群失调，菌群正常生理性组合被破坏，产生病理性组合而引起临床症状，称为肠道菌群失调（Intestinal dysbacteriosis, ID）。健康成人的肠道内细菌大约有10^{14}个，包括需氧菌、兼性厌氧菌和厌氧菌，存在于肠道的正常菌群为类杆菌、乳杆菌、大肠埃希菌和肠球菌等，尚有少数过路菌，如金黄色葡萄球菌、铜绿假单胞、副大肠杆菌、气杆菌、变形杆菌、白色念球菌等。根据细菌存在模式可以分成3类：与宿主共生态的原住菌；普遍存在于某种环境的普通菌；偶然进入宿主的病原菌。肠道内的细菌是一个巨大而复杂的微生态系统，肠道正常菌群即生理微生物对宿主有消化、吸收、营养、生物拮抗等生理作用，参与人体的生理、生化、病理和药理过程，与人体形成了相互依存、相互受益、相互协调又相互制约的动态平衡统一体，成为宿主生命必要的组成部分。一方面肠道菌群参与肠道的感觉运动功能，另一方面通过肠道运动清除肠腔内多余的细菌来控制肠道微生态。正常情况下，肠道菌群和宿主、外界环境建立起一个动态的微生态平衡，对人体的健康起着重要作用，任何打破其内外环境的举措都可导致菌群失调。肠道菌群失调是指肠道正常微生态的失调，包括比例失调、定位转移及自身感染。（1）比例失调：临床上肠道菌群失调可分为轻度、中度和重度3型。①轻度：为潜伏型，菌群失调较轻，只能从细菌定量上发现变化，临床上常无不适或有轻微排便异常。为可逆性改变，即去除病因后，不经治疗也可恢复。②中度：临床上可有多种慢性疾病的表现，如慢性肠炎、慢性痢疾、溃疡性结肠炎等。一般不能自然恢复，即使消除诱因，仍保持原来的菌群失调状态，需治疗后才能纠正。③重度：也称菌群交替症或二重感染，肠道的原籍菌大部分被抑制,而少数菌种过度繁殖,占绝对优势,例如伪膜性肠炎。重度肠道菌群失调的患者必须及时积极治疗。(2)定位转移:又称易位,是指原存在于肠道内细菌和(或)内毒素通过某种途径越过肠黏膜屏障,进入肠系膜淋巴结、门静脉系统,继而进入体循环以及肝、脾、肺等远隔器官的过程。分横向转移和纵向转移两类。横向转移指肠道正常菌群由原定位向周围转移。有报道表明大肠菌群向小肠转移,大量定植于小肠的盲襻、多发性憩室,引起小肠污染综合征。纵向转移是指肠道正常菌群由原位向肠黏膜深层乃至全身转移,如细菌通过黏膜屏障进入血液。(3)自身感染:当机体抵抗力低下时,肠道的正常菌群可以转化为条件致病菌引起机体感染。自身感染多见于免疫功能受损或危重病患者,通常是肠道菌群比例失调和定位转移共同作用的结果。例如葡萄球菌、克雷伯菌属、假单胞菌、变形杆菌及白色念球菌等常住原籍菌或过路菌,对抗生素有一定的耐药性,当抗生素消灭了敏感的具有屏障、拮抗作用的细菌时,宿主身上的耐药菌则过度繁殖引起自身感染;此外当宿主免疫功能低下时,也可由正常菌群成员引起自身感染。由于内源性感染需要一定条件,所以临床上称为机会感染或条件感染,这些细菌或真菌称为条件致病菌。肠道菌群失调时,肠道正常菌群被抑制而数量减少,致病菌大量繁殖,多种因素(如药物因素、饮食习惯、菌丛的变化、年龄、肠道动力异常和肠道免疫功能障碍),尤其是应用广谱抗生素可致菌群失调,同时产生一些能诱导肠道炎症的物质,如细菌脂多糖、肽聚糖、脂蛋白等,并导致具有遗传易感性个体的肠道产生异常免疫反应致宿主发病。其他诱因还包括外伤、重症感染、手术、化学物品、精神疾病、肿瘤等均导致肠道菌群失调。研究显示多种疾病均伴有肠道菌群失调,如炎症性肠病、肠易激综合征、肝脏疾病(慢性肝炎、脂肪肝、肝硬化等)、糖尿病和多器官功能衰竭等均有不同程度的肠道菌群失调。

2 诊断标准

诊断依据 (1)病史中具有能引起肠道菌群失调的原发性疾病。(2)有肠道菌群失调的主要表现,如腹泻、腹胀、腹痛、腹部不适等临床症状。(3)有肠道菌群失调的实验室依据:①光学显微镜检查粪便镜检球/杆菌比值紊乱(成人参考值为1:3)。②粪便培养中计算B/E值<1。③粪便菌群涂片或培养中,非正常细菌明显增多,甚至占绝对优势。上述①与②项可作为临床诊断依据,为诊断肠道菌群失调所必须条件,如在实验室检查中出现任何一项阳性即可基本诊断本病,如实验室检查出现阳性机会越多,则诊断越可靠。

鉴别诊断 肠道菌群失调的诊断应注意其他原因引起的腹泻相鉴别,菌群分析可以鉴别肠道致病菌的种类。

2.1 临床表现

肠道菌群失调的原发病的各种症状,并在原发病的基础上出现腹泻、腹胀、腹痛、腹部不适,少数伴发热、恶心、呕吐,并产生水、电解质紊乱、低蛋白血症,重症患者可出现休克症状。腹泻为肠道菌群失调的主要症状,大多发生在抗生素使用过程中,少数见于停用后。轻者每天2~3次稀便,短期内可转为正常;重者多为水样泻或带黏液。可达每日数10次,且持续时间较长。

2.2 实验室检查

菌群分析是肠道菌群失调的主要检查方法,定性分析以直接涂片法为主,定量检查以细菌培养为主(需氧菌与厌氧菌培养)。(1)直接涂片:直接涂片是目前广泛采用的分析方法,由于所需设备简单,操作简便,耗时短,适宜临床应用。该方法是通过显微镜观察革兰染色粪便涂片的菌群像,估计细菌总数、球菌与杆菌比例,革兰阳性菌与革兰阴性菌的比例,结合各种细菌的形态特点、有无特殊形态细菌增多等,当非正常细菌明显增多(如酵母菌、葡萄球菌和艰难梭菌),甚至占绝对优势时可能会引起严重的伪膜性肠炎和真菌性肠炎,应引起高度重视。(2)培养法:培养法是将新鲜粪便直接接种于多种不同的培养基上,对生长出来的菌落进行菌种鉴定,通过控制接种粪便重量的方法可以对肠道菌群进行定量培养。将每种细菌的数量与参考值进行比较,或计算双歧杆菌/肠杆菌(B/E)值,即可评估肠道菌群的状况。B/E值>1表示肠道菌群组成正常,B/E值<1表示肠道菌群失调,B/E值越低,提示菌群失调越严重。(3)其他:有条件的单位可选择下列检查,更有助于肠道菌群失调的诊断。①以小亚基RNA/DNA为基础的分子生物学技术肠道菌群失调诊断有较高的价值。②粪便中应用指纹技术检测肠道菌群,如肠杆菌基因重复一致序列PCR(ERIC-PCR)指纹图动态监测。③代谢组学特征分析通过对人体的尿液、血液等生物体液和活检组织的代谢组学特征分析,经模式识别处理,可以得到具有正常菌群和菌群失调的早期诊断和病程监控效力的生物标识物。

3 治疗方法

3.1 肠道菌群失调防治原则

(1)积极治疗原发病,纠正可能的诱发因素:如治疗各种肠道感染性疾病、代谢综合征、结缔组织病、改善肝肾功能受损的慢性疾病,避免滥用抗生素,以保护肠道正常菌群。处理好各种创伤、围手术期的治疗工作,不治愈原发病,既难以防止肠道菌群失调的发生,发生后也不易被纠正。(2)调整机体的免疫功能和营养不良状态:健康机体的原生菌群能防止外来菌的入侵,但在饥饿、营养不良、免疫功能低下等情况下,为肠道菌群失调的发生创造了条件。因而营养支持、提高机体免疫力对本病的治疗有积极的意义。

3.2 合理应用微生态制剂

(1)微生态制剂的分类:微生态制剂亦称微生态调节剂,是根据微生态学原理,通过调节微生态失调,保持微生态平衡,提高宿主的健康水平,利用对宿主有益的正常微生物或促进物质所制成的制剂。目前,国际上将其分成三个类型,即益生菌(probiotics)、益生元(prebiotics)和合生素(synbiotics)。①益生菌:是指通过改善宿主肠道菌群生态平衡而发挥有益作用,达到提高宿主(人)健康水平和健康状态的活菌制剂及其代谢产物。近年来,国内外研制出多种益生菌制剂,基本原理是用人或动物正常生理菌群的成员,经过选种和人工繁殖,通过各种途径和剂型制成活菌制剂及其代谢产物,然后再以投入方式使其回到原来环境,发挥自然的生理作用。目前应用于人体的益生菌有双歧杆菌、乳杆菌、酪酸梭菌、地衣芽孢杆菌等。②益生元:是指能选择性地促进宿主肠道内原有的一种或几种有益细菌(益生菌)生长繁殖的物质,通过有益菌的繁殖增多,抑制有害细菌生长,从而达到调整肠道菌群,促进机体健康的目的。最早发现的这些物质是双歧因子(bifidus factor),如寡糖类物质或称低聚糖。常见的有乳果糖、蔗糖低聚糖、棉子低聚糖、异麦芽低聚糖、玉米低聚糖和大豆低聚糖等。这些糖类既不被人体消化吸收,亦不被肠道菌群分解和利用,只能为肠道有益菌群如双歧杆菌、乳杆菌等利用,从而达到调整肠道正常菌群的目的。③合生素:是指益生菌和益生元同时并存的制剂。服用后达到肠腔可使进入的益生菌在益生元的作用下,再行繁殖增多,使之更好地发挥益生菌的作用,合生素是很有开发前途的生态制剂。(2)微生态制剂使用的原则:提倡应用原籍菌制剂,选用从正常人体微生物群分离的有益菌,对抗生素没有内在耐药性的制剂更为安全。原则上不要同时使用抗生素,特别是口服制剂,重症患者不能停用抗生素时,可加大微生态制剂的剂量和服药次数,也可加服益生元制剂。对轻度菌群失调的患者在尽可能去除诱因的基础上,视病情决定是否使用微生态制剂;中度患者需积极合理使用微生态制剂,加强综合治疗,改善全身情况;重度菌群失调应在中度菌群失调治疗的基础上,使用针对二重感染的病原菌或条件致病菌的抗生素,纠正水、电解质紊乱和低蛋白血症,加大微生态制剂用量,使之迅速恢复正常肠道菌群。微生态制剂临床应用的安全性良好。但是,由于该类制剂大多数为活菌制剂,是否会发生抗生素的耐药基因的转移,而导致该菌在其他部位的感染目前罕见报道,也缺乏大样本循证医学的结论,临床上需引起注意。

第41章 伪膜性肠炎

1 概念

伪膜性肠炎（pseudomembranous colitis, PMC）是一种主要发生于结肠, 亦可累及小肠的急性黏膜坏死、纤维素渗出性炎症, 黏膜表面覆有黄白色或黄绿色伪膜, 其多在应用抗生素后导致正常肠道菌群失调, 艰辨梭状芽孢杆菌（clostridium difficile, CD）大量繁殖, 产生毒素而致病, 因此有人称其为CD相关性腹泻（CDAD）。该病多发生于老年人、重症患者、免疫功能低下和外科大手术后等患者, 病情严重者可以致死。大量资料证实, 伪膜性肠炎患者粪便中分离出的艰难梭状芽孢杆菌, 能产生毒素A（肠毒素）和毒素B（细胞毒素）。在PMC发生和发展过程中肠毒素毒素和细胞毒素具有协同作用。巨噬细胞、肥大细胞及中性粒细胞被肠毒素激活后, 释放大量炎性介质和细胞因子作用于局部肠黏膜, 造成局部肠黏膜血管壁通透性增加, 致使组织缺血坏死, 并刺激黏液分泌增多, 同时细胞毒素加重肠黏膜损伤, 致使肠壁坏死、脱落、纤维素渗出、与炎性细胞、黏液共同形成假膜。在健康人群的粪便中, CD阳性率约为5%, 住院患者携带率约为13%, 无症状的克罗恩病患者约为8%。在50%新生儿及15%~40%的婴儿粪中, 虽可分离出此菌, 甚至可有毒素产生, 但并无致病作用。广谱抗生素应用之后, 特别是林可霉素、氨苄西林、阿莫西林等的应用, 抑制了肠道内的正常菌群, 使CD得以迅速繁殖并产生毒素而致病。本病发生与手术后, 特别是胃肠道癌肿手术后, 以及其他严重疾病如肠梗阻、恶性肿瘤、尿毒症、糖尿病、心力衰竭、败血症等患者, 这些病例一般抗病能力和免疫能力极度低下, 或因病情需要而接受抗生素治疗, 机体的内环境发生变化, 肠道菌群失调, 有利于艰辨梭状芽孢杆菌繁殖而致病。艰辨梭状芽孢杆菌及其毒素为本病致病因素, 但粪中毒素的效价高低与病情的轻重并不平行。由此说明该菌毒素并非影响疾病严重程度的唯一因素。

2 诊断标准

诊断依据 对于老年人、重症、大手术后及曾长期大量应用抗生素的患者,如出现非特异性腹泻、发热、腹痛、白细胞升高等现象,且用一般抗生素止泻药物无效者,应考虑PMC的可能。需及时行便常规、球杆比例等检查,必要时还需行CD培养。特异性诊断为毒素测定,目前A、B毒素检测较复杂,且结果出现较晚,故对临床指导意义有限。结肠镜检查是诊断PMC快速而可靠的方法。(1)多发生在年老、体弱且有使用广谱抗生素的历史。(2)出现腹泻多为水样便,量多,病情严重时可排出大小不等的假膜,钝痛或痉挛性腹痛。中度发热或高热。腹部压痛明显,或反跳痛,肠鸣可亢进或减弱。(3)结肠镜下表现为肠黏膜明显充血,水肿,糜烂,附有大小不等的白色、灰白色的假膜。

鉴别诊断 本病应与溃疡结肠炎、结肠克罗恩病、缺血性肠炎以及艾滋病性结肠炎等相鉴别。

2.1 临床表现

本病发病年龄多在50~59岁组,女性稍多于男性。起病急骤,病情轻者仅有轻度腹泻,重者可呈暴发型,病情进展迅速。(1)腹泻:主要表现为大量水样便或蛋花样便,多在应用抗生素的4~10 d内,或在停药后的1~2周内,或于手术后5~20 d发生。腹泻程度和次数不一,轻型病例,大便每日2~3次,可在停用抗生素后自愈。重者有大量腹泻,大便每日可30余次之多,有时腹泻持续4~5周,少数病例可排出斑块状的假膜,黏液脓血便少见。(2)腹痛:为较多见的临床症状。有时很剧烈,可伴有腹胀、恶心、呕吐,以致可被误诊为急腹症、手术吻合口漏等。(3)毒血症:表现包括心动过速、发热、谵妄及定向障碍等表现。重者常发生低血压、休克、严重脱水、电解质失平衡及代谢性酸中毒、少尿,甚至急性肾功能不全。

2.2 实验室检查

(1)血常规提示周围血白细胞增多,多在$10 \times 10^9/L \sim 20 \times 10^9/L$以上,甚至高达$40 \times 10^9/L$或更高,以中性粒细胞增多为主。(2)粪常规检查无特异性改变,仅有白细胞,肉眼血便少见。有研究认为,连续直接粪便涂片查杆/球菌比例是简便可靠的诊断方法,正常人粪杆/球菌比例为(3.5~5):1,PMC早期可为(3~4):1,但一般1~2天后,杆/球比例明显失调为1:1甚至倒置。(3)病原学检测:粪便细菌特殊条件下培养,多数病例可发现有难辨梭状芽孢杆菌生长。粪内细胞毒素检测有确诊价值,将患者粪便的滤液稀释不同的倍数,置组织培养液中,观察细胞毒素作用,1:100以上有诊断意义。

2.3 内镜检查

在高度怀疑本病时,应及时作内镜检查。病变主要发生在直肠、乙状结肠,呈连续性分布,严重者可累及全结肠及远端小肠。内镜下表现为病变肠段黏膜早期充血、水肿、糜烂,继之表现阿弗他溃疡。周围有红晕,不久便形成典型的假膜,开始假膜呈黄白色或黄绿色,圆形或卵圆形,类似口腔鹅口疮样病变,病变间黏膜正常或充血,假膜附着较紧,强行剥脱可见其下黏膜凹陷、充血、出血。病变进展时假膜可由点状融合成不规则片状,严重时可出现剥脱性改变及渗血。按疾病严重程度分级:轻度,仅以黏膜充血、水肿为主,偶见零星伪膜样病灶;中度,病变肠段黏膜可见散在小的圆形或卵圆形,微隆起性病灶,表面覆以薄白苔样伪膜,不易剔除,周边红晕,病灶间黏膜正常或充血;重度,表现为病变肠段黏膜充血、水肿,可见密集分布地图样斑片状覆盖较厚伪膜样病变,伪膜甚至可融合成片形成管型覆盖整个黏膜面,剔除覆盖伪膜后,可见其下方肠黏膜糜烂、渗血及浅凹陷性溃疡。通过结肠镜检查和镜下刷片或活检伪膜、组织进行革兰细菌染色,可快速作出诊断,为临床能尽快有效地提供有价值的参考。

2.4 X线检查

腹部平片可显示肠麻痹或轻、中度肠扩张。钡剂灌肠检查可见肠壁增厚,显著水肿,结肠袋消失。部分病例可见肠壁间有气体,此征象为部分肠壁坏死,结肠细菌侵入所引起;或可见到溃疡或息肉样病变表现。上述X线表现缺乏特异性,故诊断价值不大。空气钡剂对比灌肠检查可提高诊断价值,但有穿孔的危险,应慎用。

3 治疗方法

临床医师应提高对PMC的认识,以期做到对该病的早期诊断、早期治疗,从而降低病死率。同时要规范抗生素的应用,严格掌握抗生素适应证,合理选择使用抗生素,从而减少伪膜性肠炎的发生。

3.1 立即停用所有抗菌药物

对于高度疑似或已确诊的PMC患者要立即停用抗菌药物。对于必须应用抗生素的患者，根据病菌种类的不同，通过药敏试验选用更换针对性更强的窄谱抗菌药物。

3.2 支持治疗

对于重症PMC患者应加强对症支持治疗，及时纠正水、电解质紊乱，补充血容量、血浆、白蛋白，是重症患者度过危险期的重要手段。在常规治疗基础上加用肠外和肠内营养支持治疗可缩短疗程，增强疗效。在治疗PMC的过程中，应避免使用解痉剂、麻醉止痛剂及止泻药。

3.3 药物治疗

①甲硝唑是本病的首选治疗药物，一般用量为250 mg，3~4次口服，连续应用7~10 d，95%患者治疗反应良好，用药后2 d发热和腹泻可获缓解，腹泻一般在1周内消失，治疗后72 h内粪中测不到毒素B。重症病例频繁呕吐时可用静脉滴注法给药，但疗效明显低于口服给药法。用药期间应禁酒。②万古霉素：严重的PMC患者（白细胞计数>15×10^9/L或肌酐增加到其基础值的1.5倍以上）推荐使用万古霉素125~250 mg，每日4次口服，连续应用10 d。若出现暴发型PMC，推荐大剂量万古霉素500 mg，每日4次口服。万古霉素口服不吸收，对肾脏无损害，在肠内可达高浓度，静脉用药肠内浓度低，不宜采用。

除了万古霉素及甲硝唑外，目前有一些新型抗菌素，包括非达霉素、硝唑尼特、替考拉宁、利福昔明、替加环素等药物推荐用于PMC的治疗。

3.4 微生态治疗

研究表明，益生菌可降低PMC的发生率且是PMC的有效治疗手段。临床上以乳酸菌、双歧杆菌等应用较为广泛。目前，粪菌移植对复发性PMC具有显著疗效，但目前技术应用及临床推广尚不成熟，有待进一步研究。

3.5 外科治疗

如为暴发型病例，内科治疗无效，而病变主要在结肠，或有显著的肠梗阻、中毒性巨结肠、穿孔时，可考虑行结肠切除或改造性回肠造口术。

主要参考文献

［1］《中华消化杂志》，王兴鹏.肠道菌群失调诊断治疗建议[J].中华消化杂志，2009，29：335–337.

［2］中华预防医学会微生态学分会.中国消化道微生态调节剂临床应用专家共识（2016版）[J].中华消化杂志，2016，36：793–804.

第42章　显微镜结肠炎

1 概念

显微镜结肠炎（microscopic colitis, MC）是一种以慢性非出血性水样泻、结肠镜下肠黏膜正常或大致正常并有特征性组织病理学改变的临床病理综合征，包括胶原性结肠炎（collagenous colitis, CC）和淋巴细胞性结肠炎（lymphocytic colitis, LC）。MC增被认为是罕见病，现在认为是引起慢性腹泻的主要病因。MC的病因、发病机制尚未完全阐明，目前推测可能与免疫异常、感染、药物、遗传因素和胆酸吸收障碍等有关。（1）免疫异常：①肠腔抗原：结肠腔内抗原物质与结肠黏膜相互作用导致的结肠黏膜反应。最直接的证据是对于CC患者，行肠造瘘术致大便流向改变，其临床症状及组织学表现均显好转。而重新恢复肠道通路后，CC临床症状复发。对于严重MC，回肠造瘘与结肠切除的疗效果相仿。乳糜泻患者亦有类似情况，因此认为MC与乳糜泻一样存在相类似的肠腔抗原因素。②与自身免疫相关：MC患者通常伴发自身免疫性疾病，如甲状腺疾病、乳糜泻、类风湿性关节炎、糖尿病、哮喘等，约1/3的乳糜泻患者伴发MC。③过敏：CC患者血浆和尿中组胺及其代谢产物水平明显增高，CC患者乙状结肠黏膜固有层上部肥大细胞增多，推测CC与食物过敏有关。④免疫抑制：实体器官移植患者中，MC的发病风险增高。实体器官移植患者MC的年发病率为5人/万人，是普通人群MC发病率的50倍。（2）感染因素：MC腹泻临床症状的轻重与结肠固有层炎症程度呈正相关，部分患者抗生素治疗有效，提示MC有感染诱因。根据MC粪便电解质组成分析，MC的腹泻属分泌型腹泻而非渗出型腹泻。发生急性水样腹泻的LC患者，大便培养通常阴性，可能的机制为结肠黏膜上皮渗透性增高，肠腔抗原进入固有层所诱发的炎性反应。因此，推测感染并非MC的主要病因。（3）药物因素：相关报道最多的可诱发MC的药物是非甾体消炎药（NSAIDs）、质子泵抑制剂（PPI）、选择性5-羟色胺再摄取抑制剂（SSRIs）、羟基甲基戊二酰辅酶A（HMG-CoA）还原酶抑制剂等。但具体病因不明。（4）胆汁酸吸收障碍：Se-类胆酸牛磺酸试验检测提示27%的CC和60%的LC可出现胆酸吸收障碍，肠道胆酸增多，刺激结肠黏膜分泌，引起分泌性腹泻。对有胆酸吸收障碍的MC患者,考来烯胺(消胆胺)治疗效果显著。(5)遗传因素:目前尚无证据表明MC是一种遗传性疾病,但有报道MC有家族性发病趋势。MC与HLA-DR3-DQ2单倍型及TNF-a等位基因携带有关。NOD2/CARD15多态现象与克罗恩病明显相关,但与CC易感可能无关。在慢性腹泻和结肠镜阴性的患者中,MC的发病率为10%~20%。MC发病率升高,一方面可能是疾病发展的结果,另一方面也与人们对MC的诊断日益重视有关。MC好发于老年人群,发病高峰期为60~70岁,特别是女性患者,常以伴发自身免疫性疾病和服用多种药物相关。

2 诊断标准

诊断依据　MC诊断主要依靠结肠镜和组织病理学检查,可根据以下几点诊断:(1)有服用PPI或NSAIDs等药物史,停药后腹泻症状消失。(2)慢性非血性水样泻,可伴腹痛、腹胀、体重减轻等。(3)组织病理血特征:LC可见上皮内淋巴细胞增多,每100个表皮细胞中上皮内淋巴细胞(IEL)≥20个,上皮下胶原层厚度<10 μm,固有层炎性细胞浸润;CC可见上皮下胶原层明显增厚伴毛细血管增生,可达10~20 μm,每100个表皮细胞中IEL<20个,局部轻度隐窝炎症。MC病变呈斑块状改变,分布于全结肠,故建议行全结肠多部位活检,若仅活检乙状结肠或直肠可能漏诊。右半结肠较左半结肠更易发生MC特征病理性改变,活检诊断价值更大。(4)药物激发试验阳性。(5)止泻剂、美沙拉嗪、糖皮质激素等药物治疗有效。

鉴别诊断　本病需与肠易激综合征、伪膜性肠炎、缺血性肠炎等相鉴别。

2.1 临床表现

(1)腹泻:典型表现为,病程>1个月的水样腹泻。腹泻呈间断性,偶有脂肪泻,无血性。有时腹泻可呈急性发作,可自行缓解和复发。约25%的MC患者出现夜间腹泻,部分更年期后女性患者可出现大便失禁。极少出现因腹泻引起的脱水及严重的电解质紊乱。长期慢性腹泻是导致MC患者生活质量下降的主要原因。(2)腹痛和腹胀:有60%~70%的患者可出现腹痛或腹胀。(3)其他:体重可轻度减轻,但通常无明显消瘦。部分CC患者伴有便秘,少数报道在CC中有自发性结肠穿孔。

2.2 内镜检查

MC患者内镜下结肠黏膜正常。大部分MC中,结肠黏膜也可存在轻度异常;黏膜轻度增厚、毛细血管增生、红斑、水肿等,但无明显的糜烂或溃疡等表现。

2.3 病理组织学检查

(1)淋巴细胞性结肠炎(LC):①表层上皮内淋巴细胞(intraepithelial lymphocytes, IEL)增多。表现在每100个表层上皮细胞间淋巴细胞>20个(正常<7/100个上皮细胞),免疫组化证实为CD8、CD3、CD45阳性T淋巴细胞增多。常伴有隐窝上皮内淋巴细胞增多。②固有层炎性细胞浸润。表现为固有层明显增多的淋巴细胞、浆细胞、嗜酸性细胞、肥大细胞、单核细胞和中性粒细胞;中性粒细胞少见。③上皮表面完整性破坏,上皮变扁平、上皮缺失或分离。隐窝结构轻度变形或正常,有时可见继发的黏蛋白缺失和黏膜萎缩,通常不累及直肠。(2)胶原性结肠炎(CC):表层上皮内淋巴细胞增多和固有层炎性细胞浸润均与LC类似,但IEL并未严格要求一定要>20个/100个表层上皮细胞。其特征的表现为上皮下胶原带(SECB)增厚,并有以下特点:①上皮下胶原带增厚,厚度>10 μm(7~80 μm),正常上皮下胶带厚度约3 μm。上皮下胶原带呈弥漫性不连续分布,以近端结肠多见,三色染色易于显示上皮下胶原带。胶原带的厚度可通过与附近淋巴细胞核直径(5~7 μm)或红细胞直径(6~9 μm)比较来估计。②胶原带内可见炎性细胞和成纤维细胞浸润及蜷曲的毛细血管。③免疫组化技术证实上皮下胶原带由Ⅵ型胶原和明显增多的黏蛋白组成,而非正常结肠黏膜的Ⅳ型胶原沉积。(3)特殊类型MC:文献报道的一些特殊类型MC,除了有常规MC的临床和病理特征外,另有其独特的组织病理组织学特点,分述如下。①巨细胞性MC:其特点为上皮下出现多核巨细胞,呈CD68阳性,可能来源于上皮下巨噬细胞的融合。有学者认为。CC中上皮下增多的巨细胞属异物巨细胞,是机体对异常胶原的免疫反应,是CC的一种特殊表现,不能看作是一种特殊的疾病类型。但一般认为,MC中上皮下多核巨细胞增多,并无明显的临床意义。②肉芽肿性MC:表现为肠黏膜急性或慢性肉芽肿炎症,位于黏膜表层或深层,散布于隐窝周围,可能与某些药物如别嘌呤醇的使用有关。本型易误诊为克罗恩病,但经过长期随诊,未发现本型MC进展为克罗恩病。③假膜性CC:表现为胶原性结肠炎患者结肠黏膜的上皮缺损部位出现假膜,假膜由纤维素和中性粒细胞组成,但患者通常无艰难梭状芽孢杆菌感染史。认为假膜形成是胶原性结肠炎病情进展的结果,但缺乏治疗后组织学改善的证据。④儿童MC:发生于儿童,亦称显微镜透明细胞结肠炎。其特征为高倍镜下观察到结肠黏膜固有层大量单核透明细胞。低倍镜视野下易被误认为人造假象,免疫组化和电镜技术显示此类单核透明细胞起源于CD68阳性单核巨噬细胞。⑤少细胞型LC:亦命名为MC NOS(not otherwise specitled),或NOS结肠炎。指患者有ME相似的临床症状和内镜特征,上皮内淋巴细胞仅轻度升高,尚未达到>20/100上皮细胞，因此称为少细胞型LC（paucicellular lymphocyticcolitis, PLC）。但亦有人持反对意见，因为与传统LC和CC相比，此类患者结肠黏膜无FOXP 3表达，CD25阳性T细胞少见，认为PLC是另一类疾病，并非LC的亚型。有学者认为MC NOS是溃疡性结肠炎在非活动期的一种表现。⑥隐窝型MC：Rubio等报道了6例LC相似症状的患者，结肠活检提示隐窝IEL数量明显增多，称之为隐窝型MC。免疫组化显示隐窝上皮间淋巴细胞CD3、CD8阳性，与经典LC相似。淋巴细胞选择性地浸润于隐窝上皮的机制尚不清，可能与隐窝腔内上皮抗原的诱导有关。

3 治疗方法

根据患者临床症状程度、可能的诱因及治疗反应来选择合适的治疗方法，包括一般处理、药物治疗和外科手术治疗。

3.1 一般处理

包括避免进食刺激性食物及避免进食含食品添加剂、咖啡因等可能有害因素的食物，饮食生活规律等。

3.2 药物治疗

（1）止泻对症治疗：部分临床症状NASID相关的MC患者，停用NSAID临床症状即可获得缓解。对轻症或中度腹泻患者，可用络哌丁胺对症治疗。若止泻剂无效可予次水杨酸铋，2~3片/次，3~4次/d，疗程2~4周，腹泻症状可得到改善。对次水杨酸铋无效者，可选用美沙拉嗪2~4 g/d。或考来烯胺4 g/d联合美沙拉嗪2~4 g/d，治疗6个月后，LC和CC患者的临床缓解率分别为85%和91%，考来烯胺联合美沙拉嗪使CC的缓解率由73%增至100%，LC的缓解率则无显著改变，提示美沙拉嗪联合考来烯胺治疗MC更有效。对于有胆酸吸收障碍的患者，可服用胆酸吸收吸附剂考来烯胺（消胆胺），效果佳。但部分无胆酸吸收障碍的MC患者，口服考来烯胺亦有效，但机制不明。（2）糖皮质激素：布地奈德是目前唯一证据明确的治疗MC有效的药物，可明显改善患者临床症状，提高生活质量，组织病理学亦较前好转。布地奈德9 mg/d，口服6周，CC患者临床症状缓解率96%，同时伴有组织学表现好转。随访6个月，6 mg/d口维持治疗，临床症状复发率26%，安慰剂治疗组复发率为65%，说明布地奈德66 mg/d剂量可较好地控制CC临床症状，且患者耐受性好，可用于CC的长期维持。布地奈德治疗LC有效。（3）免疫抑制剂：在止泻剂及糖皮质激素效果差时，可选用硫唑嘌呤（AZA）、6-巯基嘌呤（6-MP）或甲氨蝶呤（MTX）等药物治疗MC，但不作为常规用药。（4）生物制剂：对于难治性MC患者，应用抗TNF-a单克隆抗体治疗临床症状和生活质量明显改善，但组织学未见改变。目前尚缺乏随机对照试验证实抗TNF-a单克隆抗体可使MC获得临床缓解。（5）微生态治疗：益生菌可改善MC患者的腹泻等症状。

3.3 手术治疗

对药物治疗效果差，临床症状顽固的MC患者，可考虑结肠切除。有报道MC患者行回肠分离和部分结肠切除可获得较好的效果。但因MC药物治疗效果及自然预后较好，极少需行外科手术治疗。

主要参考文献

[1] 徐晓敏, 黄光明.显微镜下结肠炎的治疗进展[J].胃肠病学, 2015, 20: 45-48.

[2] 顾红样, 张亚历.显微镜结肠炎临床病理诊断进展及相关问题[J].中华消化内镜杂志, 2011, 28: 55-57.

第43章 缺血性肠炎

1 概念

缺血性肠病（ischemic bowel disease, IBD）是指由于各种原因引起肠壁血流灌注不良而导致肠壁缺血性病变，可累及整个消化道，但主要累及结肠，可分为急性肠系膜缺血（acute mesenteric ischemia, AMI）、慢性肠系膜缺血（chronic mesenteric ischemia, CMI）和缺血性结肠炎（ischemic colitis, IC）。近来有指南提出用结肠缺血（coloni ischemia, CI）这一术语代替IC更为合适。AMI是指由梗阻或非梗阻性因素引起的肠系膜血管急性低灌注，包括肠系膜动脉栓塞、动脉血栓形成、静脉血栓形成、非梗阻性缺血。CMI又称为肠绞痛，是指肠系膜动脉狭窄或闭塞导致的肠道慢性或持续性低灌注。AMI和CMI合称为肠系膜缺血（MI）。CI是指结肠供血减少，不足以维持细胞代谢功能而导致的肠道可逆性或不可逆性缺血性损伤，可逆性损伤包括结肠病变（上皮下出血或水肿）、结肠炎，通常结肠病变可在3天内恢复，而结肠炎可持续数月；不可逆性损伤包括结肠狭窄、坏疽及暴发性结肠炎，较为罕见的是慢性缺血性结肠炎及由菌群移位导致的反复性败血症。Brandt等将CI分6类，即可逆性缺血性结肠病变、短暂性缺血性结肠病变、慢性溃疡性缺血性结肠病变、结肠狭窄、坏疽及暴发性全结肠型。单独性右半结肠缺血（isolated rightcolon ischemia, IRCI）、全结肠缺血是CI的特殊形式。结肠缺血的发生主要有下列各种因素。(1)结肠血管解剖学特点：结肠的血供来自肠系膜上动脉和肠系膜下动脉。肠系膜上动脉的分支即回结肠动脉、右结肠动脉和中结肠动脉供应升结肠和近段横结肠，肠系膜下动脉的分支即左结肠动脉、乙状结肠动脉和直肠上动脉供应横结肠和左半结肠。各动脉之间有吻合支相连形成边缘动脉，使肠系膜上、下动脉的各结肠支之间在结肠内缘相互吻合。由边缘动脉发出很多小动脉支垂直进入肠壁，在浆膜下形成血管网，再发出小动脉支供血于肌层，并在黏膜下形成血管网，向黏膜及黏膜下层供血。有50%~75%的肠壁供血至黏膜层，所以一旦发生缺血，病变首先累及黏膜层。结肠的血流量比其他任何肠段都低，功能运动亦较少，自主神经刺激后反应大，正是这些特点，使得结肠对缺血的敏感性大为增高。肠系膜上动脉与腹主动脉几乎平行、管径较粗,栓子易随血流堵塞在血管狭窄或分叉处;肠系膜下动脉管径比肠系膜上动脉细小,两者供血移行区称为"分水岭"区,在分水岭区有两个血供薄弱点,分别是Griffith点(位于结肠脾曲)、Sudek点(位于直肠乙状结肠交界处),故CI好发于左半结肠。有文献指出左半结肠缺血、右半结肠缺血分别约占CI的75%、25%,而直肠由于有双重血供,故缺血情况罕见。(2)引起肠道缺血的病因:IBD的病因并不十分清楚,可能与以下4个因素有关:肠系膜动脉栓塞、肠系膜动脉血栓形成、肠系膜静脉血栓形成和非闭塞性因素,前两者合并称为闭塞性因素。①肠系膜动脉栓塞的栓子主要来源于二尖瓣狭窄所致的心房血栓、心肌梗死后的附壁血栓、感染性心内膜炎形成的脓毒性栓子等;②肠系膜动脉血栓形成与高血压、动脉粥样硬化、血管损伤或炎性反应等有关,使已发生粥样硬化病变的血管进一步狭窄,并导致血流量急剧减少;③肠系膜静脉血栓形成常见于门静脉高压、腹部手术或外伤、腹腔或下肢感染、血液高凝状态等;④非闭塞性因素与严重的继发性低灌注、持久的内脏血管收缩有关。约1/2的MI由闭塞性因素引起,约1/3的MI由非闭塞性肠因素引起,其余的MI多由肠系膜静脉血栓形成引起。由肠系膜上动脉栓塞、肠系膜上动脉血栓形成、非闭塞性因素、肠系膜静脉或门静脉血栓形成导致的AMI所占比例分别为40%~50%、20%~30%、25%、5%~15%。50%的AMI是由动脉栓塞导致的急性肠缺血,多伴有心血管疾病、退行性疾病、系统性疾病;95%以上的CMI与弥漫性动脉粥样硬化有关,其他病因包括多发性大动脉炎、血管炎、纤维肌层发育不良、放射线照射、恶性肿瘤等。(3)危险因素:危险因素可分为人口学特征、行为特征、临床并发症、药物应用及医源性因素五大类。人口学特征包括老年、女性等;行为特征包括吸烟、饮酒、剧烈运动等。临床常见于心律失常、心力衰竭、血栓形成、高血压、动脉粥样硬化、糖尿病、血脂异常、肠易激综合征、便秘、慢性阻塞性肺疾病、机械性肠梗阻、各种原因所致的休克等。常见的药物包括:阿洛司琼、止泻药、阿片类、三环类抗抑郁药等致便秘药,苯异丙胺、可卡因等毒麻药,肿瘤坏死因子抑制剂、干扰素等免疫调节剂,以及抗生素、非甾体抗炎药、他汀类、升压药、利尿剂、导泻药、化疗药、类固醇激素、抗精神失常药等。医源性因素包括冠状动脉搭桥术、动脉瘤切除术、肠切除术、妇科手术、肠镜、钡灌肠等。与CI死亡相关的危险因素包括:年龄≥40岁,男性,IRCI,伴小肠缺血,存在慢性阻塞性肺疾病等。

2 诊断标准

诊断依据　IC多见于老年人或有动脉硬化、高血压、冠心病、糖尿病等病史的患者,或有长期口服避孕药史者。如这类患者出现突发性左下腹绞痛，24 h内出现新鲜血便或褐色血便的典型临床症状，而不能用常见的胃肠道疾病及肝胆胰疾病来解释时，应考虑本病的可能。根据病情肠镜检查，必要时行血管造影。

鉴别诊断 诊断本病时应注意与炎症性肠病、肠结核、肠型白塞病、肠道恶性淋巴瘤、结肠癌等疾病鉴别，可通过仔细询问患者病史和发病的可能诱因，并结合相关的内镜和影像学检查等予以鉴别。

2.1 临床表现

IC的临床表现与许多因素有关，包括病因、肠系膜血管阻塞部位、程度、阻塞血管的直径、肠缺血的时间和程度、侧支循环建立的程度和代偿功能、机体的血流状态及肠腔内细菌的情况等。其临床表现缺乏特异性，且差异很大，轻者仅累及黏膜，可为一过性腹痛，重者全层肠壁受累，可出现肠坏死、穿孔、中毒性休克、全身多器官功能衰竭等并发症而危及生命。

（1）非坏疽型：包括一过型与狭窄型，多发生于老年人，常有高血压、冠心病、糖尿病等动脉硬化基础疾病，有时可有便秘、感染、心律失常等诱因。典型临床表现：突发性腹痛，多为绞痛或中度疼痛，疼痛部位随疾病累及部位可有不同，以左下腹部疼痛较多见，多伴有排便紧迫感，24 h内出现鲜红色或酱色血便，血量不大，极少需要输血。非坏疽型IC多数情况下为可逆的自限性疾病。（2）坏疽型：此型病情较重，病变不可逆。亦多见于老年人。由于肠壁全层坏死，可表现为大量便血及严重腹痛，腹痛迅速扩散至全腹，早期即出现休克和毒血症症状，伴发热和白细胞计数升高，腹腔穿刺可抽出血性腹腔积液。有腹膜炎症时可有腹部压痛、反跳痛、腹肌紧张、肠鸣音逐渐减弱甚至消失，需及时手术治疗，预后差。

2.2 实验室检查

外周血白细胞增高，常$>10 \times 10^9$/L，若增高明显提示缺血严重，约半数患者血淀粉酶轻度增高，但很少超过正常的2倍，并且淀粉酶肌酐清除率低于4%以下，粪便隐血试验常阳性。有学者提出D-二聚体（D-D）升高对本病诊断有一定意义，当D-D 0.9 mg/L 时，对于IC诊断的准确率为69%、特异性92%、敏感性60%、准确性69%，但其升高程度与病情严重程度的关系仍需进一步研究。肠系膜缺血的血清标志物有碱性磷酸酶（ALP）、肌酸磷酸激酶（CPK）、乳酸脱氢酶（LDH）、淀粉酶、L-乳酸、D-乳酸、肠脂肪酸结合蛋白（I-FABP）和a-谷胱甘肽-s-转移酶等，但这些标志物主要反映在急性肠系膜缺血时，尚未发现特异性的针对性IC的标志物。在轻型IC病例，上述血清标志物完全正常，只有在病情发展、严重缺血性损伤或病程的后期才出现血清标志物的升高。I-FABP位于肠绒毛尖部成熟肠细胞胞质内,正常情况下血中 I-FABP 为阴性,当发生缺血损伤时,肠绒毛释放I-FABP入血,其对于大动脉术后肠坏死诊断的敏感性及特异性分别为100%、98%。此外,白蛋白-钴结合试验对 AMI诊断的敏感度、特异度可达到 100%、85.7%。

2.3　影像学检查

(1)X线钡剂灌肠:钡剂灌肠,尤其是结肠气钡双重对比造影对诊断IC有重要意义。早期或轻型病例可显示正常或见有局痉挛,中、重度病例可特征性表现为肠壁的指压痕或小点状钡龛影,虽仅是急性缺血时的一过性表现,通常仅存在24~72 h,但其是IC的特征性征象。肠管痉挛、脾曲锐角征早期也较多见。亚急性期出现结肠袋消失、溃疡所致不规则龛影,有时呈锯齿状样充盈缺损。少数病例倒进入慢性期,局部肠管逐渐变形及狭窄,局部结肠袋消失,肠管缩短,狭窄部两端呈平滑的漏斗状改变。(2)腹部超声:可显示肠壁弥漫性或不规则增厚、肠管扩张、腹腔积液及病变肠段的大致部位;多普勒超声或断层联合超声检查法有助于了解肠系膜及肠道血液供应状态。但由于受肠腔气体干扰较大,且对低血流血管敏感性低影响了超声检查在IC诊断中的应用。(3)CT/MRI检查:CT能更全面地显示病变的部位及范围,有助于鉴别其他原因导致的急性或慢性腹痛,也可用于术前肠道血管评估,是大多数患者的首选。CT可见节段性肠壁增厚、呈靶征样黏膜下水肿,也可见到局部强化不明显的缺血肠管,但这些征象无特异性。多层螺旋CT的计算机体层血管成像术(CTA)能提高诊断的敏感性,可显示腹主动脉扭曲、管壁粥样斑块生成及局部肠系膜动脉分支狭窄变细,亦可见到肠壁内气囊肿或门静脉积气,对于IC的诊断有重要意义。MRI血管成像特异性和敏感性与CT相似,但无放射性是其优点。(4)血管造影:血管造影被认为是AMI诊断的金标准。能清晰显示血管的形态,可提供病变部位、程度、输出襻及侧支循环状况,并能同步进行血管内药物灌注治疗和介入治疗。但临床经验提示,大多数IC患者肠系膜动脉造影很少能显示动脉闭塞现象,因此对结肠缺血的诊断作用不大。另外,血管造影系有创性检查,对危重患者存在一定的风险,造影剂具有一定的肾毒性,增加了患者X线暴露时间,且并不每个医院都可以进行血管造影检查。因此目前尚未作为IC的常规检查方法,但对仅凭临床表现难以与急性肠系膜缺血相鉴别的病例或疑及急性肠系膜缺血时可作为明确诊断的手段。

2.4　结肠镜检查

结肠镜是目前诊断IC的主要手段,不仅能确定病变的范围和阶段,还能获取组织病理学检查,有助于与其他炎症性肠病、结肠癌等鉴别。(1)非坏疽型中一过性IC的内镜下表现:一过型病变为一过性短暂缺血,病变涉及黏膜及黏膜下层,表现为肠黏膜充血、水肿、节段形红斑,斑片(点)状出血,黏膜呈暗红色,血管网消失,可有部分黏膜散在糜烂,继之黏膜脱落、溃疡形成,呈环形、纵行、蛇形或散在弥漫,溃疡在亚急性期边缘清楚,可长达3~4 cm,宽1~2 cm,周边黏膜水肿、充血,至发病7 d左右溃疡一般不再进展,2周内结肠基本恢复正常。狭窄型可见持续性缺血肠黏膜,损害较重,病变涉及固有肌层,形成慢性溃疡和持续性节段性结肠炎,受损肌层被纤维组织代替,常致结肠狭窄。(2)坏疽型IC的肠黏膜病变为全壁坏死,形成深大纵行溃疡、脓肿等。

2.5 病理组织学检查

本病内镜下活检病理呈非特异性。常表现为黏膜水肿,淋巴细胞和中性粒细胞浸润。部分可见糜烂和浅表溃疡,黏膜中下层腺体保留,表层可见坏死。腺体退行性变,萎缩、坏死,可见杯状细胞。肉芽组织形成,黏膜固有层出血。固有层纤维结缔组织增生、出血及小血管内纤维素样血栓。黏膜萎缩,纤维疤痕组织形成及巨噬细胞内含铁血黄素沉积,有时可见到伪膜、炎性息肉或假瘤样改变。

3 治疗方法

3.1 治疗原则

首先积极治疗心血管系统疾病,如心房颤动、细菌性心内膜炎、心肌梗死、动脉粥样硬化及其伴随疾病是预防缺血性肠炎的有效措施。

3.2 内科治疗

一旦确诊IC,应及早进行治疗。(1)禁食,内科保守治疗。(2)静脉营养,内科保守治疗静脉补液、降低肠道氧耗。(3)应用广谱抗生素:部分患者伴有发热,原因可能是肠道黏膜屏障破坏,抵抗力下降,易合并肠道细菌感染而加重病情,研究显示应用广谱抗生素可减轻肠道损害,因此多数学者建议预防性应用抗生素。(4)应用肛管排气缓解结肠扩张。(5)积极治疗心血管系统原发病,停用血管收缩药(肾上腺素、多巴胺)(6)应用血管扩张药物,改善肠血液循环,促进缺血损伤修复,如罂粟碱30 mg,肌肉注射,1次/8 h,必要时可静脉滴注;前列地尔10 μg,静脉滴注,1次/d;或丹参30~60 ml加入250~500 ml葡萄糖注射液,静脉滴注,1~2次/

d。疗程3~7 d, 少数患者需2周; 也可用山莨菪碱、硝酸甘油等。有文献报道, 尽早使用肝素可降低术后血栓复发率。情况许可时可行选择性动脉造影明确血栓部位并进行介入治疗。(7)持续进行血常规和血生化监测, 直到病情稳定。(8)患者腹部触痛加重, 出现肌紧张、反跳痛、体温升高及肠麻痹, 表明有肠梗死, 需立即行手术治疗。

3.3 外科治疗

包括肠系膜血管切开取栓术和肠切除术。未发生肠坏死者应行取栓术, 恢复肠管血运, 可避免切除肠管。已发生肠坏死者, 应尽早切除其坏死肠管及病变系膜, 术中应尽量保留未坏死的小肠, 以防发生术后短肠综合征。对IC的最佳治疗方案目前尚无前瞻性的对照研究可供参考, 已达成共识是在治疗过程中要注意识别提示保守治疗效果不好的危险因素, 以及时手术治疗, 降低病死率。

主要参考文献

[1] 缺血性肠病诊治中国专家建议(2011)写作组, 中华医学会老年医学分会.《中华老年医学杂志》编辑委员会. 老年人缺血性肠病诊治中国专家建议(2011)[J].中华老年医学杂志, 2011, 30: 1-6.

第44章　放射性肠炎

1 概念

放射性肠炎（radiation enteritis, RE）是指因腹腔、盆腔或腹膜后恶性肿瘤接受放射治疗后引起的小肠、结直肠放射性损伤。放射性肠炎可分为放射性小肠炎和放射性结直肠炎。放射性小肠炎以腹痛、腹胀等梗阻症状多见，严重者可出现完全性肠梗阻、肠穿孔、肠瘘；放射性结直肠炎以排便习惯改变为主，如腹泻、便血、排便失禁、肛门疼痛等。根据发生时间和主要病理改变，放射性肠炎分为急性放射性肠炎和慢性放射性肠炎。急性放射性肠炎（ARE）以腹泻、腹痛为主要表现，常在放疗开始后较短时间内出现，多在3月内恢复，是一过性，可自愈的。一般认为主要是快速分裂的肠上皮细胞直接暴露于射线发生死亡引起的细胞毒性反应；慢性放射性肠炎（CRE）通常发生于接受放疗后数月，以血管硬化和进行性肠壁纤维化为特征。RE病理改变主要为肠黏膜和血管结缔组织受到损伤，可分为急性、亚急性、慢性病变等3个阶段。急性病变在照射期或照射后2个月内发生，小肠黏膜变薄，绒毛缩短，毛细血管扩张、水肿，炎性细胞浸润。亚急性病变发生在照射后2~12个月，黏膜下小动脉内皮细胞肿胀，形成闭塞性脉管炎，黏膜下层纤维增生，平滑肌透明变性。慢性病变发生在照射12个月后，出现受累肠黏膜的糜烂、溃疡，肠壁增厚，肠腔狭窄，肠系膜缩短僵硬，直至肠壁穿孔或瘘管形成。RE发生呈放射剂量依赖性，胃肠道最小耐受剂量到最大耐受剂量的放射剂量在食管为60~75 Gy、小肠和结肠为45~65 Gy，直肠是55~80 Gy，当治疗放射剂量超过此范围时易发生RE。放射性肠炎的发病机制尚不明确，肠道正常组织对射线的耐受性较肿瘤组织差，放射线的能量效应引起组织细胞产生自由基。而自由基可以破坏DNA螺旋结构，阻断DNA转录和复制，导致细胞死亡。目前认为肠黏膜屏障包括机械屏障、微生物屏障、免疫屏障和化学屏障4个部分，其中任何一个部分受损均可导致肠道屏障功能障碍，诱发肠源性损伤，在放射性肠炎的发病机制中起重要作用。（1）机械屏障：肠道机械屏障是肠黏膜物理结构的解剖屏障，包括肠上皮屏障、肠道运动、肠道黏液层等。肠上皮屏障由上皮细胞与相邻细胞间连接组成，是肠黏膜的第一道天然防线。细胞间连接主要由紧密连接、黏附连接、桥粒等组成，其中紧密连接位于相邻上皮细胞的顶端，在连续细胞层中建立扩散屏障，起封闭细胞间隙的作用，因此被认为是肠上皮屏障选择性通透的结构基础，是调节细胞旁路物质转运的限速步骤。紧密连接是一个密闭的复合体，主要由跨膜蛋白claudin、occludin和膜周蛋白zonula occludens（ZO）等相互连接形成，周围由细胞骨架肌动蛋白（F-actin）和肌球蛋白（myosin）组成致密环连接和支撑，共同调节紧密连接的开闭。肠道运动可有效清除肠道中的细菌，使其随粪便排出。肠道黏液层的主要成分黏蛋白是杯状细胞分泌的黏液糖蛋白，其暴露的化学基团与肠上皮表面结构类似，易被细菌识别和黏附，能阻止细菌与肠上皮细胞上的结合位点结合，使细菌处于黏液层，然后通过肠运动被清除出体外。（2）微生物屏障：人体肠道中微生物群的总体数量超过10^{14}个，包括细菌、病毒、原虫、真菌等，其中最主要的微生物群体为细菌，99%左右为专性厌氧菌。肠道正常菌群由高密度的原籍菌群和部分低密度的外籍菌群、环境菌群构成，并按一定的数量和比例分布于肠道不同的节段和部位，参与宿主的代谢、免疫、生化、生物拮抗等多方面的过程，维持微生态平衡。（3）免疫屏障：肠道免疫屏障是区别于系统性免疫的局部免疫系统。根据功能和分布的不同，分为肠相关淋巴组织和弥散免疫细胞。前者主要指分布于回肠的集合淋巴小结，是免疫应答的诱导和活化部位，可调节肠道内抗原，启动IgA免疫。此外，还参与细胞介导的细胞毒性反应，在胃肠道细胞免疫中发挥重要作用。后者主要由两种不同表型的淋巴细胞组成，即分散在上皮细胞层中的上皮内淋巴细胞（IEL）和位于疏松结缔组织中的固有层淋巴细胞（LPL）。IEL主要是CD8阳性细胞，多数具有常规T细胞特征，参与机体免疫监控和免疫防御作用。LPL包括B细胞、浆细胞、T细胞、巨噬细胞、嗜酸性粒细胞、肥大细胞等，能产生IgA、IgM、IgE，在肠道体液免疫中发挥重要作用。（4）化学屏障：化学屏障由肠道分泌的消化液、消化酶、溶菌酶、黏多糖、糖蛋白、糖脂等化学物质组成，具有杀菌、溶菌和抑制致病性细菌入侵的作用。

2　诊断标准

有盆腹腔肿瘤患者经过放射治疗，在接受放射治疗过程中或放疗后出现消化道症状应考虑RE的可能性。内镜检查可发现肠道炎症性病变，排除肿瘤复发可确诊。

2.1　临床表现

RE的症状可以发生在放射治疗的过程中或之后不久，也可发生在放射治疗后2~12个月，慢性者可以发生在放射治疗完成后1年甚至数年后。(1)早期症状：早期主要表现为腹泻、便血及里急后重，可伴有恶心、呕吐等。大多数患者要等到照射30~40 Gy时才会出现症状，主要由于放射线对小肠或结直肠损伤所致。在接受盆腔放射治疗的患者中50%~75%伴有黏液血便或直肠出血。全身营养状况较差，出血时间较长的患者常伴有贫血，部分患者还伴有低发热。放射性直肠炎的患者常伴有里急后重和直肠部疼痛。25%~33%可累及小肠，从而引起腹泻。早期症状多在放射治疗完成后6周内消退。(2)晚期症状：慢性放射性肠炎患者中，约85%发生于放射治疗完成后6~12月，其余15%的患者在数年甚至数十年之后才出现症状。常见的表现有慢性腹泻、大便次数增多，黏液便、血便、直肠部位疼痛和里急后重等。晚期小肠放射性损伤常伴有小肠吸收不良和营养不良，部分发展至肠梗阻或可形成瘘管或穿孔。偶尔可因肠腔狭窄而产生便秘，部分患者表现为大便失禁，这可能是由于肛门括约肌或盆腔神经受放射损伤而长期的晚期效应。此外，还可在接受照射5年之后于照射野内发现另外的肿瘤。

2.2 内镜检查

对重症急性期放射性肠炎行内镜检查要慎重，谨防肠穿孔。早期病例内镜检查可见肠黏膜充血水肿明显，血管纹理模糊，可有糜烂、溃疡形成，黏膜质脆，易出血。晚期肠黏膜苍白呈颗粒状，质地脆，伴有黏膜下毛细血管扩张，可有肠腔狭窄、瘘管甚至有肠穿孔形成。根据病变严重程度，放射性肠炎黏膜损伤分为4度。Ⅰ度：无明显损伤，直肠黏膜可见轻度充血、水肿、毛细血管扩张，易出血，一般能自行愈合。Ⅱ度：直肠黏膜有溃疡形成，并有灰白色痂膜，黏膜出现坏死现象，有时也有轻度狭窄。Ⅲ度：直肠由于深溃疡所致严重狭窄，出现肠梗阻，多数需采用结肠造口术。Ⅳ度：形成直肠阴道瘘或肠穿孔。

2.3 影像学检查

(1)X线检查：X线气钡双重造影早期和轻症病例呈弥漫性水肿、痉挛，黏膜粗乱或破坏。较重病例可见弥漫性纤维化和狭窄、瘘管、溃疡形成等。受累肠管形态较固定，肠壁增厚、肠襻分离或肠管粘连呈折叠状外观。肠管狭窄僵直，结肠袋消失；可有溃疡、瘘管或肠梗阻形成。(2)CT扫描：可见黏膜水肿，管壁增厚，可有肠梗阻表现及直肠周围纤维组织增厚或骶前间隙增宽等非特异性改变或肿瘤复发。

2.4 病理组织学检查

呈黏膜慢性炎症反应。急性期黏膜充血、水肿、炎性细胞浸润、可有隐窝脓肿形成,上皮细胞脱落。重者可有广泛的糜烂及溃疡,毛细血管和黏膜下小血管扩张,小血管内皮细胞肿胀,并出现多量的泡沫细胞。慢性期肠壁全层纤维化,残存腺体增生,瘢痕形成,故使肠腔狭窄。

2.5 其他检查

肠系膜上、下动脉造影有助于发现小血管病变,对诊断及出血定位有一定价值。造影显示动脉狭窄闭塞,扭曲畸形,静脉狭窄管腔不规则,可能有动静脉分流。

3 治疗方法

目前针对RE尚缺乏标准化的治疗措施。正确掌握照射剂量和技术,照射时将患者放置适合体位,使小肠离开盆腔是防止肠管放射线损伤最可靠方法。如在放射治疗期间出现RE应立即停止放疗或适当减小放射剂量。

3.1 营养支持

RE患者多表现为腹泻,甚至出现消化道出血,CRE患者可以合并肠梗阻。因此RE患者需禁食、行肠外营养支持。长期的肠外营养不利于肠黏膜恢复和肠黏膜屏障的保护,因此当腹泻和消化道出血得到控制后,营养方式应从肠外营养逐渐向肠内营养过度。除常规营养支持用药外,可以联合应用谷氨酰胺、N-乙酰半胱氨酸等,发挥维持肠道黏膜正常结构和功能、提高肠道免疫力、保护肠屏障功能。

3.2 药物治疗

(1)肠黏膜保护剂。①硫糖铝:解离形成硫酸蔗糖阴离子并聚合成黏性糊剂,与溃疡创面上带正电荷的蛋白质或坏死组织结合,形成保护膜。但Meta分析表明放疗期间用硫糖铝不能减少疾病的发生率,甚至可能加重腹泻和出血,故在放射治疗期间不推荐使用硫糖铝。以思密达保留灌肠治疗放射性直肠炎为例,其有利于受黏膜修复,对局部有止血作用,且直肠内用药作用快,效果更可靠。②思密达(蒙脱石散):具有层纹结构及非均匀性电荷分布,与黏蛋白结合,增强黏膜屏障对攻击因子的防御能力。③康复新:有效成分为多元醇类、肽类和黏糖氨酸,可以促进表皮细胞生长、肉芽组织增生、血管新生,改善肠黏膜微循环、加速机体病损组织修复再生,增强机体免疫功能等作用,从而增加肠道黏膜攻击因子的抵抗力。(2)调节肠道菌群。RE患者多存在菌群失调,因此调节菌群失调至关重要。常用药物包括双歧三联活、地衣芽孢杆菌、枯草杆菌等。(3)抗炎药物。乙酰水杨酸类药物,COX-2通路参与RE的发生,通过COX-2抑制来抑制COX-2的活性而抑制前列腺素E的合成,能显著减轻患者腹痛、腹胀及腹泻等症状。甾体类激素保留灌肠对急慢性RE也有一定的疗效。

3.3 高压氧治疗

能改善RE因血管内皮损伤导致的组织缺血、缺氧、微循环衰竭,提高血氧分压和血氧含量,减轻组织损伤,加速溃疡愈合,促进组织修复。

3.4 内镜下治疗

包括激光治疗、氩离子凝固治疗(APC)。近年来通过内镜下氩激光电灼止血也用于出血性RE。在高频高压的作用下被电离,产生均匀而密集的氩离子孤,具有极好的导电性,可连续传递电流到达组织,产生凝固效应从而达到阻止止血的作用。APC采用单电机技术,将氩离子通过电流非接触性地用于病变表面,其深度不超过3 mm,且氩离子束可以自动导向需治疗的组织便面,对病灶进行治疗。

3.5 手术治疗

手术适应证包括肠梗阻、肠穿孔、肠道大出血,或经反复保守治疗无效的顽固性症状。手术原则应当以解决临床症状为首要目标,提高患者预后及远期生活质量。手术方式包括一期肠切除吻合及短路、造口等保守性手术。

主要参考文献

[1] 王中秋, 王清鑫, 袁智勇.放射性肠炎肠黏膜屏障损伤及其相关机制的研究进展[J].胃肠病学, 2018, 23: 40-443.

第45章　结核性腹膜炎

1 概念

结核性腹膜炎(tuberculous peritonitis, TBP)是由结核分枝杆菌引起的慢性进行性弥漫性腹膜感染。由结核分枝杆菌感染腹膜引起，主要继发于肺结核或体内其他部位结核病变。多数患者继发于腹腔内结核病灶的直接蔓延，如肠系膜淋巴结结核、输卵管结核、肠结核、盆腔结核，少数是肠系膜淋巴结结核干酪样坏死发生破溃所致。本病的主要感染途径是肠结核或脊柱结核的蔓延，约占5/6。肺结核病灶中的结核分枝杆菌可通过淋巴、血行播散引起粟粒性结核性腹膜炎，可伴有结核性多浆膜炎、结核性脑膜炎。少部分的病例来源于骨结核或泌尿生殖系以及盆腔结核的播散。国外有研究证明，酒精性肝病是结核性腹膜炎发展的重要危险因素，但其机制尚不明确。此外，HIV感染是已知最重要的结核病发展的危险因素，这是由于艾滋病患者的ThI免疫反应受损，而这种免疫应答对防御结核分枝杆菌至关重要。并且结核分枝杆菌(TB)和HIV的感染是相互协同的。腹膜受到结核分枝杆菌感染后，充血水肿，失去固有光泽，引起浆液性或浆液纤维素性炎症，随之产生浆液性渗出，形成腹腔积液，可导致脱水、蛋白质丢失和电解质紊乱。腹膜炎被控制后常遗留有纤维粘连，但一般不严重，严重者可导致肠梗阻。结核分枝杆菌引起的免疫反应和超敏反应分别导致结核结节的形成和干酪样坏死。干酪病变迅速坏死和液化可导致机体高热、进行性消瘦、低蛋白血症以及腹膜刺激征等。结核性腹膜炎的临床病理可分为渗出型、粘连型、干酪型，前两型较多见。在病情发展过程中，上述两种或三种类型病变可并存，称为混合型。(1)渗出型：渗出性病变表示病变组织菌量多、毒力大，变态反应强，一般出现在结核病变的早期。病理改变为腹膜充血、水肿，表面覆有纤维蛋白渗出物，有许多黄白色或灰白色细小结节，可融合成较大的结节或斑块。腹腔内有浆液纤维蛋白渗出物积聚，腹水少量至中等量，呈草黄色，有时可为淡血性，偶见乳糜性或胆固醇性。腹水吸收后可出现肠粘连或形成包裹性积液。(2)粘连型：由于大量纤维组织增生，腹膜、肠系膜明显增厚。腹腔脏器可形成广泛粘连的团块固定于腹前壁或后壁，肠管常因受压迫、束缚而发生肠梗阻。大网膜增厚变硬，蜷缩成团块状，严重者腹腔完全闭塞。本型常有渗出性腹膜炎在腹水吸收后形成，也可引起病隐匿，病理变化始终以粘连为主。此型仅有少量腹水。(3)干酪型：以干酪样坏死为主，肠管、大网膜、肠系膜或腹腔内脏器之间相互粘连，分隔成许多小房，小房可向肠管、腹腔或阴道穿透而形成窦道或瘘管。渗出液多为脓性，也可形成结核性脓肿。常伴有肠系膜淋巴结干酪样坏死。本型多由渗出型或粘连型演变而来，是本病的重型，并发症常见。结核性腹膜炎是目前临床上最为常见的腹腔结核病，约占结核病的5%，占腹部结核的31%~58%。可发生于任何年龄，但以中青年最多见，尤其是20~40岁之间，占66.5%~78.5%。以女性多发，男女比例约1:2。生活贫困、酗酒、使用激素或免疫抑制剂、慢性肾衰竭行移动性腹膜透析患者和艾滋病感染者易患本病。近几年来发病率有增高的趋势。因结核性腹膜炎随原发病灶、感染途径、病理类型和机体的反应性不同，临床表现各异，给诊断带来困难，故误诊率相当高，有报道误诊率达28.6%。

2 诊断标准

疑拟病例 中青年患者，尤其是女性，有既往结核证据（有结核病史或肺部影像上有陈旧结核病灶），伴有其他器官结核病证据（如肠结核、骨结核、肺结核、盆腔结核等）；长期不明原因发热2周以上、乏力、消瘦，有腹痛、腹胀、腹水或（和）腹部肿块、腹部压痛或（和）腹壁柔韧感；在有肝硬化、人免疫缺陷病毒感染、糖尿病、恶性肿瘤、接受抗肿瘤坏死因子治疗后的患者中，结核性腹膜炎的患病风险会增高。

临床诊断病例 临床表现、实验室检查（腹腔积液常规、生化）符合结核性腹膜炎，且抗结核治疗有效。

确诊病例 病原学或组织学确诊，即腹腔积液涂片抗酸染色、结核分枝杆菌培养或PCR检测结核分枝杆菌DNA阳性，或组织学检查呈现干酪样坏死、上皮样肉芽肿样改变，同时临床表现符合结核性腹膜炎。不典型病例游离腹水病例，行腹腔镜检查并作活检，符合结核病理改变可确诊。

鉴别诊断 本病需与腹腔恶性肿瘤、肝硬化腹水、布-加综合征、缩窄性心包炎、发热性疾病（如白血病、淋巴瘤、结缔组织疾病和风湿性疾病等）等疾病相鉴别。

2.1 临床表现

临床表现因原发病灶、感染途径、病理分型及机体反应不同而异。发病情况缓急不一，起病症状轻重不等。大多数病例慢性起病，早期症状较轻；少数起病急骤，以急性腹痛或高热为主要表现；少数患者起病隐匿，无明显症状，行腹腔手术时意外发现。(1)症状。①全身症状：以低热与中度发热为主，少数病情较重者可有高热；可伴有畏寒、盗汗、乏力、体重下降、食欲减退等。②腹痛：早期腹痛不明显，中晚期可出现持续性隐痛或钝痛，也可始终无腹痛。疼痛多位于脐周、下腹、有时全腹。伴有不同程度的肠梗阻时，多为阵发性腹痛甚至严重的绞痛。当腹腔内干酪样坏死发生破溃引起急性腹膜炎时，腹痛剧烈，为急腹症的表现。③腹胀：常有腹胀感，在中等量腹水时腹胀非常明显，但有时腹水出现之前已有腹胀，少数无腹水者也可出现明显腹胀，为肠管胀气所致。腹水量达1 000 ml以上时可出现移动性浊音阳性。④腹泻与便秘：腹泻常见，每日不超过3～4次，粪便多为糊状不成形，一般无脓血。腹泻主要由腹膜炎所致的肠功能紊乱引起，偶可由肠管内瘘引起。部分患者腹泻与便秘交替出现。(2)体征。①腹水：约有70%的结核性腹膜炎可引起腹水，少至中等量最常见。腹水增长慢，可呈蛙状腹，腹水增长迅速者可呈尖状腹、突脐。中等量以上者可表现为典型腹水征，可有波动感和移动性浊音。腹水可由结核毒素症或腹膜炎伴有肠功能紊乱引起，也可不引起腹水。②腹壁柔韧感：即患者的腹壁触之犹如揉面图案一样感觉称为揉面感或柔韧感，为腹膜受到刺激或慢性炎症的一种表现，是结核性腹膜炎较典型的体征，约50%的结核性腹膜炎患者可出现。③腹部肿块：多见于粘连型或干酪型，约有25%的腹膜炎患者可出现包块，包块常位于脐周、右下腹。肿块多由肿大的肠系膜淋巴结、增厚的大网膜、粘连的肠段或干酪样坏死脓性物积聚而成，肿块表面不平，形状不一，大小不等，边缘多不规则、活动度小。④腹部压痛：一般轻微；干酪性结核性腹膜炎体可有腹膜炎体征；腹肌紧张、腹部压痛、触痛明显，甚至有反跳痛，合并肠梗阻或穿孔时也可有急性腹膜炎体征。⑤腹部听诊：多数患者肠鸣音亢进，合并肠梗阻或不完全梗阻时可有气过水音。

2.2 实验室检查

(1)血象、红细胞沉降率：50%～60%的TBP患者有轻～中度贫血，血红蛋白70～100 g/L；少数患者可发生重度贫血，血红蛋白可低于70 g/L。白细胞计多数正常，淋巴细胞分类增高。腹腔结核病灶急性扩散或干酪型肠结核可有白细胞计数明显升高。病变活动时血沉增快，可在30～80 mm/h，个别可超过100 mm/h。病程长病情较严重的患者可有低蛋白血症，总蛋白及白蛋白降低等。(2)结核菌菌素试验和抗结核抗体：多数患者结核菌素（PPD）试验结果强阳性有助于本病的诊断。而晚期重症患者的PPD试验阳性率约为65%，因此对PPD试验阴性者不可轻易排除。此外，血和腹水的抗结核抗体（TB-Ab）检测对结核性腹膜炎诊断很有价值。

我国学者报道其诊断敏感性、特异性分别高达93.5%～94.3%，但抗体为感染性指标，并不能代表患者患病情况，只能作为临床诊断的一个参考指标。(3)腹水检查：腹水检查对鉴别腹水的性质有重要价值。腹水常为草黄色渗出液，静置后可见自然凝固块。少数为淡红色，偶见乳糜性和胆固醇性，比重>1.018，白细胞计数>0.5×10⁹/L，以淋巴细胞为主，蛋白质含量在30 g以上。合并肝硬化或低蛋白血症者可接近漏出液，需综合考虑。因低蛋白质血症，腹水蛋白含量减少，检测血清-腹水白蛋白梯度(SAAG有助于本病的诊断。腹水脱落细胞学检查有助于排除癌性腹水。腹水浓缩法检查结核分枝杆菌阳性率仅5%左右，腹水结核分枝杆菌培养阳性率不足15%，动物接种阳性率可达50%。腹水腺苷脱氨酶(ADA)活性升高有助于结核性腹水的诊断，以ADA活性≥40 U/L为界值时，对结核性腹膜炎诊断的敏感性和特异性分别达87.5%和98.0%。腹腔积液结核杆菌细胞斑点(T-spot.TB)试验诊断结核性腹膜炎的敏感性和特异性分别为94%和87%。

2.3 影像学检查

(1)X线检查：腹部平片检查有时可见到钙化影，提示为肠系膜淋巴结核。钡餐检查可见小肠胀气扩张，活动减退，当粘连型成时可见肠管固定并相互牵拉压迫，排列成"梳子状"。同时腹膜增厚，甚至发生肠粘连或肠梗阻。有腹水时可有肠管漂浮征象，大量腹水可至双侧膈肌升高，小肠肠管分离。发生肠穿孔时可见膈下游离气体，还有发现肠瘘、肠结核等征象，可辅助诊断该病。(2)CT/MRI检查：对结核性腹膜炎的诊断价值较高。大量腹水时，可见腹腔内器官有均匀低密度影，腹腔脏器均集中在腹腔中央。存在粘连时，腹水可形成包裹性积液，网膜呈小规则扁块状增厚，并有不同程度的强化，肠系膜增厚呈线状、星芒状改变，肠系膜可见肿大的淋巴结，若发现钙化及环形强化有重要诊断价值。干酪型结核性腹膜炎者，CT表现为腹内多囊样病灶，囊内为干酪样坏死物。此外，CT和MRI检查也有利于探查腹腔包块。

(3)腹部超声检查：少量腹水需要B型超声检查发现，并可作为穿刺定位以及对治疗效果进行动态监测。同时利用腹部B型超声检查有助于腹部肿块的鉴别，对实质性、炎性或包裹积液有鉴别作用，并可探查有无淋巴结肿大。彩色多普勒超声用于诊断结核性腹膜炎临床诊断符合率高，具有较好的敏感度和特异性，可作为结核性腹膜炎临床诊断首选方法。

2.4 腹腔镜检查

腹腔镜检查对诊断有困难的患者具有诊断价值。一般适用于游离性腹水患者，腹腔镜下可见网膜、内脏与腹膜表面有散在灰白色粟粒样结节，浆膜表面失去正常光泽。在腹腔镜下常规取材活检具有诊断价值。腹腔镜检查诊断结核性腹膜炎的敏感性和特异性分别为93%和98%。但在腹腔镜检查前应尽可能抽去腹水,腹膜有广泛粘连者是禁忌行腹腔镜检查,可取壁腹膜组织活检病理检查。

2.5 腹膜穿刺活检

在超声诊断的基础上,有学者开始应用超声联合腹膜活检,主要采用超声穿刺探头引导下于增厚的腹膜处进行活检,可以达到确诊结核性腹膜炎的目的,且风险小,无明显并发症发生。相关研究表明腹膜穿刺活检的诊断阳性率达到96.5%,近年来更有学者报道穿刺点选择在大网膜的病变结节上时,明确诊断率可提升至100%。

3 治疗方法

治疗目的是消除症状,改善全身情况,提高生活质量,促进病灶愈合及防治并发症。治疗措施包括全身支持治疗、抗结核化学药物治疗、腹腔穿刺放腹水、对症处理、激素治疗与外科治疗等。

3.1 一般治疗

改善饮食,加强营养,卧床休息,对症治疗结核中毒症状。对一般状态较好,仅有发热、腹胀、消化不良的患者,可适当给予易消化的饮食。当消化道症状减轻后,可给予高热量、高蛋白质饮食,以增强体质。对粘连型或干酪型结核性腹膜炎患者给予含纤维素少、富有蛋白质和维生素、高热量的半流质饮食。这是由于含纤维素较高的饮食增加肠蠕动,可诱发肠梗阻。因此对患者的饮食进行指导对患者的治疗有必要。对不能进食的患者给予足够的肠外营养。极度衰弱贫血者可适量输血。

3.2 抗结核化学药物治疗

抗结核药物的应用按照合理化疗的原则进行。早期诊断、早期抗结核治疗,以利于迅速发挥早期杀菌作用。规律性治疗,按方案规定及疗程坚持用药,不漏服,这是保证治疗成功和防止产生耐药性的关键。适量、选用合适的剂量和给药方案;在保证患者能耐受药物的毒副作用的前提下,发挥最大杀菌和抑菌作用。联合用药,防止耐药产生并增强疗效。全程治疗,疗程过短易导致复发;即指用药要做到"早期、规律、适量、联用、全程"。在这一原则的指导下，制定具体的化疗方案，以获得高治愈率和低复发率。目前研究表明，治疗肺结核的药物也同样适用于治疗结核性腹膜炎。目前有5种药物被认为是治疗结核的一线药物：异烟肼（INH，H）、利福平（RIF，R）、吡嗪酰胺（PZA，Z）链霉素（SM，S）、乙胺丁醇（EMB，E）、对氨基水杨酸（PAS，P）。在初治菌阳性的成年人应进行2个的强化期治疗，应用的药物是异烟肼、利福平、吡嗪酰胺、乙胺丁醇（2HRZE），每日1次。之后再进行4个月的巩固期治疗，应用的药物是异烟肼、利福平（4HR），每日1次。抗结核药物的总疗程至少9个月。用药过程中，注意药物的不良反应，主要有肝功能异常、过敏反应及胃肠反应等，此外，异烟肼还可引起周围神经炎，链霉素可引起听力障碍、乙胺丁醇还可引起视神经炎等。

3.3 腹腔穿刺抽液

对于结核性腹膜炎患者，尤其是腹水型结核性腹膜炎患者，腹腔穿刺抽液既是诊断与鉴别诊断的重要方法，也是大量腹水患者的治疗方法。腹腔穿刺抽液不但可以减轻患者的毒血，抽出大量腹水后还可减少治愈后腹腔粘连，提高疗效，减少并发症。在抽液后还可向腹腔内注入抗结核药物和地塞米松，可促进腹水吸收，减少粘连。抽取腹水的量应根据患者的具体情况而定，抽液的速度宜缓慢，抽液过程中应注意患者有无不良反应。对于大量腹水的患者，若抽液过程中无不良反应，可进行缓慢大量抽液。

3.4 肾上腺皮质激素

适用于腹水型结核性腹膜炎、有变态反应明显、高热、严重结核中毒症状和腹水者，在合理应用抗结核药物的基础上合用皮质激素可减少腹水的渗出，加快吸收，减少粘连，减轻结核中毒症状，提高机体抵抗力。皮质激素应用的时间不宜过长，一般为4~8周，起始用量为30~40 mg/d，至腹水减少或症状改善时逐步减量，每周5 mg。结核中毒症状较轻、腹水量少、慢性腹膜炎的患者不宜应用皮质激素。当腹水型结核性腹膜炎的腹水趋于结结核性化脓、腹水型结核性腹膜炎并发肠结核以及干酪型结核性腹膜炎时，应禁用皮质激素。应用皮质激素还可引起肠穿孔、腹壁瘘或肠瘘，导致急性化脓性腹膜炎的发生，甚至危及生命。为增强机体对细菌毒素耐受性，减轻中毒症状，降低毛细血管壁和细胞膜的通透性，减少炎性渗出和炎症反应，并促进腹水吸收；同时可减轻纤维化和防止腹腔内器官发生粘连，可适当加用肾上腺皮质激素。常用强的松每日30 mg，经1~2周，病人毒血症状缓解后，即可停药。

3.5 外科治疗

手术治疗主要是在并发某些严重并发症时采用。手术指征包括：(1)通过保守治疗无效且病情逐渐加重的不完全性肠梗阻，以及完全性肠梗阻。常用的手术方法包括粘连松解术、肠管引流术、粘连肿块切除术、肠管部分切除吻合术等。(2)腹壁瘘，可切除瘘管，清除腹腔内的脓腔病灶。(3)肠穿孔、腹腔淋巴结破溃形成化脓性腹膜炎或急性结核性腹膜炎时，修补肠穿孔，切除病区肠管及腹腔内的化脓物。(4)当本病诊断有困难与急腹症不能鉴别时，可考虑剖腹探查。

4 诊疗流程

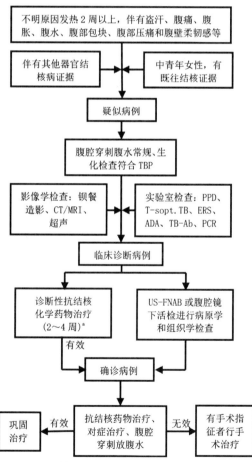

注　PPD：结核菌素试验；T-sopt.TB：结核杆菌T细胞斑点试验；ESR：红细胞沉降率；TB-Ab：结核抗体；ADA：腺苷脱氨酶；PCR：多聚酶链反应；TBP：结核性腹膜炎；US-FNAB：B超引导下细针抽吸活组织检查；a：采用我国推荐标准2HRZE/4HR治疗方案疗，临床症状为体征改善，各项异常辅助检查指标下降为有效。

图45-1　结核性腹膜炎的诊疗流程

主要参考文献

[1] 钟慧，高青.85例结核性腹膜炎的临床表现及随访分析[J].胃肠病学和肝病学杂志，2018，27: 1158–1161.

第46章　慢性便秘

1 概念

慢性便秘(Chronic constipation, CC)是一种常见的消化系统病症之一，临床表现为排便次数减少、粪便干硬和(或)排便困难。排便次数减少指每周排便少于3次。排便困难包括排便费力、排出困难、排便不尽感、肛门直肠梗阻感和(或)堵塞感、甚至需手法辅助排便。慢性便秘的病程至少6个月。按病程或起病的缓急，可分为急性便秘和慢性便秘；按解剖部位，可分为直肠型便秘和结肠型便秘；根据便秘的病因，可分为原发性便秘和继发性便秘。慢性便秘可由多种因素引起，包括结直肠和肛门功能性疾病、器质性疾病及药物引起的便秘。(1)慢性功能性便秘：是指患者本身无引发便秘的肠道或全身器质性疾病，常常是由饮食、肠道动力减退、内脏感觉异常、生活习惯、心理等多种因素所致也称之为功能性便秘。在慢性便秘的病因中，大部分为功能性疾病，包括功能性便秘、功能性排便障碍和便秘型肠易激综合征。功能性疾病所致便秘的病理生理学机制尚未完全阐明，可能与结肠传输和排便功能紊乱有关。根据患者的肠道动力和直肠肛门功能改变的特点分为4个亚型：①慢传输型便秘(STC)：其特点是结肠传输时间延长，主要表现为排便次数减少、粪便干硬、排便费力，这可能与STC患者肠神经元及神经递质异常、Cajal间质细胞和肠神经胶质细胞减少有关，还与结肠黏膜氯离子通道功能障碍有关，氯离子通道与跨上皮细胞的氯离子和液体转运有关。②排便障碍型便秘：即功能性排便障碍，既往称为出口梗阻型便秘，主要表现为排便费力、排便不尽感、排便时肛门直肠堵塞感、排便费时、甚至需要手法辅助排便等，此型便秘在老年人中亦多见；排便障碍型便秘患者在排便过程中腹肌、直肠、肛门括约肌和盆底肌肉不能有效地协调运动，直肠推进力不足。感觉功能下降，从而导致直肠排空障碍。③混合型便秘：患者同时存在结肠传输延缓和肛门直肠排便障碍的证据。④正常传输型便秘(NTC)：多见于便秘型肠易激综合征(IBS-C)，腹痛、腹部不适与便秘相关，排便后症状可缓解，发病与精神心理异常等有关。(2)器质性疾病相关性便秘：是指由自身明确病因引起的便秘，导致慢性便秘的常见器质性疾病, 见表46-1。(3)药物相关型便秘: 临床上常用的可引起或加重便秘的药物有抗胆碱能药、吗啡类药、神经阻滞药、钙通道阻滞剂、抗抑郁药、镇静剂、含钙、铝的制酸剂等使肠肌松弛引起便秘。慢性便秘不仅显著降低患者生活质量, 并易诱发或加重肛裂、痔疮、粪石性肠梗阻、结肠压迫性溃疡及穿孔、大便失禁、憩室病或憩室炎、缺血性肠炎、腹壁疝、或增加结直肠癌风险、甚至诱发心脑血管疾病造成猝死等严重并发症及危害。随着饮食结构的改变、生活节奏加快和社会心理因素的影响, 慢性便秘患病率有上升趋势。对社区人群进行的流行病学研究显示, 我国成年慢性便秘患病率为4%～6%, 并随年龄增长而升高, 60岁以上老年人群慢性便秘患病率到达22%。女性患病率高于男性, 男女患病率之比为(1:1.22)～(1:4.56)。慢性便秘患病率农村高于城市, 与工作压力、精神心理因素(如焦虑、抑郁及不良生活事件等)有关。女性、低BMI、文化程度低、生活在人口密集区者更易发生便秘。低纤维素食物、液体摄入减少可增加慢性便秘发生的可能性, 滥用泻药可加重便秘。

表46-1 慢性便秘常见病因与相关疾病

病因分类	相关疾病
慢性功能性疾病	功能性便秘、功能性排便障碍、便秘型肠易激综合征、结肠冗长(如乙状结肠)
器质性疾病	
肠道疾病	肿瘤、憩室病、炎症性肠病、痔疮、肛裂、肛门周围脓肿、肛提肌综合征、痉挛性肛门直肠痛、憩室病、腹壁疝、肠扭转、肠结核、直肠膨出、直肠脱垂、腹腔肿瘤或其他外压性疾病所致肠梗阻、既往有炎症性/外伤性/放射性或手术所致的肠腔狭窄、盆腔或肛周手术、假性肠梗阻、先天性巨结肠、巨直肠等
内分泌代谢疾病	糖尿病、甲状腺功能减退、甲状旁腺功能亢进、多发性内分泌瘤、重金属中毒、高钙血症、高或低镁血症、低钾血症、朴啉病、慢性肾病、尿毒症等
神经系统疾病	自主神经病变、脑血管疾病、认识障碍或痴呆、多发性硬化、帕金森病、外伤或肿瘤所致脊髓损伤等
肌肉疾病	淀粉样变性、硬皮病、系统性硬化症、皮肌炎等
药物	抗抑郁药、抗癫痫药、抗震颤麻痹药、抗精神病药、解痉药、钙拮抗剂、利尿剂、单胺氧化酶抑制剂、阿片类药物、拟交感神经药、含铝或钙的抗酸药、铋剂、钙剂、铁剂非甾体抗炎药及某些抗菌药物等

2 诊断标准

2.1 慢性便秘的诊断

(1)首先应详细询问病史、进行体格检查和肛门直肠指诊, 粪便常规检查, 包括隐血试验, 且符合罗马Ⅳ诊断标准中功能性便秘的诊断标准。(2)对于年龄>40岁, 伴有报警征象(包括便血、粪便隐血试验阳性、发热、贫血和乏力、消瘦、明显腹痛、腹部包块、有结直肠息肉史和结直肠肿瘤家族史等)或在随诊中出现报警征象的患者, 应进行必要的实验室、影像学和结肠镜检查,以明确便秘是否为器质性疾病所致、是否伴有结直肠的形态学改变。(3)对于年龄<40岁、便秘症状较轻、无明显报警征象、粪隐血试验2次阴性或年老体弱的患者,可选择结肠气钡对比造影来排除结直肠器质性疾病,同时还了解是否存在结肠冗长、扩张或狭窄等结直肠形态改变。而对便秘症状较重、无报警征象、年老体弱、怀疑腹盆腔疾病累及结直肠、可能存在内瘘的患者,可首选CT仿真结肠镜作为结直肠的检查。经过上述选择性辅助检查未发现器质性疾病,拟诊为功能性和/或结直肠形态结构改变所致。(4)对便秘症状较轻的功能性便秘患者,估计饮食调整、短期药物治疗有效,可首选采用经验治疗。通常无需进一步检查。对经验治疗无效、便秘症状较重的患者,可根据患者病情和医疗条件选择进一步检查评估结直肠肛门功能和形态结构,以指导对功能性便秘分型、对药物和其他治疗方法选择和调整、评估疗效。对以慢传输型便秘(STC)症状群为主要表现的功能性便秘患者,可考虑选择结肠传输试验(GITT)测定、肛门直肠测压(ARM),必要时选择结肠造影。对以排便费力、肛门直肠堵塞感、需要手法辅助排便、排便不尽感为突出症状的排便障碍型便秘患者,可选择球囊逼出试验(初筛检查)、肛门直肠测压(功能检查)、排粪造影(功能和形态检查)。对难治性便秘患者,在正规药物治疗无效,考虑外科手术前应行全面检查以明确肠道(结肠和小肠)和肛门直肠功能及其形态结构改变的严重程度,并分析功能性和形态结构改变的患者便秘症状中的重要性,此阶段辅助检查目的性更强、对检查项目的精细度要求更高。

2.2 功能性便秘的诊断

功能性便秘的诊断首先应排除肠道及全身器质性因素、药物及其他原因导致的便秘,且符合罗马Ⅳ标准中功能性便秘的诊断标准(见表46-2)。

表46-2　罗马Ⅳ功能性便秘的诊断标准

疾病名称	诊断标准
功能性便秘	1.必须符合下列2项或2项以上症状:
	①至少25%的时间排便感到费力;
	②至少25%的时间排便为块状或硬便(参照Bristol粪便量表1~2型);
	③至少25%的时间排便有不尽感;
	④至少25%的时间排便有肛门直肠梗阻或阻塞感;
	⑤至少25%的时间排便需要手法辅助(如用手指协助排便、盆底支持);
	⑥每周自发性排便少于3次
	2.不使用泻药时很少出现稀便
	3.不符合IBS-C的诊断标准

注　诊断前症状出现至少6个月,且近3个月症状符合以上诊断标准。

2.3 功能性便秘的分型

根据功能性便秘患者肠道动力和肛门直肠功能改变特点将功能性便秘分为4型，可根据临床特点进行初步判断。(1)慢传输型便秘(STC)：结肠传输延缓，主要症状为排便次数减少、粪便干硬、排便费力。(2)排便障碍型便秘：即功能性排便障碍，既往称之为出口梗阻型便秘(OOC)，主要表现为排便费力、排便不尽感、排便时肛门直肠堵塞感、排便费时、需要手法辅助排便等。诊断应在符合功能性便秘的基础上有肛门直肠排便功能异常的客观证据(表46-3)，分为不协调性排便和直肠推进力不足2个亚型。(3)混合型便秘：患者存在结肠传输延缓和肛门直肠排便障碍的证据。(4)正常传输型便秘(NTC)：IBS-C多属于这一型，患者的腹痛、腹部不适与便秘相关。

2.4 严重程度的判断

根据便秘和相关症状轻重及其对生活影响的程度分为轻度、中度、重度。轻度：症状较轻，不影响日常生活，通过整体调整、短时间用药即可恢复正常排便。重度：便秘症状较重且持续，严重影响工作、生活，需用药物治疗，不能停药或药物治疗无效。中度：介于轻度和重度之间。难治性便秘又称慢性顽固性便秘，属于重度便秘，指经药物及各种非手术治疗难以奏效、可能需要手术治疗的患者，常见于排便障碍型便秘、结肠无力、重度IBS等患者。

表46-3 罗马IV标准中功能性排便障碍的诊断标准

疾病名称	诊断标准
功能性排便障碍	1.必须符合功能性便秘的诊断标准 2.在反复试图排便过程中，在以下3项检查中有2项证实有特征性排出功能下降：①球囊逼出试验异常；②压力测定或肛周体表肌电图检查证实肛门直肠排便模式异常；③影像学检查显示直肠排空能力下降 3.功能性排便障碍临床粪2型：排便推进力不足和不协调性排便。①排便推进力足诊断标准：压力测定显示直肠推进力不足，伴或不伴肛门括约肌/盆底肌不协调性收缩。②不协调性排便诊断标准：肛周体表肌电图或压力测定显示在试图排便过程中，盆底不协调性收缩，但有足够的推进力

注　诊断前症状出现至少6个月，且近3个月症状符合以上诊断标准。

3 治疗方法

治疗目的是缓解临床症状，恢复正常肠动力和排便生理功能。因此，总的原则是个体化的综合治疗,包括推荐合理的膳食结构,建立正确的排便习惯,调整患者的精神心理状态;对有明确病因者进行病因治疗;需长期应用通便药维持治疗者,应避免滥用泻药;外科手术应严格掌握适应证,并对手术疗效作出客观预测。

3.1　调整生活方式

(1)足够的膳食纤维摄入:推荐每日摄入膳食纤维25~35 g,富含膳食纤维的食物常口感较差,且老年人口腔咀嚼功能减退,难以下咽,应通过烹调工艺(细切、粉碎、调味等)制作成细软可口的食物。膳食纤维包括可溶性膳食纤维和不溶性膳食纤维,含可溶性纤维比例较高的食物细滑、口感较好,还可以作为肠道菌群的底物,具有益生元性质,对老年人尤为合适。鲜、嫩的蔬菜瓜果富含可溶性纤维、维生素和水分,应成为慢性便秘老年人膳食的重要组成部分。市售的菊糖粉剂是从菊苣等植物中提取的天然可溶纤维,是一种优质的膳食纤维补充剂,对吞咽障碍及管饲的老年便秘患者尤为适用。(2)足够的水分摄入:老年人应养成定时和主动饮水的习惯,不要在感到口渴时才饮水,每天的饮水量以1 500~2 000 ml为宜,每次50~100 ml,推荐饮用温开水或淡茶水。(3)合理运动:散步、拳操等形式不限,以安全(不跌倒)、不感觉劳累为原则。避免久坐,对卧床患者,即便是坐起、站立或能在床边走动,对排便都是有益的。(4)建立正确的排便习惯:培养良好的排便习惯,与患者共同制定按时排便表,利用生理规律建立排便条件反射,每天定时排便。结肠活动在晨醒、餐后最为活跃,建议患者在晨起或餐后2 h内尝试排便,排便时集中注意力,减少外界因素的干扰。

3.2　药物治疗

3.2.1　慢性便秘治疗药物的选择

(1)可根据慢性便秘患者病情的严重程度进行合理选择。对轻、中度便秘患者,除强调生活方式调整外,可选用容积性泻药或渗透性泻药,必要时联合用药;对重度便秘患者,可选用或联合应用新型促动力药、促分泌药,如渗透性泻药联合普芦卡必利治疗。部分顽固性便秘患者需要多学科会诊,以确定合理的个体化治疗方案。(2)依据慢性便秘分型和临床特点进行选择。慢传输型便秘患者临床症状主要表现为大便次数减少,缺乏便意和排便费力,可选用容积性泻药、渗透性泻药和促动力药,症状重者可联合用药;排便障碍型便秘患者临床症状主要表现为排便费力、粪便干结、排便不尽等,短期口服润滑性药物如甘油、液状石蜡等或进行灌肠导泻治疗,无认知功能障碍者,可选择生物反馈治疗。混合型便秘者,常需联合用药,可先用灌肠剂(必要时手法辅助排便)清除宿便后,改进生活方式、选用容积性或渗透性泻药加促动力药。正常传输型便秘者尤其是有认知或心理评估异常的患者,建议给予认知功能训练及心理疏导或药物治疗,同时增加社会支持。(3)积极治疗原发疾病,尽量减少或解除可引起便秘的诱发因素,缓解便秘症状。对药物相关性便秘患者,应尽量停用前述可引起或加重便秘的药物,如不能停用,则需同时服用合适的通便药。(4)对老年患者,通便药可以首选容积性泻药和渗透性泻药;对严重便秘患者,也可短期适量应用刺激性泻药;对有粪便嵌塞的老年患者,可应用局部灌肠药。(5)对便秘孕妇可选用容积性泻药、乳果糖、聚乙二醇。

3.2.2 通便药

通过调整生活方式临床无法改善的患者,可以加用药物治疗。选择通便药时,应根据药物循证医学证据(见表46-4)、安全性、药物依赖性以及价效比。避免长期使用刺激性泻药。

(1)容积性泻药:此类药物在肠道不被吸收,通过滞留粪便中的水分,增加粪便含水量和粪便体积,使粪便变得松软,从而易于排出,主要用于轻度便秘患者的治疗。常用药物有欧车前、麦麸、车前草、甲基纤维素以及聚卡波非钙等。用药过程中应注意补充适量的水分,以防肠道机械性梗阻。粪便嵌塞、疑有肠梗阻的患者应慎用。(2)渗透性泻药:此类药物具有高渗透特征,口服后在肠内形成高渗状态吸收水分,同时阻止肠道吸收水分,致使肠内容物容积增加,促进肠蠕动,引起排便。主要用于轻、中度便秘患者的治疗,常用药物包括聚乙二醇、不被吸收的糖类(如乳果糖)和盐类泻药(如硫酸镁)。聚乙二醇口服后不引起肠道净离子的吸收或丢失,不良反应少。乳果糖在结肠可被分解为乳酸和醋酸,其中,乳果糖还是一种益生元,有助于促进肠道有益菌群的生长,除少数患者因腹泻、胃肠胀气等不良反应需调整药物剂量外,一般可长期服用,特别适合于合并有慢性心功能不全的老年便秘患者。过量应用盐类泻药可引起电解质紊乱,硫酸镁可引起高镁血症等,因此建议老年人以及肾功能减退者慎用。

(3)刺激性泻药:此类药物临床应用广泛,通便起效快,主要通过对肠肌间神经丛的作用,刺激结肠收缩和蠕动,缩短结肠转运时间,同时可刺激肠液分泌,增加水、电解质的交换,从而起到促进排便的作用。常用药物包括比沙可啶、酚酞、蒽醌类药物(大黄、番泻叶及麻仁丸、木香理气片、苁蓉润肠口服液、当归龙荟片、通便宁片等中成药)、蓖麻油等。这类泻药虽起效快、效果好,但长期应用会影响肠道水电解质平衡和维生素吸收,可引起不可逆的肠肌间神经丛损害,甚至导致大肠肌无力、药物依赖和大便失禁。蒽醌类药物长期服用还可导致结肠黑变病。酚酞因在动物实验中发现可能有致癌作用,已被撤出市场。刺激性泻药作用强而迅速,但因有前述不良反应,故目前不主张老年患者长期服用,仅建议短期或间断性服用。(4)润滑性泻药:此类药物具有软化粪便、润滑肠壁的作用而使粪便易排出,适用于粪便干结、粪便嵌塞的年老体弱及伴高血压、心功能不全等排便费力的患者,主要有液体石蜡、甘油、多库酯钠及其他植物油等。但其口感差、作用弱,长期服用则可能影响脂溶性维生素及钙、磷的吸收及引起肛周油脂渗漏等不良反应。妊娠、月经期、腹痛、恶心呕吐者禁用。

表46-4 便秘药物的循证医学证据

分类	药物	证据等级和推荐水平
容积性泻药	欧车前	Ⅱ级,B级
	聚卡波非钙	Ⅲ级,C级
	麦麸	Ⅲ级,C级
渗透性泻药	乳果糖	Ⅱ级,B级
刺激性泻剂	比沙可啶	Ⅱ级,B级
	番泻叶	Ⅲ级,C级
促动力剂	普芦卡必利	Ⅰ级,A级

3.2.3 促动力药

目前常用的促动力药物有多巴胺受体拮抗剂和胆碱酯酶抑制剂伊托必利、5-羟色胺4 (5-HT4)受体激动剂莫沙必利和普芦卡必利。体内及体外研究显示,伊托必利可促进结肠运动;临床研究显示,伊托必利单用或与乳果糖口服溶液合用,对慢性便秘、甚至卒中后长期卧床的老年慢性便秘患者有一定疗效。5-HT4受体激动剂莫沙必利作用于肠神经末梢,释放运动性神经递质,拮抗抑制性神经递质或直接作用于平滑肌,增加肠道动力,促进排便,主要用于排便次数少、粪便干硬的慢传输型便秘患者。普芦卡必利是一种高选择性5-HT4受体激动剂,促进结肠蠕动,缩短结肠传输时间,而对胃排空和小肠传输无明显影响,可用于治疗老年人慢传输型便秘。国外研究认为,普芦卡必利与老年患者心血管不良事件无明显相关,安全性和耐受性良好,但缺乏在中国老年人群中的安全性研究资料。促动力药物常见不良反应有腹泻、腹痛、恶心和头痛等。

3.2.4 促分泌药

目前推荐的治疗便秘的新药有氯离子通道激活剂鲁比前列酮、鸟苷酸环化酶兴奋剂利那洛肽、阿片受体拮抗剂溴加纳曲酮、益生菌等。鲁比前列酮是一种双环脂肪酸,可选择性活化肠道上皮细胞顶膜的2型氯离子通道(ClC-2),促进肠上皮细胞的氯离子分泌而提高肠液分泌缓解便秘症状,且不改变血浆中钠和钾的浓度。研究表明,鲁比前列酮能够增加自发性排便次数,改善粪便性状,减轻便秘症状的严重程度。其不良反应主要有恶心、头痛等。利那洛肽为14个氨基酸组成的多肽,可激活肠上皮细胞管腔表面的鸟苷酸环化酶C受体,并启动一系列反应,促进氯化物和碳酸氢盐的分泌并加速肠道蠕动。多项临床试验表明利那洛肽可促进结肠传输,改善便秘的各项症状,且不良反应少。

3.3.5 灌肠药和栓剂

甘油制剂,如开塞露,通过肛内给药,润滑并刺激肠壁,软化大便,使其易于排出。因其局部用药,无全身作用,主要适用于大便硬结及粪便嵌塞患者临时使用,尤其是老年患者。灌肠也是治疗便秘的一种方法,可与其他药物合用,且十分安全,主要适用于有严重动力问题的老年便秘患者。

3.3.6 微生态制剂

微生态制剂可改善肠道内微生态,促进肠蠕动,有助于缓解便秘症状,可作为慢性便秘的辅助治疗。最近有荟萃分析报道,双歧杆菌三联活菌制剂与常规泻药联用可提高功能性便秘的疗效、降低复发率。

3.3 精神心理治疗

慢性便秘病人往往存在精神心理异常和睡眠障碍,这两个因素也在慢性便秘的病理生理过程中发挥了重要作用。在诊治早期就应了解慢性便秘病人的精神心理状态、睡眠状态和社会支持情况,分析判断上述情况与便秘的因果关系,从而在调整生活方式和经验治疗的同时能对上述情况进行调整。对于有睡眠障碍和精神心理异常的患者,应该给予心理指导和认识治疗。合并明显心理障碍的患者可给予抗焦虑抑郁药物治疗。严重精神心理异常者应转诊至精神心理专科接受专科治疗。

3.4 生物反馈治疗

通过测量内脏功能使患者了解自己的生理异常,并通过指导患者增大排便时肛门直肠间的夹角及协调盆底肌群的运动,从而学会纠正这种异常。生物反馈(biofeedback, BF)是盆底肌功能障碍所致便秘的有效治疗方法,对于混合型便秘患者先给予生物反馈治疗,无效时加用泻剂。研究显示,生物反馈治疗能持续改善患者的便秘临床症状、心理状况和生活质量。推荐2~3次/周,每次30~60 min,疗程3~6个月。对BF治疗无效或不稳定的便秘患者,应联合使用渗透性泻剂、促动力药或针灸、经肛门电刺激等治疗方法。BF治疗的同时应对患者进行综合护理干预,及时处理合并的精神心理障碍。

3.5 手术治疗

(1)手术适应征:①症状严重、病程长且对非手术治疗无效的慢性顽固性便秘患者;②

结肠慢传输型便秘;③经放射学检查及测压研究证实无假性肠梗阻的便秘;④进一步排除可能引起便秘的腹部器质性疾病。(2)手术方式:慢传输型便秘患者,可选择结肠全切除术、结肠次全切除术、结肠旷置术或末端回肠造口术。排便障碍型便秘患者主要手术方式有吻合器痔上黏膜切钉合术(PPH)、经腹直肠悬吊术、经肛门吻合器直肠部分切除术(STARR)、直肠黏膜切除肌层折叠缝合术(Bresler手术),以及传统经直肠或者阴道直肠前突修补术。对于耻骨直肠肌综合征的患者可选择经肛门或经骶尾入路的耻骨直肠肌部分肌束切断术和闭孔内肌筋膜、耻骨直肠肌融合术,从根本上缓解由耻骨直肠肌痉挛引起的便秘症状。

3.6 慢性便秘的分级处理

根据慢性便秘患者的便秘类型、病情严重程度以全身状况进行分级诊断、分级处理,既可有效合理治疗,又可减少不必要的检查、节约医疗费用。

3.6.1 一级诊治

适用于多数轻、中度慢性便秘患者。经详细询问病史、体格检查,行肛门直肠指诊,粪便常规和粪隐血试验。若患者年龄>40岁、有报警征象、则需进一步进行相关辅助检查以排除器质性便秘;经仔细询问和分析患者的用药情况,以排除药物性便秘。功能性的轻-中度慢性便秘患者推荐改进生活方式、摄入足够的水分和膳食纤维、多运动、建立规律的排便习惯口、停止或减少可引起便秘的药物,在此基础上,根据患者临床表现判断便秘类型,采用容积型泻药或渗透性泻药治疗,必要时辅以促动力药;对于认知及心理评估异常的患者,应给予认知功能训练及心理疏导或药物治疗,同时增加社会支持。

3.6.2 二级诊治

一级治疗无效,经进一步检查和评估排除器质性和药物性便秘的患者,则须进行结肠传输试验、肛管直肠测压、球囊逼出试验等肠道功能检查,结合临床评估便秘类型,对不同类型的便秘采取相应的治疗措施。在改进生活方式的基础上,常需联合应用通便药,必要时辅以生物反馈治疗或短期应用刺激性泻药。同时重视认知、心理和社会支持的评估,并给予相应的处理。

3.6.3 三级诊治

二级治疗无效者,应再次进行全面评估(包括生活习惯、饮食结构、精神心理状态、肛管直肠结构和功能、排除可能引起便秘的腹部器质性疾病等),采用多学科综合治疗,对顽固性重度便秘患者可考虑采取手术治疗。

4 诊疗流程

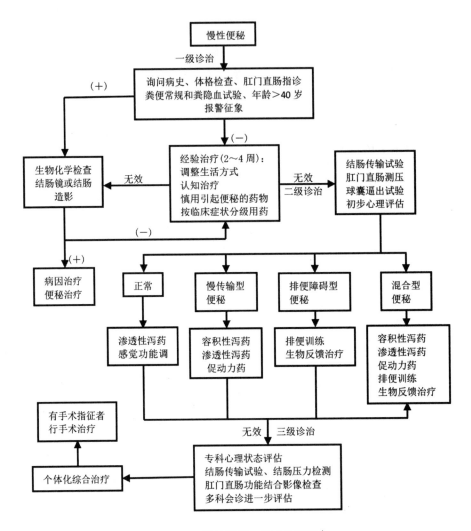

图46-1 慢性便秘三级诊治流程图

主要参考文献

[1] 中华医学会消化病分会胃肠动力学组, 中华医学会外科学分会结直肠肛门外科学组.中国慢性便秘诊治指南 (2013, 武汉) [J].中华消化杂志, 2013, 33: 291-297.

第47章　结肠黑变病

1 概念

结肠黑变病（melanosis coli, MC）又称结肠黑色素沉着病，是指结肠黏膜脂褐素沉着，在结肠镜下表现为结肠黏膜呈棕褐色或黑色的一种良性、非炎症性、可逆性病变。Billiard在1825年首先描述了结肠黏膜的黑色素沉着，Virchow于1957年首次将命名为结肠黑变病（MC），1928年Bartle提出黑变病主要与蒽醌类泻剂的使用有关。MC的原因及发病机制不明，主要有以下几种学说。（1）泻剂：随着人们生活显著提高，饮食结构改变，脂肪、高蛋白摄入增加，纤维素摄入相对减少，使便秘患者增加，而便秘后长期滥用口服蒽醌类泻剂是目前公认的引起MC的主要原因。对于其发病机制，研究认为可能是蒽醌类泻剂诱导肠黏膜屏障的破坏，促进肿瘤坏死因子a（TNF-a）释放，从而导致结肠上皮细胞凋亡，被巨噬细胞吞噬，在结肠的固有层沉积形成棕色色素，从而发生MC。蒽醌类泻药导致水通道蛋白8（AQP8）表达下降，减少水的吸收，从而发生MC。也有报道非蒽醌类泻剂引起MC的案例。（2）慢性便秘：高峰玉等报道未服用过泻药的长期便秘患者也出现了MC，因此认为便秘本身就是引起MC的重要因素。可能是因为粪便在肠道内存积时间长，肠道吸收细菌合成的色素颗粒导致了MC。（3）凋亡机制：有学者提出细胞凋亡在MC中起重要作用，结肠上皮细胞凋亡后细胞碎片被固有层中的巨噬细胞吞噬形成脂褐质样物质。尽管泻药可以使结肠黏膜上皮细胞凋亡加速，但其仅只是增加结肠黏膜上皮细胞凋亡原因之一，本质是结肠上皮细胞的凋亡一吞噬引起了MC。但国内学者对病变组织与正常组织进行凋亡计数并未发现有显著差异。由此可见，凋亡并不是发生MC的唯一条件，它只是增加了异源性次级溶酶体的来源。（4）金属元素及矿物质：近年来认为MC可能与微量金属元素或矿物质如铁、镁、硅酸盐、钙、钯、锌矿石、铅、镉、镍、库珀和锰等摄入有关。（5）其他：一些慢性炎症性肠病及溃疡性结肠炎和慢性腹泻也可能是导致MC的因素，但报道较少。临床上观察到MC是一种可逆性病变，很多MC患者停用含有蒽醌类泻剂后可以逆转，表现为色素沉着逐渐减轻甚至在内镜下黏膜表现正常。随着人们饮食结构的改变、人口老龄化及社会因素的影响,我国慢性便秘的发病率逐渐增加,电子结肠镜技术的开展和普及与该病认识水平的提高,结肠黑变病在国内人群中的检出率和诊断率有日渐上升的趋势。MC在国外的发病率明显高于国内资料报道,西方国家的检出率约为10%或更高,国内报道本病的检出率为0.06%~5.9%之间,以60岁以上老年人多见;女性发病率明显高于男性,这可能与中青年女性在孕妇、分娩后易发生便秘而滥用蒽醌类泻剂,或出于瘦身、美容的目的服用某些含蒽醌类泻剂成分的美容颜类产品有关。

2 诊断标准

MC缺乏特异性临床表现,主要主诉有便秘、腹痛、腹胀、排便不适或仅在结肠镜检查时才发现。诊断主要依据内镜下表现和病理组织学检查。

鉴别诊断 MC与棕色肠道综合征表现相似,后者脂褐素沉积于肠道平滑肌细胞核周围,使结肠外观完全呈棕褐色,但结肠黏膜则无色素沉着。也有报道MC误诊为缺血性结肠炎的案例。少数结肠癌患者也可能有结肠黏膜色素沉着,如果无便秘及长期服用蒽醌类泻剂病史,而有结肠黏膜色素沉着时,应警惕结肠癌的可能。临床上结肠癌造成的闭襻性肠梗阻多见,因此,有较多瘢痕形成的MC容易被误诊为结肠癌。

2.1 内镜检查

结肠镜下表现为肠黏膜表面不同范围内出现程度不等的弥漫性黑色、棕色或暗灰色、褐色色素沉着性改变,整个肠黏膜呈虎皮花斑样、蛇皮样或网格颗粒样改变,并观察病变主要分布肠段。MC分度:Ⅰ度呈浅黑褐色,类似豹皮,可见不对称的乳白色斑点,黏膜血管纹理隐约可见。病变多累及直肠或盲肠,或在结肠的某一段肠黏膜上,受累结肠黏膜与无色素沉着的肠黏膜分界线多不清楚;Ⅱ度呈暗黑褐色,间有线条状的乳白色黏膜,多见于左半结肠或某一段结肠黏膜上,黏膜血管多不易看到,病变肠段与正常肠段分界较清楚;Ⅲ度呈深褐色,在深褐色黏膜间,有细小乳白色线条状或斑点状黏膜,血管纹理看不见,多见于全结肠型。

2.2 病理组织学检查

组织学特征为结肠黏膜上皮基本正常,在黏膜固有层内见有大量密集或散在分布的含有色素颗粒的巨噬细胞,细胞体积较大,严重者胞浆内充满黑色素颗粒,胞核不易看见,部分病例在细胞外亦可见色素沉着,且可见少量的淋巴细胞、浆细胞浸润,肠壁其他层次正常。

3　治疗方法

目前认为MC是一种良性病变,消除致病因素可使其逆转。一旦确诊后,应立即停用蒽醌类泻剂,养成定时排便的习惯,调节饮食结构,增加水及纤维素类食物的摄入可降低本病的发病率,逆转黑变病的发展。对伴发息肉及炎症的患者应及时治疗,定期肠镜复查可降低大肠癌的发生。对慢性便秘的患者应辅助检查明确诊断后,根据病情及病变严重程度选用通便药、促动力药、微生态制剂等药物治疗,使增强肠动力,促进排便,从而可降低本病的发病率,逐渐逆转MC的发展。临床报道采用中药归芪五仁汤替代蒽琨类泻剂治疗便秘的同时,促进大肠黑变病的病理改变发生逆转。

主要参考文献

[1]郑松柏,项平,徐富星,等.大肠黑变病的流行病学、临床及内镜特征[J].中华消化杂志,2005, 22: 115–117.

第48章 大肠息肉

1 概念

大肠息肉（polyps of intestinal tract）是指从结直肠黏膜表面突出到肠腔内的息肉样病变，在未确定病理性质前均称为息肉。息肉是起源于上皮组织的非黏膜下肿瘤性隆起。WHO（2010年）从病理上将肠道肿瘤分为上皮性肿瘤、间叶源性肿瘤和继发性肿瘤。息肉的分类方法有很多，根据息肉数目的多少分为单发和多发性息肉，超过2枚及以上息肉称为多发性息肉，若数目众多（超过100个以上）、分布广泛则称之为肠道息肉病。根据息肉与肠壁的关系可分为带蒂息肉、亚蒂息肉和广基底息肉。根据组织学（息肉的病变性质）可分为肿瘤性和非肿瘤性息肉，肿瘤性息肉又包括早期腺瘤（畸形隐窝灶，ACF）、传统腺瘤（管状腺瘤、绒毛状腺瘤、管状绒毛状腺瘤）、锯齿状腺瘤（传统锯齿状腺瘤、广基锯齿状腺瘤息肉、混合性增生性息肉/锯齿状腺瘤）和杵状-微腺管腺瘤等，非腺瘤性息肉又可分为类癌、脂肪瘤、平滑肌瘤等。非肿瘤性息肉又可分为增生性息肉、错构瘤性息肉（幼年性息肉和黑色素斑-胃肠多发息肉综合征即Peutz-Jeghers综合征）炎性息肉、淋巴性息肉和黏膜脱垂性息肉（肛管）等。肠道息肉病包括家族性腺瘤性息肉病（family adenomatus polyposis, FAP）锯齿状息肉病、P-J综合征、幼年性息肉病综合征、Cowden综合征、Cronkhitc Canada综合征、炎性息肉病、淋巴性息肉病等（表48-1）。国内报告结直肠息肉以腺瘤性息肉最常见，占全部结直肠息肉的1/2~2/3。结直肠腺瘤目前公认的癌前病变，癌变率为2.9%~9.4%。目前对于结直肠息肉发生的原因尚不清楚。流行病学调查结果显示结直肠息肉的发生可能与遗传因素、饮食因素、慢性炎症、病毒感染、环境及免疫等因素密切有关。应注意高风险腺瘤的诊断：高风险腺瘤或称进展性腺瘤，指1次结肠镜检查发现3个及以上腺瘤，或其中有1个腺瘤直径在10 mm或以上，或有1/3绒毛结构以上或高级别上皮内瘤变。大肠息肉发病与年龄和性别有关，发病年龄以40~60岁患者检出率最高达24.27%，而60岁以上老年人检出率为15%~45%，且随着年龄的增长而发病率渐增高。男性高于女性，约为1.5:1。好发于直肠和乙状结肠。

表48-1 大肠息肉的分类

肿瘤性息肉	非肿瘤性息肉	息肉（腺瘤）病
畸形隐窝灶	增生性息肉	家族性腺瘤性息肉病（FAP）
普通ACF	错构瘤性息肉	Gardner综合征
增生病变ACF	幼年性息肉	Turcot综合征
腺瘤性ACF	Peutz-Jeghers综合征	遗传性非息肉病性结肠癌（HNPCC）
腺瘤	炎症性息肉	P-J综合征
管状腺瘤	炎性息肉	幼年性息肉病
绒毛状腺瘤	淋巴性息肉	Cowden综合征
管状绒毛状腺瘤	纤维性息肉	增生性息肉病
杵状-微腺管腺瘤	黏膜脱垂性息肉	炎症性息肉病
锯齿状腺瘤		淋巴性息肉病
传统锯齿状腺瘤		Cronkhite-Carada综合征
广基锯齿状腺瘤/息肉		
混合性增生性息肉		

2 诊断标准

大肠息肉的诊断主要依靠结肠镜检查，发现息肉后通过对息肉的大小、表面凹凸、活动度、内镜下触及硬度等，结合内镜观察对其良恶进行初步判断，最后通过病理确诊。此外，对息肉进行宏观和微观上的细致评估是至关重要的，因为他决定了内镜治疗的适应证以及治疗方案的制定。内镜下评估，特别是内镜窄带成像术的应用，为组织学评估提供了相关信息，从而确定病变能否进行内镜下切除。

2.1 临床表现

当单发的微小息肉、小息肉而无并发症的情况下，多无任何症状，多因健康体检或其他疾病行内镜、放射学检查时发现。当息肉直径>1 cm，息肉可发生糜烂、溃疡、出血，临床上出现消化道出血等表现，但出血量一般不大。体积较大的息肉可引起肠套叠或肠梗阻等并发症。部分息肉可发生癌变，产生相应的临床症状。癌变率与息肉的组织类型、大小有关。腺瘤性息肉的癌变率较高，腺瘤>2 cm者癌变率50%。（1）便血：多为首发症状。直肠腺瘤出血，多为大便表面带新鲜血，乙状结肠、降结肠腺瘤为暗红色，与大便常不混淆。右半结肠腺瘤，肉眼常不能发现便血，仅大便隐血阳性。当腺瘤直径为2 cm时易出血，可引起长期慢性失血，造成失血性贫血。（2）腹痛：常为突发性。多发生于腺瘤较大伴发肠套叠所致。一般小的腺瘤无腹痛症状。直肠低位腺瘤可有肛门部坠胀感。（3）腺瘤排出体外或脱出肛门外：部分长蒂的腺瘤，可发生蒂扭转、绞窄引起腺瘤缺血、断裂而从粪便排出,可呈组织碎片或完整的腺瘤顶端。部分直肠甚至乙状结肠腺瘤,可在排便时脱出肛门外,便后可自行复原或经手法还纳。(4)大便习惯改变:当腺瘤较大或多发时,可出现腹痛、便秘、腹泻或伴里急后重。少数患者可有过量肠液分泌、腹胀等。

2.2 粪便隐血试验(FOBT)

目前应用最为广泛的筛查结直肠癌及癌前病变的方法之一,其敏感性为47%~87%,采用连续3次免疫法FOBT阳性仅提示需要进行结肠镜检查。

2.3 内镜检查

结肠镜配合病理检查是诊断大肠息肉的标准方法,可直接观察到全结肠情况,同时镜下对病灶进行活检。根据息肉内镜下的形态特征,可对息肉进行巴黎/日本的形态学分类(见表48-2)。内镜下染色放大技术、窄带成像技术(NBI)及共聚焦显微内镜技术的应用可明显提高大肠息肉的诊断率,对鉴别肠道肿瘤和非肿瘤病变具有较高的准确性。而超声内镜能显示肠壁层次,分析腺瘤的范围、大小、有无浸润及深度,还可观察邻近器官病变情况。对于早期发现大肠癌具有重要意义。肠镜检查的同时,还可切除包括早期大肠癌在内的病变,具有重要的治疗价值。日本学者工藤進英将放大染色下的结直肠黏膜隐窝形态分为5型(pit pattern分类标准),对于息肉的分型及肿瘤的鉴别具有重要意义(见表48-3)。

2.4 影像学检查

腹部位片有助于肠梗阻的诊断。普通钡剂灌肠X线检查对较小的息肉易漏诊,应用气钡双重对比造影检查有助于提高诊断阳性率,但其诊断价值不如内镜,对于疑有肠梗阻的患者应谨慎选择。CT结肠成像(CTC)检查,可多方位、多角度、多层面显示结直肠病变的部位,准确判断肠管的周径和厚度。CT结肠成像技术具有微创、无痛苦、无相对禁忌证的优点,但其与结肠镜检查一样需要提前进行肠道准备,甚至对肠道准备的要求更高,且检查前需向肠道注入一定量的对比剂使肠管充盈扩张,如注入空气等。从治疗角度来讲,仿真结肠镜即使发现息肉也需再行结肠镜检查治疗,费用相对较高,这些缺陷使其在患者筛查中的依从性明显下降。CT或MRI不作为大肠息肉的常规检查,主要用于怀疑大肠癌的患者。除可了解肿瘤局部情况外,还可进一步了解肠管外浸润程度以及有无淋巴结或远处转移,有助于充分了解病情,提供结直肠恶性肿瘤的分期,发现复发肿瘤,评价肿瘤对各种治疗的反应,阐明钡剂灌肠或

内镜发现的肠壁内和外压迫性病变的内部结构,明确其性质、来源及与周围脏器的关系。MRI
检查的适应证同CT检查。

表48-2 巴黎/日本形态学分类标准

息肉形态	分型
隆起型病变	
有蒂	0-Ⅰp
无蒂	0-Ⅰs
亚蒂	0-Ⅰsp
平坦型病变	
轻微隆起型	0-Ⅱa
完全平坦型	0-Ⅱb
轻微凹陷型	0-Ⅱc
隆起和凹陷混合型	0-Ⅱa+Ⅱc
	0-Ⅱc+Ⅱa
凹陷型病变	
溃疡型	0-Ⅲ
混合型	0-Ⅲc+Ⅲ
	0-Ⅲ+Ⅱc

表48-3 结直肠黏膜腺管开口Pit pattern分型及临床意义

类型	形态特点	临床意义
Ⅰ型	圆形	正常黏膜及炎性病变
Ⅱ型	星芒状	增生性病变
ⅢL型	管状pit为主,但比正常pit大(ⅢL-1型)	隆起方向生长的管状腺瘤
	ⅢL-1与Ⅰ型混合型(ⅢL-2型)	侧方或水平方向生长,典型的非颗粒型侧方发育型肿瘤的
		Pit pattern
ⅢS型	小型类圆形,比正常pit小	Ⅱc型结直肠癌
Ⅳ型	树枝状(ⅣB型)或脑回状(ⅣV型)	绒毛状腺瘤
Ⅴ型	不规则的pit pattern(ⅤA型)	可疑黏膜肌层癌
	无结构(ⅤN型)	高度可疑黏膜下层癌及进展期癌

2.5 病理组织学检查

不同类型的息肉有特征性组织学改变。(1)腺瘤性息肉(adenomatouspolyp):根据腺瘤中
绒毛成分所占比例不同而将腺瘤分为管状、绒毛状和管状绒毛状腺瘤(混合性腺瘤)三类。以
管状腺瘤为多见,好发于直肠、乙状结肠,多为有蒂型息肉,直径多1~2 mm,呈球形或梨形,
表面光滑或分叶状,黏膜色泽为红色。组织学表现为腺管明显增生、扩张,腺腔大小不一,增

生的上皮细胞核深染，向腔内突出呈乳头状。绒毛状腺瘤好发于直肠，多为无蒂型息肉，带蒂者少见，形态不规则，表面粗糙，常伴有糜烂出血，息肉直径常大于20 mm。组织学可见息肉黏膜表面有众多绒毛状突起，上皮细胞呈多层排列，大小不一，核分裂象增多。混合性腺瘤的肠镜下表现类似管状腺瘤，但直径多大于20 mm，诊断主要依靠组织学上绒毛成分所占的比例，一般认为应超过1/4。腺瘤癌变可能与腺瘤大小、形态、组织学类型以及异型增生程度有关。管状腺瘤的异型增生程度较轻，绒毛状腺瘤有60%伴有中、重度异型增生。一般认为，4%的管状腺瘤和41%的绒毛状腺瘤可能癌变。(2)幼年性息肉(juvenile polyp)：常见发病年龄在2~5岁，以直肠及乙状结肠多见。息肉呈圆形、亮红色，表面光滑，可有糜烂，常有明显的蒂。显微镜下，腺体呈囊性扩张，管腔内可充满黏液。间质血管扩张，并有淋巴细胞、浆细胞浸润，偶见中性粒细胞及嗜酸性粒细胞。(3)Peutz-Jeghers息肉：为另一种错构瘤样息肉，多发者为Peutz-Jeghers综合征，除有全胃肠道多发性息肉外，可有口腔黏膜、口唇、双侧手掌和足底有色素沉着斑。本病是一种显性遗传病，有30%~50%的患者有阳性家族史。多见于儿童及青少年，息肉发生于整个胃肠道，小肠最多见，其次是结肠。肠镜下可见大小不等、形态不同的多个息肉，可带蒂、无蒂或亚蒂，息肉表面不平，呈脑回状或乳头状突起，色泽正常。组织学表现为黏膜肌层的平滑肌呈树枝状增生，腺体和固有层通常正常。(4)增生性息肉(hyperplastic polyp)又称化生性息肉：肠镜下表现为较小息肉，直径大多<5mm，无蒂、表面光滑、黏膜色泽无异常。全结肠分布，以直肠及乙状结肠多见。组织学特征为腺体延长并扩张，腺上皮增生向腔内突出形成细小、缺乏间质的小乳头。纵切面腺腔缘呈锯齿状，而在横切面则呈星芒状。腺上皮成熟，没有腺瘤的克隆性增生性质。偶尔在上皮下可见胶原增生形成一薄胶原层。增生息肉可伴有腺瘤灶，并与息肉的大小有关。但既有增生性息肉锯齿状上皮结构特征又有普通腺瘤异型增生改变的息肉，形成所谓的混合性息肉(腺瘤)。(5)炎性息肉(inflammatorypolyp)：常继发于各种炎症性疾病如溃疡性结肠炎、克罗恩病、血吸虫感染等，是常见的大肠非肿瘤性息肉。由于炎症的损伤使肠黏膜发生溃疡，上皮破坏，继之上皮再生修复，纤维组织增生，增生的纤维组织与残存的岛状黏膜构成息肉，即所称的假息肉，该类息肉不会恶变。纤维性息肉是指在炎性息肉的基础上，出现肌纤维组织和血管增生，常有多量嗜酸性粒细胞浸润。若在息肉组织中发现血吸虫卵，又称血吸虫性息肉。淋巴滤泡增生属于慢性炎性息肉，又称良性淋巴样息肉。(6)家族性结肠息肉病(family ployposis coli, FPC)又称家族性腺瘤性息肉病(family adenomatous ployposis, FAP)：FAP是由APC基因突变引起的常染色体显性遗传病，息肉发生年龄早(平均15岁)，恶变年龄早(平均39岁)，恶变率高，且多灶性恶变、转移早、预后差。75%~80%的FAP有家族史。以管状腺瘤、绒毛状腺瘤和管状腺瘤多见。息肉直径一般<10mm，多数是宽基底，>20mm的腺瘤通常有蒂，分布以大肠为主,息肉数目多(>100个),部分区域因息肉密集呈地毯样改变。当FAP伴发不同的肠外表现时,人们称为综合征。①Gardner综合征(GS)是FAP的一个特殊的临床亚型,仍是APC基因突变。结直肠息肉数目多(>100个),分布广。息肉生长多年后常在青年发病,且恶变率高。伴有骨瘤合并牙齿畸形和软组织肿瘤如硬纤维瘤、皮脂腺囊肿、上皮样囊肿等合并症,并可伴随其他瘤变如甲状腺瘤、肾上腺瘤及肾上腺癌等。②Turcot综合征又称胶质瘤息肉综合征,是FAP的一种罕见亚型。发病率低,临床上非常罕见;发病早、一般平均年龄17岁,预后不良,多在发病数年内死于脑肿瘤;结肠腺瘤性息肉数目多(100个左右),体积较大,全肠分布,癌变率高且年龄较轻(20岁前恶变率100%);神经胶质瘤多发生于大脑的半球,少数出现在小脑、脑干及脊髓。其病理组织形态多种多样,如成胶质细胞瘤、成神经管细胞瘤、星形细胞瘤、多形性成胶质细胞瘤等;可有肠外伴随病变,如胃十二指肠、小肠肿瘤、脂肪瘤等。(7)错构瘤息肉病综合征,错构瘤指在发育中出现错误而形成的肿瘤。既往认为错构瘤极少恶变,但现在研究发现,错构瘤的癌变比率较高。①遗传性色素沉着消化道息肉病综合征又称黑斑胃肠道息肉综合征(PJS),以皮肤黏膜色素斑、胃肠道错构瘤性息肉和家族遗传性为三大临床特征。息肉数目多,大小不一,全消化道分布,以空场多见;息肉可引起急慢性腹痛、肠套叠、肠扭转及胃肠道出血等并发症;约有60%患者有明确或可疑家族史,部分出现隔代遗传,真正散发性PJS非常罕见;随着患者年龄的增长,息肉恶变的风险随之增加;可伴发肠外肿瘤,如乳腺癌、女性生殖系统肿瘤、睾丸支持细胞瘤及神经胶质瘤等。②CronKhite-Canada综合征,多在中年以后发病,是一种非获得性、非遗传性疾病,此病可能与感染、缺乏生长因子及砷中毒有关。其特征为消化道息肉和黏膜色素沉着、脱发、指(趾)甲萎缩脱落、腹痛、腹泻、低蛋白血症等。息肉多呈弥漫散在分布,组织学改变类似于幼年型息肉,无异型性。③家族性幼年性肠息肉病(FJPC),以结直肠多发幼年型息肉为特征。FJPC可分为3型:婴儿型:较少见,多在出生后数周内出现黏液性腹泻、呕吐、便血等症状,从而继发贫血和营养不良;也可出现肠梗阻、直肠脱垂和肠套叠。结肠型:最常见,息肉数目多在50~200个,多位于乙状结肠和直肠。以便血、黏液便及结肠息肉脱垂为主要症状。发病年龄较早(平均6岁)、恶变率较高。胃肠道弥漫型:息肉分布于全消化道,以反复上消化道出血为主要症状;多在儿童和青少年发病,恶变率较高。

3 治疗方法

结肠镜检查中发现息肉后,应常规进行活检和病理检查。待病理结果出来后,根据息肉的大小、巴黎/日本形态学分类标准、组织学类型等,选取不同方法进行治疗。

3.1 内镜治疗

目前内镜息肉切除方法主要包括钳夹活检术(冷/热)、圈套器切除术(冷/热)、电圈套切除术、金属夹结扎术、尼龙圈套扎术、氩离子凝固术(APC)、微波凝除法、热电击治疗法、EMR以及ESD等。

3.1.1 微小息肉和小息肉

常规结肠镜检查中发现的息肉多数(超过80%~90%)为微小息肉(直径<5 mm)或小息肉(直径≤6~9 mm。目前关于此类息肉的内镜下切除方法的选择尚存在争议。(1)对于微小无蒂息肉(直径<5 mm),采用冷钳夹活检术切除,具有快速、简单、易操作、费用低的优点,但不完整切除率较高,并且增加息肉的复发率和间隔癌发生率。(2)对于隆起型病变Ip型、Isp型以及Is型病变(直径4~10 mm),采用冷圈套切除术。内窥镜医生用圈套器套住隆起的息肉,慢慢收紧圈套器,切除基底部周围1~2 mm的正常组织,待圈套器完全关闭予以切除。切除病变需送病理,进行组织学评估。冷圈套切除术具有安全、有效、操作时间短等优点,但圈套切除费用高且息肉回收率低。对于蒂息肉可能更适用于电凝全套切除术。(3)对于细小或扁平的息肉,多采用氩离子凝固术(APC)。APC的原理是利用特定装置将氩气离子化,氩离子可导电,使能量经探头流向组织表面,进而凝固灼除息肉。目前,APC在内镜治疗消化道息肉的止血和灼烧病变中发挥着重要作用。APC治疗结直肠病变具有高效、快速、创伤小且患者耐受性好;还具有操作视野大、可连续凝固创面;此外,因探头无需接触组织,降低了与组织粘连或发生出血的风险等优点。但难以获取病理标本,无法明确病变的浸润深度以及切缘状态。(4)对于长蒂、亚蒂或者粗蒂(直径≥10 mm),采用金属夹及尼龙绳套扎术,在内镜直视下采用金属夹及尼龙绳套扎术大息肉的蒂部,阻断带蒂息肉供血,然后利用高频电凝切除息肉。应用金属夹可有效降低出血风险,但金属夹存在过早脱落导致迟发性出血的风险,而尼龙绳套扎能降低出血与穿孔风险,二者联用可提高切除成功率。(5)对于无法圈套或广基底的小息肉,应用微波凝除法,原理是通过超高频电磁波,利用生物组织的局部热效应,使组织凝固坏死。具有操作简单、价格低廉等优点,但易出血、穿孔以及无法明确灼伤深度。(6)对于无法圈套切除的广基底小息肉,应用热电极治疗法,主要利用高温热探头的热传导、热辐射以及接触性压迫,使得息肉热凝、烧灼、炭化,甚至汽化,达到切除息肉的目的。

3.1.2 大息肉和巨大息

目前对于较大息肉(直径>20 mm)和巨大息肉(直径>30 mm),采用内镜下黏膜切除术(EMR)和内镜黏膜下剥离术(ESD)已被证实是非手术治疗较大结直肠病变的有效措施,且医疗费用低、并发症少。(1)适应于直径<20mm的平坦型病变(Ⅱa、Ⅱb、Ⅱc)、直径>10 mm广基病变(Ⅰs)者,可行内镜黏膜切除术(EMR),将病变部位冲洗干净,使其充分暴露,在病变周边进行黏膜下注射生理盐水,使病灶与黏膜下层分离并明显抬举,息肉基底部隆起后应用圈套器套住息肉,圈套器收紧后提起病变并通高频电可一次性完全切除,切除的所有标本均回收送病理检查。如平坦病变>20 mm和侧向发育型息肉(LST)者,可行内镜下分片黏膜切除术(EPMR)或内镜黏膜下剥离术。(2)目前指南推荐对于直径>20 mm且必须在内镜下一次性切除的病变、抬举征阴性的腺瘤及部分早期癌、大于10 mm的EMR残留或复发再次行EMR治疗困难者及反复活检不能证实为癌的低位直肠病变,使用ESD。

3.2 手术治疗

绝大多数在结肠镜下行息肉切除术,是目前公认的治疗结直肠息肉的金标准。但在内镜治疗出现出血及穿孔以及不完全切除等并发症,尤其是出血及穿孔时选择内镜下止血等处理,如效果不佳者选择外科手术治疗;对于内镜下不能完全切除包括切除标本侧切缘和基底切缘阳性(距切缘不足500 μm);黏膜下层高度浸润病变(黏膜下层浸润1 000 μm以上,恶性息肉为3 000 μm);脉管侵袭阳性;低分化腺癌、未分化癌;癌瘤出芽分级G2以上者追加外科手术。

表48-4 结直肠息肉/腺瘤切除术后的随访间隔

初次结肠镜检查结果	结肠镜随访间隔2(年)
无息肉	3~5
直肠、乙状结肠增生性息肉(<10 mm)	2~3
1~2个<10 mm的管状腺瘤	1~3
3~10个管状腺瘤	1~2
>10个腺瘤	1
≥1个>10 mm的管状腺瘤	1~2
≥1个绒毛状腺瘤	1~2
腺瘤伴高级别上皮内瘤变	
锯齿状病变	
<10 mm、无上皮内瘤变的无蒂锯齿状息肉	2~3
≥10 mm或伴有上皮内瘤变的无蒂锯齿状息肉或传统的锯齿状腺瘤	1~2
锯齿状腺瘤病综合征	1

注 初次结肠镜为肠道准备良好、到达回盲部、保证足够退镜时间的高质量结肠镜检查,并完整切除所有病变。若初次结肠镜检查质量较低,可适当缩短随访间隔。锯齿状息肉病综合征:按照WHO2010标准,定义为,符合以下1条标准:(1)乙状结肠近端的结肠中发现≥5个锯齿状病变,且2个或2个以上>10 mm;(2)有锯齿状息肉病家族史的受检者在乙状结肠近端的结肠发现任何锯齿状病;(3)>20个锯齿状病变,且分布于整个结肠。

3.3 结直肠息肉/腺瘤切除术后随访

根据息肉大小、形态、数目、组织学类型、有无家族史、检查者有无遗漏多发息肉可能等各种因素来决定随访间隔。结直肠息肉/腺瘤切除术后的随访间隔可参考中国早期结直肠癌筛查及内镜诊治指南（2014北京），见表48-4。

4 诊疗流程

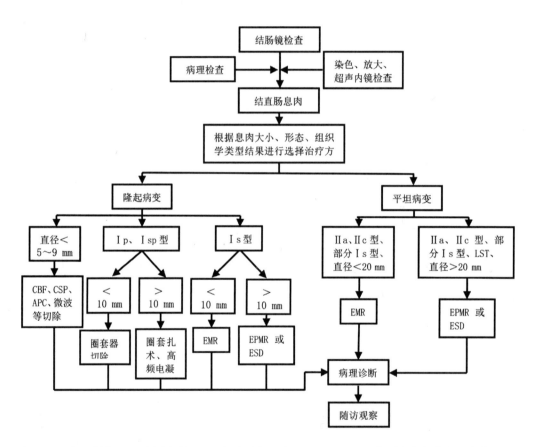

注 CBF 冷活检钳；CSP 冷圈套器；APC 氩离子凝固术；Ip、Isp、Is型分别为隆起病变的有蒂型、亚蒂型和无蒂型；EMR 黏膜切除术；ESD黏膜下剥离术；EPMR 分片黏膜切除。

图48-1 结直肠息肉诊疗流程

主要参考文献

[1] 中华医学会消化内镜学分会消化系早癌内镜诊断与治疗协作组, 中华医学会消化病学分会消化道肿瘤协作组, 中华医学会消化内镜学分会肠道学组, 等.中国早期结直肠癌及癌前病变筛查与诊治共识意见（2014 年11月·重庆）[J].中华内科杂志, 2015, 54: 375-389.

[2] 刘伟强, 高广荣, 李达, 等.结直肠息肉的内镜治疗进展[J].中华临床医师杂志（电子版）, 2017, 11: 675-680.

第49章 结肠憩室

1 概念

结肠憩室（Colonic diverticul）是指结肠黏膜经肠壁肌层缺损处向外突出形成的囊状病理结构。结肠中存在多个憩室则称为结肠憩室病（diverticulosis of colon）。依据膨出的组织不同分为真性（先天性）和假性（后天性）两种。真性憩室指肠壁的全层均膨出，假性憩室是指仅有黏膜层或黏膜下层膨出。根据发生的部位可分为左半结肠憩室和右半结肠憩室。根据憩室的数目多少可分为单纯性憩室和多发性憩室。结肠憩室的形成与肠壁结构异常和肠腔内压力增高有关。肠壁结构异常的原因可能是先天性肠壁肌层发育不全，缺乏张力，同时老人肠壁中胶原、弹性蛋白、网状组织的增多致使结肠壁弹性降低，顺应性下降，调节压力能力下降，易形成憩室。肠腔内压力增高的原因可能是长期低纤维饮食可以导致粪便秘结，结肠运动加强致肠壁外翻形成憩室；肠腔外病变如结肠过敏性炎症、习惯性便秘、肠易激综合征、肠道慢性梗阻、炎症性肠病、炎症性粘连造成的牵拉、肠外脂垂过多、肥胖等多种综合因素作用引起肠腔内压力变化，肠壁结构和运动能力出现变化，从而导致憩室及其他并发症的出现。由于憩室囊腔与消化道想通，憩室内易滞留食物残渣或其他肠内容物，这些异物滞留过久，必然导致憩室并发症，如炎症、出血、急慢性穿孔和梗阻等。憩室内物质滞留刺激可引起憩室炎，由于结肠憩室壁通常缺少肌层，故炎症极易扩散，形成憩室周围炎及周围脓肿，从而引起腹痛、出血等症状，少数可发生急、慢性穿孔引发急性弥漫性腹膜炎或内瘘。 近年来，结肠憩室病的发病率呈逐年上升趋势，且随着年龄的增长而增高。结肠憩室病在年龄<40岁人群少见，多见于>60岁人群，而我国发病率远低于西方国家，发病率仅为0.2%~1.9%，>60岁人群≤5%。在发病部位方面也存在差异，西方人群以乙状结肠及降结肠多见，而我国则多见于盲肠及升结肠。

2 诊断标准

对于年老、肥胖、平素有便秘、结肠炎或经常服用药物引起慢性肠道功能紊乱者,可根据临床症状考虑憩室诊断。急性憩室炎的诊断主要靠临床表现。当老年人出现类似阑尾炎的临床症状和体征时,而部位在下腹近耻骨上或偏左;中下腹部有原因不明的炎性肿块;或疑有下腹脏器穿孔等急性腹膜炎等情况时,在鉴别诊断中应考虑结肠憩室炎。如以往有结肠憩室病史,则对诊断很有帮助。憩室并发出血的诊断主要依靠内镜、血管造影和核素扫描,选择时可依据出血的程度,少量间歇性出血可行内镜检查,大量出血影响内镜视野,可行血管造影或核素显像。结肠憩室病应与肠壁运动异常性疾病,如肠易激综合征、肿瘤、阑尾炎、结肠炎性疾病等相鉴别。

2.1 临床表现

有80%~85%以上结肠憩室患者无临床症状,仅在因其他消化系统疾病进行钡灌肠、内镜检查中偶然发现或在尸检中发现。患者常因并发症出现相应临床症状。常见并发症如下:(1)憩室炎:主要为憩室、邻近肠壁及其周围组织的炎症,有10%~20%的结肠憩室患者可发生憩室炎。主要临床症状是腹痛,多位于下腹部尤其是左下腹部,疼痛程度轻重不一,以炎症程度而异。同时可合并发热、恶心、呕吐、腹胀、便秘等临床症状。体检可在病变局部有压痛,有时也触及炎性包块等。病变发生于右半结肠或者位于过长的乙状结肠中,有时患者可表现为右下腹痛,需与阑尾炎鉴别。(2)憩室出血:有10%~30%的患者可发生憩室出血,主要表现为下腹部不适、排鲜红色或暗红色血变。出血原因因多由憩室基底部的血管在炎症反应致小量出血,年老、合并动脉硬化的患者可能会发生大量出血。(3)穿孔和肠瘘:憩室炎可引起穿孔和肠瘘,穿孔表现为局限性腹膜炎或弥漫性腹膜炎。肠腔与周围脏器相通便形成内瘘,与腹壁相通便形成外漏。(4)肠梗阻:肠梗阻多由慢性憩室炎纤维化造成肠腔狭窄所致,临床表现为反复发作性左下腹痛及进行性加剧的便秘。

2.2 内镜检查

结肠镜检查是诊断和治疗结肠憩室的首选方法及手段,可显示憩室部位、形状、大小、有无炎症等。憩室炎急性期时结肠镜检查或憩室活检可造成穿孔等并发症,须慎选择。一般为多发,或单发,大小不一、多少不等,多者全结肠可达数百个。憩室开口直径多<1 cm,大者可

达6~27 cm。镜下见憩室呈袋状向肠腔外突出,开口呈裂隙状、圆形或椭圆形,可见局部肠壁薄弱。多数可见肠黏膜充血水肿,局部血管紊乱或消失,肠壁收缩及舒张功能减弱,憩室内可有粪便残留。憩室炎时开口及附近黏膜、水肿、糜烂甚至溃疡、出血等。

2.3 X线检查

结肠钡餐或钡剂灌肠造影检查对显示憩室大小、形态,数目及分布具有重要价值,同时也可了解有无并发症。但急性憩室炎或出血穿孔则是检查的禁忌证。单纯憩室病的X线表现为:圆球形或乳头状腔外突出影,为造影剂填充所致;环形、水泡状或烧瓶状,为钡剂涂布在憩室内的粪块周围所致;杯状或抱球状,为粪球填于憩室底部、钡剂只充盈憩室颈部或近端所致。并发憩室炎的X线表现为:由于憩室颈部及病变肠段黏膜水肿引起颈部阻塞,钡剂不能进入憩室内,所以憩室不显影,但炎症消退后又显示其特征;憩室呈不规则状;激惹痉挛僵硬改变,炎症刺激引起惹征象,由于大量炎症细胞浸润及纤维组织增生肠壁增厚肠袋消失,肠管变形、狭窄及短缩或呈腊肠状。

2.4 腹部CT检查

目前CT为结肠憩室炎患者的首选检查方法,根据CT表现可以判定病变的严重程度和范围,为临床制订治疗方案、确定脓肿引流部位提供有价值的信息。单纯憩室CT表现为以细颈样结构与结肠管腔沟通的突出于结肠壁外的囊袋状突起,轮廓光滑,周围脂肪间隙清晰,其内可充盈气体、液体、造影剂或粪便,大小多为0.5~1.0 cm。结肠憩室突出的部位多在肠系膜侧血管壁穿透肠壁处,憩室颈部为肠壁环肌。颈变窄,使憩室内的粪便和分泌物排空不畅而发生炎症。憩室壁增厚、强化为憩室炎的特异性征象,常伴结肠周围炎性浸润和肠壁增厚强化,增厚的肠壁内有液体或造影剂聚集表明有肠壁内窦道形成。憩室并发症有肠周或远处脓肿形成、憩室穿孔伴游离气体、瘘管形成、肠梗阻、门静脉炎、出血等。

2.5 超声检查

超声检查对回盲部憩室炎的诊断和鉴别诊断具有重要意义,除能早期明确诊断外,还可为临床医师选择正确的治疗方案提供依据。回盲部憩室包括回肠末端憩室(Meckel憩室)以及盲肠和升结肠(右半结肠)。直接征象:腹部压痛点或其周围肠壁向外凸出的圆形或卵圆形非均质包块,呈小囊样或烧瓶样,可见肠壁结构,通过一细颈与肠腔相通;包块腔内通常为点状低回声,可伴有少量气体样强回声、液性回声、强回声光团(粪石)或它们的混合回声。间接征象:憩室周围脂肪组织和网膜系膜组织不同程度地增厚,回声增强;髂窝少量积液。

2.6 选择性肠系膜血管造影

用于憩室并发大量出血的患者,特别急性出血期($>0.5ml/min$),憩室内有造影剂外泄,即可明确诊断。血管造影不仅可以明确出血部位,还可注入药物收缩血管进行止血。对于不适宜手术的患者可行栓塞治疗。

3 治疗方法

治疗原则 在单纯性憩室病中,对无症状的结肠憩室病病人一般无需治疗,而对有症状的结肠憩室病及憩室炎以内科治疗为主,使用抗生素、进食高纤维含量饮食、保持大便通畅等对症处理以缓解症状,并防止复发及预防并发症的发展。对于发生严重并发症及经内科保守治疗无效的结肠憩室病须采取手术治疗,若有穿孔、瘘管形成、肠梗阻、大量出血等并发症时则须行急诊手术治疗,如憩室炎经内科治疗无效,反复发作可引起肠壁水肿、粘连、肠壁纤维化以及持续性腹痛、不完全肠梗阻,须手术治疗。

3.1 内科治疗

(1)单纯性憩室病的治疗:包括高纤维膳食、调整饮食结构;常用喹诺酮类、第三代头孢菌素类抗生素和甲硝唑等,还可用利福昔明、5-氨基水杨酸等;便秘者给予缓泻剂如甲基纤维素、乳果糖等缓解急性症状,腹痛明显者可给予解痉药。(2)急性憩室炎的治疗:对有轻微炎症而无肠根阻且一般状态良好的患者,可在门诊给予流质饮食和口服广谱抗生素治疗。48 h内病情无改善而加重的患者,需要立即静脉补液、禁食、胃肠减压和使用抗生素等综合治疗,而对某些并有并发症的患者可能需要进行期或急诊手术。(3)预防急性憩室炎的复发:临床上应长期服用5-氨基水杨酸和益生菌等。

3.2 手术治疗

内科治疗无效时或穿孔所致弥漫性腹膜炎,脓肿引流不畅,瘘管形成,肠梗阻以及憩室巨大者,出血不止,久治不愈者则需外科手术治疗。

4 诊疗流程

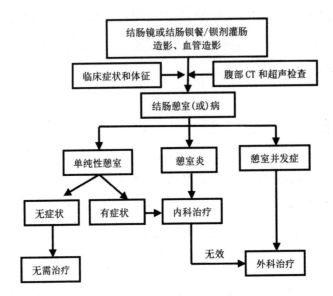

图49-1　结肠憩室病诊疗流程

主要参考文献

[1] 所剑, 李伟, 王大广.结肠憩室病诊断及治疗策略[J].中国实用外科杂志, 2015, 35: 562-566.

第50章 肠气囊肿症

1 概念

肠气囊肿症(pneumatosis intestinalis, PI)又称为肠壁囊样积气症,是指消化道的黏膜下或浆膜下出现气性囊肿,它可累及食管至直肠的全部或部分消化道,但临床主要发病在小肠和结肠,亦可发生于肠系膜、大网膜、肝胃韧带和其他部位。根据有无相关疾病分为原发性和继发性。前者既往无基础疾病,找不到明确原因,约占肠气囊肿症的15%。后者约85%肠气囊肿症为继发于其他疾病,包括消化系统疾病(幽门梗阻、肠梗阻、肠扭转、肠憩室等)和非消化系统疾病(慢性阻塞性肺气肿、低气压、多发性硬化症、系统性红斑狼疮等)。PI是一种少见的消化道疾病,其发病原因尚不十分清楚,肠壁内气体的形成原因主要包括肠坏死、黏膜破坏、黏膜通透性增高、肺部疾病,其中肠坏死是最常见的原因。此外,细菌感染、营养不良等产生大量气体,导致黏膜下层充气破裂。本病的发病率较低,国内文献报道PI的检出高原地区较其他地区高。可发生任何年龄,多见于30~50岁,男女之比为2.8:1。

2 诊断标准

PI常被伴发疾病的表现所掩盖,很少单独做出诊断,多在手术或特殊检查中发现。由于症状无特异性,诊断主要依赖腹部平片、钡灌肠、结肠镜检查。其中CT是最敏感的成像模式。一旦确诊PI,需要进一步评价伴发病的影像学发现。同时应注意诊断有无肠系膜梗死或者阶段性缺血等外科急症情况。本病需与结肠多发性息肉或其他黏膜下病变相鉴别。

2.1 临床表现

PI的表现方式和程度与原发病及其症状严重程度无关。由于该病少见,且缺乏特异性临床表现,多伴发病的表现,如溃疡病合并幽门梗阻、肠道炎性疾病、胃肠道肿瘤及各种原因引起的肠梗阻等。气囊肿有时自行破裂引起气腹而不伴有腹膜炎表现。发生气腹时，腹部膨隆，满腹鼓音、肝浊音界消失。少数患者有胃肠道不适如腹胀、呕吐、便秘或慢性腹泻等。

2.2 结肠镜检查

可见黏膜下多发大小不等的圆形或椭圆形隆起，基底较宽，无茎蒂，多数隆起物表面光滑，透明或半透明，部分呈息肉状或淡蓝色，直径串或多房网状透明区，随体位改变。活检钳触之弹性感，注射针刺破或活钳夹破壁后可见气泡冒出，随之隆起物塌陷甚至消失。

2.3 腹部X线检查

腹部平片可见沿肠壁分布的大小不等的气泡状透明区，X钡剂造影可见肠壁内成簇成串，大小不等的气囊缺损，其内为气体密度，边缘光滑，并可伸向腔外，肠壁软。

2.4 其他检查

超声内镜检查可见无回声或低回声区。病理检查可见病变处黏膜组织为慢性炎症。

3 治疗方法

PCI的治疗原则对无明显症状的结肠PI可进行临床观察，无需特殊治疗；对有明显症状者应首先提倡内科保守治疗（氧疗）或内镜治疗，或内科及内镜联合治疗；对伴随须外科疾病或PCI致肠梗阻，内科治疗无效者，宜选择外科手术治疗。

PI无特殊治疗，主要是治疗原发病，以去除形成气囊肿的原因。给予高浓度的氧或高压氧舱治疗，能使气囊肿消失。口服B族维生素，亦可改善症状。一般不需手术治疗。继发于胃肠道梗阻者，当梗阻解除后，气囊肿可消失；继发于慢性肺部疾患者，如原发病未得到控制，即使手术切除病变的肠段，术后仍可复发。另外，在内镜下行气囊肿刺破囊壁排气以及囊壁套扎治疗。

主要参考文献

[1]薛静，马腾，聂占国.结肠多发性气囊肿症[J].中华消化杂志，2010，30：889.

第51章　大肠癌

1 概念

大肠癌(colorectal cancer, CRC)是指大肠黏膜上皮在环境、遗传等多种致癌因素作用下发生的恶性病变,亦称结直肠癌,包括结肠癌和直肠癌。大肠癌分为早期大肠癌和进展期大肠癌。早期结直肠癌指浸润程度局限于黏膜及黏膜下层的任意大小的结直肠上皮性肿瘤,无论有无淋巴结转移者,其中局限于黏膜层者为黏膜内癌(M期癌),浸润至黏膜下层但未侵犯固有肌层者为黏膜下癌(SM期癌)。两者又可以根据其浸润深度进行细化,其中病变仅限于黏膜上皮层者为M1期癌,浸润基底膜侵入黏膜固有层者为M2期癌,浸润黏膜肌层者为M3期癌,浸润到黏膜下层上1/3、中1/3、下1/3者分别为SM1期癌、SM2期癌、SM3期癌。进展期癌是指浸润超越黏膜下层,穿透黏膜肌层者。结直肠癌的具体病因尚不明确,但对其发病的危险因素已有较多研究。目前认为结直肠癌是由环境、饮食、生活方式与基因若干因素协同作用的结果。(1)环境、饮食因素:根据结直肠癌移民流行病学调查研究发现,东亚人(中国人和日本人等)移居至美国和欧洲后,结直肠癌发病率明显上升,因此可以推测结直肠癌的发生主要与环境有关。随着人民生活水平的提高,大量进食高动物蛋白、高脂肪、高能量和低纤维饮食是结直肠癌的高发因素。长期高脂饮食致大肠中的胆酸(主要是次级胆酸,如脱氧胆酸、石胆酸)含量过高,煎炸和烧烤等制作过程中可能产生杂环胺类致癌物,以上均可促进大肠癌发生。胡萝卜素、维生素B_2、维生素C、维生素E均能降低大肠癌发病相对危险度,维生素D、钙、葱和蒜类食品则具有保护作用。水果、蔬菜和粗粮中的纤维素成分则可通过吸附水分而增加粪便体积以降低致癌浓度、刺激肠道蠕动而减少致癌物接触肠黏膜机会、作用于肠道菌群而产生有益于肠黏膜修复的短链脂肪酸等途径减少大肠癌的发生。(2)遗传因素:遗传相关的结直肠癌的发病率约占CRC的20%。其可分为家族性腺瘤性息肉病(FAP)和Lynch综合征(遗传性非息肉病性结直肠癌, HNPCC),仍有少数结直肠癌具有遗传背景。Lynch综合征是遗传决定的结肠癌易感性中最常见的类型,占所有结直肠癌的2%~4%,是一种DNA错配修复基因

（MMR）基因（hMSH2、hMLHl、hPMSl、hPMS2、hMSH6）缺陷导致的常染色体显性遗传病。从遗传易感性来看, 遗传性或获得性APC基因突变所导致的β-catenin/Wnt信号通路异常, 抑癌基因p53的突变与缺失, K-ras、MCC基因突变等在结直肠癌变过程中均具有重要作用。（3）大肠腺瘤: 80%以上的大肠癌源于大肠腺瘤, 而后者作为大肠癌最主要的癌前病变其发生率较高。从腺瘤演变为大肠癌大约需要5年以上, 平均10~15年, 但也有腺瘤终生不癌变。大肠腺瘤可分为管状腺瘤、绒毛状腺瘤（又称乳头状腺瘤）及混合性腺瘤, 其中管状腺瘤多见。结直肠癌的发生是一个多基因多骤的复杂过程, 从正常黏膜上皮到异常增生、腺瘤、腺癌的组织发生过程中癌基因的突变激活, 以及抑癌基因失活渐次改变的经典腺瘤癌变序贯学说。除上述结直肠腺瘤癌变序贯学说外, 染色体不稳定（CIN）、微卫星不稳定（MSI）、BRAF基因突变以及CpG岛甲基化表型（CIMP）亦被认为是结直肠癌发生的基础性机制。最近越来越多的证据表明, 结直肠癌的发生还可能存在增生性息肉（HP）-广基锯齿状腺瘤/息肉（SSA/P）和传统锯齿状腺瘤（TSA）可通过锯齿状途径癌变。大量研究证实微卫星不稳定（MSI）、CpG岛甲基化表型、BRAF基因的突变在锯齿状癌变途径中具有重要的作用。腺瘤发生癌变的概率与腺瘤的大小、病理类型、上皮内瘤变程度及外形有关。一般直径>2 cm、广基、伴有高级别上皮内瘤变的绒毛状腺瘤癌变概率较大。（4）结直肠慢性炎症: 部分结肠癌是由慢性结肠炎引起的, 称之为炎症相关肠癌（CAC）。大量的流行病学、实验病理学和临床研究表明炎症性肠病（IBD）, 特别是慢性溃疡性结肠炎和克罗恩病的长期存在可以恶性转化为结肠癌, 甚至促进结肠癌的进展和早期转移。近年研究发现, 随着疾病的迁延不愈和反复发作次数的增加, 肠黏膜炎性病变加重, 并发结直肠癌的风险逐步增加, 慢性溃疡性结肠炎患者10年后累积癌变率为2%, 20年上升至8%, 而30年以上者则高达18%。对慢性溃疡性结肠炎人群和正常人群进行对照回顾性研究发现, 慢性溃疡性结肠炎人群的结直肠癌的发病率是非慢性溃疡性结肠炎人群的2~3倍。因此, 与慢性溃疡性结肠炎相关的结直肠癌被认为是慢性溃疡性结肠炎的严重并发症。与慢性溃疡性结肠炎相比, 克罗恩病癌变率较低, 30年后的癌变率在8%左右。慢性结肠炎的发生及其恶变是一个复杂的过程, 有多种原因引起和多种因素参与。在基因和环境因素的相互作用, 引起炎性改变, 导致基因突变、癌基因活化以及遗传学的改变, 从而引起结肠癌的发生。（5）其他: 有研究表明胆囊切除术后的患者大肠癌发病率显著增高, 而且多见于近端结肠。可能与胆囊切除术后初级胆酸进入肠道后生成次级胆酸含量增加, 对大肠上皮细胞的损伤加强有关。胰岛素抵抗患者大肠癌风险增加, 因为患者循环中的高胰岛素导致血液中胰岛素样生长因子Ⅰ型受体（IGF-Ⅰ）浓度增高, 刺激肠黏膜增殖。CRC在发达国家的发病率高于发展中国家, 国内随着生活水平的提高, 环境与饮食结构等改变, CRC的发病率呈上升趋势。2015年中国癌症统计数据显示，我国结直肠癌发病率、死亡率在全部恶性肿瘤中均位居第5位，其中新发病病例37.6万人，死亡病例19.1万人。其中，城市地区远高于农村，且结肠癌的发病率上升显著。结直肠癌发病的临床特征出现了一些明显的变化，女性发病率上升更快，男女比例下降；发病中位年龄上升，有老年化趋向；结直肠癌的病变部位逐渐由左向右推移，直肠癌、升结肠癌构成比增加，而横结肠癌构成比减少；左半结肠癌减少，右半结肠癌发病率升高。另外，我国，早中期病人比例升高，组织学分化类型高中分化者比例上升。

2 诊断标准

2.1 早期大肠癌

早期结直肠癌的诊断包括病变性质和程度的诊断。发现病变后通过病变表面的凹凸、糜烂、饱满感、内镜下触及硬度等现象，结合放大内镜观察到的表面微细结构来对其良恶性做初步判断，之后结合病理予以确诊；其次，还需要对恶性病变的恶性程度以及浸润深度做出诊断，因病变浸润深度对内镜下治疗的适应证判断尤为重要。恶性程度可以根据病理组织学类型判断，浸润深度则需要结合色素放大内镜、超声内镜等检查来予以评估。

2.1.1　临床表现

早期大肠癌无明显症状和体征，常在体检或合并其他疾病进行检查时被发现。诊断率的提高有赖于无症状人群的筛查，其次针对有排便习惯改变、腹痛、便血或粪隐血阳性者及早进行肠镜检查。无症状人群年龄、性别、吸烟、结直肠癌家族史、BMI和自诉糖尿病的评分系统可预测结直肠癌的风险。推荐高危患者（3~6分）进行结肠镜检查，低危患者（0~2分）可考虑粪隐血筛查或（和）血清标志物筛查（如septin9DNA甲基化检测），见表51-1。根据我国的国情和结直肠的流行病学情况，符合第1条和第2~3中任一条者均应列为结直肠癌高危人群，建议作为筛查对象：（1）年龄50~75岁，男女不限；（2）粪便潜血试验阳性；（3）既往患者结直肠腺瘤性息肉，溃疡性结肠炎、克罗恩病等癌前疾病。

2.1.2　粪便潜血试验（FOBT）

简便易行，虽非特异性但其阳性常提示需要进行结肠镜检查。与愈创木脂粪便潜血试验（gFOBT）相比，免疫化学粪便潜血试验（iFOBT）有更高的敏感性和特异性且更为实用，检查结果亦不受食物或药物的影响。iFOBT检测自动化的特点使其更适用于人群普查。

表51-1　预测结直肠肿瘤风险评分

危险因素	标准	分值
年龄	50~55岁	0
	56~75岁	1
性别	女性	0
	男性	1
家族史	一级亲属无结直肠癌	0
	一级亲属有结直肠癌	1
吸烟	无吸烟史	0
	吸烟史（包括戒烟者）	1
体重指数（BMI）	<25	0
	≥25	1
糖尿病	无	0
	有	1

2.1.3　内镜镜检查

包括直肠镜、乙状结肠镜和结肠镜检查等。结肠镜下病理活检是目前诊断结直肠癌的金标准，根据患者年龄、FOBT检查结果、结直肠癌家族史等危险因素筛选出结直肠癌高风险人群，继而进行有目的的结肠镜筛查是较为可行的诊断策略。早期结直肠癌的内镜分型依照我国2014年共识意见标准：（1）隆起型（Ⅰ型）：病变明显隆起于肠腔，基底部直径明显小于病变的最大直径（有蒂或亚蒂）；或病变呈半球形，其基底部直径明显大于病变头部直径。可分为3个亚型：Ⅰp型，即有蒂型，病变基底部有明显的蒂与肠壁相连；Ⅰsp型，即亚蒂型，病变基底部有亚蒂与肠壁相连；Ⅰs型，即无蒂型，病变明显隆起于黏膜面，但其基底无明显蒂的结构，基底部直径明显大于病变头端的最大径。（2）平坦型（Ⅱ型）：病变高度低平或者平坦隆起型者统称平坦型，可分为4个亚型：①Ⅱa型，即病变直径小于10 mm，平坦型病变或者与周围黏膜相比略高者；②Ⅱb型，即病变与周围黏膜几乎无高低差者；③Ⅱa+dep型，即在Ⅱa型病变上有浅凹陷者；④非颗粒型LST：直径大于10 mm，以侧方发育为主的肿瘤群统称为LST，其中表面没有颗粒及结节者称为非颗粒型LST，又可进一步分为平坦隆起型和伪凹陷型；⑤颗粒型LST：即以前曾称的颗粒集簇型病变、结节集簇样病变、Ⅱa集簇型、匍形肿瘤等，可分为颗粒均一型和结节混合型。（3）浅表凹陷型：病变与周围黏膜相比明显凹陷者，可分为4型：①Ⅱc型：病变略凹陷与周围正常黏膜；②Ⅱc+Ⅱa：凹陷病变中有隆起区域者；③Ⅱa+Ⅱc：隆起型病变中有凹陷区域者，但是隆起相对平坦；④Ⅰs+Ⅱc：隆起型病变中有凹陷区域者，但是隆起相对较高，应该引起关注的是该类型病变都是黏膜下层高度浸润者，目前不属于内镜下治疗的适应证。早期结直肠癌或者癌前病变的内镜检查以普通白光结肠镜检查为基础，在退镜的过程中，全面细致观察结肠的各个部分,发现黏膜颜色、血管、形态等可疑改变时,根据设备状况和个人经验,综合使用染色内镜、放大内镜、窄带成像技术(NBI)及共聚焦激光显微内镜(CLE)等特殊技术的应用可明显提高早期大肠癌的诊断率。而超声内镜能显示肠壁层次,分析肿瘤的范围、大小、浸润深度,还可观察邻近器官病变情况,对考虑手术的患者具有重要的指导意义。

2.1.4 病理组织学检查

对于确定结直肠癌尤其是早期癌和息肉癌变以及对病变鉴别诊断有决定性意义,它不仅可明确肿瘤的性质、组织学类型及恶性程度,而且可判断预后,指导临床治疗。对早期结直肠癌及癌前病变病理学特征的熟练掌握有助于确定结直肠癌高危人群,并对其进行合理的筛查、随访,提高早期结直肠癌的检出率。(1)大体形态分类:早期结直肠癌肉眼形态可分为隆起型(Ⅰ型)和平坦型(Ⅱ型)。隆起型包括有蒂型(Ⅰp)、亚蒂型(Ⅰsp)和广基或无蒂(Ⅰs)。平坦型包括表面隆起型(Ⅱa)、表面平坦型(Ⅱb)、表面凹陷型(Ⅱc)和侧向发育肿瘤LST。(2)组织学分型:结直肠癌可分为腺癌、腺鳞癌、梭形细胞癌、鳞状细胞癌、未分化癌,其中腺癌又包括筛状粉刺型腺癌、髓样癌、微乳头癌、黏液腺癌、锯齿状腺癌、印戒细胞癌6个变型。非特殊类型腺癌依据腺样结构形成的比例,分为3个级别(高、中、低分化或1、2、3级)或2个级别(低级别、高级别)。(3)浸润深度分类:早期结直肠癌根据其浸润的层次可分为黏膜内癌和黏膜下癌。黏膜下癌根据其浸润深度可分为SM1(癌组织浸润黏膜下层上1/3)、SM2(癌组织浸润黏膜下层中1/3)和SM3(癌组织浸润黏膜下层下1/3)。(4)结直肠癌及癌前病变病理分型标准及临床处理原则:参照1998年维也纳胃肠上皮肿瘤病理分型标准,根据不同内镜和病理诊断,选择不同的临床处理方式(见表51-2)。

表51-2 胃肠上皮肿瘤维也纳分型(修订版)

分类	诊断	临床处理
1	无肿瘤/异型增生	随访
2	不确定有无肿瘤/异型增生	随访
	低级别上皮内瘤变	随访或内镜切除[a]
3	低级别腺瘤	
	低级别异型增生	
4	高级别上皮内瘤变	内镜下切除或外科手术
	4.1 高级别腺瘤/异型增生	局部切除[a]
	4.2 非浸润癌(原位癌)	
	4.3 可疑浸润癌	
	4.4 黏膜内癌	
5	黏膜下浸润癌	手术切除[a]

注 a:处理方式的选择由病变大小、浸润深度(通过内镜、放射影像或超声内镜等评估)及患者年龄、伴随疾病等因素共同决定。

2.2 中晚期大肠癌

凡中年以上出现不明原因的体重减轻、贫血、大便习惯改变、黏液便、便血、肠梗阻等症状，体检时腹部可触及包块，肛门直肠指诊可扪及肿块者，均应考虑结直肠癌的可能。进展期结直肠癌的诊断主要依赖内镜和组织病理活检（活检时应多点取材，溃疡或糜烂的边缘取材以及配合脱落细胞检查）检查，并进行分型、分级和分期诊断，同时配合染色、放大内镜、超声内镜、影像学、血清肿瘤标志物等选择性检查排除其他疾病。结直肠癌应需与以下疾病进行鉴别：溃疡性结肠炎、克罗恩病、结肠息肉、血吸虫病等，应详细询问患者相关病史。遗传性结直肠癌发病率约占总体结直肠癌发病率的6%左右，应详细询问患者相关家族史，包括林奇综合征、家族性腺瘤性息肉病、黑斑息肉综合征等。

2.2.1 临床表现

（1）排便习惯与粪便性质改变：为最早出现的症状，常以血便为突出表现。①便血：便血量与性状常与肿瘤部位有关。病变越远离肛门血的颜色越暗，血与粪便相混；病变越接近肛门便血越新鲜，血与粪便分离。直肠癌直肠指诊时指套上可见血性黏液。②黏液脓血便：可伴有里急后重，或排便次数增多，腹泻、腹泻与便秘交替等。③顽固性便秘：顽固性便秘或粪便外形变细。（2）腹痛：呈持续性隐痛，或仅有腹部不适或腹胀感。病变可使胃-结肠反射加强，出现餐后腹痛。定位不确切，中晚期肿瘤疼痛部位相对固定。（3）腹部肿块：位置取决于癌肿部位，结直肠癌腹部肿块以右腹部多见，肿块质硬，呈条索状或结节状，形态不规则。中、晚期肿瘤较为固定。合并感染者可有压痛。（4）肠梗阻：一般为结直肠癌晚期症状，多表现为低位不完全性肠梗阻，可出现腹胀、腹痛和便秘。完全梗阻时，症状加剧。（5）全身表现：由于慢性失血、癌肿溃烂、感染、毒素吸收等，患者可出现贫血、消瘦、乏力、低热等。晚期肿瘤可出现肝、肺、骨转移症状，继而出现进行性体重下降、恶病质、黄疸和腹水等。癌肿部位不同，临床表现亦有所不同，右侧结肠癌以全身症状、贫血和腹部包块为主要表现；左侧结肠癌则以便血、腹泻、便秘和肠梗阻等症状为主。

2.2.2 实验室检查

（1）粪便隐血试验（FOBT）：方法简单、非侵入性、费用低，可用于大肠癌的筛查。（2）血清标志物的检测：对于大肠癌的诊断、疗效评价、随访监测具有重要意义。大肠癌患者在诊断、治疗前、疗效评价及随访时必须检测血清癌胚抗原（CEA）、CA19-9；建议检测CA242、CA72-4；有肝转移患者建议检测AFP；有腹膜、卵巢转移患者建议检测CA125。

2.2.3 内镜检查

肠镜检查能清晰地直接观察肠壁、肠腔的改变，并确定癌肿、炎症等病变部位、大小及局部浸润范围等, 同时取活检, 以明确诊断。根据内镜下大体形态, 可将进展期结直肠癌可分为3型: (1)隆起型: 肿瘤的主体向肠腔内突出, 呈半球状、结节状、息肉状或菜花样隆起, 且质地较软; 并且瘤体较大, 易溃烂出血并继发感染、坏死; 此型好发于结肠任何部位, 但多发于右半结肠和直肠壶腹部, 特别是盲肠; 多数细胞分化程度较高, 浸润性小, 生长也较缓慢。

(2)溃疡型: 肿瘤向肠壁深层生长, 并向肠壁外浸润, 早期即可出现溃疡, 溃疡边缘隆起, 溃疡底可深达肌层, 穿透肠壁侵入临近器官和组织; 好发于直肠与远段结肠; 此型的细胞分化程度低, 较早发生转移。(3)浸润型: 肿瘤向肠壁各层弥漫浸润, 伴有纤维组织异常增生, 肠壁增厚, 形成环形狭窄, 易引起肠梗阻; 此型的细胞分化程度较低, 恶性程度高, 并且转移发生的也较早; 好发于直肠、乙状结肠及降结肠。所有疑似大肠癌患者均推荐全结肠镜检查, 但以下情况除外: ①一般状况不佳, 难以耐受。②急性腹膜炎、肠穿孔、腹腔内广泛粘连以及完全性肠梗阻。③肛周或严重肠道感染、放射性肠炎。内镜检查之前, 必须做好肠道准备, 服用泻剂, 如患者有肠梗阻表现, 可禁食禁水数日后行清洁灌肠。内镜检查报告必须包括进境深度、肿物大小、距肛缘位置、形态、局部浸润的范围等, 同时对可疑病变必须行病理学活组织检查。由于结肠肠管在检查时可能出现皱缩, 因此内镜所见肿物远侧距离肛缘距离可能存在误差, 建议结合CT、MRI或钡剂灌肠明确病灶部位。

2.2.4 影像学检查

(1)X线检查: 腹部立位X线片有助于肠梗阻的诊断。推荐气钡双重X线造影作为筛查及诊断结直肠癌的检查方法, 但不能应用于结直肠癌分期诊断。如疑有结肠或直肠梗阻的患者应当谨慎选择。气钡双重造影, 可显示病变部位、范围, 显示钡剂充盈缺损、肠腔狭窄、膜皱破坏等征象。(2)CT、MRI检查: 可了解肿瘤对肠壁和肠管外的浸润程度、有无淋巴结及其他脏器的转移, 有助于临床分期以制订治疗方案。推荐行胸部/全腹/盆腔CT增强扫描检查, 用于以下几个方面: ①结肠癌TNM分期诊断。②随访中筛查结直肠癌吻合口复发及远处转移。③判断结肠癌原发病灶及转移瘤新辅助治疗、转化治疗、姑息治疗的效果。④阐明钡剂灌肠或内窥镜发现的肠壁内和外在性压迫性病变的内部结构, 明确其性质。⑤有MRI检查禁忌证的直肠癌患者。CT评价直肠系膜筋膜(MRF)的价值有限, 尤其对于低位直肠癌。推荐MRI作为直肠癌常规检查项目。对于局部进展期直肠癌患者, 需在新辅助治疗前、后分别行基线MRI检查, 目的在于评价新辅助治疗的效果。如无禁忌, 建议直肠癌行MRI扫描前肌注山莨菪碱抑制肠蠕动; 建议行非抑脂、小FOV轴位高分辨T2W1扫描; 推荐行DW1扫描, 尤其是新辅助治疗后的直肠癌患者; 对于有MRI禁忌证的患者, 可行CT增强扫描。(3)PET-CT: 对于病情复杂、常规检查无法明确诊断的患者可使用PET-CT辅助检查, 但不推荐常规使用。(4)超声检查：普通超声检查可帮助了解患者有无复发转移，具有方便快捷的优越性、经直肠腔内超声检查为中低位直肠癌诊断及分期的常规检查。

2.2.5 病理组织学检查

（1）进展期结直肠癌的大体类型：①隆起型：凡肿瘤的主体向肠腔内突出者，均属本型。②溃疡型：肿瘤形成深达或贯穿肌层之溃疡者均属此型。③浸润型：肿瘤向肠壁各层弥漫浸

表51-3　结直肠癌组织学分级标准（依据WHO 2010版）

标准	分化程度	数字化分级[a]	描述性分级
>95%腺管形成	高分化	1	低级别
50~95%腺管形成	中分化	2	低级别
0~49%腺管形成	低分化	3	高级别
高水平微卫星不稳定性	不等	不等	低级别

注　此分级标准针对结直肠腺癌腺癌；a：未分化癌（4级）这一类别指无腺管形成、黏液产生、神经内分泌、鳞状或肉瘤样分化。

表51-4　AJCC）/ UICC结直肠癌TNM分期（依据2017年第八版）

	原发性肿瘤（T）		区域淋巴结（N）		远处转移（M）
Tx	原发肿瘤无法评价	Nx	区域淋巴结无法评价	M_0	无远处转移
T_0	无原发瘤证据	N_0	无区域淋巴结转移	M_1	转移至一个或更多远处
Tis	原发癌：黏膜内癌（侵犯固有层，未浸透黏膜肌层）	N_1	有1~3枚区域淋巴结转移（淋巴结内肿瘤≥0.2 mm），或存		部位或器官，或腹膜转移被证实
T_1	肿瘤侵犯黏膜下层（浸透黏膜肌层但未侵入固有肌层）		在任何数量的肿瘤结节并且所有可辨识的淋巴结无转移	M_1a	转移至一个部位或器官，无腹膜转移
T_2	肿瘤侵犯固有肌层	N_1a	有13枚区域淋巴结转移	M_1b	转移至两个或更多部位
T_3	肿瘤穿透固有肌层未穿透腹膜脏层到达结直肠旁组织	N_2b	有2~3枚区域淋巴结转移		或器官，无腹膜转移
T_4	肿瘤侵犯腹膜脏层或侵犯或粘连于附近器官或结构	N_2c	无区域淋巴结转移，但有肿瘤结节存在：浆膜下、肠系膜或无腹膜覆盖的结肠旁，或直肠	M_1c	仅转移至腹膜表面或伴其他部位 或器官的转移
T_4a	肿瘤穿透腹膜脏层（包括大体肠管通过肿瘤穿孔和肿瘤通过炎性		旁/直肠系膜组		
		N_2	有4枚或以上区域淋巴结转移		
		N_2a	4~6枚区域淋巴结转移		
T_4b	区域连续浸润腹膜脏层表面）	N_2b	7枚或以上区域淋巴结转移		
	肿瘤直接侵犯或年粘连于其他器官或结构				

润，使局部肠壁增厚，但表面常无明显溃疡或隆起。（2）组织学类型：根据组织学特点，结直肠癌的组织学类型分为8个类型：①腺癌，普通型。②腺癌，特殊型，包括黏液腺癌、印戒细胞癌、锯齿状腺癌、微乳头状癌、髓样癌、筛状粉刺型腺癌。③腺鳞癌。④鳞癌。⑤梭形细胞癌/肉瘤样癌。⑥未分化癌。⑦其他特殊类型。⑧癌，不能确定类型。（3）组织学分级：根据组织形态学和分子学特征，结直肠癌的组织学分级分为3个级别（见表51-3）。（4）病理学分期：推

荐美国癌症联合委员会（AJCC）/国际抗癌联盟（UICC）结直肠癌TNM分期系统（2017年第八版），见表51-4。解剖分期和预后组别（见表51-5）。

3 治疗方法

目前，结直肠癌的治疗原则根据患者的全身及肿瘤局部情况，应用最新的循证医学证据，以外科治疗为基础的个体化规范化综合治疗，建立科学的临床思维，多学科综合治疗（MDT），按照TNM分期标准制定出最适合病情的规范化治疗方案。主要包括有内镜下治疗、外科手术治疗、放化疗等。

表51-5 解剖分期/预后组别

期别	T	N	M
0	Tis	N_0	M_0
I	T_1	N_0	M_0
	T_2	N_0	M_0
II A	T_3	N_0	M_0
II B	T_4a	N_0	M_0
II C	T4b	N_0	M_0
III A	T_{1-2}	N_1/N_1c	M_0
	T_1	N_2a	M_0
III B	$T_{3-4}a$	N_1/N_1c	M_0
	T_{2-3}	N_2a	M_0
	T_{1-2}	N_2b	M_0
III C	T_4a	N_2a	M_0
	$T_{3-4}a$	N_2b	M_0
	T_4b	N_{1-2}	M_0
IV A	任何T	任何N	M_1a
IV B	任何T	任何N	M_1b
IV C	任何T	任何N	M_1c

注 cTNM是临床分期，pTNM是病理学分期；前缀y用于接受新辅助（术前）治疗后的肿瘤分期（如ypTNM），病理学完全缓解的患者分期为$ypT_0N_0cM_0$，可能类似于0期或1期。前缀r用于经治疗获得一段无瘤间期后复发的患者（rTNM）。

3.1 结肠癌的治疗

3.1.1 外科治疗

（1）传统开放性手术：结肠癌根治手术治疗结肠癌基本术式，由于肿瘤位置不同，具体包括根治性右半结肠切除术、横结肠切除术、左半结肠切除术、乙状结肠切除术等；若并发急性肠梗阻，可采用单纯小肠或结肠造口，Ⅱ期吻合。开放性手术的优点是技术相对成熟，器械要求不高，基层医院可开展；缺点是腹部开口较大，视野暴露欠佳，术后住院时间较长。（2）腹腔镜手术：2016年版美国国家综合癌症网络（NCCN指南）中对行腹腔镜结肠手术提出以下必须条件：手术医师有腹腔镜辅助下结肠切除的经验，无严重影响手术的腹腔粘连，非局部晚期肿瘤，不适用于肿瘤引起的急性肠梗阻或穿孔，术前应标记小病灶，需要进行全腹部探查。

（3）完整结肠系膜切除（CME）目前研究表明，CME同传统根治术相比在淋巴结清扫数目、系膜面积、血管高位结扎点距肠壁的垂直距离及距肿瘤中心的最短距离等标本质量方面的优势明显，而CME的手术相关风险并发症发生率并未增加，故推荐行完整系膜切除。

3.1.2 内镜治疗

我国结直肠癌诊疗规范（2017版）中建议，早期结肠癌（$cT_0N_0M_0$），侵入黏膜下层的浅浸润癌（SM1），可行内镜下切除。如果切除完整、切缘（包括基底）阴性而且具有预后良好的组织学特征（如分化程度良好、无脉管浸润），则无论是广基还是带蒂，此时无须再行手术切除。如果具有预后不良的组织学特征，或者非完整切除，标本破碎切缘无法评价，推荐追加结肠切除术加区域淋巴结清扫。结肠癌并发急性肠梗阻时，可行内镜下结肠支架置入解除急性肠梗阻，待患者一般情况恢复良好后可接受外科手术切除，这样既增加根治性切除的机会，同时减少造口的可能。

3.1.3 内科治疗

（1）结肠癌的术后辅助化疗：①Ⅰ期结肠癌（$T_{1-2}N_0M_0$）不推荐辅助化疗。②Ⅱ期结肠癌无高危因素者，建议随访观察，或者单药氟尿嘧啶类药物化疗。Ⅱ期结肠癌有高危因素者，建议辅助化疗。推荐选用5-FU/LV、卡倍他滨、CapeOx或5-FU/LV/奥沙利铂方案。如肿瘤组织检查为dMMR（错配修复缺陷）或微卫星不稳定（MS1-H），不推荐氟尿嘧啶类药物的单药辅助化疗。③Ⅲ期结肠癌如无化疗禁忌证，均应推荐行辅助化疗。推荐选CapeOx（卡倍他滨+奥沙利铂），FOLFOX（奥沙利铂+氟尿嘧啶+醛氢叶酸）方案或单药卡倍他滨，5-FU/LV方案。④Ⅳ期结肠癌患者应该行肿瘤的RAS突变检测（k-RAS以及NRAS）。至少应该行外显子2k-RAS突变检测。如果有条件应该同时检测非外显子2及NRAS的检测。所有已知的k-RAS以及NRAS突变的患者均不能接受西妥昔单抗或者帕尼单抗。Ⅳ期结肠癌患者除上述Ⅲ期化疗方案外,可联合贝伐单抗、西妥昔单抗、帕尼单抗或伊立替康。(2)T_4b结肠癌术前化疗:对于初始局部不可切除的T_4b结肠癌,推荐选择客观有效率高的化疗方案或化疗联合靶向治疗方案。必要时,在多学科讨论下决定是否增加局部放疗。对于初始局部可切除的T_4b结肠癌,推荐在多学科讨论下决定是否行术前化疗或直接手术治疗。

3.2 直肠癌的治疗

3.2.1 外科治疗

RO切除为直肠癌手术治疗基本原则,公认的直肠癌标准治疗术式为全直肠系膜切除(TME)。完善直肠癌患者诊断性检查,经MDT研讨,明确患者术前分期,有利于做出相关治疗决定。(1)早期直肠癌($T_1N_0M_0$):经评估确保可实现RO切除,且排除血管侵犯或分化不良征象,可行经肛门手术治疗;反之,则推荐行TME治疗。(2)直肠癌(T_{2-4}, $N_{0-2}M_0$):标准治疗原则为TME,即直肠、直肠系膜脂肪及周围淋巴结均必须切除,尽量保证环周切缘(CRM)阴性,对可疑CRM阳性者,应联合后续治疗。(3)转移性直肠癌:推荐所有转移性直肠癌患者接受MDT治疗模式。①对于伴可切除转移灶的直肠癌患者,须行手术完全切除。②对于潜在可切除的转移性直肠癌患者,一旦确诊即应接受MDT治疗(包括肿瘤外科),评估切除的可能。评价是否转化为可切除时,所有已知病灶必须全部可切除,在此基础上完善后续外科治疗。

3.2.2 内镜治疗

大部分早期直肠癌患者预后良好,5年存活率>90%,且部分患者可行内镜微创治疗获得根治。内镜治疗以根治肿瘤的目的,早期直肠癌内镜治疗指征为无淋巴结转移或淋巴结转移风险极低,使用内镜技术可以完整切除,且残留和复发风险低。

3.2.3 化疗

目前,多种化疗药物(如伊立替康、奥沙利铂、卡倍他滨等)及靶向药物(贝伐单抗、西妥昔单抗等)联合应用,使临床医生在施行化疗时有多种选择方案,显著提高了化疗效果。选择化疗方案的原则始终是争取疗效的最大化和毒副反应的最小化。(1)Ⅲ期直肠癌(T_{1-4}, N_{1-2}, M_0)术后辅助化疗:经过20余年的临床研究与实践,目前一致认为Ⅲ期直肠癌在行肿瘤根治术后,均应给予辅助化疗,其原因为辅助化疗可以提高长期存活率。(2)Ⅱ期直肠癌术后化疗:对于Ⅱ期直肠癌患者,辅助化疗并不能带来生存获益,但如存在复发风险因素,如T_4分期、肿瘤穿孔或破裂、急诊手术、清扫淋巴数<12枚,则主张行辅助治疗,一般选择单药化疗。(3)新辅助化疗:美国国家综合癌症网络(NCCN)发布的结直肠癌治疗指南将直肠癌术前辅助治

疗限定在术前分期为局部T_3和不论局部浸润程度但淋巴结N_1、N_2的患者, 通常对于进展期的直肠癌, 新辅助化疗均用于这类患者。

3.2.4 放疗

(1)辅助放疗: 临床研究证实, 与单纯手术或术后单纯放疗相比, 辅助放疗联合化疗的综合治疗可显著改善肿瘤的局部控制。(2)新辅助放疗: 优点是术前放疗可降低术中肿瘤种植风险; 急性毒副反应轻, 患者易耐受; 放疗敏感, 提高了治疗指数; 盆腔野照射时, 小肠受照容积小, 放射损伤轻。缺点是术前不能准确分期, 对早期($T_{1-2}N_0$)或转移患者进行了过度治疗。

3.2.5 靶向治疗

西妥昔单抗时针对表皮生长因子受体(EGFR)的单克隆抗体, 二者特异性结合后通过对与EGFR结合的酪氨酸激酶的抑制作用, 阻断细胞内信号转导途径, 从而抑制癌细胞的增殖, 诱导癌细胞凋亡。临床中, 采用FOLIRI(伊立替康+氟尿嘧啶+醛氢叶酸)治疗转移性直肠癌的一线治疗方案, 显著提高了无进展生存期(PFS)、总生存时间和手术切除率。临床试验研究指出, K-RAS突变状态可作为西妥昔单抗联合FOLIRI治疗转移性直肠癌的预测指标, 即对于K-RAS野生型患者应用西妥昔单抗则可能产生相对差的结果。对于直肠癌肝转移患者, 推荐手术治疗联合贝伐单抗化疗, 特别是对于分化好的肿瘤, 其疗效更好。

主要参考文献

[1] 国家卫生计生委员会医政医管局, 中华医学会肿瘤学分会.中国结直肠癌诊疗规范(2017版)[J].中华胃肠外科杂志, 2018, 21: 92-106.

[2] 中华医学会消化内镜学分会消化系早期癌内镜诊断与治疗协作组, 中华医学会消化病学分会消化道肿瘤协作组, 中华医学会消化内镜学分会肠道学组, 等.中国早期结直肠癌及癌前病变筛查与诊治共识意见(2014年11月.重庆)[J].中华内科杂志, 2015, 54: 375-389.

[3] 中华医学会消化内镜学分会, 中国抗癌协会肿瘤内镜学专业委员会.中国早期结直肠癌及癌前病变筛查及内镜诊治指南(2014, 北京)[J].中华医学杂志, 2015, 95: 2235-2252.

第五篇 肝脏疾病

第52章　病毒性肝炎

1 概念

病毒性肝炎 (viral hepatitis，HV) 是由多种肝炎病毒引起的，以肝脏炎症和坏死病变为主的一组乙类传染病。按病原学分类，目前主要有甲、乙、丙、丁、戊型病毒性肝炎共5型。其中甲型、戊型肝炎多为急性起病，预后良好，乙型、丙型和丁型肝炎预后较差，部分患者可演变为慢性肝炎、肝硬化，甚至原发性肝癌。本病具有传染性较强、传播途径复杂、流行面广泛、发病率高等特点。甲型和戊型肝炎主要通过粪-口途径传播，主要表现为急性肝炎；乙、丙、丁型肝炎主要通过血液和体液传播，可以表现为急性、慢性及重型肝炎。乙型肝炎病毒 (HBV) 感染呈全球性流行，但不同地区HBV感染的流行强度差异很大。据世界卫生组织报道，全球约20亿人曾感染HBV，其中3.5亿人为慢性HBV感染者，每年约有65万人死于HBV感染所致的肝功能衰竭、肝硬化和肝细胞癌 (HCC)。全球肝硬化和HCC患者中，由HBV感染引起的比例分别为30%和45%。我国有慢性HBV感染者约9 300万人，其中慢性乙型肝炎 (CHB) 患者约2 000万例。肝硬化和HCC患者中，由HBV感染引起的比例分别为60%和80%。由于乙型肝炎疫苗免疫普及，急性HBV感染明显减少，以及感染HBV人口的老龄化，再加上抗病毒药物的广泛应用，近年HBeAg阴性CHB患者的比例有所上升。丙型肝炎病毒 (HCV) 感染呈全球性流行，不同性别、年龄、种族人群均对HCV易感。据世界卫生组织统计，全球HCV的感染率约为2.8%，约1.85亿人感染HCV，每年因HCV感染导致的死亡病例约35万例。但是，由于HCV感染具有隐匿性，多数感染者并不知道感染HCV，因此，全球确切的慢性丙型肝炎发病率尚不清楚。2006年全国血清流行病学调查显示，我国1~59岁人群抗-HCV流行率约为0.43%，在全球范围内属HCV低流行地区。我国一般人群HCV感染者约560万，如加上高危人群和高发区的HCV感染者，约1 000万例。甲型肝炎的发病率与社会经济指标高度相关，随着收入的提高，卫生条件的改善以及甲型肝炎疫苗免疫规划政策的完善，HAV感染率呈逐年下降趋势，发病风险降至较低水平。甲型肝炎监测数据显示，我国甲型肝炎的发病率从1990年的5 258/10万降至2015年的

1.66/10万,我国已从甲型肝炎高流行区逐渐过渡为中流行区。2015年人群发病风险仅为2004年的0.23倍,HAV感染导致的发病和死亡均降低历史低水平。

2　诊断标准

应根据流行病学史、临床症状和体征、实验室及影像学检查结果,并结合患者具体情况及动态变化进行综合分析,做好鉴别诊断。然后根据肝炎病毒学检测结果做出病原学诊断,最后确诊。病毒性肝炎的诊断包括临床诊断、病原学诊断、确立诊断、组织病理学诊断等。

2.1　甲型病毒性肝炎

甲型病毒性肝炎(简称甲肝)是由甲型肝炎病毒(hepatitis A virns, HAV)引起的急性肝脏炎症,由患者的潜伏期或急性期粪便、血液中的HAV污染水源、食物及生活密切接触,经口进入胃肠道而传播,可暴发或散发流行,病程急骤,预后良好。好发于儿童及青少年。目前研究证实,感染早期HAV大量增殖,肝细胞仅轻破坏,随后细胞免疫起重要作用。较强的HAV抗原性易激活患者血清CD8+T淋巴细胞,致敏淋巴细胞对HAV感染的肝细胞产生细胞毒性,导致肝细胞点状坏死、变性和炎症渗出。感染后期,HAV抗体产生后免疫复合物使肝细胞破坏。

2.1.1　临床分型及表现

急性甲型肝炎的潜伏期通常是2~6周,平均4周。临床结果与年龄密切相关:幼儿通常为无症状感染,大龄儿童和成年人通常出现有症状疾病。甲型肝炎临床表现与急性病毒性肝炎相同,与由其他肝炎病毒引起的肝炎没有区别。症状通常包括身体不适、疲乏、厌食、呕吐、腹部不适、腹泻,较少有发热、头痛、关节痛和肌痛。肝酶水平升高,出现深色尿液,有时出现陶土色粪便和皮肤及巩膜黄染,这些都是急性病毒性肝炎特有的表现。>99%的甲型肝炎病例最终可完全恢复,但有报告显示,3%~20%的临床病例会再次出现临床症状。与乙型和丙型肝炎不同,甲型肝炎不引起慢性肝病。依据临床特征可分为急性黄疸型肝炎和急性无黄疸型肝炎。(1)急性黄疸型肝炎:临床经过较为明显,可分为3期。①黄疸前期:起病较急,约80%的患者可有发热伴畏寒,体温可在38~39℃之间,主要表现为周身乏力、食欲减退、恶心、呕吐、厌油、腹胀、腹泻、肝区不适、尿色加深等症状,少数患者以上呼吸道感染症状表现为主,尿色逐渐加深呈浓茶色。本期持续1~21 d,平均约5~7 d。②黄疸期:自觉症状有所好转,发热减退,但尿色继续加深,巩膜、皮肤黄染,约在2周内达高峰。有大便颜色变浅、皮肤瘙痒、心率缓慢等梗阻性黄疸表现。肝大至肋下1~3 cm,质软、有压痛及叩击痛。部分患者有轻度脾肿大。本期持续2~6周。③恢复期：黄疸逐渐消退，临床症状减轻以至消失，肝脾回缩，肝生化指标逐渐恢复正常。本期持续2周到4个月，平均1个月。(2)急性无黄疸型肝炎：较黄疸型多见，除无黄疸外其他临床表现与黄疸型相似。通常起病缓慢、症状较轻，主要表现为周身乏力、食欲减退、恶心、厌油、腹胀、肝区不适，肝区可有压痛及叩击痛。恢复较快，一般在3个月以内痊愈。(3)急性重型肝炎：甲型肝炎引起急性重型肝炎较少见，1988—1989年上海甲型肝炎暴发流行，累及人数31万人，甲型急性重型肝炎比例为0.15‰。在慢性乙型肝炎基础上并发甲型急性重型肝炎危险性较高。甲型急性重型肝炎并发肝性脑病和肝肾综合征是死亡的主要原因。(4)急性淤胆型肝炎：少数甲型肝炎可发展为淤胆型肝炎，使病程延长，一般为自限性。起病类似急性黄疸型肝炎，但自觉症状常较轻，皮肤瘙痒，大便灰白，常有明显肝脏肿大，肝功能检查血清胆红素明显升高，以直接胆红素为主，凝血酶原活动度＞60%或应用维生素K肌注后1周可升至60%以上，血清胆汁酸、r-谷氨酰转氨酶、碱性磷酸酶、胆固醇水平均可明显升高，黄疸持续3周以上，并排除其他原因引起的肝内外梗阻性黄疸者，可诊断为急性淤胆型肝炎。在慢性肝炎基础上发生上述临床表现者，可诊断为慢性淤胆型肝炎。(5)复发性甲型肝炎：＞90%的甲型肝炎患者最终可完全恢复，但有报告显示，3%~20%的甲型肝炎患者在恢复后出现复发的症状和体征，伴肝功能异常和抗HAV-IgM消失后再度上升。这种复发性甲型肝炎常发生于甲型肝炎恢复后1~4个月，但病程自限，预后良好。(6)重叠感染：甲型肝炎可重叠其他嗜肝病毒感染，我国报道甲、乙型肝炎病毒重叠感染率高达12%~15%，也有甲、乙、丙型肝炎病毒重叠感染。(7)合并妊娠：一般不影响甲型肝炎的病情和病程，也不增加产科并发症和婴儿畸形的发生率，甲型肝炎一般不通过母婴传播。

2.1.2 实验室检查

(1)粪便检测。用RNA分子杂交及PCR法检测HAV-RNA，后者更为灵敏，RT-PCR法转为cDNA，再进行PCR检测；固相放射免疫法(SPRIA)检测甲型病毒抗体(HAAg)，起病2周粪中可检测到，发病后1周阳性率45%，第2周仅12%。该方法可用于识别急性期或无症状感染患者，用于HAV感染患者粪便排病毒规律及传染期的观察。(2)血清抗体检测。①抗HAV-IgM：是临床最可靠的常规检测手段，常用酶联免疫吸附试验(ELISA)，血清抗HAV-IgM出现于HAV感染的早期(发病后数日)，滴度很快升至峰值，持续2~4周，并在短期内降至较低水平，通常在3~6个月消失(少数可超过1年)。因此，抗HAV-IgM是甲型肝炎早期诊断最简便可靠的血清学标志，也是流行病学中区分新近感染(包括临床和无症状的亚临床感染)与既往感染甲型肝炎病毒的有力证据。②抗HAV-IgG：在急性期和恢复早期出现，于2~3个月内达高峰，然后缓慢下降，持续多年或终身。能区分是新近还是既往感染起，主要用于了解人群中既往感染情况及人群中的免疫水平, 对流行病学调查更有意义。(3) 常规生化指标检测。外周血白细胞总数正常或偏低, 淋巴细胞相对增多。黄疸前期尿胆原及尿胆红素阳性反应, 可作为早期诊断的重要依据。丙氨酸氨基转移酶(ALT)于黄疸前期早期开始升高, 血清总胆红素(TBil)在黄疸前期开始升高。ALT高峰在血清TBil高峰之前, 一般在黄疸消退后数周恢复正常。急性黄疸型血清球蛋白常轻度升高, 随着病情变化逐渐恢复正常。急性无黄疸型和亚临床型患者肝生化指标改变仅以ALT轻、中度升高为特点。急性淤胆型者TBil显著升高而ALT仅轻度升高, 同时伴血清碱性磷酸酶(ALP)及谷氨酰转肽酶(GGT)明显升高。

2.1.3 诊断依据

结合流行病学史、临床表现、实验室检查(肝功能异常、抗-HCV阳性、HCV-RNA阳性)和病理学/影像学检查等诊断依据。(1)流行病学史: 发病前2~7周内有不洁饮食史或不洁饮水史, 或与甲型肝炎急性患者有密切接触史, 或当地出现甲型肝炎暴发或流行, 或有甲型肝炎流行区旅行史。(2)临床表现: ①发热、乏力和纳差、恶心、呕吐或者腹胀、便秘等消化道症状。肝脏肿大, 伴有触痛或叩痛。②有巩膜、皮肤黄染并排除其他疾病所致黄疸者。(3)实验室检查: ①血清丙氨酸氨基转移酶(ALT)明显升高。②血清总胆红素(TBil)大于正常上限数值一倍以上和(或)尿胆红素阳性。③血清学检测: 抗-HAV-IgM阳性或抗-HAV-IgG双份血清呈4倍升高。符合流行病学史、临床表现和血清ALT明显升高或血清TBil升高或尿胆红素阳性即可诊断为临床诊断病例; 对于临床诊断病例者, 若抗-HAV-IgM阳性或抗-HAV-IgG双份血清呈4倍升高即可诊断为确诊病例。黄疸前期需与上呼吸道感染、肠道感染和关节炎等疾病区别, 同时需与其他型别的病毒性肝炎、药物性肝炎、中毒性肝炎、传染性单核细胞增多症、钩端螺旋体病、巨细胞病毒性肝炎和阻塞性黄疸区别。

2.2 乙型病毒性肝炎

乙型病毒性肝炎(简称乙肝)是由乙型肝炎病毒(hepatitis B virus, HBV)引起机体免疫应答肝组织急性炎症的病变。HBV主要为血源传播(输血、不安全注射、破损的皮肤及黏膜)、母婴、性传播, 与HBV感染者密切接触史或家庭成员特别是母亲HBsAg阳性等危险因素暴露史。多发生于婴幼儿及青少年。乙型肝炎的发病机制十分复杂, 尚未完全阐明。目前主要认为, HBV侵入人体后, 未被单核-吞噬细胞系统清除的病毒到达肝脏, 病毒包膜与肝细胞膜融合, 导致病毒侵入肝细胞后开始复制过程。一般认为HBV不直接损害肝细胞, 而是通过宿主免疫应答引起肝细胞的损伤和破坏, 导致相应的临床表现。病理表现为肝小叶内坏死、变性和炎症反应。病变严重时, 在中央静脉与门静脉之间形成融合性带状坏死, 提示预后不良或转化为慢性活动性肝炎。

2.2.1 临床分型及表现

潜伏期1~6个月,平均2个月左右。临床表现可分为急性黄疸型、急性无黄疸型和急性淤胆型肝炎,临床表现与甲型肝炎相似,成人感染HBV后90%~95%表现为急性病程,其中绝大多数患者表现为无临床症状的隐性感染,常在半年内愈合。少数患者出现严重肝损伤。

2.2.2 实验室检查

(1)肝生化功能检查:可反映肝脏损害的严重程度,ALT、AST升高,急性期增高幅度低于甲型肝炎水平。可有血清胆红素升高。(2)HBV血清标志物的检测:①HBsAg:在HBV感染中出现最早,1~2周,最迟11~12周可被检出,滴度最高,是乙型肝炎早期诊断的重要标志。典型的急性乙型肝炎,潜伏期先出现HBsAg,2~6周才出现肝炎临床症状、体征及肝功能异常,在血液中可持续1~2个月,至恢复消失,若持续6个月以上,常发展为慢性肝炎。除见于急慢型肝炎外,尚可在HBsAg携带者、肝炎后肝硬化和肝细胞癌患者中检测到。HBsAg阳性表示存在HBV感染,但HBsAg阴性不能排除HBV感染。②抗-HBs:是一种保护性抗体,能清除病毒,防止HBV感染,在急性乙型肝炎中最晚(发病后3个月)出现,提示康复。在暴发型肝炎中抗-HBs常呈高滴度,并与HBsAg形成免疫复合物,是致肝细胞块状坏死的原因之一。接种乙肝疫苗后,可出现抗-HBs,可作为评价乙肝疫苗是否接种成功的重要标志。值得一提的是,HBsAg和抗-HBs同时阳性,提示形成免疫复合物、HBV多种亚型感染的结果或机体免疫紊乱所致。③HBeAg:伴随HBsAg后出现,若HBeAg持续阳性表明HBV活动性复制,提示传染性大,容易发展为慢性肝炎。④抗-HBe:急性乙型肝炎时,抗-HBe示病情好转,病毒复制减少或终止;抗-HBe持续阳性提示HBV复制处于低水平,HBV-DNA可能已和宿主DNA整合,并长期潜伏;或因出现前C区突变,HBeAg不能表达。HBeAg与抗-HBe转换有时是由于前区突变所致,而并非完全是感染减轻。⑤HBcAg:一般不能在血液中检测到,多数存在于Dane颗粒内,少数游离者也被高滴度抗-HBC形成免疫复合物,需用去垢剂处理使HBcAg暴露后再检测。它是乙型肝炎传染性和病毒复制的标志,是肝细胞损害的靶抗原,与病情活动有关。⑥抗-HBc:在HBV感染后早期出现,呈高滴度,可持续5年甚至更长。滴度在1:100以上,结合肝功能可作为乙型肝炎诊断的依据,对HBsAg阴性的急性乙型肝炎,抗-HBc高滴度有诊断意义;由于抗体持续时间长,常用于流行病学调查,是疫苗安全性观察指标。抗-HBc-IgM阳性提示HBV活动性复制,是诊断急性乙型肝炎的主要依据,慢性乙型肝炎活动期呈阳性,缓解期可消失。抗-HBc-IgG可持续存在,暴发型肝炎时抗体呈高滴度。

2.2.3 诊断依据

既往无慢性肝炎病史,近6个月内可能有输血史或血制品、不洁注射史、与HBV感染者密切接触或家庭成员特别是母亲HBsAg阳性等危险因素暴露史。(1)急性起病,近期出现无其他原因解释的乏力、恶心、厌油腻等胃肠道症状(也可无自觉症状),可有皮肤、巩膜黄染,尿色正常或浓茶色。(2)肝生化指标异常,特别血清ALT和AST显著升高,伴或不伴血清胆红素升高。(3)急性期血清HBsAg阳性,可伴有短暂HBeAg、HBV DNA阳性。(4)有明确的证据表明6个月内曾检测血清HBsAg阴性。(5)抗-HBc-IgM阳性1∶100以上。(6)肝组织病理学检查符合急性病毒性肝炎改变。(7)恢复期血清HBsAg阴转,抗-HBs阳转。同时符合以上诊断标准中的(1)和(3),或同时符合(2)和(3)可诊断为疑似急性乙肝。确诊急性乙肝病例需满足:疑似病例同时符合(4),或疑似病例同时符合(5),或疑似病例同时符合(6),或疑似病例同时符合(7)。本病需与其他病因的病毒性肝炎、药物或中毒性肝炎区别,主要依据流行病史、服药史和血清学标志物相鉴别。

2.3 丙型病毒性肝炎

丙型病毒性肝炎(简称丙肝)是由丙型肝炎病毒(hepatitis C virus, HCV)引起的病毒性肝炎,HCV主要为血源传播(输血、血制品、破损的皮肤及黏膜)、医源性传播、母婴传播、性传播,有与HCV感染者密切接触史或家庭成员特别是母亲抗-HCV阳性等危险因素暴露史。高危人群包括受血者、血透患者、静脉药瘾者、HIV感染者和HCV阳性孕妇所生的婴儿,密切接触传染性血液的医务人员、检验人员和丙型肝炎患者家属的发病率相对较高。HCV导致肝细胞损伤的机制主要有:HCV直接杀伤作用,宿主免疫因素,自身免疫,细胞凋亡。HCV感染者半数以上可转为慢性。急性丙型肝炎镜下可见灶性坏死、气球样变和嗜酸性小体。严重者可见桥接样坏死和肝细胞再生,门管区炎性细胞增加、淋巴细胞聚集和胆管损伤等,但程度明显低于慢性丙型肝炎。

2.3.1 临床分型及表现

病毒感染后的潜伏期为14~18d(最长达50d)。(1)急性HCV感染初期多数为无明显临床症状和体征,部分患者可出现ALT轻度升高或黄疸,极少数可发生急性重型肝炎。在急性感染中,80%~85%不能清除病毒,而进入慢性持续感染,其中25%~35%患者缓慢发展并进入终末期肝病,在30~40岁后1%~2.5%可发展为肝细胞癌(HCC)患者。无论在急性或慢性感染者中均有部分患者可自行恢复,特别是儿童和妇女。(2)急性丙型肝炎多数为无黄疸型肝炎。起病较缓慢,常无发热,仅轻度消化道症状,伴ALT异常;少数为黄疸型肝炎;发热者占7%。

黄疸呈轻度或中度；急性丙型肝炎中约有15%为急性自限性肝炎，在急性期ALT升高；HCV-RNA阳性和抗-HCV阳性；经1~3个月黄疸消退，ALT恢复正常；常在ALT恢复前HCV-RNA转阴，病毒持续阴性，抗-HCV滴度也逐渐降低，仅少数病例临床症状明显。

2.3.2 实验室检查

除常规肝生化指标，常用于HCV的特异诊断有抗-HCV和HCV-RNA以及HCV基因型。(1)抗体检测：抗-HCV检测可用于HCV感染者的筛查。对于抗体阳性者，应进一步进行HCV-RNA检测，以确定是否为丙型肝炎患者。血清抗-HCV滴度越高，HCV-RNA检出的可能性越大。一些血液透析和自身免疫性疾病患者可出现抗-HCV假阳性，急性丙型肝炎患者可因为抗-HCV检测处于窗口期，出现抗-HCV阴性。因此，HCV-RNA检测有助于确诊是否感染HCV。(2)HCV-RNA定量检测：国内多采用HCV荧光RI-PCR试剂盒检测HCV-RNA定量，有助于评估HCV复制水平和评价抗病毒治疗疗效。(3)HCV基因分型：基因分型用于预测临床治疗的效果及最佳治疗时限。

2.3.3 诊断依据

HCV-RNA阳性且符合下列任何一项：(1)有明确的就诊前6个月以内的流行病学史；(2)临床表现呈现急性丙型肝炎的特征；(3))肝组织病理学检查呈现急性丙型肝炎的特征；(4)其他辅助检查呈现急性丙型肝炎的特征；(5)抗-HCV检测结果阳性，且排除免疫抑制状态。临床诊断病例：抗-HCV阳性且符合下列任何一项：(1)有流行病学史中任一项；(2)有临床表现；(3)有生化学异常检查结果。确诊病例：血液HCV-RNA检测结果为阳性的病例。鉴别诊断：其他病毒性肝炎临床表现和生化学检查结果可以与丙型肝炎相似，鉴别主要依靠相应的其他肝炎病毒学或血清学检查结果阳性，而抗-HCV检测结果阴性，特别是HCV-RNA检测结果阴性。一些自身免疫性疾病患者也可以出现抗-HCV检测结果阳性，但通常有多种自身抗体阳性，而HCV RNA始终阴性，可以与丙型肝炎鉴别。母体的IgG型抗-HCV可以通过胎盘进入胎儿体内，18个月以内的婴儿或幼儿抗-HCV阳性并不一定代表HCV感染，应以HCV-RNA阳性作为其HCV感染的依据。新生儿如在母亲分娩时发生HCV感染，在出生1~2周以后，可在血清中检测到HCV-RNA，6个月后复查HCV RNA仍为阳性者，可确诊为慢性HCV感染。

2.4 丁型病毒性肝炎

丁型病毒性肝炎是由丁型肝炎病毒（hepatitis D virus, HDV）引起的以肝细胞炎症坏死和纤维化为主要表现的一种传染性疾病。HDV的传播途径方式与HBV相同，输血和血制品是传播HDV的最主要途径之一，也可经性、母婴传播。HDV感染一般与HBV感染同时发生或继

发于HBV感染。我国HDV传播以生活密切接触为主。丁型肝炎的发病机制尚未明确,目前认为
HDV本身及其表达产物对肝细胞有直接作用。另外有资料显示,HDV-Ag抗原性强,特异性的
CD8+干细胞攻击靶抗原,因此宿主免疫反应也参与肝细胞的损伤。HDV感染的病理表现与
HBV基本相似,HDV以肝细胞嗜酸性变及微泡状脂肪变性,伴肝细胞水肿、炎性细胞浸润及
门管区炎症反应为特征。重型肝炎时,可见大块肝细胞坏死,残留肝细胞微泡状脂肪变性、假
胆管样细胞再生及门管区炎症加重。

2.4.1 临床分型及表现

HDV感染后,可出现乏力、食欲减退、恶心、呕吐、腹胀、肝区不适或隐痛等胃肠道症状,
出现尿黄、巩膜黄染等。急性丁型肝炎患者可有肝肿大、触痛或叩痛,慢性丁型肝炎患者可有
脾肿大等。依据原有HDV感染状态可分为以下两种。(1)HDV与HBV同时感染:见于既往无
HDV感染,同时感染HDV与HBV,表现为急性丁型肝炎。其临床表现与急性乙型肝炎相似,在
病程中可见两次总胆红素和ALT升高(即双相升高)。血清中HBsAg先出现,然后肝内HDAg
阳性。急性期患者,血清中HDAg阳性持续数日即转阴,继而抗-HDVIgM阳性,持续时间短,滴
度低。抗-HDVIgG则为阴性。(2)HDV与HBV重叠感染:潜伏期3~4周。无症状的慢性HBV/
HBsAg携带者重叠HDV感染的临床表现与急性肝炎发作类似,有时病情较重,ALT、AST常持
续升高数月,或血清TBil及氨基转氨酶呈双相曲线升高,易发展为慢性肝炎,甚至肝硬化。当
血清中出现HDAg时,HBsAg滴度可能下降;因绝大多数患者发展为慢性肝炎,血清中一般可
持续检测到HDAg和HDV RNA;高滴度抗-HDVIgM和IgG可长期持续存在。同时近年研究发
现,丁型肝炎与原发性肝癌可能存在相关性。

2.4.2 实验室检查

HDV感染的确诊是通过用RIA、ELISA、RT-PCR等方法检测HDV的抗原抗体系统。(1)
HDV-Ag:最早出现,持续时间平均21 d,HDV-Ag阳性是诊断急性HDV最直接的证据。随
着抗-HDV的产生,HDV-Ag多以免疫复合物形式存在,此时检测HDV-Ag则为阴性。(2)
抗-HDV:检测血清中抗-HDV的存在有助于确诊HDV感染。抗-HDC IgM是现症感染的标志。
在感染处于HDV-Ag和抗-HDV-IgG之间的窗口期可仅有HDV-IgM阳性。抗-HDV-IgG不是保
护性抗体,高滴度的抗-HDV-IgG提示感染持续存在,低滴度则提示感染静止或终止。(3)
HDV-RNA:血清或肝组织中HDV-RNA是诊断HDV感染最直接的依据。

2.4.3 诊断依据

(1)流行病学史:①既往无HBV感染史,6个月内接受过血及血制品,或有其他医源性感
染HBV及HDV的可能性、生活中同其他HBV感染者有密切接触(尤其是性接触)等,符合该病

史者提示急性HBV与HDV同时感染的可能性。②既往有慢性HBV感染史，6个月内接受过血及血制品，或有其他医源性感染HDV的可能性，生活中同其他HDV感染者有密切接触（尤其是性接触）等，符合该病史者提示慢性HBV感染的基础上重叠急性HDV感染的可能性。③既往HBV感染史不详，近期偶然发现HBV感染（无急性起病的临床表现），此类患者多为慢性HBV感染。如同时检出HDV感染，则亦多为慢性HDV感染，即慢性HBV感染重叠慢性HDV感染，但不能区分是HBV与HDV的同时感染转为慢性，抑或是慢性HBV感染的基础上重叠HDV感染。

（2）临床表现：①乏力、食欲不振、恶心、呕吐、腹胀、肝区不适或隐痛、尿黄、眼黄等。急性患者可有肝脏肿大，触痛或叩痛，慢性患者可能脾大、肝掌、蜘蛛痣等。②HBV与HDV同时感染。成年急性HBV与HDV感染大多表现为自限性肝炎经过。急性丁型肝炎的症状体征与急性乙型肝炎的症状体征重叠出现，不能区分。如急性乙型肝炎患者有血清ALT和胆红素的双相升高，应怀疑为HBV与HDV的同时感染。③HBV与HDV重叠感染。慢性HBV感染者突然出现病情活动或加重，或迅速发展为重型肝炎，应考虑重叠感染HDV的可能性。（3）实验室检测：①肝功能检测。血清ALT升高。②HDV标志物检测。血清HDAg阳性，血清HDV-RNA阳性，血清抗-HDV阳性，血清抗HDV-IgM阳性，肝组织HDAg阳性，肝组织HDV-RNA阳性。③HBV感染标志物检测。乙型肝炎表面抗原（HBsAg）阳性。符合下列任何一项即可诊断为疑似诊断丁型病毒性肝炎病例：（1）流行病学史＋临床表现＋肝功能检测异常＋HBsAg阳性；（2）临床表现＋肝功能检测异常＋HBsAg阳性；（3）临床表现＋HBsAg阳性。符合疑似诊断丁型病毒性肝炎病例＋HDV标志物检测中任一项即可诊断为丁型病毒性肝炎病例。

2.5 戊型病毒性肝炎

戊型病毒性肝炎（简称戊型肝炎）是由戊型肝炎病毒（hepatitis E virus, HEV）感染导致的急性传染病，主要通过粪-口途径传播，经污染的水及食物传播造成暴发流行。此外，输血和人畜交叉感染也是重要的传播途径。戊型肝炎的流行特征与病毒的基因型有关。HEV-1和HEV-2所致的戊型肝炎多见于冬春季节，易在雨季或洪水后暴发流行，病例以15～40岁的青壮年为主；HEV-3和HEV-4所致的戊型肝炎以散发为主，全年均可发生，冬春季稍多，病例以40岁以上的中老年人为主。戊型肝炎的发病机制尚不明确，HEV对肝细胞的直接致病力弱，肝脏损伤的发生可能与机体抗HEV免疫应答有关。戊型肝炎的病理特征主要是肝细胞的弥漫性气球样变性，常可见到明显的毛细胆管胆汁淤积，几乎50%以上的患者表现为明显淤胆。

2.5.1 临床分型及表现

本病潜伏期15～75 d，平均40 d。戊型肝炎的临床表现与甲型肝炎极为相似，可表现为亚临床型、急性黄疸型、急性无黄疸型、淤胆型和重型。

（1）急性黄疸型：①黄疸前期：绝大多数患者起病急，约半数患者有发热、畏寒、咳嗽等上呼吸道感染症状，1/3患者伴有关节痛，继而出现恶心、呕吐、厌油腻、腹泻、腹胀等消化道不适症状，尿色逐渐加深，此期一般持续数日至2周，平均10 d。②黄疸期：尿色呈进行加深，巩膜、皮肤黄染，粪便呈灰白色、皮肤瘙痒，80%患者有不同程度的肝肿大，伴有压痛及叩击痛，约10%患者可见脾肿大。此期一般持续10~30 d，老年患者可达2个月以上。③恢复期：自觉症状逐渐改善，黄疸逐渐消退，此期一般持续2~4周。（2）急性无黄疸型：临床表现除不出现黄疸外，其余与急性黄疸型相似，但临床症状轻微，部分患者无任何临床症状，呈亚临床型感染。（3）淤胆型：淤胆型戊型肝炎较常见，发病率高于甲型肝炎，临床症状与甲型肝炎相似。

（4）重型：重型戊型肝炎约占5%，较甲型肝炎多见，发病初期常类似急性黄疸型肝炎，但病情迅速发展，表现出急性重型肝炎和亚急性重型肝炎的临床过程，病情严重，预后较差。使戊型肝炎发生重型转变的危险因素主要为合并HBV感染、妊娠以及老年患者。

2.5.2 实验室检查

（1）抗-HEV-IgM和抗-HEV-IgG：抗-HEV-IgM在发病早期（3个月内）由阳性转为阴性是近期感染HEV的标志，抗-HEV-IgG在发病早期也出现，也可作为感染性急性戊型肝炎的标志。若急性期抗-HEV-IgG滴度较高，随病程发展呈动态变化，则可诊断急性HEV感染。抗-HEV-IgG多在发病6~12个月转阴，也有相关报道可持续数年甚至十余年。（2）HEV-RNA：在发病早期，通过RT-PCR采集血液或粪便标本检测到HEV-RNA可明确诊断。

2.5.3 诊断依据

（1）流行病学史：患者有接触戊型肝炎患者，食用烹煮不当的猪内脏，饮用或频繁接触未经适当处理的沟河水，密切接触牛、猪，在外饮食不洁，近期输血或频繁透析治疗等明确的危险凶素，则有助于戊型肝炎的诊断。由于我国为戊型肝炎高流行区，HEV感染在全国各地均较常见。（2）临床表现：近期内出现，且持续几天以上无其他原因可解释的症状，如乏力、纳差、恶心、呕吐、上腹不适、肝区疼痛、腹胀、腹泻等。部分患者可有肝脏轻度肿大、触痛和叩击痛，尿色逐渐加深。体检可见肝脏肿大并有压痛、肝区叩击痛、巩膜黄染等。一般比甲型肝炎病程更长、病情更重。（3）实验室检查：①肝功能检测。戊肝患者短期内可突然出现ALT和AST升高，且升高幅度较慢性肝炎明显，通常不低于2.5倍正常值上限。与甲型肝炎相比，戊肝患者血清胆红素往往更高，凝血时间往往更长。②病原学检测。HEV急性感染的实验室检测指标包括抗-HEV-IgM阳性，抗-HEV-IgG阳性或含量4倍及以上升高；血清和（或）粪便HEV-RNA阳性。其中血液或粪便标本检测HEV-RNA阳性具有诊断意义，抗-HEV-IgM和

/或抗-HEV-IgG阳性可作为感染急性戊型肝炎的标志。根据上述（1）、（2）标准加上抗-HEV-IgM阳性可以临床诊断；血液或粪便HEV RNA阳性可以确定诊断。戊型肝炎临床表现与甲型肝炎极为相似，主要依据血液免疫学诊断结果予以鉴别。同时应与其他能引起血清ALT、胆红素升高的疾病鉴别，如中毒性肝炎（延误或毒物）、传染性单核细胞增多症、胆石症等。临床上需详细询问流行病学史，特异性病原学诊断、B超检查等有助于鉴别诊断。

3 治疗及预防

3.1 甲型病毒性肝炎

多数急性甲型肝炎一般无特殊治疗。该病预后良好，通常在2~4个月内恢复，少数病程可延长或有反复，但最终可愈合，该病不会转为慢性肝炎，病死率极低。早期发现，早期隔离，自发病日开始，隔离3周。幼儿园等机构除病儿隔离外，接触者医学观察45 d。强调改善居住和卫生条件，提高群众卫生意识。餐前便后勤洗手，加强水源、饮食和粪便的管理。密切接触者，可予免疫球蛋白（人体丙种球蛋白）被动免疫，0.02~0.05 ml/kg，尽早注射，治疗时间应≥2周。在高发地区接种疫苗，可形成免疫屏障，明显降低发生率。目前对学龄前儿童普遍接种，对高危人群亦接种疫苗，是我国控制甲型肝炎流行的主要手段。

3.2 乙型病毒性肝炎

多数急性乙型肝炎可能自愈，无须特殊药物治疗。患者只需适当休息、合理营养，只有在必要时，根据临床症状对症支持治疗。急性期患者应隔离至病毒消失。切断传染途径包括养成良好的卫生习惯，接触患者后应勤洗手；提倡使用一次性注射器，医疗器械一用一消毒；对血液及体液污染物应严格消毒和处理；加强血液制品的管理。接种乙肝疫苗是我国预防和控制乙肝的最关键措施；对于HBV感染母亲的新生儿及暴露于HBV的易感者，应早注射乙肝免疫球蛋白。

3.3 丙型病毒性肝炎

60%~85%的急性丙型肝炎者会转为慢性，比率远高于急性乙型肝炎，早期抗病毒治疗，可有效阻断其慢性发展。临床发病后1个月内，血清ALT持续升高，HCV-RNA阳性的急性丙型肝炎患者应及早给予IFN-a联合巴韦林抗病毒治疗。HCV传播的预防，目前最有效的预防措施是严格筛选献血者，推行安全注射和安全有创操作。目前还缺乏有效的预防性疫苗。暴露后预防缺乏有效措施。

3.4 丁型病毒性肝炎

HDV与HBV感染所致的急性肝炎多为自限性,无须特殊治疗。HDV感染必须有HBV辅助,预防乙型肝炎的措施也可预防丁型肝炎,包括对献血员及血制品进行HBsAg筛查,减少HBV感染的机会;广泛接种HBV疫苗,既可预防HBV感染,又可预防HBV/HDV联合感染;对HBV患者和HBeAg携带者进行健康教育,以减少HDV重叠感染的机会。

3.5 戊型病毒性肝炎

本病治疗原则与甲型肝炎类似,无特异的治疗药物及方法。急性期予对症支持治疗。戊型肝炎孕妇虽不用终止妊娠,但易发生重型肝炎,应密切观察病情变化,及时对症治疗,以免病情加重。预防本病的重点是切断粪-口传播途径,注意环境、食品及个人卫生。目前尚无商业化的戊型肝炎疫苗。

第53章 慢性乙炎型肝炎

1 概念

有乙型肝炎或HBsAg阳性史6个月以上，HBsAg和（或）HBV-DNA仍为阳性者，可诊断为慢性HBV感染，出现肝炎症状、体征及肝生化指标异常者可诊断为慢性乙型肝炎（CHB）。慢性HBV感染的自然史可分为4个期，即免疫耐受期、免疫清除期、非活动或低（非）复制期和再活动期。（1）免疫耐受期（慢性HBV携带状态）：血清HBsAg和HeBAg阳性，HBV-DNA水平高，ALT正常，肝组织无明显异常或轻度炎性坏死，无或仅有缓慢肝纤维化进展。（2）免疫清除期（HBeAg阳性慢性乙型肝炎）：血清HBV-DNA水平>200 IU/ml，ALT持续或间歇升高，肝组织学中度或严重炎症坏死，肝纤维化可快速进展，部分可发展为肝硬化和肝功能衰竭。（3）低（非）复制期（非活动性HBVsAg携带状态）：血清HBeAg阴性、抗-HBe阳性，HBV-DNA水平低（常<200 IU/ml）或检测不到，ALT水平持续正常，肝组织无炎症或仅有轻度炎症。在发展为明显肝病之前出现HBeAg血清学转换的此期患者，发生肝硬化和HCC的风险明显减少。（4）再活动期（HBeAg阴性慢性乙型肝炎）：HBeAg阴性，抗-HBe阳性，HBV-DNA水平常>200 IU/ml，ALT水平持续或反复异常也可再次出现HBeAg阳性。CHB的发病机制较为复杂，尚未完全阐明。大量研究表明，HBV不直接杀伤肝细胞，其引起的免疫应答是肝细胞损伤及炎症发生的主要机制。而炎症反复存在是CHB患者发展为肝硬化甚至HCC的重要因素。

2 诊断标准

2.1 临床诊断

（1）急性HBV感染超过6个月仍HBsAg阳性或发现HBsAg阳性超过6个月；（2）HBsAg阳性持续时间不详，抗-HBc-IgM阴性；（3）慢性肝病患者的体征如肝病面容，肝掌，蜘蛛痣和肝、脾肿大等；（4）血清ALT反复或持续升高，可有血浆白蛋白降低和（或）球蛋白升高，或胆红素升高等；(5)肝脏病理学有慢性病毒性肝炎的特点；(6)血清HBeAg阳性或检出HBV–DNA，并排除其他导致ALT升高的原因。同时符合上述诊断标准中的(1)和(3)，或同时符合(2)和(3)，或同时符合(2)和(4)可诊断为疑似慢性乙肝。确诊慢性乙肝病例符合下述任何1项可诊断：同时符合(1)(4)(6)，同时符合(1)(5)(6)，同时符合(2)(4)(6)，同时符合根据(2)(5)(6)。根据HBV感染者的血清学、病毒学、生物化学及其他临床和辅助检查结果，可将慢性HBV感染可分为以下几种类型。

2.1.1 HBeAg阳性CHB

血清HBsAg、HBeAg和HBV–DNA阳性，抗–HBe阴性，血清ALT持续或反复升高，或肝组织学检查有肝炎病变。在此期间，若HBV复制停止、HBV–DNA转阴，肝脏活动性炎症逐渐消退，肝功能可恢复正常，但是若反复或进行发作则可发展至重型肝炎、肝硬化甚至肝癌。

2.1.2 HBeAg阴性CHB

血清HBsAg和HBV–DNA阳性，HBeAg持续阴性，抗–HBe阳性或阴性，血清ALT持续或反复异常，或肝组织学检查有肝炎病变。若HBV–DNA复制得不到控制、肝脏呈慢性活动性炎症，血清ALT波动性大，易发展至重型肝炎、肝硬化及肝癌。

2.2 乙型肝炎肝硬化

(1)存在HBV感染的证据：慢性HBV感染是HBV相关肝硬化病因学诊断的重要依据。HBsAg阳性史超过6个月，且目前HBeAg和(或)HBV DNA仍有阳性者，可诊断为慢性HBV感染，包括CHB、慢性HBV携带状态/慢性非活动性HBsAg携带状态、隐匿性CHB。其他常见引起的病因如药物、酒精等也通过病史或相应的检查予以明确或排除诊断。(2)存在肝硬化的证据：肝硬化的临床诊断过程中需综合临床表现、实验室检查、组织学、影像学及组织病理学等诸多依据。肝组织学中弥漫性肝纤维化伴假小叶形成，是肝硬化组织病理学诊断的金标准。根据有无主要并发症将肝硬化分为代偿期及失代偿期。

2.2.1 代偿期肝硬化

(1)根据影像诊断或肝组织病理学诊断，肝脏弹性扫描检查、肝功能生化学、凝血功能以及Child–Turcotte–pugh评分等检查评估肝脏功能。影像学、生物化学或血液学检查有肝细胞合成功能障碍或门静脉高压症证据，或组织学符合肝硬化诊断，不伴有食管胃底静脉曲张破裂出血、腹水或肝性脑病等并发症。(2)乙肝病毒标志物阳性，可伴或不伴HBV–DNA阳性和肝功能异常。(3)排除其他原因引起的肝硬化。

2.2.2 失代偿期肝硬化

（1）符合肝硬化诊断标准：肝组织病理学诊断或影像学诊断，参考肝脏弹性扫描、肝功能生化、凝血功能等检查评估肝功能，根据Child-Turcotte-pugh评分，B、C级为肝功能失代偿期。（2）出现肝硬化失代偿的标准：Child-Turcotte-pugh评分为B级或C级，或按肝硬化5期分类法确定为失代偿期肝硬化。满足如下其中一条标准：Child-Turcotte-pugh评分为7分或以上；有腹水的体征和影像学结果，腹胀、腹部移动性浊音阳性或腹部超声或CT或MRI检查证实存在腹腔积液；有食管静脉曲张破裂出血史。

2.3 慢性HBV携带状态

（1）慢性HBV携带状态：多为年龄较轻的处于免疫耐受期的HBsAg、HBeAg和HBV-DNA阳性患者，1年内连续随访3次，每次至少间隔3个月，均显示血清ALT和AST在正常范围，HBV-DNA通常高水平，肝组织检查无病变或病变轻微。（2）非活动性HBsAg携带状态：血清HBsAg阳性、HBeAg阴性、抗-HBe阳性或阴性，HBV-DNA检测不到（PCR法）或低于检测值下限或<200 IU/ml，1年内连续随访3次以上，每次至少间隔3个月，ALT和AST均在正常范围。肝组织学检查结果显示：组织活动指数（HAI）评分<4或根据其他的半定量计分系统判断病变轻微。

2.4 隐匿性CHB

血清HBsAg阴性，但血清和（或）肝组织中HBV-DNA阳性，并有CHB的临床表现。除HBV-DNA阳性外，患者可有血清抗-HBs、抗-HBe（或）抗-HBc阳性，但约20%隐匿性CHB患者的血清学标志物均为阴性。诊断主要通过HBV-DNA检测，尤其对抗-HBc持续阳性者。

3 治疗方法

慢性乙型肝炎治疗的目标是：最大限度地长期抑制HBV复制，减轻肝细胞炎性坏死及肝纤维化，延缓和减少肝功能衰竭、肝硬化失代偿、HCC及其他并发症的发生，从而改善生活质量和延长生存时间。在治疗过程中，对于部分适合的患者应尽可能追求CHB的临床治愈，即停止治疗后持续的病毒学应答、HBsAg消失，并伴有ALT恢复正常和肝脏组织病变改善。慢性乙型肝炎的治疗包括抗病毒、免疫调节、抗炎保肝、抗纤维化和对症治疗，其中抗病毒治疗是关键，只要有适应证且条件允许，就应进行规范的抗病毒治疗。

3.1 抗病毒治疗的适应证

主要根据血清HBV-DNA水平、血清ALT和肝脏病严重程度来决定,同时结合患者年龄、家族史和伴随疾病等因素,综合评估患者疾病进展风险后决定是否启动抗病毒治疗。(1)推荐接受抗病毒治疗的人群需同时满足以下条件。①HBV-DNA水平:HBeAg阳性患者,HBV-DNA≥20 000 IU/ml(相当于10^5拷贝/ml);HBeAg阴性患者,HBV-DNA≥2 000 IU/ml(相当于10^4拷贝/ml);②ALT水平:一般要求ALT持续升高≥2×参考值上限(ULN)。(2)对持续性HBV-DNA阳性、达不到上述治疗标准但有以下情形之一者,疾病进展风险较大,可考虑给予抗病毒治疗:①存在明显的肝脏炎症(2级以上)或纤维化,特别是肝纤维化2级以上。②ALT持续升高≥2×ULN,特别是年龄>30岁,建议行肝穿刺或无创性检查,若存在明显肝脏炎症和纤维化则给予抗病毒治疗。③ALT水平持续正常(每3个月检查1次,持续12个月),年龄>30岁,伴有肝硬化或肝癌家族史,建议行肝穿刺或无创性检查,若存在明显肝脏炎症和纤维化则给予抗病毒治疗。④存在肝硬化的客观依据时,无论ALT和HBeAg情况如何,均建议给予积极抗病毒治疗。需要特别提醒的是,在开始抗病毒治疗前应排除合并其他病原体感染或药物、乙醇、免疫等因素所致的ALT水平升高,也排除应用降酶药物后ALT水平暂时性正常。免疫耐受期患者合并其他原因引起的ALT水平升高在临床上较为常见,如不加以区分,盲目开始抗病毒治疗不但治疗效果不好,还会增加耐药的风险,给后续治疗带来困难。无论代偿性还是失代偿性乙型肝炎肝硬化患者,只要HBV-DNA可以检测到,均建议应用NAs抗病毒治疗。

3.2 抗病毒治疗的药物选择

目前推荐选用普通干扰素a(IFNa)、聚乙二醇化干扰素a(Peg IFNa)、核苷(酸)类似物(NAs)、恩替卡韦(ETV)、替诺福韦酯(TDF)、替比夫定(LdT)、阿德福韦酯(ADV)、拉米夫定(LAM)等药物用于治疗慢性HBV感染者,其中优先推荐选用恩替卡韦、替诺福韦酯或聚乙二醇干扰素。这是因为强效低耐药可以为患者带来见效快、耐药率低、长期疗效好的益处,也为临床医生提出了清楚、明确的指导意见,可操作性强。

3.2.1 普通IFNa和Peg IFNa治疗

普通IFNa治疗CHB患者具有一定的疗效。Peg IFNa相较普通IFNa能取得相对较高的HBeAg血清学转换率、HBV-DNA抑制及生物学应答率。研究表明:对于HBeAg阳性的CHB患者应用Peg IFNa-2a治疗48周,药物用量为180μg/周,停药随访24周时,HBeAg血清学转换率为32%~36%,其中基线ALT 2~5×ULN患者停药24周HBeAg血清转换率为44.8%,ALT

5~10×ULN患者为61.1%；停药24周时，HBeAg转换率为2.3%~3%。对于HBeAg阳性的CHB患者，应用Peg IFNa-2b也可取得类似的HBV-DNA抑制，HBeAg血清学转换和HBsAg清除率，停药3年HBsAg清除率为11%。(1)治疗前的预测因素：具有以下因素的HBeAg阳性CHB患者接受Peg IFNa治疗，HBeAg血清学转换率更高。①HBV-DNA$<2\times10^8$IU/ml；②高ALT水平；③基因型为A或B型；④基线低HBsAg水平；⑤肝组织炎症坏死G2以上，HBeAg阴性CHB患者尚无有效的治疗前预测病毒学应答的因素。在有抗病毒指征的患者中，相对年轻的患者（包括青少年患者）、希望近年内生育的患者、期望短期完成治疗的患者和初次接受抗病毒治疗的患者，可优先考虑Peg IFNa治疗。(2)治疗过程中的预测因素：HBeAg阳性CHB患者治疗24周，HBsAg和HBV-DNA的定量水平是治疗应答的预测因素。接受Peg IFNa治疗，如果24周HBsAg$<1\,500$ IU/ml，继续单药治疗至48周，可取得较高的HBeAg血清学转换率。若经过24周治疗HBsAg定量仍$>20\,000$ IU/ml，建议停止Peg IFNa治疗，改用NAs治疗。HBeAg阴性CHB患者治疗过程中HBsAg的下降、HBV-DNA水平是停药后持续病毒学应答的预测因素。如果经过12周治疗后HBsAg未下降且HBV-DNA较基线下降<2 log10 IU/ml，应考虑停止Peg IFNa治疗，改用ANs治疗。(3)IFNa的不良反应及其处理：①流感样症候群。表现为发热、头痛、肌痛和乏力等，可在睡前注射IFNa，或注射的同时服用解热镇痛药。②一过性外周血细胞减少。如中性粒细胞绝对计数$\leq0.75\times10^9$/L和（或）血小板$<50\times10^9$/L，应降低IFNa剂量；1~2周后复查，如恢复，则逐渐增加至原量。中性粒细胞绝对计数$\leq0.5\times10^9$/L和（或）血小板$<25\times10^9$/L，则应暂停使用IFNa。对中粒细胞明显降低者，可试用粒细胞集落刺激因子（G-CSF）或粒细胞吞噬细胞集落刺激因子（GM-CSF）治疗。③精神异常。可表现为抑郁、妄想症、重度焦虑等精神病症状。对症状严重者，应及时停用IFNa治疗。④自身免疫现象。一部分患者可出现自身抗体，少部分可出现甲状腺疾病、糖尿病、血小板减少、类风湿性关节炎和系统性红斑狼疮样综合征等，严重者应停药。⑤其他少见的不良反应包括肾脏损害、心血管并发症、视网膜病变、听力下降和间质性肺炎等，应停止IFNa治疗。(4)IFNa治疗的禁忌证：①绝对禁忌证。妊娠或短期内有妊娠计划、精神病史（如精神分裂症或严重抑郁症等病史）、未能控制的癫痫、未戒掉的酗酒/吸毒者、未控制的自身免疫性疾病、失代偿性肝硬化，伴有严重感染，视网膜疾病，心力衰竭和慢性阻塞性肺病等基础性疾病，治性疗前中粒细胞计数$<1.0\times10^9$/L和治疗前血小板计数$<50\times10^9$/L；②相对禁忌证。甲状腺疾病、既往抑郁症史、未有效控制的糖尿病和高血压病、治疗前中性粒细胞计数$<1.5\times10^9$/L和（或）血小板计数$<90\times10^9$/L。

3.2.2 核苷类似物（NAs）

（1）恩替卡韦（ETV）：临床试验中，ETV治疗48周时，HBeAg阳性CHB患者中，HBV-DNA转阴（<300拷贝/ml）率为67%，HBeAg血清学转换率为21%，ALT复常率为68%，肝组织病变改善率为72%。HBeAg阴性CHB患者中，HBV-DNA转阴（<300拷贝/ml）率为90%，ALT复常率为78%，肝组织病变改善率为70%。ETV治疗5年的累积耐药发生率为1.2%，然而在已发生LAM耐药的患者中，ETV治疗5年累积基因型耐药率则升高至51%。（2）替诺福韦酯（TDF）：Ⅲ临床试验中，TDF治疗48周时HBeAg阳性CHB患者中，HBV-DNA转阴（<400拷贝/ml）率为76%，HBeAg血清学转换率为21%，ALT复常率为68%。HBeAg阴性CHB患者中，HBV-DNA转阴（<400拷贝/ml）率为93%，ALT复常率为76%。TDF治疗5年的组织学改善率为87%，纤维化逆转率为51%。TDF治疗患者48~168周的研究结果显示，无论是LAM耐药、ADV耐药、ETV耐药，还是ADV应答不佳、LAM和ADV联合耐药等情况，TDF均有良好的病毒学应答，且耐药性良好。（3）替比夫定（LdT）：研究结果表明，LdT抗病毒活性优于LAM，且耐药发生率低于LAM，但总体耐药率仍然偏高。基线HBV-DNA<10^9拷贝/ml及ALT≥2×ULN的HBeAg阳性患者，或HBV-DNA<10^7拷贝/ml的HBeAg阴性患者，经LdT治疗24周时如达到HBV DNA<300拷贝/ml，治疗到1年、2年时有更好的疗效和较低的耐药发生率。应用及治疗后血清磷酸肌酸激酶明显高于LAM和ADV。此外，LdT与Peg IFN联合应用可导致周围性神经病变，临床医生需提高警惕，禁止两者联用。（4）阿德福韦酯（ADV）：国内外临床试验结果表明，HBeAg阳性CHB患者口服ADV可明显抑制HBV-DNA复制，促进ALT复常，改善肝组织炎症坏死和纤维化。对HBeAg阳性患者治疗1、2、3和5年时，HBV-DNA<1 000拷贝/ml者分别为28%、45%、56%和58%，HBeAg血清学转换率分别为12%、29%、43%和48%；耐药率分别为0%、1.6%、3.1%和20%。对HBeAg阴性患者治疗5年，HBV-DNA<1 000拷贝/ml者为67%，ALT复常率为69%；治疗5年时的累积耐药基因突变发生率为29%。 ADV联合LAM，对于LAM耐药的CHB患者能有抑制HBV-DNA，且联合用药者对ADV的耐药发生率更低。ADV长期治疗5年时，可能导致血清肌酐升高和血磷的下降，因此对应用ADV治疗者，应定期监测血清肌酐和血磷。（5）拉米夫定（LAM）：临床试验结果表明，口服LAM100 mg，1次/d，可明显抑制HBV-DNA水平；HBeAg血清学转换率分别为16%、17%、23%、28%和35%。随机双盲试验表明，CHB伴明显肝纤维化和代偿期肝硬化患者经LAM治疗3年可延缓疾病进展、降低肝功能失代偿及HCC的发生率。失代偿期肝硬化患者经LAM治疗后也能改善肝功能，延长生存期。

3.3 初治药物选择及随访管理

（1）HBeAg阳性CHB：①药物选择。对初治患者优先推荐选用ETV、TDF或Peg IFN。对于已经开始服用LAM或LdT的患者，如果治疗24周后病毒定量>300拷贝/ml，改用TDF或加用ADV治疗；对于已经开始服用ADV的患者，如果治疗24周后病毒定量较基线下降<2 log10IU/ml，改用ETV或TDF。②疗程。NAs的总疗程建议至少4年，在达到HBV-DNA低于检测值下限、ALT复常、HBeAg血清学转换后，再巩固治疗至少3年（每隔6个月复查1次）仍保持不变者，可考虑停药，但延长疗程可减少复发。IFNa和Peg IFNa的推荐疗程为1年，若经过24周治疗HBsAg定量仍>20 000 IU/ml，建议停止治疗，改用NAs治疗。（2）HBeAg阴性CHB：①药物选择。对初治患者优先推荐选用ETV、TDF或Peg IFN。对于已经开始服用LAM或LdT的患者，如果治疗24周后病毒定量>300拷贝/ml，改用TDF或加用ADV治疗；对于已经开始服用ADV的患者，如果治疗24周后病毒定量较基线下降<2log10 IU/ml，改用ETV或TDF治疗。②疗程。NAs治疗建议达到HBsAg消失且HBV-DNA检测不到，再巩固治疗1年半（经过至少3次复查，每次间隔6个月）仍保持不变时，可考虑停药。IFNa和Peg IFNa的推荐疗程为1年。若经过12周治疗未发生HBsAg定量的下降，且HBV-DNA较基线下降<2log10 IU/ml，建议停用IFNa，改用NAs治疗。（3）代偿期和失代偿期肝硬化：对初治患者优先推荐选用ETV或TDF。IFNa有导致肝功能衰竭等并发症的可能，因此禁用用于失代偿期肝硬化患者，对于代偿期肝硬化患者也应慎用。（4）患者的随访管理：①慢性HBV携带者和非活动性HBsAg携带者目前不推荐抗病毒治疗，但需密切监测和随访，及时发现病情活动，及时治疗。对于HBV携带者应每3~6个月进行血常规、生物化学、病毒学、甲胎蛋白（AFP）、B超和无创肝纤维化等检查，必要时行肝活检。若符合抗病毒治疗指征，应及时启动治疗。非活动性HBsAg携带者有发展为HBeAg阴性CHB的可能，且长期随访仍有发生HCC的风险，因此建议每6个月进行血常规、生物化学、病毒学、AFP、B超和无创肝纤维化等检查。若符合抗病毒治疗指征，应及时启动治疗。②抗病毒治疗过程中的患者随访：抗病毒治疗过程中定期随访的目的是为了监测抗病毒治疗的疗效、用药依从性，以及耐药和不良反应。③治疗结束后的患者随访：治疗结束后对停药患者进行密切随访的目的在于能够评估抗病毒治疗的长期疗效，监测疾病的进展以及HCC的发生。

3.4 特殊人群抗病毒治疗方案

（1）无应答及应答不佳患者：经过规范的普通IFNa或Peg IFNa治疗无应答的患者，应选用NAs重新治疗。在依从性良好的情况下，使用耐药基因屏障低的NAs治疗后原发无答应或应答不佳的患者，应及时调整治疗方案继续治疗。对于使用ETV或TDF治疗后出现原发无应答或应答不佳的患者，是否需要调整治疗方案目前仍未阐明。（2）应用化学治疗和免疫抑制剂治疗的患者：慢性HBV感染患者在接受肿瘤化学治疗和免疫抑制剂治疗的过程中，20%~50%的患者可以出现不同程度的乙型肝炎再活动，重者出现急性肝功能衰竭甚至死亡。高病毒载量是发生乙型肝炎再活动最重要的危险因素，预防性病毒治疗可以明显降低乙型肝炎再活动，并建议选用强效耐药的ETV或TDF治疗。对于所有因其他疾病而接受化学治疗或免疫抑制剂治疗的患者，在起始治疗前都应常规筛查HBsAg、抗-HBe和HBV-DNA，并评估接受免疫抑制剂的风险程度。在开始免疫抑制剂及化学治疗药物前1周开始应用抗病毒治疗。对HBsAg阴性、抗-HBc阳性者，若使用B细胞单克隆抗体等，可以考虑预防使用抗病毒药物。在化学治疗和免疫抑制剂治疗停止后，应当继续NAs治疗至少6个月；若应用B细胞单克隆抗体者，停止化学治疗后继续NAs治疗至少12个月。NAs停用后出现复发，甚至病情恶化，应注意随访和监测。（3）HBV和HIV合并感染患者的治疗：对于HBV合并HIV感染者，若CD_4^+T淋巴细胞≤500/μl时，无论CHB处于何种阶段，均应开始针对艾滋病的联合抗病毒治疗（ART），优先选用含有TDF和LAM，或TDF加恩曲他滨（FTC）的方案。（4）乙型肝炎导致肝衰竭和HCC患者：对HBsAg阳性或HBV-DNA阳性的急性、亚急性、慢加急性及慢性肝功能衰竭患者应尽早应用NAs抗病毒治疗，建议选择ETV或TDF。对于HBV相关的HCC患者，外科手术切除、肝动脉化学治疗栓塞、放射治疗或消融等治疗可导致HBV复制活跃，因此，对HBV-DNA阳性的HCC患者建议应用NAs抗病毒治疗，并优先推荐选ETV或TDF治疗。（5）肝移植患者：对于移植前患者HBV-DNA不可测到的HBV再感染低风险患者，可在移植前予ETV或TDF治疗，术后无需使用HBIG。对于移植肝HBV再感染高风险患者，肝移植后主要以抗病毒方案为NAs联合低剂量HBIG，其中选择ETV或TDF联合低剂量HBIG能更好地抑制肝移植术后乙型肝炎复发。（6）妊娠相关情况处理：对于妊娠期间CHB患者，ALT轻度升高可密切观察，肝脏病变较重者，在与患者充分沟通并权衡利弊后，可以使用TDF或LdT抗病毒治疗。对于抗病毒治疗期间意外妊娠的患者，如应用IFNa治疗，建议终止妊娠。若应用的是妊娠B级药物（LdT或TDF）或LAM，治疗可继续；若应用的是ETV和TDV，需换用TDF或LdT继续治疗，可以继续妊娠。为进一步减少HBV母婴传播，免疫耐受期妊娠中后期HBV-DNA>$2×10^6$IU/ml，在充分沟通知情同意基础上，可于妊娠第24~28周开始给予TDF、LdT或LAM。（7）儿童患者：对于儿童进展期肝病或肝硬化患儿，应及时抗病毒治疗，但需考虑长期治疗安全性及耐药性问题。2~11岁可选用IFNa或ETV治疗，12~17岁可选用IFNa、ETV或TDF治疗。（8）肾功能损害患者：应用NAa治疗HBV相关肾小球肾炎，推荐使用强效、低耐药的药物。对于已经存在肾脏疾患及其高位风险的CHB患者，应尽可能避免应用ADV或TDF。对于存在肾损害风险的CHB患者，推荐使用LdT或ETV治疗。

4 诊疗流程

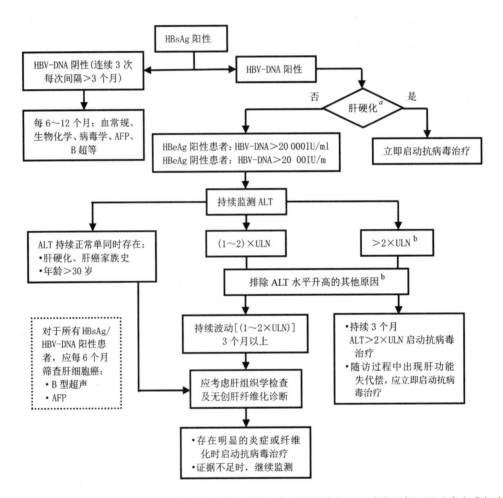

注　a. 肝硬化：组织学或临床提示存在肝硬化的证据；病因学明确的HBV感染证据；通过病史或相应检查予以明确或排除其他常见引起肝硬化的病因，如HCV感染、酒精和药物等；b. ALT水平升高的其他常见原因：药物、酒精、免疫、脂肪肝等；HBV：乙型肝炎病毒；AFP：甲胎蛋白；ALT：丙氨酸氨基转移酶；ULN：正常值上限；HCV：丙型肝炎病毒；HCC：原发性肝细胞癌。

图53-1　慢性HBV感染者管理流程

第54章 慢性丙型肝炎

1 概念

丙型病毒性肝炎(简称"丙型肝炎")由丙型肝炎病毒(HCV)感染引起,主要以血源性传播为主。丙型肝炎病毒(HCV)感染后,ALT长期持续或波动不降,持续或间歇性病毒血症超过6个月以上,发展为慢性化的过程,称为慢性丙型肝炎(CHC)。HCV感染慢性化的预测标准包括:男性、感染时年龄>25岁、感染后无症状、种族、HIV感染者、免疫抑制患者。HCV感染进展多缓慢,但感染HCV时年龄在40岁以上、男性、嗜酒(50 g/d以上)、合并感染HIV并导致免疫功能低下者可促进疾病进展。肥胖、胰岛素抵抗、合并HBV感染、非酒精性脂肪肝、肝脏高铁裁量、合并血吸虫感染、肝毒性药物和环境污染所致的有毒物质、遗传因素等也可促进疾病进展。丙型肝炎慢性化率为55%~85%,10%~20%患者经过20年发展为肝硬化,其中肝硬化失代偿年发生率为3%~4%,肝细胞癌年发生率2%~4%。丙型肝炎慢性化机制还尚未阐明,考虑是宿主免疫、遗传易感性和病毒共同作用的结果。早期的固有免疫应答机体抗病毒的第一道防线,后期HCV特异性T淋巴细胞免疫应答,在决定感染结局方面有重要作用。HCV可破坏固有免疫应答,其复制能力超过了CD_8^+T淋巴细胞的清除能力,容易发展为慢性感染。体液免疫在保护和清除HCV中作用微弱。

2 诊断标准

诊断依据 (1)流行病学史:曾接受过血液、血液制品或其他人体组织、细胞成分治疗,或器官移植;有血液透析史、不安全注射史或其他有创操作史,如手术、腔镜、内镜、穿刺、导管、插管、口腔诊疗、针灸、美容、文身、修脚等;有既往有偿供血史;有共用针具注射毒品史;职业暴露史;有与他人共用牙刷、剃须刀等日常生活接触史;有与HCV感染者无保护性接触史;出生时其母亲为HCV感染者。(2)临床表现:大分患者无明显症状和体征,部分患者有乏力、食欲减退、恶心、腹胀和右季肋部不适或疼痛。部分急性丙型肝炎患者可有轻度肝脾肿大，少数可伴低热或出现黄疸，部分可有关节疼痛等肝外表现。部分慢性丙型肝炎患者有肝病面容、黄疸、肝掌、蜘蛛痣及轻度肝、脾肿大。部分代偿期丙型肝炎肝硬化患者有肝病面容、肝掌、蜘蛛痣、黄疸及腹壁或食管、胃底静脉曲张，以及脾脏肿大和脾功能亢进。失代偿期丙型肝炎肝硬化患者有腹水、肝性脑病或消化道出血史。(3)实验室检查：①生化学检查异常。部分慢性丙型肝炎和丙型肝炎肝硬化患者ALT、AST及胆红素升高。②血液抗-HCV阳性。③血液HCV-RNA阳性。(4)肝组织病理学检查：①慢性丙型肝炎的组织学特征。慢性丙型肝炎可见不同程度的界面炎，汇管区内常见淋巴细胞聚集性浸润及淋巴滤泡形成，小胆管损伤；往往存在不同程度的肝纤维化，包括汇管区纤维性扩大、纤维间隔形成、小叶结构失常，甚至早期肝硬化形成；小叶内偶可见肝细胞内铁颗粒沉积。慢性丙型肝炎病变活动及进展差异较大，且与肝脏酶学变化关系欠密切，肝活组织检查意义重要。Masson三色染色及网状纤维染色有助于肝纤维化程度的评价。慢性丙型肝炎肝组织炎症坏死的分级、纤维化程度的分期，推荐采用国际上常用的METAVIR评分系统、Ishak或改良的Ishak评分系统。②丙型肝炎肝硬化的组织学特征。在慢性丙型肝炎病理改变的基础上，出现广泛的纤维间隔形成、肝细胞结节性再生，即假小叶形成，依据炎症活动程度组织学上可分为活动期与静止期肝硬化，建议采用Laennec肝硬化评分系统进行组织学评价。(5)影像学及其他辅助检查：慢性丙型肝炎患者，腹部超声、CT或MRI可显示肝脏实质不均匀，可见肝脏或脾脏轻度增大。APRI评分常<1.5。而丙型肝炎肝硬化患者，腹部超声、CT或MRI可显示肝脏边缘不光滑甚至呈锯齿状，肝实质不均匀甚至呈结节状，门静脉增宽，脾脏增大。肝脏弹性测定值提示肝硬化。APRI评分常>2.0。

临床诊断病例 抗-HCV阳性且符合下列任何一项：(1)有流行病学史中任一项；(2)有临床表现；(3)有生化学异常检查结果。

确诊病例 血液HCV-RNA检测结果为阳性的病例。慢性丙型肝炎的诊断：抗-HCV及HCV-RNA均阳性，且符合下列任何一项：(1)HCV感染超过6个月，或有6个月以前的流行病学史；(2)临床表现呈慢性丙型肝炎的特征；(3)肝组织病理学检查呈慢性丙型肝炎的特征；(4)影像学及其他辅助检查呈慢性丙型肝炎的特征；(5)流行病学史或感染时间不详，已排除急性丙型肝炎。

丙型肝炎肝硬化的诊断 抗-HCV及HCV RNA均阳性且符合下列任何一项：(1)临床表现呈丙型肝炎肝硬化的特征；(2)肝组织病理学检查呈丙型肝炎肝硬化的特征；(3)影像学及其他辅助检查呈丙型肝炎肝硬化的特征。鉴别诊断：与急性丙型肝炎相同。HCV除需与其他导致肝功能损害的疾病相鉴别外，还需要与急性HCV感染相鉴别。两者的鉴别依据临床表现, 临床症状的出现及是否有黄疸。急性感染后, HCV RNA通常先于抗-HCV在血清中检出, 最早在感染后2周检出, 抗-HCV在8~12周内不能检出。

3 治疗方法

抗病毒治疗的目标是清除HCV, 获得治愈, 清除或减轻HCV相关肝损害, 逆转肝纤维化, 阻止进展为肝硬化、失代偿期肝硬化、肝衰竭或HCC, 提高患者的长期生存率与生活质量, 预防HCV传播。其中进展期肝纤维化及肝硬化患者HCV的清除可降低肝硬化失代偿的发生率, 可降低HCC的发生率但不能完全避免其发生, 需长期监测HCC的发生情况; 失代偿期肝硬化患者HCC的清除有可能降低肝移植的需求, 对该部分患者中长期生存率的影响需进一步研究; 肝移植患者移植前抗病毒治疗可改善移植前的肝功能及预防移植后再感染, 移植后抗病毒治疗可提高生存率。目前我国批准用于慢性丙型肝炎的治疗药物有聚乙二醇化干扰素(Peg IFNa)、普通干扰素(IFNa)和利巴韦林(RBV)。

3.1 抗病毒治疗的适应证

(1)聚乙二醇化干扰素联合利巴韦林(PR)治疗的适应证: 直接抗病毒药物(DAAs)上市前, PR方案仍是我国现阶段HCV感染者接受抗病毒治疗的主要方案, 可应用于所有基因型HCV现症感染, 同时无治疗禁忌证的患者。该方案的治疗禁忌证包括绝对禁忌证和相对禁忌证。如患者有绝对禁忌证, 应考虑应用以DAAs为基础的方案; 如患者有相对禁忌证, 而DAAs药物获取困难, 则应充分考虑患者年龄、耐受性等因素综合考虑后, 衡量是否应用PR方案。①聚乙二醇化干扰素: 绝对禁忌证包括妊娠或短期内有妊娠计划; 具有精神分裂症或严重抑郁症等病史; 未控制的神经系统疾病, 如癫痫; 未控制的自身免疫性疾病; 处于失代偿期肝硬化; 伴有严重感染、视网膜病变、心衰、慢性阻塞性肺部病变等基础病; 未控制的高血压; 未控制的糖尿病; 除肝移植外的实体器官移植; 对于干扰素不良反应高度不耐受; 2岁以下儿童; 未戒掉的酗酒或吸毒。相对禁忌证包括中性粒细胞绝对值$<1.5\times10^9$/L; 血小板计数$<90\times10^9$/L; 未控制的甲状腺疾病。②利巴韦林: 绝对禁忌证包括妊娠或短期内有计划, 严重心脏病, 对利巴韦林不良反应高度不耐受。相对禁忌证包括男性血红蛋白<130 g/L, 女性血红蛋白<120 g/L; 患有血红蛋白疾病; 肾功能异常, 血清肌酐>132.6 μmol/L; 未控制的冠状动脉疾病。(2)DAAs治疗的适应证: 以DAAs为基础的抗病毒方案包括1个DAA联合PR、DAAs联合RBV以及不同DAAs联合或复合制剂。目前的临床研究暂未有关DAAs药物的绝对禁忌证的报道，因此上述DAAs的三种方案可以涵盖几乎所有类型的HCV现症感染感染者的治疗。

3.2 聚乙二醇化干扰素联合利巴韦林治疗

（1）聚乙二醇化干扰素a联合利巴韦林治疗初治患者及监测：在DAA上市前，Peg IFNa联合RBV仍然是我国目前慢性丙型肝炎主要的抗病毒治疗方案，其次是普通IFNa与RBV联合疗法，均优于单用IFN。Peg IFNa-2a给药剂量为180 μg，皮下注射1次/周，按中国国家处方集Peg IFNa-2b推荐剂量为1.5 μg/kg，皮下注射1次/周。国外临床试验结果显示：Peg IFNa联合RBV治疗48周，停药后24周持续病毒学应答（SVR）率（54%~56%）明显高于普通IFN联合RBV（44%~47%）。依据国家"十一五"重大传染病专项丙型肝炎的临床研究结果：对于基因型1b型或高病毒栽量（HCV RNA≥$4×10^5$IU/ml）的初治患者，采用Peg IFNa-2a联合RBV治疗48周，在治疗12周时HCV-RNA<15 IU/ml的患者，90.8%的患者可以获得SVR；若未达到cEVR者，Peg IFNa-2a联合RBV治疗72周和96周，其SVR率无明显差异。（2）治疗方案：治疗前4周、12周、24周应采用高灵敏方法监测HCV-RNA以评估病毒应答指导治疗。①基因1型或基因6型的治疗方案：首先推荐使用PR治疗，基本疗程为48周。在治疗过程中根据不同应答给予相应处理。普通IFNa联合RBV治疗：IFNa3~5 MU，隔日1次肌注或皮下注射，联合RBV1 000 mg/d，建议治疗48周。不能耐受RBV的患者可单用IFNa或Peg IFNa，方法同上；或应用DAAs方案治疗。②基因2、3型治疗方案：首先推荐使用PR方案，RBV给药推荐剂量为800 mg/d。但若患者存在低应答的基线因素（如胰岛素抵抗、代谢综合征、重度肝纤维化或肝硬化），RBV则应根据体重给药。在治疗过程中根据不同应答给予相应处理。普通IFNa联合RBV治疗：IFNa3 MU，3次/周肌注或皮下注射，联合RBV800~1 000 mg/d，治疗24~48周。不能耐受RBV的患者可单用IFNa或Peg IFNa，方法同上；或应用DAAs方案治疗。（3）接受IFN联合RBV治疗过程中患者的随访和监测：①治疗前监测：治疗前应检测肝肾功能、血常规、甲状腺功能、自身抗体、血糖、尿常规、眼底检查，可检测基因分型。②生物化学指标检测：治疗期间每个月检查ALT，治疗结束后6个月内每2个月检测1次。③病毒学检查：在治疗过程中采用敏感、准确的HCV-RNA检测方法监测疗效。在基线，治疗4周、12周、24周、48周以及治疗结束后24周，检测血清HCV-RNA水平有助于监测治疗并指导疗程。④不良反应监测：每次随访中都应评估不良反应，包括严重乏力、抑郁、失眠、皮肤反应和呼吸困难等。IFN和RBV对血液学的不良反应包括中性粒细胞减少、贫血、血小板减少和淋巴细胞减少。一旦确诊为慢性丙型肝炎且血液中检测到HCV-RNA，就应进行规范的抗病毒治疗。治疗前应进行病毒栽量、基因分型、肝纤维化分期、有无抗病毒治疗禁忌证等综合评估。无论何种基因型，如治疗12周HCV-RNA下降

<21og10 IU/ml,或24周仍可检测到,则考虑停药。

3.3 直接抗病毒治疗

（1）直接抗病毒药物种类：DAAs种类包括非结构3/4A蛋白酶抑制剂、NS5A抑制剂和NS5B聚合酶抑制剂等。详见表54-1。（2）治疗方案：不同HCV患者,采用的DAA治疗方案以及疗程不同。因此患者在进行DAA抗病毒治疗之前,一定要检测HCV基因型。下面以NS5A抑制剂和NS5bB聚合酶抑制剂为例做简单介绍。①基因1型初治或PR治疗失败： sofosbuvir400 mg和ledipasir90 mg复合片剂,1片,1次/d。无肝硬化患者疗程12周,代偿期肝硬化患者联合RBV疗程12周,如RBV不耐受,则疗程延长至24周。如代偿期经治肝硬化患者以及存在不利应答因素,应联合RBV并延长疗程治疗至24周。国外数据显示,应用此方案治疗的患者总体SVR率为93%~99%。sofosbuvir 400 mg1次/d和daclatasvir 60 mg1次/d,疗程12周。肝硬化患者联合RBV,对于RBV禁忌证的肝硬化患者,需将疗程延长至24周。国外数据显示,此方案的SVR率为95%~100%。（2）基因2型初治或PR治疗失败：sofosbuvir 400 mg1次/d和RBV（<75kg,1 000 mg1次/d;≥75kg,1 200 mg1次/d）,liaocheng 12周。肝硬化患者,特别是肝硬化经治患者,疗程应延长至16~20周。（3）基因3型初治或PR治疗失败的患者：①sofosbuvir 400 mg1次/d和RBV,疗程24周（肝硬化经治患者SVR率仅60%）。②sofosbuvir 400 mg1次/d和daclatasvir 60 mg1次/d,无肝硬化患者疗程12周,有肝硬化患者,联合RBV,疗程24周。（4）基因4型初治或PR治疗失败：同基因1型初治或PR治疗失败方案。（5）基因5/6型初治或PR治疗失败的患者：

表54-1 目前上市的治疗丙型肝炎直接抗病毒药物

类别	药品名	规格	使用剂量
NS3/4A蛋白酶抑制剂	Simeprevir	150 mg（胶囊）	1粒,1次/d（早上服用）
NS3/4A蛋白酶抑制剂	Asunaprevir	100 mg（胶囊）	1粒,2次/d（早晚口服）
NS5A蛋白酶抑制剂	Daclatasvir	30或60 mg,片剂	1片,1次/d（早上服用）
NS5B聚合酶核苷类似物抑制剂	Sofosbuvir	400 mg,片剂	1片,1次/d（早上服用）
NS5B聚合酶核苷类似物抑制剂/NS5A抑制剂	Sofosbuvir/Ledipasvir	400 mg Sofosbuvir/90mg Ledipasvir（片剂）	片,1次/d（早上服用）
NS3/4A蛋白酶抑制剂/NS5A抑制剂/	Paritaprevir/	75 mg Paritaprevir/12.5 mg	2片,1次/d（早上服用）
CYP3A4强力抑制剂	Ombitasvir/Ritonavir	Ombitasvir/50 mg Ritonavir（片剂）	
NS5B聚合酶非核苷类似物抑制剂	Dasabuvir	250 mg,片剂	1片,2次/d（早晚服用）

①sofosbuvir 400 mg1和ledipasvir90 复合片剂，1片，2次/d。具体方案同基因1型。②sofosbuvir 400 mg1次/d和daclatasvir 60 mg1次/d，疗程12周。肝硬化患者联合RBV，RBV禁忌证的肝硬化患者则疗程延长至24周。患者治疗过程中应进行疗效检测和安全性检测；接受sofosbuvir治疗的患者，应定期检测肾功能；在使用RBV期间及停药后6个月以内不宜妊娠；HCV治疗期间应停止有相互作用的合并用药，或者转换为具有较少互相作用的合并用药。

主要参考文献

[1] 中华医学会肝病学分会，中华医学会感染病学分会.慢性乙型肝炎防治指南［J］.中华肝病杂志，2015，23：888-905.

[2] 中华医学会肝病学分会，中华医学会感染病学分会.丙型肝炎防治指南[J]. 中华肝脏病杂志，2015，23：906-923.

第55章　肝硬化

1 概念

肝硬化(Iiver cirrhosis)是一种常见的由不同病因引起的慢性、进行性、弥漫性肝病。是在肝细胞广泛变性坏死基础上产生肝纤维化组织弥漫性增生,并形成再生结节和假小叶,导致肝小叶正常结构和血管解剖的破坏。病变逐渐进展,导致肝硬化临床上出现黄疸、凝血功能异常、低蛋白血症及多种并发症,常见有门静脉高压、腹水、自发性细菌性腹膜炎和肝性脑病等。肝硬化是多数慢性肝病晚期阶段的最终结局,目前认为在去除病因的情况下,肝纤维化和早期肝硬化是可以逆转的,如在接受长期的抗病毒治疗后乙型肝炎病毒(HBV)和丙型肝炎病毒(HCV)出现持续性病毒学应答者,或在戒酒后的酒精性肝病患者;但是一旦纤维间隔内有新生血管生成或门静脉压显著升高时,提示肝硬化达到不可逆转期。(1)肝硬化病因分类:肝硬化的病因很多,在我国慢性病毒性肝炎尤其慢性乙型肝炎是肝硬化的主要病因,其他常见病因有酒精性肝炎、胆汁性和自身免疫性肝病;还有一些临床少见病因如心源性肝硬化、遗传和代谢相关性疾病以及隐源性肝硬化(表55-1)。肝静脉回流受阻引起的肝硬化中的心

表55-1　肝硬化病因分类

慢性病毒性肝炎	遗传性代谢障碍
乙型肝炎	肝豆状核变性
丙型肝炎	肝血色病
酒精性肝炎	a1抗胰蛋白酶缺乏症
非酒精性脂肪肝炎	卟啉病
胆汁淤积性和自身免疫性肝病	囊肿性纤维化
原发性硬化性胆管炎	心源性肝硬化
原发性胆汁性肝硬化	Budd-Chiari综合征
自身免疫性肝炎	化学毒物或药物
IgG4性胆管病	

源性肝硬化相对多见,而肝小静脉闭塞病和肝静脉阻塞综合征(Budd-Chiari综合征)少见。在遗传和代谢相关性疾病中,我国肝豆状核变性相对多见,而原发性血色病极少见。

严重的药物性肝损害或少数慢性药物性损害也可演变为肝硬化。血吸虫病的虫卵主要沉积在汇管区,引起肝纤维化和门静脉高压。另外,临床上有少部分病因尚不清楚,称为隐源性肝硬化,随着各种肝病诊断技术的进步,此类肝硬化的比例逐步降低,实际上很多为病毒性肝炎、自身免疫性肝病所致,现在医学上认为许多隐源性肝硬化源于非酒精性肝病,随着非酒精性肝病发病率的增加,今后有可能是肝硬化的主要原因之一。(2)肝硬化病理分类:目前临床应用的分类方法多以1974年国际肝胆会议上提出按病理形态学分类。①按病变形态分为4型。小结节性肝硬化:结节大小比较均匀,一般在1~3 mm,最大不超过1 cm,纤维隔较细,假小叶大小一致。大结节性肝硬化:结节较粗大,且大小不均,直径一般在1~3 cm,以大结节为主,最大直径可达3~5 cm,结节由多个小叶构成,纤维隔宽窄不一,一般较宽,假小叶大小不等。混合性肝硬化:为上述二型的混合型,大结节和小结节比例大致相等。不完全分隔性肝硬化:又称再生结节不明显性肝硬化,其特点为纤维增生显著,向小叶内延伸,然肝小叶并不完全被分隔;纤维组织可包绕多个肝小叶,形成较大的多小叶结节,结节内再生不明显。我国以小叶结节性肝硬化多见。②按炎症活动度分类。活动性肝硬化:肝纤维化伴明显炎症,包括纤维间隔内炎症,假小叶周围碎屑坏死及再生结节内炎症病变;静止性肝硬化:假小叶周边清楚,间隔内炎症细胞少,结节内炎症轻。肝硬化病理变化必须同时具备3个条件:病变弥漫累及全肝;正常肝小叶结构被破坏,形成肝细胞再生结节(假小叶);结节周围有纤维组织包绕。(3)肝纤维化和肝硬化的形成:肝纤维化(hepatic fibrosis)是指肝细胞发生坏死及炎症刺激时,肝内纤维结缔组织增生的病理过程。轻者称为肝纤维化,重者有假小叶形成及小叶结构的紊乱,称为肝硬化。慢性肝病的重要病理基础是肝纤维化,通过肝纤维化发展为肝硬化。现已证实肝脏纤维化和肝硬化形成的关键是肝星状细胞(hepatic stellate cell, HSC)的激活及其转化为肌成纤维细胞。肝脏由肝炎病毒和细菌导致持续的炎症,酒精和非酒精性脂肪肝炎的无菌性炎症以及细菌因素(来源于肝-肠轴缺血时细菌脂多糖等)加重无菌性炎症,机体对炎症坏死的反应过度导致肝脏纤维化和硬化的形成。肝纤维化过程涉及多种细胞,包括肝实质细胞(肝细胞和胆管细胞)、间质细胞(星状细胞、肝窦内皮细胞和成纤维细胞)和骨髓源的细胞(巨噬细胞、T细胞和单核细胞),这些细胞产生多种促炎因子、生长因子(GF)、趋化因子和白细胞介素(IL)类等而促进纤维化形成。但同时也启动纤维溶解,如肌成纤维细胞(MFB)释放的细胞外基质(extra cellular matrix, ECM)降解酶(主要为MMP),产生应激性松弛而限制ECM沉积,故肝纤维化是一个可逆转的动态过程。当肝脏受损时,窦周间隙间的肝星状细胞被持续激活,其大量增生形成无规则粗糙的内质网,并分泌过量的胶原和其他细胞外基质(如蛋白多糖、糖蛋白、纤维连接蛋白、层粘连蛋白等),重新表达平滑肌成分如a-肌动蛋白而有收缩能力(变成肌成纤维细胞)。各种胶原沉积在窦隙间,肝窦内皮细胞之间允许大分子进出的窗孔被堵塞,使肝窦毛细血管化,导致门静脉压力增高。同时影响肝细胞与肝窦间营养物质的交换,进一步加重肝细胞损伤。增生的胶原纤维自汇管区间或汇管区与中央静脉间延伸,形成纤维隔、包绕并分隔残存的肝小叶,形成假小叶,即肝硬化的典型形态学改变。假小叶内的肝细胞血液循环供应受阻,进一步促进肝细胞再坏死及胶原纤维增生,病变反复发展,肝实质结构及血管结构破坏不断加重,导致肝内、外血流动力学障碍及肝功能损害,最终发展为晚期肝硬化。在全球范围内,不同地区或国家肝硬化的发病率不尽相同,平均发病率为100/10万。欧美各国肝硬化的主要病因是酗酒、丙型肝炎病毒、非酒精性脂肪性肝病(NAFLD)等,亚洲和非洲国家肝硬化的主要病因是乙型肝炎、丙型肝炎、酗酒和NAFLD等;肝硬化病死率与病因、Child-Pugh分级和终末期肝病模型(MELD)评分高低有关;男性肝硬化流行率高于女性,30~60岁年龄组流行率高,且失代偿期肝硬化5年生存率仅为14%~35%;糖尿病、感染等是肝硬化死亡的危险因素;针对病因的干预措施可使肝硬化逆转并降低病死率。据世界卫生组织(WHO)估算,2002年全球死于肝硬化的患者中的30%为慢性乙型肝炎病毒(HBV)。

2 诊断标准

肝硬化诊断应包括病因学、分期、肝组织学和并发症,可依据患者既往相关病史、临床表现、查体发现、实验室检测及腹部B超、CT和MRI等影像学检查做出肝硬化诊断。如患者的临床症状和其他指标明显提示肝硬化,而且内镜下发现食管胃底静脉曲张,可以无须肝活检即诊断肝硬化。

2.1 肝硬化的临床诊断标准

2.1.1 临床表现

(1)肝功能损害表现:①全身症状和消化道症状如乏力、不规则低热、食欲减退、腹胀、恶心、呕吐等。②出血倾向,可有牙龈、鼻腔出血,皮肤紫癜及女性月经量过多,主要与肝脏合成凝血因子障碍减少及脾功能亢进所致血小板减少有关。③内分泌紊乱症状:男性性功能减退、乳房发育,女性月经量减少、闭经等,可能与雌激素灭活障碍有关。肝硬化发生糖尿病几率增大,晚期则易发生低血糖。(2)门静脉高压相关表现:食管胃底静脉曲张破裂出血可有黑便、呕血,脾功能亢进可有贫血,出现腹水时可有显著腹胀。(3)体格检查:面色晦暗,呈肝病面容,消瘦,可有蜘蛛痣、肝掌,可有黄疸,黄疸呈持续性加深或进行加重提示预后不良。可有腹水,伴或不伴有下肢水肿,部分患者可出现肝性胸水。腹壁静脉曲张,脐疝,早期可触及肝脏质地坚硬有结节感,晚期缩小难触及,可及脾大。腹水量超过1 000 ml可及移动性浊音。

2.1.2 实验室检查

(1)化验常规:血常规可有贫血、白细胞、血小板均降低;尿常规正常或尿胆红素升高,提示肝功能异常;便常规可有潜血阳性。(2)肝脏生物化学指标:ALT、AST可有轻至中度升高,但并不一定与肝损害程度一致;白蛋白(Alb)低,A/G倒置;血清胆红素(Bil)高,多以结合型胆红素升高为主,凝血酶原时间(PT)延长;晚期胆固醇、胆碱酯酶降低;肝纤维化指标Ⅲ型前胶原氨基末端肽(PⅢP)、Ⅳ型胶原(Ⅳ-C)、透明质酸(HA)、层连蛋白(LN)等的异常有助于诊断。(3)病毒相关指标:各型肝炎病毒抗体及核酸检测有助于诊断。(4)腹水检查:如有腹水可行腹腔穿刺抽取腹水进行常规、生化、腺苷脱氢酶(ADA)等检查,无合并自发性腹膜炎时呈漏出液,血清-腹水白蛋白梯度(SAAG)>11 g/L;如呈血性,需怀疑癌变,可行病理细胞学检查。

2.1.3 辅助检查

(1)腹部B超:肝脏边缘不规、肝实质颗粒样,肝体积缩小,符合肝硬化;脾大、腹水;门脉、脾静脉增宽。(2)腹部CT检查:早期可观察到肝脏外形和裂隙的改变,晚期出现肝脏变小,脾大等改变如B超所见,对早期发现HCC有一定的价值。近年来应用肝脏瞬时弹性成像技术(TE),通过检测肝脏硬度值(LSM)来判断肝纤维化程度。根据《瞬时弹性成像技术诊断肝纤维化专家意见》,LSM正常参考值范围为2.8~7.4 kPa。在慢性乙型肝炎中,胆红素异常者LSM≥29.2 kPa诊断肝硬化,LSM<9.1 kPa排除肝硬化可能;胆红素正常者LSM≥17.5 kPa诊断肝硬化,LSM<10.6 kPa排除肝硬化可能;转氨酶正常者LSM≥12.0 kPa诊断肝硬化,LSM<9.0 kPa排除肝硬化可能。在慢性丙型肝炎中,LSM≥14.6 kPa诊断肝硬化,LSM<9.3 kPa可排除肝硬化可能。但由于TE测定值受多种因素影响,因此对于TE检查结果并不明确的患者,血清标志物检查则具有补充诊断的价值。(3)上消化道造影:黏膜皱襞增宽、迂曲,串珠状充盈缺损提示存在食道静脉曲张。(4)内镜检查:胃镜可发现呈线性、迂曲,结节状曲张静脉,并可行内镜下治疗。(5)肝组织活检:肝活体组织检查可提供肝纤维化分期的重要信息,肝组织学中弥漫性肝纤维化伴假小叶形成,是肝硬化组织病理学诊断的金标准。但由于肝脏穿刺为创伤性检查,患者和医生接受度差,且有一定的并发症,因此其临床应用受到一定限制。

2.2 肝硬化的分期诊断标准

2.2.1 代偿期肝硬化

（1）临床表现：症状较轻，有乏力、食欲减少或腹胀、上腹隐痛等。上述症状常因劳累或伴发病而出现，经休息和治疗后可缓解，但无明显肝功能衰竭表现。（2）实验室检查：白细胞、血小板计数降低；血清白蛋白降低，胆红素升高，凝血酶原活动度降低，血清ALT及AST轻度升高，AST可高于ALT、r-谷氨酰转肽酶（GGT）可轻度升高。（3）影像学检查：肝脏边缘不规则、肝实质颗粒样、门静脉内径增宽、脾脏增大等；肝脏瞬时弹性成像（TE）技术检测肝脏硬度值（LSM）来判断肝纤维化和肝硬化。（4）内镜检查：食管胃底静脉曲张、门脉高压性胃病。（5）应用Child-Pugh分级（表55-2）和（或）按肝硬化五期分类法（1期：无静脉曲张，无腹水；2期：有静脉曲张，无出血及腹水；3期：有腹水，无出血，伴或不伴静脉曲张；4期：有出血，伴或不伴腹水；5期：脓毒血症）进行临床评估。根据Child-Pugh 评分A级为代偿期肝硬化，按五期分类法1、2期为代偿期肝硬化。（6）肝组织活检：LSM检测提示胆红素正常者LSM7.4～9 kPa患者和转氨酶正常者LSM6.0～9.0 kPa患者如无法决定临床决策，考虑肝穿刺活检组织检查。

表55-2 肝功能 Child-Pugh分级标准

	异常程度评分		
	1	2	3
肝性脑病（级）	无	1~2	3~4
腹水	无	轻度	中、重度
血清胆红素（μmol/L）	<34	34~51	>51
血清白蛋白（g/L）	>35	28~34	<28
凝血酶原时间延长（秒）	≤4	4~6	>6

注 根据5项总分判断分级分为A级（5~6分）、B级（7~9分）、C级（≥10分）三级。

2.2.2 失代偿期肝硬化

（1）符合肝硬化的临床诊断标准：影像学诊断或肝组织病理学诊断，参考肝脏弹性扫描；肝脏生物化学指标、凝血功能等检查评估肝脏功能，根据Child-Pugh评分，B和C级为肝功能失代偿。（2）出现肝硬化失代偿的标准：Child-Pugh评分，B和C级，或按肝硬化五期分类法确定为失代偿期肝硬化（3~5期）。满足如下其中一条标准：Child-Pugh评分为7分或以上；有腹水的体征和影像学结果，腹胀、腹部移动性浊音阳性或腹部超声或CT/MRI检查证实存在腹腔积液；有食管静脉破裂出血史。

2.3 肝硬化并发症的诊断标准

2.3.1 食管胃静脉曲张破裂出血

当肝静脉压力梯度（HVPG）10~12 mmHg时，门-体侧支循环形成，出现侧支静脉曲张，最终破裂出血。最常见侧支循环位于食管下段2~5 cm处。该处浅静脉缺乏周围组织的支持，易发生破裂出血；近50%的门静脉高压症患者可出现食管胃静脉曲张，其程度与肝功能损害的严重程度有关。Child-Pugh A级患者有40%发生静脉曲张，而Child-Pugh C级者静脉曲张的发生率高达85%。上消化道内镜筛查是诊断有无食管胃静脉曲张的主要手段。代偿期肝硬化患者应当每2~3年进行胃镜筛查，失代偿期肝硬化患者应每年进行一次胃镜检查。当胃镜检查结果显示下列任一项即可诊断食管胃静脉曲张破裂出血（EVB）：静脉曲张活动性出血，曲张静脉表面有"白色乳头"状隆起，曲张静脉上覆盖血凝块，或见静脉曲张而无其他潜在的出血来源。

2.3.2 腹水

肝硬化时腹水的形成是多个因素联合作用的结果，门静脉高压是腹水形成的主要原因及始动因素。肾素-血管紧张素-醛固酮系统（RAAS）失衡以及低蛋白血症也在腹水的形成中发挥作用。（1）腹水的诊断。①临床表现：肝硬化患者近期出现乏力、食欲减退等或原有症状加重，或新近出现腹胀、双下肢水肿、少尿等表现。查体发现腹壁静脉曲张及腹部膨隆等。移动性浊音阳性提示患者腹腔内液体>1 000 ml，若阴性则不能排除腹水。②影像学检查：最常用的是腹部超声检查，可以确定有无腹水及腹水量，初步判断来源、位置以及作为穿刺定位。其次包括腹部CT/MRI检查。（2）腹水的评估。诊断腹水后要对腹水的性质和量以及是否合并自发性细菌性腹膜炎（SBP）进行评估，包括病史、体格检查、实验室检查、腹部影像学检查及诊断性腹腔穿刺。①腹腔穿刺：腹腔穿刺抽取适量腹水，可以送实验室检测总蛋白和白蛋白量、白细胞和红细胞，进行生化检查、细菌培养和癌细胞检查。如怀疑有继发感染时，可检查腹水糖和乳酸脱氢酶的水平，腹水涂片和抗酸杆菌培养可以发现结核性腹膜炎，如怀疑胰性腹水可以检测腹水淀粉酶水平。②腹水的常见原因：肝硬化时引起腹水的最主要原因，其他肝外疾病的占15%，其中最常见的是腹腔恶性肿瘤、结核性腹膜炎、慢性心力衰竭或肾病综合征等。部分腹水患者有两个或以上原因。肝硬化引起的腹水常通过腹水实验室检查判断漏出液或渗出液，以及血清-腹水白蛋白梯度（SAAG）判断是门静脉高压性或非门静脉高压性腹水。SAAG≥11 g/L的腹水为门静脉高压性，而SAAG<11 g/L的腹水多为非门静脉高压性腹水。以

腹水为主要表现就诊时可利用SAAG结合腹水总蛋白判断常见的主要原因(表55-3)。(3)腹水的分级与分型。临床上根据腹水的量可分为1级(少量),2级(中量),3级(大量)。1级或少量腹水:只有通过超声检查才能发现的腹水,患者一般无腹胀的表现,查体移动性浊音阴性;超声下腹水位于各个间隙,深度<3 cm。2级或中量腹水:患者常有中度腹胀和对称性腹部隆起,查体移动性浊音阴/阳性;超声下腹水淹没肠管,但尚未跨过中腹,深度3~10cm。3级或大量腹水:患者腹胀明显,查体移动性浊音阳性,可有腹部膨隆甚至脐疝形成,超声下腹水占据全腹腔,中腹部被腹水填满,深度>10 cm。根据腹水量、对利尿药治疗应答反应、肾功能及伴随全身疾病的情况,临床上大致可将腹水分为普通型肝硬化腹水和顽固(难治)型肝硬化腹水。2012年AASLD推荐顽固性腹水诊断标准:①限盐(4~6 g/d)及强化利尿药物(螺内酯400 mg/d、呋塞米160 mg/d)治疗至少1周或治疗性放水(每次>5 000 ml),腹水治疗应答反应(4 d内体质量平均下降<0.8 kg/d,尿钠排泄少于50 mEq/d;或已控制的腹水4周内复发,腹水至少增加1级)。②出现难控制的利尿药物相关并发症或不良反应,如急慢性肾损伤、难控制的电解质紊乱、男性乳房肿大胀痛等。2014年国内学者报告了肝硬化顽固型腹水的参考诊断标准:①较大剂量利尿药物(螺内酯160 mg/d、呋塞米80 mg/d)治疗至少1周或间断治疗性放腹水(4 000~5 000 ml/次),联合给白蛋白[20~40 g/(次·d)]治疗,2周腹水无治疗应答反应;②出现难控制的利尿药物相关并发症或不良反应。

表55-3　结合血清-腹水白蛋白梯度和腹水总蛋白量鉴别腹水病因

腹水原因	血清-腹水白蛋白梯度(g/L)	腹水总蛋白浓度(g/L)
肝硬化	≥11	<25
心力衰竭	≥11	≥25
腹腔恶性肿瘤	<11	≥25
炎性腹水	<11	≥25

2.3.3 肝肾综合征(HRS)

HRS是严重肝病患者病程后期出现的功能性肾衰竭,肾脏无明显器质性病变,是以肾功能损害、血液流动学改变和内源性血管活性物质明显异常为特征的一种综合征。肝硬化腹水患者合并急性肾衰竭,即出现GFR急性显著下降,SCr>1.5 μmol/L(133 μmol/L)可诊断AKI,排除其他引起AKI的病因,结合肾脏无明显器质性病变等可做出HRS的诊断。根据患者病情进展及预后,HRS分为2型。1型HRS:快速进展性肾功能损害,2周内血肌酐(SCr)成倍上升,超过基础水平2倍或>226 μmol/L(2.5 mg/dl),或eGFR下降50%以上(<20 ml/min)。2型

HRS:缓慢进展性肾功能损害,中度肾衰竭,SCr水平133~226 μmol/L(1.5~2.5 mg/dl),常伴有顽固型腹水,肾功能下降过程缓慢;多为自发的过程,有时也有诱因,预后相对1型较好,但中位生存期较无氮质血症的肝硬化腹水短。目前尚无诊断HRS的特异性实验室检测,临床上主要基于几项评价标准综合考虑,见表55-4。

表55-4　肝肾综合征的诊断标准

1.肝硬化合并腹水

2.血肌酐(SCr)>1.5 mg/dl(133 μmol/L)

3.至少停用2 d利尿剂(如使用利尿剂)并且使用人血白蛋白1 g/(kg·d),直到最大100g/d扩容后肾功能无持续性改善(SCr<133 μmol/L)

4.无休克症状

5.近期无肾毒性药物使用史(NSADs、氨基甙类抗菌药物、造影剂等)

6.无肾实质疾病

2.3.4　自发性细菌性腹膜炎(SBP)

这是指无明确腹腔内病变来源的情况下发生的腹膜炎,是病原微生物侵入腹腔,造成明显损害引起的感染性疾病,是肝硬化终末期肝病患者常见并发症(40%~70%)。SBP可以表现为腹水、发热、意识状态改变、腹痛或不适,但很多情况下患者无任何上述症状。目前早期诊断有以下几个方面。(1)有以下症状或体征之一:①急性腹膜炎。腹痛、腹部压痛或反跳痛,腹肌张力增大,呕吐、腹泻或肠梗阻。②有全身炎症反应综合征的表现。发热或体温不高、寒战、心动过速、呼吸急促。③无明显诱因肝功能恶化。④肝性脑病。⑤休克。⑥顽固型腹水或对利尿剂突发无反应或肾衰竭。⑦急性胃肠道出血。(2)有以下实验室检查异常之一:①腹水多形核白细胞(PMN)计数≥0.25×10^9/L。②腹水细菌培养阳性。③血小板压积(PCT)>0.5 ng/ml,排除其他部位感染。国内报道,体温、腹部压痛、外周中性粒细胞百分比、总胆红素、腹水PMN计数5个指标联合对早期筛查无症状SBP具有一定的应用价值。SBP患者出现以下任何2条临床表现或实验室异常认为是重症感染:①该热、寒战,体温>39.5 ℃;②感染性休克;③急性呼吸窘迫综合征;④不明原因急性肾损伤3期;⑤外周血白细胞>10×10^9/μl;⑥PCT>2 ng/ml。

2.3.5　肝性脑病(HE)

诊断主要依据急性肝功能衰竭、肝硬化和(或)广泛门-体分流病史、神经精神异常的表现与血氨测定等辅助检查,并排除其他神经精神异常。可采用West-Haven分级法对肝性脑病分级,对3级以上者可进一步用Glagow昏迷量表评估昏迷程度。轻微型肝性脑病(MHE)的诊断则依据肝性脑病心理评分（PHES），其中NCT-A及DST两项均阳性即可诊断MHE。

3 治疗方法

治疗肝硬化最理想的疗效是达到阻断或逆转肝纤维化，但迄今无特效的药物。目前治疗代偿期肝硬化的目标是阻止肝硬化向失代偿期进展，治疗主要从以下几个方面实施：①针对原发病的病因和抗纤维化治疗。②排除和减少恶化肝脏的因素，如酒精和有肝毒性的药物。③筛查静脉曲张以避免静脉曲张破裂出血及早期筛查、早期治疗原发性肝癌。代偿期的肝硬化治疗主要是并发症的治疗及终末期的肝移植。

3.1 病因的治疗

肝硬化的致病因素包括嗜肝病毒感染、药物及毒性、酒精及肝内脂肪沉积、遗传代谢及自身免疫紊乱等。

3.1.1 慢性乙型或丙型病毒性肝炎肝硬化

很多研究已经证实，由乙型病毒性肝炎引起的肝硬化患者是能从抗病毒治疗中获益的。抗病毒治疗可以有效降低转氨酶和病毒DNA复制水平，减轻肝脏组织炎性浸润和纤维化严重程度。多个临床研究显示，失代偿期肝硬化患者在接受抗病毒治疗后，肝功能得到显著改善，甚至逆转成代偿期肝硬化。目前国内外较认可的抗病毒药物有拉米夫定、阿德福韦酯、恩替卡韦、替比夫定和替诺福韦酯。其中建议恩替卡韦和替诺福韦酯作为失代偿期患者抗乙肝病毒治疗的一线药物，长期治疗可逆转肝纤维化。治疗乙肝的干扰素a（IFNa）不建议用于肝硬化患者。我国专家达成为HBV相关肝硬化临床诊断、评估、抗病毒治疗流程图（图55-1）共识。慢性丙型病毒性肝炎肝硬化的抗病毒治疗常规使用聚乙二醇干扰素（Peg-IFNa）联合利巴韦林，但这种治疗有一定的副作用，所以建议在严密观察下给予抗病毒治疗。不过如果患者能耐受并显示好的效果的话，抗病毒治疗可以稳定病情，延缓或阻止肝衰竭的进展。

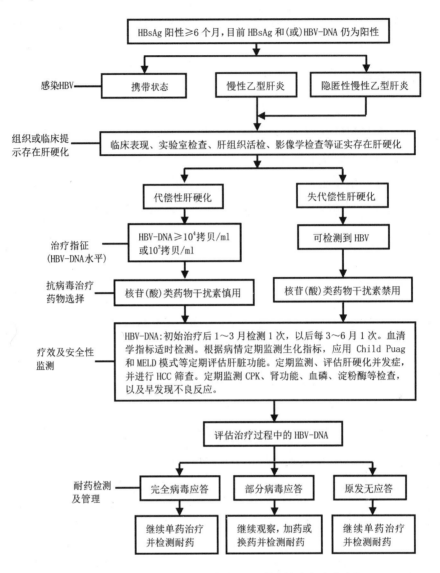

图55-1　HBV相关肝硬化临床诊断、评估、抗病毒治疗流程

3.1.2 酒精性肝硬化

戒酒仍是目前治疗酒精性肝硬化的最重要的措施。戒酒是改善及阻止肝功能进一步恶化的关键治疗方法。戒酒可以降低门静脉压力,减缓肝纤维的进程,降低门静脉高压静脉曲张出血的风险及提高短期和长期生存率,但应注意逐步戒酒并预防戒断综合征(AWS)的发生。建议使用阿坎酸钙(乙酰牛磺酸),可以减少戒断症状,从而减少复发和维持戒酒。也可使用苯二氮䓬类药物,该药被认为是治疗AWS的有效药物。对严重肝病患者使用这些药物缺乏有效的临床数据,不过巴氯芬(是抑制性神经递质γ-氨基丁酸β受体激动剂)对肝硬化患

者实现和维持戒酒有一定的帮助。酒精性肝硬化患者往往有严重的蛋白质和热量缺失，所以营养支持治疗或足量的肠内营养可以降低失代偿期患者并发症的发生概率，并改善预后。在严重酒精性肝病（ALD）患者中，在排除严重肝炎以及并发胰腺炎、消化道出血、肾衰竭或活动性感染的情况下，可以使用激素治疗。乙酮可可碱是一种磷酸二酯酶抑制剂，可以导致肿瘤坏死因子（TNFa）和其他炎性因子的产生。与激素相比，乙酮可可碱具有副作用小和服用方便的特性。

3.1.3 原发性胆汁性肝硬化

目前治疗原发性胆汁性肝硬化（PBC）的最佳用药是熊去氧胆酸（UDCA）。次药在PBC病程早期效果比较理想，可改善PBC生化和组组织学特征，缓解症状和肝功能异常。当PBC患者一旦出现明显的临床症状和并发症时，UDCA的临床疗效就不很显著。UDCA可以延缓PBC疾病的发展，但不能逆转或治愈疾病。

3.2 并发症的治疗

3.2.1 食管胃静脉曲张及破裂出血

预防食管胃静脉曲张及破裂出血（EVB）的关键是降低门静脉压力。初次诊断肝硬化的患者均应常规行胃镜检查以筛查其是否存在食管胃静脉曲张（GOV）及其严重程度。建议无静脉曲张的代偿期肝硬化患者每2年胃镜复查1次。有轻度静脉曲张患者每年胃镜检查1次；失代偿期肝硬化患者0.5~1年胃镜检查1次；对于中重度静脉曲张但从未出血的患者，非选择性β受体阻滞剂通过收缩内脏血管减少门静脉流入量来降低门静脉压力，研究显示此类药物可以有效预防第一次曲张静脉破裂出血（一级预防）的出现。但若出血风险较大者（Child-Pugh B、C级或红色征阳性），推荐使用非选择性β受体阻滞剂，加做胃镜下套扎（EVL）治疗。普萘洛尔起始剂量10 mg，2次/d；纳多洛尔起始剂量20 mg，1次/d，逐渐加量至心率不低于50~55次/min。但对于无静脉曲张的患者，非选择性β受体阻滞剂不仅不能降低出血的风险，而且还会增加副作用。EVL治疗对预防曲张静脉首次出血同非选择性β受体阻滞剂一样有效，但EVL只是对血管局部治疗，并不能有效地降低门静脉压，而且会在EVL处引起溃疡出血，所以可以在患者不能耐受β受体阻滞剂或有使用β受体阻滞剂绝对禁忌证的时候，合理加用EVL。在肝硬化失代偿期，以上预防性治疗越早进行，对曲张静脉的增粗和出血的预防效果越好。一旦出现肝硬化急性GOV破裂出血，应尽早恢复血容量，但是不能过度输血或输液，以避免继续或再次出血，血红蛋白需维持在70~80 g/L。控制活动性出血最有效的治疗是血管收缩药物联合胃镜下止血治疗。相对安全的血管收缩剂有特利加压素、生长抑素及其类似物奥曲肽和伐普肽。特利加压素推荐的起始剂量为每4 h 2 mg，出血停止后可改为每次1 mg，1次/12 h，一般持续用5 d。生长抑素使用方法是首剂量250 μg静脉推注后，250 μg持续静脉滴注。奥曲肽和伐普肽用法都是起始静脉推注50 μg，之后50 μg持续静脉滴注。活动性出血时常存在胃黏膜和食管黏膜炎性水肿，此时预防性使用抗生素不仅可以预防感染，而且还可以减少再出血和死亡的概率。建议应短期应用抗生素，可使用喹诺酮类或第三代头孢类抗生素5~7 d。急性静脉曲张出血停止后，1年内复发的比率高达60%，因此二级预防即预防再出血非常重要。二级预防的非选择性β受体阻滞剂建议剂量同一级预防。研究显示，此类药物能显著降低静脉曲张出血患者的肝静脉压力梯度（HVPG），可使患者再次出血率最低降至10%左右。此时使用β受体阻滞剂时可加行EVL。为有效预防再次出血，β受体阻滞剂应逐渐加量至最大耐受剂量，而EVL应每2~4周进行1次直至曲张静脉消失。当采用药物和胃镜下治疗后，静脉曲张仍然持续或反复出血，建议行外科门-体分流术或加入治疗的经颈静脉肝内门-体静脉支架分流术（TIPS），两种方法都能在短期内明显降低门静脉压力。无盖膜的TIPS支架经常出现术后分流道狭窄或闭塞，而且术后肝性脑病发生率较高。

3.2.2 腹水

治疗目标是腹水消失或基本控制，改善临床症状，提高生活质量，延长生存时间。肝硬化腹水治疗流程包括3级治疗方案：（1）一线治疗包括病因治疗，合理限制钠盐（2 g/d）及应用利尿剂（螺内酯100 mg，1次/d，或者联合应用呋塞米40 mg/d），限制液体摄入只适用于稀释性低钠血症的患者，避免应用肾毒性药物。（2）二线治疗包括合理应用缩血管活性药物和其他利尿药物，如特利加压素、盐酸米多君及托伐普坦等；大量放腹水联合白蛋白输注治疗，每次抽出1L的腹水，应输注6~8 g白蛋白，尤其当单次抽腹水超过5 L时；对难治性腹水患者经颈静脉肝内门-体静脉分流术（TIPS）；停用非甾体抗炎药（NSAIDs）及扩血管活性药物，如血管紧张素转换酶抑制剂（ACEI）、血管紧张素受体拮抗剂（ARB）等。（3）三线治疗包括肝移植（对于Child-Pugh C级肝硬化合并顽固型腹水患者应优先考虑），腹水浓缩回输或肾脏替代治疗，腹腔a-引流泵或腹腔静脉Denver分流。

3.2.3 肝肾综合征

HRS是肝脏疾病终末期以血流动力学改变和内源性血管活性物质明显异常为特征的一种综合征。对1型或2型HRS可应用特利加压素（1 mg/4~6 h）联合白蛋白（20~40 g/d）输注疗法，治疗3d血肌酐未降低至25%，可逐步增加至最大剂量（每4 h2 mg）。有效，疗程7~14 d；无效，停用特利加压素，复发重复应用。肝硬化顽固型腹水并发低钠血症的HRS可使用托伐普坦。HRS患者建议暂停使用非选择性β受体阻滞剂。不推荐HRS使用血管扩张剂。血管收缩药物治疗无效且满足肾脏替代治疗标准的1型HRS,可选择肾脏替代治疗或人工肝支持系统等。不推荐2型HRS行肾脏替代治疗。对血管收缩药物治疗无应答且伴大量腹水的2型HRS可行TIRS治疗。不推荐1型HRS行TIRS治疗。1型或2型HRS的均应优先纳入肝移植计划。

3.2.4　自发性细菌性腹膜炎

（1）抗生素治疗:应选择对肠道革兰阴性菌有效、肾毒性小的广谱抗生素,以静脉输注第三代头孢菌素类（如头孢噻肟2 g/12 h,头孢曲松钠1~2 g/24 h）为首选,可联合阿莫西林/克拉维酸或氟喹诺酮类药物。治疗应立足于早期临床诊断、早期经验性抗感染治疗,一旦诊断明确,甚至在腹水细菌培养结果出来之前即可开始足量、足疗程的抗菌治疗,疗程不能<5 d。由于氨基苷类抗生素在肝硬化患者中增加肾功能损害,所以使用抗生素时避免使用此类药物。以内用药2 d后复查腹水常规,如中性粒细胞减少25%以上可认为抗生素治疗有效。如抗生素治疗无效时需要进一步寻找腹膜炎原因以排除继发性感染。（2）白蛋白辅助治疗:对于SBP相关的肾功能异常,尤其可发生HRS的高危患者,如发现BUN>10.8 mmol/L、SCr>88.4 μmol/L或TBil>68 μmol/L,静脉输注白蛋白可以降低HRS的发生率及提高生存率。推荐白蛋白1.5 g/kg,第3天1.0 g/kg,但每天的剂量不能超过100 g。抗菌药物联合白蛋白延迟肝硬化SBP患者急性肾损伤的发生,对预后没有影响。（3）SBP的预防:氟喹诺酮类药物口服或静脉用药可以预防SBP的发生。但广泛预防性使用氟喹诺酮类药物会导致患者出现耐药菌株,所以建议只在两类SBP高危人群中长期口服氟喹诺酮类药物:一类患者是曾经发作过SBP;另一类是腹水蛋白低于1 g/L及出现循环功能障碍,即表现为黄疸、低钠血症或肾功能损害。

3.2.5　肝性脑病

治疗HE主要是去除诱因及减少体内氨的产生,诱因因素如高蛋白饮食、消化道出血、便秘、低血容量与缺氧、感染、排钾利尿剂。HE也常发生在TIPS术后,麻醉剂和镇静剂通过抑制大脑功能也诱发HE。HE治疗多采取减少肠道氨的生成与吸收,如限制蛋白质的摄入,灌肠导泻清洁肠道,口服乳果糖酸化肠道以减少氨的形成与吸收,口服肠道不易吸收的抗生素（如利福昔明）。促进体内氨的清除,可静脉滴注鸟氨酸门冬氨酸20~40 g/d。

3.3　肝脏移植（OLT）

当患者达到肝硬化终末期,Child-Pugh分级≥7分,MELD评分15以上时,考虑予以肝脏移植。

4 肝硬化的预后

肝硬化的预后与患者肝硬化程度有关。研究显示失代偿期肝硬化的预后差,保守治疗下5年生存率大概14%~35%,而代偿期肝硬化10年生存率大约90%。10年内约有50%的代偿期肝硬化进展至失代偿期肝硬化,一旦进入失代偿期,多种并发症出现,平均寿命将显著缩短。临床上将肝硬化分成4个期,并对各期的预后进行了评估(表55-5)。肝癌在每一期肝硬化的患者中都可发生,每年约有3%的肝硬化患者进展至肝癌。在代偿期肝硬化患者中,门静脉高压相关参数(如静脉曲张、脾大、血小板计数和丙种球蛋白)对预后评估比较重要。在失代偿期肝硬化中,肾功能不全、消化道出血和肝癌是评估预后的重要因素。

表55-5　肝硬化的临床4个不同阶段的预后

临床分期	临床表现	1年死亡率(%)
代偿期肝硬化		
1期	无静脉曲张,无腹水	1
2期	有静脉曲张(无破裂出血),无腹水	3.4
失代偿期肝硬化		
3期	有腹水,有(无)静脉曲张(无破裂出血)	20
4期	有静脉曲张并破裂出血,有/无腹水	57

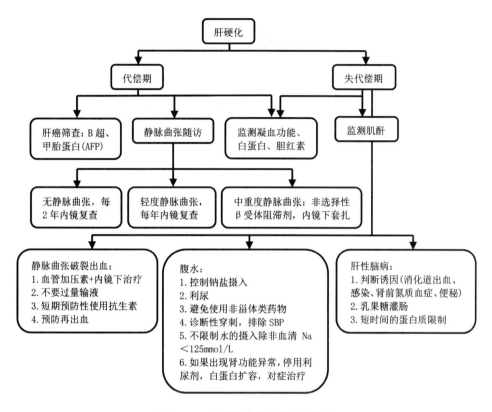

图55-2 肝硬化并发症的治疗总结

主要参考文献

[1] 科技部十二五重大专项联合课题组专家.乙型肝炎病毒相关肝硬化的临床诊断、评估和抗病毒治疗的综合管理[J]. 中华肝脏病杂志, 2014, 22: 327–335.

[2] 中华医学会肝病学分会, 中华医学会消化病学分会, 中华医学会内镜学分会.肝硬化门静脉高压食管胃静脉曲张出血防治指南[J].中华胃肠内镜杂志, 2015, 2: 1–21.

[3] 中华医学会肝病学分会.肝硬化腹水相关并发症的诊疗指南[J]. 中华肝脏病杂志, 2017, 25: 664–677.

第56章 药物性肝损伤

1 概念

药物性肝损伤(drug induced liver injury, DILI)是指由各类处方或非处方的化学药物、生物制剂、传统中药(TCM)、天然药(NM)、保健品、膳食补充剂(DS)及其代谢产物乃至辅料等所诱发的肝损伤。已知全球有1 100余种上市药物具有潜在肝毒性, DILI是西方国家急性肝衰竭的首要因素。法国、冰岛DILI年发病率分别为13.9/10万和19.1/10万。目前, 我国缺乏关于DILI的大规模、多中心、前瞻性流行病学研究, 有关DILI发病率的数据多来源于门诊或住院患者。来自湖南湘雅医院的研究表明, DILI年发病率为92.95/10万, 发病率显著高于欧美人群, 可能与研究对象纳入标准、种族、用药种类和用药习惯不同有关。亚洲地区由中草药引起的DILI比率远高于欧洲国家。根据文献调查, 在我国引起DILI的药物种类包括中草药或中成药、抗感染药、抗肿瘤药、激素类药、心血管药物、非甾体抗炎药(NSAIDs)、免疫抑制剂、镇静和神经精神药物等。部分患者服用2种或2种以上药物, 亦可见中、西药联合应用。其中最常见的是中草药、抗感染药、抗肿瘤药和激素类药, 分别占24%、18%、16%和15%(表56-1)。在欧美发达国家, NSAIDs、抗感染药物、中草药和膳食补充剂是导致DILI的最常见原因, 其中对乙酰氨基酚是引起急性肝衰竭最重要的原因。(1)肝损伤危险因素: DILI的危险因素包括宿主因素、药物因素和环境因素。宿主因素包括遗传学因素和非遗传学因素。遗传学因素主要是指药物代谢酶、药物转运蛋白和人类白细胞抗原系统(HLA)等的基因多态性。非遗传学因素包括年龄、性别、妊娠、基础疾病状态。药物因素包括药物的化学性质、药物相互作用和中药材种植和炮制等过程中的污染。环境因素包括饮酒过量和吸烟等。临床医生识别和重视DILI的相关危险因素有助于正确的做出诊断、加强临床监测及提高合理化用药水平。①年龄: 通常高龄是发生DILI的危险因素。我国老人群中药物性肝损伤占肝病的比例高达20%, 老人因急性肝病入院的患者中有40%为药物性肝病。有研究发现, 随着年龄的增长, Ⅰ相和Ⅱ相药物代谢酶的活性不发生变化, 但机体对CYP3A的清除能力下降与肾脏功能减退有关, 肾功能下降导致药物在肝脏内的聚集增加,可以解释高龄是药物性肝损伤的危险因素。②性别:国外研究发现女性比男性更容易发生药物性肝损伤,造成该现象的原因可能与不同性别暴露于不同的肝损伤药物有关,如女性多服用易造成肝损伤的解热镇痛抗炎药或抗生素等。女性可能对某些药物,如米诺环素、甲基多巴等表现出更高的易感性,且易呈现慢性自身免疫性肝炎(AIH)的特点。在女性中更多见于TCM-NM-HP-DS引起的肝损伤。③妊娠:妊娠可加重肝脏的负担,在妊娠期间使用某些药物可诱发肝脏脂肪变性。④基础疾病:基础疾病状态,例如患有免疫缺陷综合征、乙型肝炎或丙型肝炎等感染性疾病时,对药物性肝毒性的易感性也增加。对于恶性肿瘤患者、慢性病毒性肝炎病史、肿瘤侵犯肝脏(包括原发性肝癌和转移性肝癌)患者,发生肝毒性的几率升高。研究证实,肝脏基础性疾病可以增加药物性肝损伤的发病风险。我国是乙型肝炎病毒(HBV)感染的高发区,对于HBsAg阳性的患者,即使治疗前肝功能正常,也建议采取拉米夫定预防治疗。⑤遗传学因素:遗传易感性是DILI最重要的决定因素。由于药物性肝损伤的不可预测性和异质性,特异性药物肝损伤被认为有很强的遗传基础,药物性肝损伤可能是一个复杂的遗传疾病,其中多个基因可能与肝脏损伤有关,包括细胞色素P450、谷胱甘肽转移酶(GSTs)、超氧歧化酶(Mn-SOD)、N-乙酰基转移酶2(NAT2)以及白细胞介素等。⑥应用药物:一般对肝细胞有直接毒性的药物与药物剂量、疗程有关。药物剂量越大疗程越长,肝损伤也越重。抗肿瘤药物间相互作用也可导致化疗药物性肝损伤的发生,例如抗微管药多烯紫彬醇与DNA合成酶类抑制剂(卡培他滨或吉西他滨)联合使用可以使药物性肝损伤的发病风险增加。⑦环境因素:长期过量饮酒增加肝损伤的风险,同时可能增加某些药物如度洛西丁、扑热息痛、甲氨蝶呤及异烟肼等引起DILI的风险。(2)DILI的发病机制与病理改变:DILI发病机制复杂,往往是多种机制先后或共同作用的结果,迄今尚未完全阐明。通常可概括为药物的直接肝毒性和特异质性肝毒性作用,其过程包括药物及其代谢产物导致的"上游"事件以及肝脏靶细胞损伤通路和保护通路失衡构成的"下游"事件。药物的直接肝毒性是指摄入体内的药物和/或其代谢产物对肝脏产生的直接损伤,往往呈剂量依赖性,通常可预测,也称固有型DILI。药物的直接肝毒性可进一步引起免疫和炎症应答等其他肝损伤机制。特异质性肝毒性的发病机制是近年的研究热点。药物代谢酶系(细胞色素P450等Ⅰ相代谢酶系和多种Ⅱ相代谢酶系)、跨膜转运蛋白及溶质转运蛋白的基因多态性可导致这些酶或转运蛋白功能异常,而HLA的基因多态性可导致对某些药物较易产生适应性免疫应答,这些基因多态性及其表现遗传特点可增加宿主对DILI的易感性。DILI损伤的靶细胞主要是肝细胞、胆管上皮细胞及肝窦和肝内静脉系统的血管内皮细胞,损伤模式复杂多样,与基础肝病的组织学改变也会有相当多的重叠,故其病理变化几乎涵盖了肝脏病理改变的全部范畴。（3）DILI的临床分型：①根据发病机制可分为固有型和特异质型（IDILI），后者又分为免疫特异质性DILI和遗传特异质性DILI。免疫特异质性DIL有两种表现，一是超敏性，通常起病较快（用药后1~6周），临床表现为发热、皮疹、嗜酸性粒细胞增多等，再次用药可快速导致肝损伤；另一种是药物诱发的自身免疫性损伤，发生缓慢，体内可能出现多种自身抗体，可表现为AIH或类似原发性胆汁性胆管炎和原发性硬化性胆管炎等自身免疫性肝病，多无发热、皮疹、嗜酸性粒细胞增多等表现。遗传特异质性DILI通常无免疫反应特征，起病缓慢（最晚可达1年左右），再次用药未必快速导致肝损伤。固有型DILI的临床特点具有可预测性，与药物剂量密切相关，潜伏期短，个体差异不显著，动物实验可复制，临床上相对少见；而特异质型DILI具有不可预测性，与药物剂量无相关性，个体差异显著，动物实验难以复制，临床表现多样化，临床上常见。②根据病程长短和临床特征可分为急性和慢性DILI。急性DILI指发病6个月以内肝功能恢复到发病前水平，通常起病急，肝功能恢复较快；慢性DILI发病6个月后，血清ALT、AST、ALP及TBil水平仍持续异常，或存在慢性肝损伤或门静脉高压的影像学和组织学证据。③根据受损靶细胞类型可分为肝细胞损伤型、胆汁淤积型、混合型和肝血管损伤型。

表56-1　引起DILI的常见药物种类

药物种类	比例（%）	药物名称
中草药	24	单味药：雷公藤、土三七、黄药、生首乌、生草乌、苍耳子、马钱子、蜈蚣粉等 中成药：壮骨关节丸、复方青黛丸、湿毒清胶囊、消核丸、天麻丸、消石丹等
抗感染药物	18	氟氯西林、阿莫西林克拉维酸钾；头孢噻肟、头孢唑林、头孢美唑，四环素、阿奇霉素、阿米卡星、莫西沙星、米诺环素、磷霉素、克林霉素、新诺明-甲氧苄啶，异烟肼、利福平、吡嗪酰胺和乙胺丁醇联合应用，酮康唑、氟康唑、灰黄霉素；阿昔洛韦、阿糖腺苷、利托那韦，阿苯达唑、甲硝唑、奎宁、青蒿素
抗肿瘤药物	16	顺铂、卡铂、环磷酰胺、奥沙利铂、表柔比星，氟尿嘧啶、吉西他滨，多西他赛、紫杉醇
激素类药物	15	甲基睾丸酮、口服避孕药、己烯雌酚、奥曲肽、波尼松龙、倍他米松，吡格列酮、罗格列酮，甲硫咪唑、硫脲嘧啶
免疫抑制剂	5	甲氨蝶呤、硫唑嘌呤、环磷酸酰胺、环孢素
镇静和神经精神药		

2　诊断标准

DILI的临床诊断系排除性诊断，应结合用药史、临床特征和肝脏生物化学指标动态改变的特点、药物再刺激反应、其他肝损伤病因的排除等综合分析，肝活检组织学检查有助于诊断和鉴别诊断。完整的DILI诊断应包括诊断命名、临床类型、病程、RUCAM评分结果、严重程度分级。

诊断要点 （1）详细采集用药史：询问病史时要特别关注患者用药的种类、剂量、疗程及药物过敏史等；特别是用药与出现肝损伤的时间关系、停药后及再次用药时间的反应，这对于明确与肝损伤之间的关系至关重要；关注药物既往肝损伤信息，特别是病程长短和生化异常的动态改变。（2）DILI的生物化学诊断标准：采用2011年国际严重不良反应协会（iSAEC）建议的DILI生物化学诊断标准。①ALT≥5×ULN；②ALP≥2×ULN，特别是伴有5′-核苷酸酶或GGT升高且排除骨病引起的ALP升高；③ALT≥3×ULN且TBil≥2 ULN。（3）排除其他导致肝损伤的病因：DILI临床表型复杂，几乎涵盖目前已知的所有急性、亚急性、慢性肝损伤表型，排除其他肝病对建立DILI诊断有重要意义。为此，需通过细致询问病史、症状、体征和病程特点、病原学检查、生物化学异常模式、影像学乃至病理组织学检查等，与各型病毒性肝炎（特别是散发性戊型肝炎）、NAFLD、酒精性肝病、自身免疫性肝炎（AIH）、PBC、肝豆状核变性、a1抗胰蛋白酶缺乏症、血色病等各类肝胆疾病相鉴别。（4）DILI RUCAM评分标准：RUCAM评分是目前广泛应用于DILI临床诊断的评分系统，中华医学会肝病学会药物性肝病学组制订的DILI诊治指南推荐RUCAM评分用于药物性肝损伤之间因果关系的评价。RUCAM评分将肝损伤与药物的关系分为极可能（＞8分）、很可能（6~8分）、可能（3~5分）、不太可能（1~2分）、可排除（≤0分）。应用RUCAM因果关系评估量表评分≥6分，提示肝损伤或肝病"很可能"是药物引起。肝脏活组织检查（活检）没有特征性改变，如果肝损伤难以用其他已知肝病解释，则需考虑DILI的可能。

DILI的临床分型诊断　根据受损靶细胞的类型将DILI分为肝细胞损伤型、胆汁淤积型、混合型以及肝血管损伤型。（1）肝细胞损伤型：丙氨酸氨基转移酶（ALT）≥3×ULN，且R≥5；（2）胆汁淤积型：碱性磷酸酶（ALP）≥2×ULN，且R≤2；（3）混合型：ALT≥3×ULN，ALP≥2×ULN，且2＜R＜5［R＝（ALT实测值/ALT ULN））/（ALP实测值/ALP ULN）］。（4）肝血管损伤型的临床类型包括肝窦阻塞综合征/肝小静脉闭塞病（SOS/COD）、紫癜性肝病（PH）、巴德-基亚里综合征（BCS）、可引起特发性门静脉高压症（IPH）的肝汇管区硬化和门静脉栓塞、肝脏结节性再生性增生（NRH）等。

DILI的严重程度分级标准　采用中华医学会肝病学分会药物性肝病学组制订的DILI诊治指南，DILI严重程度分级标准见表56-2。

表56-2　DILI的严重程度分级标准

分级	ALT/ALP	TBil	INR	临床症状
0级（无肝损伤）		患者对暴露药物可耐受，无肝毒性反应		
1级（轻度损伤）	呈可恢复性升高	<2.5 ULN（2.5 mg/dl）或 42.75 μmol/L	<1.5	可有或无乏力、虚弱、恶心、厌食、右上腹痛、黄疸、瘙痒、皮疹或体质量减轻等症状
2级（中度肝损伤）	升高	≥2.5 ULN	或INR≥1.5	上述症状可有加重
3级（重度肝损伤）	升高	≥5 ULN（5 mg/dl或 85.5 μmol/L）	伴或不伴 INR≥1.5	患者症状进一步加重，需要住院治
4级（ALF）	升高	≥10 ULN（10 mg/dl或171 μmol/L）或每天上升≥1.0 mg/dl（17.1 μmol/L）	≥2.0或PTA <40%	可同时出现腹水或肝性脑病；或DILI相关的其他器官功能衰竭
5级（致命）		因DILI死亡，或需接受肝移植才能存活		

　　注　DILI, 药物性肝损伤；ALF, 急性肝衰竭；TBil, 总胆红素；INR, 国际标准化比值；ULN, 正常上限；PTA, 凝血酶原活动度。

2.1　临床表现

　　根据病程长短可分为急性和慢性DILI两大类，其中急性DILI是最常见的发病形式，占90%以上，多发生在用药后5~90 d。急性胆汁淤积型或混合型DILI停用可疑药物后，生化指标异常可能超过3个月甚至1年。慢性DILI发生率相对较低，肝功能异常多发生在停药后3个月。（1）急性DILI的临床表现通常无特异性。潜伏期差异很大，短可至1至数日，长可达数月。多数患者可无明显症状，仅有血清ALT、AST及ALP、谷氨酰转肽酶（GGT）等肝脏生物化学指标水平不同程度的升高。部分患者有乏力、食欲减退、厌油、肝区胀痛及上腹不适等消化道症状。以胆汁淤积为主时，常有发热、皮肤黄染、上腹痛、瘙痒、右上腹压痛及肝肿大。以超敏反应为主时，常有发热、皮疹、黄疸、关节酸痛、淋巴结肿大等过敏表现，伴ALT、TBil、ALP中度升高，嗜酸性粒细胞增多，还可能伴有其他肝外器官损伤的表现。停药后短期能恢复（数周至数月），病情严重者可出现急性肝衰竭（ALF）或亚急性肝衰竭（SALF）。（2）慢性DILI的临床表现：可表现为慢性肝炎、肝纤维化、代偿期和失代偿期肝硬化、自身免疫性肝炎（AIH）样DILI、慢性肝内胆汁淤积和胆管消失综合征（VBDS）等。少数患者还可出现SOS/VOD（肝窦阻塞综合征/肝小静脉闭塞病），可呈急性并有腹水、黄疸、肝脾肿大等表现。

2.2　实验室检查

　　（1）血常规：多数DILI患者的血常规较基线并无明显改变。过敏特异质患者可能出现嗜酸性粒细胞增高（>5%）。需注意基础疾病对患者血常规的影响。（2）肝脏生物化学指标：血清ALT、AST、ALP、GGT和TBil等改变是目前判断是否有肝损伤和诊断DILI的主要实验室指标。血清ALT的上升较AST对诊断DILI意义可能更大,其敏感性较高,而特异性相对较低,一些急性DILI患者ALT可高达正常值上限100倍以上,但也应注意某些DILI未必出现血清ALT显著上升,如50%服用他克林的患者可表现为ALT轻度升高,通常不进展为更严重的肝损伤。对于ALP升高,应除外生长发育期儿童和骨病患者的非肝源性ALP升高。血清GGT对胆汁淤积型/混合型DILI的诊断灵敏性和特异性可能不低于ALP。血清TBil升高、白蛋白水平降低和凝血功能下降均提示肝损伤较重。其中,血清白蛋白水平下降需除外肾病和营养不良等病因,凝血功能下降需除外血液系统疾病等病因。通常以凝血酶原时间国际标准化比值(INR)≥1.5判断为凝血功能下降,也可参考凝血酶原活动度(PTA)等指标加以判断。

2.3 影像学检查

急性DILI患者,肝脏超声多无明显改变或仅有轻度肿大。药物性ALF患者可出现肝脏体积缩小。少数慢性DILI患者可有肝硬化、脾脏肿大和门静脉内径扩大等影像学表现,肝内外胆道通常无明显扩张。影像学对SOS/VOD的诊断有较大价值,CT平扫见肝肿大,增强的门静脉期可见地图状改变(肝脏密度不均匀,呈斑片状)、肝静脉显示不清、腹水等。超声、CT或MRI等常规影像学检查和必要的逆行胰胆管造影对鉴别胆汁淤积型DILI与胆道病变或胰胆管恶性肿瘤等有重要价值。

2.4 病理组织学检查

经临床和实验室检查仍不能确诊DILI或需进行鉴别诊断时,行肝活检病理组织学检查有助于进一步明确诊断和评估病变程度。

3 治疗方法

DILI的基本治疗原则是:(1)及时停用可疑肝损伤药物,尽量避免再次使用可疑或同类药物;(2)应充分权衡停药引起原发病进展和继续用药导致肝损伤加重的风险;(3)根据DILI的临床类型选用适当的药物治疗;(4)急性肝衰竭/亚急性肝衰竭等重症患者必要时考虑紧急肝移植。

3.1 DILI的停药标准

及时停用可疑的肝损伤药物是最为重要的治疗措施。美国食品药品管理局（FDA）于2013年制定了药物临床试验中出现DILI的停药原则。出现下列情况之一应考虑停用肝损伤药物：（1）血清ALT或AST＞8 ULN；（2）ALT或AST＞5 ULN，持续2周；（3）ALT或AST＞3 ULN，且TBil＞2 ULN或国际标准化比值（INR）＞1.5；（4）ALT或AST＞3 ULN，伴逐渐加重的疲劳、恶心、呕吐、右上腹疼痛或压痛、发热、皮疹和/或嗜酸性粒细胞增多（＞5%）。

3.2 支持治疗

根据肝损伤严重程度，可酌情考虑予适当支持治疗。加强支持疗法，维持内环境稳定，维护重要器官功能，促进肝细胞再生。可酌情补充血浆、白蛋白、支链氨基酸等。补充维生素，注意维持水电解质和酸碱平衡。

3.3 药物治疗

急性或亚急性肝衰竭等重型患者应尽早选用N-乙酰半胱氨酸（NAC）。成人一般用法：50~150 mg/（kg·d），总疗程不低于3 d。糖皮质激素仅限于应用在超敏或自身免疫征象明显，且停用肝损伤药物后生化指标改善不明显甚或继续恶化的无禁忌证的患者，并应充分权衡治疗收益和可能的不良反应。根据肝损伤类型，合理选择抗炎保肝类药物的治疗。肝细胞损伤型可选择双环醇、甘草酸制剂，胆汁淤积型可选择熊去氧胆酸（UPCA）、S-腺苷-L-蛋氨酸（SAM）。对于药物导致的各类急性、亚急性和慢性肝病如肝硬化、自身免疫性肝病[自身免疫性肝炎（AIH）、原发性硬化性胆管炎（PSC）、原发性胆汁性肝硬化（PBC）]、肝血管病变、肝脏良性或恶性肿瘤等，应参照相应肝病治疗原则采取合适的治疗方案。

3.4 肝移植

对出现肝性脑病和严重凝血功能障碍的急性肝衰竭/亚急性肝衰竭（ALF/SALF）及失代偿性肝硬化患者，可考虑肝移植。

4 诊断流程

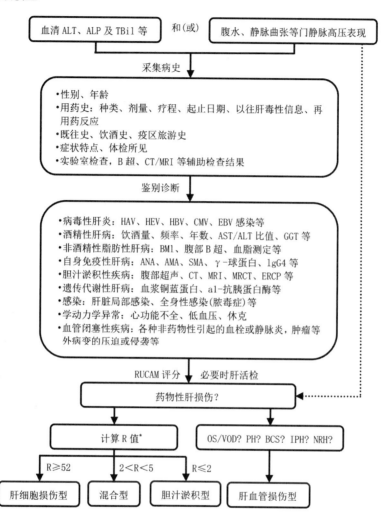

注　TBil, 总胆红素; HEV, 丁型肝炎病毒; CMV, 巨细胞病毒; EBV, EB病毒; GGT, 谷氨酰转肽酶; ANA, 抗核抗体; AMA, 抗线粒体抗体; SMA, 抗平滑肌抗体; ERCP, 磁共振胆胰造影; ERCP, 经内镜逆行胰胆管造影; RUCAM, Roussel Uclaf因果关系评估法; SOS/VOD, 肝窦阻塞综合征/肝小静脉闭塞病; PH, 紫癜性肝病; IPH, 特发性门静脉高压症; NRH, 肝脏结节性再生性增生; * R=[ALT实测值/ALT（ULN）]/（ALP实测值/ALP ULN）; ULN, 正常上限。

图56-1　药物性肝损伤（DILI）的临床诊断流程

主要参考文献

［1］中华医学会肝病学分会药物性肝病学组.药物性肝损伤诊治指南[J].中华肝脏病杂志, 2015, 23: 810-820.

第57章 酒精性肝病

1 概念

酒精性肝病（alcoholic liver disease，ALD）是由于长期大量饮酒导致的肝脏疾病。初期通常表现为脂肪肝，进而可发展成酒精性肝炎、肝纤维化和肝硬化。严重酗酒时可诱发广泛肝细胞坏死，甚至肝功能衰竭。酒精滥用和酒精依赖已成为当今社会日益严重的公共卫生问题。酒精对肝脏有明显的毒性作用，大量饮酒者中90%~100%有一定程度的脂肪肝，10%~35%可发展成酒精性肝炎，8%~10%将发展为肝硬化。酒精性肝病是西方国家肝硬化的主要致病因素，资料显示，酒精中毒作为肝硬化的死因在欧洲为42%，美洲为66%，亚洲仅为1%。在美国，酒精性肝病的死因居于第10位，每年有15 000到20 000人死于酒精性肝病，年龄校正死亡率达到4/100 000。在我国部分省份酒精性肝病流行病学调查资料显示，酒精性肝病患病率为0.5%~8.55%；其中40~49岁人群的酒精性肝病患病率最高，达到10%以上。酒精性肝病占同期肝病住院患者的比例不断上升，从2000年的2.4%上升至2004年的4.3%；酒精性肝硬化占肝硬化的病因构成比从1999年的10.8%是上升到2003年的24.0%。酒精性肝病已成为我国最主要的慢性肝病之一。影响酒精性肝病发生和发展的危险因素有：①饮酒量与饮酒年限：酒精造成的肝损伤是有阈值效应的，即达到一定饮酒量或饮酒年限，就会大大增加肝损伤风险。一般而言，平均每日摄入乙醇80g达10年以上会发展为酒精性肝硬化，短期反复大量饮酒可发生酒精性肝炎；②酒精饮料种类：饮用啤酒或白酒比葡萄酒更容易引起酒精性肝病，饮用高度烈性酒比其他酒引起肝损伤的风险更大；③饮酒方式：空腹饮酒较伴有进餐的饮酒方式造成的肝损伤更大；④性别：女性对乙醇较男性敏感，酒精导致的肝损伤进展较男性更快，肝硬化的发生率是男性的2~3倍，与女性体内乙醇脱氢酶（ADH）含量较低有关。⑤种族与遗传易感因素：中国嗜酒人群和酒精性肝病的发病率低于西方国家，可能与易感基因乙醇脱氢酶2、ADH3和乙醛脱氢酶（ALDH）2的等位基因频率以及基因型分布不同于西方国家有关。此外，酒精性肝病并非发生于所有的饮酒者，提示酒精性肝病的易感性存在个体差异。⑥营养状况：营养不良或营养缺乏既是脂肪性肝病的病因又是结果，常饮酒者对于胆碱、叶酸、B族维生素和维生素A需求增加，并且由于乙醇可以少量供热，致使长期饮酒者多不能保持正常的饮食结构，因此常常会有蛋白质、维生素及其他营养物质的缺乏，而这又导致了肝脏对乙醇毒性的耐受能力下降。⑦肥胖：肥胖是酒精性肝病的一个独立危险因素，当体重超过正常值的1.2倍，发生酒精性肝炎和肝纤维化的危险度就可增加1倍。⑧肝炎病毒感染：肝炎病毒与酒精对肝脏损伤起协同作用，在肝炎病毒感染基础上饮酒，或在酒精性肝病基础上并发乙型肝炎病毒（HBV）或丙型肝炎病毒（HCV）感染，都可加速肝脏疾病的发生和发展。饮酒后乙醇主要在小肠吸收，其中90%以上在肝脏内代谢，乙醇经过乙醇脱氢酶、肝微粒体乙醇氧化酶系统（MEOS）和过氧化氢酶氧化成乙醛。血中乙醇在低至中浓度时主要通过ADH作用脱氢转化为乙醛；血中乙醇在高浓度时，MEOS被诱导，在该系统催化下，辅酶Ⅱ（NADPH）与O_2将乙醇氧化为乙醛。形成的乙醛进入微粒体内经乙醛脱氢酶（ALDH）作用脱氢转化为乙酸，后者在外周组织中降解为水和CO_2。在乙醛脱氢转化为乙醛，再进而脱氢转化为乙酸过程中，氧化型辅酶Ⅰ（NAD）转变为还原型辅酶Ⅰ（NADH）。乙醇对肝损伤的机制尚未完全阐明，可能涉及下列多种机制：①乙醇的中间代谢物乙醛是高度反应活性分子，能与蛋白质结合形成乙醛-蛋白加合物，后者不但对肝细胞有直接损伤作用，而且可以作为新抗原诱导细胞及体液免疫反应，导致肝细胞受免疫反应的攻击；②乙醇代谢的耗氧过程导致小叶中央区缺氧；③乙醇在MEOS途径中产生活性氧对肝组织造成损害；④乙醇代谢过程消耗NAD而使NADH增加，导致依赖NAD的生化反应减弱而依赖NADH的生化反应增高，这一肝内代谢的紊乱可能是导致高脂血症和脂肪肝的原因之一；⑤肝脏微循环障碍和低氧血症，长期大量饮酒患者血液中酒精浓度过高，肝内血管收缩、血流减少、血流动力学紊乱、氧供减少，以及酒精代谢氧耗增加，进一步加重低氧血症，导致肝功能恶化。

2 诊断标准

ALD的临床诊断标准　（1）有长期饮酒史：一般超过5年，折合乙醇量，男性≥40 g/d，女性≥多20 g/d，或2周内有大量饮酒史，折合乙醇量>80 g/d。乙醇量换算公式：乙醇量（g）=饮酒量（ml）×乙醇含量（%）×0.8。（2）临床症状与体征：临床症状为非特异性，无症状，也可有乏力、肝区痛和食欲减退、恶心、腹胀、腹泻等消化不良症状；发展到肝硬化阶段出现其相应症状。严重者发生急性肝功能衰竭。多数患者肝肿大，轻度压痛，部分患者出现肝掌、蜘蛛痣、黄疸、脾肿大，晚期出现肝硬化相应的体征。（3）实验室检查：酒精性脂肪肝可有血清天门冬氨基转移酶（AST）、丙氨酸氨基转移酶（ALT）轻度升高。酒精性肝炎具有特征性的酶学改变，即AST升高比ALT升高明显，AST/ALT＞2有助于酒精性肝病的诊断。r-谷氨酰转氨酶（GGT）和平均红细胞容积（MCV）的结合可以改善诊断的敏感性。血清总胆红素（TBil）升高，凝血酶原时间（PT）延长。缺糖转铁蛋白（CDT）被认为是诊断酒精性肝病比较理想的指标，但临床未常规开展。禁酒后上述指标明显下降，通常4周内基本恢复正常。（4）影像学检查：ALD的影像学检查包括肝脏B型超声、X线计算机断层摄影术（CT）、磁共振成像（MRI）或时弹性成像（TE）检查，这些检查虽不能鉴别ALD和NALD，但可显示肝肿大、脂肪肝和肝硬化。如影像学检查在戒酒后4周内提示肝脏明显缩小或脂肪肝消失，则有助于ALD的诊断。

（5）排除嗜肝病毒现症感染、药物和中毒性肝损伤、自身免疫性肝病等：酒精性肝病无特异性临床诊断方法，长期饮酒史的仔细询问非常重要，符合第1项者，排除其他原因的肝病，同时具有第3、4项者，可诊断为酒精性肝病；符合第1、3、4项，同时有病毒性肝炎现症感染证据者，可诊断为酒精性肝病伴病毒性肝炎。

ALD的临床分型诊断　符合酒精性肝病临床诊断标准者，其临床分型诊断如下。（1）轻症酒精性肝病：肝脏生物化学指标、影像学和组织病理学检查结果基本正常或轻微异常。（2）酒精性脂肪肝：影像学诊断符合脂肪肝标准，血清ALT、AST或GGT可轻微异常。（3）酒精性肝炎：是短期内肝细胞大量坏死引起的一组临床病理综合征，可发生于有或无肝硬化的基础上，主要表现为血清ALT、AST或GGT升高，可有血清TBil增高，可伴有发热、外周血中性粒细胞升高。重症酒精性肝炎是指酒精性肝炎患者出现肝功能衰竭的表现，如黄疸、凝血机制障碍、肝性脑病、急性肾衰竭、上消化道出血等，常伴有内毒素血症。（4）酒精性肝纤维化：临床症状、体征、常规超声显像和CT检查常无特征性改变。未做肝活检组织检查时，应结合饮酒史、瞬时弹性成像或MRI、血清纤维化标志物（透明质酸、Ⅲ型胶原、Ⅳ型胶原、层黏连蛋白）、GGT、AST/ALT比值、AST/血小板值、胆固醇、载脂蛋白-Al、TBil、a2巨球蛋白、铁蛋白、稳态模式胰岛素抵抗等改变，综合评估，做出诊断。（5）酒精性肝硬化：有肝硬化的临床表现和血清生物化学指标、瞬时弹性成像及影像学的改变。

2.1　临床表现

ALD常有明显的慢性肝炎和肝硬化的临床表现，包括食欲减退、恶心呕吐、乏力、消瘦、肝区疼痛、黄疸、脾大、腹腔积液、贫血、肝掌、蜘蛛痣等，甚至出现肝外表现和神经精神系统的一系列症状和体征。因此，出现明显的慢性肝炎和肝硬化的临床表现，尤其是同时出现肝外和神经精神系统的表现时，较倾向于诊断ALD。（1）轻症ALD：轻症ALD症状轻微，部分患者可无症状,只是根据饮酒史,在实验室检查时发现有异常。有症状者也属于非特异性。(2)酒精性脂肪肝:轻度酒精性脂肪肝(AFL)大多无症状,中、重度则可有类似慢性肝炎的表现。患者营养状况大多良好,可有肥胖,部分患者有肝肿大,脾多不肿大。(3)酒精性肝炎:酒精忙肝炎(AH)属慢性ALD的活动期,是病情较重的阶段,其发病往往是在ALD的基础上,由近期集中、大量饮酒所致。酒精性肝炎临床表现较重,有明显的乏力、食欲不振、腹胀、腹痛、腹泻、恶心、呕吐和体重减轻。其体征以黄疸、肝肿大和肝区压痛为特点(易与肝肿瘤相混淆),部分患者有发热现象,少数有面色灰暗、蜘蛛痣、肝掌、手颤、脾肿大、腹水和下肢浮肿等表现。重症酒精性肝炎炎常发生于慢性嗜酒者近期集中、大量饮酒之后,患者可合并肝性脑病、肺炎、急性肾衰竭和上消化道出血并伴有内毒素血症,虽戒酒但仍有持续性肝肿大和黄疸,多数患者预后不佳。(4)酒精性肝纤维化:酒精性肝纤维化在ALD中较常见,是酒精性肝硬化的前期改变。酒精性肝纤维化的症状无特异性,类似于一般ALD的表现。(5)酒精性肝硬化:在肝功能代偿期,酒精性肝硬化(AC)的临床表现与酒精性肝纤维化和一般慢性肝病相同,部分患者早期可无症状,但常有明显的酒精性容貌,有倦怠、乏力、食欲不振和腹痛等临床表现以及蜘蛛痣、肝掌、手指细小颤动、手颤、牙龈出血和鼻出血等体征。在肝功能失代偿期,患者面色灰暗,有黄疸、肝肿大(光滑且质硬,此点可与肝炎后肝硬化鉴别)、腹水、下肢浮肿、皮肤黏膜和消化道出血,可合并肝性脑病等。

2.2 实验室检查

国内外对ALD的实验室检查研究较多,但至今仍缺乏敏感性和特异性均较理想的指标。ALD根据病程的不同,可以出现一系列生化指标的异常,包括血清天冬氨酸氨基转移酶(AST)、丙氨酸氨基转移酶(ALT)、γ-谷氨酰转移酶(GGT)、总胆红素(TBil)、凝血酶原时间(PT)、平均红细胞容积(MCV)和缺糖转铁蛋白(CDT)等指标升高。其中AST/ALT>2、GGT升高、MCV升高为酒精性肝病的特点,而CDT测定虽然较特异但临床未常规开展。禁酒后这些指标可明显下降,通常4周内基本恢复正常(但GGT恢复至正常较慢),有助于诊断。

2.3 影像学诊断

(1)超声显像诊断:具有以下3项腹部超声表现中的2项者为弥漫性脂肪肝:①肝脏近场回声弥漫性增强,回声强于肾脏;②肝脏远场回声逐渐衰弱;③肝内管道结构显示不清。超声显像诊断不能区分单纯性脂肪肝与脂肪性肝炎,且难以检出<30%的肝细胞脂肪变,且易受设备和操作者水平的影响。(2)瞬时弹性成像诊断:能通过1次检测同时得到肝脏硬度和肝

脏脂肪变程度2个指标。受控衰减参数(CAP)测定系统诊断肝脏脂肪变的灵敏度很高,可检出仅有5%的肝脏脂肪变性,特异性高,且CAP诊断不同程度肝脏只方便的阈值不受慢性肝病病因的影响。瞬时弹性成像用于酒精性肝病进展期肝纤维化及肝硬化,肝脏弹性值(LSM)临界值分别为12.96 kPa及22.7 kPa。定期瞬时弹性成像监测,有利于患者预后评估。(3)X线计算机断层摄影术(CT)诊断:弥漫性肝脏密度降低,肝/脾CT比值≤1。弥漫性肝脏密度降低,肝/脾CT比值≤1.0,但>0.7者为轻度;肝/脾CT比值≤0.7,但>0.5者为中度;肝/脾CT比值≤0.5者为重度。但CT存在辐射且很难评估肝脏纤维化。(4)磁共振成像(MRI)诊断:磁共振波谱分析、双回波同相位和反相位肝脏MRI可以定量评估酒精性肝病肝脏脂肪变程度。磁共振弹性成像(MRE)用来诊断肝纤维化的界值为2.93 kPa,预测的敏感度为98%,特异度为99%。MRE可完整评估肝脏实质的病变,且不受肥胖、腹水的影响,但是费用昂贵并且需要特殊设备,限制了其在临床广泛应用。

2.4 组织病理学诊断

酒精性肝病病理学改变主要为大泡性或大泡性为主伴小泡性的混合性肝细胞脂肪变性。依据病变肝组织是否伴有炎症反应和纤维化,可分为单纯性脂肪肝、酒精性肝炎、肝纤维化和肝硬化。酒精性肝病的病理学诊断报告应包括肝脂肪变程度(F0~3)、炎症程度(G0~4)、肝纤维化分级(S0~4)。(1)单纯性脂肪肝:依据肝细胞脂肪变性占据所获取肝组织标本量的范围,分为3度(F0~3):F0:<5%肝细胞脂肪变;F1:≥5%~<33%肝细胞脂肪变;F2:≥33%~<66%肝细胞脂肪变;F3:≥66%肝细胞脂肪变。(2)酒精性肝炎和肝纤维化:患酒精性肝炎时肝脂肪变程度与单纯性脂肪肝一致,分为3度(F0~3),依据炎症程度分为4级(G0~4):G0:无炎症;G1:腺泡3带呈现少数气球样肝细胞,腺泡内散在个别点灶状坏死和中央静脉周围炎;G2:腺泡3带明显气球样肝细胞,腺泡内点灶状坏死增多,出现Mallory小体,门管区轻至中度炎症;G3:腺泡3带广泛的气球样肝细胞,腺泡内点灶状坏死明显,出现Mallory小体和凋亡小体,门管区中度炎症伴和(或)门管区周围炎症;G4:融合性坏死和(或)桥接坏死。依据纤维化的范围和形态,肝纤维化分为4期(S0~4):S0:无纤维化;S1:腺泡3带局灶性或广泛的窦周/细胞周围纤维化和中央静脉周围纤维化;S2:纤维化扩展到门管区,中央静脉周围硬化性玻璃样坏死,局灶性或广泛的门管区星芒状纤维化;S3:腺泡内广泛纤维化,局灶性或广泛的桥接纤维化;S4:肝硬化。(3)酒精性肝硬化:肝小叶结构完全毁损,代之以假小叶形成和广泛纤维化,为小结节性肝硬化。根据纤维间隔有无界面型肝炎,分为活动性和静止性肝硬化。

3 治疗方法

酒精性肝病的治疗原则: 戒酒和营养支持, 减轻酒精性肝病的严重程度, 改善已存在的继发性营养不良和对症治疗酒精性肝硬化及其并发症。

3.1 戒酒

完全戒酒是酒精性肝病最主要和最基本的治疗措施。戒酒可改善预后及肝组织学损伤, 降低门静脉压力, 延缓纤维化进程, 提高所有阶段酒精性肝病患者的生存率。主动戒酒比较困难者可给予巴氯芬口服。乙醇(酒精)依赖者戒酒过程中要及时预防和治疗乙醇(酒精)戒断综合征(可用安定类镇静治疗)。

3.2 营养支持治疗

酒精性肝病患者需良好的营养支持, 应在戒酒的基础上提供高蛋白、低脂肪饮食, 并注意补充维生素B、维生素C、维生素K及叶酸。酒精性肝病患者主要补充蛋白质热量的不足。重症酒精性肝病患者应考虑夜间加餐(约700 kcal/d), 以防止肌肉萎缩, 增加骨骼肌容量。韦尼克脑病症状明显者及时补充B族维生素。

3.3 药物治疗

(1)糖皮质激素可改善重症酒精性肝炎患者28 d的生存率, 但对90 d及半年生存率改善效果不明显。(2)美他多辛可加速乙醇(酒精)从血清中清除, 有助于改善乙醇(酒精)中毒症状、乙醇(酒精)依赖以及行为异常, 从而提高生存率。(3)S-腺苷蛋氨酸治疗可以改善酒精性肝病患者的临床症状和生物化学指标。多烯磷脂酰胆碱可防止酒精性肝病患者组织学恶化的趋势。甘草酸制剂、水飞蓟素类和还原型谷胱甘肽等药物有不同程度的抗氧化、抗炎、保护肝细胞膜及细胞器等作用, 临床应用可改善肝脏生物化学指标。双环醇治疗也可改善酒精性肝损伤。但不宜同时应用多种抗炎保肝药物, 以免加重肝脏负担及因药物间相互作用而引起不良反应。

3.4 抗肝纤维化

酒精性肝病患者肝脏常伴有肝纤维化的病理学改变, 故应重视抗肝纤维化治疗。目前有多种抗肝纤维化中成药或方剂，今后应根据循证医学原理，按照新药临床研究规范（GCP）进行大样本、随机，双盲临床试验，并重视肝组织学检查结果，以客观评估其疗效和安全性。

3.5 并发症处理

积极处理酒精性肝硬化的并发症（例如食管胃底静脉曲张破裂出血、自发性细菌性腹膜炎、肝性脑病和肝细胞肝癌等）。

3.6 肝移植

严重酒精性肝硬化患者可考虑肝移植。早期的肝移植可以提高患者的生存率，但要求患者肝移植前戒酒3~6个月，并且无其他脏器的严重酒精性损害。

主要参考文献

[1] 中华医学会肝病学分会脂肪肝和酒精性肝病学组, 中国医师协会脂肪性肝病专家委员会.酒精性肝病防治指南[J]. 中华肝病杂志, 2018, 26: 188–194.

第58章　非酒精性脂肪性肝病

1 概念

非酒精性脂肪性肝病（non-alcoholic fatty liver disease，NAFLD）是一种与胰岛素抵抗（insulin resistance，IR）和遗传易感密切相关的代谢应激性肝脏损伤。我国NAFLD发病率为24.47%~29.70%，男性发病率高于女性，且发病率呈现上升趋势。其特征为非酒精性肝脂肪变（non-alcoholic hepatic steatosis）发展到非酒精性脂肪性肝炎（non-alcoho-Lic steatohepatitis，NASH），有一定概率发展为肝硬化、肝细胞癌（HCC），增加了肝脏相关的发病率和致死率，已成为影响儿童和成年人健康的最为常见的一种肝脏疾病。同时NAFLD与一系列慢性疾病相关，NAFLD患者结直肠肿瘤患病率高达38%，25%的患者罹患心血管疾病死亡，而NAFLD与心血管疾病存在双向关系，此外还与2型糖尿病（T2DM）、代谢综合征（MetS）有着共同的病理生理基础，如胰岛素抵抗、慢性全身炎症反应和脂质代谢异常。NAFLD的发生和发展是遗传、环境、代谢等因素综合作用的结果，其中代谢性因素在NAFLD发生发展中起重要作用。影响非酒精性脂肪性肝病发生和发展的危险因素有：（1）肥胖与腹型肥胖：肥胖是导致NAFLD的最常见原因，肥胖人群NAFLD患病率可高达76%。肥胖严重程度与NAFLD患者肝脏脂肪含量正相关，而体重减轻则显著改善NAFLD患者肝脏脂肪变性程度。腹型肥胖是指男性腰围>90 cm，女性腰围>85 cm。与肥胖症密切相关的富含饱和脂肪酸和果糖的高热量膳食结构，以及久坐少动的生活方式同样也是NAFLD的危险因素。腰围增粗与IR和NAFLD的关联高于皮下脂肪增多及人体质量指数（BMI）增加。（2）2型糖尿病：T2DM是影响NAFLD发生发展的另一危险因素，这可能与T2DM和NAFLD有着共同的病理生理基础，如与IR有关。有研究报道，肝脏脂肪含量与胰岛素敏感性负相关。T2DM患者中，NAFLD患病率高达70%，伴随T2DM或IR的NAFLD患者肝脏脂变和窦周纤维化明显。与普通的NAFLD患者相比，伴随糖尿病的NAFLD患者肝硬化和肝病相关死亡率显著增加。（3）代谢综合征：是指心血管危险因素的聚集体，表现为存在3项及以上代谢性危险因素（腹型肥胖、高血压、高甘油三酯血症、低密度脂蛋白胆固醇血症、高血糖)。MetS也是导致NAFLD的重要危险因素。我国NAFLD患病率变化与肥胖症、T2DM和MetS流行趋势平行,而成人总体肥胖、腹型肥胖T2DM患病率分别高达7.5%、12.3%和11.6%。此外,高尿酸血症、红细胞增多症、甲状腺功能减退、垂体功能减退、睡眠呼吸暂停综合征、多囊卵巢综合征也是NAFLD发生和发展的独立危险因素。非酒精性脂肪性肝病是遗传–环境–代谢应激相关性疾病,与胰岛素抵抗及其相关的代谢综合征和遗传易感性密切相关。现在提出的多重"打击"假说可以较好地解释NAFLD的发病机制:初次打击主要为胰岛素抵抗(IR),IR可引起脂肪以甘油三酯的形式在肝脏内堆积,导致肝脏对内、外源性损害因子敏感性增高。二次打击主要为反应性氧化代谢产物增多以及脂肪细胞因子(如脂联素、瘦素、抵抗素、内肥素、维生素结核蛋白–4)等参与,导致脂质过氧化物以及炎性介质破坏肝细胞的膜结构和正常的代谢过程,从而引起脂肪变性的肝细胞发生炎症、坏死,甚至进展为肝纤维化。肠道细菌过度生长产生乙醇发酵或内毒素、肝内铁含量过多、肝毒药物、缺氧、肝脏CYP2E1表达增强及遗传易感性等因素均可作为二次打击参与非酒精性脂肪性肝炎的发病。第三次打击为肝细胞免疫功能发生改变,出现肝纤维化,甚至肝硬化等。NAFLD患者起病隐匿缓慢,NAFLD患者肝纤维化平均7～10年进展一个等级,间隔纤维化和肝硬化是NAFLD患者肝病不良结局的独立预测因素。在普通人群中,无论是血清ALT和GGT增高还是B型超声诊断的NAFLD都显著增加Mets和T2DM发病率。

2 诊断标准

NAFLD的诊断需要有弥漫性肝细胞脂肪变的影像学或组织学证据,并且要排除乙醇(酒精)滥用等可以导致肝脂肪变的其他原因。因无特异性症状和体征,大部分患者因偶然发现血清ALT和GGT增高或者影像学检查结果显示弥漫性脂肪肝而疑诊为NAFLD。

NAFLD的临床诊断 (1)无饮酒或无过量饮酒史(男性饮酒折合乙醇量<30 g/d,女性<20 g/d;过去12个月每周饮用,男性饮酒折合乙醇量<30 g/d,女性<20 g/d)和其他可以导致脂肪肝的特定原因。(2)需要除外ALD、基因3型丙型肝炎病毒(HCV)感染、自身免疫性肝炎、肝豆状核变性等导致脂肪肝的特定肝病,除外全胃肠外营养、炎症性肠病、乳糜泻、甲状腺功能减退症、库欣综合征、β脂蛋白缺乏血症、脂质萎缩性糖尿病、Mauriac综合征等导致脂肪肝的特殊情况。(3)需要除外服用可能导致脂肪肝的药物,如他莫昔芬、乙胺碘呋酮、丙戊酸钠、甲氨蝶呤、糖皮质激素等。(4)需要除外可以导致肝脏生物化学异常[(ALT、AST)和或GGT增高]以及肝硬化的其他原因。(5)NAFLD的高危人群包括年龄>40岁、肥胖、BMI>

24 kg/m^2、T2DM、糖耐量试验（OGTT）异常、高血压、高脂血症、MetS患者。

NAFLD的临床分型诊断　（1）肝脂肪变的诊断：病理学上的显著肝脂肪变和影像学诊断的脂肪肝是NAFLD的重要特征，肝脂肪变及其程度与肝脏炎症损伤和纤维化密切相关，并可预测MetS和T2DM的发病风险。常规的上腹部影像学检查可以提供肝脏、胆囊、胰腺、脾脏、肾脏等疾病诊断的有用信息，作出弥漫性脂肪肝、局灶性脂肪肝、不均质性脂肪肝的影像学诊断。目前评估肝脂肪变较常见的生化指标有：应用BMI、腰围、血清TG和GGT水平等指标组合的脂肪肝指数（FLI）和肝脂肪变指数（HSI）等。受控衰减参数（FibroScan-CAP），是一项较好的无创定量诊断肝脂肪变的方法，CAP能够检出5%以上的肝脂肪变，准确区分轻度肝脂肪变与中-重度肝脂肪变。（2）脂肪性肝炎（NASH）的诊断：首先确定为非酒精性，影像学（US、CT、MRI）和组织学诊断为脂肪肝，除外其他原因的肝脏疾病。对于NAFLD初诊患者，详细了解BMI、腰围、代谢性危险因素、并存疾病和血清生物化学指标，可以综合判断是否为NASH高危人群。MetS、血清ALT和细胞角蛋白-18（CK-18）（M30和M65）水平持续增高，提示NAFLD患者可能存在NASH，需要进一步的肝活组织检查结果证实。肝活组织检查至今仍是诊断NASH的金标准。肝活组织检查可准确评估肝脂肪变、肝细胞损伤、炎症坏死和纤维化程度。肝脂肪变、气球样变和肝脏炎症合并存在是诊断NASH的必备条件。（3）脂肪性肝纤维化：病因诊断符合NAFLD临床诊断。当肝脏脂肪含量＞33%时，B超和CT检查可诊断，此时在病理学上已经是中度脂肪肝。发生NASH肝脏回声由降低变为增高，或者出现远场回声减弱而近场回声增强，进展到肝硬化时影像学改变和肝炎后肝硬化相似。超声弹性成像、瞬时弹性成像和磁共振弹性成像能够诊断NAFLD相关的肝纤维化。生化学指标中HDL-C、TG、FPG均异常；AST/ALT＞1.5倍ULN，一般不超过4倍ULN；细胞角蛋白-18（CK-18）阳性、肿瘤坏死因子（TNF）、白细胞介素（IL）-6升高，肝纤维化指标升高。当无创方法检测结果高度疑似存在进展期肝纤维化时需要肝活组织检查验证，病理学检查需明确描述肝纤维化的部位、数量，以及有无肝实质的重建和假小叶。高度可疑或确诊肝硬化包括NASH肝硬化、NAFLD肝硬化以及隐源性肝硬化。

2.1 临床表现

NAFLD最常见于40~60岁的人群，经常是健康体检或诊疗其他疾病时无意中发现血清转氨酶升高和/或B超提示脂肪肝而来就诊。临床病理研究显示，48%~100%的NAFLD没有任何症状，多因常规实验室检查或腹部B超声检查发现。部分患者可出现一些非特异性症状，包括全身乏力、腹部长满、肝区隐痛、右上腹不适或胀满感、食欲减退等症状，肝脏肿大也较常见。当病情进展至肝纤维化或是肝硬化,即出现与之相对的肝掌、蜘蛛痣、脾大等一系列体征。

2.2 实验室检查

大部分NAFLD患者ALT与AST轻度升高,AST/ALT比值<1。当AST/ALT比值>1时,常表明NAFLD严重或已并发肝硬化,也可见GGT与ALP轻度升高患者还有高血糖、高脂血症或铁代谢相关指标异常。

2.3 影像学诊断

(1)B型超声诊断:常规腹部超声检查仍然是目前NAFLD的主要筛查方法,根据超声下表现为肝脏前场回声增强"明亮肝"、远场回声衰减,以及肝内管道结构显示不清楚等特征诊断为脂肪肝。B型超声诊断中、重度脂肪肝的灵敏度为84.8%、特异度为93.6%。然而,上述特征的判断受检查者主观影响,当肝脏脂肪含量低于20%时,超声诊断NAFLD的敏感度只有55%,难以早期诊断及作出准确的脂肪变性程度评价,无法判断病情轻重及是否改善。(2)CT/MRI诊断:主要用于弥漫性脂肪肝伴有正常肝岛以及局灶性脂肪肝与肝脏占位性病变的鉴别诊断。CT平扫表现为肝脏密度普遍降低,肝/脾CT比值≤1.0。其中,肝/脾CT比值<1.0但>0.7者为轻度,≤0.7但>0.5者为中度,≤0.5者为重度脂肪肝。但CT不具备区分非酒精性脂肪变和NASH的能力,而且有放射暴露的缺点。MRI可较好地评估肝脏脂肪性变性程度,并且和病理学有很好的相关性。对于较小程度的肝脏脂肪变性检测,MRI要优于B型超声,但MRI也不能提供纤维化分期情况。磁共振波谱成像(MRS)能够检出5%以上的肝脂肪变,准确性很高,缺点是费用高和难以普及。

2.4 组织病理学诊断

NAFLD组织病理学改变包括单纯性脂肪肝(含有大小脂滴的大泡性肝细胞脂肪变,可伴有或不伴有小叶内和汇管区炎症)以及肝细胞脂肪变、炎症和肝细胞损伤为特征的脂肪性肝炎(NASH)。10%~15%的NASH患者可伴有进展性肝纤维化,15%~25%的患者最终可发生肝硬化。在NAFLD患者中有3%~5%可发展为肝硬化。肝细胞癌(HCC)可发生于NASH相关肝硬化或隐匿性肝硬化患者,亦偶见于无肝硬化的NASH患者。(1)肝脂肪变:通常为大泡性脂肪变,即胞浆内仅有一个大的脂肪滴或几个形态清晰的小脂滴将细胞核推挤至细胞边缘。当同时存在胞浆内众多微小脂滴,而细胞核居中的小泡性脂肪变时,称为混合性脂肪变。在单纯性脂肪肝中,除了肝细胞脂肪变,还可见到小叶内灶性炎症反应,以及轻度的汇管区炎症和脂性肉芽肿。肝细胞脂肪变的范围通常通过半定量进行评估。根据肝组织的腺泡将脂肪变的肝细胞进行百分比测算:5%~33%为轻度脂肪变,33%~66%为中度脂肪变,大于66%为重度脂肪变。另外,随着肝纤维化的进展,肝脂肪变程度可逐渐减轻,至肝硬化阶段肝脂肪变可完全消退。(2)脂肪性肝炎:多数肝脏病理学家认为成人NASH的组织病理学诊断标准至少包括肝细胞脂肪变、气球样变,以及小叶内炎症,特别是肝腺泡3区病变。建议根据欧洲脂肪肝协作组提出的SAF积分将NAFLD分为单纯性脂肪肝、早期NASH(F0, F1)、纤维化性NASH(F2, F3)以及NASH肝硬化(F4)。(3)肝纤维化:NAFLD的纤维化有其特征性。首先发生于中央静脉附近的肝细胞周围和窦周,病情进一步发展导致门脉纤维化,中央静脉–门管区、门管区–门管区间纤维化间隔(桥)形成,最终形成肝硬化。根据逐渐发展的纤维化进程,将肝纤维化分期(0~4)。0:无纤维化;1a:肝腺泡3区轻度窦周纤维化;1b:肝腺泡3区中度窦周纤维化;1c:仅有门静脉周围纤维化;2:腺泡3区窦周纤维化合并门静脉周围纤维化;3:桥接纤维化;4:高度可疑或确诊肝硬化,包括NASH相关肝硬化、脂肪性肝硬化以及隐匿性肝硬化。

3　治疗方法

NAFLD治疗的目标为减肥和改善IR,预防和治疗MetS、T2DM及其相关并发症,从而减轻疾病负担,改善患者生活质量并延长寿命;次要目标为减少肝脏脂肪沉积,避免因“附加打击”而导致NASH和慢加急性肝功能衰竭;对于NASH和脂肪性肝纤维化患者还需阻止肝病进展,减少肝硬化、HCC及其并发症的发生。其治疗方法包括:去除病因,治疗原发基础病;基础治疗:生活方式干预、饮食调整及运动治疗等基本措施;针对不同的病理学特征,因人而异予辅助药物治疗;终末期行肝移植治疗治疗。

3.1　生活方式干预

对超重、肥胖,以及近期体重量增加和“隐性肥胖”的NAFLD患者,应该将以减轻体重为目的的生活方式干预为首选。通过控制饮食和增加运动的生活方式教育纠正不良生活方式,减轻体重和改善胰岛素抵抗。(1)控制饮食:限制热卡饮食,每日减少2092kJ~4184 kJ(500~1 000 kcal);应该适量摄入脂肪和碳水化合物,平衡膳食,限制含糖饮料、糕点和深加工精致食品,增加全谷类食物、ω–3脂肪酸以及膳食纤维摄入;一日三餐定时适量,严格控制晚餐的热量和晚餐后进食行为。(2)加强锻炼:避免久坐少动,每天坚持中等量有氧运动30 min,每周5次；或每天高强有氧运动20 min，每周3次，同时做8~10组阻抗训练，每周2次。减轻体重的目标为最初6个月以内体重减轻5%~10%。减轻体重的速度为每周体重下降不宜超过1.6 kg，否则导致脂肪肝。(3)减少附加打击以免肝脏损伤加重：对于NAFLD特别是NASH患者，应避免极低热卡饮食减肥，避免使用可能有肝毒性的中西药，慎用保健品。NAFLD患者偶尔过量饮酒可导致急性肝损伤并促进肝纤维化进展，而合并肝纤维化的NAFLD患者即使适量饮酒也会增加HCC发病风险，NAFLD患者需要限制饮酒并避免过量饮酒。多饮咖啡和饮茶可能有助于NAFLD患者康复。

3.2 药物治疗

3.2.1 MetS的药物治疗

NAFLD与Mets、肥胖密切相关，脂肪肝的严重程度与BMI相关。①药物减肥。对于BMI≥30 kg/m^{2}的成人和BMI≥27 kg/m^{2}伴高血压病、T2DM、血脂紊乱等合并症的成人，经3~6个月基础治疗未能达到目的NAFLD患者，应考虑应用奥利司他。它能够减轻体重和减少肝脏内脂肪的含量及改善相关危险因素，但仍然需要进一步评价药物的有效性及不良反应。②改善IR，纠正代谢紊乱。可选用胰岛素增效剂，如二甲双胍和噻唑烷二酮类（TZDs）药物等。二甲双胍是目前糖尿病治疗的一线药物，可以改善IR、降低血糖和减轻体重，还可减少肥胖的T2DM患者心血管事件和死亡。吡格列酮可治疗合并T2DM的NASH患者，可改善NASH患者血清生物化指标和肝脏组织学病变，然而其确切的作用机制尚未明确。还可使用人胰高糖素肽-1（GLP-1）类似物利拉鲁肽，不仅具备多重降糖机制，而且能够减肥和改善IR，适合用于肥胖的T2DM患者的治疗。③降压调脂药物。高脂血症、高血压是代谢综合征和NAFLD最常见的特征，而NAFLD也是心血管疾病的独立危险因素，因此NAFLD/NASH合并高血压（≥150/95 mmHg）的患者，可选用血管紧张素转化酶抑制剂（ACEI）或血管紧张素Ⅱ受体拮抗剂（ARB）药物，为达到降压目标，通常需要多种降压药物联合应用。以ACEI或ARB为基础的降压药物为主，可以联合钙拮抗剂、小剂量利尿剂或选择性β受体阻滞剂。也可使用固定复方制剂，它在疗效、依从性和安全性方面均优于上述药物自由联合。对NAFLD合并高TG血症（≥5.6 mmol/L）患者，应选用贝特类调脂药物（以非诺贝特首选）降低血脂和预防急性胰腺炎；对NAFLD/NASH合并低密度脂蛋白胆固醇血症患者，应选用他汀类药物，能够降低LDL-C水平，进而显著降低T2DM患者发生大血管病变和死亡风险。双胍类、TZDs类、ARB、他汀类等药物禁用于肝功能衰竭、失代偿期肝硬化和肾功能不全患者。

3.2.2 NASH的药物治疗

NAFLD伴肝酶增高、MetS经基础治疗3~6个月仍无效,以及肝活组织检查证实为NASH和病程呈慢性经过者,应合理选用还原型谷胱甘肽、水飞蓟素类、维生素E、甘草酸二胺、双环醇、熊去氧胆酸、S-腺苷蛋氨酸等1~2种药物作为辅助治疗,连续使用1年以上。如果用药6个月血清氨基转移酶仍无明显下降则建议改用其他保肝药物。至今尚无药物推荐用于NASH治疗。

3.3 手术治疗

严重肥胖的成人T2DM尽量通过生活方式及药物治疗,血糖仍然控制不佳者建议减肥手术。NASH相关终末期肝病和肝细胞癌患者,可考虑肝脏移植手术。

主要参考文献

[1]中华医学会肝病学分会脂肪肝和酒精性肝病学组,中国医师协会脂肪性肝病专家委员会.非酒精性脂肪性肝病防治指南[J]. 中华肝病杂志, 2018, 26: 195-203.

第59章 自身免疫性肝炎

1 概念

自身免疫性肝炎（autoimmune hepatitis, AIH）是一种由针对肝细胞的自身免疫反应所介导的肝脏实质炎症，临床特征为血清自身抗体阳性、高免疫球蛋白G和（或）γ-球蛋白血症、肝组织学显示界面性肝炎及对免疫抑制治疗应答，如不治疗常可导致肝硬化、肝功能衰竭。

AIH的临床表现多样，一般表现为慢性、隐匿起病，但也可表现为急性发作，甚至引起急性肝功能衰竭。本病多发于女性，男女之比为1∶4，可发生于任何年龄段，但大部分患者年龄大于40岁。1995—2010年数据显示，AIH发病率有逐年增高趋势。AIH的发病机制尚未完全阐明，但目前已证实，与遗传因素、环境因素、性别、病毒感染、药物和肝毒性物质等因素有关，其中遗传易感性及环境诱发因素共同作用可引起自身免疫耐受缺失，产生免疫调节功能紊乱，从而导致肝脏炎症性坏死，并最终进展为肝硬化。

2 诊断标准

AIH的诊断应结合临床症状与体征、血清生物化学、免疫学异常、血清自身抗体以及肝脏组织学等进行综合诊断，并排除其他可能病因。简化积分系统可用于我国AIH患者的临床诊断，具有较高的灵敏度和特异度。但遇到临床表现、血清生物化学指标和免疫学或肝组织学不典型的病例时，可使用综合评分系统进行评估。诊断AIH时需注意与药物性肝损伤、慢性HCV感染、Wilson病和非酒精性脂肪性肝炎等肝脏疾病进行鉴别，合并胆汁淤积表现时需与PBC、PSC和IgG4相关硬化性胆管炎等鉴别。

AIH简化诊断积分系统 简化诊断积分系统分为自身抗体、血清IgG水平、肝组织学改变和排除病毒性肝炎等四个部分，每个组最高计2分，共计8分。积分6分者为"可能"的AIH；积分≥7分者可确诊AIH。（表59-1）

表59-1　国际自身免疫性肝炎（IAIHG）小组的AIH简化诊断标准

变量	标准	分值	备注
ANA或ASMA	≥1:40	1分	相当于我国常用的ANA1:100的最低滴度
ANA或ASMA	≥1:80	2分	多项同时出现时最多2分
抗LKM-1、SLA阳性	≥1:40、阳性		
IgG	>正常值上限	1分	
	>1.10倍正常值上限	2分	
肝组织学	符合AIH	1分	界面性肝炎、汇管区和小叶内淋巴-浆细胞浸润、肝细胞玫瑰花环以及穿入现象被认为是特征性肝组织学改变，4项中具备3项为典型表现
	典型AIH表现	2分	
排除病毒性肝炎	是	2分	
		=6分：AIH可能	
		≥7分：确诊AIH	

注　AIH，自身免疫性肝炎；ANA，抗核抗体；ASMA，抗平滑肌抗体；抗LKM-1，抗肝肾微粒体抗体-1型；抗-SLA，抗肝可溶性抗原抗体。

鉴别诊断　ANA和ASMA等自身抗体缺乏疾病特异性，低滴度的自身抗体也可见于其他多种肝内外疾病如病毒性肝炎、非酒精性脂肪性肝病、Wilson病等肝病以及系统性红斑狼疮、类风湿性关节炎等自身免疫性疾病。因此，需进行仔细鉴别诊断。（表59-2）

表59-2　自身免疫性肝炎的鉴别诊断

疾病	临床表选和实验室检查	病理表现
HCV感染	血清ANA可低滴度阳性或抗LKM-1阳性，IgG水平轻度升高；抗HCV抗体和HCV RNA阳性	肝细胞脂肪变性、淋巴滤泡形成、肉芽肿形成
药物性肝损伤	药物史明确，停用药物后好转；血清氨基转移酶水平升高和（或）胆汁淤积表现	汇管区中性粒细胞和嗜酸性粒细胞浸润肝细胞大泡脂肪变性、肝细胞胆汁性淤积，纤维化程度一般较轻（低于S2）
非酒精性脂肪性肝病	1/3患者血清ANA可低滴度阳性、血清氨基转移酶轻度升高，胰岛素抵抗表现	肝细胞呈大泡脂肪变性、肝窦纤维化、汇管区炎症较轻
Wilson病	血清ANA可阳性，血清铜蓝蛋白低，24尿铜升高，可有角膜色素环（K-F环）阳性	存在肝细胞脂肪变性、空泡状核形成、汇管区炎症，可伴界面炎，可有大量铜沉着

注　ANA，抗核抗体；抗LKM-1，抗肝肾微粒体抗体-1型。

2.1 临床表现

AIH临床表现多样，大多数AIH患者起病隐匿，一般表现为慢性肝病。最常见的症状包括嗜睡、乏力、全身不适等。体检可发现肝大、脾大、腹水等体征，偶见周围性水肿。约1/3患者诊断时已存在肝硬化表现，少数患者以食管胃底静脉曲张破裂出血引起的呕血、黑便为首发症状。少部分患者可伴发热症状。10%~20%的患者没有明显症状,仅在体检时意外发现血清氨基转移酶水平升高。这些无症状患者进展至肝硬化的危险性与有症状患者相近。AIH可在女性妊娠期或产后首次发病,早期诊断和及时处理对于母婴安全非常重要。约25%的AIH患者表现为急性发作,甚至可进展至急性肝功能衰竭。部分患者AIH病情可呈波动性或间歇性发作,临床和生物化学异常可自行缓解,甚至在一段时间内完全恢复,但之后又会复燃。这种情况需引起高度重视,因为这些患者的肝组织学仍表现为慢性炎症的持续活动,不及时处理可进展至肝纤维化。AIH常合并其他器官或系统性自身免疫性疾病如桥本氏甲状腺炎、糖尿病、炎症性肠病、类风湿关节炎、干燥综合征、银屑病和和系统性红斑狼疮等。

2.2 实验室检查

(1)血清生物化学指标:血清AST和ALT明显升高,而血清碱性磷酸酶(ALP)和γ-谷氨酰转移酶(GGT)水平正常或轻微升高。血清氨基转移酶水平正常或轻度异常不一定等同于肝内轻微或非活动性疾病,也不能完全排除AIH诊断。病情严重或急性发作时血清总胆红素(TBil)水平可显著升高。(2)免疫学检查:①血清免疫球蛋白。免疫球蛋白G(IgG)和(或)γ-球蛋白或IgG明显升高,且常≥1.5倍ULN。IgG4是IgG的4个亚群之一,占正常人血清IgG的5%,其抗原亲和力差,也缺乏结合Clq补体的能力。血清IgG4大于正常值(≥1 350 mg/L)可作为IgG4-相关疾病包括IgG4相关硬化性胆管炎的血清学诊断标准之一,但在AIH中的价值尚不明确。AIH患者血清IgM水平一般正常,血清IgA水平偶见升高。②自身抗体与分型。抗核抗体(ANA)和(或)抗平滑肌抗体(ASMA)阳性,或抗肝肾微粒体抗体-1型(抗LKM-1)≥1:80(成人)或≥1:40(儿童),但抗线粒体抗体(AMA)阴性。也有部分病人抗中性粒细胞浆抗体(ANCA)、抗-可溶性肝抗原/肝胰抗原抗体(抗-SLA/LP)、抗肝细胞溶质抗原-1(抗-LC-1)、去唾液酸糖蛋白受体抗体(ASGPR)阳性。(图59-1)

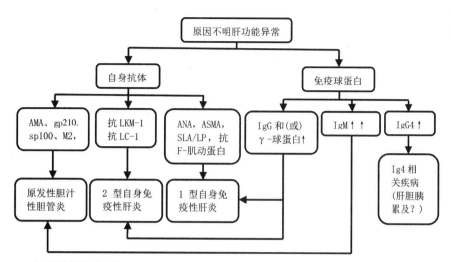

注　AMA，抗线粒体抗体；抗LKM-1，抗肝肾微粒体抗体–1型；抗LC–1，抗肝细胞溶质抗原–1型；ANA，抗核抗体；ASMA，抗平滑肌抗体；SLA/LP，可溶陛肝抗原/肝胰抗原抗体。

图59-1　自身免疫性肝病相关免疫学检查的临床意义

2.3 肝组织学检查

AIH特征性肝组织学表现包括界面性肝炎、淋巴浆细胞浸润、肝细胞玫瑰花环样改变、淋巴细胞穿入现象和小叶中央坏死等。(1)界面性肝炎：由于门管区炎症导致与门管区或纤维间隔相邻的肝细胞坏死，称之为界面性肝炎，表现为炎症细胞沿破坏的界面向小叶内延伸，小叶界面呈"虫蛀"状改变；界面肝细胞呈单个或小簇状坏死、脱落。按界面破坏范围和浸润深度，可分为轻、中、重度界面性肝炎。轻度：局部或少数门管区破坏；中度：<50%的门管区或纤维间隔破坏；重度：>50%的门管区或纤维间隔破坏。中重度界面性肝炎支持AIH的诊断。(2)肝细胞呈"玫瑰花环"样改变：肝细胞呈"玫瑰花环"样改变是指由2~3个水样变性的肝细胞形成的假腺样结构，中心有时可见扩张的毛细胆管，形似玫瑰花环，周围可见淋巴细胞包绕，一般见于界面炎周围。(3)浆细胞浸润：浆细胞浸润是AIH另一特征性组织学改变，主要见于门管区和界面处，有时也可出现在小叶内。(4)淋巴细胞穿入现象：穿入现象是指淋巴细胞进入肝细胞胞浆的组织学表现，多见于活动性界面炎区域。我国研究表明，65%的AIH患者可见穿入现象，显着高于其他慢性肝病患者，并与AIH肝内炎症和纤维化程度相关。穿入的淋巴细胞主要为CD8$^+$T细胞，可导致肝细胞凋亡。(5)小叶中央坏死：研究显示，17.5%的AIH患者在肝活检组织中可出现小叶中央（第三区）坏死，可能是AIH急性发作的表现之一。它可以单独出现，也可伴随界面性肝炎和较重的门管区炎症。患者往往伴有高胆红素血症，及时的免疫抑制治疗缓解后小叶中央坏死可完全消失。

3 治疗方法

治疗目标是获得完全生化指标缓解(血清转氨酶、IgG和/或γ-球蛋白水平均恢复正常)和肝组织学缓解,防止疾病进展。

3.1 药物治疗

(1)治疗指征:①中重度AIH、急性表现、活动性肝硬化等活动性AIH(血清AST>10×ULN或血清氨基转移酶水平>3×ULN,同时IgG>1.5×ULN,或伴凝血酶异常>1.5 INR)患者均建议行免疫抑制治疗,以免病情发展为急性肝功能衰竭。②以肝组织学为依据,存在中、重度界面性肝炎的患者应行免疫抑制治疗。轻度界面性肝炎的年轻患者亦推荐行免疫抑制治疗,而存在轻度界面性肝炎(血清氨基转移酶水平<3×ULN、IgG<1.5 ULN)的老年(>65岁)患者可暂不予免疫抑制治疗。③对于无疾病活动或自动缓解期的AIH、非活动性肝硬化可暂不考虑行免疫抑制治疗,但应长期密切随访(如每隔3~6月随访1次)。(2)初次治疗方案:① 一般选择泼尼松(龙)和硫唑嘌呤联合治疗方案。推荐泼尼松(龙)初始剂量一般为30~40 mg/d,4~6周内逐渐减至15 mg/d,并以5~7.5 mg/d维持;硫唑嘌呤剂量为50 mg/d或1 mg/(kg·d),可尝试在维持治疗中完全停用泼尼松(龙)而以硫唑嘌呤单药维持治疗。②选择泼尼松(龙)单药治疗方案时,推荐泼尼松(龙)初始剂量一般为40~60 mg/d,并于4~6周内逐渐减量至15~20 mg/d,以5~10 mg/d剂量维持治疗。③提倡个体化治疗,应根据血清氨基转移酶和IgG恢复情况调整泼尼松(龙)的剂量。④对于硫唑嘌呤应答但不能耐受者可考虑在泼尼松(龙)的基础上加用吗替麦考酚酯(0.5~1.0 g/d,分两次服用),但也应严密监测血常规变化。(3)治疗终点及其对策:①停药和复发。免疫抑制治疗一般应维持3年以上,或获得生化缓解后至少2年以上。建议停药前行肝组织学检查,肝内无炎症活动时方可考虑停药。停药后复发或维持治疗中反跳的AIH患者应以初始治疗相似的方案进行治疗,并推荐尽可能联合治疗并长期维持。②检测药物副作用。需长期接受糖皮质激素治疗的AIH患者,建议治疗前行基线骨密度测定并每年监测随访,并适当补充维生素D和钙剂。在治疗前已存在血细胞减少者或肝硬化者,慎用硫唑嘌呤。硫唑嘌呤用药过程中也应注意检测全血细胞计数,防止骨髓抑制的发生。有条件的情况下可检测TPMT基因型或活性以指导临床用药。(4)特殊类型的治疗:①急性起病的AIH(慢性疾病基础上的急性发作或无慢性疾病基础的急性AIH)应及时启动糖皮质激素治疗, 以防止急性肝功能衰竭的发生。AIH相关急性肝功能衰竭可先予短期静脉输注甲泼尼松龙 (一般剂量为40~60 mg/d) 治疗, 若患者1周内病情无明显改善甚至有恶化者需考虑肝移植术。②AIH伴胆汁淤积表现者需排除PBC和PSC等胆管疾病, 在泼尼松 (龙) 治疗的基础上可联合使用熊去氧胆酸13~15 mg/ (kg·d)。③对于自身抗体阴性而肝组织学检查呈典型AIH表现者, 在严格排除其他病因后可考虑进行糖皮质激素的试验性治疗, 如应答良好支持AIH诊断。④AIH特别是合并肝硬化的患者应每6个月检测1次血清甲胎蛋白和腹部超声以筛查肝细胞癌。活动性AIH相关肝硬化失代偿期患者在预防并发症的基础上可谨慎使用小剂量泼尼松 (龙) (一般剂量为15~20 mg/d) 口服, 疾病好转后应快速减量至维持量 (一般剂量为5~7.5 mg/d)。⑤具有PBC或PSC显著特点的AIH患者需考虑重叠综合征诊断, 并予UDCA和免疫抑制剂的联合治疗。AIH合并HBV感染者先以核苷 (酸) 类似物口服抗病毒治疗, 然后再开始免疫抑制治疗。AIH合并HCV感染者有条件的先给予直接抗病毒药物治疗, 再进行免疫抑制治疗。在AIH未控制之前慎用干扰素抗病毒治疗。⑥在AIH患者妊娠过程中, 可予小剂量泼尼松 (龙), 一般剂量为5~10 mg/d维持治疗。在患者分娩前2周或分娩后应适当加大糖皮质激素以降低复发风险。⑦老年AIH患者发病隐匿, 一般对糖皮质激素应答较好, 复发率低, 但在治疗过程中需及时发现和预防骨质疏松症。⑧儿童AIH患者确诊后即应启动免疫制剂治疗, 推荐泼尼松 (龙) 和硫唑嘌呤联合治疗方案或泼尼松 (龙) 单药治疗方案。

3.2 肝移植术

AIH患者的肝移植指征包括: 终末期肝病经内科处理疗效不佳者, 急性肝功能衰竭经糖皮质激素治疗1周后病情无明显改善甚至恶化者。肝移植术后AIH复发的患者建议在抗排异治疗方案基础上加用泼尼松 (龙) 或硫唑嘌呤。因其他病因进行肝移植患者如出现AIH样生化和肝组织学表现, 需考虑 "新发" AIH (de novo AIH) 的可能性。

4 治疗流程

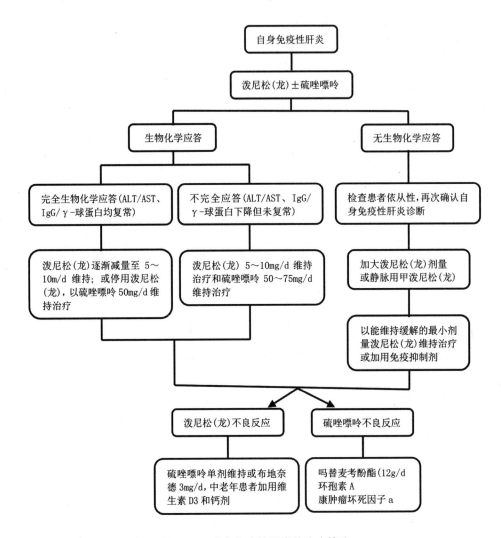

图59-2　自身免疫性肝炎的治疗策略

主要参考文献

[1] 中华医学会肝病学分会, 中华医学会消化病学分会, 中华医学会感染病学分会. 自身免疫性肝炎诊断和治疗共识[J]. 中华肝脏病杂志, 2016, 24: 23-35.

第60章　原发性胆汁性胆管炎

1 概念

原发性胆汁性胆管炎（primary biliary cholangitis, PBC）是一种慢性肝内胆汁淤积性疾病。其发病机制尚不完全清楚，可能与遗传背景及环境等因相互作用所导致的异常自身免疫反应有关。PBC多见于中老年女性，最常见的临床表现为乏力和皮肤瘙痒；其病理特点为进行性、非化脓性、破坏性肝内小胆管炎，最终可发展至肝硬化；血清抗线粒体抗体（AMA）阳性，特别是AMA-M2亚型阳性对本病诊断具有很高的敏感性和特异性。由于该疾病是一种以肝内中小胆管炎症损伤为主的慢性肝内胆汁淤积性自身免疫性肝病，疾病进展通常较为缓慢，而且多数患者不会发生肝硬化。旧名称可能会给PBC患者造成不必要的精神负担，因此，2015年国际相关领域知名专家联合发表声明，更名为原发性胆汁性胆管炎（PBC），缩写形式不变。以往认为PBC在我国极为少见，然而随着对本病的认识不断加深以及抗线粒体抗体检测的逐渐普及，文献报道的PBC病例数呈快速上升趋势。2010年广州学者报道，在健康体检人群中PBC的患病率为49.2/10万，其中40岁以上女性的患病率为155.8/10万，并不低于国外文献报道。PBC的自然史大致分为4期。临床前期：AMA阳性，但生物化学指标无明显异常。无症状期：主要表现生物化学指标异常，但没有明显临床症状。有症状期：患者出现乏力、皮肤瘙痒等临床症状；从症状出现起，平均生存时间为5~8年。有症状患者的门静脉高压相关并发症10年内发生率为10%~20%，高于无症状患者。当患者出现食管胃底静脉曲张后，3年的生存率仅为59%，第一次出血后3年生存率约46%。失代偿期：患者出现消化道出血、腹水、肝性脑病等临床表现。此阶段以胆红素进行性升高为特点，当胆红素达到34.2 μmol/时，平均生存时间为4年；达到102.6 μmol/L时，则标志着患者进入终末阶段，平均生存时间为仅2年。到目前为止，PBC的确切病因不明，研究较多的病因有：由于大部分PBC患者存在血清抗线粒体抗体（AMA），病变胆管出现反应性T细胞，常合并其他自身免疫性疾病，PBC目前普遍被认为是自身免疫性疾病。PBC患者产生自身免疫反应的启动因素和激发因素尚不明确，可能是遗传易感性和环境因素共同作用的结果。PBC的发生存在遗传易感性。PBC常有家族聚集性，同一家庭内成员(姐妹、母女)可相继发病。此外,流行病学研究显示,泌尿系统感染、性激素替代治疗、指甲油、吸烟史、有毒废物弃置地及PBC动物模型中的外源性化学物质均与PBC的发生密切相关。

2 诊断标准

诊断要点 (1)以中年女性为主,其主要临床表现为乏力、皮肤瘙痒、黄疸、骨质疏松和脂溶性维生素缺乏,可伴有多种自身免疫性疾病,但也有很多患者无明显临床症状。(2)生物化学检查:ALP、GGT明显升高最常见;ALT、AST可轻度升高,通常为ULN的2~4倍。(3)免疫学检查:免疫球蛋白升高以IgM为主,AMA阳性是最具诊断价值的实验室检查,其中以第2型(AMA-M2)最具特异性。(4)影像学检查:对所有胆汁淤积患者均应进行肝胆系统的超声检查;超声提示胆管系统正常且AMA阳性的患者,可诊断PBC。(5)肝活组织病理学检查:AMA阴性者,需进行肝活组织病理学检查才能确定诊断。符合下列三个标准中的两项即可诊断为PBC:①胆汁淤积的生物化学指标如ALP升高。②血清AMA或AMA-M2阳性。③肝脏组织病理学符合PBC。由于AMA或AMA-M2阳性联合ALP或GGT>1.5倍ULN诊断PBC的阳性预测值高达98.2%,肝脏活检对于PBC的确诊并非必要的检查。但是AMA/AMA-M2阴性患者,或者临床怀疑合并其他疾病如自身免疫性肝炎、非酒精性脂肪性肝炎,需行肝穿刺活组织病理学检查。一旦确诊PBC,就应当考虑是否存在PBC-AIH重叠综合征。根据诊断AIH-PBC重叠综合征的巴黎标准,如果AIH和PBC三项诊断标准中的各二项同时或者相继出现,即可做出诊断。AIH诊断标准包括:①血清ALT≥5×ULN;②血清IgG≥2×ULN或者血清SMA阳性;③肝脏组织学提示中-重度界面性肝炎。PBC诊断标准包括:①血清ALP≥2×ULN或者血清GGT≥5×ULN;②血清AMA阳性;③肝脏组织学表现为汇管区胆管损伤。

鉴别诊断 PBC需与原发性硬化性胆管炎(PSC)、自身免疫性肝炎(AIH)、药物引起的肝内胆汁淤积和其他胆汁淤积性肝病等相鉴别诊断。

2.1 临床表现

PBC早期患者,大多数无明显临床症状。有1/3的患者可长期无任何临床症状,但是大多数无症状患者会在5年内出现乏力和皮肤瘙痒等临床症状,随着疾病的进展以及合并其他自身免疫性疾病,可出现胆汁淤积症相关的临床表现和自身免疫性疾病相关的临床表现。(1)常见临床表现:①疲乏。疲乏是PBC最常见的症状,见于78%以上患者。疲乏与PBC的严重程度、组织分期、病程、年龄无相关性,但可导致睡眠障碍和抑郁。严重的疲乏可影响PBC患者的生活质量,可能与总体生存率降低有关。有研究表明,疲乏是PBC患者死亡的一个独立预测因素,特别是心源性死亡。②瘙痒。瘙痒可见于20%~70%的PBC患者,约75%的患者在诊断前即存在皮肤瘙痒。可表现为局部或全身瘙痒,通常于晚间卧床后较严重,或因接触羊毛、其他纤维制品和怀孕可加重瘙痒。③门静脉高压。于其他肝病相似,门静脉高压常见于PBC晚期,可发生肝硬化和门静脉高压的一系列并发症,如腹水、食管胃底静脉曲张破裂出血以及肝性脑病等。门静脉高压也可见于疾病早期,甚至在肝硬化发生之前就可出现。其发病机制可能与门静脉末枝静脉闭塞消失所导致的结节再生性增生有关。(2)胆汁淤积症相关表现:①骨病。PBC患者骨代谢异常可导致骨软化症和骨质疏松。骨软化症很容易通过补充钙和维生素D而纠正。PBC患者骨质疏松的发生率为14%~52%,骨量减少发生率为30%~50%。绝经后老年女性,体质量指数低、肝纤维化程度严重、病程长、病情重的患者骨质疏松发生率更高。②脂溶性维生素缺乏。PBC患者胆酸分泌减少可能会导致脂类吸收不良,但临床上脂溶性维生素A、D、E和K的明显缺乏并不常见。维生素A、D、E和K水平的降低,可导致夜盲、骨量减少、神经系统损害和凝血酶原活力降低等。③高脂血症。PBC患者常伴有高脂血症,胆固醇和甘油三酯均可升高,但典型表现为高密度脂蛋白胆固醇升高。目前尚无证据表明它可增加动脉粥样硬化的危险性。通常并不需要降脂治疗,但当患者存在其他心血管危险因素时,在适当的监测下,应用他汀及贝特类药物也是安全的。(3)其他自身免疫性疾病的表现:PBC可合并多种自身免疫性疾病,其中以干燥综合征最常见。此外,还包括自身免疫性甲状腺疾病、类风湿性关节炎、自身免疫性血小板减少症、溶血性贫血和系统性硬化等。

2.2　实验室检查

(1)生物化学检查:PBC患者的典型肝脏生物化学表现为胆汁淤积。90%的PBC患者表现为碱性磷酸酶(ALP)升高(通常为2~10倍ULN)及血清γ-谷氨酰转移酶(GGT)升高。血清谷草转氨酶(AST)或谷丙转氨酶(ALT)可正常或轻至中度升高,一般不超过5倍ULN,如果患者的血清转氨酶水平明显升高,则需进一步检查以除外其他病因。(2)自身抗体:95%的PBC患者血清抗线粒体抗体(AMA)阳性,尤其是AMA-M2亚型的阳性率为90%~95%。此外,66%会出现抗平滑肌抗体(SMA),50%会出现抗核抗体(ANA)。ANA尤其是抗GP210和(或)SP100阳性,可能与PBC的预后有关;在AMA阴性的PBC患者中,约85%有一种或一种以上的抗体阳性。血清免疫球蛋白M(IgM)升高,通常升高2~5倍甚至更高。

2.3 影像学检查

对于有胆汁淤积生化证据的所有患者需行超声检查,以排除肝胆系统的肿瘤及结石,CT和MRI可用于排除肝外胆道梗阻、肝内淋巴瘤及转移性腺癌。如果诊断不明,优先选择MRCP或内镜检查(如ERCP、胆管镜检查)排除原发性硬化性胆管炎或其他胆道系统疾病。瞬时弹性成像是一种评估PBC肝纤维化程度的无创性检查手段。

2.4 组织病理学检查

PBC的基本病理改变为肝内<100 μm的小胆管的非化脓性破坏性炎症,导致小胆管进行性减少,进而发生肝内胆汁淤积、肝纤维化,最终可发展至肝硬化。根据胆管炎症、纤维化程度及肝小叶再生情况,PBC可分为4期。Ⅰ期(胆管炎期):汇管区炎症,淋巴细胞及浆细胞浸润,或有淋巴滤泡形成,导致直径100 μm以下的间隔胆管和叶间胆管破坏。胆管周围淋巴细胞浸润且形成肉芽肿者称为旺炽性胆管病变(florid duct lesion),是PBC的特征性病变。可见于各期,但以Ⅰ期、Ⅱ期多见。Ⅱ期(汇管区周围炎期):小叶间胆管数目减少,有的完全被淋巴细胞及肉芽肿所取代,这些炎性细胞常侵入临近肝实质,形成局灶性界面炎。随着小胆管数目的不断减少,汇管区周围可出现细胆管反应性增生。增生细胆管周围水肿、中性粒细胞浸润伴间质细胞增生,常伸入临近肝实质破坏肝细胞,形成细胆管性界面炎,这些改变使汇管区不断扩大。Ⅲ期(进行性纤维化期):汇管区及其周围的炎症、纤维化,使汇管区扩大,形成纤维间隔并不断增宽,此阶段肝实质慢性淤胆加重,汇管区及间隔周围肝细胞呈现明显的胆盐淤积改变。Ⅳ(肝硬化期):肝实质被纤维间隔分隔成拼图样结节,结节周围肝细胞胆汁淤积,可见毛细胆管胆栓。可是,由于AMA阳性诊断PBC具有较高的特异性,肝脏活检在ALP≥1.5倍ULN及AST<5倍ULN的患者中诊断PBC的价值受到质疑。对于AMA阴性患者,推荐行肝脏活检排除其他伴发症AIH和NASH。此外,肝脏活检有助于PBC的分期。

3 治疗方法

3.1 药物治疗

(1)熊去氧胆酸:目前熊去氧胆酸(UDCA)唯一被国际指南推荐用于治疗PBC的药物。其主要作用机制为促进胆汁分泌、抑制疏水性胆酸的细胞毒作用及其所诱导的细胞凋亡,因而保护胆管细胞和肝细胞。①有肝脏酶学异常的PBC患者,无论其组织学分期如何,均推荐长期口服UDCA13~15 mg/(kg·d)。②建议对疾病早期患者（病理学分期为I~II期）使用巴黎II标准评估生物化学应答：UDCA治疗1年后，ALP及AST≤1.5×ULN，总胆红素正常；对中晚期患者（病理学分期为III~IV期）使用巴黎I标准评估生物化学应答：UDCA治疗1年后，ALP≤3×ULN，AST≤2×ULN，胆红素≤1 mg/dl。③UDCA是否可用于AMA阳性但肝脏酶学指标正常的预防性治疗，尚无明确的证据，但如果组织学上有PBC证据，可开始UDCA治疗。（2）贝特类药物：对UDCA治疗应答欠佳的PBC患者，加用贝特类药物治疗8~48周后，ALP、γ-GT显著下降，部分患者IgM水平显著下降。（3）糖皮质激素和免疫抑制剂：对于组织学分期I~II的PBC患者，给予布地奈德6mg/d联合UDCA15 mg/(kg·d)或UDCA15 mg/(kg·d)，结果显示加用布地奈德组在生物化学及组织学改善方面更具优势。对于接受UDCA治疗后病情稳定的患者，不建议加用布地奈德。研究表明，对于组织学分期IV期的患者，布地奈德可导致严重不良反应，如门静脉血栓等，故也不推荐用于有肝硬化或门静脉高压的患者。此外，有研究表明其他免疫抑制剂如硫唑嘌呤、甲氨蝶呤、环孢素A等长期应用对PBC的疗效甚微或无效，不推荐用于PBC的常规治疗。（4）奥贝胆酸（OCA）：是法尼酯X受体（famesoid Xreceptor, FXR）激动剂。对于对UDCA应答欠佳的PBC患者，加用OCA，治疗组ALP、GGT、ALT下降水平较加用安慰剂组有显著差异。但OCA导致皮肤瘙痒和高密度胆固醇降低等不良反应，而高密度胆固醇的降低是否会增加心脑血管事件的风险需进一步验证。

3.2 对症治疗

（1）疲乏：引起疲乏的原因很多，除了PBC以外还应考虑贫血、甲状腺功能减退、抑郁和睡眠障碍。对疲乏的患者首先应除外其他导致疲乏的因素，莫达菲尼可以减轻PBC患者的乏力症状，推荐剂量为100~200 mg/d。（2）皮肤瘙痒：致瘙痒物在肝内产生，随胆汁分泌，胆汁淤积在组织从而导致瘙痒。对存在皮肤瘙痒的PBC患者首选考来烯胺（消胆胺），推荐剂量为4~16 g/d。由于本药影响其他药物（如UDCA、地高辛、避孕药、甲状腺素）的吸收，故应与其他药物的服用时间需间隔4 h。如果患者不能耐受消胆胺的不良反应或治疗无效时，利福平可作为二线用药。推荐剂量为150 mg，每天2次，对治疗无效的患者可逐渐增加剂量至600 mg/d。利福平可以缓解胆汁淤积导致的皮肤瘙痒。但是，利福平可导致严重的药物性肝损害、溶血性贫血、肾功能损害、引起药物相互作用影响疗效等，故在治疗过程中需严密的监测药物不良反应。有研究表明，胆汁淤积引起的瘙痒与体内阿片类物质增多有关，阿片类拮抗剂如纳洛酮可缓解瘙痒。纳曲酮开始可每天给予1/4片（12.5 mg）的较低剂量，以后每3~7天增加1/4片，直到瘙痒减轻。另外，患者也可住院静脉注射纳洛酮，过渡到口服纳曲酮并停用注射用药。如出现阿片停药综合征,可以继续给予药物或者剂量保持不变,因为反应可能会自行消失。昂丹司琼为5-HT受体拮抗剂,可通过减少PBC患者体内5-HT效应缓解瘙痒;舍曲林(75~100 mg)为抑郁药,有助于减轻瘙痒;抗组胺药有镇静特性,可改善患者睡眠,可非特异性抗瘙痒。对不能控制的顽固性瘙痒可进行肝移植手术。

3.3 针对并发症的治疗

(1)骨质疏松:PBC患者因脂溶性维生素代谢障碍,多数伴有骨质疏松。双膦酸盐可降低破骨细胞活性,对PBC骨质疏松有效。绝经期妇女可联合双膦酸盐和雌激素替代治疗。我国营养协会推荐普通成人每日元素钙摄入量800 mg;绝经后妇女和老年人每日元素钙摄入量为1 000 mg。维生素D的成年人推荐剂量200 IU/d;老年人推荐剂量为400~800 IU/d。(2)干燥综合征:PBC患者常合并干燥综合征,是自身免疫疾病累及外分泌腺体的表现,主要为口干燥症、干燥性角膜炎及其他部位的干燥。合并干燥综合征的患者需注意改变生活习惯和环境。对于干眼症的患者可使用人工泪液和环孢霉素A眼膏。对于药物难治的病例,可行鼻泪管阻塞并联合应用人工泪液。(3)门静脉高压症:门静脉高压症的处理同其他类型的肝硬化。建议患者确诊肝硬化时即应筛查有无食管胃底静脉曲张。如发现存在静脉曲张,应采取措施预防出血。PBC患者可在发展为肝硬化前出现窦前性门静脉高压,而且β受体阻滞剂对此种类型的门静脉高压的疗效有待证实。PBC患者可有维生素A、维生素D、维生素E或维生素K等脂溶性维生素缺乏,应根据病情和检查结果及时予以补充。

3.4 肝移植

肝脏移植是治疗终末期PBC唯一有效的方法。PBC患者肝脏移植的适应证包括难治性腹水、反复发作的自发性细菌性腹膜炎、反复发作的静脉曲张破裂出血、肝性脑病、肝细胞癌、顽固性皮肤瘙痒和血清总胆红素超过103 μmol/L。

主要参考文献

[1]中华医学会肝病学分会,中华医学会消化病学分会,中华医学会感染病学分会.原发性胆汁性肝硬化(又名原发性胆汁性胆管炎)诊断和治疗共识[J]. 中华肝脏病杂志, 2016, 24: 5-13.

第61章　门静脉高压症

1 概念

门静脉高压症(portal hypertension, PHT)是指由不同原因引起的门静脉系统血流受阻和(或)血流量异常增多,而导致门静脉及其属支血管内静水压持续升高并伴侧支循环形成的临床综合征。门静脉压力超过正常值5~10 mmHg(0.65~1.3 kPa)或肝静脉压力滴度(hepatic venous pressure gradient, HVPG)超过5 mmHg就可诊断为门静脉高压症。门静脉高压多由各种原因的肝硬化引起,部分继发于门静脉主干、脾静脉或肝静脉阻塞,少数由其他不明原因导致。临床表现主要包括门-体静脉间交通支开放,导致食管、胃、直肠和肠壁等静脉曲张,脾脏肿大,脾功能亢进症,胸腹水和肝功能失代偿等。其中,食管胃静脉曲张破裂导致的急性上消化道大出血是门静脉高压症患者最危险的并发症。根据解剖病理生理研究,门静脉高压症可以分为肝前型、肝内型和肝后型三种。肝内型门静脉高压最为常见(占95%),又可进一步分为窦前性、窦性或混合型和窦后性。(表61-1)(1)肝前型门静脉高压症:肝前型门静脉高压症(EH-PH)是指肝脏本身无病变,由于肝外门静脉主干或主要属支如肠系膜上静脉、脾静脉等的梗阻引起的门静脉高压症。病因复杂,常见病因有门静脉血栓形成(PVT)、肝外门静脉阻塞、先天性血管畸形、骨髓增殖性疾病导致的血液流量增加等原因。(2)肝内型门静脉高压症:是指肝内门静脉阻塞、肝内肝静脉阻塞或肝内门静脉和肝静脉共同阻塞导致的门静脉高压症。最常见病因为各种原因引起的肝硬化(我国乙、丙型病毒性肝炎相关肝硬化引起门静脉高压症),其次见于药物性、酒精性、自身免疫性、胆汁淤积性、非酒精性脂肪性肝炎等引起的肝硬化。①肝内窦前性门静脉高压症:肝外门静脉阻塞是窦前性门静脉高压症的主要原因,门静脉阻塞常由血栓形成所致,血栓可发生在门静脉走行的不同部位,融合性血栓可能会延伸至脾静脉及(或)肠系膜上静脉。在血栓形成后,为确促进肝血流,门静脉的伴行静脉会代偿性增粗,从而形成门脉海绵样变形。肝外门静脉阻塞的病因很多,主要包括肝硬化、肝癌浸润、感染、高凝状态、肿瘤浸润或压迫、手术及创伤等。肝内门静脉病变包括血吸虫感染、原发性胆汁性肝硬化，另外，结节病、先天性肝纤维化及骨髓增生性疾病均可引起门静脉肝门区主干及分支病变，导致门静脉高压的产生。特发性非肝硬化性门静脉高压症（INCPH）是指存在肝窦前性门静脉高压特征而发病原因不明确的一类症候群，具有食管静脉曲张、良性腹腔积液、门静脉侧支形成、脾肿大（伴或不伴脾功能亢进）、脾-门脉轴及肝静脉血流通畅、没有肝硬化的临床和组织学迹象、肝功能代偿、肝静脉压力梯度轻微增高等特征，以前被称为特发性门脉高压症、肝内门静脉硬化症、不完全分隔性肝硬化、结节性再生增生等，当前的观点支持将这类门静脉高压症统称为INCPH。脾静脉狭窄或阻塞可导致区域性门静脉高压症（gional portal hyperten sion，RPH），也称胰源性门静脉高压症（PPH）、左侧门静脉高压症或局限性门静脉高压症。临床上较少见，常见病因是慢性胰腺炎、胰管结石、胰腺肿瘤及胰腺囊肿等胰腺疾病和胰腺切除术等。由于先天性、创伤性（包括肝脏穿刺）或临近恶性肿瘤等因素，导致肝内或肝外动脉-门静脉瘘的形成。②肝内窦性门静脉高压症：是指各种原因肝硬化导致的门静脉高压症，占所有门静脉高压症的80%以上，不同原因肝硬化均可因门静脉血流障碍导致门静脉高压症，门静脉血流受阻是门静脉高压症的病理生理基础，而血流受阻主要原因是肝静脉周围肝纤维化及再生结节压迫。③肝内窦后性门静脉高压症：是指各种原因引起肝内窦后部位阻塞、门静脉血流受阻，导致的门静脉压力升高，临床表现为脾大、脾功能亢进、食道胃底静脉曲张破裂出血、腹水等症状。最常见原因是布加综合征（BCS）、酒精性肝病、肝小静脉闭塞症（HVOD）、骨髓增生性疾病、右心房黏液瘤或转移瘤、缩窄性心包炎以及严重心力衰竭。（3）肝后型门静脉高压症：是指肝外肝静脉阻塞，肝外静脉与右心之间的肝血流受阻引起的门静脉高压。常见病因有肝内小静脉闭锁、肝静脉阻塞、肝静脉下腔静脉阻塞（布加综合征）、缩窄性心包炎、长期右心功能不全导致的慢性淤血肝病性门脉高压等。目前关于门静脉高压症的发病机制主要包括两种主流学说，即"后向血流学说"和"前向血流学说"。后向血流学说认为，门静脉压力的主要决定因素是门静脉阻力，门静脉高压的形成是由于门静脉阻力增加，导致门静脉系统被动充血所致。引起门静脉高压症门静脉血流高阻力状态的原因可能是肝内型、肝前型及肝后型门静脉高压中阻力增高分别继发于门静脉血液流入或流出道的梗阻，而肝内型门静脉高压的机制较为复杂，包括窦性和窦后性。前向血流学说认为门静脉高压的始动因子是门静脉阻力增加，随后门静脉侧支循环形成，门静脉阻力下降，门静脉高压暂时得以减轻；但接着外周动脉扩张、高动力循环及内脏充血，导致门静脉血流量增加，决定了门静脉高压的持续存在。

表61-1 门静脉高压症的分类及病因

分型	病因
肝前型	门静脉或脾静脉血栓形成、肝外门静脉阻塞、先天性血管畸形、骨髓增殖性疾病等
肝内型	最常见病因为各种原因引起的肝硬化（我国乙、丙型病毒性肝炎相关肝硬化引起门静脉高压）；其次见于药物性、酒精性、自身免疫性、胆汁淤积性、非酒精性脂肪性肝炎等引起的肝硬化
肝内窦前性	肝外门静脉阻塞的病因很多，主要包括肝硬化、肝癌浸润、感染、高凝状态、肿瘤浸润或压迫、手术及创伤等。肝内门静脉病变原因包括血吸虫感染、原发性胆汁性肝硬化，另外，还有结节病、先天性肝纤维化及骨髓增生性疾病、特发性非肝硬化性门静脉高压症（INCPH）、胰腺炎、胰管结石、胰腺肿瘤及胰腺囊肿等
肝内窦性	各种原因肝硬化（主要是乙、丙型病毒性肝炎相关肝硬化）
肝内窦后性	布-加综合征（BCS）、酒精性肝病、肝小静脉闭塞症（HVOD）、骨髓增生性疾病、右心房黏液瘤或转移瘤、缩窄性心包炎以及严重心力衰竭
肝后型	肝内小静脉闭锁、肝静脉阻塞、肝静脉下腔静脉阻塞（布-加综合征）、缩窄性心包炎、慢性淤血肝病性门静脉高压等

2 诊断标准

当患者出现脾大、脾功能亢进、食管胃静脉曲张、腹水等临床表现，需高度怀疑有门静脉高压症。通过实验室检查，肝脏硬度、CT/MRT、门静脉系统CTV、胃镜和 HVPG 等检查，明确门静脉压力和门静脉高压病因。对于以上检查仍不能明确病因的患者可考虑行肝穿刺。

2.1 临床表现

门静脉高压症的主要临床表现包括侧支循环建立与开放、脾大与脾功能亢进、腹水等。大多数患者根据临床表现即可做出PHT的诊断。（1）脾肿大：脾肿大为PHT的必要条件。一般为中度肿大，有时为巨脾，并出现左上腹不适及隐痛、胀满，伴有脾功能亢进（白细胞、红细胞及血小板数量减少）。（2）侧支循环建立与开放：侧支循环的开放是PHT的独特表现，是诊断PHT的重要依据，常见侧支循环可形成于以下部位：①食管下端、胃底部：由门静脉系的胃冠状静脉、胃短静脉等与腔静脉系的肋间静脉、半奇静脉、食管静脉丛、膈静脉等构成，引起食管胃底静脉曲张。②前腹壁、脐周：门静脉高压时，脐静脉重新开放，门静脉血流可经脐静脉、脐周皮下静脉分别进入上、下腔静脉，出现脐周或腹壁静脉曲张；③肛管和直肠下端：门静脉血流可经直肠上静脉与直肠下静脉、肛管静脉的吻合口丛进入下腔静脉，可出现直肠静脉曲张；④肝周、腹膜后：肝至膈的脐旁静脉、脾肾韧带和网膜中的静脉、腰静脉、后腹壁静脉均可与门静脉或其属支交通，其中以食管胃静脉曲张较为常见，其破裂导致呕血或便血。（3）腹水：这是PHT最突出的临床表现之一，可出现腹胀、脐围增大、腹部膨隆、移动性浊音等症状及体征。门静脉高压症患者的常见体征包括肝掌、蜘蛛痣、皮肤巩膜黄染、腹水、肝脾肿大等。前腹壁脐周静脉曲张显著时可发现脐周静脉显著扩张，以脐为中心向四周辐射，脐以上的曲张静脉血流方向向上，脐以下血流方向向下。严重者在脐周出现"海蛇头样"曲张静脉，听诊可闻及静脉"盈盈声"，称为克-鲍综合征，此体征对PHT有确诊意义。(4)食管胃静脉曲张破裂出血：食管胃静脉曲张出血多表现为上消化道出血，其中以食管静脉曲张破裂出血最为常见。胃曲张静脉破裂出血较食管静脉曲张出血少见，但出血量更大，病情更重，病死率达45%。多数食管胃静脉曲张出血患者可出现呕血，多为鲜红血液，也可为暗红色血液。出血量多，来势凶猛，可呈喷射状，一次可达1 000 ml。呕血之前可有上腹饱胀感、恶心加重及呃逆等先兆症状。部分患者可仅有黑便，多为柏油样或紫红色大便。出血量大时可伴心悸、心率加快、头晕、皮肤灰白湿冷、血压下降，甚至可出现休克表现。具有出现以下征象提示食管胃静脉曲张破裂出血(EVB)未控制：①药物治疗或内镜治疗后≥2 h，出现呕吐新鲜血液或鼻胃管吸出超过100 ml新鲜血液；②发生失血性休克；③未输血情况下，在任意24 h期间，血红蛋白下降30 g/L(红细胞压积降低约9%)。出血控制后再次有临床意义的活动性出血事件(呕血、黑便或便血)，提示EVB再出血的征象：①收缩压降低20 mmHg以上或心率增加>20次/min；②在没有输血的情况下血红蛋白下降30 g/L以上，其中，出血控制后72 h~6周内出现活动性出血称为早期再出血，超过6周称为迟发性再出血。实验室检查：PHT患者的外周血常规、凝血功能、肝生物化指标和肝纤维化血清标志物等大多出现异常。肝功能及血脂检查对于判断肝脏储备功能及损伤程度是必需的检测指标。乙型和丙型肝炎血清标记物及血清自身抗体测定等检查对于肝硬化的病因鉴别诊断有意义。

2.2 内镜诊断

胃镜检查发现食管胃静脉曲张(GOV)是诊断PHT的直接证据，推荐采用胃镜检查确定患者是否存在GOV并评估曲张静脉破裂出血的危险性。我国根据内镜下曲张静脉的形态、直径和出血的危险程度将食管静脉曲张分为轻、中、重3级(61-2)。胃静脉曲张的分类主要根据其与食管静脉曲张的关系以及在胃内位置。孤立性胃静脉曲张(IGV)指不伴有食管静脉曲张的单纯胃静脉曲张，可分为2型。1型(IGV1)：位于胃底、迂曲交织，呈串珠样、瘤样或结节样等。2型(IGV2)极为罕见，位于胃体、胃窦或幽门周围。常见于特发性门静脉高压。食管胃静脉曲张(GOV)是食管静脉曲张的延伸，可分为3型。1型(GOV1)：表现为连续的食管胃静脉曲张，沿胃小弯延伸至胃食管交界以下2~5 cm。此型曲张静脉较直，也最为常见。2型(GOV2)：静脉沿胃底大湾侧延伸，超过胃食管结合部。该型曲张静脉通常更长更迂曲或在贲门部呈结节样隆起。3型(GOV3):食管胃静脉曲张既向小弯侧延伸,也向胃底延伸。食管胃静脉曲张出血(EVB)的诊断:出血12~24 h内行内镜检查是诊断EVB的可靠方法。内镜下可见曲张静脉活动性出血(渗血、喷血),在未发现出血病灶但有明显静脉曲张的基础上发现有血栓头。

表61-2 食管静脉曲张的内镜分级诊断标准

分级	曲张静脉形态及直径	红色征(RC)
轻度(G1)	曲张静脉呈直线型略有迂曲,直径≤0.3 cm	无
中度(G2)	曲张静脉直径≤0.3 cm	有
	曲张静脉呈蛇形迂曲隆起,最大直径0.3~1.0 cm	无
重度(G3)	曲张静脉最大直径0.3~1.0 cm,且有曲张静脉呈串珠状、结节状或瘤状;	无或有
	曲张静脉最大直径1.0~1.5 cm	

2.3 影像学诊断

(1)超声诊断:超声下所见门静脉系统的形态和血流动力学变化是诊断PHT的直接证据,超声诊断脾大、腹水敏感准确,可间接提示PHT。B超能为形态学诊断提供可靠依据,结合彩色多普勒血流成像,则可对侧支循环开放提供有力的证据,并能提供门静脉血流动力学参数。门静脉高压时超声表现:①门静脉增宽,门静脉主干内径≥1.3 cm,脾静脉内径≥1.0 cm;②门静脉血流速度变慢;③脾肿大;④侧支循环开放的证据。此外,超声检查还可发现肝外性门静脉高压征象,包括门静脉栓塞、Budd-Chiari综合征等。(2)CT及MRI诊断:CT及MRI多角度、全方位、立体显示门静脉系统全貌和各血管间复杂的空间解剖关系,清晰准确地评价门静脉病变部位、管径和侧支循环血管的开放及分布范围。在CT或MRI的基础上所形成的三维成像技术可对PHT分类、分型、病因判定、血流动力学情况、治疗方案选择和预后判断均具有极大的参考价值。

2.4 肝静脉压力梯度测定

HVPG是目前公认的诊断门静脉高压症的金标准。HVPG>5 mmHg即可诊断门静脉高压症。HVPG能准确诊断窦性或窦后性门静脉高压症,但在检测窦前性门静脉高压症中不升高或轻度升高。当HVPG<10 mmHg称为亚临床门静脉高压,此时患者可出现如食管胃静脉曲张、腹水、门脉高压性胃病等表现。此外,HVPG检测对食管胃静脉曲张的发生、静脉曲张出血及再出血发生的风险以及肝硬化患者预后等都具有预测价值。HVPG检测也被认为是评估非选择性β受体阻滞剂(NSBB)预测食管胃静脉曲张出血治疗效果的金标准。NSBB治疗后,HVPG降至125 mmHg以下或较基础HVPG值降低超过20%者提示药物应答,这些患者其静

脉曲张的首次出血和再次出血的风险大大降低。此外, 尚可根据SNBB治疗后HVPG的应答情况, 指导制定食管静脉曲张出血预防流程, 为患者制定个体化治疗方案。但是, HVPG的局限性在于其为一项创性操作, 对操作者的技术和设备均有一定的要求, 目前多应用于临床科研工作。

2.5 肝穿刺活检

肝穿刺活检病理学检查是肝硬化门静脉高压症病因诊断的金标准。通过血清病毒标记物、自身抗体等实验室检测及超声和CT等影像学检查等, 结合患者的既往病史, 包括饮酒史、输血史、药物服用史、疫区接触史、肥胖等, 可明确大部分患者的病因。对于无法明确门静脉高压症病因的, 通过肝穿刺活检病理学检查仍然是必要的, 非肝硬化门静脉高压症通过肝穿刺病理学检查也能从中获得有诊断价值的信息。

3 治疗方法

治疗原则是降低门静脉压力, 预防和治疗食管胃静脉曲张首次出血(一级预防)和再次出血(二级预防)。PHT若有明确病因者应首先针对其病因进行治疗, 如乙型或丙型病毒性肝炎相关肝硬化, 则应根据病因进行抗病毒(干扰素及拉米夫定、阿德福韦酯、恩替卡韦和替比夫定等, 其中干扰素不能用于失代偿期肝硬化患者)治疗可降低门静脉压力, 从而起到预防曲张静脉发生和出血的作用。其治疗方法包括药物治疗、内镜及介入和外科手术治疗等。

3.1 药物治疗

(1)急性出血的药物治疗: 急性门静脉高压曲张静脉破裂出血时, 应保持静脉通畅, 以便快速补液输血。中到大量出血时, 主要措施是纠正低血容量性休克、止血、预防胃肠道出血相关并发症。EVB时补足血容量不宜过于迅速充分, 出血期间维持血流动力学稳定并使血红蛋白保持在8g/d即可。同时, 应避免仅用氯化钠溶液扩容, 以免加重腹水或其他血管外液体积聚。药物治疗是曲张静脉破裂出血的首选治疗手段。急性出血时禁止使用NSBB, 宜选用降低门静脉压力的药物, 如生长抑素(SST)及其类似物、血管加压素(VP)、特利加压素(TP)等。①SST及其类似物: 这是目前治疗急性食管胃底曲张静脉破裂出血的首选药物。SST治疗曲张静脉破裂出血48 h止血率高达85%~90%, 6周止血率也达73%以上。这些药物能选择性收缩内脏血管平滑肌, 抑制其他扩血管物质; 增加食管下端括约肌压力, 减少侧支循环血流; 抑制胃泌素分泌,减少胃酸形成,减少再出血危险性;减少肝动脉血流量,降低肝内血管阻力。此外,该类药物还可提高内镜治疗的安全性和效果,降低内镜治疗后近期再出血率。常用药物包括十四肽生长抑素的人工合成物思他宁和八肽生长抑素类似物奥曲肽等。推荐剂量为十四肽生长抑素250~500 g/h,奥曲肽25~50 g/h,持续静脉点滴,一般使用3~5 d。②血管加压素:血管加压素通过激活血管平滑肌V1受体,增加肠系膜血管及周围血管的阻力,平均动脉压增加,心输出量减少,从而导致门静脉血流减少,门脉压力下降;对窦性及窦后血管阻力无影响。食管胃静脉曲张破裂出血时,血管加压素一次注射剂量为10~20 U,10 h后持续静脉滴注0.4 U/min,最大速度为0.9 U/min,随剂量的增加全身不良反应增加;如果出血停止,剂量逐渐减少,应每6~12 h减0.1 U/min,疗程一般为3~5 d。血管加压素治疗门静脉高压症食管胃静脉曲张破裂出血的止血成功率50%~60%,停药24~48 h再出血率高达45%,约1/3患者出现明显不良反应,包括心律失常、心绞痛、心肌梗死、高血压、肠缺血、水钠潴留引起稀释性低钠血症等并发症。为减少致命性不良反应,血管加压素常与硝酸酯类合用。联合硝酸甘油(硝酸甘油40 μg/min,可增加到400 μg/min,调整以维持收缩压>90 mmHg)可以减少血管加压素的不良反应。③特利加压素及其他血管加压素衍生物:特利加压素,又称三甘氨酰赖氨酸血管加压素,是一种新型的人工合成的长效血管加压素。该药不引起血液系统改变,因直接作用肠系膜血管V1受体,活性的血管加压素浓度低,故其不良反应少而轻。特利加压素可以降低奇静脉及侧支循环的血流量,有效控制急性静脉曲张出血,并可降低出血相关的病死率。特利加压素1 mg,1次/4 h,静脉注射或持续点滴,首剂可加倍。维持治疗特利加压素1 mg,1次/12 h。疗程3~5 d,多数报道80%~85%患者出血可成功控制。临床经验发现,对于特利加压素控制出血失败者,可联合应用生长抑素及其类似物。④抗感染治疗:肝硬化门静脉高压性出血患者发生严重细菌感染风险较大,而感染后再发生出血及死亡率均较高。对于肝硬化门静脉高压性出血伴或不伴腹水患者短期预防性使用抗生素不仅可以降低细菌感染机会,也能延长其生存时间。因此,抗感染治疗肝硬化门静脉高压上消化道出血是治疗的重要组成部分,肝硬化门静脉高压出血患者应常规使用抗生素。肝硬化门静脉高压出血时,当患者出血量不大且可口服给药时,可选用喹诺酮类药物诺氟沙星(或环丙沙星)400 mg,2次/d,共7 d。如不能口服给药者,也可静脉给药。抗生素首选三代头孢类药物如头孢曲松,1 g/d,静推。一般疗程5~7 d。

(2)非选择β受体阻滞剂(NSBB):这是目前食管胃静脉曲张破裂出血一级预防和二级预防的主要药物,可通过减少门静脉血流降低门静脉压力。其作用于心血管系统β₁受体,可使心率降低,心肌收缩力下降,导致心输出量下降,全身体循环血量下降,从而降低门静脉压力;作用于β₂受体,由于其内在拟交感活性,使内脏血管床中与β₂受体拮抗的a受体相对兴奋,导致肠系膜等内脏血管收缩,降低门静脉血流量。常用药物包括普萘洛尔(心得安)及纳多洛尔、噻吗洛尔等。萘洛尔起始剂量10 mg, 2次/d,如患者无特殊不适可逐渐增加剂量,每3~5 d增加10 mg,直至最大耐受剂量,此时患者心率不低于55次/min;纳多洛尔起始剂量20 mg, 1次/d,渐增至最大耐受剂量。近年来,具有扩张血管作用的新型β受体阻滞剂,如卡维地洛,它的阻滞效应是普萘洛尔的2~4倍,并且它还具有抗氧化作用,这在肝硬化的治疗上具有重要作用。卡维地洛降具有NSBB的药理作用;阻断a_1受体,改善肝脏微循环,降低肝脏阻力,减少侧支循环阻力,缓解门静脉高压。但是,卡维地洛可使外周血管扩张,而致低血压和钠潴留,特别是对失代偿期肝硬化患者影响较大。

3.2 三腔二囊管压迫止血

三腔二囊管压迫止血可用于药物治疗无效或作为其他治疗前的过渡。进行气囊压迫时,应根据病情8~24 h放气1次,拔管时机应在止血后24 h,一般先放气观察24 h,若仍无出血即可拔管。

3.3 内镜治疗

内镜治疗的目的是控制食管胃曲张静脉破裂急性出血,并尽可能使曲张静脉消失或减轻,以防止其再出血。内镜治疗包括内镜下曲张静脉套扎术、硬化剂或组织黏合剂注射治疗。药物联合内镜治疗是目前治疗急性静脉曲张出血的主要方法之一,可提高止血成功率。(1)内镜下曲张静脉套扎术(EVL):主要适用于急性食管曲张静脉破裂出血;外科手术后食管曲张静脉再发出血;中重度食管曲张静脉虽无出血史,但存在危险倾向(一级预防);既往有食管曲张静脉破裂出血史(二级预防)。有上消化道内镜检查禁忌证,出血性休克未纠正,肝性脑病≥2级,过于粗大或细小的曲张静脉均不适合宜进行EVL。当曲张静脉一次无法完全套扎时,也可在首次套扎间隔10~14 d后行第2次套扎,直至曲张静脉消失或基本消失。术后一般禁食24 h时,注意并发症。EVL急症出血止血率可达90%~95%,多次结扎曲张消失率为55%~80%,复发出血率为33%~43%。(2)内镜下硬化剂治疗(EVS): EVS的适应证与EVL相同。对于不适合EVL治疗的食管曲张静脉者,也可考虑应用EVS。首次注射后,每隔约1周再行EVS,一般需第3~5次,直至静脉曲张消失或基本消失。术后一般禁食6~8 h,注意并发症。EVS急症出血止血率可达90%以上,曲张静脉消失率为56%~88%。(3)内镜下组织黏合剂治疗:内镜下组织黏合剂注射治疗时将组织黏合剂a-氰基丙烯酸正丁酯或异丁酯等注入曲张静脉中,与血液反应后快速固化栓塞血管,常采用23G注射针以三明治夹心法注射,主要适用于胃曲张静脉急性出血,胃曲张静脉有红色征或表面糜烂且有出血史。组织黏合剂注射的并发症包括排胶出血、败血症和异位栓塞、局部黏膜坏死等。

套扎治疗、硬化治疗和组织黏合剂注射治疗均是治疗食管胃曲张静脉破裂出血的一线疗法。但有临床研究结果证明,其控制效果与生长抑素及其类似物相似,因此,在活动性食管胃静脉曲张破裂出血时,应首选药物治疗或药物联合内镜下治疗。但具体止血方法的选择应结合医院条件、医师经验和患者病情综合考虑,有条件时也可选择联合应用不同内镜治疗方法。由于内镜治疗并不能降低门静脉压力,因此内镜处理后定期复查曲张静脉情况十分重要。一般内镜止血1个月后复查胃镜,之后每隔3个月复查第2、3次胃镜;以后每6~12月进行胃镜检查,如有复发则在必要时行追加治疗。

3.4 介入治疗

经颈静脉肝内门体分流术(TIPS)是通过在肝静脉与门静脉之间的肝实质内建立分流道,显著降低门静脉压力,可有效缓解门静脉高压症食管胃曲张静脉出血和腹腔积液等并发症。对于肝功能失代偿的急性静脉曲张出血患者,TIPS有望称为一线治疗方案。此外,TIPS还可作为肝功能失代偿者肝移植术前过度治疗的最佳选择。但TIPS术后存在的主要问题是重度肝性脑病增加、肝功能衰竭和支架阻塞,目前多推荐为其他止血措施失败的补救措施。

3.5 外科治疗

PHT反复静脉曲张再出血,经内镜或药物联合治疗无效,Child–Pugh A级或B级,特别是年龄小于60岁患者,考虑行外科手术治疗。目前PHT外科治疗可选择的手术方式包括贲门周围血管离断术、门体静脉分流术、肝移植等。贲门周围血管离断术主要适用于明显脾功能亢进合并重度食管胃静脉曲张并有明显出血倾向,且肝功能代偿的患者。目前分流术仅适用于部分反复出血而肝功能相对较好的患者;对药物和内镜治疗无法控制的出血或早期再出血,HVPG>20 mmHg但肝功能为Child–Pugh A级者,也考虑行急诊分流手术。该方法不适合用于门静脉高压性出血的一级预防。终末期肝病导致的门静脉高压症食管胃曲张静脉破裂出血患者考虑行肝移植。

主要参考文献

[1]中华医学会肝病学分会,中华医学会消化病学分会,中华医学会内镜学分会.肝硬化门静脉高压食管胃静脉曲张防治指南[J]. 中华胃肠内镜杂志, 2015, 2: 1–21.

第62章　肝性脑病

1 概念

　　肝性脑病 (hepatic encephalopathy, HE) 是由急、慢性肝功能严重障碍或各种门静脉—体循环分流 (以下简称门—体分流) 异常所致的、以代谢紊乱为基础、轻重程度不同的神经精神异常综合征。病程中随着肝功能的衰竭和恶化, 患者的中枢神经系统功能也随之受损。在疾病早期, 慢加急性肝衰竭患者可表现出认知功能障碍和行为异常, 而严重的急性肝衰竭可引起脑细胞的肿胀, 导致患者昏迷并完全失去大脑功能。慢性肝病患者出现的肝衰竭HE是可逆且可控的, 而新发的急性 (暴发性) 肝衰竭HE因伴随血氨水平的迅速上升, 引起大脑弥漫性脑水肿和脑干的结构性损伤, 使得病情更难以控制, 预后更差。根据基础肝病的类型, 可将肝性脑病分为A、B和C型三型。A型HE发生在急性肝衰竭基础上, 进展较为迅速, 其重要的病理生理学特征之一是脑水肿和颅内高压。B型HE是门体分流所致, 无明显肝功能障碍, 肝活检提示肝组织学结构正常。C型则是指发生于肝硬化等慢性肝损伤基础上的HE, 伴门静脉高压或门静脉–体循环分流。C型临床最常见, 可进一步分为发作型HE亚类, 发作型HE又可分为伴诱因亚型。肝性脑病的病因研究发现, 大部分肝性脑病是由各型肝硬化 (乙、丙型病毒性肝炎相关肝硬化最常见) 引起, 也可由改善门静脉高压的门体分流术引起, 如经颈静脉肝内门体分流术 (TIPS)。小部分肝性脑病见于重症病毒性肝炎, 肝毒性物质如乙醇 (酒精)、化学制剂和药物性肝病的急性或暴发型肝功能衰竭阶段, 少见的病因有原发性肝癌、妊娠期急性脂肪肝、自身免疫性肝病、严重胆道感染等。肝性脑病最常见的诱发因素是感染 (包括腹腔、肠道、尿路和呼吸道等感染, 尤以腹腔感染最为重要)。其次是消化道出血、电解质和酸碱平衡紊乱 (脱水、低血钾、低血钠)、体液损失 (大量放腹水、过度利尿)、高蛋白饮食、低血容量、腹泻、呕吐、便秘, 以及病人对某些药物比较敏感 (镇静剂、安眠药、麻醉药、止痛药等) 等。TIPS后HE的发生率增加, TIPS后HE的发生与术前肝功储备状态、有无HE病史及支架的类型和直径等因素有关。研究发现, 质子泵抑制剂 (PPI) 可能导致小肠细菌过度生长, 从而增加肝硬化患者发生HE的风险，且风险随用药量和疗程增加而增加。在肝硬化患者存在高血氨的状态下，如果出现以上诱因，可进一步加重脑水肿和氧化应激，导致认知功能的快速恶化。肝硬化门静脉高压时，肝细胞功能障碍对氨等毒性物质的解毒功能降低，同时门-体循环分流（即门静脉与腔静脉间侧支循环形成），使大量肠道吸收入血的氨等有毒性物质经门静脉，绕过肝脏直接流入体循环并进入脑组织，这是肝硬化HE的主要病理生理特点。肝性脑病的发病机制尚未完全阐明，目前仍以氨中毒学说为核心，同时炎症介质学说及其他毒性物质的作用也日益受到重视。（1）氨中毒学说：氨中毒学说是HE的主要发病机制之一。饮食中的蛋白质在肠道经细菌分解产氨增加以及肠壁通透性增加，可导致氨进入门静脉增多，肝功能不全导致血氨不能经鸟氨酸循环有效解毒；同时门体分流致含有血氨的门静脉血流直接进入体循环。血氨进入脑组织使星状胶质细胞合成谷氨酰胺增加，导致细胞变性、肿胀及退行性变，引发急性神经认知功能障碍。氨还可直接导致兴奋性和抑制性神经递质比例失调，产生临床症状，并损害颅内血流的自动调节功能。（2）炎症反应损伤：目前认为，高氨血症与炎症介质相互作用促进HE的发生发展。炎症可导致血脑屏障破坏，从而使氨等有毒物质及炎性细胞因子进入脑组织，引起脑实质改变和脑功能障碍。同时，高血氨能够诱导中性粒细胞功能障碍，释放活性氧，促进机体产生氧化应激和炎症反应，造成恶性循环。另一方面，炎症过程所产生的细胞因子又反过来加重肝损伤，增加HE发生率。此外，HE发生还与机体发生感染有关。研究结果显示，肝硬化患者最为常见的感染为腹膜炎、尿路感染、肺炎等。（3）其他学说：①氨基酸失衡学说和假性神经递质学说：肝硬化肝功能障碍时，降解芳香族氨基酸的能力降低，使血中苯丙氨酸和酪氨酸增多，从而抑制正常神经递质生成。增多的苯丙氨酸和酪氨酸生成苯乙醇胺和羟苯乙醇胺，即假性递质，大量假性神经递质代替正常神经递质，导致HE的发生。②γ-氨基丁酸/苯二氮复合受体假说：γ-氨基丁酸（GABA）是中枢神经系统特有的、最主要的抑制性递质，在脑内与苯二氮䓬类受体以复合受体的形式存在。HE时血GABA含量升高，且通过血脑屏障量增加，脑内内源性苯二氮水平升高。实验研究证实，给肝硬化动物服用可激活γ-氨基丁酸/苯二氮䓬复合受体的药物如苯巴比妥、地西泮，可诱导或加重HE；而给予苯二氮䓬类受体拮抗剂如氟马西尼，可减少HE的发作。③锰中毒学说：有研究发现，部分肝硬化患者血和脑中锰含量比正常人高2~7倍。当锰进入神经细胞后，低价锰离子被氧化成高价锰离子，通过锰对线粒体特有的亲和力，蓄积在线粒体内。同时，锰离子在价态转变过程中可产生大量自由基，进一步导致脑黑质和纹状体中脑细胞线粒体呼吸链关键酶的活性降低，从而影响脑细胞的功能。④脑干网状系统功能紊乱：严重肝硬化患者的脑干网状系统及黑质-纹状体系统的神经元活性受到不同程度的损害，导致HE发生，产生扑翼样震颤、肌张力改变；

且脑干网状系统受损程度与HE病情严重程度一致。肝硬化HE的发生率国内外报道不一，可能是因为临床医生对HE诊断标准不统一及对轻微肝性脑病（MHE）的认知存在差异。多数肝硬化患者在病程的某一时期会发生一定程度的MHE，其在整个肝硬化病程中发生率为30%~84%。近年来我国学者对HE包括MHE的流行病学进行的多中心研究显示，在住院的肝硬化患者中约40%为MHE；30%~45%的肝硬化患者10%~50%的经颈静脉肝内门体分流术（TIPS）后患者发生过显性肝性脑病（overt hepaticencephalopathy, OHE）。据国外资料报道，肝硬化患者伴HE的发生率为30%~45%，在疾病进展期发生率可能更高。北美终末期肝病研究联盟（NACSELD）证实，HE与肝硬化患者死亡具有独立相关性。

2 诊断标准

OHE的诊断要点 （1）有引起HE的基础疾病，严重肝病和（或）广泛门体侧支循环分流；（2）有临床可识别的神经精神症状及体征；（3）排除其他导致神经精神异常的疾病，如代谢性脑病、中毒性脑病、神经系统疾病（如颅内出血、颅内感染及颅内占位）、精神疾病等情况；（4）血氨升高。（5）特别注意寻找引起HE（C型、B型）的诱因，如感染、上消化道出血、大量放腹水。

MHE的诊断要点 符合以下主要诊断要点（1）、（2）及（3）至（6）中任意一条或以上，即可诊断为MHE。（1）有引起HE的基础疾病，严重肝病和（或）广泛门体侧支循环分流；（2）传统神经心理学测试指标中的至少2项异常；（3）新的神经心理学测试方法（ANT、姿势控制及稳定性测试、多感官整合测试）中至少1项异常；（4）临界闪烁频率（CFF）检测异常；（5）脑电图、视觉诱发电位（VEP）、脑干听觉诱发电位（BAEP）异常；（6）fMRI异常。

鉴别诊断 本病需与精神疾病、中毒性脑病（包括酒精性脑病或酒精戒断综合征、急性中毒、重金属（汞、锰等）脑病等）、其他代谢性脑病（包括酮症酸中毒、低血糖症、低钠血症、肾性脑病、肺性脑病及韦尼克脑病等）相鉴别诊断。

2.1 临床表现

肝性脑病的临床表现往往因为原有肝病的性质、肝细胞损害的轻重缓急以及诱因的不同而得不一致。主要包括脑病和肝病两大方面，可出现多种临床表现。（1）HE的临床表现：①肝病的临床表现。若为急性重症肝炎，患者出现黄疸短期加深，消化道症状明显，肝浊音界缩小，肝功能急速衰竭，可出现胆-酶分离现象，凝血酶原时间（PT）延长，并有血清胆固醇

（TC）、胆固醇酯（CE）、胆碱酯酶均明显降低，病人迅速出现昏迷，数日内即死亡。若为原发性肝病系慢性进行，则常有乏力、食欲减退、腹胀、恶心、肝脾肿大、肝掌、蜘蛛痣、黄疸、腹壁静脉曲张等。②脑病的表现。性格改变，智力下降，行为失常，精神紊乱、昏睡或昏迷；部分患者误诊为精神病。体检可见腱反射亢进、病理征如踝阵挛，巴宾斯基征（Babinski）可呈阳性。（2）HE的临床分级：在近年ISHEN提出的肝硬化神经认知功能变化谱SONIC分级标准中，将MHE和West-Haven分类0、1级HE统称为隐匿性肝性脑病（CHE）；若出现性格行为改变等精神异常、昏迷等神经异常，属于West-Haven分类2~4级HE，称为显性肝性脑病（OHE）。需要注意的是，1级HE患者存在轻微认知功能障碍，少数扑翼样震颤阳性的患者按SONIC标准属于OHE。MHE和HE1-4级修订的分级标准见表62-1。

表62-1　肝性脑病分级标准及临床症状、体征

修订的HE分级标准	神经精神学症状（即认知功能表现）	神经系统体征
0级无HE	正常	神经系统体征正常，神经心理测试正常
MHE	潜在HE，没有能觉察的人格或行为变化	神经系统体征正常，但神经心理测试异常
HE1级	存在轻微临床征象，如轻微认知障碍，注意力减弱，睡眠障碍（失眠、睡眠倒错），欣快或抑郁	扑翼样震颤可引出，神经心理测试异常
HE2级	明显的行为和性格变化；嗜睡或冷漠，轻微的定向力异常（时间、定向），计算能力下降，运动障碍，言语不清	扑翼样震颤易引出，不需要做神经心理测试
HE3级	明显定向力障碍（时间、空间定向），行为异常，半昏迷到昏迷，有应答	扑翼样震颤通常无法引出，踝阵挛、肌张力增高、腱反射亢进，不需要做神经心理测试肌张力增高或中枢神经系统阳性体征，不需要做神经心理测试
HE4级	昏迷（对言语和外界刺激无反应）	

注　HE为肝性脑病；MHE为轻微肝性脑病。

2.2 实验室检查

（1）肝脏生物化学指标：因各类型肝病而异，急性者常以Bil及PT异常为主，慢性者多伴有低白蛋白、高γ球蛋白血症，可合并存在有电解质紊乱、低钾血症、代谢性碱中毒。（2）血氨：约75%可合并血氨不同程度升高，以慢性肝性脑病居多，但血氨的升高水平与病情的严重程度不完全一致。血氨正常的患者亦不能排除HE。（3）其他：血清壳多糖酶3样蛋白（CHI3L1）表达水平反映了肝硬化、肝纤维化的程度。最近研究发现，肝细胞癌（HCC）患者中高尔基体蛋白73（GP73）水平升高主要与肝硬化有关，而与HCC本身无关。显著改变的患者可进一步采用格拉斯哥（Glasgow）昏迷量表评分进行评估和描述患者的意识状态（表62-2）。

表62-2　格拉斯哥（Glasgow）昏迷量表

检查项目	表现	分数
眼球运动	有自主反应	4
	呼喊有反应	3
	对疼痛刺激有反应	2
	没有反应	1
运动反应	按命令运动	6
	能对疼痛刺激做出定位反应	5
	对疼痛的屈曲回避动作	4
	疼痛刺激下屈曲运动（去皮层强直）	3
	疼痛刺激下伸展运动（去大脑强直）	2
	无运动反应	1
语言反应	清楚	5
	言语混乱	4
	表达不确切	3
	难以理解	2
	无反应	1

注　该量表最高分是15分，最低分是3分。<12分为严重肝性脑病。

2.3 影像学检查

（1）肝脏及颅脑CT：肝脏增强CT血管重建，可以观察是否存在明显的门-体分流。颅脑CT检测本身不能用于HE的诊断或分级，但可发现脑水肿，并排除脑血管意外及颅内肿瘤等。（2）磁共振成像（MRI）：研究显示，肝硬化及 HE患者MRI表现正常的脑白质区，平均弥散度（MD）仍可显著增加，且与HE分期、血氨及神经生理、神经心理改变程度相关。有研究显示，MHE患者比无MHE的患者脑灰质脑血流灌注增加，且这种改变与神经心理学评分有一定相关性。但是否可作为MHE的诊断标志物之一，尚需大规模临床验证。（3）功能性核磁共振成像（fMRI）：多位学者采用静息态功能磁共振成像研究显示，HE患者的基底节-丘脑-皮层回路受损，功能连接的改变与HE患者认知功能的改变有关。

2.4 神经心理学测试

神经心理学测试是临床筛查及早期诊断MHE及1级HE最简便的方法。目前临床上应用心理测试方法如下。（1）心理测试：①HE心理学评分（PHES）测试的目的是测定肝硬化患者认知功能障碍和诊断MHE的重要方法，包括数字连接试验（NCT）A/B、数字符号试验（DST）、轨迹描绘试验、系列打点试验 5个子测试试验。目前常用诊断方法：NCT-A、DST均阳性，或

5个子试验中任何 2项异常, 即可诊断为MHE。但值得注意的是, 尽管PHES的灵敏度和特异度较高, 但结果可受患者的年龄、教育程度、合作程度、学习效果等多种因素影响。②可重复性成套神经心理状态测验(RBANS)。测试的目的是顺应性和工作记忆, 视觉空间能力、语言、认知处理速度, 已用于阿尔茨海默病、精神分裂症和创伤性脑损伤, 并有部分研究用于等待肝移植患者, 但不是专门用于 HE 的检测工具。③控制抑制试验(ICT)。测试患者的反应抑制、注意力和工作记忆, 可以用于MHE的检测。有研究证明, ICT 诊断MHE的灵敏度可达88%, 是诊断MHE的简易方法。④临界闪烁频率(CFF)。测试的目的是视觉辨别, 可用于门诊2级以下HE, 辅助诊断价值小。⑤新的神经心理学测试方法包括动物命名测试(ANT), 姿势控制及稳定性测试, 多感官组合(Multi-sensory Intergration)测试。(2)神经生理学测试: ①脑电图检查。用于儿童 HE 的辅助诊断。脑电图的异常主要表现为节律变慢, 而该变化并非 HE 的特异性改变, 亦可见于低钠血症、尿毒症性脑病等其他代谢性脑病。②诱发电位检测。诱发电位包括视觉诱发电位、听觉诱发电位和躯体诱发电位, 测试电刺激和反应之间的时间差。

3 治疗方法

3.1 治疗原则

治疗原则包括及时清除诱因、尽快将急性神经精神异常恢复到基线状态、一级预防及二级预防。

3.2 去除诱因

临床上, 90%以上MHE/HE存在诱发因素, 去除MHE/HE的诱因是治疗的重要措施。对于消化道出血, 应使用药物、内镜或血管介入等方法止血, 并清除胃肠道积血。对于慢性便秘患者, 应保持肠道通畅, 首选能降低肠道pH的通便药物。避免迅速大量的排钾利尿及放腹水、纠正水电解质酸碱失衡(低钾或高钾血症, 低钠或高钠血症)、控制感染。对于正在使用镇静剂的慢性肝病患者, 根据其具体情况考虑暂停或减少药物剂量。对于肝性脑病患者出现严重精神异常表现者, 适当应用镇静剂, 但药物选择和剂量需个体化, 应向患者家属充分告知利弊和潜在风险, 并获得知情同意。对于高血容量或等容量低钠血症患者, 可使用选择性血管加压素2型受体(V2)拮抗剂。对于3~4 级HE患者, 积极控制脑水肿, 使用20%甘露醇(250~1000 ml/d, 2~6 次/d)或联合呋塞米(40~80 mg/d)。

3.3 药物治疗

（1）降氨治疗：高血氨是HE发生的重要因素之一，因此降低氨的生成和吸收非常重要。降低血氨的主要药物有：①乳果糖。乳果糖可有效改善 HE/MHE肝硬化患者的生活质量及生存率。推荐剂量为 15~30 ml，2~3 次/d，以每天 2~3 次软便为宜。必要时可配合保留灌肠治疗。②拉克替醇。拉克替醇能酸化肠道，调节肠道微生态，减少氨的吸收，有效降低内毒素，改善HE/MHE临床症状/指标。推荐初始剂量为0.6 g/kg，分3次于餐时服用。③门冬氨酸-鸟氨酸（LOLA）。门冬氨酸鸟氨酸，可降低HE患者的血氨水平，缩短住院时间，对HE具有治疗作用。④α晶型利福昔明。可以抑制肠道细菌过度繁殖，减少产氨细菌的数量，减少肠道NH3的产生与吸收，从而减轻HE症状，预防HE的发生。利福昔明对C型HE有一定治疗作用，800~1 200 mg/d，口服，每日2~4 次。不推荐利福昔明用于B型HE。⑤其他药物。合并代谢性碱中毒的肝硬化HE患者可使用盐酸精氨酸、谷氨酰胺等药物治疗。（2）镇静药物的应用：对于严重精神异常，如躁狂、危及他人安全及不能配合医生诊疗者，向患者家属告知风险后，可使用苯二氮䓬类镇静药首先控制症状，药物应减量静脉缓慢注射。

3.4 营养支持

（1）能量摄入及模式：目前认为，每日理想的能量摄入为35~40 kcal/kg。应鼓励患者少食多餐，每日均匀分配小餐，睡前加餐（至少包含复合碳水化合物 50 g），白天禁食时间不应超过 3~6 h。进食早餐可提高 MHE 患者的注意力及操作能力。（2）蛋白质：欧洲肠外营养学会指南推荐，每日蛋白质摄入量为 1.2~1.5 g/kg 来维持氮平衡，肥胖或超重的肝硬化患者日常膳食蛋白摄入量维持在 2 g/kg，对于HE患者是安全的。因为植物蛋白含硫氨基酸的蛋氨酸和半胱氨酸少，不易诱发HE，含鸟氨酸和精氨酸较多，可通过尿素循环促进氨的清除。故复发性/持久性 HE患者可以每日摄入30~40 g植物蛋白。HE患者蛋白质补充遵循以下原则：3~4 级HE患者应禁止从肠道补充蛋白质；MHE、1~2级HE患者开始数日应限制蛋白质，控制在20 g/d，随着症状的改善，每2~3天可增加10~20 g蛋白；植物蛋白优于动物蛋白；静脉补充白蛋白安全；慢性HE患者，鼓励少食多餐，掺入蛋白宜个体化，逐渐增加蛋白总量。（3）支链氨基酸（BCAA）：3~4级HE患者应补充富含BCAA（缬氨酸、亮氨酸和异亮氨酸）的肠外营养制剂。另外，BCAA不仅支持大脑和肌肉合成谷氨酰胺，促进氨的解毒代谢，而且还可以减少过多的芳香族氨基酸进入大脑。（4）其他微量营养素：HE所致的精神症状可能与缺乏微量元素、水溶性维生素，特别是硫胺素有关，低锌可导致氨水平升高。对失代偿期肝硬化或有营养不良风险的应给予复合维生素或锌补充剂治疗。

3.5 人工肝治疗

肝衰竭合并HE时，在内科治疗基础上，可针对HE采用一些可改善HE的人工肝模式，有血液灌流、血液滤过及分子吸附再循环系统（MARS）等能降低血氨、炎症因子、胆红素等。

3.6 肝移植

对内科治疗效果不理想，反复发作的难治性HE伴有肝衰竭，是肝移植的指征。

3.7 HE预防

预防可分为一、二级预防。HE一级预防是指患者有发生HE的风险，但尚未发生HE，其目标是预防MHE/OHE发生，减少OHE相关住院，改善生活质量，提高生存率。一级预防的重点是治疗肝脏原发疾病及营养干预。病因治疗可减轻肝脏炎症损伤及肝纤维化，降低门静脉压力，阻止或逆转肝硬化的进展，对预防和控制 HE 及其他并发症的发生有重要意义。OHE控制后，需进行二级预防，乳果糖、拉克替醇等可作为一线药物。二级预防重点是对患者及家属进行相关健康教育，加强适当营养支持，可明显减少OHE反复发作。睡眠障碍及注意力下降是OHE 最早表现，指导家属密切观察。

第63章 肝肾综合征

1 概念

肝肾综合征hepatorenal syndrome，HRS）是严重肝病患者病程后期出现的功能性肾衰竭，肾脏无明显器质性病变，是以肾功能损伤、血流动力学改变和内源性血管活性物质明显异常为特征的一种综合征。肝硬化急性肾损伤（AKI）的类型包括肾前性、肾性和肾后性。肝硬化患者可并发各种类型的AKI，其中肾前性氮质血症约占70%，肾性肾衰竭约占30%，肾后性肾衰竭约<1%。HRS是肾前性急性肾损伤（acute kidney injury，AKI）的一种特殊形式（主要是HRS-AKI），主要发生在严重失代偿期肝硬化患者，HRS患者不发生结构性肾损伤，仅发生功能性损伤。对于肝硬化合并腹水的患者，HRS的1年和5年发生率分别为20%和40%，水钠潴留和肾素-血管紧张素-醛固酮系统、交感神经系统被激活的患者更易发生HRS。肝硬化患者发生AKI的原因主要为：胃肠道出血、利尿剂的应用，以及腹泻等造成的血容量不足；造影剂、NASID、氨基糖苷类抗菌药物等肾毒性药物的使用；全身炎性反应相关的血管扩张；肝硬化患者存在高动力循环状态。肝硬化患者的高动力循环状态是AKI发生的最主要因素，肝硬化患者处于高动力循环状态时，肝脏和内脏血管床扩张，四肢、肾脏和脑血流量下降，而"内脏窃血"的增加导致肾脏血流灌注进一步减少，进而引起AKI。肝硬化患者多伴发HRS，HRS分为2种类型。1型HRS：快速进展性肾功能损害，2周内血清肌酐（SCr）成倍上升，超过基础水平2倍或>226 μmol/L（2.5 mg/dl），或肾小球滤过率（eGFR）下降50%以上，<20 ml/min。1型患者平均生存期仅14 d，常见于急性肝功能衰竭或酒精性肝炎患者及肝硬化基础上急性失代偿期患者。2型HRS：缓慢进展性肾功能损害，中度肾衰竭，SCr水平133～226 μmol/L（1.5～2.5 mg/dl），平均生存期为6个月，病死率较1型HRS低，常伴有顽固型腹水，肾功能下降过程缓慢；多为自发的过程，有时也有诱因，但中位生存期较无氮质血症的肝硬化腹水短。HRS最常见诱发因素为自发性细菌性腹膜炎（SBP）、消化道出血、过度利尿，其次为在未及时补充血容量的情况下大量放腹水，其他还包括肾毒性药物、血管扩张及、NSAIDs使用史等。HRS的发病

机制目前尚未完全阐明,一般认为主要是由于严重的肝功能障碍导致的血流动力学改变进而影响到肾功能。严重的肝功能障碍使得血管活性介质灭活减少,如半胱氨酰白三烯,血栓素A2等,在门脉高压时经门体分流进入体循环,使内脏血管舒张导致有效动脉血容量减少和平均动脉压下降。有效血容量减少,通过神经体液系统反射性地引起肾内血管收缩和水钠潴留。交感神经系统和RAAS激活导致肾血管收缩和肾血管自动调节功能改变,致使肾血流对平均动脉压变化更加敏感。此外,内毒素血症也是严重肝病患者发生HRS的重要因素。患严重肝病时,由于肝细胞解毒功能降低,由肠道吸收的内毒素可通过肝脏或侧支循环大量进入体循环。内毒素可引起肾内血管的强烈收缩,肾血流减少,GFR降低,导致少尿和氮质血症。近年,临床上发现并不是所有肝功能严重异常的患者均会发展成HRS。因此,有学者提出"二次打击"学说,认为窦性门静脉高压和肝功能失代偿作为"第一次打击",引起全身外周血管扩张,有效循环血容量减少,在此基础上,任何加重血流动力学异常的诱因(如上消化道出血、过度利尿、SBP、大量抽取腹水等),即"第二次打击",可促进HRS的形成。

2 诊断标准

如患者存在上消化道出血、电解质紊乱、腹水感染控制不佳、大量放腹水、大量利尿及严重呕吐、腹泻等情况,且肾功能快速减退,要考虑HRS:(1)了解患者近期用药情况,将利尿剂减量或停用,停用具有潜在肾毒性药物、血管扩张药或NSAIDs。(2)对可疑低血容量患者进行扩容治疗(根据临床判断可采用晶体液、人血白蛋白或血制品)。(3)如确诊或高度怀疑合并细菌感染,应进行细菌鉴定并给予早期抗感染治疗。(4)上述措施无效,且SCr继续升高>基线水平50%,>1.5 mg/dl(133μmol/L)可诊断HRS。肝硬化HRS、分型及HRS-AKI诊断标准见表63-1。

2.1 临床表现

(1)肝功能失代偿或肝功能衰竭。①低蛋白血症:肝脏合成白蛋白的能力下降,导致严重的低蛋白血症,可表现为腹水或胸水的形成、双下肢水肿。颜面部浮肿较少见,此与肾脏损伤所致水肿有所不同。②凝血机制障碍:轻者可无症状或仅有牙龈出血,严重者可出现皮肤瘀斑,尤以静脉穿刺部位更为明显。③胆红素升高:临床上可表现为巩膜、皮肤黏膜黄染、小便色深等。④频发低血糖:临床上常见患者有发作性头晕、心慌、四肢无力、出冷汗、恶心等低血糖反应。⑤肝功能衰竭:当肝功能衰竭时,患者常表现为明显的消化道及全身症状,出现极度乏力,食欲下降、恶心、呕吐,黄疸进行性加深,有明显出血现象,严重者可很快出现肝性脑病表现,并同时伴有中毒性鼓肠、肝臭、肝浊音界缩小等症状与体征。此外,还可见顽固性低钠血症所致临床表现,如表情淡漠、极度乏力、抽搐、昏迷等。(2)肾功能受损。①肾功能障碍的常见临床表现:肝肾综合征肾脏的变化是一种功能性改变。患者既往无慢性肾病史,无血尿、蛋白尿,B超下肾脏形态无改变,肾组织学无器质性肾病变化。肝肾综合征肾衰竭可于数月、数周内出现,但也可于数日内迅速出现。表现为进行性少尿或无尿、腹胀加重及氮质血

表63-1　肝硬化HRS、分型及HRS-AKI诊断标准

项目	内容
HRS诊断标准:	
	(1)肝硬化合并腹水
	(2)血清肌酐(SCr)>132.6 μmol/L(1.5 mg/dl)
	(3)至少停用利尿剂2 d并且白蛋白扩容(白蛋白推荐剂量为1g/(kg·d),最大剂量可达100 g/d)后SCr无改善(下降到132.6 μmol/L或更低)
	(4)无休克
	(5)目前或近期无肾毒性药物使用史
	(6)无器质性肾脏疾病
HRS分型标准:	
1型HRS	快速进展性肾功能损害,2周内SCr成倍上升,超过基础水平2倍或>226μmol/L(2.5 mg/dl,或eGFR下降50%以上,<20 ml/min
2型HRS	慢进展性肾功能损害,中度肾衰竭,SCr水平133~226 μmol/L(1.5~2.3 mg/dl),常伴有顽固型腹水,肾功能下降过程缓慢;多为自发的过程,有时也有诱因,预后相对1型较好,但中位生存期较无氮质血症的肝硬化腹水短
HRS-AKI:	AKI定义:48 h内SCr急性升高并超过基线水平的50%,并最终≥1.5 mg/dl(133μmol/L)
1期	SCr升高≥0.3 mg/dl(26.5 μmol/L),或SGr升高至1.5~2.0倍基线值
2期	或SCr升高≥2.5 mg/dl(226 μmol/L),或SCr升高>2.0~3.0倍基线值
3期	SCr升高至>3.0倍基线值,或SCr升高≥4.0 mg/dl(353.6 μmol/L),并且急性升高≥0.3 mg/dl(26.5 μmol/L),或开始连续性血液滤过(RRT)

症,并有低钠血症、低钾血症、代谢性酸中毒,严重无尿或少尿者亦可呈高钾血症,甚至可因高血钾而致心脏骤停发生猝死。②肝肾综合征分期:根据肝功能、氮质血症严重程度及病程分为3期,即氮质血症前期、氮质血症期、氮质血症终末期。氮质血症前期:除有门静脉高压、脾大、腹水及肝功能受损外,并有进行性少尿,对利尿剂反应较差,出现利尿剂抗性腹水,肾脏对肌酐清除率减低,血尿素氮和血肌酐正常,血钠偏低,此期持续数周或迁延数月余。氮质血症期:氮质血症早期平均1~7 d,尿素氮中度升高,血肌酐尚正常,临床表现为食欲不振、全身乏力、消瘦、嗜睡,常伴有难治性腹水,肝功能可有进行性恶化。晚期表现为几天内氮质

血症明显加重,血尿素氮和肌酐进行性增高,肝功能严重恶化,消化道症状加重,可出现淡漠、嗜睡及扑翼样震颤等肝性脑病的表现,有明显低钠血症,可有高血钾,少尿,每天尿量少于400 ml,并逐天减少。氮质血症终末期:肝功能明显恶化,可产生肝性脑病,深度昏迷,尿量明显减少或无尿,低血压,最后常死于肝、肾功能不全相关并发症,如感染、消化道出血、肝昏迷、严重电解质紊乱、呼吸及循环衰竭等。(3)血液循环动力异常:高动力循环主要表现为心率增快,动脉血压降低,心输出量增加,外周血管阻力下降。随着疾病进展,可出现肝硬化门静脉高压相关性心肌病,心输出量下降,动脉血压进一步降低。

3 治疗方法

3.1 一般治疗

卧床休息,给予高糖、高热量和低蛋白饮食,以降低血氨,减轻氮质血症,并使机体组织蛋白分解降至最低限度。肝性脑病患者应严格限制蛋白摄入,并给予泻剂、清洁灌肠以清除肠道内含氮物质。积极治疗肝脏原发病及其他并发症如上消化道出血、肝性脑病,维持水、电解质酸碱平衡。如继发感染,应积极控制感染,宜选用第三代头孢菌类,避免使用氨基糖苷类等肾毒性较大的抗生素。应密切监测尿量、液体平衡、动脉压以及生命体征。

3.2 药物治疗

目前主要有血管加压素及其类似物(特利加压素)、α肾上腺素能受体激动剂(米多君和去甲肾上腺素)和生长抑素类似物(奥曲肽)等。(1)特利加压素联合人血白蛋白:推荐特利加压素联合人血白蛋白作为HRS的首选药物。1型或2型HRS可应用特利加压素(4~6 h1mg)联合人血白蛋白(20~40 g/d),治疗3 d SCr未降低至少25%,可逐步增加至最大剂量每4 h 2 mg。有效,疗程7~14 d;无效停用特利加压素。有效复发可重复应用。(2)米多君、奥曲肽、去甲肾上腺素:2012年美国肝脏病学会(AASLD)肝硬化腹水诊疗指南关于HRS部分建议1型HRS可应用米多君加奥曲,并联合白蛋白治疗;该指南同时指出去甲肾上腺素联合白蛋白在一些研究中同样有效。米多君初始剂量为2.5~7.5 mg/8 h,口服,可增大至12.5 mg/8 h。去甲肾上腺素使用剂量为0.5~3 mg/h,持续静脉点滴。奥曲肽初始剂量为100 μg/8 h,皮下注射,剂量可增大至200 μg/8 h。(3)其他药物:对于肝硬化顽固型腹水并低钠血症的HRS可使用托伐普坦。HRS患者建议暂停使用非选择性β受体阻滞剂。不推荐HRS使用血管扩张剂。

3.3 经颈静脉肝内门体分流术

经颈静脉肝内门体分流术（TIPS）可改善1型HRS患者的肾功能，但肝硬化腹水患者如果出现1型HRS，一般病情较重，多数有TIPS治疗的禁忌证。理论上，TIPS能有效控制腹水，减轻门静脉压力，因此对2型HRS患者应该有较好疗效。

3.4 肾脏替代治疗

肾脏替代治疗（RRT）是近年在血液透析基础上发展起来的一种新型血液净化技术。研究表明，RRT如血液透析、连续静脉血液滤过并不能改善预后，对部分1型HRS患者可能改善肾功能。因此，RRT仅用于HRS并发严重高钾血症、代谢性酸中毒、容量超负荷时需要RRT时的抢救治疗。分子吸附再循环系统（MARS）只对部分1型HRS患者治疗有效，约40%患者的肾功能得到明显改善。

3.5 肝移植

肝移植是1型和2型HRS的首选治疗方法。肝移植后1型HRS生存率为65%，与无HRS的肝硬化患者比较，生存率较低主要是由于肾衰竭导致。移植后应用特利加压素和（或）RRT疗法可提高生存率。1型HRS患者短期内病死率高，应该优先列入肝移植计划。

第64章 肝豆状核变性

1 概念

肝豆状核变性（hepatolenticular degeneration，HLD）由英国神经病学家Wilson在1912年首先描述，故又称威尔逊病（Wilson disease，WD）。本病是一种常染色体隐性遗传的铜代谢障碍疾病。系基因突变导致ATP酶功能减弱或丧失，引致血清铜蓝蛋白（CP）合成减少以及胆道排铜障碍，蓄积于体内的铜离子在肝、脑、肾和角膜等处沉积，引起进行性加重的肝硬化、锥体外系症状、精神症状、肾损害、角膜色素环（Kayser-Fleischer，K-F）及氨基酸尿症等。铜是人体必需的微量元素之一，具有多种生物化学活性，分布于不同组织的蛋白质和血液中，主要有肝脏、脑、肌肉、肾脏和心脏等，其中肝是铜代谢的主要部位，含量也最高。正常生理状态下铜的吸收和排泄保持平衡。肝脏是维持体内铜代谢平衡的重要器官，膳食中的铜主要从十二指肠吸收，在门静脉血液内与白蛋白结合，被肝脏摄取。肝内大部分铜与α_2-球蛋白牢固结合成具有氧化酶活性的铜蓝蛋白，随后再释放入血。因此，大约70%的铜储存于血浆中。铜主要随胆汁排入肠道，最终由粪便排出体外，亦有微量铜从尿及汗液中排出，成人每日排铜量约为2mg。HLD是一种常染色体隐性遗传性疾病，其基因定位于染色体13q14.3，编码一种由1411个氨基酸组成的P型铜转运ATP酶（ATP7B），参与铜的跨膜转运，故称为ATP7B基因。因此，ATP7B的基因突变是HLD的主要发病机制。ATP7B可将铜与新合成的原铜蓝蛋白结合形成具有亚铁氧化酶活性的铜蓝蛋白，也可将铜通过胆汁排出体外。所以在HLD患者中，ATP7B基因突变导致ATP7B缺乏或功能障碍，则铜蓝蛋白生物合成减少和铜经胆道排泄障碍，进而引起铜在肝脏内的蓄积，引起肝脏损害。当肝脏蓄积铜达到饱和后，铜会沉积在体内各组织，特别是脑、角膜、肾等并导致组织器官损害。过量铜组织沉积的毒性作用，主要是通过产生自由基导致脂质过氧化、损耗抗氧化剂和聚合铜硫蛋白。铜作为氧化剂前体，可降低肝脏内抗氧化剂如谷胱甘肽和维生素E的浓度，升高血循环中脂质过氧化物水平，使维生素E血浆水平下降。HLD的世界范围发病率为1/30 000~1/100 000，致病基因携带者约为1/90。本病在中国较多见。HLD好发于青少年，男比女稍多。本病属遗传性疾病，约半数病例可有家族史，近亲结婚者患病率高。

2 诊断标准

诊断要点 青少年起病、典型的锥体外系病征、肝病体征、角膜K-F环和阳性家族史等不难作出诊断。诊断要点如下：患者存在肝病及神经精神症状并有以下任意两条即可诊断：①阳性家族史，父母系近亲婚配，同胞有本病，或患者死于原因不明的肝病；②血清铜蓝蛋白<200 mg/L；③K-F环阳性；④肝铜量250μg/g（肝干重）；⑤24 h尿铜>100μg或青霉胺实验性治疗后24 h尿铜>1 600μg；⑥Coomb试验阴性的溶血性贫血，若CT及MRI有双侧豆状核区对称性影像改变，血清铜蓝蛋白显著降低和尿铜增高则更支持本病。对诊断困难者，应争取肝脏穿刺行肝铜检测或基因检测。

鉴别诊断 HLD需与帕金森病、舞蹈病、急性和慢性肝炎及肝硬化、急性肾炎或肝肾综合征相鉴别诊断。

2.1 临床表现

临床表现变异很大，主要取决于铜沉积导致靶组织器官损伤的程度。HLD起病可急可缓，绝大多数5~25岁发病，常在5岁以后出现症状，最迟可在40~50岁发病。不同年龄组发病时临床表现不同。儿童患者主要是肝脏受累，随着年龄增长，神经精神改变多见。少数患者以肾脏损伤、急性溶血性贫血、骨骼关节改变为首发症状。临床分型：（1）肝脏型：常见的症状和体征有乏力、食欲减退、面色晦暗、脾大、腹水等。HLD肝病通常有4种临床类型：①持续性血清转氨酶增高，常见无症状者。②急性和慢性肝炎：约占所有HLD肝病的30%。急性肝炎多见于青少年，其特点是黄疸进行性加重，腹水、肝功能衰竭，甚至发展为重症肝炎、肝性脑病，可导致死亡。慢性肝炎多见于成人，其特点是食欲减退、恶心、乏力、腹胀等症状。③肝硬化：部分患者若HLD诊断在开始被忽略，则会以肝硬化表现为首发症状，表现为腹水、门静脉高压症或肝性脑病等。④暴发性肝衰竭：少数患者最初表现为急性肝衰竭，常伴有急性溶血性贫血。（2）脑型。由于基底节是主要的受损部位，因此临床上以锥体外系运动障碍为主，表现为：①帕金森综合征。约70%的患者以震颤为首发症状，常从腕部开始，随着病情的进展，可延及手指、上臂、下肢与头、颈、面肌、舌以及躯体其他部位。震颤有静止时持续、动作时加重及睡眠时停止的特点。②运动障碍。扭转痉挛、手足徐动、舞蹈症状、步态异常、共济失调等。

③口-下颌肌张力障碍。流涎、讲话困难、声音低沉、吞咽障碍等。④精神症状。情绪波动明显、不易控制、行为幼稚、幻觉妄想、忧郁等,后期常有智力低下。(3)肾型。肾损害临床表现为顽固性、反复发作性的水肿、血尿及蛋白尿。另外,尿铜排出增加,出现氨基酸尿、尿酸盐尿及糖尿等。(4)其他类型。有10%的HLD患者就诊时出现血管内溶血,有骨关节肌肉酸痛、关节畸形与自发性骨折的表现。病程分期如表64-1。

表64-1　肝豆状核变性的病理分期

Ⅰ期(肝铜蓄积期)	自出生至5岁左右,游离铜在肝脏内缓慢蓄积,逐渐引起肝细胞脂肪变性和肝小叶增生,多数患儿不出现任何临床症状,少数可发展为隐匿性肝硬化
Ⅱ期(铜饱和释放期)	通常在5~10岁以上患儿,肝铜蓄积达饱和状态,铜从胞质转移至溶酶体内,部分释放入血,逐步发生铜的重新分布,临床症状不明显。少部分患者迅速发生铜重新分布,导致肝坏死和急性溶血,部分游离铜向肝以外组织沉着
Ⅲ期(脑铜蓄积期)	多见于10岁以上的患儿,肝脏释放的游离铜在全身各器官重新分布,主要在脑、肾脏和视网膜等组织大量沉积,导致角膜色素环和肾小管轻度变性,但一般不出现神经精神症状
Ⅳ期(神经、精神期)	脑组织内铜蓄积达到一定程度,出现神经细胞变性和坏死,临床出现以锥体外系症状为中心的各种神经精神症状,此期间可出现肝硬化和K-F环
Ⅴ期(治疗后缓解期或终末期)	通过规范的驱铜治疗,绝大多数患者临床症状有不同程度的缓解,恢复病前工作或生活自由能力。部分患者则症状逐渐加重,发生慢性肝衰竭和(或)全身僵硬、挛缩,甚至死亡

2.2　辅助检查

(1)血尿常规:脾功能亢进时血常规可出现血小板、白细胞或红细胞减少,尿常规镜下有血尿、微量蛋白尿等。(2)肝脏生物化学指标:不同程度的肝功能改变,如血清转氨酶增高、胆红素升高、血清总蛋白降低、球蛋白增高、白蛋白降低。肾小管损害时可有氨基酸尿症,血尿素氮和肌酐可增高等。(3)铜代谢相关生化检查:①血清铜蓝蛋白(CP)降低:正常值范围为200~500 mg/L,患者<200 mg/L,若<80 mg/L是诊断本病的有力证据。血清CP>200 mg/L的HLD患者可见于妊娠期或接受雌激素治疗或同时患有类风湿性关节炎等。某些情况下(出生后至2岁、20%的HLD基因携带者、慢性肝炎、重症肝炎、慢性严重消耗性疾病、Menkes综合征)血清CP亦可<200 mg/L,需复查和鉴别。②尿铜增加:正常人24 h尿铜排泄量<100 μg,患者≥100 μg。青霉胺试验性治疗500 mg,12 h后开始收集24 h尿液,24 h尿铜>1 600 μg则支持诊断。③血清铜及血清游离铜:血清铜的正常值为80~120 μg/dl,多数患者降低。未与铜蓝蛋白结合的铜称为血清游离铜,正常情况下占血清铜的10%左右,为8~12 μg/dl,患者常高于25 μg/dl。④肝铜量:正常<40~55 μg/g(肝干重),患者>250 μg/g。(4)影像学检查:肝脏B型超声检查主要以门静脉高压及肝实质回声异常为特点。肝实质表现为多灶性或弥漫性回声增粗、增多和增强,分布不均匀的条状或点状回声,并可出现"树枝光带"或"岩层征"。CT扫描结果类似,肝内铜沉积一定程度后CT值升高。脑CT可显示脑室扩大或脑实质软化灶,双侧豆状核对称性低密度影。MRI特异性更高,表现为豆状核(尤其是壳核)、尾状核、中脑和脑桥、丘脑、小脑及额叶皮质T1加权像低信号和T2加权像高信号,或壳核和尾状核在T2加权像显示高低混杂信号,还有不同程度的脑沟增宽或脑室扩大等。(5)基因诊断:本病有高度遗传异质性,致病基因突变位点和突变方式复杂,在已200多种基因突变中,仅有15%~30%存在常见的基因突变。故基因突变位点检测不能完全取代常规筛查。常规手段不能确诊,症状前期或基因携带者可行基因检测。(6)眼科检查:眼科检查如K-F环阴性者不能除外HLD。K-F环仅仅是HLD特征性的表现而非特异性表现,其他慢性胆汁淤积性肝病和新生儿胆汁淤积时也可有K-F环阳性。不同临床表型患者K-F环阳性率迥异:神经型患者可以高达95%,成人肝型患者为44%~62%,儿童肝型患者通常难以发现K-F环。

2.3 肝活组织检查

若临床表现及非侵入性检查不能最终确诊HLD或怀疑其他原因导致肝损伤,需行肝活组织学检查。HLD患者早期的肝组织学改变类似于非酒精性脂肪性肝病和脂肪性肝炎,也可有自身免疫性肝炎的典型病理学改变,随着肝病的进展可出现肝纤维化及肝硬化。为此,不能单纯依靠肝活检明确诊断,肝活检未发现明显肝损伤也不能排除HLD的诊断。

3 治疗方法

HLD的治疗原则是尽早治疗,终身治疗,定期随访。治疗方案包括忌含铜饮食,个体化药物治疗方案,对症治疗及肝移植治疗。其中药物治疗是主要措施,临床实践中应根据不同药物的适应证、不良反应及治疗人群,选择药物,制定特定的治疗策略。

3.1 低铜饮食

(1)避免进食含铜量高的食物,如豆类、坚果类、薯类、菠菜、茄子、南瓜、蕈类、菌藻类、干菜类、干果类、软体动物、贝类、螺类、虾蟹类、动物的肝和血、巧克力、可可。某些中药(龙骨、牡蛎、蜈蚣、全蝎)等。(2)尽量少食含铜量较高的食物,如小米、荞麦面、糙米。(3)进食适宜的低铜食物,如精白米、精面、新鲜青菜、苹果、桃子、梨、鱼类、猪牛肉、鸡鸭鹅肉、牛奶等。(4)进食高氨基酸或高蛋白食物。(5)勿用铜制的食具及用具。每日铜摄入量1.5 mg。

3.2　药物治疗

以驱铜药物为主，驱铜及阻止铜吸收的药物主要有两大类药物：一是络合剂，能强力促进体内铜离子排出，如青霉胺（PCA）、二巯丙磺酸钠（DMPS）、二巯丁二酸钠（ Na-DMS）、二巯丁二酸（DMSA）等；二是阻止肠道对外源性铜的吸收，如锌剂、四硫钼酸盐（TM）。（1）青霉胺（PCA）：在肝脏与铜形成无毒的铜-青霉胺络合物，从尿中排出。此药口服易吸收，起始剂量一般为250~500 mg/d，每4~7 d增加250 mg，直至最大剂量750~1 500 mg/d，分2~3次给药。通常餐前1 h或餐后2 h服用。应用D-青霉胺时可造成体内铜的重新分布，用药初期患者症状可能加重，继续应用临床症状才能逐渐好转。药物的副作用有恶心、过敏反应、重症肌无力、关节病、发热、皮疹、淋巴结肿大、维生素B6缺乏症、视神经炎、狼疮综合征和肾病综合征等，少数患者可引起外周白细胞减少和再生障碍性贫血。服用PCA前患者应做青霉胺皮试。本病需长期甚或终身服药，应注意补充维生素B6（25~50 mg/d），重症或晚期患者应给予1年左右的治疗量，待K-F环减轻及神经症状改善后改为维持量。服药期间若机体对青霉胺产生耐药或铜代谢出现负平衡，尿酸测定值可以在正常范围，应改为间歇给药，病情减轻的成人多采用服2周停2周疗法，而儿童多采用服1周停1周疗法。（2）二巯丙磺酸钠（DMPS）：可用于有轻、中、重度肝损害和神经精神症状的患者。该药用法为5 mg/kg，溶于5%葡萄糖溶液500 ml中缓慢静滴，每日1次，6 d为1疗程，2个疗程之间休息1~2 d，连续注射6~10个疗程。主要不良反应是食欲减退及轻度恶心、呕吐、发热、皮疹，停药后即可恢复。（3）曲恩汀（又名三乙撑四胺）：用于不能耐受青霉胺治疗的患者，对有精神症状或失代偿期肝硬化患者疗效较好，副作用小，药价格昂贵，近年使用越来越广泛。用量为750~1 500 mg/d，分2~3次给药；维持治疗用量为750 mg/d或1 000 mg/d。一般应在饭前1 h或饭后2 h服药。不良反应主要是铁缺乏、哮喘、支气管炎、腹痛、皮疹，用药最初几周可能有骨髓抑制、蛋白尿，后期偶可发生自身免疫性疾病，如红斑狼疮。（4）锌制剂：用于维持治疗或无症状患者的初始治疗，疗效与青霉胺相似，耐受性更好，不良反应少。对于大龄儿童或成人，用量为150 mg/d，分3次给药；体重<50 kg的儿童，用量为75 mg/d，分3次给药；对<5岁的患儿，尚无明确用药剂量，餐后1 h服药。常用药物有硫酸锌、醋酸锌、葡萄糖酸锌和甘草锌等。锌剂的缺点是起效慢（4~6 d），严重患者不宜首选。主要不良反应有胃刺激作用，有时会出现口唇及四肢麻木感、免疫功能降低、血清胆固醇紊乱等，对胎儿无致畸作用。（5）四硫钼酸盐：能促进体内的金属铜较快排出，改善HLD的症状与PCA相当，副作用则比PCA少得多。用于脑型患者的早期治疗。该药不会导致神经系统退行性变，其不良反应有骨髓抑制、肝毒性、铜耗竭过度及由此导致的神经

系统功能紊乱。(6)中药治疗: 大黄、黄连、姜黄、金钱草、泽泻、三七等由于具有利尿及排铜作用, 可用于本病治疗。少数患者服药后出现腹泻、腹痛。单纯中药治疗效果常不满意, 中西医结合治疗效果较好。推荐用于无症状、早期或轻症患者, 儿童患者以长期维持治疗。(7)临床用药选择: 国内目前仍以D-青霉胺为首选药物, 但有学者提出新的治疗原则: ①对无症状的患者, 可选用锌剂或曲恩汀; ②有神经精神症状者首选曲恩汀或四硫钼酸盐, 其后再转为锌剂治疗; ③仅有血清ALT升高者, 可应用曲恩汀或四硫钼酸盐; 轻中度肝功能损害者可联合应用曲恩汀与锌剂, 2~6个月后可单独应用锌剂维持治疗; ④未治疗首选锌剂, 次选青霉胺或曲恩汀; ⑤妊娠期患者首选锌制剂, 曲恩汀与青霉胺均具有致畸作用而较少选用。

3.3 对症治疗

(1)震颤: 静止性且幅度较小的震颤者首选口服苯海索, 对粗大震颤者首选氯硝西泮, 对精神较紧张的患者可加用普萘洛尔。(2)肌张力障碍: 可用苯海索、复方左旋多巴制剂、多巴胺受体激动剂, 还可服用氯硝西泮、硝西泮或巴氯芬。局限性肌张力障碍药物治疗无效者可试用局部注射A型肉毒毒素。(3)舞蹈样动作和手足徐动症: 可选用氯硝西泮、硝西泮、氟哌啶醇或合用苯海索。(4)对于精神症状明显者可服用抗精神病药物奋乃静、氯氮平、氟哌啶醇、利培酮; 对淡漠、抑郁的患者可用抗抑郁药物, 如有抑郁与兴奋躁动交替者可加用丙戊酸钠或卡马西平。护肝治疗药物也应长期应用。

3.4 手术治疗

严重脾功能亢进可行脾切除术; 严重肝功能障碍、急性肝衰竭和终末期肝病患者可行肝移植, 可纠正患者肝铜代谢缺陷并逐步逆转肝外铜代谢异常。

第65章　肝衰竭

1 概念

肝衰竭（liver failure）是多种因素引起的严重肝脏损害，导致其合成、解毒、排泄和生物转化等功能发生严重障碍或失代偿，出现以凝血功能障碍、黄疸、肝性脑病、腹水等为主要表现的一组临床症候群。引起肝衰竭的病因有以下因素。①肝炎病毒：在我国引起肝衰竭的首要病因是肝炎病毒（HBV），主要是甲型、乙型、丙型、丁型、戊型肝炎病毒。其他病毒也可引起肝衰竭，如巨细胞病毒（CMV）、EB病毒（EBV）、肠道病毒、疱疹病毒等。②药物及肝毒性物质：对乙酰氨基酚、抗结核病药物（异烟肼、利福平、吡嗪酰胺等）、抗代谢药、抗肿瘤化疗药物、部分中草药（如土三七）、抗风湿病药物、乙醇、毒蕈等。③细菌及寄生虫等病原体感染：严重或持续感染（如败血症、血吸虫病等）。④妊娠急性脂肪肝。⑤自身免疫性肝病。⑥代谢异常：肝豆状核变性、遗传性糖代谢障碍等。⑦缺血缺氧：休克、充血性心力衰竭等。⑧肝移植、部分肝切除、肝脏肿瘤。⑨天性胆道闭锁。⑩其他：胆汁淤积性肝病、创伤、辐射等。在欧美国家，药物是引起急性、亚急性肝衰竭的主要原因；酒精性肝损害常引起慢性或慢加急性肝衰竭。儿童肝衰竭还可见于遗传代谢性疾病。根据病理组织学特征和病情发展速度，肝衰竭可分为4类：急性肝衰竭（ALF）、亚急性肝衰竭（SALF）、慢加急性（亚急性）肝衰竭（ACLF）和慢性肝衰竭（CLF）（见表65-1）。最近研究表明，肝衰竭的发病机制大体可归为两类：直接损伤和免疫介导的损伤，而免疫学机制特别是以免疫细胞动员和细胞因子的大量分泌为代表的免疫系统活化是急性肝衰竭发病的中心环节。在我国，HBV-ACLF是ACLF最主要的类型，占87%～91%，是肝病主要的危重症。ACLF主要发生在乙型肝炎相关的慢性肝炎或肝硬化基础上，HBV激活的肝脏免疫病理损伤导致肝细胞炎症坏死是主要的发病机制，因此，临床上首先出现肝脏衰竭；免疫过度活化后会出现免疫麻痹（与免疫耐受完全不同），容易继发细菌感染和脓毒症，是进展至多器官功能衰竭（如凝血功能衰竭、肾衰竭、肝性脑病、感染性休克等）的重要原因。酒精性肝硬化是慢性肝病最主要的病因（占60%以上），细菌感染和大量饮酒是最主要的诱因，ACLF的发病机制主要是感染或饮酒引起的全身性炎症，因此，临床不仅表现为肝脏衰竭，还包括其他脏器衰竭，尤其肾衰竭是最主要表现。在我国研究中，免疫抑制剂是HBV再激活的重要诱因之一，任一HBV血清学标志物阳性的感染者均可发生肝衰竭，为直接致病机制。发病人群以男性居多，女性较少，年龄则以青壮年为主，且呈上升趋势。这可能与男性更容易发生重型肝炎有关，也可能与饮酒因素有关。职业以农民、工人所占比例为最多，除农民所占人口比例较大外，可能与该人群的生活工作环境、生活方式、医疗条件以及文化水平较低而不能正确认识疾病，无法及时就诊从而贻误最佳治疗时机有关。在多种民族中，以汉族最多，少数民族较少。随着HBV相关肝衰竭的分型发展及其演变，在我国，急性肝衰竭和亚急性肝衰竭呈减少趋势（因抗病毒治疗有效阻断了CHB的重症化过程）；慢加急性肝衰竭和慢性肝衰竭呈增加趋（因现有的慢性肝病患者常因各种诱因发生急、慢性肝失代偿）。

表65-1　肝衰竭的分类

分类	定义
急性肝衰竭	急性起病，无基础肝病史，2周以内出现以Ⅱ度以上肝性脑病为特征的肝衰竭临床表现
亚急性肝衰竭	起病较急，无基础肝病史，2~26周出现肝功能衰竭的临床表现
慢加急性（亚急性）肝衰竭	在慢性肝病基础上，出现急性（通常在4周内）肝功能失代偿的临床表现
慢性肝衰竭	在肝硬化基础上，出现肝功能进行性减退引起的以腹水或肝性脑病等为主要表现的慢性肝功能失代偿的临床表现

2 诊断标准

肝衰竭的临床诊断需要依据病史、临床表现和辅助检查等综合分析而确定。肝衰竭不是一个独立的临床疾病，而是一种功能性诊断。在临床实际应用中，完整的诊断应包括病因、临床类型及分期。4种类型肝衰竭临床诊断标准如下：（1）急性肝衰竭：急性起病，2周内出现Ⅱ度及以上肝性脑病（按Ⅳ度分类法划分）并有以下表现者：①极度乏力，有明显厌食、腹胀、恶心、呕吐等严重消化道症状；②短期内黄疸进行性加深；③出血倾向明显，血浆凝血酶原活动度（PTA）≤40%（或INR≥1.5），且排除其他原因；④肝脏进行性缩小。（2）亚急性肝衰竭：起病较急，2~26周出现以下表现者：①极度乏力，有明显的消化道症状；②黄疸迅速加深，血清总胆红素（TBil）大于正常值上限10倍或每日上升≥17.1　μmol/L；③伴或不伴有肝性脑病；④出血倾向明显，PTA≤40%（或INR≥1.5）并排除其他原因者。（3）慢加急性（亚急性）肝衰竭：在慢性肝病基础上，短期内发生急性或亚急性肝功能失代偿的临床症候群，表现为：

①极度乏力，有明显的消化道症状；②黄疸迅速加深，血清TBil大于正常值上限10倍或每日上升≥17.1 μmol/L；③出血倾向，PTA≤40%（或INR≥1.5），并排除其他原因者；④失代偿性腹水；⑤伴或不伴有肝性脑病。(4)慢性肝衰竭。在肝硬化基础上，肝功能进行性减退和失代偿：①血清TBil明显升高；②白蛋白明显降低；③出血倾向明显，PTA≤40%（或INR≥1.5），并排除其他原因者；④有腹水或门静脉高压等表现；⑤肝性脑病。

2.1　临床表现

各类肝衰竭可能因分类和病期不同而有不完全一致的表现，但基本上均有较具特征性的共同表现，包括极度乏力、精神萎靡，严重的消化道症状，重度黄疸（短期内黄疸呈进行性加重）和明显的出血倾向。随着病情进展，出现大量腹水和肝性脑病。根据临床表现的严重程度，亚急性肝衰竭和慢加急性（亚急性）肝衰竭可分为早期、中期和晚期。(1)早期：①极度乏力，并有明显厌食、呕吐和腹胀等严重消化道症状；②黄疸进行性加深（血清TBil≥171 μmol/L或每日上升≥17.1 μmol/L）；③有出血倾向，30%<PTA≤40%（或1.5<INR≤1.9）；④未出现肝性脑病或其他并发症。(2)中期：在肝衰竭早期表现基础上，病情进一步发展，出现以下两条之一：①出现Ⅱ度以下肝性脑病和（或）明显腹水、感染；②出血倾向明显（出血点或淤斑），20%<PTA≤30%（或1.9<INR≤2.6）。(3)晚期：在肝衰竭中期表现基础上，病情进一步加重，有严重出血倾向（注射部位淤斑等），PTA≤20%（或INR≥2.6），并出现以下四条之一：肝肾综合征、上消化道大出血、严重感染、Ⅱ度以上肝性脑病。对于出现以下肝衰竭前期临床特征的患者，须引起高度的重视，进行积极处理：①极度乏力，并有明显厌食、呕吐和腹胀等严重消化道症状；②黄疸升高（TBil≥51 μmol/L，但≤171 μmol/L），且每日上升≥17.1 μmol/L；③有出血倾向，40%<PTA≤50%（或1.5<INR≤1.6）。

2.2　实验室检查

检查凝血酶原时间（PT）或凝血酶原活动度（PTA），血清总胆红素被视为诊断重型肝炎及肝衰竭的金指标。诊断标准是PT明显延长，PTA<40%（或INR≥1.5），TBil>171 μmol/L（或每天上升>17 μmol/L）。辅助指标还有"酶-胆分离"、ALT/AST比值减小、血氨升高、氨基酸代谢紊乱等。

2.3　组织病理学检查

组织病理学检查在肝衰竭的诊断、分类及预后判定中具有重要价值，但由于肝衰竭时存在严重的出血倾向,较少行肝活组织检查以明显诊断,故临床实用性有限。我国重型乙型肝炎及肝衰竭的主要病理改变为急性广泛肝组织坏死,可呈大块(坏死范围超过肝实质的2/3)、亚大块(占肝实质的1/2~2/3)、融合性(相邻成片的肝细胞坏死)及桥接坏死(较广泛的融合成坏死并破坏肝实质结构),伴或不变肝细胞变性及其他改变。根据肝细胞坏死面积、坏死的新旧、残存肝细胞再生、网状支架塌陷情况以及有无肝硬化或肝纤维化表现,分为急性、亚急性、慢性及慢加急性肝衰竭。(1)急性肝衰竭:肝细胞呈一次性坏死,可呈大块或亚大块坏死,或桥接坏死,伴存活肝细胞严重变性,肝窦网状支架塌陷或部分塌陷。(2)亚急性肝衰竭:肝组织呈新旧不等的亚大块坏死或桥接坏死;较陈旧的坏死区网状纤维塌陷,或有胶原纤维沉积;残留肝细胞有程度不等的再生,并可见细、小胆管增生和胆汁淤积。(3)慢加急性(亚急性)肝衰竭:在慢性肝病病理损害的基础上,发生新的程度不等的肝细胞坏死性病变。(4)慢性肝衰竭:主要为弥漫性肝纤维化以及异常增生结节形成,可伴有分布不均的肝细胞坏死。

2.4 预后评估

肝衰竭的预后取决于肝细胞坏死程度和再生能力之间的"较量",如肝细胞大量再生超过坏死,则疾病逐渐恢复,反之,则病情恶化,预后较差。但由于肝衰竭诱因、病因、临床类型、病程、并发症及临床干预措施等的多样性及个体化差异,目前尚无统一的评估预后的指标。目前公认的血清(TBil)、凝血酶原活动度(PTA)、凝血酶原时间(PT)国际化比率、血肌酐与肝衰竭预后相关。除此以外一些研究还认为血清甲胎蛋白(AFP)、胆碱酯酶、血清钠、乳酸盐水平、动脉血氨、磷酸盐等与肝衰竭预后存在相关性。

3 治疗方法

内科综合治疗的原则:早期诊断、早期治疗,针对不同病因采取相应的病因治疗措施和综合治疗措施,并积极防治各种并发症。肝衰竭患者诊断明确后,应进行病情评估和重症监护治疗。有条件者早期进行人工肝治疗,视病情进展情况进行肝移植前准备。

3.1 内科治疗

(1)基础支持治疗:①卧床休息,减少体力消耗,减轻肝脏负担。②加强病情监测处理。完善PTA/INR、血氨及血生化指标的监测,动脉血乳酸,内毒素,嗜肝病毒标志,铜蓝蛋白,自身免疫性肝病相关抗体检测，以及腹部B超（肝胆脾胰、腹水），胸部X线检查，心电图等相关检查。③加强肠道内营养，包括高碳水化合物、低脂肪、适量蛋白饮食，提供每千克体质量35~40 kcal总热量，肝性脑病患者需限制经肠道蛋白摄入，进食不足者，每日静脉补给足够的热量、液体和维生素。④积极纠正低蛋白血症，补充白蛋白或新鲜血浆，并酌情补充凝血因子。⑤进行血气监测，注意纠正水电解质及酸碱平衡紊乱，特别要注意纠正低钠、低氯、低钾血症。⑥注意消毒隔离，加强口腔护理及肠道管理，预防医院感染发生。（2）病因治疗：肝衰竭病因对指导治疗及判断预后具有重要价值。①病毒性肝炎的治疗：对HBV-DNA阳性的肝衰竭患者，不论其检测出的HBV-DNA滴度高低，立即使用核苷（酸）类药物抗病毒治疗，应注意晚期肝衰竭患者因残存肝细胞过少、再生能力严重受损，抗病毒治疗似难以改善肝衰竭的结局。常用药物有核苷（酸）类药物（拉米夫定、恩替卡韦、替比夫定、阿德福韦酯）等均可有效降低HBV-DNA水平，降低肝衰竭患者的病死率。但对于高病毒载量且过去有过核苷（酸）类药耐药者，可选用阿德福韦酯。考虑到慢性HBV相关肝衰竭常为终生用药，应坚持足够的疗程，避免病情好转后过早停药导致复发；应注意后续治疗中病毒耐药变异，并作出及时处理。对免疫抑制剂所致HBV再激活者应以预防为主，放宽核苷（酸）类药物的适应证（HBV血清学标志物阳性即可）。甲型、戊型病毒性肝炎引起的急性肝衰竭，目前尚未证明病毒特异性治疗有效。对确定或疑似疱疹病毒或水痘带状疱疹病毒感染引发的急性肝衰竭患者，可使用阿昔洛韦（5~10 mg/kg，每8 h静滴）治疗，并应考虑进行肝移植。②药物性肝损伤所致急性肝衰竭：应停用所有可疑的药物，追溯过去6个月服用的处方药、中草药、非处方药、膳食补充剂的详细信息（包括服用、数量和最后一次服用的时间）。尽可能确定非处方药的成分。已有研究证明，N-乙酰半胱氨酸（NAC）对药物性肝损伤所致急性肝衰竭有益。其中，确诊或疑似对乙酰氨基酚（APAP）过量引起的急性肝衰竭患者，如摄入APA在4 h之内，在给予NAC之前应先口服活性肽。摄入大量APAP的患者，血清药物浓度或转氨酶升高提示即将或已经发生了肝损伤，应立即给予NAC。怀疑APAP中毒的急性肝衰竭患者也可应用NAC。必要时给予人工肝吸附治疗。对于非APAP引起的急性肝衰竭患者，应用NAC亦可改善结局。③确诊或疑似毒蕈中毒的急性肝衰竭患者，可考虑应用青霉素G和水飞蓟素。④妊娠急性脂肪肝/HELLP综合征所致的肝衰竭，立即终止妊娠，如果终止妊娠后病情仍继续进展，须考虑人工肝和肝移植治疗。（3）促进肝细胞再生、调节微生态和免疫状态：①促肝细胞生长治疗：为减少肝细胞坏死，促进肝细胞再生，可酌情使用促肝细胞生长和前列腺素E1（PEG1）脂质体等药物，但疗效尚需进一步确定。②微生态调节治疗：肝衰竭患者存在肠道微生态失衡，肠道益生菌减少，肠道有害菌增加，而应用肠道微生态制剂，如乳果糖或拉克替醇可以减少肠道细菌易位或降低内毒素血症及肝性脑病的发生。③肾上腺皮质激素治疗：目前对于肾上腺皮质激素在肝衰竭治疗中的应用尚存在不同意见。对于非病毒感染性肝衰竭，如自身免疫性肝炎患者，可考虑使用泼尼松，40~60 mg/d。其他原因所致肝衰竭前期或早期，若病情发展迅速且无严重感染、出血等并发症者，也可酌情使用。(4)防治并发症：①脑水肿：有颅内压增高者，给予甘露醇0.5~1.0 g/kg；襻利尿剂，一般选用呋塞米，可与渗透性脱水剂交替使用；人工肝支持治疗；不推荐肾上腺皮质激素用于控制颅内高压；急性肝衰竭患者使用低温疗法可防止脑水肿，降低颅内压。②肝性脑病：去除诱因，如严重感染、出血及电解质紊乱等；限制蛋白饮食；应用乳果糖或拉克替醇，口服或高位灌肠，可酸化肠道，促进氨的排出，调节微生态，减少肠源性毒素吸收；视患者的电解质和酸碱平衡情况酌情选用精氨酸、鸟氨酸-门冬氨酸等降氨药物；对慢性肝衰竭或慢加急性肝衰竭患者可酌情使用支链氨基酸或支链氨基酸与精氨酸混合制剂，以纠正氨基酸失衡；对Ⅲ度以上的肝性脑病建议气管插管；抽搐患者可酌情使用半衰期短的苯妥英或苯二氮卓类镇静药物，但不推荐预防用药；人工肝支持治疗。③合并细菌或真菌感染：推荐常规进行血液和其他体液的病原学检测；除了慢性肝衰竭时可酌情口服喹诺酮类作为肠道感染的预防以外，一般不推荐常规预防性使用抗菌药物；一旦出现感染，应首先根据经验选择抗菌药物，并及时根据培养及药敏试验结果调整用药。使用强效或联合抗菌药物、激素等治疗时，应同时注意防治真菌二重感染。④低钠血症及顽固性腹水：低钠血症是失代偿肝硬化的常见并发症，而低钠血症、顽固性腹水与急性肾损伤等并发症常见相互关联及连续发展。从源头上处理低钠血症是预防后续并发症的关键措施。水钠潴留所致稀释性低钠血症是其常见原因，而现有的利尿剂均导致血钠排出，且临床上传统的补钠方法不仅疗效不佳，反而易导致脑桥髓鞘溶解症。托伐普坦(tolvaptan)作为精氨酸加压素V2受体阻滞剂，可通过选择性阻断集合管主细胞V2受体，促进自由水的排泄，已成为治疗低钠血症及顽固性腹水的新途径。⑤急性肾损伤及肝肾综合征：保持有效循环血容量，低血压初始治疗建议静脉输注生理盐水；顽固性低血容量性低血压患者可使用系统性血管活性药物，如特利加压素或去甲肾上腺素加白蛋白静脉输注，但在有颅内高压的严重脑病患者中应谨慎使用，以免因脑血流量增加而加重脑水肿；保持平均动脉压≥75 mmHg；限制液体入量，24 h总入量不超过尿量加500~700 ml；人工肝支持治疗。⑥出血：推荐常规预防性使用H_2受体阻滞剂或质子泵抑制剂。对门静脉高压性出血患者，为降低门静脉压力，首选生长抑素类似物，也可使用垂体后叶素(或联合应用硝酸酯类药物)；食管胃底静脉曲张所致出血者可用三腔二囊管压迫止血；或行内镜下硬化剂注射或套扎治疗止血；可行介入治疗，如TIPS。对显著凝血障碍患者，可给予新鲜血浆、凝血酶原复合物和纤维蛋白原等补充凝血因子，血小板显著减少者可输注血小板；对弥散性血管内凝血（DIC）者可酌情给予小剂量低分子肝素或普通肝素，对有纤溶亢进证据者可应用氨甲环酸或止血芳酸等抗纤溶药物。肝衰竭患者常合并维生素K缺乏，故推荐常规使用维生素K（5~10 mg）。⑦肝肺综合征：$PaO_2 < 80$ mmHg时应给予氧疗，通过鼻导管或面罩给予低流量氧（2~4 L/min），对于氧气需要量增加的患者，可行加压面罩给氧或者行气管插管后上同步呼吸机。

3.2　人工肝支持治疗

人工肝支持系统是治疗肝衰竭有效的方法之一，其治疗机制是基于肝细胞的强大再生能力，通过一个体外的机械、理化和生物装置，清除各种有害物质，补充必需物质，改善内环境，暂时替代衰竭肝脏的部分功能，为肝细胞再生及肝功能恢复创造条件或等待机会进行肝移植。我国学者创建了新一代个体化的非生物型人工肝支持系统：血浆置换（PE）、血浆置换联合持续血液滤过（PEF）、血浆滤过透析（PED）、血浆置换联合体外血浆吸附和血液滤过（PEAF）。（1）临床上应根据患者的具体情况合理选择不同方法进行个体化治疗：在药物和毒物相关性的肝衰竭应用血浆胆红素吸附（PBA）/PEF/PED/血浆置换联合体外血浆吸附和血液滤过（PEAF）治疗，在严重感染所致的肝衰竭应用PEF治疗，在病毒性肝炎肝衰竭早期应用PE治疗，在病毒性肝炎肝衰竭中期应用PEF或PEAF治疗，伴有脑水肿或肾衰竭时，可选用PEF或PED治疗；伴有水电解质紊乱时，可选用PED或PEF治疗，对伴有显著淤胆症状者可用PBA。其他原因所致肝衰竭治疗亦可参照应用该系统进行治疗。应注意人工肝支持系统治疗操作的规范化。（2）适应证：①各种原因引起的肝衰竭早、中期，INR在1.5~2.5之间和血小板>50×10^9/L的患者为宜；晚期肝衰竭患者亦可进行治疗，但并发症多见，治疗风险大，临床医生应评估风险及利益后作出治疗决定；未达到肝衰竭诊断标准，但有肝衰竭倾向者，亦可考虑早期干预。②晚期肝衰竭肝移植术前等待供体、肝移植术后排异反应、移植肝无功能期的患者。（3）相对禁忌证：①严重活动性出血或并发DIC者。②对治疗过程中所用血制品或药品如血浆、肝素和鱼精蛋白等高度过敏者。③循环功能衰竭者。④心脑梗死非稳定期者。⑤妊娠晚期。（4）并发症：人工肝支持系统治疗的并发症有出血、凝血、低血压、继发感染、过敏反应、低血钙、失衡综合征等，需要在人工肝支持系统治疗前充分评估并预防并发症的发生，在人工肝支持系统治疗中和治疗后要严密观察并发症，随着人工肝技术的发展，并发症发生率将进一步下降。

3.3　肝移植

肝移植是治疗中晚期肝衰竭最有效的挽救性治疗手段。当前可用的预后评分系统有

MELD等,对终末期肝病的预测价值较高,但对急性肝衰竭意义有限,因此,不建议完全依赖这些模型选择肝移植候选人。(1)适应证:①各种原因所致的中晚期肝衰,经积极内科综合治疗和(或)人工肝治疗疗效欠佳,不能通过上述方法好转或恢复者;②各种类型的终末期肝硬化。(2)禁忌证:①绝对禁忌证。难以控制的感染,包括肺部感染、脓毒血症、腹腔感染、颅内感染、活动性结核病;肝外合并难以根治的恶性肿瘤;合并心、脑、肺、肾等重要脏器的器质性病变,需要基本生命支持,包括重度心功能不全、颅内出血、脑死亡、肾功能不全行肾脏替代治疗时间大于1个月;获得性人类免疫缺陷综合征病毒(HIV)感染;难以戒除的酗酒或吸毒;难以控制的精神疾病。②相对禁忌证。年龄大于65岁,合并心、脑、肺、肾等重要脏器功能性病变,肝脏恶性肿瘤伴门静脉主干癌栓形成,广泛门静脉血栓形成、门静脉海绵样变等导致无法找到合适的门静脉流入道者。(3)移植肝再感染肝炎病毒的预防和治疗:①HBV再感染。肝移植术后HBV再感染的预防方案是术前即开始使用核苷(酸)类药物;术中和术后长期应用高效价乙型肝炎免疫球蛋白,并联合核苷(酸)类药物长期治疗,包括拉米夫定、阿德福韦酯、恩替卡韦、替比夫定、替诺福韦酯等。近年发现对成功预防术后HBV再感染者可单用核苷(酸)类药物治疗,且部分患者通过接种乙型肝炎疫苗获得持久性抗体(抗-HBs)。②HCV再感染。目前对于HCV感染患者肝移植术后肝炎复发,建议肝移植术前开始进行α干扰素及利巴韦林联合抗病毒治疗,以降低术后再感染率,但相应的严重药物相关不良事件发生概率增高。术后是否需要进行抗病毒药物预防,尚无定论。小分子物质如蛋白酶抑制剂的上市(目前仅限于欧美等国)为其提供了新的选择,但仍待研究证实。

主要参考文献

[1]中华医学会肝病学分会.肝硬化腹水及相关并发症的诊疗指南[J].中华肝脏病杂志,2017, 25:664-677.

[2]中华医学会肝病学分会.肝硬化肝性脑病诊疗指南[J].实用肝脏病杂志,2018, 6: 999-1014.

[3]中华医学会神经病学分会帕金森病及运动障碍学组,中华医学会神经病学分会神经遗传病学组.肝豆状核变性的诊断与治疗指南[J].中华神经外科杂志,2008, 41:566-569.

[4]中华医学会感染病学分会肝衰竭与人工肝学组,中华医学会肝病学分会重型肝病与人工肝学组.肝衰竭诊治指南[J].中华移植杂志,2013, 7: 48-56.

第66章　Budd-Chiari综合征

1 概念

布加综合征（Budd-Chiari syndrome，BCS）是指从肝小叶静脉以下到下腔静脉右心房入口处的大肝静脉和（或）肝后端下腔静脉的任何性质的阻塞。临床上以肝脏淤血、门静高压症和（或）下腔静脉高压临床综合征为主要特征。Budd-Chiari综合征的病因并不十分明确，10%~30%的病例目前病因诊断不明，被称为特发性BCS，另有些BCS患者则由相关疾病继发梗阻。欧美国家最常见由肝静脉血栓形成（HVT）引起，亚洲国家最常见病因为下腔静脉膜性梗阻。BCS的常见病因见表66-1。Budd-Chiari综合征患者肝静脉和（或）肝段下腔静脉阻塞，肝脏血流持续流出障碍，导致肝脏淤血肿大。早期肝小叶中央静脉及其周围肝窦扩张淤血，淤血处及其周围肝细胞由于受到扩张血窦的压迫和缺氧而变性坏死。小叶中央及周围肝组织变性坏死导致纤维组织增生，增生主要发生在小叶中央区，不断向外扩展与邻近的中央静脉周围纤维组织彼此联结，形成假小叶结构，进而造成淤血性肝硬化。而肝静脉及肝后段下腔静脉阻塞引起相关引流血管回流受阻，最终形成肝后型门静脉高压及下腔静脉梗阻综合征。Budd-Chiari综合征的肝组织改变与受阻塞的程度、病情急缓以及侧支循环建立等有关。肉眼可见肝脏淤血，肿大，有吻合交通血管。镜下表现可因病程不同而有差异，急性梗阻时可见小叶中央静脉淤血，肝窦扩张淤血，并有肝细胞坏死；亚急性期时可见肝脏纤维化表现，并常有肝细胞萎缩；慢性期可见胶原纤维增生，再生结节形成。Budd-Chiari综合征的分型很不统一，目前比较公认的BCS类型与亚型包括以下几种。（1）肝静脉阻塞型，亚型：①肝静脉/副肝静脉膜性阻塞；②肝静脉节段性阻塞；③肝静脉广泛性阻塞；④肝静脉阻塞伴血栓形成。（2）下腔静脉阻塞型，亚型：①下腔静脉膜性带孔阻塞；②下腔静脉膜性阻塞；③下腔静脉节段性阻塞；④下腔静脉阻塞伴血栓形成。（3）混合型，亚型：①肝静脉和下腔静脉阻塞；②肝静脉和下腔静脉阻塞伴血栓形成。

表66-1　BCS常见病因分类

病因分类	常见原因
肝段下腔静脉膜性梗阻	先天性发育异常:下腔静脉隔膜形成,狭窄,闭锁
血栓形成	骨髓增生性疾病、抗磷脂综合征、阵发性夜间血红蛋白尿、癌栓形成、感染、口服避孕药等
血管外压迫	临近第二肝门的恶性肿瘤、囊肿、肿大淋巴结、阿米巴肝病、梅毒肉芽肿
血管腔内赘生物	转移性癌栓、肝血管肉瘤、下腔静脉/心耳肿瘤

2　诊断标准

患者有腹胀、腹水、肝脾肿大、腹壁及下肢静脉曲张等临床症状及体征,结合超声多普勒或CT/MRI血管成像,一般可以诊断Budd-Chiari综合征。同时需与肝小静脉闭塞病(VOD)、门静脉血栓形成、急性或暴发性肝炎、淤血性肝病或肝硬化相鉴别诊断。

2.1　临床表现

(1)肝静脉阻塞的临床表现:主要表现为腹胀、腹痛、黄疸、肝脾肿大、顽固性腹水、脾功能亢进、消化道出血等门静脉高压的症状和体征。(2)下腔静脉阻塞的临床表现:主要表现为心慌、胸闷、气短,活动后加重;双下肢肿胀、静脉曲张、色素沉着、单侧或双侧反复发作或难愈性溃疡,会阴部或精索静脉曲张;躯干出现纵行走向、粗大的静脉曲张为下腔静脉阻塞的特征性表现之一。Budd-Chiari综合征按病程及临床表现可分为3型。①急性型:病程在1个月以内,临床表现近似急性肝炎和急性重型肝炎。起病急剧,突然上腹痛、恶心呕吐、腹胀腹泻、肝脏进行性肿大、压痛、腹水迅速增长,伴脾大和黄疸,甚至胸腔积液。急性重型肝炎可见黄疸进行性加重,迅速出现肝性脑病、肝肾综合征、自发性腹膜炎、DIC、上消化道出血,多数患者可迅速死亡。②亚急性型:病程在1年以内,临床表现最典型。腹水增长较迅速,持续存在,多呈顽固型腹水。肝区疼痛、肝大、压痛、下肢水肿、腹部、下胸部及背部浅表静脉曲张。1/3的患者还可见到黄疸和脾大。③慢性型:最常见,病程在1年以上,主要见于下腔静脉膜性梗阻患者。部分患者侧支循环完全或下腔静脉膜性梗阻中央有小孔,症状不明显,呈隐匿型,显性型患者起病缓慢,可持续数年。

2.2　实验室检查

(1)血常规:由于脾功能亢进或门静脉高压导致消化道出血而引起贫血表现,红细胞、白细胞、血小板单一成分或多个成分同时减少。(2)肝脏生物化指标:由于Budd-Chiari综合征患者几乎均有不同程度肝功能的损害,多数表现为轻度肝功能异常,以GGT升高为常见,部分有胆红素升高、血清白蛋白减少、ALP升高等。另外可有与Budd-Chiari综合征病因相关或Budd-Chiari综合征继发引起的实验室检测异常,如表66-2所示。

表66-2 与Budd-Chiari综合征相关的实验室检查(除外肝功能)

与Budd-Chiari综合征相关的疾病或体征	相关的实验室检查
多血症	血细胞比容升高、血红蛋白升高
骨髓增殖性疾病	自发性红系集落形成(CFUe)阳性,红细胞生成素(EPO)升高
抗磷脂综合征(APS)	相关自身抗体阳性
脾大(脾亢)	贫血,白细胞降低,血小板减少
腹水	多为漏出液表现
肾静脉受累	蛋白尿、血尿、尿素氮及肌酐异常等
其他	AT-Ⅲ,蛋白S水平降低,PT延长等

2.3 影像学检查

(1)多普勒超声检查:对于Budd-Chiari综合征诊断的敏感性和特异性高达85%~90%。可评估肝静脉和(或)下腔静脉阻塞的部位、程度及范围,管腔阻塞部(狭窄或闭塞)为膜性或节段性,其内血流信号狭细或消失;阻塞远端可见下腔静脉或肝静脉扩张,其内血流缓慢或呈双向或为逆向血流信号,继发血栓形成时可见管内充填异常回声;肝静脉之间可见交通支形成;可有脾脏肿大、门静脉增宽、腹水等门静脉高压的表现。(2)CT/MRI检查:推荐肝脏平扫和增强扫描,在增强扫描后行肝静脉和下腔静脉三维重组。(3)血管造影:血管造影是诊断Budd-Chiari综合征的金标准和进行介入治疗的依据。推荐方法包括两种:①腔静脉造影。通过经皮穿刺股静脉和(或)颈静脉进行单向或双向造影。②肝静脉造影:通过经皮穿刺颈静脉或股静脉逆行插管进行,逆行插管失败时推荐经皮经肝穿刺进行。不推荐单纯诊断目的的下腔静脉造影。

2.4 内镜检查

胃镜检查可发现食管胃静脉曲张及门静脉高压性胃病,同时评价上消化道出血的风险。腹腔镜检查可观察肝脏病变,可见肿大或有结节的肝脏,也可见腹膜、网膜和肠系膜血管的扩张、迂曲等。

2.5 肝穿刺活检

推荐必要的肝脏穿刺活检,这对BCS的诊断具有十分重要的价值。肝小叶中央区淤血,肝细胞萎陷、坏死和纤维化是BCS的特征性组织病理学变化。

3 治疗方法

3.1 内科治疗

(1)一般治疗:①对症支持治疗。有腹水者给予低盐饮食、利尿剂及治疗性穿刺放腹水可一定程度缓解症状。②积极治疗原发病,如由良、恶性肿瘤引起者应行肿瘤切除术、放化疗等,与口服避孕药或酗酒有关者应停用避孕药或戒酒。③发生食管胃静脉曲张出血、肝性脑病者应给予相应正确处理。(2)抗凝和溶栓疗法:对于由急性不完全血栓梗阻所引起的BCS患者,应用抗凝剂溶栓药可能有效,也可配合应用前列地尔、川芎嗪、丹参制剂等活血化瘀及改善微循环类药物。可给予低分子肝素或(和)阿司匹林,如低分子肝素钠5 000 U,皮下注射,每日一次或每12 h一次;阿司匹林100 mg,口服,每日一次,疗程2~4周。对于胃镜检查显示食管胃静脉曲张的患者慎用阿司匹林。对血栓形成72 h内使用溶栓治疗BCS,常用的药物有尿激酶、链激酶、重组纤维蛋白原激活剂等溶栓剂。可全身用药,也可经导管局部给药或行介入治疗时同时给药。主要局部溶栓药物:尿激酶0.1 mU,每8 h或每12 h一次,静脉推注或微量泵入;肝素钠12 500 U,持续微量泵入,维持12 h。每日监测血浆凝血酶原时间(PT)、活化部分凝血活酶时间(APTT)、纤维蛋白原及D-二聚体,如D-二聚体持续升高,提示溶栓有效,若无明显变化,则放弃溶栓,同时应观察有无出血倾向。因溶栓治疗禁忌较多,风险较大,目前不推荐常规全身应用。

3.2 介入治疗

目前认为介入治疗成为BCS的一线治疗,主要包括球囊扩张术(PTA)、血管内支架(EMS)植入术和经皮肝途径或颈静脉肝内门体分流术(TIPS)。(1)经皮穿刺下腔静脉球囊扩张术(PTA):适应证包括下腔静脉膜性或节段性阻塞;下腔静脉球囊扩张或血管内支架植入后出现再狭窄;外科分流术后分流道阻塞;下腔静脉膜性或节段性阻塞合并血栓形成,并排除血栓发生脱落的可能性。禁忌证包括下腔静脉阻塞合并血栓形成,且无法排除血栓可能发生脱落时;严重心、肝、肾功能不全;凝血功能障碍。(2)下腔静脉血管内支架(EMS)植入术:适应证包括下腔静脉节段性闭塞,球囊扩张后弹性回缩>50%;下腔静脉闭塞合并血栓形成,难以明确血栓是否脱落;下腔静脉膜性闭塞球囊多次扩张后仍出现急性或慢性再狭窄。禁忌证包括下腔静脉因肝脏肿大压迫所致狭窄,即"假性狭窄";下腔静脉隔膜至右心房下缘距离<1 cm;下腔静脉隔膜厚度<10 mm;下腔静脉阻塞端下方血管直径>3 cm;覆膜支架和非Z型支架跨越肝静脉开口。(3)经颈静脉肝内门体分流术(TIPS):适应证包括肝静脉广泛性狭窄或闭塞,肝静脉阻塞开通后门静脉高压不能缓解且消化道仍然出血者,肝移植前过渡性等待供体。禁忌证包括心、肝、肾功能不全者,凝血功能障碍者。

3.3 外科治疗

适合介入治疗效果差或介入治疗失败的患者。包括下腔静脉局部手术、各种分流术(如门-腔分流、肠系膜上静脉-下腔静脉分流术等)。出现终末期肝硬化或肝功能不可逆损伤者可行肝移植。但随着介入治疗技术的发展,目前手术已经较少作为BCS的首选的治疗方法。

第67章　肝脏良性占位性病变

1 概念

肝脏良性占位性病变（benign occupation of the liver, BOL）是指具有占位效应的肝脏良性病变，这类病变可来自肝脏本身的各种不同细胞以及来源于胚胎过程中异位于肝内的肌肉、骨髓和软骨等多样化病变。这些病变通常在影像学检查中被偶然发现。根据2010版WHO提出的消化系统肿瘤组织学分类法，将BOL可划分为3类：①上皮组织肿瘤，包括肝细胞腺瘤、胆管细胞腺瘤（包括囊腺瘤）、混合腺瘤；②间质性肿瘤，包括血管瘤、淋巴管瘤、纤维瘤、脂肪瘤、平滑肌瘤；③肝瘤样病变，包括肝脏不典型增生结节（HDN）、肝脏炎性假瘤（IPL）、肝局灶性结节性增生（FNH）、肝孤立性坏死结节（SNN）、肝局灶性结节状脂肪浸润、肝结核瘤等肝实质性占位病变和肝囊肿、肝脓肿、肝包虫病等肝囊性占位性病变。其中肝脏不典型增生结节、肝脏胆管细胞乳头状瘤、肝脏胆管细胞囊腺瘤（BCA）、肝腺瘤、肝血管平滑肌脂肪瘤（HAML）等属癌前病变。除以上常见BOL外，还有许多少见的BOL，包括肝脏炎性肌纤维细胞瘤、肝间叶错构瘤、肝畸胎瘤、肝细胞异型增生结节及肝胆管乳头状瘤等。本文章重点介绍肝血管瘤、肝脏不典型增生结节、肝囊肿。

2 诊断标准

BOL的诊断必须结合病史、影像学及实验室检查进行综合分析，并在排除肝脏恶性肿瘤的基础上做出诊断。实性BOL需与原发性肝癌、转移性肝癌、肝胆管细胞癌等鉴别；囊性BOL需与肝脏胆管囊腺癌（BCAC）等相鉴别。肿瘤影像学特征，生长速度，肝炎及肝硬化病史，AFP、CEA、CA19-9等肿瘤标志物是鉴别诊断的主要依据。

2.1 肝血管瘤

肝血管瘤（hepatic hemangioma）是肝脏最常见的肝脏良性肿瘤。文献报道，普通人群肝血管瘤的发病率为0.4%~20.0%，尸体发现率为0.4%~7.3%。肝血管瘤可发生于任何年龄，以30~50岁女性多见。目前其发生机制尚不完全清楚，一般认为与先天性血管发育异常有关。根据其含纤维组织多少，肝血管瘤可分为海绵状血管瘤（CHL）、硬化性血管瘤、血管内皮细胞瘤和肝毛细血管瘤，其中临床上以CHL最多见。肝血管瘤外观呈暗红色，界限清晰，切面呈海绵状，可见不规则的纤维性包膜。瘤体主要由网格状、大小不等的血管腔重叠构成；血管腔大小不等，内衬有单层扁平内皮细胞；血管腔之间存在纤维组织。随着瘤体内血管腔扩张，瘤体膨胀式增大，血管腔内可形成血栓、坏死、瘢痕及钙化。临床表现和影像学所见均以CHL为代表。成人发病主要是CHL，血管内皮细胞瘤多见于儿童。婴儿血管内皮瘤是一种先天性疾病，发病率约占儿童肝脏肿瘤的12%。根据瘤体直径大小，肝血管瘤可分为3级：瘤体直径<5 cm者称小血管瘤，直径5~10 cm称为大血管瘤，直径≥10 cm者则称为巨大血管瘤。诊断主要依靠影像学检查（包括B超声、CT和MRI等）。

2.1.1 临床表现

绝大多数血管瘤没有临床症状，多在体检或其他疾病行腹部影像学检查时偶然发现。大多数患者瘤体生长缓慢，症状轻微，当肿瘤体积较大，压迫肝实质及胃肠道邻近器官，部分患者出现右上腹痛或上腹部胀满、食欲减退、恶心、嗳气等，瘤体内亦可有血栓形成，引起炎性病变，出现局部疼痛等临床症状。较大的血管瘤虽然自发性破裂的可能性小，但亦可因外伤导致大出血。在巨大血管瘤中偶见程度不等的以消耗性凝血障碍、血小板减少、低纤维蛋白血症。瘤体巨大压迫胆管可出现黄疸，压迫胃、十二指肠出现相应消化道症状，但是注意的是上述临床症状亦可见于其他消化道疾病。

2.1.2 影像学检查

（1）B超是肝血管瘤的首选检查方法：小肝血管瘤多表现为强回声占位，有网状结构，密度均匀，形态规则，界限清晰。较大肝血管瘤切面可呈分叶状，内部回声杂乱、强弱不均，或出现不规则的结节状或条块状低回声区，有时还可出现钙化高回声及后方声影。对于常规超声诊断困难或与小肝癌鉴别困难的病例，超声造影可提高准确率。超声造影时肝血管瘤在动脉相呈现自周边部快速或缓慢的环状或结节样增强，在门静脉相和延迟相呈等回声或高回声改变。（2）CT检查：CT平扫表现为边界清楚的均匀低密度圆形或卵圆形病灶，增强CT显示"早出晚归"征亦是肝血管瘤的特征性表现。（3）MDCT、MRI检查：强扫描动脉期边缘结节样强化，门静脉期和（或）延迟期造影剂向病变中心填充作为确诊征象。MRI检查T2加权成像显示肝海绵状血管瘤（CHL）信号显著高于周围肝脏实质，在单次激发快速自旋回波序列中尤为突出，呈"灯泡征"，可以协助诊断。

2.2 肝脏不典型增生结节

肝脏不典型增生结节hepatic dysplastic nodule，HDN）又称肝脏异型增生结节，多是在HBV或HCV相关慢性肝炎或肝硬化础上的肝细胞性结节，因结节内肝细胞存在异型改变，癌变率高，现普遍认为是原发性肝细胞癌的癌前病变之一。根据肝细胞的异型程度，又可分为低度异型增结节（LGDN）和高度异型增生结节（HGDN）。LGDN 无结构异型性，仅具有轻度的细胞异型性并有单克隆细胞群的特点；HGDN具有明显的结构异型性和细胞异型性，虽无确切的恶性组织学依据，但通常被认为是一种癌前病变，分子生物学研究已证实其染色体、端粒、基因等分子遗传方面的改变。有研究显示HGDN的患者发展为HCC的危险性较无HGDN患者高4倍。HDN多在肝硬化基础上发生，但也见于无肝硬化的情况，其肝硬化患者中的发生率为14%~25%，LGDN较HGDN多见，两者之比约为4:1。HDN的诊断包括临床病史（肝病、药物依赖、酒精成瘾、输血史）、实验室检测，并结合影像学和组织病理学等检查做出诊断。

2.2.1 临床表现

绝大多数患者无明显临床表现，部分患者仅有上腹部不适或胀满、食欲减退、乏力等非特异性症状。

2.2.2 实验室检查

肝生物化指标、肾功能、凝血功能、肝炎病毒指标以及甲胎蛋白（AFP）、癌胚抗原（CEA）、CA19-9等肿瘤标志物的检测。

2.2.3 影像学检查

（1）B超检查对结节的检出率很高，但特异性不强，难以定性，可表现为各种强度回声，以低、强回声多见，大多界限较清楚，内部回声欠均匀，结节内脂肪变性明显时，其回声也明显增强。结节较大时，易误诊为肝癌。（2）CT、MRI检查平扫描表现为稍低或等密度，密度较均匀，边界欠清，增强扫描动脉期、门脉期HDN通常无明显强化，延迟期轻度强化密度接近或稍低于肝脏，少数HDN因存在肝动脉供血，动脉期即出现明显强化，表现与富血供HCC一样。MRI检查，T_1WI呈高信号，T_2WI呈等低信号。

2.3 肝囊肿

肝囊肿(liver cysts)是指肝内出现单发或多发(肝内有2个以上囊肿)的肝囊性病变,可分为先天性和后天性两大类,其中先天性肝囊肿最常见,前者包括单纯性肝囊肿(孤立性非寄生虫性肝囊肿)、先天性多囊肝(多发性和多囊性)、胆管性囊肿和多囊肝病;后者包括潴留性囊肿、肝脏胆管细胞囊腺瘤(BCA)、创伤性囊肿、寄生虫性囊肿等。先天性肝囊肿的发病机制目前尚不十分清楚,多数学者认为与胚胎期肝内胆管发育异常有关。因为在囊肿壁内衬有胆管上皮和立方上皮,故有学者认为囊肿系因迷走的胆管上皮伴炎性增生和胆管阻塞而导致管腔内容物滞留而形成;也有学者认为是胚胎发育过程中形成了多余的肝内胆管,由于没有发生退化而不与远端的胆管连接,从而形成囊肿。

2.3.1 临床表现

肝囊肿多见于50岁以上的老年人,通常被认为是老年性退行性病变或先天性疾病。在正常人群中检车率为2.5%~5%,其中仅有15%有临床症状,近年来因体检发现肝囊肿而就诊的患者有逐渐增加的趋势。多数单纯性肝囊肿病程发展缓慢,可有餐后饱胀、食欲减退、恶心、呕吐、腹痛等症状。较小的囊肿可终身无症状,体积较大伴有压迫时出现右上腹包块、黄疸、肝脾肿大等。部分囊肿因继发感染,可有肝脓肿的表现(发热、腹痛、白细胞增高等)。多囊肝(多囊肝病)为遗传性疾病,多与多囊肾并存,临床上常无症状。严重的多囊肝因大部分肝实质失去功能可导致肝功能衰竭。肝囊肿自发性破裂少见。

2.3.2 影像学检查

(1)B超声检查:用于诊断肝囊肿,有敏感性高、无创性的特点,是首选的检查方法。超声特征是单纯肝囊肿为肝内圆形或椭圆形无回声液性暗区,部分囊肿可见分隔,有囊内出血和感染时,囊内出现云雾状弱回声。囊肿可为一个或数个,大小不一,壁薄而光滑,与周围组织界明显;囊肿后壁和后方深部组织回声增强,常伴有侧边折射声影。先天性多囊肝以多发大小不等的肝囊肿为特征,常同时伴有肾、脾的多囊性改变。囊肿直径自数毫米至十几厘米不等,囊内为无回声液性暗区,囊肿之间界面不清楚,广泛多发肝囊肿甚至无法见到正常肝实质回声,多伴有肝肿大和肝形态失常。(2)MDCT、MRI检查:单纯肝囊肿表现为单个或多个散在囊性病变,无囊壁及分隔,MDCT值为0~10 HU;MDCT及MRI检查均无强化。先天性多囊肝表现为肝内多发大小不等的融合囊肿,常伴有多发性肾囊肿。

鉴别诊断 单纯肝囊肿需与肝脓肿、肝脏胆管细胞囊腺瘤(BCA)或肝脏胆管细胞囊腺癌(BCAC)、肝包囊虫病相鉴别。

3 治疗方法

BOL的处理原则 BOL的治疗应根据有无明显症状和是否有恶变倾向等因素进行选择。具备恶变倾向的BOL如肝腺瘤、BCA、肝胆管乳头状瘤、HAML、肝脏不典型增生结节等应择期手术切除；无癌变倾向的BOL应严格掌控手术适应证，只有合并明显影响生命质量的症状或肿瘤生长速度快而难以排除恶性肿瘤者，才选择手术切除。BOL的治疗方法是手术切除，综合考虑病变的性质和微创技术的可控性可选择腹腔镜手术。对不需治疗的BOL应每年做1次腹部超声检查观察肿瘤的变化。

3.1 肝血管瘤

大多数肝血管瘤生长缓慢，甚至无明显生长倾向，但少数生长倾向明显，无恶变倾向，自发破裂者少见。如果瘤体较小（<5 cm），无明显临床症状，可密切随访观察，而无须特殊治疗。如果血管瘤体积较大（≥5 cm），生长趋势明显或（和）出现明显临床症状时，常需要积极治疗。(1)外科手术治疗：外科手术是肝血管瘤最有效的治疗手段。①手术指征包括巨大血管瘤产生明显压迫症状，血管瘤生长速度快不能排除血管平滑肌脂肪瘤或血管内皮瘤者。②手术方式包括肿瘤切除或肝叶切除术等。(2)射频消融（RFA）治疗：RFA为一种有效、微创、安全的局部治疗手段。①适应证包括肝血管瘤最大直径≥15 cm，且近2年临床随访观察影像学检查提示瘤体直径增大>1cm；存在与血管瘤相关的持续腹部疼痛或不适，已行胃镜及肠镜检查排除由其他胃肠道疾病导致；患者治疗意愿较强，且不愿意接受手术治疗。②禁忌证包括活动性感染，尤其是胆管系统炎性反应等；伴Kasabach-Merritt综合征，出现明显的凝血功能障碍；严重的肝、肾、心、肺和脑等主要脏器功能衰竭；合并恶性肿瘤。③肝血管瘤RFA治疗路径的选择，包括经皮穿刺路径、腹腔镜路径和开腹路径。

3.2 肝脏不典型增生结节

治疗原则：对于结节直径>2 cm的HGDN患者，建议积极行手术治疗；对于较小的结节，不具恶变倾向的病变，应该密切随访观察，一旦发现癌变趋势，可以手术切除；对于不能耐受手术、部位适合或者性质难以断定的HDN患者，也可以考虑射频消融治疗；针对病因，可去除肝损害因素、保肝和抗病毒等治疗，这对预防HDN癌变可能有一定作用。

3.3 肝囊肿

治疗原则：对于单纯性肝囊肿，体积巨大伴有明显压迫症状者，或无法与BCA鉴别者应首选腹腔镜囊壁部分切除引流术；对于症状明显且无法耐受手术的患者可慎重选择腹部超声检查引导下肝囊肿穿刺抽液联合无水乙醇注射术，应防止无水乙醇向腹腔渗漏引起肠管侵蚀等并发症；合并门静脉高压症或肝功能损害的多囊肝患者可行肝移植。外科手术处理肝囊肿一般有肝切除、囊肿局部切除、开窗引流等方式。

第68章 肝脓肿

1 概念

肝脓肿（liver abscess, LA）是由病原体侵入肝脏形成的占位性感染灶，主要有细菌性肝脓肿和阿米巴肝脓肿。细菌性肝脓肿（bacterial liver abscess, BLA）由化脓性细菌引起，又称化脓性肝脓肿（pyogenic liver abscess, PLA）。引起细菌性肝脓肿最常见的致病菌是革兰阴性菌，占70%，其中以肺炎雷伯氏菌属最常见（54%），其次为埃希氏杆菌属（29%）、肠杆菌属（9%）、变形杆菌属（6%）；在革兰阳性菌中，以葡萄球菌属最常见（13%），其次为链球菌属（8%）和肠球菌属（7%）。肝脓肿形成机制包括来自于胆道或腹部感染的传播、血性感染、不明原因或隐源性病因。目前，继发于胆道梗阻的胆道感染是造成PLA的主要原因，而胆道梗阻的原因存在地理差异；西方国家主要由胆道恶性肿瘤引起，而在亚洲国家胆石症及肝内胆管结石更为常见。还有部分患者的传播途径不明，称为隐源性肝脓肿（PLAC），这可能与肝内已存在的隐匿病变有关。以下腔内疾病可能会导致肝脓肿的发生，包括憩室炎、阑尾炎、肠穿孔和炎症性肠病。肝脓肿可在肝细胞癌动脉化疗栓塞后形成。多发性肝脓肿与胆道疾病如结石和胆管癌有关。肝脓肿形成的基础疾病是糖尿病、恶性肿瘤和高血压。本病可来自胆道疾病、门静脉血性感染、肝动脉血性感染或开放性肝损伤时直接感染。细菌侵入肝脏后，引起局部炎症，形成单个或多个小脓肿。随着病情的发展，小脓肿扩大、融合成一个或多个较大的脓肿；同时，毒素大量吸收入血造成毒血症。当脓肿转为慢性时，脓肿周边肉芽组织增生、纤维化。肝脓肿可向肝内或邻近脏器浸润导致严重的感染并发症。肝脓肿危险因素包括糖尿病、血清胆红素升高、凝血时间延长、肺炎、恶性疾病病史、脓腔内气体形成等。阿米巴肝脓肿（amebic liver abscess, ALA）系指阿米巴侵入肝脏引起的化脓性病变。阿米巴主要由肠系膜上静脉经门静脉侵入肝内，也可由邻近阿米巴病变直接蔓延，或经淋巴进入肝内。阿米巴肝脓肿是阿米巴病最常见的肠外表现，主要通过粪-口途径传染。全球被感染者可达10%，常流行于非洲、远东与南美地区及印度。肝脓肿绝大多数单发，以肝右叶多见。临床上以细菌性肝脓肿多见,占所有肝脓肿的80%。PLA在各国(地区)的发病率有所差异,其中加拿大为2.3/10万,丹麦为1.0/10万,美国为3.6/10万。亚洲地区的发病率相对较高,台湾可达17.6/10万,中国大陆地区1.1/10万~3.6/10万。有学者将此差异归结于各地区PLA的基础疾病不同以及地理、气候差异。有研究认为糖尿病患者血糖控制不佳、胆石症、饮食习惯等,都可能引起PLA。该病以男性多见,发病高峰年龄在55~65岁,病灶好发于右侧。

2 诊断标准

对于肝脓肿,应详细询问病史,并根据患者的临床表现结合影像学检查以及实验室检查进行综合分析,与阿米巴肝脓肿进行鉴别(表68-1)后做出诊断。确诊靠穿刺抽出脓液及培养的病原学证据。

表68-1 细菌性肝脓肿与阿米巴肝脓肿额鉴别

诊断依据	细菌性肝脓肿	阿米巴性肝脓肿
病史	继发于胆道感染或其他化脓性疾病	继发于阿米巴痢疾后
临床表现	病情急骤严重,全身毒血症症状明显	起病较缓慢,病程较长,临床症状较轻
实验室检查	白细胞计数、中性粒细胞、CRP明显升高;ALT、ALP和TBil升高,Alb降低;有时血液细菌培养阳性	急性期白细胞计数可升高,慢性期白细胞计数正常或减少,贫血较明显,ESR增快;少数患者粪便中可检出阿米巴滋养体;血液细菌培养阴性,阿米巴抗体阳性
影像学检查	首选B超声、CT检查初步诊断,如在B超引导下穿刺抽到脓液,呈多为灰白或灰黄或带血性的浑浊脓液即可确诊为LA;涂片和培养可发现细菌	首选B超声、CT检查初步诊断,如在B超引导下穿刺抽到脓液,呈多为巧克力样脓汁;镜检有时可检出阿米巴滋养体。若无混合感染,涂片和培养无细菌
诊断性治疗	第三代头孢菌素联合硝唑类或喹诺酮类药物治疗有效	抗阿米巴药物治疗有好转

2.1 临床表现

肝脓肿的典型临床表现为发热、肝区疼痛、肝肿大以及肝区叩击痛,约35%的阿米巴性肝脓肿还可有腹泻史。(1)PLA:多急性起病,寒战、高热,呈弛张热,伴大量出汗、心率增快等感染中毒症状。大多数患者有肝区疼痛,呈持续性钝痛或胀痛,可伴有向肩部放射痛或胸痛。部分患可有恶心呕吐、食欲减退、全身乏力、体重下降等全身症状。查体有时可见右季肋区呈饱满状态,有时甚至可见局限性隆起,右下胸及肝区叩击痛,肋间有压痛及皮肤可出现凹陷性水肿;肝脏常肿大,有明显触痛。(2)ALA:起病多缓慢,有长期不规则发热、盗汗等症状,发热以间歇热或弛张热居多,有并发症时体温可达39℃以上。本病重要症状是肝区痛,常呈持续性钝痛,深呼吸及体位改变时更明显。部分患者有食欲减退、恶心呕吐等全身症状;或有消瘦、贫血、水肿等慢性衰竭状态。体检时肝脏肿大和压痛,肝区叩痛。部分晚期患者肝肿大,质地坚硬,局部隆起,易误诊为肝癌。

2.2 辅助检查

(1)实验室检查:PLA患者白细胞计数、CRP、中性粒细胞明显升高;ALT、ALP和TBil升高,AIB降低;有时血液细菌培养阳性。ALA患者急性期白细胞计数中度升高,中性粒细胞0.80左右。慢性期白细胞计数大多接近正常或减少,贫血明显;ESR增快,ALP升高,胆固醇和白蛋白降低,阿米巴抗体阳性;少数患者粪便中可检出阿米巴滋养体;血液细菌培养阴性。

(2)B超声检查:对疑有肝脓肿的病人,首选的检查应是B超,其次为CT,两者对肝脓肿诊断的正确率分别可高达95%～96%和97.5%～100%。如在B超引导下穿刺抽到脓液即可确诊为肝脓肿,PLA多为灰白或灰黄或带血性的浑浊脓液,而ALA多为巧克力样脓汁。穿刺抽取脓液做细菌培养或查阿米巴滋养体,多数阳性率较低,均在50%左右。(3)CT、MR检查:CT平扫时可见单个或多个圆形或卵圆形低密度病灶,病灶边缘多数模糊,增强后墙壁有密度不规则增高的强化,称为"环月征"或"日晕征"。MRI可见T1加权像呈圆形或卵圆形低信号,T2加权像脓腔呈高信号。

3 治疗方法

3.1 细菌性肝脓肿

(1)非手术治疗:对于急性期干局限性炎症,脓肿尚未形成或多发小脓肿时,应非手术治疗。①积极治疗原发病灶。②应用抗生素。在明确病原菌,可选用广谱抗生素,然后根据细菌培养及抗生素药敏感试验结果,及时调整抗生素。③全身对症支持治疗,保证充分营养和能量供给。④单个较大的脓肿可在B超引导下穿刺引流。尽可能吸尽脓液并反复冲洗脓腔,必要时置管引流。(2)手术治疗:①脓肿切开引流。对于较大的肝脓肿,估计有穿破可能,或已穿破并引起腹膜炎、脓胸的,以及胆源性肝脓肿需同时处理胆道疾病的,或慢性肝脓肿非手术治疗无效的,在全身应用抗生素的同时,应积极进行脓肿外科切开引流术。②肝叶、段切除术。适用于慢性厚壁肝脓肿和脓肿切开引流后脓肿壁不塌陷、留有死腔或窦道长期不愈,胆瘘或存在肝内胆管结石等其他肝脏疾病需要切除累及的肝叶或段。

3.2　阿米巴肝脓肿

（1）非手术治疗：①抗阿米巴治疗：选用组织内杀阿米巴药为主，辅以肠内杀阿米巴药以根治。目前大多首选甲硝唑，剂量1.2 g/d，疗程10~30 d。②早期选用有效药物治疗，不少肝脓肿已无穿刺的必要。对恰当的药物治疗5~7 d，临床情况无明显改善，或肝局部隆起显著、咽痛明显，有穿破危险者采用穿刺引流。穿刺最好于抗阿米巴药物治疗2~4 d后进行。穿刺部位最好在超声波检查定位下进行。每次穿刺应尽量将脓液抽净。③抗生治疗：有混合感染时，视细菌种类选用适当的抗生素全身应用。（2）手术治疗：①经皮肝穿刺置管引流，适用于多次穿刺吸脓未见缩小者。②手术切除引流：经抗阿米巴药物治疗及穿刺引流后高热不退或脓肿破溃流入胸腹腔并发脓胸或腹膜炎者。③肝叶、段切除术：适用于慢性厚壁肝脓肿和脓肿切开引流后脓肿壁不塌陷、留有死腔或窦道长期不愈者。

第69章　肝包虫病

1 概念

肝包虫病（hepatic hydatid disease）又称肝棘球蚴病（echinococcosis of liver），是由棘球蚴的幼虫寄生于人体或其他动物的脏器内引起，是一种由动物传染的人畜共患寄生虫病。感染棘球蚴后，其幼虫可寄生于全身多个脏器，但主要寄生在肝脏，约占总数的70%以上；其次好发于肺部，约占20%；也可以寄生在其他脏器如脑、心脏、肾脏、眼眶、骨髓腔等，约占10%。肝包虫病主要有两种类型，即由细粒棘球绦虫的虫卵感染所致较常见的囊型包虫病；另一种是由多房棘球绦虫的虫卵感染所致的泡型包虫病。近年来随着旅游业的发展、人口的流动和家犬的急剧增多，肝包虫病已成为全世界流行性疾病，严重危害全世界公共卫生和经济发展。按世界卫生组织（WHO）以2%人群发病率为高发地区，我国西部人群包虫病的感染率为3.1%~31.5%，患病率为0.5%~5.0%，其中青藏高原部分地区人群患病率为5.0%~10.0%。据2010年国家卫生和计划生育委员会"防治包虫病行动计划（2010—2015）"，我国西部地区包虫病平均患病率为1.08%，受威胁人口约为6 600万，每年造成直接经济损失30亿元。

2 诊断标准

诊断依据　（1）流行病学史：有在流行区的居住、工作、旅游或狩猎史，或有与犬、牛、羊等家养动物或狐、狼等野生动物及其皮毛的接触史，或在非流行区有对来自流行区的家畜进行运输、宰杀及畜产品和皮毛产品加工等接触史。（2）临床表现：包虫病患者早期可无任何临床症状，多在体检中发现。主要的临床表现为棘球蚴病变对周围脏器的压迫、刺激或包虫病灶破裂引起的一系列症状。囊型包虫病可发生在全身多个脏器，以肝、肺多见。泡型包虫病原发灶几乎均在肝脏，就诊患者多属晚期。（3）影像学检查：①发现占位性病变；②下列任一检查发现包虫病的特征性影像：B超扫描、X线检查、计算机断层扫描（CT）、磁共振成像（MRI）检查。(4)实验室检查：下列任何一项免疫学检查出包虫相关的特异性抗体或循环抗原或免疫复合物，则为阳性。①酶联免疫吸附试验（ELISA）；②间接红细胞凝集实验（IHA）；③PVC薄膜快速ELSIA；④免疫印迹技术（WB）。(5)病理学检查：在手术活检标本、切除的病灶或排出物中发现棘球蚴囊壁、子囊、原头节或头钩。疑似病例：符合流行病学史和临床表现，或流行病学史和影像学检查发现占位性病变。临床诊断病例：疑似病例符合影像学检查中任一项特征性影像或免疫学检出任一项相关的特异性抗体或循环抗原或免疫复合物。确诊病例：临床诊断病例符合病理学检查。

2.1 临床表现

（1）肝囊型包虫病：由细粒棘球产生的病称为囊型包虫病。囊型包虫病早期多无明显症状，人患肝囊型包虫病无症状期可以持续几年或十几年。部分患者可出现毒性和超敏反应，如食欲减退、消瘦、贫血、发育障碍、荨麻疹、血管神经性水肿等非特异性表现；随着囊肿的增大，对寄生的器官及邻近组织器官产生挤压从而出现相应症状。①压迫并发症：包虫囊在肝内压迫生长，可使周围管腔移位，受压变形，临床表现往往与囊肿寄生部位、数量和大小有密切关系。肝顶部包虫长期压迫，可使膈肌抬高，并产生粘连而影响呼吸。②破裂并发症：各种外力震动、撞击或贯通伤可能造成包虫囊破裂。包虫囊肿破入腹腔为常见。包虫囊肿破入胆道引起梗阻，往往合并胆道感染，造成急性梗阻性化脓性胆管炎。③感染并发症：胆瘘是引发感染的主要原因，合并感染后部分患者的症状和体征酷似肝脓肿，局部体征明显，表现为肝肿大，肝区持续钝痛和叩击痛，伴有高热。④继发性门静脉高压症。（2）肝泡型包虫病：多房棘球蚴引起泡型包虫病。肝泡型包虫病感染早期的患者常无不适，在肝脏潜伏寄生，缓慢增长，肝脏代偿增大可无明显症状；中期可触及坚硬如橡皮、无疼痛的肿块，表面平滑或有结节，边界清晰，易误诊为肝癌；病灶增大侵蚀肝管时则可出现梗阻性黄疸；若液化空腔继发感染可形成肝脓肿；巨块病灶侵蚀大部肝脏，可合并门静脉高压症，肝功能失代偿，最终可因肝功能衰竭、胆系感染以及转移至肺、脑等器官而致死亡。

2.2 超声诊断

（1）肝囊型包虫病的声像图表现与分型：①囊型病灶型：囊壁不清晰，含回声均匀内容物，一般呈圆形或椭圆形。②单纯囊肿型（含单发或多发型）：单发型图像显示肝内无回声液性暗区，圆形或椭圆形，边界清晰。囊壁呈"双层壁"结构。囊内后壁可有散在中强回声光点并随体位漂浮，后方有增强效应；多发型图像特征为肝内多个大小不等液性暗区，每个表现同单发单囊型。③多子囊型：超声显示为边缘清楚的圆形或椭圆形无回声病灶，壁厚，囊可见大小不等的小囊结构，呈"蜂房状"或"车轮装"，为典型的"囊中囊样改变"。④破裂型：图像显示肝内液性暗区，边界不清晰，形态多不规则，壁增厚，内囊壁与外囊壁分离，内囊壁塌陷，囊液中可见不规则迂曲漂浮的强回声光带。⑤实变型：声像图表现为强回声肿块，病变有清楚的包膜。与周围肝组织分界明确，囊内显示密度强弱相间的实质性光团，B超检查显示密度强弱相间的"脑回征"。⑥坏死钙化型：图像上表现为肝内混合性占位，壁增厚达10 mm以上，形状不规则，边界显示点片状强回声光团，后方有声形。肝囊型包虫病的超声分型实际上反映其病程中不同阶段的病理改变，单纯囊型及多子囊型的包虫囊具有活力，是处于快速生长发育阶段的包囊，实变型被认为是失去活力的晚期包虫，而钙化型意味着包虫的死亡。

（2）肝泡型包虫病的超声诊断：①二维超声。肝泡型包虫病与肝囊型包虫病的超声表现完全不同，结合其病理变化，分为浸润、钙化及液化坏死等三个不同的病理过程，较大的肝内病灶的中央出现不规则无回声区，内透声差，内壁极不规整，没有明显的腔壁，周边实性部分与肝实质分界不清，并伴有点状强回声钙化沉积，后方回声增强，呈"空腔征"；病灶的实性部分表现为伴有多数点状、小圈状钙化的实质性的病灶，后方伴有明显衰减或"瀑布状"的声影；肝内病灶呈结节状弥散分布，结节间无明显正常肝实质回声，病变肝叶或肝段普遍性增大，可见散在钙化，周边模糊不清，后方伴声衰减。②彩色多普勒血流显像（CDFI）及彩色多普勒能量图。肝泡型包虫病病灶内部基本无血流信号，即"乏血供"特点，而病灶周边区可见条状或短棒状的血流信号，在进入病灶边缘处呈"截断状"。

2.3 CT/MRI诊断

（1）肝囊型包虫病：①CT诊断。基本表现为肝实质内单发或多发，大小不一，圆形或类圆形，呈水样密度的囊性病灶，CT值0~10 HU，增强扫描后病灶无强化；其境界清晰，边缘光滑，囊壁较薄，表现为菲薄的线状稍高密度带；子囊的出现使病灶呈现出"囊中囊""玫瑰花瓣""蜂窝征"等多房状的外观，子囊的密度总是低于母囊液的密度而使其区别于其他性质的囊肿性病变；刚囊内完全剥离并漂浮在囊液中则呈现"飘带征""水蛇征""双环征"等特异性征象；病灶破入外囊壁的胆道中，引起胆道梗阻和扩张，形成包虫囊肿性胆道瘘，合并感染时囊壁可明显增厚并强化；位于肝顶部的病灶可与膈肌粘连或突破入胸腔，形成胆道-膈肌-支气管瘘，邻近肺野出现炎症或伴有胸腔积液；包虫变性和蜕变时从囊壁开始钙化，呈弧线状、蛋壳状，进一步累及囊内容物呈现絮状或者整个病灶的钙化。②MRI诊断。基本表现为肝实质内单发或多发、圆形或类圆形、边缘光滑锐利的病灶，囊液在T_1W1上为低信号，T_2W1尚未高信号，信号均匀；囊壁厚薄均匀一致，T_2W1上囊壁呈低信号是其特征性表现；母囊内含有多个囊时表现为"玫瑰花瓣征"、"轮辐征"等；子囊信号在T_1W1上低于母囊，在T_2W1上高于母囊；当内囊皱缩或完全塌陷分离，内囊囊壁悬浮于囊液中时形成"飘带征"；病变破裂入胆道时MRCT可清晰显示病灶与胆道的关系；囊壁钙化在T_1W1和T_2W1上均为低信号，但MRI显示效果不如CT。(2)肝泡型包虫病：①CT诊断。表现为肝实质内形态不规则的实性肿块，密度不均匀，呈低或混杂密度，边缘模糊不清；增强后病灶强化不明显，但因为周围正常肝质强化而境界变得清楚，显示其凸凹不平的边界；并在内常有数量不一、散在或者簇状分布的"小囊泡"即直径1 cm以内的小囊状低密度区；病灶内常常伴有钙化，呈"小圈状"、颗粒状或不定型钙化，其中小圈状钙化最具有特征性；小囊泡与散在于其实质内的钙化同时并存时，整个病灶显示"地图样"外观；较大的病灶中央常发生液化坏死，呈现"假囊肿"表现；位于肝门或者累及肝门的病灶常常累及血管和胆道，继发门静脉高压症或者胆道梗阻扩张，CT血管成像(CTA)及胆道成像技术(CTU)能清楚显示这些并发症的表现；由于病灶内大量纤维及液化坏死，肝泡型包虫病病灶所在的肝叶/段边缘显示收缩凹陷，而建叶/段常常代偿性增大，有别于肝。②MRI诊断。表现为肝内无包膜的实质性占位，形态不规则，边界显示不清，内部信号不均匀，病灶在T_1W1上为低信号，在T_2W1上多呈以低信号为主的混杂信号，即病灶的实性部分在T_2W1上为低信号，而小囊泡、囊泡巢在T_2W1上呈稍高信号；DWI可见泡型包虫病向外周增殖而形成稍高信号的"浸润带"或"晕带征"，此繁衍层逐渐衰老退行性变并钙盐沉积，形成"钙化带"，对于病程较长的病灶，这两种病理过程相间连续出现，形成多层形态的"车轮征"，典型的钙化灶在T_1W1和T_2W1上均为低信号；病变内部可发生液化坏死，呈现"熔岩征"表现，液化在T_1W1上为近似于水的低信号，在T_2W1上为近似于水的高信号；增强扫描后病灶多无明显强化，但因邻近正常肝实质的强化而衬托出边缘，有时肝静脉、门静脉内可见泡型包虫病"栓子"。③MRCT可清楚显示泡型包虫病灶内无数密集的小囊泡，还可显示病灶是否侵蚀破坏胆管、引起胆管梗阻及邻近胆管受压移位等情况。MRA可显示病变与血管的关系，是否累及门静脉、下腔静脉和肝动脉等。

2.4　实验室诊断

目前常用的有免疫学检查查出包虫病相关的特异性抗体或循环抗原或免疫复合物。(1)酶联免疫吸附试验(ELISA)；(2)间接红细胞凝集试验(IHA)；(3)PVC 薄膜快速ELISA；(4)免疫印迹技术(Westetnblot, WB)。

3 治疗方法

3.1 肝囊型包虫病

（1）外科治疗：①外科治疗原则：囊型包虫病外科治疗应尽可能剥除或切除包虫外囊，减少并发症，降低复发率。②适应证：包虫囊平均直径≥5 cm的单囊型、多子囊型和内囊塌陷型肝囊型包虫病；包虫囊平均直径<5 cm，但位于肝脏第一、第二肝门，很可能带来严重并发症（如梗阻性黄疸、门静脉高压症、布加综合征等）的各种分型的肝囊型包虫病；包虫囊平均直径<5 cm的单囊型、多子囊型和内囊塌陷型肝囊型包虫病，药物不良反应大，且难以坚持服药者，或药物治疗半年以上而囊肿继续增大者。禁忌证：全身情况不能耐受麻醉和手术的包虫病患者。③手术方式：肝囊型包虫病手术方式首选根治性外囊完整剥除术或肝部分切除术；次选外囊次全切除术；备选内囊摘除术。腹腔镜包虫摘除术和超声引导下经皮穿刺引流术适应证要严格把握，需个体化处置。主要手术方式包括外囊完整剥除术、肝部分切除术（包虫囊位于肝左、右边缘部）、内囊摘除＋外囊次全切除术、内囊摘除术、经皮穿刺引流囊液术（主要用于单囊型肝囊型包虫病患者）、腹腔镜外囊完整剥除术（视治疗条件，个体化选择）。（2）药物治疗：包虫病的药物治疗是重要的辅助治疗方法，对于无法手术的患者是唯一的治疗手段。抗包虫药主要包括苯并咪唑类化合物，其中甲苯咪唑、阿苯达唑最为常用。阿苯达唑是首选抗包虫病药物。①适应证包括包虫囊平均直径<5 cm的单囊型、多子囊型、内囊塌陷型肝囊型包虫病患者，全身状况差无法手术的肝囊型包虫病患者，拒绝手术治疗的肝囊型包虫病患者，手术及介入治疗后辅助治疗。②用药剂量及疗程：选用阿苯达唑片剂10~15 mg/（kg·d），早晚餐后服用。内囊摘除或准根治术后口服用药3~12个月，作为术后预防用药。根治性切除者（包括外囊完整剥除术和肝叶切除）及囊肿实变型和钙化型者无需用药。

3.2 肝泡型包虫病

（1）外科治疗：①外科治疗原则：早发现、早根治，减少并发症，提高生存率和生活质量。②治疗对象包括P1N0M0型，无手术禁忌证或糖尿病、心脏病、高血压及循环系统疾病等严重合并症，患者身体一般状态良好；优先考虑伴有胆道梗阻、感染脓肿形成、门静脉高压症等严重并发症者。②手术方式包括根治性肝切除术，内镜ERCP、介入或其他治疗方式（感染、黄疸等应急处置），肝移植等。（2）药物治疗：①适应证：包括全身状况差，无法耐受手术者；已失去根治性切除及肝移植机会的多器官跑囊型包虫病；等待肝移植患者；手术前后辅助治疗。②

用药剂量及疗程：选用阿苯达唑片剂10~15 mg/（kg·d），早晚餐后服用。根治性切除或肝移植者需要服用至少2年以上的抗包虫药物，用药疗程应根据超声、CT或MRI影像学检查结果而定；姑息性手术患者或不能耐受麻醉和手术患者，则需终身服用抗包虫药物。

主要参考文献

[1] 中国医师协会外科医师分会肝脏外科医师委员会，中国研究型医院学会肝胆胰外科专业委员会. 肝脏良性占位性病变的诊断与治疗专家共识[J]. 中华消化外科杂志, 2017.16: 1–5.

[2] 高君, 范瑞芳, 杨家印, 等. 肝血管瘤的射频消融治疗（国内）专家共识[J]. 中华肝胆外科杂志, 2017, 23: 289–295.

[3] 中华医学会放射学分会介入学组. 布加综合征介入诊疗规范的专家共识[J]. 中华放射学杂志, 2010, 44: 345–349.

[4] 中国医师协会外科医师分会包虫病外科专业委员会. 肝两型包虫病诊断与治疗专家共识[J]. 中华消化外科杂志, 2015, 14: 253–264.

第70章　原发性肝癌

1 概念

原发性肝癌（primary hepatic carcinoma, PHC）是指由肝细胞或肝内胆管上皮细胞发生的恶性肿瘤，多数为肝细胞癌（hepatocellular carcinoma, HCC）、肝内胆管癌（intrahepatic cholangiocarcinoma, ICC）和HCC-ICC混合型3种不同病理类型，三者在发病机制、生物学行为、组织学形态、治疗方法以及预后等方面差异较大，其中肝细胞癌占85%～90%。原发性肝癌的病因尚不完全清楚，普遍认为原发性肝癌的发生是多因素、多途径、多步骤长期作用的结果。根据流行病学调查，多认为与下述因素有关。（1）肝硬化：肝硬化是肝癌发生的首要危险因素，其主要病因为乙型肝炎病毒（HBV）和丙型肝炎病毒（HCV）感染。长期酗酒、非酒精脂肪性肝炎、酒精性肝病、非酒精性脂肪性肝病、原发性胆汁性肝硬化以及血色病等可导致肝硬化的病因均是发生肝癌的高危因素。肝硬化发生和发展的机制十分复杂，而且涉及多种病因，因此不同病因所致肝硬化诱导肝癌的机制也存在差异。抗病毒治疗有助于阻止慢性乙型和丙型肝炎进展为肝硬化，但一旦形成肝硬化，即使采用规范的抗病毒治疗，其仍有进展为肝癌的风险。酒精性肝硬化合并HBV、HCV感染者发生肝癌的风险性更大。（2）HBV感染：慢性HBV感染者肝癌发生风险较非感染者高10倍。慢性乙型肝炎是HCC的主要病因，其影响远远超过慢性丙型肝炎。大约75%的HCC患者有慢性HCV感染，其发生HCC的风险与病毒的载量、性别、年龄以及是否存在肝硬化有关。HBV的致癌机制复杂，目前认为是由于HBV-DNA与宿主DNA的整合、HBV游离复制型缺陷病毒的存在以及HBV的某些基因产物使宿主基因组丧失稳定性，激活或抑制癌基因和抑制基因在内的细胞生长调控基因的表达，进而促进肝细胞癌变。（3）HCV感染：HCV慢性感染者发生HCC的风险较正常人群高约17倍。在慢性丙型肝炎和确诊的肝硬化患者中HCC的发病率为2%～8%。HCV核心蛋白进入宿主细胞，定位于线粒体膜外以及内质网并促进氧化应激，激活P38MAPK和NFkB信号途径活化，进而诱导炎症，或通过改变凋亡途径，促进肝细胞癌变。有报道HBV/HCV重叠感染10年后发展为HCC的累积风险为45%，而单纯HBV或单纯HCV分别是16%和28%。（4）酒精性肝病：酒精性肝病是肝癌发生的另一个危险因素，虽然肝癌风险是否与酒精摄入量相关目前尚不清楚，但大量饮酒（>50~70 g/d）是肝硬化的常见病因，因此其作为肝癌发生的一个重要危险因素也应引起重视。此外，大量饮酒可以与HBV、HCV感染在肝硬化的发生中起协同作用。合并HCV感染饮酒者肝硬化、肝癌的发生概率明显增加，其发生风险随酒精摄入量升高而递增。饮酒合并病毒感染者肝癌的发生率为19.3%，而非感染者仅为1.9%。酒精使HCV肝病恶化的机制尚不明确，可能与下述因素有关：酒精促进病毒复制；酒精相关的病毒基因组高变区改变加速了病毒相关的恶化以及对IFN的抵抗；酒精抑制肝脏Bcl-2表达导致凋亡增加和肝损伤加重等。（5）非酒精性脂肪性肝病：近年研究发现，非酒精性脂肪性肝炎（NASH）与代谢综合征协同作用可不经由肝硬化的过程而直接增加肝癌发生的风险，甚至有研究发现，非酒精性脂肪性肝病（NAFLD）是独立与患者年龄的肝癌发生的危险因素。虽然，NAFLD导致肝癌的病理生理学发病机制以及相关的肝细胞损伤机制并不清楚，但研究证实，胰岛素抵抗（IR）是一个重要的促进因素。IR可通过增加肝内脂肪酸水平启动氧化应激反应，在脂肪变到脂肪型肝炎的发展过程中起重要作用，从而导致肝硬化。（6）其他危险因素：如黄曲霉毒素B1（AFB1）、自身免疫因素、某些化学物质和药物等均是肝癌发生的危险因素。

2 诊断标准

存在肝癌发生的高危因素和临床特征，影像学检查显示有>2 cm的肝癌特征性占位性病变时，诊断并不困难。若同时伴有AFP>200 mg/ml，对诊断更具有重要意义。小肝癌的诊断有时尚需借助肝活检组织学检查。

肝癌的临床诊断标准如下　（1）有乙型肝炎或丙型肝炎，或者有任何原因引起肝硬化者，至少每隔6个月进行1次超声及AFP检测，发现肝内直径≤2 cm结节，动态增强MRI、动态增强CT、CEUS及普美显动态增强MRI 4项检查中至少有2项显示有动脉期病灶明显强化、门静脉或延迟期强化下降的"快进快出"的肝癌典型特征，则可做出肝癌的临床诊断；对于发现肝内直径>2 cm的结节，则上述4种影像学检查中只要有1项有典型的肝癌特征，即可临床诊断为肝癌。（2）有乙型肝炎或丙型肝炎，或者有任何原因引起肝硬化者，随访发现肝内直径≤2 cm结节，若上述4种影像学检查中无或只有1项检查有典型的肝癌特征，可进行肝穿刺活检或每2~3个月密切的影像学随访确立诊断；对于发现肝内直径>2 cm 的结节，上述4种影像学检查无典型的肝癌特征，则须进行肝穿刺活检以确立诊断。（3）有乙型肝炎或丙型肝炎，或者有任何原因引起肝硬化者,如AFP升高,特别是持续增高,应该进行上述4种影像学检查以确立肝癌的诊断,如未发现肝内结节,在排除妊娠、活动性肝病、生殖胚胎源性肿瘤以及消化道癌的前提下,应该密切随访AFP水平以及每隔 2~3个月1次的影像学复查。

2.1 临床表现

(1)肝癌发生的高危因素:具有乙型肝炎病毒(HBV)和(或)丙型肝炎病毒(HCV)感染、长期酗酒、非酒精脂肪性肝炎、食用被黄曲霉毒素污染食物、各种原因引起的肝硬化及有肝癌家族史等的人群,尤其是年龄40岁以上的男性风险更大。血清甲胎蛋白(AFP)和肝脏超声检查是早期筛查的主要手段,建议高危人群每隔6个月进行至少1次检查。(2)症状和体征:肝癌早期无特殊症状和体征。晚期通常出现典型临床症状,最常见症状是有季肋部或上腹部疼痛,其次为体重下降、乏力、腹胀等非特异性胃肠道症状。肝癌最常见体征包括肝大、腹水、黄疸、发热、脾大和肝血管杂音等。肝癌经常伴有肝硬化,如肝硬化患者突然出现无法解释的病情变应考虑肝癌。

2.2 实验室检查

肝癌最常用的血清肿瘤标志物是甲胎蛋白(AFP)。AFP一直被认为是特异性较强的肝癌血清标志物,对肝癌的筛查、诊断、疗效评价及预后评估具有重要价值。AFP≥400 μg/L排除慢性或活动性肝炎、肝硬化、睾丸或卵巢胚胎源性肿瘤以及妊娠等。AFP低度升高者,做动态观察,并与肝功能变化对比分析,有助于诊断。约30%的肝癌病人AFP水平正常,检测AFP异质体,有助于提高诊断率。其他常用的肝癌诊断分子标志物:包括a-L-岩藻苷酶、异常凝血酶原等。

2.3 辅助检查

(1)超声检查(US):腹部超声检查因方便无创,结合AFP检查,有助于肝癌早期诊断,被广泛用于肝癌筛查。常规超声筛查可以早期、敏感地检出肝内可疑占位性病变,准确鉴别是囊性或实质性占位,并观察肝内或腹部有无其他相关转移灶。彩色多普勒血流成像(CDFI)不仅可以观察病灶内血供,也可明确病灶与肝内重要血管的毗邻关系,为临床治疗方法的选择及手术方案的制订提供重要信息。实时超声造影技术可以揭示肝肿瘤的血流动力学改变,帮助鉴别和诊断不同性质的肝肿瘤,凭借实时显像和多切面显像的灵活特性,在评价肝肿瘤的微血管灌注和引导介入治疗方面具有优势。(2)X线计算机断层成像(CT): 常规采用平扫+增强扫描方式(常用碘对比剂),其检出和诊断小肝癌能力总体略逊于磁共振成像。目前除常应用于肝癌临床诊断及分期外,更多应用于肝癌局部治疗的疗效评价,特别对经肝动脉化疗栓塞(TACE)后碘油沉积观察有优势。同时,借助CT的三维肝体积和肿瘤体积测量、肺和骨等其他脏器转移评价,临床应用广泛。(3)磁共振成像(MRI):常规采用平扫+增强扫描方式(常用对比剂(Gd-DTPA)),因其具有无辐射影响,组织分辨率高,可以多方位、多序列参数成像,并具有形态结合功能(包括弥散加权成像、灌注加权成像和波谱分析)综合成像技术能力,成为临床肝癌检出、诊断和疗效评价的常用影像技术。若结合肝细胞特异性对比剂(Gd-EOB-DTPA)使用,可提高直径≤1.0 cm肝癌的检出率及对肝癌诊断和鉴别诊断的准确性。在MRI或CT增强扫描动脉期(主要在动脉晚期),肝癌呈不均匀明显强化,偶可呈均匀明显强化,尤其是直径≤5.0 cm的肝癌,门静脉期和(或)实质平衡期扫描肿瘤强化明显减弱或降低,这种"快进快出"的增强方式是肝癌诊断的特点。(4)核医学影像检查。正电子发射计算机断层成像(PET/CT)和氟-18-脱氧葡萄糖(^{18}F-FDG)PET/CT全身显像的优势在于:①对肿瘤进行分期,通过1次检查能够全面评价淋巴结转移及远处器官的转移;②再分期,因PET功能影像不受解剖结构的影响,可准确显示解剖结构发生变化后或者是解剖结构复杂部位的复发转移灶;③疗效评价,对于抑制肿瘤活性的靶向药物,疗效评价更加敏感、准确;④指导放疗生物靶区的勾画、穿刺活检部位;⑤评价肿瘤的恶性程度和预后。碳-11标记的乙酸盐(11C-acetate)或胆碱(11C-choline)PET显像,可提高对高分化肝癌诊断的灵敏度,与18F-FDG PET/CT 显像具有互补作用。

2.4 病理组织学检查

肝脏占位病灶或者肝外转移灶活检或手术切除组织标本,经病理组织学和(或)细胞学检查诊断为肝癌。病理诊断须与临床证据相结合,全面了解病人的HBV/HCV感染史、肿瘤标志物以及影像学检查等信息。根据肿瘤的大体形态和组织学特征可将肝癌分为不同病理类型。(1)大体分型:肝细胞癌的大体分型如下。①弥漫型:小癌结节弥漫分布全肝。②巨块型:瘤体直径>10 cm。③块状型:瘤体直径在5~10 cm之间,根据肿块数量和形态,又分为单块型、融合块状型、多块状型。④结节型:瘤体直径在3~5 cm之间,根据结节数量和形态,又可分为单结节型、融合结节型、多结节型;⑤小癌型:对单个肿瘤直径≤1 cm为微小癌,>1 cm~≤3 cm为小肝癌。肝内胆管癌的大体分型:可分为块状型、管周浸润型和管内生长型。(2)组织学分型:①根据显微镜下组织学特征分为以下几种。肝细胞癌的组织学类型常见有细梁型、粗梁型、假腺管型和团片型等。肝细胞癌的特殊细胞类型有透明细胞型、富脂型、梭形细胞型和未分化型等。肝细胞癌的分化程度可采用国际上常用的Edmondson-Steiner四级(I-IV)分级法: I级,分化良好,核/质比接近正常,瘤细胞体积小,排列成细梁状;Ⅱ级,细胞体积和核/质比较I级增大,核染色加深,有异型性改变,胞质呈嗜酸性颗粒状,可有假腺样结构;Ⅲ级,分化较差,细胞体积和核/质比较Ⅱ级增大,细胞异型性明显,核染色深,核分裂多见;Ⅳ级,分化最差,胞质少,核深染,细胞形状极不规则,黏附性差,排列松散,无梁状结构。②肝细胞癌癌前病变的主要类型:肝细胞异型增生,包括大细胞改变,肝细胞与细胞核体积均增大,核染色质浓染及多核;小细胞改变,肝细胞体积缩小,核体积增大伴轻度异型,细胞核呈拥挤表象;异型增生病灶,多由小细胞改变构成的直径≤1.0 mm病灶;低度异型增生结节(LGDN),以大细胞改变为主构成的结节,细胞无明显异型性,间质内无孤立性动脉,无膨胀性生长;高度异型增生结节(HGDN),以小细胞改变为主构成的结节,肝细胞异型性增加,间质内出现孤立性动脉,有膨胀性生长,局部发生癌变时称为结节内结节;肝细胞腺瘤(HCA),WHO将HCA分为HNFlct失活型、B-catenin活化型、炎症型和未分类型等4种亚型,其中B-catenin活化型HCA的癌变风险增加。③肝内胆管癌癌前病变的主要类型:胆管上皮内瘤变(BilIN),根据胆管上皮的异型程度,可分为BilIN-1(低级别)、BilIN-2(中级别)和BilIN-3(高级别或原位癌)。其他有胆管黏液性囊性肿瘤和胆管错构瘤等也可有不同程度的恶变风险,须结合BilIN程度考虑。微血管侵犯(MVI),也称微血管癌栓,主要是指在显微镜下于内皮细胞衬附的血管腔内见到癌细胞巢团。MVI是肝癌患者预后的重要预测指标,应将全部组织切片内的MVI进行计数,并根据MVI的数量和分布情况进行风险分级。M0:未发现MVI;M1(低危组):≤5个MVI,且发生于近癌旁肝组织区域(≤1 cm);M2(高危组):>5个MVI,或MVI发生于远癌旁肝组织区域(>1 cm)。④卫星结节的病理诊断应包括卫星结节的数量,卫星结节的分布范围,远癌旁肝组织内出现的癌结节(包括多结节性肝癌,既可能是肝内转移灶,也可能是多中心起源的新生肿瘤,需要时可做分子克隆检测以明确癌灶的来源)。(3)临床分期:根据患者的全身状况、肝功能情况、肝外转移、血管侵犯、肿瘤数目、肿瘤大小等特征将肝癌分为Ⅰa期、Ⅰb期、Ⅱa期、Ⅱb期、Ⅲa期、Ⅲb期、Ⅳ期。

3 治疗方法

3.1 肝切除术

肝癌的外科治疗是肝癌患者获得长期生存最重要的手段,主要包括肝切除术和肝移植。(1)肝切除术的基本原则:①彻底性:完整切除肿瘤,使切缘无残留肿瘤。②安全性:保留有足够功能肝组织,具有良好(血供以及良好的血液和胆汁回流)。(2)肝癌切除的适应证:①

肝脏储备功能良好的Ia期、Ib期和Ⅱa期肝癌是手术切除的首选适应证。对于直径≤3 cm肝癌,切除和射频消融疗效无差异,但最近的研究显示外科切除的远期疗效更好。②在部分Ⅱb期(肿瘤数目较多,≥4个)和Ⅲa期(伴有血管侵犯)肝癌病人中,手术切除有可能获得比其他治疗方式更好的效果,但需更为谨慎的术前评估。对于多发性肝癌,相关研究显示,在满足手术安全性的条件下,肿瘤数目≤3枚的多发性肝癌病人可能从手术治疗中获益,若肿瘤数目>3枚,即使已手术切除,在多数情况下其疗效也并不优于TACE等非手术治疗。③对于其他Ⅱb期和Ⅲa期肝癌,如有以下情况也可考虑手术切除,如肿瘤数目>3枚,但肿瘤局限在同一段或同侧半肝者,或可同时行术中射频消融处理切除范围外的病灶;合并门静脉主干或分支癌栓者,若肿瘤局限于半肝,且预期术中癌栓可完整切除或取净,可考虑手术切除肿瘤并经门静脉取栓,术后再结合TACE、门静脉化疗或其他全身治疗措施;如合并胆管癌栓且伴有梗阻性黄疸,肝内病灶亦可切除的病人;伴有肝门部淋巴结转移者,切除肿瘤的同时行淋巴结清扫或术后外放射治疗;周围脏器受侵犯,但可一并切除者。(3)手术切除技术:常用的肝切除技术主要是包括入肝和出肝血流控制技术、肝脏离断技术以及止血技术。手术技术方面,有经验的医师可开展腹腔镜或机器人辅助微创肝切除术。

3.2 肝移植

肝癌肝移植适应证:肝移植是肝癌根治性治疗手段之一,尤其适用于有失代偿肝硬化背景、不适合切除的小肝癌病人。合适的适应证是提高肝癌肝移植疗效,保证宝贵的供肝资源得到公平合理应用的关键。关于肝移植适应证,目前推荐采用美国加州大学旧金山分校(UCSF)标准。

3.3 局部消融治疗

消融治疗是指借助影像学技术的引导对肿瘤靶向定位,局部采用物理或化学的方法直接杀灭肿瘤组织的一类治疗手段。目前局部消融方法有多种,如射频消融(RFA)、微波消融(MWA)、冷冻治疗、高功率超声聚焦消融(HIFU)以及无水乙醇注射(PEI)等。局部消融治疗适用于单个肿瘤直径≤5 cm,或肿瘤结节不超过3个而最大肿瘤直径≤3 cm,无血管、胆管和邻近器官侵犯以及远处转移,肝功能分级为Child–Pugh A级或B级的肝癌病人,可获得根治性的治疗效果。对于不能手术切除的直径为3~7 cm的单发肿瘤或多发肿瘤,可联合TACE。

3.4 介入治疗

介入治疗指肝动脉栓塞化疗(TACE),目前被公认为肝癌非手术治疗的首选方法。(1)基本原则：①要求在数字减影血管机下进行。②必须严格掌握临床适应证。③必须强调超选择插管至肿瘤的供养血管内治疗。④必须强调保护病人的肝功能。⑤须强调治疗的规范化和个体化。⑥如经过4~5次TACE治疗后，肿瘤仍继续进展，应考虑换用或联合其他治疗方法，如外科手术、局部消融和系统治疗以及放疗等。（2）适应证：①Ⅱb期、Ⅲa期和Ⅲb期的部分患者，肝功能分级Child-Pugh A级或B级，ECOG评分0~2分。②可以手术切除，但由于其他原因（如高龄、严重肝硬化等）不能或不愿接受手术的Ib期和Ⅱa期患者。③多发结节型肝癌。④门静脉主干未完全阻塞，或虽完全阻塞但肝动脉与门静脉间代偿性侧支血管形成。⑤肝肿瘤破裂出血或肝动脉、门静脉分流造成门静脉高压出血。⑥控制局部疼痛、出血以及栓堵动静脉瘘。⑦肝癌切除术后，DSA造影可以早期发现残癌或复发灶，并给予介入治疗。（3）禁忌证：①肝功能严重障碍（Child-Pugh C级），包括黄疸、肝性脑病、难治性腹腔积液或肝肾综合征。②凝血功能严重减退，且无法纠正。③门静脉主干完全被癌栓栓塞，且侧支血管形成少。④合并活动性肝炎或严重感染且不能同时治疗者。⑤肿瘤远处广泛转移，估计生存期<3个月者。⑥恶病质或多器官衰竭者。肿瘤占全肝比例≥70%癌灶（如果肝功能基本正常，可考虑采用少量碘油乳剂分次栓塞）。⑧外周血白细胞和血小板显著减少，白细胞<$3.0×10^9$/L（非绝对禁忌，如脾功能亢进者，与化疗性白细胞减少有所不同），血小板<$50×10^9$/L。⑨肾功能障碍：肌酐>2 mg/dL或者肌酐清除率<30 ml/min。

3.5 放射治疗

放射治疗（简称放疗）分为外放疗和内放疗。外放疗是利用放疗设备产生的射线（光子或粒子）从体外对肿瘤照射。内放疗是利用放射性核素经机体管道或通过针道植入肿瘤内。（1）外放射性治疗的适应证：对伴有门静脉/下腔静脉癌栓或肝外转移的Ⅲa期、Ⅲb期肝癌患者，有一部分患者肿瘤缩小或降期，可获得手术切除机会。肝外转移包括淋巴结转移、肺转移、骨转移、肾上腺转移、脑转移、腹膜和胸腔内膜转移等，也可用于等待肝癌肝移植前的治疗。对肝外转移的患者，外放疗可减轻疼痛、梗阻或出血等症状，使肿瘤发展减缓，从而延长生存期。中央型肝癌切缘距肿瘤≤1 cm的窄切缘术后可以辅助放疗。（2）内放射治疗的适应证：放射性粒子植入是局部治疗肝癌的一种有效方法，包括^{90}Y微球疗法、I单克隆抗体、放射性碘化油、I粒子植入等，放射性粒子可持续产生低能X射线、γ射线或β射线，在肿瘤组织内或在受肿瘤侵犯的管腔（门静脉、下腔静脉或胆道）内植入放射性粒子后，通过持续X射线、低剂量辐射，最大程度杀伤肿瘤细胞。粒子植入技术包括组织间植入、门静脉植入、下腔静脉植入和胆道内植入，分别治疗肝内病灶、门静脉癌栓、下腔静脉癌栓和胆管内癌或癌栓。

3.6　全身治疗

对于没有禁忌证的晚期肝癌病人,全身治疗可以减轻肿瘤负荷,改善肿瘤相关症状,提高生活质量,延长生存时间。(1)系统化疗:根据EACH研究后期随访的数据,含奥沙利铂的FOLFOX4方案在整体反应率、疾病控制率、无进展生存时间、总生存时间方面,均优于传统化疗药物阿霉素,且耐受性和安全性较好。因此,奥沙利铂在我国被批准用于治疗不适合手术切除或局部治疗的局部晚期和转移性肝癌。①化疗适应证:合并有肝外转移的晚期患者;虽为局部病变,但不适合手术和TACE治疗,如脏弥漫性病变或肝血管变异;合并门静脉主干或下腔静脉瘤栓等;多次TACE后肝血管阻塞和(或)TACE治疗后复发的病人。②化疗禁忌证:①ECOG PS评分>2分, Child-Pugh评分>7分;②白细胞计数$<3.0 \times 10^9$/L或中性粒细胞计数$<1.5 \times 10^9$/L,血小板计数$<60 \times 10^9$/L,血红蛋白<90 g/L;③肝、肾功能明显异常,氨基转移酶(AST或ALT)>5倍正常值和(或)胆红素显著升高>2倍正常值,血清白蛋白<28 g/L,肌酐(Cr)≥正常值上限,肌酐清除率(CCr)<50 ml/min;④具有感染发热、出血倾向,中、大量腹腔积液和肝性脑病。(2)免疫治疗:肝癌免疫治疗主要包括免疫调节剂[干扰素a、胸腺肽a1(胸腺法新)等]、免疫检查点阻断剂(CTLA-4阻断剂、PD-I/PD-L1阻断剂等)、肿瘤疫苗(树突细胞疫苗等)、细胞免疫治疗(细胞因子诱导的杀伤细胞即CIK)。这些治疗手段均有一定的抗肿瘤作用,但尚待大规模的临床研究加以验证。(3)抗病毒治疗及其他保肝治疗:合并有乙型肝炎病毒感染且复制活跃的肝癌病人,口服核苷(酸)类似物抗病毒治疗非常重要。宜选择强效低耐药的药物如恩替卡韦、替比夫定或替诺福韦酯等。TACE治疗可能引起乙型肝炎病毒复制活跃,目前推荐在治疗前即开始应用抗病毒药物。抗病毒治疗还可以降低术后复发率。因此,抗病毒治疗应贯穿肝癌治疗的全过程。肝癌病人在自然病程中或者治疗过程中可能会伴随肝功能异常,因此应及时适当地应用保肝药物,如异甘草酸镁注射液(甘草酸二铵肠溶胶囊)、复方甘草酸苷、还原型谷胱甘肽、多磷脂酰胆碱等;抗炎治疗药物如广谱水解酶抑制剂乌司他丁等;利胆类药物如腺苷蛋氨酸、熊去氧胆酸等。这些药物可以保护肝功能,提高治疗安全性,降低并发症,改善生活质量。(4)对症支持治疗: 适度的康复运动可以增强机体的免疫功能。另外,应加强对症支持治疗,包括在晚期肝癌病人中的积极镇痛、纠正贫血、纠正低白蛋白血症、加强营养支持,控制合并糖尿病病人的血糖,处理腹腔积液、黄疸、肝性脑病、消化道出血等伴随症状。对于晚期肝癌病人,应理解病人及家属的心态,采取积极的措施调整其相应的状态,把消极心理转化为积极心理,通过舒缓疗护让其享有安全感、舒适感而减少抑郁与焦虑。

4 诊断流程

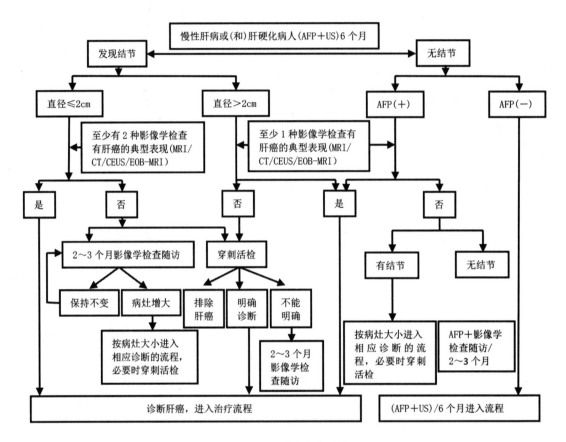

图70-1　肝癌诊断路线图

主要参考文献

[1] 中华人民共和国卫生计划生育委员会医政医管局. 原发性肝癌诊疗规范[J]. 中华消化外科杂志, 2017, 16: 635-647.

[2] 中国抗癌协会肝癌专业委员会, 中华医学会肝病学分会肝癌学组, 中国抗癌协会病理专业委员会, 等. 原发性肝癌规范化病理诊断指南[J].中华肝胆外科杂志, 2015, 21: 145-151.

第六篇 胆囊及胆道系统疾病

第71章　急性胆囊炎

1 概念

急性胆囊炎（acute cholecystitis，AC）是由胆囊管梗阻、化学刺激和细菌感染等原因引起的胆囊急性炎症性病变。在成人中，急性胆囊炎90%～95%由胆囊结石引起，称为急性结石性胆囊炎（acute calculous cholecystitis，ACC），另有5%～10%的胆囊炎不伴有结石，称为急性非结石性胆囊炎（acute acalculous cholecystitis，AAC）。急性胆囊炎的危险因素包括艾滋病、蛔虫、妊娠、肥胖等。同时，短期服用纤维素类、噻嗪类、第三代头孢菌素类、红霉素、氨苄西林等药物，长期应用奥曲肽、激素替代治疗均可能诱发急性胆囊炎。急性非结石性胆囊炎的危险因素主要有大手术、严重创伤、烧伤、肠外营养、肿瘤、感染以及糖尿病等。急性胆囊炎的病因及发病机制如下：（1）胆囊管梗阻，胆汁排出障碍：多数患者是因为胆囊管或胆囊颈结石嵌顿所致，由于嵌顿、胆囊内压力升高，胆囊黏膜充血、水肿，炎症改变。同时胆汁淤积，胆汁浓缩，高浓度胆盐可造成黏膜损伤而引起急性胆囊炎。（2）细菌感染：可由全身感染或局部病灶之病菌经血行、淋巴、胆道、肠道，或邻近器官炎症扩散等途径侵入；或寄生虫带菌侵入。致病菌主要为革兰阴性杆菌，以大肠埃希菌最为常见，其他致病菌还有肠球菌、绿脓杆菌、厌氧菌等。（3）化学性刺激：创伤或手术后胆囊收缩功能明显降低，胆汁淤积，胆盐浓度增高，对胆囊黏膜的刺激增大；经肝动脉行肝脏肿瘤化学栓塞时，化疗药物和碘油可经胆囊动脉进入胆囊壁，引起化学性急性胆囊炎；此外胰液反流至胆道内，亦可能是引起急性胆囊炎的原因之一。（4）高龄人群，特别是患有糖尿病、动脉粥样硬化等代谢性疾病者，常合并胆囊壁微循环障碍，这是发生急性胆囊炎的又一重要原因。（5）其他：大创伤、大出血、严重过敏等使血管痉挛胆囊局部缺血，致胆囊水肿，胆汁淤积。急性非结石性胆囊炎的病理机制为胆道系统先天畸形，如胆囊过长、扭曲，微生物、寄生虫感染，胆道系统功能失调，胆囊痉挛，胆囊血管变化，胆囊壁缺血坏死以及变态反应等。急性非结石性胆囊炎是一种特殊类型的急性胆囊炎，通常起病严重，预后比急性结石性胆囊炎差，总病死率为15%。急性结石性胆囊炎可能是因为胆囊颈部或胆囊管被结石或由结石引起的局部黏膜糜烂和严重性水肿造成胆囊梗阻。如果梗阻发生在局部且持续时间较短，则患者表现为胆绞痛；如果梗阻为完全性且持续时间较长，则会发展为急性胆囊炎。这类患者如果未能接受早期治疗，病情会日趋严重，并会发生并发症。急性胆囊炎的并发症主要有胆囊穿孔、胆汁性腹膜炎、胆囊周围脓肿等，并发症发生率为7%~26%，总病死率为0~10%。急性胆囊炎患者一旦出现并发症，往往提示预后不佳。急性胆囊炎的病理分型如下。(1)急性单纯(水肿)性胆囊炎：可见胆囊毛细血管及淋巴管扩张，胆囊壁充血，胆囊组织结构完整，浆膜下水肿。(2)急性坏死性胆囊炎：胆囊部分区域出现出血和坏死，胆囊壁内压力逐渐增高，血流阻塞，组织学显示血管栓塞形成及阻塞，散在区域性坏死，但这种改变仅局限于表面，不累及胆囊全程。(3)急性化脓性胆囊炎：胆囊壁有白细胞浸润，并且存在坏死、化脓现象。在这个阶段，存在明显的炎症的修复过程。增大的胆囊开始收缩，胆囊壁因为纤维增生开始增厚。胆囊壁内形成脓肿并且逐渐累及全层，胆囊周围脓肿形成。(4)慢性胆囊炎：慢性胆囊炎发生在反复发生的轻度胆囊炎之后，其特点是胆囊壁黏膜萎缩及纤维化。它也可能是由于胆囊结石的慢性刺激，并且常常引起急性胆囊炎。(5)急性胆囊炎特殊类型：①非结石性胆囊炎：其继发坏疽和穿孔的危险性较高。②黄色肉芽肿性胆囊炎(XGC)：由于胆囊阻塞造成胆囊内压力增高，浓缩的胆汁和黏蛋白等通过Rokitansky-Aschoff(R-A)窦，破裂口，或胆囊黏膜溃疡渗入胆囊壁，引起胆囊壁肉芽肿性反应所致。③急性气肿性胆囊炎：多由胆囊壁缺血坏死合并肠道产气菌感染所致，起病急，发展快，易发生穿孔。病原菌大多数为梭状芽孢杆菌、产气荚膜杆菌，感染后可使胆囊内及其周围组织积气。急性气肿性胆囊炎30%发生于糖尿病患者。④胆囊扭转：可以是先天的，也可以是后天获得的或其他原因。一般认为，形成胆囊扭转的可能因素如下：先天的解剖学变异；系膜胆囊，胆囊游离、下垂，活动度增加；老年人脂肪萎缩、韧带松弛，胆囊活动度增加；驼背引起内脏下垂及位置变化。诱发因素：运动时体位变动或胃肠强烈蠕动，胆汁淤积、结石嵌顿也可诱发胆囊扭转。急性胆囊炎的病理表现：胆囊肿大，胆囊壁增厚；黏膜充血、水肿，白细胞浸润，可以有糜烂或浅溃疡；黏膜下出血、片状坏死；浆膜面有纤维素的渗出等。梗阻不解除继发细菌感染时，可以发生胆囊壁脓肿、胆囊内积脓等。约65%急性胆囊炎患者，也存在慢性胆囊炎的表现，如胆囊壁纤维化、慢性炎性细胞浸润和Rokitansky-Aschoff窦以及黏膜扁平等。急性结石性胆囊炎以女性多见，50岁前为男性的3倍，50岁后为1.5倍；急性非结石性胆囊炎多见于男性、老年患者。

2 诊断标准

急性胆囊炎的诊断标准　急性胆囊炎的诊断应结合临床表现、实验室检查和影像学检查。急性胆囊炎的早期诊断会为早期治疗提供帮助并且可以降低死亡率。其诊断标准如表71-1。当怀疑为急性非结石性胆囊炎时，应行胆道核素造影，但其准确性仅为88%。同时，假阴性率也较高。

表71-1　急性胆囊炎的诊断标准

诊断依据	诊断标准
局部炎症表现	右上腹疼痛（可向右肩背部放射），Murphy征阳性，右上腹包块/压痛/肌紧张/反跳痛
全身炎症反应	发热，C反应蛋白升高（≥30mg/L），白细胞升高
影像学检查	超声、CT、MRI检查发现胆囊增大，胆囊壁增厚，胆囊颈部结石嵌顿、胆囊周围积液等表现

注　局部炎症表现中任意一项+全身炎症反应中任意一项，应高度怀疑急性胆囊炎，在此基础上，若影像学检查进一步支持，则可明确诊断。

严重程度评估　急性胆囊炎的严重程度不同，予以的治疗方案亦不同，且预后也不同。根据患者的病情严重程度将急性胆囊炎分为轻度、中度及重度3级。具体分级如表71-2所示。

表71-2　急性胆囊炎严重程度分级

严重程度	评估标准
轻度	胆囊炎症较轻，未达到中、重度评估标准
中度	患者伴有以下情况之一时，考虑病情较重： ①白细胞$>18 \times 10^9$/L ②右上腹可触及包块 ③发病持续时间>72 h ④局部炎症严重：坏疽性胆囊炎，胆囊周围脓肿，胆源性腹膜炎，肝脓肿
重度	患者出现以下任何一个器官或系统功能障碍时，则提示病情危重： ①循环障碍［低血压，需要使用多巴胺$>5\mu$g/（kg·min）维持，或需要使用多巴酚丁胺］ ②神经系统功能障碍（意识障碍） ③呼吸功能障碍，氧合指数<300 mmHg（1 mmHg=0.133 kPa） ④肝功能失代偿期，凝血酶原时间国际标准化比值>1.5 ⑤肾功能不全，少尿（尿量<17 ml/h），血肌酐>20 mg/L ⑥血小板$<10 \times 10^9$/L

注　①轻度急性胆囊炎：此程度胆囊炎未达到中、重度胆囊炎评估标准，患者没有器官功能障碍，对于此类患者进行胆囊切除术的危险性低。②中度急性胆囊炎：符合中度评估标准1~4项任何1项，炎症程度的增加导致胆囊切除术的难度增加。③重度急性胆囊炎：诊断标准符合重度评估标准1~6项中任何1项为重度急性胆囊炎，此类患者存在器官功能障碍。

鉴别诊断　急性胆囊炎需与急性阑尾炎、穿孔性或穿透性十二指肠溃疡、急性或穿孔性胃溃疡及急性胰腺炎相鉴别诊断。

2.1　临床表现

急性胆囊炎的临床表现主要取决于胆囊炎的类型、是否伴有结石、胆管梗阻程度和并发症情况。(1)腹痛：开始时仅有上腹部或右上腹胀痛，逐渐发展至阵发性绞痛；夜间发作常见，饱餐、进食油腻食物为常见诱发因素。可能与结石梗阻引起胆汁引流不畅，胆囊张力收缩有关。随着病情发展，炎症累及胆囊壁浆膜层，疼痛多为持续性，疼痛位置变浅，伴有右上腹肌紧张，腹痛可向右肩或右肩胛下区放射。(2)恶心呕吐：患急性胆囊炎时胆囊壁平滑肌强烈收缩，除引起腹痛外还可引起频繁的恶心呕吐(约70%的患者)，如结石进入胆总管呕吐更加严重。其发生可能与胆囊压力迅速上升导致的放射现象有关。(3)发热：约80%的患者表现为体温升高，但当老年患者或免疫功能受损，以及服用类固醇或非类固醇抗炎药物时可能无发热。主要体征有右上腹压痛，可有肌紧张及反跳痛，约20%患者于右上腹部可触及到肿大的胆囊或压痛性炎症包块，如炎症的胆囊在肋缘内，则Murphy征阳性。一般单纯性胆囊炎不出现黄疸，肝总管或胆总管受到压迫以及合并有肝总管、胆总管结石者可出现梗阻性黄疸。急性胆囊炎如病变继续发展，可形成胆囊积脓、坏死、穿孔，导致弥漫性腹膜炎，或引起胆源性肝脓肿或膈下脓肿，此时右上腹腹肌紧张范围扩大，程度加重，全身中毒症状明显，出现寒战、高热和白细胞计数剧增等征象。

2.2　实验室检查

对所有患者应常规进行血常规、尿常规、粪便常规、肝肾功能、电解质、血淀粉酶、尿淀粉酶、凝血功能、血清炎性因子(CRP)、PCT和ESR等检查，当病情危重时应查血气分析；同时检查肿瘤标记物CEA、AFP、CA9-9和CA125；必要时行外周血细菌血培养，检查白细胞总数及中性白细胞(大多升高)。伴有胆总管梗阻时，TBil、ALP、ALT、AST、GGT升高等。并发急性胰腺炎时，血清淀粉酶亦显著升高。当评估疾病的严重程度时，应测定血肌酐、尿素氮及凝血酶原时间的值。

2.3　影像学检查

超声检查是急性胆囊炎的首选影像学检查手段，具有无创、简便易行、可反复应用、准确率高等优点。腹部超声检查的依据为: 胆囊肿大(横径≥4 cm)、壁增厚(≥3 mm)或毛糙, 呈"双边征", 多半有胆囊结石; 若胆囊腔内出现稀疏或密集的分布不均的细小或粗大回声斑点, 呈云雾状, 则考虑胆囊积脓; 若胆囊壁局部膨出或缺损, 以及胆囊周围出现局限性积液, 则考虑胆囊坏疽穿孔。患者伴有黄疸, 怀疑有Mirizzi综合征或合并胆囊消化道瘘等特殊情况时, 则应采用MRI+MRCP, 以充分评估病情。急诊入院患者无法明确腹痛病因时, 可采用腹部CT检查, 以提供更全面信息, 或怀疑患者可能有胆囊穿孔和坏疽性胆囊炎, 也应及时行腹部CT。肝胆系统核素扫描特异性高, 可用于诊断。

3 治疗方法

3.1 非手术治疗

(1)非手术治疗指征: 初次发作, 病情不太严重, 初期治疗后病情缓解趋势; 合并有急性单纯性胰腺炎, 也宜采取保守治疗, 以免加重急性胰腺炎; 对于年老、体弱者, 可先行保守治疗, 并严密观察病情变化; 同时伴有高血压、糖尿病、肺部感染、心功能不全等其他经病者。在保守治疗过程中, 如果出现病情持续或加重的情况, 应考虑手术治疗。(2)一般对症治疗: ①急性发作者应卧床休息。②控制饮食: 急性期禁食, 忌油腻及辛辣刺激性食物, 缓解期给予低脂肪、低胆固醇、清淡流质食物, 以后逐渐过渡到正常的普通饮食。③支持疗法: 应密切观察患者的体温、血压、脉搏及症状、体征、血象等变化, 纠正水、电解质和酸碱失衡, 供给足量的葡萄糖及维生素。④对症治疗: 发生胆绞痛时给予解痉止痛药, 如莨菪碱、阿托品等; 镇痛剂使用需注意勿掩盖病情变化, 遗漏胆囊穿孔诊断。⑤积极治疗原发病: 对于有糖尿病的患者要注意控制血糖, 纠正酮症。急性期慎用利胆药。⑥胃肠减压: 严重病例行胃肠减压, 可以减少胆汁分泌的刺激, 有利于胆汁的引流和排出, 减轻胆绞痛及呕吐等。(3)抗感染治疗: ①抗感染治疗适应证。除了轻度急性胆囊炎, 其余的急性胆囊炎的患者都需应用抗生素治疗。轻度急性胆囊炎若腹部疼痛程度较轻, 实验室和影像学检查提示轻度的炎症反应, 可以口服抗菌药物观察, 甚至无须抗菌药物治疗。同时这类患者可适当使用非甾体类药物。如果已经进行胆囊切除术的患者, 估计腹腔镜胆囊切除操作困难、有可能中转手术者, 或有感染高危因素者, 则应该预防性使用抗生素。②抗感染药物的选择。对抗菌药物的选择取决于胆道感染的类型、病程、严重程度、致病菌种、该细菌对抗生素的敏感性、抗菌药物在胆汁中的浓度、患者有无肝肾功能损害等。急性胆囊炎的经验性治疗: 当怀疑患者存在感染并且致病菌未明确, 细菌培养和药敏试验结果尚需几天时间出来时, 先采取经验治疗法, 选择抗生素直至药敏结果出来,这样可缩短盲目治疗的时间,避免更多耐药菌株产生。应选择对革兰阴性肠道杆菌有较强活性、细菌耐药性较少的广谱抗生素。对重度感染和复杂病例,还应考虑覆盖绿脓杆菌和厌氧菌,这时往往需要联合用药。在此基础上,首选能在肝、胆组织和胆汁中形成较高浓度的抗菌药物。胆汁中浓度较高的抗生素药物如表71-3。临床上最常选用第三代头孢菌素或广谱青霉素。在此基础上添加内酰胺酶抑制剂或联用其他抗生素,可以在一定程度上扩大抗菌谱(例如覆盖绿脓杆菌和厌氧菌)加大抗菌力度。在经验治疗的同时,应及时收集标本(胆汁、鼻胆管引流液)进行细菌培养和药敏试验。得到化验结果后,即根据药敏报告和临床对经验治疗的反应重新评估用药方案,并应以临床评估为主。评估应在用药72 h后进行,不宜过早或频繁换药。根据严重程度选择抗生素:轻度急性胆囊炎通常为单一的肠道致病菌感染,例如大肠埃希菌等,因此可以应用口服单一抗生素进行治疗。推荐药物如表71-4。由于肠道致病菌多可产生β-内酰胺酶,因此推荐使用内酰胺酶抑制剂,例如哌拉西林/他唑巴坦、氨苄西林/舒巴坦等。轻度急性胆囊炎的患者,伴有轻度的腹部疼痛,实验室和影像学检查提示轻度的炎症反应,可以口服抗生素,甚至无需使用抗生素。对于中度急性胆囊炎患者,广谱青霉素、第二代头孢菌素都可以作为患者首选经验性用药,同时应静脉给药,具体药物如表71-5。而对重度急性胆囊炎患者,因为其经常为多种耐药菌感染,故首先广谱的第三代和第四代头孢菌素类药物。如果首选用药无效,则应改用氟喹诺酮类和碳青霉烯类,具体推荐用药如表71-6。③用药时间:急性胆囊炎抗菌治疗3~5 d后,如果急性感染症状、体征消失,体温和白细胞计数正常,可以考虑停药。

表71-3　胆汁中浓度较高的抗菌药物

类别	药物
青霉素类	氨苄西林、哌拉西林/他唑巴坦
头孢菌素	
第一代	头孢唑林
第二代	头孢美唑、氟氧头孢、头孢替安
第三代	头孢哌酮/舒巴坦、头孢曲松、头孢他啶、头孢吡肟、头孢唑兰
喹诺酮类	环丙沙星、帕珠沙星
β-内酰胺类	氨曲南
碳青霉烯类	美罗培南、帕尼培南、倍他米隆
林克酰胺类	克林霉素

表71-4 轻度急性胆囊炎的推荐用药

种类	药物
口服喹诺酮类	左氧氟沙星、环丙沙星、莫西沙星
口服头孢菌素类	头孢替安、头孢卡品
第一代头孢菌素	头孢唑林
广谱青霉素/β-内酰胺酶抑制剂	氨苄西林/舒巴坦

表71-5 中度急性胆囊炎的推荐用药

种类	药物
含β-内酰胺酶抑制剂的复合制剂	哌拉西林/他唑巴坦、氨苄西林/舒巴坦
第二代头孢菌素	头孢美唑、头孢替安、氧头孢烯类、氟氧头孢
当怀疑或证实存在厌氧菌感染	上述药物之一加甲硝唑或替硝唑

表71-6 重度急性胆囊炎的推荐用药

种类	药物
首选	
第三代和第四代头孢菌素	孢哌酮/舒巴坦、头孢曲松、头孢他啶、头孢吡肟、头孢唑兰
β-内酰胺类	氨曲南
当怀疑或证实存在厌氧菌感染	上述药物之一加甲硝唑或替硝唑
第二选择	
喹诺酮类	环丙沙星、氧氟沙星、帕珠沙星+甲硝唑(当存在厌氧菌感染或共同感染时)
碳青霉烯类	美罗培南、亚胺培南/西司他丁、帕尼培南/倍他米隆

3.2 胆囊穿刺引流

目前推荐有两种胆囊穿刺引流术,包括经皮经肝胆囊穿刺置管引流(PTGBD)和经皮经肝胆囊穿刺抽吸术(PTGBA)。(1)PTGBD:是一种比较安全、简便、有效的方法。PTGBD可通过胆囊穿刺引流而使张力高的胆囊迅速降压。与抗感染治疗相配合的同时对胆囊炎症进行有效缓解;同时也可去除胆囊内的感染胆汁,对全身毒血反应进行有效控制,并降低细菌的侵袭和损伤。PTGBD适用于:病程超过48~72 h,胆囊肿大超过8 cm,胆囊壁增厚超过4 mm,症状较重者;估计局部炎症较重,胆囊水肿,胆囊三角粘连不易解剖者,特别是在急诊情况下;年龄超过60岁的老年人,合并心、肺、肝、肾等其他疾病不能耐受麻醉,患者及家属拒绝手术,处于妊娠期等不宜施行手术及婴幼儿的胆汁淤滞综合征;急性梗阻性胆囊炎、胆囊积脓,非手术治疗未见好转,而不能耐受手术者。不适合用于:一般情况太差,有大量腹水或弥漫性腹膜炎,可疑胆囊穿孔者;有严重凝血功能障碍出血倾向者;胆囊呈游离状态者;胆囊显示不清或无合适的进针路线者;胆囊壁厚,囊腔小,可疑癌变者;有Charcot三联征,B超提示胆囊小, 胆管扩张者; 穿刺时患者不能配合者; 合并末期肝病(经肝通路难以建立者), 肝脏恶性肿瘤患者。(2)PTGBA: 是在超声引导下进行经皮经肝胆道穿刺抽吸, 是一种简易经济床旁可行的操作, 且无PTGBD术后引流管移位脱落或患者携管不适等不足。尽管PTGBA穿刺针规格小, 并发胆漏的概率较低, 但随机对照实验显示PTGBA引流效果不及PTGBD, 尤其当胆汁较黏稠或引流管需要冲洗时。近来有报道称经鼻胆管胆囊引流术(ENGBD)及超声内镜引导下胆囊引流术(EUS-GBD)可达到与PTGBD相同的效果, 但因该技术对内镜医生水平的高要求及缺乏大量的实践验证, 目前尚未确立为一种标准方法。

3.3　手术治疗

目前胆囊切除的术式主要有传统的开腹胆囊切除术(OC)、腹腔镜胆囊切除术(LC)和小切口胆囊切除术(MC)。胆囊切除术已经被广泛用于急性胆囊炎治疗。同时, 腹腔镜胆囊切除术已逐渐成为急性胆囊炎的首选手术方式。LC的并发症通常有胆道损伤、胆瘘、出血、创口感染及下肢静脉炎等。其与OC对比, 具有并发症发病率低、住院时间短、术后恢复快等优点。(1)外科手术治疗的适应证: 经内科治疗24～48 h无效; 怀疑有胆囊壁坏死、发生胆囊穿孔或有先兆穿孔; 伴有胆囊、胆囊管、胆总管结石者; 有严重的症状、体征, 血白细胞超过20×10^9/L。发病时间>72 h时, 因胆囊周围发生严重水肿、充血, 会给手术带来一定困难, 一般待炎症消退后行手术治疗。(2)手术方式选择: 对于急性胆囊炎的患者应尽早(发病时间<72 h)进行腹腔镜胆囊切除术(LC)有更好的疗效。如果患者病情较重, 手术难度较大无法行早期胆囊切除术时, 应在抗菌药物、对症支持等保守治疗无效时, 行经皮经肝胆囊穿刺置管引流术或行胆囊造瘘术, 待患者一般情况好转后行二期手术切除胆囊。此外, 如果在LC过程中存在困难时, 比如在此操作下不能安全完成或当出血或胆汁渗漏不能止住并有损伤重要组织的危险时, 均应立即改为OC。(3)手术时机的选择: 轻度急性胆囊炎患者应早期即进行胆囊切除术, 中度急性胆囊炎患者可以选择早期胆囊切除术。如果患者存在严重的局部炎症, 应进行胆道穿刺引流。根据病情, 如果早期胆囊切除术难度太大, 可以选择延后进行并辅以辅助治疗。重度急性胆囊炎患者必须尽快纠正多器官功能障碍, 以及尽快进行PTGBD以减轻局部炎症, 抗菌治疗的同时延期手术切除胆囊。

第72章　急性胆管炎

1 概念

急性胆管炎（acute cholangitis, AC）是由于肝内外胆道系统因继发性感染而致的急性炎性病变,可能引起全身性炎症反应（SIRS）、脓毒症,甚至多器官功能损害,各种原发病因导致胆管系统不同部位的梗阻是诱发感染的主要因素。胆管炎是胆道炎症性疾病的总称,包括感染性和非感染性。非感染性胆管炎包括原发性硬化性胆管炎（PSC）、原发性胆汁性胆管炎（PBC）、先天性胆道囊性病变等。感染性胆管炎可分为急性胆管炎和慢性胆管炎。正常生理情况下肝外胆道系统与肝内胆道一起,将肝脏分泌的胆汁输送到十二指肠。另外,肝细胞和胆管细胞的缝隙连接可以阻止细菌由血液进入胆汁中,Oddi括约肌、胆汁的不断排出、胆汁酸和胆汁中的免疫球蛋白的杀菌作用可以阻止细菌由肠道进入胆汁中,所以通常情况下胆汁中无细菌存在,然而也不会发生胆管炎。但由于各种原因引起胆道系统发生梗阻,胆汁排泄障碍,胆汁长时间淤滞,细菌容易在胆道系统内繁殖而形成了急性胆管炎。同时由于肠道细菌通过逆行侵入胆管,会引起细菌定植,也可加重胆管的炎症,导致胆管内力增高。当胆总管内压力>8 mmHg时,胆总管壁静脉开放,胆管内的细菌、内毒素可进入血液循环、淋巴系统中引发败血症及其他部位感染,或逆行进入肝内胆管及形成肝脓肿,造成器官功能障碍（MODS）。急性胆管炎发病需要两个条件,即胆道内细菌生长、胆管内压力升高导致细菌或毒素进入血液淋巴循环。(1)胆道梗阻:胆道梗阻的最常见病因为胆总管结石,其他常见病因还有良性胆道狭窄、胆道恶性肿瘤、先天性因素、手术后因素、炎症性因素,以及其他罕见原因如胰腺炎、寄生虫进入胆道、外部压迫、血栓、医源性因素等。急性胆管炎的发病率及易患人群明显与胆囊结石及胆总管结石的流行学相关。如梗阻不能解除则导致胆道压力升高,细菌及其毒素入血致脓毒血症,引起脏器功能衰竭,进展为重型急性胆管炎（ACST）,也称为急性梗阻化脓性胆管炎（AOSC）。(2)细菌感染:胆汁感染的细菌主要经肠腔逆行侵入胆管,以革兰阴性杆菌为主,约占77%,而革兰阳性球菌占21.9%,真菌占15%。最常见的病原菌依次为大肠埃希菌、肺炎克雷伯杆菌、肠球菌，也可见到肠杆菌、变形杆菌和厌氧菌等，但比较少见。革兰氏阳性菌可通过多种黏附素（表面蛋白、胶原蛋白黏附素、聚集物质等）黏附于胆道细胞表面，释放外毒素（细胞溶解素）破坏宿主细胞。革兰氏阴性菌进入胆道后通过黏附素（菌毛、菌丝、亲密素等）与胆道细胞紧密黏附，通过释放内毒素作用于机体。当胆道压力增高时，内毒素进入血液系统，导致内毒素血症，易引起内毒素休克及弥散性血管内凝血等，即导致临床所见的休克与神经系统症状等。此外革兰氏阴性菌所致ACST比例较高还可能与其耐药菌株的不断增加（产生超广谱B–内酰胺酶），感染难以控制，进展为ACST有关。急性胆管炎的总病死率为2.7%~10%，重型急性胆管炎患者病死率为20%~30%。

2　诊断标准

依据为胆道病史、临床表现、实验室检查、影像学检查（US、CT/MRI、胆道造影）、细菌培养、手术和病理学等。

诊断急性胆管炎的主要依据如下　（1）胆道疾病史；（2）高热和（或）寒战；（3）黄疸；（4）腹痛及腹部压痛（右上腹或上腹）；（5）炎症反应指标，包括白细胞计数和C反应蛋白（CRP）升高；（6）肝功酶学（ALP、GGT、AST、ACT）异常；（7）胆管扩张和/或存在病因（胆管狭窄、结石、内支架等）。急性胆管炎疑似性诊断和确诊性诊断标准见表72–1。

表72–1　急性胆管炎诊断标准

项目	标准
A临床表现	1. 胆道疾病史
	2. 发热和（或）寒战
	3. 黄疸
	4. 腹痛（右上腹痛或上腹痛）
B实验室检查	5. 炎症反应的证据（白细胞或血清C反应蛋白水平等异常）
	6. 肝功能异常（肝功酶异常）
C影像学检查	7. 胆管扩张或有确切的病因（狭窄、结石、支架等）
疑似诊断	A项中有两个或两个以上
确定性诊断	（1）Charcot's 三联征（2+3+4）
	（2）A 项中有两个或两个以上+5/6+7

病情严重程度分级标准　根据对初期的保守治疗反应、器官或系统功能障碍等情况分三度（轻、中、重度）或三级（Ⅰ、Ⅱ、Ⅲ）。（见表72–2）

表72-2　急性胆管炎严重程度评估标准

严重程度分度 （分级）	评估标准
轻度（Ⅰ级）	满足急性胆管炎诊断，但不满足中、重度（Ⅱ、Ⅲ级）标准的患者
中度（Ⅱ级）	若不进行早期引流治疗病情有加重的风险。患者合并以下任意两种情况的病例： 　　1. 白细胞计数异常，WBC>12×10⁹/L或<4×10⁹/L 　　2. 高热，体温>39 ℃ 　　3. 年龄>75岁 　　4. 高胆红素血症，总胆红素TBil≥5 mg/dl 　　5. 低蛋白血症，白蛋白低于标准值的0.7倍
重度（Ⅲ级）	合并有器官功能衰竭的病例。患者伴有下列中至少一项器官或系统功能衰竭： 　　1. 循环系统衰竭（需要使用多巴胺≥5μg或任意剂量去甲肾上腺素维持的低血压状态） 　　2. 神经系统衰竭（如意识障碍） 　　3. 呼吸系统衰竭（氧合指数<300 mmHg） 　　4. 肾衰竭（少尿及血清肌酐指标Cr>2.0 mg/dl） 　　5. 肝功能衰竭（凝血指标INR>1.5） 　　6. 血液系统衰竭（血小板计数PLT<100×10¹²/L）

2.1 临床表现

急性胆管炎临床表现复杂，在我国，由于抗生素和激素的滥用，很多患者的临床表现更不典型，只有64.1%表现为夏科氏三联征，即高热寒战、胆绞痛、黄疸，仅仅7.6%表现为Reynold五联征，即夏科氏三联征再加意识障碍和低血压。90%的胆管炎患者会出现发热，3/2的患者会出现黄疸，不到一半的患者会出现右上腹痛。(1)急性重症胆管炎患者常表现为阵发性上腹痛、寒战高热、恶心呕吐，出现黄疸，即所谓典型的夏科（Chareot）综合征，其体温高达40 ℃以上持续不退，黄疸继续加深，血白细胞计数及中性粒细胞升高。如不及时治疗，临床症状进一步发展，并有精神症状出现（精神萎靡、嗜睡昏迷、烦躁不安、谵妄）和周围循环不良（皮肤发绀厥冷、出冷汗、面部潮红）的表现，有胆源性脓毒症或全身炎性反应综合征（SIRS），此时已进入休克状态或早期休克，即所谓的Reynolds五联征。若不积极行胆道减压引流、解除胆道梗阻，病情进一步发展，必然出现多发性细菌性肝脓肿、明显脓毒性休克和/或肝肾等脏器功能障碍或衰竭（MODS，MOF）以及DIC，甚而几个小时内造成死亡。(2)由于胆道系统的不同部位梗阻所引起的急性胆管炎及急性重症胆管炎，病理变化虽基本一致，但临床表现和治疗措施则有所同。根据胆道梗阻部位分为肝外胆道梗阻、肝内胆道梗阻和复合胆道梗阻。患肝外胆道梗阻型急性胆管炎时，主要表现为上腹剧痛、高热寒战和黄疸，即"Charcot"三联征，病情严重者还可有感染中毒性休克及神志的改变，即"Reynold"五联征。查体有剑突下或右上腹明显压痛，腹肌紧张。部分患者可触到胀大的胆囊或肿大的肝脏并有压痛。患肝内胆道梗阻型急性胆管炎时，和肝外胆道梗阻型胆管炎表现相似之处是都有"Charcot"三联征，白细胞计数增高等化脓性感染的全身症状。严重者也可出现低血压或感染中毒性休克。但由于梗阻部位较高，胆总管未梗阻，只有一侧肝内胆管梗阻，故可以不出现黄疸，少数患者虽有黄疸但甚轻微，而仅以寒战高热为主临床表现，在查体时肝区可有压痛及叩击痛。

2.2　实验室检查

大多数患者白细胞计数显著升高。C反应蛋白增高10~20倍。80%患者血清胆红素水平>34μmoI/L，ALP水平升高2~5倍。少部分患者转氨酶水平明显升高。60%患者血培养阳性。胆汁培养阳性率高达75%~100%。

2.3　影像学检查

在急性胆管炎影像学检查手段的选择上，建议对于疑似急性胆管炎患者可采用腹部超声作为初始检查手段。但当患者以急性腹痛就诊时，优先选择腹部CT，因为CT不受肠道气体等因素影响，检查范围更广，可用于排除其他疾病。MRI和磁共振胰胆管造影（MRCP）在诊断急性胆管炎的病因和评估炎症时非常有效，但因医疗资源配置等问题，MRI、MRCP通常在腹部超声、CT诊断不清或困难的情况下使用。（1）超声检查：超声图像可见胆道扩张，内见点片状中等回声无声影，胆管壁增厚，回声增强、增糙，易与泥沙样结石相混淆。腹部超声诊断胆管结石的敏感性为50%。（2）CT检查：CT诊断胆总管结石的敏感性可达95.5%，还可显示胆管扩张。超声内镜（EUS）诊断肝外胆管结石的敏感性和特异性非常高，分别为95%~100%和97%~98%。MRCP可以诊断胆总管结石，其诊断结石最小直径可达2 mm，特异性为99%，敏感性为93%，胆结石在MRCP图像上表现为圆形、类圆形、多形性的低信号或无信号区，但有时这些信号与气泡、息肉、瘤栓等相混淆而不易区别。（3）ERCP检查：内镜逆行胰胆管造影（ERCP）是诊断胆总管结石的金标准，敏感性和特异性分别高达90%~100%和90%以上，还可进一步明确结石部位、数目、大小和梗阻情况。ERCP也可达到很好的治疗目的，可以行取石治疗，在狭窄处置入支架，并且还可以行鼻胆管引流术（ENBD）。

3 治疗方法

治疗原则是去除病因、治疗感染、解除胆道梗阻,通畅引流,尽早有效降低胆管内压力。

3.1 非手术治疗

(1)抗感染治疗:经验性地选用以革兰阴性菌为主的广谱强效抗生素进行治疗,然后根据胆汁及血液的细菌培养及抗生素药敏试验结果加以调整。选择抗生素的原则是针对最常见的细菌,抗生素在胆汁内浓度高。美洛西林和哌拉西林对革兰阴性菌作用效果好,在胆汁内浓度高。加入β-内酰胺酶抑制可以增加美洛西林和哌拉西林的抗菌谱,减少耐药。头孢菌素类抗生素在胆汁内含量高,可以口服,针对革兰阴性菌和铜绿假单胞菌有效,但耐药率有所增加。新一代氟喹诺酮类抗生素莫西沙星对革兰阴性菌和厌氧菌均有效,胆汁内浓度高。亚胺培南和美罗培南是非常强效的抗生素,对引起胆管炎的所有细菌包括革兰阴性菌和厌氧菌在内均有效,但是一般患者不需要应用,仅用于危重症患者。抗生素疗程一般为1周,尤其是存在胆结石时。当胆汁引流通畅时,只需要短期应用抗生素,疗程一般为3 d。(2)对症支持治疗:①当合并感染性休克时,补充血容量,补液体以迅速恢复有效血容量,并注意防治急性肾衰竭。②纠正代谢性酸中毒,根据血生化检查结果,输入适量的碳酸氢钠。③给予镇痛药和解痉剂,纠正脱水,静脉给予大剂量维生素C及维生素K_1等。④对轻度急性胆管炎患者经选用第一代或第二代头孢菌素(如头孢替安等)或氟喹诺酮类药物(如莫西沙星等)进行治疗控制症状后,根据病因继续观察治疗。⑤中度、重度急性胆管炎患者常为多种耐药菌感染,首选含β-内酰胺酶抑制的复合制剂,第三代和第四代头孢菌素、单环类药物,应静脉给药。如果首选药物无效,可改用碳青霉烯类药物,如美罗培南、亚胺培南/西司他丁。如果怀疑铜绿假单胞菌感染,推荐头孢哌酮/舒巴坦、哌拉西林/他唑巴坦。中度、重度急性胆管炎患者抗菌治疗应至少持续5~7 d,之后根据症状、体征以及体温、白细胞、C反应蛋白来确定停药时间。对于中度、重度急性胆管炎患者单纯支持治疗和抗菌治疗无效,需要立即行胆管引流术。

3.2 胆道引流术

治疗急性胆管炎的关键为尽早解除胆道梗阻,引流胆汁,降低胆管压力。根据急性胆管炎的病情分级评估确定治疗方案。对于轻度急性胆管炎,多数情况下包括抗生素在内的初始治疗有效,大多数患者不需要进行胆管引流。但如果患者对初始治疗无效,应考虑胆道引流。对于中度急性胆管炎,应尽早实施经内镜或经皮经肝胆道引流。如果需要治疗潜在病因,应在患者全身情况好转后实施。内镜下乳头括约肌切开术(EST)和随后的胆管引流切开取石术可以与胆管引流同期进行。对于重度急性胆管炎,通常进行初步治疗以及呼吸循环管理,待患者的全身情况改善后,应尽快进行胆道引流。同时,对于无法进行胆管引流操作及在重症监护的医疗结构中收治的中、重度急性胆管炎患者,无论患者病情是否需要,均应进行转诊处理。胆管引流方式多样,包括手术、内镜下经乳头胆管引流(ETBD)、超声内镜引导下胆管引流(EUS-BD)、经皮经肝胆管引流(PTCD)、内镜下乳头括约肌切开术(EST)、内镜下经鼻胆管引流(ENBD)、胆管支架内引流(EBS)等。选择具体的胆管引流方式,需根据急性胆管炎的病情分级,还需要综合患者的全身情况和其他合并疾病。通过术前ERCP及ENBD可进一步明确诊断并进行胆道减压治疗后,毒血症可迅速减轻,否则,应检查引流管道是否通畅以及是否合并其他感染灶,如肝脓肿、脓胸等。经过上述抗感染和胆道减压处理后,患者病情平稳,再择期施行手术。

3.3 手术治疗

外科手术是最迅速而确切的胆管减压手段,通过进行胆总管探查、取石、引流等手术,可彻底有效地解决胆道系统的梗阻、感染问题。但手术治疗死亡率高,不作为首选。手术方式主要为胆道探查加(或不加)肝叶部分切除。

4 诊疗流程

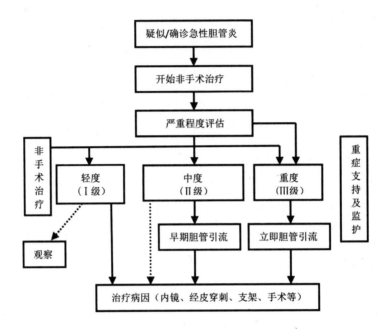

图72-1　急性胆管炎诊治处理流程

主要参考文献

[1]中华医学会外科学分会胆道外科学组. 急性胆道系统感染的诊断和治疗指南[J]. 中华消化外科杂志, 2011, 10: 9-13.

[2]中华医学会外科学分会胆道外科学组. 胆囊良性疾病治疗决策的专家共识[J]. 中华消化外科杂志, 2011, 10: 14-19.

第73章 慢性胆囊炎

1 概念

慢性胆囊炎（chronic cholecystitis, CC）是指胆囊的慢性炎症，多由胆囊结石、细菌、病毒和寄生虫感染，由胆盐的化学性刺激及急性胆囊炎反复迁延发作所致。临床上，慢性胆囊炎可按其病因分为慢性结石性胆囊炎（Chronic calculous cystitis, CCC）和慢性非结石性胆囊炎（Chronic acalculous cystitis, CAC）。慢性结石性胆囊炎是因为胆囊结石造成反复发作的炎症及慢性阻塞，导致胆囊收缩功能减退、胆汁淤积以及细菌的过度增长，并最终导致炎症反应的进一步恶化。慢性非结石性胆囊炎的组织学改变除了其没有因为结石的嵌入导致的侵蚀或溃疡外，其他组织病理改变与慢性结石性胆囊炎类似，包括单核细胞浸润和纤维化。而慢性非结石性胆囊炎的化生程度比慢性结石性胆囊炎显著。运动障碍意味着胆囊收缩与Oddi括约肌的不同步，它是导致胆囊收缩素异常的无结石性胆囊炎临床症状的根源。（1）慢性结石性胆囊炎的病因和发病机制：胆囊结石是最常见的慢性胆囊炎的危险因素，其发病机制有以下两点。①炎性反应：结石会导致反复的胆囊管梗阻，并造成胆囊黏膜损伤，出现反复胆囊壁炎性反应、瘢痕形成和胆囊功能障碍，其炎性反应的严重程度与结石的大小有关。②细菌感染：正常胆汁应该是无菌的，当胆囊或胆管出现结石嵌顿、梗阻，可能会导致肠道细菌逆行感染。研究显示，急性和慢性胆囊炎患者的胆汁培养阳性率分别为72%和44%，而伴有黄疸的患者，在胆汁中发现细菌的比例可高达90%，这提示不完全性胆管梗阻是细菌感染的重要危险因素。（2）慢性非结石性胆囊炎的病因和发病机制：慢性非结石性胆囊炎的病因多与胆囊管的部分梗阻、胆汁淤积、细菌感染或胰液反流有关，其发病机制有以下几个方面。①胆囊管部分梗阻：由于胆囊管过长、扭曲、狭窄、粘连、纤维化等，均可造成胆囊管的慢性不完全性梗阻，胆囊排空障碍，胆汁滞留。高浓度胆汁酸盐的慢性刺激，可引起胆囊黏膜损害，炎症改变和增加细菌的易感性。②胰液反流：胆胰管汇合异常或Oddi括约肌功能失调，可发生胰液向胆道和胆囊反流，被胆汁激活的胰蛋白酶可损伤胆管和胆囊黏膜，导致胆管或胆囊的急性和慢性炎症。较长时间的胆囊慢性炎症或急、慢性炎症反复发作可引起胆囊黏膜增生或息肉样变，胆囊壁和胆囊管纤维组织增生、胆囊腔缩小、萎缩，胆囊管狭窄，可加重慢性炎症的病理演进，加重临床症状。③胆囊动力异常：胆囊与胆管口括约肌的运动不协调，造成胆囊排空障碍，胆汁淤积，是慢性非结石性胆囊炎的重要病因。④其他原因：胆囊缺血，如败血症、休克、严重创伤、烧伤、使用缩血管升压药，以及大型非胆道手术等，这些都可能造成胆囊黏膜缺血和局部炎症反应、坏死；少数胆囊炎是由病毒、寄生虫感染；饮食因素也参与慢性非结石性胆囊炎的发生，如长期饥饿、暴饮暴食、营养过剩等。在组织病理学上，慢性胆囊炎的严重程度主要取决于黏膜有无脱失，腺体有无增生和异型性，黏液分泌的量和性质的改变，炎细胞浸润和纤维结缔组织增生的程度等方面的变化。经研究发现，长期的慢性胆囊炎可导致腺上皮细胞增生、异型，最终发展为原位癌至原发性胆囊癌；胆囊萎缩或胆囊壁结节状增厚者最后发生胆囊壁肥厚型腺癌；胆囊炎伴胆囊腺瘤者可引起腺瘤癌变。据文献报道，我国慢性胆囊炎、胆囊结石患病率为16.09%，占所有良性疾病的74.68%。导致慢性胆囊炎患者急性发作的危险因素有胆结石直径＞0.1 cm、心脑血管疾病、糖尿病、肥胖、高龄女性等。慢性结石性胆囊炎占所有慢性胆囊炎的90%~95%；慢性非结石性胆囊炎则不常见，占所有慢性胆囊炎的4.5%~13.0%。

2 诊断标准

慢性胆囊炎的诊断要点 （1）反复发作性的右上腹痛，可向右肩胛下区放射。腹痛发生可与高脂、高蛋白饮食有关。（2）可伴消化不良症状，体格检查可有或无右上腹压痛。（3）超声等影像学检查发现胆囊结石和（或）胆囊收缩刺激烁显像（CCK-HIDA）评估为胆囊低喷射指数（喷射指数＜35%）。（4）需与急性胆囊炎、功能性消化不良、消化性溃疡、肝脓肿、急性心肌梗死等可能出现右上腹痛的疾病相鉴别。

2.1 临床表现

慢性胆囊炎的临床表现主要取决于胆囊炎症程度、有无结石、胆囊收缩功能是否正常、有无并发症。（1）右上腹痛：这是大多数慢性胆囊炎最常见的症状，发生率为84%。腹痛的发生常与高脂、高蛋白饮食有关。患者常表现出发作性的胆绞痛，多位于右上腹，或出现钝痛，可放射至背部，持续数小时后缓解。另外，约34%的慢性胆囊炎患者无明显症状，但在体格检查中可检出右上腹压痛。（2）消化不良：这是慢性胆囊炎的常见表现，发生率占56%，又称胆源性消化不良,表现为嗳气、饱胀、腹胀、恶心等症状。(3)常见并发症:当出现慢性胆囊炎急性发作,胆源性胰腺炎时,可观察到急性胆囊炎和急性胰腺炎相应的症状和体征;Mirizzi综合征的表现与胆总管结石类似,无特异性;胆石性肠梗阻则以肠梗阻表现为主。(4)无症状胆囊结石:胆囊结石常可在健康体检中被偶然发现,患者既无明显症状又无阳性体征,但在未来可有部分患者出现症状。

2.2 实验室检查

只有在慢性胆囊炎急性发作时,白细胞、中性粒细胞分类及肝功能才会明显变化。当胆红素、谷氨酰转肽酶(GGT)或碱性磷酸酶(ALP)升高时,应警惕胆管结石或Mirizzi综合征的可能。部分慢性胆囊炎患者有时ALT轻度升高。当合并胰腺炎时,血尿淀粉酶升高,合并病毒性肝炎时血清肝炎病毒指标阳性。

2.3 影像学检查

(1)腹部超声检查:超声检查是诊断慢性胆囊炎的最常用、最有价值的检查,可以显示出胆囊壁增厚、纤维化,以及胆囊中的结石。研究显示,胆囊超声的敏感度为97%,特异度为95%,准确率为96%,阳性预测值为95%。慢性胆囊炎的超声主要表现为胆囊壁厚(壁厚≥3 mm)、毛糙;合并胆囊结石,则出现胆囊内强回声及后方声影,若胆囊内出现层状分布的点状低回声,后方无声影时,则常是胆囊内胆汁淤积物的影像。若超声检查时表现为胆囊内不随体位移动的固定强回声且后方不伴声影,多诊断为胆囊息肉样病变。(2)CT/MRI检查:CT检查感度为79%,特异度为99%,准确度为89%。CT能良好地显示胆囊壁增厚及可能的结石,并能评估胆囊的营养不良性钙化,且有助于排除其他需要鉴别的疾病。 MRI在评估胆囊壁纤维化、胆囊壁缺血、胆囊周围肝组织水肿、胆囊周围脂肪堆积等方面均优于CT,主要用于鉴别急性和慢性胆囊炎。此外磁共振胰胆管造影(MRCP)可发现超声和CT不易检出的胆囊和胆总管的小结石。MRCP还能提示胆囊管过长、扭曲、折叠,胆囊管汇合胆总管位置较低等胆囊管变异等。(3)肝胆管CCK-HIDA:这是评估胆囊排空的首选影像学检查,可鉴别是否存在胆囊排空障碍。对怀疑慢性非结石性胆囊炎者,可用CCK-HIDA评估胆囊动力学改变,阳性表现为胆汁充盈缓慢、喷射指数降低(普通人群喷射指数为70%,低于35%即为低喷射指数),且对注射胆囊收缩素低反应。

3 治疗方法

对于慢性胆囊炎、胆囊结石患者,应按是否有症状、是否有并发症分别进行个体化治疗。治疗目标为控制症状,预防复发,防治并发症。

3.1 非手术治疗

(1)无症状的慢性胆囊炎、胆囊结石治疗:对于无症状慢性胆囊炎、胆囊结石患者,治疗原则是饮食调整,有症状时可利胆对症治疗,继续观察等。对某些高风险患者可采取预防性胆囊切除。①饮食调整:胆囊结石及慢性结石性胆囊炎的发病与饮食及肥胖有关。应建议规律、低脂、低热量膳食,并提倡定量定时的规律饮食方式。②利胆治疗:熊去氧胆酸是一种亲水的二羟胆汁酸,具有扩容胆汁酸池、促进胆汁分泌、调节免疫、保护细胞等作用。胆石症患者使用熊去氧胆酸,有助于降低胆源性疼痛的发生风险,避免急性胆囊炎的发生,改善胆囊平滑肌收缩性和炎性浸润。复方阿嗪米特肠溶片在利胆的同时,还有助于改善消化不良等症状。阿嗪米特可促进胆汁合成和分泌,同时提高胰酶的活性,促进吸收碳水化合物、脂肪和蛋白质。临床可供应用的复方阿嗪米特肠溶片,其成分中的胰酶、纤维素酶具有促进消化的作用,而二甲硅油可促进胃内气体排出,改善腹胀不适症状。茴三硫具有促胆汁分泌和轻度的促胆道动力作用。(2)有症状的慢性胆囊炎、胆囊结石治疗:治疗以控制症状、消除炎性反应为主。①解痉止痛:用于慢性胆囊炎急性发作时的胆绞痛。可用硝酸甘油酯0.6 mg舌下含服,每3~4 h 1次,或阿托品0.5 mg肌内注射,每4 h 1次,可同时用异丙嗪25 mg肌内注射;镇痛剂哌替啶50~100 mg肌内注射,与解痉剂合用,可增强镇痛效果。一般禁用吗啡。需要注意的是,这些药物并不改变疾病转归,且可能掩盖病情,因此一旦无效或疼痛复发,应及时停药。②缓解胆源性消化不良症状:慢性胆囊炎中普遍存在炎性刺激和胆囊壁慢性纤维化等改变,容易导致患者出现消化不良症状。因此,需要在消化不良出现的早期,应用复方阿嗪米特或其他胰酶等有助于改善胆源性消化不良症状的药物,可提高消化道内胰酶的浓度,增强消化能力,改善腹胀症状和营养水平。③抗感染治疗:在慢性胆囊炎胆道感染的治疗中,合理应用抗生素具有重要意义。胆汁中革兰阴性菌对于第三代、第四代头孢菌素和氟喹诺酮药物的耐药率高达56.6%~94.1%。因此对于慢性胆囊炎、胆囊结石伴急性发作者,应推荐使用哌拉西林/他唑巴坦、头孢哌酮/舒巴坦治疗,同时针对厌氧菌使用甲硝唑类也具有较好效果。相比急性胆囊炎发作,慢性胆囊炎患者可以待胆汁培养及细菌药物敏感试验结果完善之后,再选择使用抗生素,避免因盲目应用而产生耐药性。④其他治疗:传统中药在胆囊炎治疗方面有悠久的历史,可根据患者临床表现选择利胆中药。针灸治疗常用穴位有胆俞、胆囊、阳陵泉、期门、足三里等。

3.2　手术治疗

慢性胆囊炎和胆囊结石一般首选内科治疗,但在内科治疗的基础上,如果出现以下症状和表现,则需及时考虑外科治疗。(1)疼痛无缓解或反复发作,影响生活和工作者。(2)胆囊壁逐渐增厚达4 mm及以上。(3)胆囊结石逐年增多和增大,合并胆囊功能减退或障碍。(4)胆囊壁呈陶瓷样改变。

3.3　预后

慢性胆囊炎、胆囊结石患者一般预后良好,但一旦出现症状,或症状反复发作者,特别是对胆绞痛患者,需要积极处理,必要时行外科手术。胆囊癌的发生与慢性结石性胆囊炎有关,65%~90%的胆囊癌患者有胆囊结石,但仅有1%~3%的胆囊结石患者发展为胆囊癌。研究证实,胆囊上皮化生与微结石的关系更为密切,这些患者隐匿发病或长期处于症状轻微状态,如果超声发现胆囊壁显著增厚,需加以重视并及时请外科会诊。

第74章 胆石病

1 概念

胆石病（cholelithiasis）又称胆石症，是指胆道系统包括胆囊和胆管内发生结石的疾病。

根据结石发生部位不同，可分为胆囊结石、肝外胆管结石和肝内胆管结石。根据结石化学成分可分为胆固醇结石、胆色素结石和混合性结石三类。胆固醇结石位于胆囊，可产生继发性胆管结石，多与脂类代谢紊乱相关。胆色素结石主要是原发性胆管结石，包括原发性肝胆管结石和原发性胆总管结石，多与胆道蛔虫和胆道感染等因素相关。胆石病形成的危险因素有：(1)年龄和性别：胆石病很少发生于婴幼儿和青少年，随着年龄的增长，胆固醇结石的发病率显上趋势，老年人由于代谢改变及胆囊收缩功能减低，胆石的自然消石率低，因而易产生胆石。到75岁时，大约20%的男性和35%的女性均患有胆固醇结石。50~70岁人群更容易出现临床症状。50岁以前，女性胆固醇结石发病率是男性的2倍。生育多胎的妇女比未生产的妇女胆结石多见。长期服用避孕药的女性以及绝经后女性服用雌激素后胆固醇结石患病率增高。(2)肥胖：肥胖者体内胆固醇合成增加。50%重度肥胖者手术时发现患有胆石病。体重迅速下降导致肝脏合成胆固醇增多，胆盐吸收减少，黏蛋白分泌减少，胆囊动力下降，容易形成胆固醇结石。胆固醇结石与高密度脂蛋白水平降低也有关，高甘油三酯血症比肥胖更容易引起胆固醇结石。(3)饮食：长期营养过剩、过多进食精细碳水化合物和高脂肪食物，膳食纤维摄入少，胆固醇结石发病率高。摄食减少可以引起胆囊动力下降，导致胆泥淤积。(4)药物：长期服用考来烯胺增加胆盐的流失，促进胆石形成。氯贝丁酯增加胆固醇的分泌，结石发病率高。13%~60%肢端肥大症患者由于长期应用奥曲肽治疗出现胆固醇结石。(5)胃肠道疾病或手术：回肠切除、结肠全切或次全切的患者由于胆盐的肠肝循环受损，容易形成胆结石。胃切除术患者胆石病发病率增高。回肠克罗恩病患者出于回肠吸收胆盐减少，结肠吸收胆红素增加，容易形成胆色素结石。(6)细菌和寄生虫感染：细菌感染在胆色素结石形成过程中起到了一定作用，通过电子显微镜发现大多数胆色素结石中含有细菌。在亚洲国家，胆色素结石与华支睾吸虫和蛔虫感染有关，肝内胆管结石的形成与胆道慢性炎症、细菌感染、胆道蛔虫、胆汁淤滞、营养不良等因素有关。长期以来认为细菌感染在胆固醇结石病中起的作用非常小，但是研究发现在胆固醇结石中发现了细菌的DNA。(7)遗传基因因素：胆石病患者的亲属胆石病发病率增高，而且与年龄、体重及饮食无关。载脂蛋白E的等位基因与胆固醇结石发病率相关。(8)其他相关因素：如肝硬化、脂肪肝、糖尿病等。胆固醇结石的形成主要与胆汁成分的改变、胆固醇结晶成核和胆囊功能变化等因素有关。胆固醇结石以胆固醇为主要成分，可杂有少量胆红素钙，往往是单个、较大的结石，圆形或卵圆形，胆固醇不溶于水，借助于胆汁酸盐和卵磷脂的助溶作用，胆汁中的胆固醇在正常胆汁中保持溶解状态。胆固醇、胆汁酸盐、磷脂三者保持适当的比例，维持胆固醇在胆汁中的溶解度，是防止结石生成所必要的，若胆汁中的胆固醇量超过胆盐和卵磷脂浓度所能保持的稳定胶粒溶液的含量，胆固醇就会从胆汁中折出，形成结石。胆囊收缩功能和黏膜分泌功能在胆石病形成过程中也发挥了重要作用。空腹时，胆囊内充满了肝胆汁，进餐时，胆囊浓缩胆汁并将其分泌到十二指肠肠腔内。胆囊必须具备排空功能，否则残留的胆泥容易诱发结石，尤其是与胆固醇过饱和、成核时间缩短并存时。黏蛋白是一种高度糖基化的蛋白质，黏性强，能够结合胆汁中疏水性脂质成分，如果黏蛋白分泌增多，则可促进胆固醇结晶形成。胆色素结石形成可能与胆汁中未结合型胆红素含量增加、pH变化、钙浓度改变、糖蛋白生成增加有关。胆色素结石的主要成分是被糖蛋白的基质凝集在一起的胆红素钙，正常情况下胆红素钙沉淀的生成和溶解过程处于平衡状态。胆汁中的胆红素钙处于超饱和状态将导致沉淀生成，胆道梗阻和胆道感染是胆色素结石形成的公认诱因。当结石内胆固醇含量<30%时，称为胆色素结石。胆色素结石有两种类型：黑色和棕色胆色素结石。胆囊结石中20%～30%是黑色胆色素结石。胆石病的发病率随着人口老年化、饮食结构的改变，还在逐年上升，据流行病学调查显示，本病在西方国家成人发病率为10%～20%，而我国在成人中的发病率为10%～15%，女性明显多于男性，男女比例约为1：2.5，好发于40～60岁人群。我国胆囊结石发病率以胆固醇结石为主，占52.8%～79.9%，而西方国家为10%～20%；原发性胆管结石显著下降（从36.2%降至10.9%），其中尤其原发性肝内胆管结石者在国内各地城市下降明显（从16.1%降至4.7%）。胆石类型和部位改变与饮食结构的变化以及胆道蛔虫和胆道感染发生率显著降低有关。国内文献根据地区报道有胆囊结石与肝内胆管结石两种，大部分城市以及华东、华北和西北等地区以胆囊结石为主，南方以及西南、东南地区则有较多肝内胆管结石。6%～10%的肝胆管结石病例在病程后期可并发肝胆管癌。

2 诊断标准

对怀疑有胆石病的患者临床上应进行影像学检查,包括腹部超声、CT、MRI/MRCP、ERCP、经皮肝穿刺造影及胆道镜等检查,其中首选超声检查。根据患者临床表现和影像学检查基本可以明确胆石病的临床诊断。

2.1 胆囊结石

(1)临床表现:胆囊结石的临床症状取决于结石的大小和部位,以及有无阻塞和炎症等。胆囊结石常发生在胆囊颈部和底部。1/3的胆囊结石的患者临床上无任何症状,有的胆囊结石是在体检时被发现,称为无症状性胆囊结石(亦称静止性结石)。有症状的胆囊结石患者,发作期出现胆囊结石的特征性症状,即右上腹或上腹部持续性疼痛伴阵发性加剧,每次持续时间15~30 min,可向右肩背部放射,伴有恶心、呕吐,进食油腻食物或饱餐后加重;伴有发热,全身炎症反应以及Murphy征阳性、右上腹部包块、腹部压痛、反跳痛、腹肌紧张等急性胆囊炎表现。缓解期疼痛不明显,或时发时止,可伴有嗳气、反酸、腹胀、食欲不振等消化不良症状。胆囊结石并发症包括急性胆囊炎(包括坏疽性、气肿性胆囊炎)、胆囊周围脓肿和穿孔等,慢性结石性胆囊炎、继发性胆总管结石、急性细菌性胆管炎,胆源性胰腺炎、胆内瘘,Mirizzi综合征和胆囊癌等。胆囊结石的并发症还有重度胆汁反流性胃炎。(2)影像学检查:腹部超声检查方便、快速、经济、无创伤,成为诊断胆囊结石最常用的辅助手段。超声诊断胆囊结石的准确性>90%,对于直径>2 mm的结石超声诊断的特异性>95%。胆囊结石的典型超声图像为活动性良好的强回声光点,后方有声影。胆囊结石的非典型超声图像表现为:①胆囊充满型结石:胆囊失去正常的轮廓和形态,胆汁无回声区消失,胆囊轮廓的前壁弧形或半月形的较强回声带,其后方出现较宽大声影;有时增厚的胆囊壁弱回声带包绕着结石强回声,其后方出现声影,称为"囊壁-强回声-声影三合征"(WES征)。②胆囊颈部嵌顿性结石:由于囊壁与结石紧密接触,其强回声团可变得不明显,仅表现为胆囊肿大或颈部有声影。③胆囊泥沙样结石:常沿胆囊后壁呈强回声团,后方伴声影并随体位而移动。④胆囊壁内结石:胆囊壁增厚,内部可见单发或多发的强回声斑,其后方出现"彗星尾征",体位改变无移动。超声检查对于急性胆囊炎的诊断也非常有价值,超声图像为胆囊增大,胆囊壁增厚>4 mm。超声检查还可检测出胆泥淤积。超声、Murphy征阳性、胆周围积液对诊断急性胆囊炎有一定价值。CT对胆囊阳性结石诊断敏感较好,可以观察到胆囊内密度大小不一的结石影,同时可以观察到胆囊壁的增厚或钙化,胆囊结石检出率约70%。通过螺旋CT扫描可以区分结石的不同形状、密度等,并通过分析推测胆囊结石的主要组成成分,为其临床治疗方案的确定提供依据。CT还可发现胆囊结石的并发症,如胰腺炎、胰周积液、胆囊穿孔、脓肿形成。MRI对胆囊结石和胆道系统结石诊断的准确率较CT检查更高,但 MRI检查所需的费用较高,检查耗时较长,并且对患者的配合度要求较高,存在多项禁忌证等,因此临床广泛应用存在一定的局限性,但MRI可以降低漏诊率和误诊率的发生。(3)实验室检查:胆囊结石发作期可出现血液C反应蛋白水平、白细胞计数和中性粒细胞计数增高。ALP、GGT、ALT升高,梗阻明显时血清胆红素亦较高,以直接胆红素为主,尿胆红素阳性。患胆源性胰腺炎时血尿淀粉酶升高。(4)胃镜检查:胆囊结石患者中胃黏膜病变发生率较高,胃癌发生率更高,提示发现胆囊结石患者,最好同时行电子胃镜检查。胃镜下表现为重度胆汁反流性胃炎,伴糜烂、出血甚至溃疡。

2.2 肝外胆管结石

肝外胆管结石包括胆总管结石和壶腹部结石。原发性胆总管结石(CBDS)可在肝内、肝外胆管内形成,这在亚洲人群中最普遍,并引起复发性化脓性胆管炎。继发性CBDS起源于胆囊,并通过胆囊管进入胆管,欧洲患者占大多数。(1)临床表现:胆总管结石的临床表现及病情的严重程度取决于胆道梗阻的程度和有无胆道感染。胆总管结石常由胆囊结石进入胆总管所致,15%~20%胆囊结石患者同时合并胆总管结石,约95%的胆总管结石患者同时合并胆囊结石。在发作间期可能没有明显的症状或体征;少数患者始终没有明显症状,被称为无症状胆总管结石;典型的胆总管结石患者会有腹痛、寒战高热和黄疸(Charcot三联征),严重者还可有血压下降及神经精神症状(Reynolds五联征);体检时可发现皮肤、巩膜黄染,右上腹压痛、反跳痛或肌紧张,有时可见Murphy征(+)。(2)实验室检查:在发作期患者可有白细胞和中性粒细胞的升高;肝生化指标可见异常,如TBil、ALP、GGT、ALT或AST可有不同程度的升高;有重症胆管炎的患者,电解质及肾功能指标可能异常;在静止期各项指标可以正常。(3)影像学检查:①腹部超声检查:对于诊断胆总管结石的价值有限,检出率仅为25%~40%,绝大多数情况下,只能看到间接征象,如扩张的胆管合并胆囊结石。②CT检查:CT诊断胆管结石的特异性为84%~100%,敏感性65%~93%;可作为二线的影像诊断手段,用于超声检查阴性的患者,或需要进一步了解肝、胆、胰及其周围脏器情况的病例。③MRI/MRCP:断层MRI检查有与CT类似的敏感性和特异性;磁共振胰胆管成像(MRCP)为非侵入性检查,能清晰显示胆囊壁、胆总管、肝内胆管的形态和结石的位置和大小,在单纯诊断方面具有和ERCP同样的敏感性和特异性,对≥3 mm的结石具有较高的诊断率。MRCP对于ERCP前判断病情、掌握适应证与禁忌证具有较高的参考价值。④超声内镜：EUS诊断胆总管结石的敏感性和特异性分别为84%~100%和96%~100%，腹部超声阴性的胆总管末端结石可以选用EUS诊断，结石准确率高，尤其在诊断胆管微结石方面，阳性率高于CT、MRCP。⑤ERCP。内镜下逆行胰胆管造影（ERCP）是诊断胆总管结石的"金标准"，有资料显示其对于胆总管结石诊断胆管结石敏感性为79%~100%，特异性为87%~100%。由于ERCP具有一定的创伤性和风险，患者往往需要住院，费用较高，还需承担操作失败及并发症的风险，因而原则上不建议实施单纯诊断性ERCP。

2.3 肝内胆管结石

（1）临床表现：肝内胆管结石的基本临床表现可分为3大类型。①静止型：患者无明显症状或症状轻微，仅有上腹隐痛不适，常在体检时才被发现。②梗阻型：表现为间歇性黄疸、肝区和胸腹部持续性疼痛不适、消化功能减退等胆道梗阻症状。双侧肝胆管结石伴有肝胆管狭窄时可呈持续性黄疸。③胆管炎型：表现为反复发作的急性化脓性胆管炎。急性发作时出现上腹部阵发性绞痛或持续性胀痛、畏寒、发热、黄疸；右上腹压痛、肝区叩击痛、肝肿大并有触痛等，严重者可伴脓毒症表现；一侧肝管结石阻塞合并急性肝胆管炎时，可无黄疸或黄疸较轻，血清胆红素处于正常水平或轻度升高，发作间歇期无症状或呈梗阻性表现。（2）实验室检查：无症状的早期病变者实验室检查可能正常。合并胆管炎时外周血白细胞和中性粒细胞显著升高，血清转氨酶急剧升高，血清胆红素、碱性磷酸酶、谷氨酰转肽酶均不同程度升高。

（3）影像学检查：①腹部超声检查：简便实用，对于肝胆管结石病的筛查具有重要意义，可作为首诊方法，但该方法对操作人员技术依赖性较大，对于整个肝内外胆道系统的评估也存在较大局限性。②CT检查：多排螺旋CT增强扫描检查可明确肝实质改变以及肝内外胆道及结石的整体情况，且可初步明确是否合并胆管癌，在肝胆管结石病的术前评估中发挥极其重要的作用。CT与B超联合应用，一般能为手术方案的制订提供可靠的依据。但CT检查对于定位胆管狭窄部位以及对于一些与肝实质相似的小结石的评估仍有一定困难。③MRI/MRCP检查：可以通过图像重建获得高质量的肝内外胆管树的整体表现，对于明确胆管狭窄部分具有重要意义，MRI增强扫描的不同序列对于排除胆管癌亦有一定意义。由于影像学检查的飞速进步，特别是CT和MRI硬件和各种图形重建软件的开发利用，无创的评估手段几乎可以获得与ERCP及经皮肝穿刺胆道造影检查相近的效果。④ERCP及经皮肝穿刺胆道造影检查均属于有创操作，有诱发胆管炎风险，且由于肝胆管狭窄以及多发结石的原因，常需要多点经皮肝穿刺胆道造影联合ERCP检查才可能获得完整的胆管树图像，故它们不是肝胆管结石病的术前评估中必需的检查方法。术前通过增强CT及MRI检查联合筛查肿瘤标志物如CEA、CA19-9可对肝胆管结石病是否合并胆管癌进行初步判断。若高度怀疑胆管癌,可进一步行PET/CT检查和经ERCP及经皮肝穿刺胆道造影留取胆汁行细胞病理学诊断分析,或经皮胆道镜行活组织检查。

3　治疗方法

3.1　胆囊结石

胆囊结石的治疗原则是缓解症状、减少复发,消除炎性反应,消除结石,避免并发症的发生。应综合患者有无症状,胆囊有无功能、有无炎症,有无并发症和有无手术实施条件等因素,制订个体化的治疗策略。(1)非手术治疗:①一般治疗:健康的生活方式与饮食结构,定期的体育活动和理想体质量的保持可能对胆固醇结石和有症状胆石病有预防作用。胆囊结石并发急性炎症时患者应卧床休息、禁食,必要时作胃肠减压。静脉补充水及电解质,供给足量的葡萄糖及维生素。②胆绞痛的治疗:急性发作期主要由胆石嵌顿于胆囊颈部,引起局部胆汁引流受阻并继发胆道感染而导致平滑肌痉挛。应选用非类固醇类抗炎药物(如双氯芬酸、吲哚美辛)治疗胆绞痛,另外也可用解痉药(如丁基莨菪碱),若症状严重,可用阿片类药物(如叔丁啡)等对症处置。③抗生素治疗:对于轻度急性胆囊炎(无胆管炎、菌血症/脓毒症、脓肿或穿孔),不建议长期使用抗生素。④溶石治疗:适合于胆囊功能好、直径<1.0~1.5 cm的胆固醇结石而不愿手术者。溶石药物包括鹅去氧胆酸(CDCA)和熊去氧胆酸(UDCA)。前者剂量为每日12~15 mg/kg,不良反应有腹泻与肝细胞损伤,以ALT升高为主。因此,用药期间需要监测肝功能。后者为8~10 mg/kg,疗程12~24个月,成功溶石后继续治疗6个月。若治疗后,胆石的体积未见减小者,应停止治疗;或联合体外冲击波碎石(ESWL)技术治疗胆囊结石。最适合应用ESWL包括胆囊功能良好,直径<2 cm且CT值<84 HU的结石,有症状,无其他伴随疾病。但ESWL治疗后易出现胆绞痛、高复发率,还可出现血尿、急性胰腺炎和一过性胆汁淤积等并发症。⑤内镜下取石:15%~20%胆囊结石患者同时合并胆总管结石,如出现黄疸、胆管炎、胰腺炎、肝功能异常、胆道扩张等高度疑似胆总管结石的证据时,建议术前行ERCP检查,乳头切开后可以取石。如果疑似胆总管结石的证据不足时,可行ERCP检查。(2)手术治疗:目前胆囊结石最有效的治疗方法是胆囊切除术,可以彻底治疗胆囊结石,并且能够预防以后结石复发以及并发症的出现。①无症状的胆囊结石:目前对无症状的胆囊结石患者建议采取期待治疗,等到患者出现症状后再行手术治疗,以免不必要的胆囊切除。期待治疗可能增加

并发症风险及手术风险(包括高龄、合并糖尿病、合并肝硬化等)的患者可选择预防性胆囊切除,特别是合并慢性病的高龄患者。对于有胆囊癌高危因素(结石直径>3 cm、胆囊壁钙化、合并胆囊息肉、胆囊腺肌症、合并糖尿病、胰胆管汇合异常等)的患者,不论是否存在症状,均应手术切除。②有症状的胆囊结石:有症状的胆囊结石如明显影响工作、生活时,应行手术治疗。应注意把握适应证,包括有症状的较大胆囊结石(直径>2cm)或多发结石,胆囊结石出现并发症者如急性胆囊炎、胆囊积脓或胆囊穿孔;胆囊结石并发慢性胆囊炎或反复发作者;胆囊结石合并有胆总管结石或有梗阻性黄疸者;胆囊结石怀疑为胆囊癌变者。胆囊结石手术方式可根据病情选择开腹胆囊切除术(OC)或腹腔镜胆囊切除术(LC)。

3.2 胆总管结石

胆总管结石(CBDS)的治疗目的在于防止急性化脓性胆管炎,以解除对生命威胁和痛苦。根据结石出现的部位、产生的并发症、是否有胆囊切除术病史决定治疗方案。

(1)内镜治疗:①胆总管结无合并胆管炎:对于结石直径1.0~1.5 cm的胆总管结石或不适合胆囊切除的患者,可行内镜下乳头括约肌切开取石术(EST),在处理胆道残余结石或复发结石时避免了再次手术。乳头切开后小的结石可自行排出,较大的结石有发生嵌顿危险,可在切开后用网篮取出结石。如切开处明显肿胀,取石有困难或取石未尽时,安全的方法是留置鼻胆管引流(ENBD),预防胆管炎的发生,待水肿消退后再行取石。术中应用抗生素,也可对于结石直径<1.0 cm的胆总管结石用球囊扩张乳头肌(EPBD)代替乳头肌切除术。胆总管结石合并胆囊结石时,治疗方案的选择取决于患者的年龄和基础状况。对于高龄患者,部分患者先行EST之后需要行胆囊切除术,或先行胆囊切除术之后需要行EST。但是对于年轻患者应首选胆囊切除术。如果结石嵌顿于壶腹部,则可能会引起急性重症胰腺炎,建议早行ERCP和EST,以减少并发症和胆管炎发生概率。对于结石直径>1.5 cm的胆总管结石,乳头肌切开后很难用标准网篮取石时,先用内镜下机械碎石(EML),可将大结石碎裂或体外冲击波碎石,而后用网篮逐一取出结石碎块。②胆总管结石合并急性梗阻性化脓性胆管炎:选择能够覆盖革兰阴性菌的强效广谱抗生素,可联合应用哌拉西林/他唑巴坦和氨基苷类抗生素治疗至少2周,但要注意氨基苷类抗生素有肾毒性,不能长期应用;如果病情允许,行ERCP和EST;如果病情不能行EST,立即行鼻胆管引流。同时给予补液。③胆总管结石合并急性胆管炎:治疗原则同急性梗阻性化脓性胆管炎,但是可选期进行内镜下治疗。如果不能行内镜下乳头肌切开取石术,可选择鼻胆管引流,然后行胆囊切除术。抗生素常常选择头孢菌素,也可应用喹诺酮类抗生素。(2)手术治疗:手术治疗原则是尽可能取尽结石,解除胆管梗阻和狭窄,保证手术后引流通畅。一般认为初次发作的胆管梗阻者,如全身感染症状严重,持续高热、腹肌紧张者应积极手术治疗。手术中应用胆道镜可明确结石的部位数量,了解胆管有无狭窄及胆总管下端情况,可使手术残石率明显降低。

3.3　胆内胆管结石

肝内胆管结石的治疗原则:解除梗阻,取净结石,通畅引流,尽可能地保护肝脏功能。早期肝胆管病变局限,症状较轻,采用腹腔镜肝切除术是清除肝内胆管结石的最确切有效的方法,该法复发率低,且术中出血少、术后痛苦少。对肝内胆管结石分布于全肝各处,造成肝衰竭,或因反复胆道感染等原因造成选择性肝段(叶)瘤灶切除无法进行者,可选择肝移植治疗。肝内胆管结石引起的急性梗阻化脓性胆管炎的病例,应首选急诊经皮肝穿,胆汁引流(PTBD),术中尽可能保留有功能的肝组织,术后行胆道镜检查取石。

主要参考文献

[1] 中华医学会外科学分会胆道外科学组. 肝胆管结石病诊断治疗指南[J]. 中华消化外科杂志, 2007, 6: 156–161.

[2] 中华医学会外科学分会胆道外科学组.胆囊良性疾病治疗决策的专家共识[J]. 中华消化外科志, 2011, 10: 14–19.

[3] 中国医师协会外科医师分会微创外科医师专业委员会. 腹腔镜治疗肝胆管结石的专家共识[J]. 中华消化外科杂志, 2013, 12: 1–5.

第75章 胆道蛔虫病

1 概念

胆道蛔虫病（biliary ascariasis）是指蛔虫钻入胆总管、肝内胆管和胆囊所引起的疾病。蛔虫成虫寄生于小肠中下段，机体内环境失调、消化功能紊乱、胃酸度降低、驱虫不当、胆系内环境pH改变等，均可引起寄生在肠道内的蛔虫上窜，钻入胆道内，导致胆道梗阻，胆道内压力升高，引起胆绞痛、梗阻性黄疸、胆管炎、胰腺炎、肝脓肿，同时蛔虫带入细菌而引起继发性胆道感染等严重并发症。蛔虫成虫寄生于小肠中下段，除非大量聚集成团时，否则一般不会引起症状。因为蛔虫有钻孔特性，所以当过多虫体聚集在空肠或是由于肠道感染造成的蠕动过速时，蛔虫会进入十二指肠。蛔虫钻入十二指肠壶腹，并向肝胆管内移动，最终会导致胆道蛔虫病。进入胆道蛔虫通常在胆囊切除术、括约肌切开术、胆总管造口术、括约肌成形术等手术后才被发现。肠道蛔虫病的常见并发症之一就是胆道蛔虫病。如出现发热、呕吐、腹泻及大量饮酒，胃酸度降低和手术等所致肠道功能紊乱及Oddi括约肌功能失调时，因蛔虫具有乱窜、钻孔等习性，上窜到十二指肠，经十二指肠乳头进入胆道导致机械性刺激，引发Oddi括约肌收缩或痉挛产生剧痛，同时虫体在胆道内引起机械梗阻导致胆管内压增高，胆汁排空障碍、胆汁淤积的化合物和蛔虫携带的细菌大量繁殖共同导致了急性梗阻性化脓性胆管炎、胆囊炎和胰腺炎。蛔虫会偶然间进入肝内胆管，从而侵入肝实质，造成局部的炎症，导致组织坏死和化脓。而蛔虫阻塞胆囊管，导致胆囊化脓性炎症较少见。进入胆管的蛔虫大多数死在胆管内，其尸体碎片、虫卵以后可在肝内外形成结石，常引起胆道黏膜破坏，产生大量炎性渗出物，形成纤维反应沉淀，最终出现胆道狭窄。再加上化脓性胆管炎，以上这些都是促进结石的因素。随着公共卫生条件日益改善，蛔虫病的感染率、发病率日益下降，胆道蛔虫病亦成为少见疾病。胆道蛔虫病以儿童和青壮年多见，女性较男性发病率高。

2 诊断标准

诊断要点 （1）多见于儿童、青壮年，女性多于男性；大多数患者有肠道蛔虫症，有吐虫或排虫史。（2）临床表现较具特征性，右上腹或剑突下呈钻顶样疼痛，发作间期如常人；疼痛伴恶心、呕吐，少数患者可以吐虫或便虫；症状重而体征轻，仅有剑突下压痛。（3）血白细胞轻度升高，嗜酸性粒细胞比例增高；粪便或十二指肠引流液中可查到蛔虫卵。（4）影像学检查确诊。

鉴别诊断 本病需与急性胰腺炎、急性胆囊炎、胆囊结石、胃及十二指肠溃疡穿孔等疾病相鉴别诊断。

2.1 临床表现

（1）腹痛：因虫体嵌顿在Oddi括约肌处或多数成虫进入胆道内活动，引起括约肌强烈收缩，出现突发右上腹或剑突下钻顶样剧烈绞痛，患者面色苍白、坐卧不安、大汗淋漓、弯腰捧腹、哭喊不止、十分痛苦，腹部绞痛时可向右肩背部放散。腹痛多为阵发性、间歇发作，持续时间长短不一，疼痛过后，可如常人安静。当括约肌疲劳、松弛、蛔虫全部进入胆道或退出胆道，暂时静止时，临床症状可暂时缓解。同时由蛔虫带入的细菌在胆道内大量繁殖而导致胆道感染，则腹痛持续。当合并肝脓肿时，可有肝区、腰背部胀痛。合并急性胰腺炎时，腹痛可扩展到上腹中部、左上腹及腰背部。当蛔虫引起胆道出血时，可有上腹爆炸性疼痛、轻度黄疸和上消化道出血三联征。胆道感染严重时，可出现败血症等。（2）恶心呕吐：常有发生，多在胆绞痛时相伴发生，呕吐物中可含胆汁或黄染蛔虫。有的为"干呕"，患者不能正常进食。（3）全身症状：早期无明显发冷发烧，当并发急性化脓性胆管炎、胆囊炎时可有发冷发烧和黄疸。如并发肝脓肿、膈下感染、败血症等，则出现寒战高热，甚至中毒性休克等。（4）体征：早期虽然上腹绞痛，但腹软或仅上腹深在轻微压痛，无肌紧张，与其他急腹症显著不同。晚期如出现肝、胆化脓性感染，腹膜炎，可有腹膜刺激征；腹部压痛、反跳痛和肌紧张，或可触及肿大而有压痛的肝脏、胆囊等。由于胆道蛔虫堵塞或胆石并存，或肝脏重度损害，可有不同程度的黄疸。

2.2 影像学检查

（1）超声检查：蛔虫进入胆总管后，可见肝外胆管不同程度的扩张；扩张的胆管内见单一或多条宽度3～4 mm光滑的、长的平行线状，伴中央低回声的无声影回声结构；胆管或胆囊内见双线状蠕动、摇摆状虫体回声为胆道活蛔虫；如虫体已死或钙化，则为条索样强回声影。

（2）CT检查：CT扫描在胆道蛔虫病中的应用通常限于累及肝脏或胰腺的患者。MRCP可以提供胆系三维的投影，同时可以观察到肝外胆管的细节。（3）ERCP因其同时具有治疗的作用，可以作为胆道蛔虫病的一项独特检查方法。

3 治疗方法

3.1 非手术治疗

（1）对症治疗：疼痛时给予解痉和止痛治疗，如可口服或注射阿托品、654-2等胆碱能阻滞剂，必要时可用哌替啶止痛。（2）抗感染治疗：胆道蛔虫病合并感染时，常选用广谱抗生素，尤其对革兰阴性杆菌敏感的抗生素，可选用哌拉西林/他唑巴坦、头孢哌酮/舒巴坦治疗、阿莫西林、左氧氟沙星，同时针对厌氧菌使用甲硝唑类具有较好效果。（3）驱虫药：可以选择噻吩嘧啶、甲苯咪唑、阿苯达唑等。但需要注意的是，这种治疗手段要禁止肠内营养，并需要静脉给予营养液。非手术治疗通常持续72 h，它的疗效要通过临床检查和肝功能来评估。并同时腹部彩超监测担待系统的蛔虫蠕动。非手术治疗的成功与否可通过热退、疼痛减轻、黄疸消退及胆道系统虫体消失来评估。

3.2 内镜治疗

随着内镜技术的发展，胆道蛔虫症除了常规治疗外，内镜下取蛔虫或驱虫已成为一线治疗。内镜下驱虫通常用于非手术治疗无效的患者，此类患者通常病程超过3周，胆道系统内的蛔虫已经死亡，不能自行移出。此方法还可用于胆绞痛复发的患者，他们对解痉药物的反应较差。取出虫体后，临床症状会迅速缓解。（1）内镜下取虫治疗：采用胃镜下取虫，十二指肠乳头口虫体嵌顿的患者，应内镜下取虫治疗是首选，使用鳄鱼钳时宜将钳口调至十字垂直于虫体方向钳夹，并将钳取的蛔虫顺乳头口往下送入肠腔，拉出大部分虫体后随镜拖出体外。镜下取虫后常规给驱虫治疗，以防近期残留肠道蛔虫再次钻入胆管。（2）ERCP下取虫治疗：如蛔虫完全进入胆管，腹痛程度有所缓解，蛔虫在胆管内活动，可出现钻顶样疼痛，此时是急诊ERCP取蛔虫治疗的适应证。根据病情合理地选择治疗方法。对于虫体嵌顿于乳头的患者，应用圈套器套住留在十二指肠腔部分的虫体，慢慢收紧圈套器，避免过度用力勒断虫体，收好圈套器连同内镜一起退出口腔。对于虫体全部进入胆总管的患者，应先行胆总管造影检查，观察胆总管内是否存在充盈缺损，判断充盈缺损的性质、范围、位置等。诊断明确后，将取石网篮沿胆管的轴线缓慢送入胆道内，超过虫体的头端再出网篮，将张开的网篮慢慢向下拉并逐渐收紧，感觉有阻力时，保持适当的张力，缓慢向下拉回至十二指肠腔，随内镜退出口腔，将虫体取出。

3.3 手术治疗

对出现胆道出血、胆道穿孔、腹膜炎，或常规内镜治疗失败者可考虑外科手术治疗。外科手术治疗包括胆囊切除术、移除胆道内和胆管内的结石和虫体、清除肝脏脓肿。清除的手术包括T管引流、胆总管十二指肠吻合术、胆管空肠吻合术。

第76章　原发性硬化性胆管炎

1 概念

原发性硬化性胆管炎（primary sclerosing cholangitis, PSC）是一种少见的慢性胆汁淤积性疾病，其特征为肝内外胆管炎症和纤维化，进而导致多灶性胆管狭窄。病情呈进行性发展，并导致胆管阻塞，大多数患者最终发展为肝硬化、门静脉高压和肝功能失代偿。此病影像学特点为出现多灶性、短小环状狭窄与正常或轻度扩张的胆管相交替，从而形成串珠样改变。PSC可发病于任何年龄，发病年龄高峰约为40岁，且多数为男性患者，男女比例约为2∶1，女性的诊断平均年龄约为45岁。在PSC和溃疡性结肠炎（UC）同时存在的人群中，男性比例接近60%~70%，疾病诊断年龄一般为30~40岁，而在不伴有UC的患者中女性稍多于男性。在印度和欧洲南部PSC患者中，合并IBD的比例为30%~50%，而北欧62%~83%的PSC与IBD相关，新加坡和日本偏低，为20%~37%。PSC目前的确切病因与发病机制至今不十分明确，可能与遗传和免疫因素、细菌与毒素、慢型性病毒感染及胆管的缺血性损伤等有关，对免疫遗传背景的研究认为可能的发病机制是病原体的感染触发炎症的发生并导致或加重免疫紊乱。也有研究表明，在患者的一级亲属中PSC患病率约0.7%，是正常人群患病危险的100倍，提示基因遗传因素与本病的发生有着密切的关系。部分PSC患者合并IBD（其中70%~80%为UC）、胰腺炎、关节炎、甲状腺疾病、结节病等与免疫相关的疾病，提示其发病与免疫因素有关。还研究发现PSC患者同时存在体液免疫和细胞免疫异常的证据，多数研究证实在患者血清中发现不同的自身抗体，包括抗核抗体、抗心磷脂抗体、抗平滑肌抗体、抗过氧化酶抗体及类风湿因子等。另外有研究报告，PSC患者肝门区可见T淋巴细胞浸润，说明细胞免疫可能也参与PSC的发生。PSC预后不良，10%~30%的患者进展为胆管癌，10年生存率约65%，平均生存时间为12~17年。

2　诊断标准

诊断依据　(1)患者存在胆汁淤积的临床表现及生物化学异常;(2)胆道成像具备PSC典型的影像学特征;(3)除外其他因素引起胆汁淤积。若胆道成像未见明显异常发现,但其他原因不能解释的PSC疑诊者,需肝脏活组织检查进一步确诊或除外小胆管型PSC。

鉴别诊断　本病需与原发性胆汁性胆管炎、自身免疫性肝病、胆管癌、其他原因导致的肝内外胆汁淤积性疾病相鉴别。

2.1　临床表现

PSC患者临床表现多样,可起病隐匿,15%~55%的患者无症状,仅在偶然检查时发现ALP升高而诊断,或因IBD进行肝功能筛查时诊断。有症状者多表现为胆汁淤积的症状,进行性黄疸、皮肤瘙痒,多数伴有疲乏无力,可伴有右上腹痛,少数患者可出现反复的高热、寒战,晚期可有门静脉高压的表现如腹水、肝脾肿大、食管胃底静脉曲张破裂出血等。半数以上患者合并IBD特别是UC;约20%患者合并至少一种肠外的免疫性疾病,包括胰岛素依赖型糖尿病、甲状腺炎、红斑狼疮、风湿性关节炎、腹膜后纤维化等。

2.2　实验室检查

血清碱性磷酸酶(ALP)升高至正常上限的3~10倍或以上;大多数患者血清转氨酶通常正常,某些患者也可升高2~3倍正常值上限,显著升高的转氨酶水平需考虑存在急性胆道梗阻或重叠有自身免疫性肝炎(AIH)可能;胆红素间断升高,提示出现胆道狭窄、梗阻。疾病晚期可出现低蛋白血症及凝血时间延长、凝血酶原活动度降低等肝功能障碍的表现。约有30%的患者可出现高γ-球蛋白血症,约50%的患者可伴有免疫球蛋白(Ig)G或IgM水平的轻至中度升高。血清IgG4≥135 mg/dl可作为IgG4相关疾病包括IgG4相关硬化性胆管炎(IgG4-SC)的血清学诊断标准之一。约超过50%的PSC患者血清中可检测出多种自身抗体,包括抗核抗体(ANA)、抗中性粒细胞胞浆抗体(pANCA)、抗平滑肌抗体(SMA)、抗内皮细胞抗体、抗磷脂抗体等,其中p-ANCA分别在33%~85%的PSC和40%~87%UC患者中阳性。但上述抗体一般为低滴度阳性,且对PSC均无诊断价值。原发性胆汁性肝硬化(PBC)特异性的自身抗体抗线粒体抗体(AMA)在PSC中较为少见。PSC特异性的自身抗体目前尚未发现。

2.3 影像学检查

(1)ERCP检查：PSC典型的影像学表现为肝内外胆管多灶性、短节段性、环状狭窄，胆管壁僵硬缺乏弹性、似铅管样，狭窄上端的胆管可扩张，呈串珠样表现，进展期患者可显示长段狭窄和胆管囊状或憩室样扩张，当肝内胆管广泛受累时可表现为枯树枝样改变。但要注意仅有小胆管受损的患者ERCP检查可以完全正常，故ERCP正常不能排除诊断，可以行肝穿刺或组织病理检查帮助诊断。(2)MRCP检查：PSC的MRCP表现主要为局限或弥漫性胆管狭窄，其中胆管正常或继发性轻度扩张，典型者呈"串珠"状改变，显著狭窄的胆管在MRCP上显影不佳，表现为胆管多处不连续或呈"虚线"状，病变较重时可出现狭窄段融合，小胆管闭塞导致肝内胆管分支减少，其余较大胆管狭窄、僵硬，似"枯树枝"状，称"剪枝征"，肝外胆管病变主要表现为胆管粗细不均，边缘毛糙欠光滑。(3)腹部超声检查：PSC患者腹部超声检查可显示肝内散在片状强回声及胆总管管壁增厚、胆管局部不规则狭窄等变化，并可显示胆囊壁增厚程度与胆系胆汁淤积情况及肝内三级胆管的扩张情况等。但对于不典型肝内胆管局限型PSC及肝外胆管下段局限型PSC的诊断还有不足之处。

2.4 肝组织穿刺病理组织学检查

PSC患者肝脏活组织检查可表现为胆道系统的纤维化改变，累及整个肝内外胆道系统，少数仅累及肝外胆道系统，后期肝实质细胞受损。组织学上肝内大胆管的改变与肝外胆管所见相似，胆管纤维化呈节段性分布，狭窄与扩张交替出现；肝内小胆管典型改变为胆管周围纤维组织增生，呈同心圆性洋葱皮样纤维化，但相对少见。根据肝实质受累的情况、纤维化程度及肝硬化的有无将PSC分为Ⅰ~Ⅳ期（见表76-1）。

表76-1　PSC的组织学分期

分期	诊断要点
Ⅰ期：门静脉期	炎症改变仅仅局限在肝门区，包括淋巴细胞浸润，有时为嗜中性粒细胞向胆管浸润，胆管上皮变性坏死等，可以有不同侧重的表现，还可以出现胆管上皮的血管化和胆管增生
Ⅱ期：门静脉周围期	病变发展到肝门周围实质的炎症性改变，出现肝细胞坏死、胆管稀疏和门静脉周围纤维化
Ⅲ期：纤维间隔形成期	纤维化及纤维间隔形成及（或）桥接状坏死，肝实质还表现为胆汁性或纤维化所致的屑样坏死，伴有铜沉积，胆管严重受损或消失
Ⅳ期：肝硬化期	出现胆汁性肝硬化的所有表现

3 治疗方法

3.1 药物治疗

（1）熊去氧胆酸（UDCA）：中等剂量的UDCA（17~23 mg/kg·d）治疗PSC的临床试验结果显示，UDCA可以改善患者肝脏生物化学、肝纤维化程度及胆道影像学表现，迄今为止样本量最大的中剂量UDCA治疗PSC的临床试验结果显示，UDCA可以降低肝移植率及死亡率，减少胆管癌发生，但是由于试验纳入样本量不足，其结果未能达到统计学意义。（2）抗生素：对于合并胆道感染者或预防性应用抗生素和有效引流能显著减低胆管炎的发生，对支架置入术推荐术前预防性应用抗生素治疗。目前并无前瞻性研究证实最佳的抗生素选择及用量，临床上在术前及术后3~5 d常应用喹诺酮类或头孢菌素类。另外对一些不能有效引流的病例也推荐应用抗生素治疗。（3）内镜治疗：ERCP适用于肝外胆管及肝内大胆管的显性狭窄（胆总管<1.5 mm 或肝管<1.0 mm的狭窄），可减轻皮肤瘙痒和胆管炎等并发症，并对胆管癌进行早期诊断，改善生存状况。可根据具体情况通过应用ERCP行EST、球囊扩张、支架置入术等。在行ERCP相关治疗时应注意有无并发症及有无胆管癌的发生。

3.2 肝移植

用于终末期患者，也是唯一有效治疗终末期PSC的方法。适应证选择与其他原因所致肝硬化终末期患者相同。

第77章　胆管扩张症

1 概念

胆管扩张症（biliary dilatation，BD）又称胆管囊肿，是临床较少见的一种原发性胆管病变，可由婴幼儿时期先天性胆管扩张延续而来，也可在成年期发病，主要表现为肝内、外胆管单发或多发性局部扩张。BD病因复杂，目前主要有遗传学因素、胰胆管合流异常（pancreaticobiliary realjunction，PBM）、胃肠道神经内分泌、胆管上皮异常增殖、其他因素（如病毒感染、妊娠、胆管炎症等）。大多数胆管囊肿患者存在PBM，即胰管与胆总管形成一个过长的共同通道，由于Oddi括约肌失去对胰胆合流部的控制，胰液反流入胆管导致胰液激活，损伤胆管上皮，破坏胆管壁结构，使其薄弱而发生扩张，考虑胆管囊肿的发病可能与此有关。研究发现，部分其他纤维化囊性疾病患者也可同时合并胆管囊肿，这提示胆管囊肿的发病与发育畸形有关。BD发病率约占胆道良性疾病的1%。BD在日本和东南亚国家的发病率（1/1 000）显著高于欧美国家（1/150 000~1/100 000），女性发病率为男性的3~4倍，多发病于婴幼儿时期和儿童期，约20%发病于成年期。随着腹部超声和CT、MRI等影像学检查的普及，10%~36%的确诊患者为无症状患者，BD诊断率明显升高。BD分型方法较多。根据发生部位可分为肝内型、肝外型及混合型。根据扩张胆管数目可分为单发型和多发型或局限型和弥漫型。根据患者发病年龄可分为婴幼儿型和成人型。目前国际上较为常用的是Alonso-Lej分类法的Todani改良版分型。近年，我国董家鸿等应用数字医学技术，结合大宗病例数据分析和临床实践，提出了新的BD临床分型方法。根据Todani分类法，将胆管囊肿可分为以下5类。Ⅰ型为胆总管扩张（最常见，占BD的70%~90%），分为3个亚型。Ia型：胆总管囊状扩张；Ib型：胆总管局限性扩张；Ic型：肝外胆管弥漫性梭状扩张。Ⅱ型为胆总管憩室样扩张（占BD的2%~5%）。Ⅲ型为胆总管十二指肠壁内段扩张（占BD的4%），又称为胆总管末端囊肿。Ⅳ型为胆管多发性扩张（占BD的10%~20%），分为2个亚型。IVa型：肝内外胆管多发性囊状扩张；IVb型：仅肝外胆管多发性囊状扩张。V型为肝内胆管单发或多发性囊状扩张（占BD的1%），又称为

Caroli病。根据病变胆管扩张在胆管树分布部位和范围、并发肝脏病变及其与手术方式选择的关系，提出了一种新的分型方法，简称董氏分型。A型为周围肝管型肝内胆管扩张，分为2个亚型。A1型：病变局限于部分肝段；A2型：病变弥漫分布于全肝。B型为中央肝管型肝内胆管扩张，分为2个亚型。B1型：单侧肝叶中央肝管扩张；B2型：病变同时累及双侧肝叶主肝管及左、右肝管汇合部。C型为肝外胆管型胆管扩张，分为2个亚型。C1型：病变未累及胰腺段胆管；C2型：病变累及胰腺段胆管。D型为肝内外胆管型胆管扩张，分为2个亚型。D1型：病变累及2级及2级以下中央肝管；D2型：病变累及3级及3级以上中央肝管。董氏分型与Todani分型的对应关系见表77-1。

表77-1 董氏分型与Todani分型的对应关系

董氏分型	Todani分型	受累范围	治疗方法
A1型		部分肝段周围肝管	受累肝段切除术
A2型		全肝周围肝管	肝移植
B1型		单侧肝叶中央肝管	受累肝叶或肝段切除术
	V型（Caroli病）	双侧肝叶中央肝管	（1）累及2级及2级以下胆管时，行胆囊切除+病变肝外胆管节段性切除+胆管空肠吻合术
B2型			（2）累及3级或3级以上肝管时，行胆囊切除+肝外胆管及病变肝段切除+胆管空肠吻合术
C1型		肝外胆管（胰腺段未受累）	胆囊切除+扩张肝外胆管切除+胆管空肠吻合术
	I、II、IVb型		胆囊切除+肝外扩张胆管切除+胆管空肠吻合术：（1）对胆总管垂直汇入主胰管（C-P）型胰胆管合流异常，完整切除至病变胆管末端
C2型		肝外胆管（胰腺段受累）	（2）对主胰管呈锐角汇入胆总管（P-C）型胰胆管合流异常，保留胰管汇入点远端胆管
D1型		2级及2级以下中央肝管	（1）行胆囊、肝门部扩张胆管、肝外病变胆管切除+胆管空肠吻合术
D2型	IVa型	3级及3级以上中央肝管	（2）行胆囊、受累肝段切除、肝外病变胆管切除+胆管空肠吻合术

2 诊断标准

BD诊断要点 包括胆管受累范围、扩张程度、并发症，这对患者病情评估、临床分型、预后判断、治疗方案的制订有重要意义。

2.1 临床表现

对有腹痛、腹上区包块或黄疸等临床表现的患者，尤其是女性患者，鉴别诊断中应考虑

BD。典型临床症状为"三联征"，间歇性黄疸、腹痛和腹部包块。黄疸为间歇性的，属于淤胆型，往往伴有发热。腹痛部位主要位于右上腹部，性质为绞痛。婴幼儿及儿童患者主要临床表现为明显的腹部包块和梗阻性黄疸，成人患者则主要表现为腹痛。此外，BD患者临床表现的差异性也与PBM类型有关：C-P型PBM胆总管呈明显囊状扩张，患者主要表现为腹部包块或梗阻性黄疸；P-C型PBM患者主要表现为腹痛。BD患者并发症发生率为20.0%～60.0%，常见并发症包括胆结石、急性胰腺炎和胆道癌变；其他并发症有复发性胆管炎、门静脉高压症、自发性囊肿破裂等。

2.2 影像学检查

（1）彩色多普勒超声检查：彩色多普勒超声检查是BD的主要筛查手段，主要表现为胆总管或肝内胆管出现局限性或节段性扩张的无回声区，多呈椭圆形或梭形，病变胆管近端胆管一般无扩张，胆囊受压、推移。（2）多排螺旋CT检查：多排螺旋CT检查在评估病变胆管周围解剖关系和是否存在并发症上具有优势。（3）MRCP检查：可作为诊断BD的首选方法。（4）胆道造影检查：若MRCP检查表现不典型，但高度怀疑BD时，应行ERCP检查，并可同时行内镜鼻胆管引流术。PTC检查同样能清楚显示肝内胆管结构，也可同时行经皮肝穿刺胆道引流术。这两种检查均为有创性。术中行胆道造影联合胆道镜检查、肝内胆管及胆总管远端探查，可提高诊断准确率，有效减少术后并发症。（5）术中胆道镜检查：术中胆道镜检查可作为补充诊断或治疗手段，有助于更加精确、全面地评估病变情况。（6）数字医学技术：三维可视化及3D打印立体成像技术有助于精准定位，判定病变胆管与相邻脉管的关系，并可行术前虚拟手术，拟定精准手术治疗方案，指导临床具体手术操作。

2.3 实验室检查

胆汁淀粉酶含量检测对判断PBM具有辅助诊断意义。血清淀粉酶、胆红素、胆道酶谱（ALP、Y-GGT）和肿瘤标志物（CA19-9、CEA）有助于评估BD并发症。

3 治疗方法

治疗原则是切除病变胆管，处理继发病变，重建胆肠通路。BD一旦确诊，应尽早行手术治疗，降低胆道癌变率；暂不能行手术治疗者，建议每6个月定期随访观察。

3.1　胆汁引流术

对并发严重感染、肝功能较差且全身情况不能耐受手术的BD患者,可通过介入或手术行暂时性胆汁外引流术。待患者全身情况改善后,再行手术治疗。既往行病变胆管内引流术患者,应尽早再次行手术,彻底切除病变胆管,以防止其癌变。

3.2　胆囊切除术

对肝外BD患者,应切除胆囊和病变胆管,并行近端胆管空肠吻合术;对病变胆管,应在不损伤近端正常胆管和远端胰管汇合部的前提下做到最大化切除;对切除困难的患者,可行保留病变胆管后壁的内膜剥除术,以降低手术风险。

3.3　胆管空肠吻合术

对BD患者切除病变胆管后,胆管空肠Roux-en-Y吻合术是重建胆肠通路的标准手术方式。病变胆管十二指肠吻合术和病变胆管空肠吻合术等病变胆管内引流术应予废弃。

3.4　腹腔镜手术

对适当选择的BD患者,行腹腔镜手术创伤小、术后恢复快、疗效与行开腹手术相似。但全腹腔镜或达芬奇机器人手术系统下行病变胆管切除+胆道重建术有一定难度,应在腹腔镜或达芬奇机器人手术系统手术经验丰富的专科中心开展。

3.5　肝移植

病变累及全肝的A2型BD(Caroli病),并发严重肝纤维化和门静脉高压症,可行肝移植。A、B、C、D2型BD并发肝内或肝门部胆管癌,行常规手术无法根治且无肝外转移,也可行肝移植。部分Caroli病患者甚至需行肝肾联合移植。尽早完整切除病变胆管、重建胆肠通路是预防BD癌变的最有效方法:BD患者术中应全面探查胆道系统,酌情行术中快速冷冻切片病理学检查。排除癌变可能;对BD癌变的处理,可参考中华医学会外科学分会胆道外科学组制订的《肝门部胆管癌诊断和治疗指南(2013版)》。应重视胆肠吻合口漏、胰瘘和胰腺炎等BD术后早期并发症,以及胆肠吻合口狭窄等远期并发症的防治,妥善处理病变胆管近端切缘和胰腺段切缘是预防胆胰相关并发症的关键。建议手术患者术后半年内每3个月、半年后每6个月复查血常规、肝功能、血清淀粉酶、肿瘤标志物(CA19-9、CEA等),并做腹部彩色多普勒超声、CT、M砒等影像学检查。

第78章　胆囊息肉样病变

1 概念

胆囊息肉样病变（polypoid lesions of gallbladder, PLG）又称为胆囊隆起性病变, 是指胆囊壁向胆囊腔内呈息肉样突起的一类病变的总称, 是一种影像学诊断术语。胆囊息肉样病变中绝大多数为良性病变, 国内报道82%～87%为良性。病理上可分为: ①肿瘤性息肉, 包括腺瘤和腺癌, 其他较少见的有脂肪瘤、血管瘤、平滑肌瘤、神经纤维瘤等; ②非肿瘤性息肉, 包括胆固醇息肉、炎性息肉、腺肌增生以及腺瘤样增生、黄色肉芽肿、异位胃黏膜或胰腺组织等。王秋生等在研究了100例手术病理检查证实的胆囊息肉样病变的基础上, 提出了将所有经B超检查发现的胆囊息肉样病变分为胆固醇性息肉、良性非胆固醇性息肉和息肉型早期胆囊癌。

（1）胆固醇性息肉（CPs）: 又称胆固醇结晶沉积症, 占胆囊息肉样病变的50%以上。胆固醇性息肉的实质是胆固醇代谢失调, 大量吞噬了脂质的组织细胞堆积在胆囊壁固有层上覆以正常的黏膜上皮。该类息肉的B超检查特征是: ①大多数小于10 mm; ②多发为主; ③多见于胆囊体部, 可见细小的蒂; ④富含胆固醇者可见微弱的声影。迄今为止, 尚未发现癌变的报道, 但脱落的息肉可形成结石核心而产生其他并发症。（2）良性非胆固醇性息肉样病变（NCPs）: 占胆囊息肉样病变的40%。它包括除胆固醇性息肉与息肉型早期胆囊癌以外所有其他的胆囊息肉样病变, 主要有腺瘤、腺肌瘤、炎性息肉、腺瘤样增生以及少见的平滑肌瘤、脂肪瘤、纤维瘤、血管瘤、神经纤维瘤、纤维脂肪瘤、肝胰组织异位等。（3）息肉型早期胆囊癌（eGBC）: 占胆囊息肉样病变的10%, 其缺乏典型的临床症状。B超影像学检查特征为: ①瘤体大于10 mm, 尤其大于15 mm者更应注意; ②单发; ③多位胆囊颈部; ④50%可伴有结石。还有根据B型超声分类, 可分四型。Ⅰ型: 呈米粒状或桑葚状, 且呈均匀强回声。多为胆固醇性息肉。Ⅱ型: 呈单个或分支状乳头样实质回声的病变。多为胆固醇性息肉, 但有时可为胆囊癌。Ⅲ型: 呈覃样实质性回声。多为腺瘤, 也可能是癌。Ⅳ型: 为不规则隆起实质性回声。恶性癌变的可能性极大, 即使病灶较小, 也应高度怀疑为恶性。胆囊息肉样病变在临床上并不少见。男性多于女性, 男女之比可达到1.7:1,且存在人种差别。在年龄上,老年病人的临床症状较年轻病人更为明显,这可能与抵抗力下降或病变性质及程度等因素有关。国内学者把年龄大于50岁定位高危人群,具有手术指征。对年龄大于60岁的病人要注意恶性的可能,可列为绝对手术指征。对伴有胆囊结石的高龄病人更要加以重视。

2 诊断标准

目前诊断主要依靠影像学检查,包括B超、CT和胆囊造影术等。由于本病良性恶性混杂,术前明确诊断就显得尤为重要,需结合病史、影像学检查来确定病变的性质。

2.1 临床表现

胆囊息肉样病变无特异的临床表现。有2/3的患者有类似慢性胆囊炎的症状,如右上腹发作性疼痛,其中一部分放射至右肩或背部,少数患者伴恶心、呕吐、厌食、腹胀不适,1/3患者无自觉症状,仅在B超检查时偶然被发现。阳性体征主要为右上腹压痛。

2.2 影像学检查

(1)超声检查:此为本病的首选检查手段。B超检查可以了解病变的大小、形态、数量以及所在部位,对明确诊断有重要的指导意义。临床上5 mm以下的胆囊息肉样病变多为胆固醇性息肉、腺肌瘤样病变和炎性息肉,胆囊癌的可能性较小。病变的形态为Ⅰ、Ⅱ型,多属于良性。Ⅲ、Ⅳ型多属于恶性,需高度重视。通常单发性病变恶性的可能性大,多发性病变良性的可能性大。但在临床上很难单纯依靠病变的数量来判定病变的性质,需综合多方面的因素来综合判断。多数病变位于胆囊体部的肝床侧,其次为胆囊颈部及体部的游离侧,胆囊底部很少发生。对发生于胆囊体部肝床侧的腺瘤和腺肌瘤样变,由于有恶变的可能,在诊断治疗上须特别重视。(2)EUS检查:该检查可清楚辨清胆囊息肉样病变的内部结构,是否有蒂以及与胆囊壁的关系。胆固醇息肉的特点是呈有蒂的多数为颗粒状均匀强回声,在蒂附着部胆囊壁各层结构较清晰。胆囊癌的隆起样病变回声多不均匀,附着部胆囊黏膜紊乱或出现局部性结构不清。腺肌瘤样病变常呈低回声。小的腺瘤仅限于胆囊壁的第一层隆起。(3)CT/MRI检查:可以明确肝内浸润和淋巴结转移等情况,但对微小隆起样病变意义不大。

3 治疗方法

3.1 无症状的胆囊息肉

应定期随访、复查,具有以下情况者,建议进行胆囊切除术:年龄超过50岁的患者,息肉最大直径<8 mm,1年内影像学(CT或MRI)复查息肉呈迅速增大,存在明显影响患者日常工作、生活的症状或继发急性胆囊炎等并发症。

3.2 有症状的胆囊息肉样病变

在排除"息肉"为胆囊胆固醇结晶,或胆囊胆固醇结晶经利胆治疗症状无明显缓解的情况下,不论息肉具体大小,建议行胆囊切除术。

3.3 无症状的胆囊息肉样病变

具有以下情况者,建议手术切除胆囊。①会并胆囊结石;②息肉最大直径超过10 mm(CT或MRI);③息肉基底部宽大;④息肉呈细蒂状囊内生长,血供较好,增强CT检查见息肉明显强化;⑤胆囊颈部息肉或息肉生长部位邻近于胆囊管开口。

主要参考文献

[1]中华医学会肝病学分会,中华医学会消化病学分会,中华医学会感染病学分会. 原发性硬化性胆管炎诊断和治疗专家共识[J]. 中华肾脏病杂志, 2016, 24: 14-22.

[2]中华医学会外科学分会胆道外科学组.胆管扩张症诊断与治疗指南[J]. 中华消化外科杂志, 2017, 16:767-774.

[3]中华医学会外科学分会胆道外科学组. 胆囊良性疾病治疗决策的专家共识[J]. 中华消化外科志, 2011, 10: 14-19.

第79章　胆囊切除术后综合征

1 概念

胆囊切除术后综合征（post cholecystectomy syndrome, PCS）是指有过胆囊切除病史的患者术后右上腹部疼痛不适、腹胀纳差、恶心呕吐、腹泻或便秘等，甚至可见疼痛剧烈，伴发热、黄疸、肝功能异常等症状的统称。在胆囊切除的患者中，20%~40%在术后原有症状继续存在，或2~3个月后复发或出现新的症状。PCS大多数病例在术后1年内就发生症状，以后经常反复发作，在临床上包括胆系外和胆系内两部分病症。（1）胆系外病症：这些病症可能在胆囊切除之前已经存在，但被忽略而只诊断为胆囊疾病作了胆囊切除术。也可能是在术后才发生的病症。因此，首先应给予鉴别，以排除非胆系疾病后，对胆系病症作出正确诊断。胆囊切除术前就存在某些原发性胆系外疾病，如反流性食管炎，急慢性胃炎、肝炎、胰腺炎，消化道溃疡、肿瘤，肠易激综合征等亦是PCS的原因之一。由于胆囊切除后，造成胆囊的贮存、调节胆道压力与浓缩胆汁的功能消失，胆总管压力增高，造成胆汁排放异常，从而引发幽门开放异常，十二指肠逆蠕动，更容易引发胃肠蠕动功能紊乱，致使胆汁逆流入胃。通常胆汁持续反流胃内，而导致破坏胃黏膜屏障，引起胆汁反流性胃炎。（2）胆系内病症：这些病症则多为胆囊切除术后才发生，或在胆囊切除术时即已存在，但术中被遗漏而未处理。目前大多学者认为胆总管结石是PCS最常见的原因，其发生率约为30%。一般认为2年内出现症状的多为残留结石，2年后出现症状的多为原发结石。胆囊切除术时，若胆囊管残留过长，并出现炎症、结石，甚至逐渐扩张，形成"小胆囊"时，即可引起疼痛等症状。临床报道十二指肠憩室合并胆囊结石的发生率为27.8%，并认为憩室与结石的形成及复发之间存在密切的关系。也可发现胆囊切除术后存在Oddi括约肌运动障碍（SOD），导致胆总管压力增高，胆总管代偿性扩张。由于手术损伤、结石刺激或反复感染均会造成局部炎症、水肿、增生，若长期发展，则乳头部组织发生纤维化，最终形成十二指肠乳头狭窄。

2 诊断标准

有胆囊切除的病史，术后反复发作的右上腹痛、腹胀、腹泻或黄疸的病史，可考虑PCS。结合影像学检查结果做出明确诊断。同时应力求明确其病因诊断。

2.1 临床表现

在胆囊切除术后，多数患者在数周或数月后出现临床症状，主要表现为上腹部或季肋部疼痛不适，常呈隐痛或钝痛，压迫感，其性质不同手术前的绞痛，可伴有食欲减退、恶心、呕吐、腹胀等，偶有胆管痉挛而呈绞痛发作。症状与进食尤其进油脂食物有一定关系。重者可由胆管感染向上扩散而出现寒战高热、黄疸。

2.2 影像学检查

（1）超声检查：具有方便、安全、经济等特点，是PCS的首选检查方式，其阳性发现率可达78.07%。（2）ERCP：目前认为ERCP是用于肝、胆及胰腺疾病诊断的金标准，有较高的敏感性和特异性，还能直接观察到食管、胃、十二指肠等部位情况，较好地区分PCS的胆系内、外病因。（3）MRCP检查：MRCP具有安全无创、简便易行、无需特殊准备及无造影剂禁忌证等优点。研究显示，在胆总管结石的诊断上，MRCP较CT及超声具有明显优势。（4）Oddi括约肌测压（SOM）：SOM技术现已成为诊断SOD的金标准。

2.3 胃镜检查

胆囊切除术后患者出现慢性胃炎类似症状，应行胃镜检查，观察胃黏膜病变情况、幽门功能开闭是否异常、胆汁反流的程度，并且活检组织病理学检查明确诊断。

3 治疗方法

3.1 非手术治疗

主要适合于胆管炎（但无明确胆道梗阻者）、<1 cm的胆管结石、轻度SOD、轻度黄疸和急慢性胃炎等疾病。急性发作时注意休息，吃清淡饮食、心情舒畅、避免劳累等生活干预是

PCS治疗的重要基石，并在此基础上结合相关利胆、消炎、解痉止痛等药物治疗。

3.2 手术治疗

经非手术治疗无效或有明确器质性病变者，应进行内镜下治疗或手术治疗。

第80章　胆囊癌

1 概念

胆囊癌（Gallbladder carcinoma）是指胆囊黏膜上皮组织发生的恶性肿瘤，是一种高度侵袭性、转移性的恶性肿瘤，是最常见的胆道系统恶性肿瘤，其发病率位居消化道恶性肿瘤的第5~6位。大多数的胆囊癌患者合并胆囊结石，尤其是大的、多发的结石，这可能与胆固醇结石引起胆囊黏膜长期慢性炎症导致上皮细胞增生，增加了癌变的概率有关。钙化胆囊容易癌变，其他可能与胆囊癌发病的相关因素包括胆管囊肿、胆管–胰管异常汇合变异导致胰液反流、接触化学致癌物等。另外，一些胆囊的良性病变也可病变，如胆囊腺瘤，尤其是直径>10 mm的腺瘤性息肉。胆囊腺癌的危险因素包括孤立的腺瘤性息肉、有症状的腺瘤性息肉、合并胆囊结石以及年龄超过50岁。胆固醇性胆囊息肉不是癌前病变。

2 诊断标准

缺乏典型临床症状，确诊多依赖影像学检查，并需进一步行临床或组织病理学诊断。

2.1 临床表现

随着年龄的增长，发病率逐渐增加，通常老年人多发，女性发病率为男性的3倍。患者通常有胆囊结石导致的长期慢性胆囊炎病史。患者早期多无明显临床症状，合并胆囊结石、胆囊息肉者可反复出现右上腹饱胀不适等慢性胆囊炎症表现。中、晚期出现右上腹痛渐加剧症状。肿瘤转移至骨骼等远隔部位或器官，可相应出现转移部位疼痛不适症状。如肿瘤侵犯至肝门部胆管，可出现梗阻性黄疸症状。查体发现有上腹部压痛，胆囊区触及一个肿块，质地硬，腹水。有时在胆囊切除术组织标本病理学检查上发现胆囊癌，特别小的病灶甚至在术中都不能被发现。

2.2 实验室检查

常用的肿瘤标志物CA19-9、CEA、CA125和CA242等多项肿瘤标志物联合应用以提高诊断特异性。部分患者可出现CEA和CA19-9增高。并发感染时白细胞计数及中性粒细胞可升高。肝功能受损可见TBil、ALP等升高。胆汁中p53基因突变检测对胆囊癌有诊断价值,胆囊癌突变率为60%,良性胆汁呈阴性。

2.3 影像学检查

(1)腹部B超检查:基本特征为胆囊壁不均匀增厚,腔内有回声不均匀的实性光团。同时可发现肝脏受累、周围转移性淋巴结肿大,以及并存的结石等。必要时在B超引导下做细针胆囊肿块穿刺细胞学检查。彩色多普勒在病变内常可检测到动脉血流且速度较快,对良性肿瘤鉴别有诊断意义。(2)CT/MRI检查:可表现为胆囊壁增厚、腔内肿块等形态。增强扫描后明显强化,并可伴有邻近肝实质的侵犯,表现为局部胆囊壁消失,邻近肝实质内低密度病灶。螺旋CT对软组织分辨率高,可清晰显示胆囊原发病变和肿瘤扩散范围,动态增强可显示囊壁增厚,肿瘤在囊壁浸润深度。MRI表现为胆囊壁局限性肿块、胆囊壁增厚。T_1加权病变信号强度高于胆汁,稍低于肝组织,T_2加权较肝组织信号强度明显增高。(3)EUS检查:与体外B超相比,具有不受肠管气体的影响,显影更清楚的优点,能清楚显示胆囊壁的3层结构。胆固醇型息肉呈高回声,也可有助于肿瘤分期诊断。(4)ERCP检查:黄疸患者行ERCP检查可显示胆囊壁和胆管受压情况,部分病例胆囊不显影。(5)胆囊穿刺:在B超引导下经皮经肝胆造影(PTBD)可从胆囊中吸取胆汁寻找癌细胞。经皮经肝胆囊内镜检查可直接观察胆囊壁形态,如正常胆囊黏膜呈网络状结构,胆固醇息肉呈黄白色桑葚状,胆囊癌呈结节状或乳头状隆起,其表面可见不整齐颗粒状、小结节状糜烂。在直视下取出病变部组织进行病理检查可以确诊。

2.4 组织病理学检查

(1)大体类型:胆囊壁局部或全层增厚、硬化;胆囊壁局部腺瘤样占位病灶;胆囊腔内实性变;肿瘤侵犯胆囊床肝组织,表现为肝组织内实性肿瘤病灶;胆囊腺瘤、息肉及炎性疾病等良性疾病发生恶变时,胆囊良性病灶及恶性病灶可共存于同一组织标本,应尽可能多部位取材以避免漏诊。(2)显微镜下类型:胆囊腺癌,为主要组织学类型,包括非特指型腺癌、乳头状腺癌、肠型腺癌、胃小凹型腺癌、黏液性腺癌、透明细胞腺癌、印戒细胞癌、未分化癌。其他组织学类型少见,包括腺鳞癌、鳞状细胞癌、小细胞癌、大细胞神经内分泌癌、类癌、恶性淋巴瘤。细胞分化程度、周围组织侵犯或转移、淋巴侵犯及转移是影响胆囊癌预后的主要显微镜下因素。(3)肿瘤分期:目前临床较常采用美国癌症联合委员会(AJCC)和国际抗癌联盟(UICC)TNM分期,基于病理组织学的标准,术后评价局部和远处转移的情况。原发肿瘤分期(T分期):TX 原发肿瘤无法评估;TO 无原发肿瘤证据;Tis 原位癌;T1 肿瘤侵及胆囊固有层或肌层,包括Tla肿瘤侵及固有层和Tlb肿瘤侵及肌层;T2 肿瘤侵及周围结缔组织,尚未浸透浆膜或进入肝脏;T3 瘤浸透浆膜(脏腹膜)和(或)直接侵及肝脏和(或)一个其他邻近器官或组织,如胃、十二指肠、结肠、胰腺、网膜、肝外胆管;T4 瘤侵犯门静脉或肝动脉,或侵犯两个或更多肝外器官或组织。淋巴分期(N分期):NX,区域淋巴结无法评估;NO,区域淋巴结转移阴性;N1,区域淋巴结转移阳性;远隔转移(M分期):MO,无远隔器官转移;M1,存在远隔其他器官转移。(4)结合T、N和M分期,胆囊癌TNM分期(第7版)见表80-1。

表80-1　UICC/AJCC胆囊癌TNM分期(第7版)

分期	肿瘤	淋巴结	远处转移
0期	Tis	N0	M0
I 期	T1	N0	M0
II 期	T2	N0	M0
III A期	T3	N0	M0
III B期	T1-3	N1	M0
IVA期	T4	N0-1	M0
IVB期	T1-4	N0-1	M1

注　UICC/AJCC:国际抗癌联盟/美国癌症联合委员会

3 治疗方法

手术治疗是目前治疗胆囊癌最为积极、有效的手段,彻底清除癌组织,为患者提供了唯一治愈和长期生存的机会。强调尽可能实施多切缘阴性的完整的肿瘤切除。

3.1 手术治疗

(1)根治性切除的原则:①建议Tlb以上期胆囊癌根治性切除应包括胆囊、邻近胆囊床肝组织(肝切缘距胆囊2~3 cm以上)和区域淋巴结。对于生长在胆囊床肝侧的胆囊体部肿瘤,必要时需行肝IVb段及V段切除。②如肿瘤侵犯至胆囊周围肝外胆管、横结肠、大网膜等一个邻近器官或组织,可扩大切除范围并力求使各器官组织切缘均为阴性。③肿瘤侵犯至胆囊周围胃、十二指肠、胰腺等一个或两个邻近器官或组织,虽然扩大切除范围可能达到肿瘤R0切除,但鉴于胆囊癌高度恶性、辅助治疗效果不良、愈后极差的临床特点,扩大切除范围意味着患者需承受更高的手术风险及术后并发症风险而未能显著改善预后,故不建议常规实施。④血管侵犯不是手术的绝对禁忌证,可联合受侵的门静脉/肝动脉血管切除、重建。双侧门静脉支均被肿瘤侵犯,或门静脉主干广泛的包绕或梗阻,是R0切除的禁忌证。⑤联合受肿瘤侵犯的肝固有动脉主干或双侧肝动脉切除,并不是肿瘤切除的绝对禁忌证,但未重建肝动脉血流术后发生胆汁瘤、感染的风险较高。⑥组织学证实的远处转移(腹腔、肺、肝内多发转移等)和超出区域淋巴结(腹腔动脉、腹主动脉旁、胰头后下淋巴结)的淋巴结转移,是R0切除的绝对禁忌证。(2)腹腔淋巴结清扫:推荐根据日本JSBS分期,将胆囊癌的淋巴结转移分为三站,N1、N2和N3。①N1:肝十二指肠韧带淋巴结(12组),根据周围的关系分为胆囊管旁(12c组)、胆总管旁(12b组)、门静脉后(12p组)、肝固有动脉旁(12a组)。②N2:胰腺后上(13a组)和沿肝总动脉旁淋巴结(8组)。③N3:腹主动脉(16组)、腹腔干(9组)、肠系膜(14组)或胰前(17组)和胰腺后下(13b组)淋巴结。对区域淋巴结范围限于N1站及N2站。建议R0切除须同时进行规范的区域淋巴结(N1和N2站)骨骼化清扫术。(3)肝移植:胆囊癌恶性程度高,易发生广泛转移,术后肿瘤复发时间短、生存率低,无肝移植指征。

3.2 药物治疗

对于进展期胆囊癌(T2期,肿瘤侵犯至胆囊壁肌层及以外部位)术后辅助化疗,晚期肿瘤姑息性辅助化疗。建议采用以下两种方案。①吉西他滨+铂类药物方案(3期药物临床试验支持,1级循证医学证据)。②S1为基础的联合化疗方案(2期药物临床试验支持)。随着研究的深入,基于胆囊癌癌基因靶向治疗、免疫治疗等个体化治疗理念将会发挥重要的临床作用。

3.3 放疗

术后肿瘤复发伴肝脏局部转移、区域淋巴结转移,建议三维适形、调强放疗。

第81章　胆管癌

1 概念

　　胆管癌(cholangiocarcinoma)是起源于胆管上皮细胞的恶性肿瘤,发病率低,按照解剖部位可将胆管癌分为肝内胆管癌(ICC)和肝外胆管癌(ECC)两大类。ICC起源于肝内胆管及其分支至小叶间细胆管树的任何部位的衬覆上皮;ECC又以胆囊管与肝总管汇合点为界分为肝门部胆管癌和远端胆管癌,其中肝门部胆管癌最常见,约占50%。胆管癌的发病原因尚不明确。文献报道其发病的危险因素包括高龄、胆管结石、胆管腺瘤和胆管乳头状瘤病、Caroli病、胆总管囊肿、病毒性肝炎、肝硬化、原发性硬化性胆管炎(PSC)、溃疡性结肠炎、化学毒素、吸烟肝片吸虫或华支睾吸虫感染等。胆管癌常见癌前病变包括胆管上皮内瘤变(BillN),按胆管衬覆上皮的异型程度由轻至重分为BillN-1、BillN-2和BillN-3,BillN-3通常被视为原位癌。胆管微小错构瘤(biliarymicro-hamartoma)。胆管癌好发于泰国、中国和韩国等。在我国,胆管癌发病率>6/10万,按照WHO的标准,在我国已属于常见病。亚洲国家肝吸虫感染较多,华支睾吸虫在中国、韩国、日本比较常见,这些国家的原发性肝脏肿瘤中有20%是胆管癌。泰国肝吸虫感染在泰国、老挝和马来西亚西部比较常见。这些寄生虫可以产生致癌物和自由基,刺激肝内胆管上皮细胞增生,诱发DNA突变。

2 诊断标准

　　一旦怀疑胆管癌,应尽力行详细而全面的检查,以确定其临床分型与分期。应作胸片检查、腹部CT或MRI/MRCP检查;必要时行腹腔镜探查,以确定是否存在腹膜或肝脏表面转移,避免不必要的开腹探查。胆管癌须与肝脏转移性腺癌鉴别,特别是与来自胰腺、胃、乳腺、结直肠及肺等胆道以外肿瘤的肝转移灶或肝门部转移淋巴结相鉴别,以免误诊。

2.1　临床表现

胆管癌因肿瘤部位及大小不同,临床表现不尽相同。肝内胆管癌病人早期常无特殊临床症状,随着病情的进展,可出现腹部不适、腹痛、乏力、恶心、上腹肿块、黄疸、发热等,黄疸较少见。肝门部或肝外胆管癌病人多可出现黄疸,黄疸随时间延长而逐渐加深,大便色浅、灰白,尿色深黄及皮肤瘙痒,常伴有倦怠、乏力、体重减轻等全身表现。右上腹痛、畏寒和发热提示伴有胆管炎。

2.2　实验室检查

(1)血清生物化学指标:胆道梗阻时,肝功能检查提示TBil、ALP和GGT升高。AST、ALT可升高,伴有胆管炎时会显著升高。(2)大便常规:大便颜色为灰白色,便中脂肪增多,便潜血试验常为阳性。(3)血清肿瘤标志物:胆管癌无特异性的肿瘤标记物,仅CA19-9、CA125、CEA有一定价值。约85%胆管癌患者伴有CA19-9升高;CA19-9升高也可见于其他原因的梗阻性黄疸,但胆道减压后,CA19-9水平持续升高,提示胆管癌。胰腺、胃恶性肿瘤及严重肝损伤均可伴有CA19-9升高。约65%的胆管癌病人伴有CA125升高。约30%的胆管癌病人伴有CEA升高,但肠道炎症、胆道良性梗阻、胃肠道肿瘤及严重的肝损伤时CEA也可升高。

2.3　影像学检查

(1)超声检查:超声是诊断胆管癌的首选方法。ICC可能仅表现为肝内局限性肿块,肝门部肿瘤则有肝内胆管扩张,而肝外胆管不扩张。超声的优势在于能可靠地鉴别肿块与结石,并可根据肝内外胆管是否扩张初步确定梗阻的部位。超声可以显示胆管内及胆管周围的病变,评价门静脉受侵程度。(2)高分辨率螺旋CT:动态螺旋CT能显示肝内胆管细胞癌的特有征象、扩张的胆管和肿大的淋巴结,但通常不能判断胆管癌的范围,腹部淋巴结肿大并不一定是转移性病。增强CT扫描有助于较好地显示肝门部肿瘤与肝动脉或门静脉的关系。胸部CT有助于评价远处转移。动脉期图像有助于评价肝动脉解剖以及病变与肝动脉的关系,薄层小视野图像有助于评价胆系受累程度。(3)MRI/MRCP:对明确评估肿瘤侵犯肝实质、转移、肝萎缩和侵犯血管时诊断价值同CT检查。MRCP对了解胆道系统具有独特的诊断价值,在胆道成像上几乎可以替代经皮肝穿刺胆管造影(PTC)或经内镜逆行性胰胆管造影(ERCP),并能显示梗阻且分离的胆管。MRCP在评价浸润型胆管癌纵向生长程度方面有独特的价值。MRI成像结合MRI血管成像技术,对于判断肿瘤的血管侵犯,可以取得与血管造影相似的效果。(4)PTC/ERCP:对合并梗阻性黄疸患者,可作为术前引流减黄的措施。应优先选择PTCD,可实现外和/或内引流，并可进行精细的胆道分支造影。建议ERCP诊断明确后，应联合行肝内二级胆管ENBD胆汁外引流，避免实施ERCP胆道，肠腔内支架引流。后者合并较高的反流性胆管炎风险。(5)正电子发射计算机断层扫描(PET-CT)：对于诊断肿瘤淋巴结转移或远隔器官转移具有价值。(6)EUS：超声内镜检查可以更好地观察远端肝外胆道、局部淋巴结和血管。对远端胆管肿瘤所致胆道梗阻，若其他影像学检查不能明确诊断，可选用超声内镜检查，并可引导细针对病灶和淋巴结穿刺活检。

2.4 组织病理学检查

(1)肝内胆管癌：①大体类型有肿块型(MF)、管周浸润型(PI)和管内生长型(IG)。通常管内生长型病人的预后好于肿块型或管周浸润型。胆管囊腺癌是一类以形成囊腔为特征的肝内胆管肿瘤，手术切除预后较好。②组织学类型。腺癌最常见，偶可见腺鳞癌、鳞癌、黏液表皮样癌、类癌及未分化癌等类型。细胆管癌(CLC)较少见。细胆管癌是一类以规则性细小

表81-1　肝内胆管癌TNM分期(AJCC，2010)

原发肿瘤(T)

Tx原发肿瘤无法评估

T0无原发肿瘤的证据

Tis原位癌(胆管内)

T1单个肿瘤，无血管浸润

T2a单个肿瘤，有血管浸润

T2b多发肿瘤，有或无血管浸润

T3肿瘤穿透脏层腹膜，或直接侵及局部肝外

T4肿瘤浸润胆管周围

区域淋巴结(N)

Nx区域淋巴结无法评估

N0无区域淋巴结转移

N1区域淋巴结转移

远处转移(M)

M0无远处转移

M1远处转移

分期	T	N	M
0	Tis	N0	M0
ⅢA	T3	N0	M0
ⅢB	T4	N0	M0
ⅢC	任何T	N1	M0
Ⅳ	任何T	任何N	M1

管腔样结构为特点的腺癌,可能来自肝内胆管树最末端最小分支Hering管内的肝脏前体细胞（HPCs）。(2)肝外胆管癌（包括肝门部胆管癌）:①大体类型有息肉型、结节型、硬化缩窄型和弥漫浸润型。结节型和硬化型倾向于侵犯周围组织,弥漫浸润型倾向于沿胆管扩散,息肉型可因脱落而发生转移,肿瘤局限于胆管壁者手术治疗预后较好。②组织学类型。腺癌最常见,组织学亚型包括胆管型、胃小凹型、肠型。少见类型有黏液腺癌、透明细胞腺癌、印戒细胞癌、腺鳞癌、未分化癌和神经内分泌肿瘤等。(3)肿瘤分期及分型:胆管癌外科诊疗专家共识中对胆管癌的分期采用的是 AJCC 第七版 TNM 分期,即对胆管癌按肝内胆管癌、肝门部胆管癌以及远端胆管癌三种不同类别的肿瘤分别按第七版 TNM 分期系统进行分期。针对肝门部胆管癌的临床分型则采用 Bismuth-Corlette 分型,分别见表81-1、表8-2、表8-3。

表81-2　肝门部胆管癌TNM分期（AJCC，2010）

原发肿瘤（T）

Tx原发肿瘤无法评估

T0无原发肿瘤的证据

Tis原位癌

T1肿瘤局限于胆管,可到达肌层或纤维组织

T2a肿瘤超出胆管壁到达周围脂肪组织

T2b肿瘤浸润邻近肝实质

T3肿瘤侵及门静脉或肝动脉的单侧分支

T4肿瘤侵及门静脉主干或门静脉的双侧分支,或肝总动脉,双侧的二级胆管,或一侧的
二级胆管和对侧的门静脉或肝动脉

区域淋巴结（N）

Nx区域淋巴结无法评估

N0无区域淋巴结转移

N1区域淋巴结转移（包括沿胆囊管、胆总管、肝动脉、门静脉分布的淋巴结）

N2转移至主动脉旁、腔静脉旁、肠系膜上动脉,和（或）腹腔干淋巴结

远处转移（M）

M0无远处转移

M1远处转移

分期	T	N	M
0	Tis	N0	M0
I	T1	N0	M0
II	T2a-b	N0	M0
IIIA	T3	N0	M0
IIIB	T1-3	N1	M0
IVA	T4	N0-1	M0
IVB	任何T	N2	M0
	任何T	任何N	M1

表81-3 远端胆管癌TNM分期（AJCC，2010）

原发肿瘤（T）

  Tx原发肿瘤无法评估

  T0无原发肿瘤的证据

  Tis原位癌（胆管内）

  T1单个肿瘤，无血管浸润

  T2a单个肿瘤，有血管浸润

  T2b多发肿瘤，有或无血管浸润

  T3肿瘤穿透脏层腹膜，或直接侵及局部肝外结构

  T4肿瘤浸润胆管周围

区域淋巴结（N）

  Nx区域淋巴结无法评估

  N1区域淋巴结转移

  N1区域淋巴结转移

远处转移（M）

  M0无远处转移

  M1远处转移

分期	T	N	M
0	Tis	N0	M0
I	T1	N0	M0
II	T2	N0	M0
III	T3	N0	M0
IVA	T4	N0	M0
	任何T	N1	M0
IVB	任何T	任何N	M1

3 治疗方法

3.1 手术治疗

手术切除是治疗胆管癌的首选方法。只要胆管癌能获得根治性切除，病人全身情况能够耐受，无远处转移，均应积极行手术治疗，争取获得根治性切除。对不能切除者，新辅助化疗方案有可能使肿瘤降期，增加根治性手术切除的机会。手术效果主要取决于肿瘤的部位和肿瘤浸润胆管的程度、手术无瘤切缘及是否有淋巴结转移。手术治疗病人长期存活率仍不理想的主要原因包括：约5%的胆管癌是多病灶，50%的病人伴有淋巴结转移，10%~20%的病人有腹膜和远处转移。对伴有营养不良、胆管炎，或术前胆红素水平>200μmol/且须行大范围肝切除者，应行术前胆道引流。若病人需要行半肝或超过半肝的大范围肝切除而残肝不能代

偿者,可在术前行健侧胆道引流使总胆红素降至85μmol/L后,采用病肝侧门静脉栓塞术,促进健侧肝组织增生,2~3周后重新评估手术切除的安全性。对于肝内胆管癌原则上应行解剖性肝切除,一并切除受侵犯的血管或者脏器,同时根据术中情况判断或淋巴结快速活检的结果决定淋巴结清扫的范围。对肝门部胆管癌,根据 TNM 分期决定手术的基本原则,同时根据 Bismuth-Corlette 分型确定肝切除的范围。对于远端胆管癌,根据 TNM 分期确定手术基本原则。对于0-ⅠB 期肿瘤,肿瘤位于胆总管上中段时,行单纯胆管切除;若肿瘤位于胆总管远端,则行胰十二指肠切除术。对ⅡA 期肿瘤,行胆管癌联合临近受侵脏器切除或胰十二指肠切除术。对ⅡB 期肿瘤位于胆总管上中段时,行胆管癌切除 + 淋巴结清扫术;肿瘤位于胆总管远端时,行胰十二指肠切除术 + 淋巴结清扫。

3.2 非手术治疗

对于Ⅲ期-Ⅳ期肿瘤,宜采取非手术治疗。对于术后病检为切缘阳性(R1)或者局部病灶残余(R2)的患者,术后应采用射频消融、微波固化、吉西他滨联合铂类药物治疗或者放化疗联合治疗。对肿瘤不能切除者,可置入胆道支架、经皮胆道引流或者外科搭桥引流,使胆管充分引流,以缓解胆道梗阻的症状。外科搭桥引流术并不优于支架置入。对术前伴有 CA19-9 升高的患者,术后可定期复查 CA19-9 水平;每 2~3个月做一次影像学评估,至少持续 2年。对根治性切除(R0)的患者术后无需特殊治疗,2 年内定期复查。

主要参考文献

[1]中国抗癌协会.胆囊癌规范化诊治专家共识[J]. 中华肝胆外科杂志, 2016, 22: 721-728.

[2]国际肝胆胰学会中国分会, 中华医学会外科学分会肝脏外科学组. 胆管癌诊断与治疗——外科专家共识[J]. 中国实用内科杂志, 2014, 34: 1-5.

第七篇　胰腺疾病

第82章　急性胰腺炎

1　概念

急性胰腺炎（acute pancreatitis，AP）是指多种病因引起的胰酶激活，继以胰腺局部炎症反应为主要特征的疾病，病情严重者可发生全身炎性反应综合征（systemic inflammatory response syndrome，SIRS），并可伴有器官功能障碍（organ dysfunction，OD）。目前国内引起AP最常见的病因是胆道疾病，欧美国家则以酗酒为主要病因。但是近年来，由于我国居民饮食结构发生改变，如进食植物性食物减少，酗酒及其他不良的饮食生活习惯，导致高脂血症。多因素引起AP所占比例增加。由于这些因素也是引起胆源性疾病的重要原因，因此胆源性急性胰腺炎的总发病率并没有明显下降。（1）胆源性疾病：胆源性疾病是引起我国AP的主要病因之一。由于70%~80%的胰管与胆总管汇合成共同通道开口于十二指肠壶腹部，一旦结石、蛔虫嵌顿在壶腹部、胆管内炎症或胆石移行时损伤Oddi括约肌等，将使胰管流出道不通畅，胰管内高压，造成胆汁逆流入胰管，激活胰腺消化酶诱发AP。近年来研究发现，胆道结石也能引发AP。胆管微结石是沉淀于胆汁内的细小结石，直径<2 mm，在临床检查中不容易被发现，其组成成分有胆固醇结晶，若延缓治疗可造成严重的后果。大量临床资料显示特发性AP是由胆管微结石引起的，甚至有报道重症急性胰腺炎（SAP）原因占特发性AP的80%左右。（2）大量饮酒和暴饮暴食：AP的发生与酒精的摄入量密切相关。大量临床资料显示，AP的高发人群为青壮年男性，这些患者均有大量饮酒过往史，通常每日饮酒量超过100 g，持续时间可长达5年，在日积月累的饮酒过度情况下，患者出现酒精性AP，胰液对胰腺进行消化，导致胰腺内组织细胞坏死，病情持续发展成为SAP，甚至危及患者生命。目前认为大量饮酒引起AP的机制：①刺激胃壁细胞分泌胃酸，使胰泌素和胆囊收缩素（CCK）分泌，促使胰腺外分泌增加。②刺激Oddi括约肌痉挛和十二指肠乳头水肿，胰液排出受阻，使胰管内压增加。③长期饮酒者常有胰液内蛋白含量增高，易形成蛋白栓，使胰液排除不足，也使胰管内压增加。④引起高甘油三酯或直接毒害胰组织。暴饮暴食可刺激胰液和胆汁分泌，同时也引起十二指肠乳头和Oddi

括约肌痉挛,使增加的胰液和胆汁排出不畅,进而诱发AP。(3)代谢因素:各种原因所致高脂血症都会引起血液的黏稠度增高,血清脂质颗粒阻塞血管,导致胰腺微循环障碍,胰腺缺血、缺氧。此外,甘油三酯水解可释放大量毒性作用的游离高脂肪酸,引起局部微栓塞的形成及毛细血管膜的损害。然而,临床上高脂血症伴发胰腺炎时,血淀粉酶升高不明显。由于甘油三酯增高(TG)与胰腺炎发病关系较胆固醇更密切,并有反复发作倾向,降低TG,可预防AP复发。甲状旁腺功能亢进、多发性骨髓瘤、妊娠期或维生素D过多等引起高钙血症,刺激胰腺分泌、激活胰蛋白酶原,在碱性胰液中易形成结石,使胰管钙化,进而引起胰液流出不畅,胰管压力升高。(4)胰管阻塞:胰管结石、蛔虫、狭窄、肿瘤(胰腺导管内乳头状黏液肿瘤、壶腹周围癌及胰腺癌)可引起胰管阻塞和胰管内压力升高。胰腺分裂症是一种胰腺发育过程中主、副胰管未融合的先天性发育不全,大部分胰液经狭小的副乳头引流,容易发生引流不畅,导致胰管内高压,常导致AP反复发作。(5)药物和毒物:据报道,已发现260多种药物与胰腺炎发病有关,如常用药物氢氯噻嗪、糖皮质激素、磺胺类、硫唑嘌呤、四环素等可直接损伤胰腺组织,可使胰腺分泌或黏稠度增加,引起AP。多在服药最初2个月,与剂量无明显的相关性。此外,据文献报道,大剂量锌也会诱发AP。(6)手术和创伤:目前较为多见的是ERCP插管导致十二指肠乳头水肿,注射造影剂压力过高等,均导致胰管内压力增高而引起AP,发生率在1%~14%。手术、腹部钝伤等直接或间接的损伤胰腺组织或导致胰腺严重血液循环障碍可引起AP。(7)其他因素:少见因素有十二指肠球后穿透性溃疡、邻近乳头的十二指肠憩室、胃部手术后输入襻综合征、肾或心脏移植术后、血管性疾病及遗传因素。尽管胰腺炎病因很多,但仍有5%~25%AP临床与影像学、生物化学等检查不能确定病因者,称为特发性胰腺炎。其发病机制与胰酶的激活、炎症介质的活化、胰腺血液循环紊乱、细胞凋亡等因素密切相关。

2 诊断标准

AP临床诊断　临床上确诊AP需至少符合以下3项特征中的2项:(1)与AP相符合的腹痛症状;(2)血清淀粉酶和(或)脂肪酶至少高于正常上限3倍;(3)腹部影像学检查符合AP的影像学特征。

AP病情程度诊断　AP病情程度可分为轻症急性胰腺炎(mild acute pancreatitis, MAP)、重症急性胰腺炎(severe acute pancreatitis, SAP)及中度重症急性胰腺炎(modeerately severe acute pancreatitis, MSAP)。MSAP与SAP的区别在于脏器衰竭是否在48 h内逆转(如表82-1所示)。(1)MAP为符合AP诊断标准,满足以下情况之一,无脏器衰竭、无局部或全身并发症,

Ranson评分<3分,急性生理功能和慢性健康状况评分系统(APACHE)Ⅱ评分<8分,AP严重程度床边指数(BISAP)评分<3分,修正CT严重指数(MCTSI)评分<4分。(2)MSAP为符合AP诊断标准,急性期满足下列情况之一,Ranson评分≥3分,APACHEⅡ评分≥8分,BISAP评分≥3分,MCTSI评分≥4分,可有一过性(<48 h)的器官功能障碍。恢复期出现需要干预的假性囊肿、胰瘘或胰周脓肿等。(3)SAP为符合AP诊断标准,伴有持续性(>48 h)器官功能障碍(单器官或多器官),见表82-1。器官衰竭诊断常用改良Marshall评分系统(如表82-2所示),改良Marshall评分≥2分,即为器官衰竭。

表82-1 急性胰腺炎严重程度分级诊断

	MAP	MSAP	SAP
器官衰竭	无	<48 h内恢复	>48 h
APACHE Ⅱ	<8	>8	>8
Ranson	<3	≥3	≥3
BISAP	<3	≥3	≥3
CT评分	<4	>4	>4
局部并发症	无	有	有

表82-2 器官衰竭改良Marshall评分系统

	0	1	2	3	4
呼吸(PaO_2/FiO_2)	>400	300~400	200~300	100~200	<100
循环(收缩压,mmHg)	>90	<90	<90	<90	<90
		可补液纠正	补液不能纠正	pH<7.3	pH<7.2
肾脏(Cr μmol/L)	<134	134~169	170~310	311~439	>439

注 PaO_2为动脉血氧分压;FiO_2为吸入氧浓度,按照空气(21%)、纯氧2 L/min(25%)、纯氧4 L/min(30%)、纯氧6~8 L/min(40%)、纯氧9~10 L/min(50%)换算;1 mmHg=0.133 kPa

AP的病因诊断 (1)详细询问病史:包括家族史、既往病史、乙醇摄入史、药物服用史等。计算BMI。(2)基本检查:包括体格检查,血清淀粉酶、血清脂肪酶、肝功能、血脂、血糖及血钙测定,腹部超声检查。(3)进一步检查:病毒、自身免疫标志物、肿瘤标志物(CEA、CA19-9)测定,增强CT扫描、ERCP或磁共振胰胆管成像、超声内镜检查、壶腹乳头括约肌测压(必要时)、胰腺外分泌功能检测等。胆道疾病仍是AP的首要病因,可循表82-3归纳的步骤搜寻。应注意多个病因共同作用的可能。CT主要用于AP病情程度的评估,在胰胆管病因搜寻方面不及MRCP敏感、准确,故不宜用于AP病因诊断。

表82-3　急性胆源性胰腺炎病因诊断步骤

Ⅰ	病史	酒精摄入史，病前进食情况，药物服用史，家族	当血甘油三酯<11.29　mmol/L，血钙不高，酒精、饮食、药物史、胆胰超声无阳性发现时
	初筛检查	腹部超声、肝功、血甘油三酯、血钙	
Ⅱ	MRCP	无阳性发现，临床高度怀疑胆源性病因	
Ⅲ	ERCP/EUS	胆源性病因多可明确	

鉴别诊断　AP常需与胆石病、消化性溃疡、心肌梗死、急性肠梗阻等相鉴别。

2.1　临床表现

（1）临床症状及体征：腹痛较剧烈且持续不缓，多位于中左上腹，甚至全腹，部分患者腹痛向腰背部放射。患者病初可伴有恶心、呕吐，腹胀及轻度发热症状。体检可发现腹肌紧张，中左上腹压痛，肠鸣音减弱，轻度脱水貌。（2）全身并发症：AP病程进展过程中可引发全身性并发症，包括全身炎症反应综合征（SIRS）、脓毒症（sepsis）、多器官功能障碍综合征（MDOS）、多器官功能衰竭（MOF）及腹腔间隔室综合征（ACS）等。AP的严重程度主要取决于器官功能衰竭的出现及持续时间（是否超过48 h），出现2个以上器官功能衰竭称为多器官功能衰竭（MOF）。呼吸衰竭主要包括急性呼吸窘迫综合征（ARDS），循环衰竭主要包括心动过速、低血压或休克，肾衰竭主要包括少尿、无尿和血清肌酐升高心。符合以下临床表现中的2项及以上，可以诊断为SIRS。①心率>90次/min；②体温<36℃或>38℃；③WBC计数<4×10^9/L或>12×10^9/L；④呼吸频率>20次/min或PCO_2<32 mmHg（1 mmHg=0.133 kPa）。SIRS持续存在将会增加器官功能衰竭发生的风险。SAP患者若合并脓毒症，病死率可高达50%~80%。主要以革兰阴性杆菌感染为主，也可有真菌感染。SAP时腹腔内高压（IAH）和ACS的发生率分别约为40%和10%，IAH已作为判定SAP预后的重要指标之一，容易导致多器官功能不全综合征（MODS）。膀胱压（UBP）测定是诊断ACS的重要指标，膀胱压≥20 mmHg，伴有少尿、无尿、呼吸困难、吸气压增高、血压降低时应考虑出现ACS。胰性脑病是AP的严重并发症之一，可表现为耳鸣、复视、谵妄、语言障碍及肢体僵硬、昏迷等，多发生于AP早期，但具体机制不明。（3）胰腺局部并发症：①急性胰周液体积聚（APFC）：发生于病程早期，表现为胰周或胰腺远隔间隙液体积聚，并缺乏完整包膜，可以单发或多发。②急性坏死物积聚（ANC）：发生于病程早期，表现为混合有液体和坏死组织的积聚，坏死物包括胰腺实质或胰周组织的坏死。③包裹性坏死（WON）：这是一种包含胰腺和（或）胰周坏死组织且具有界限清晰炎性包膜的囊实性结构，多发生于AP起病4周后。④胰腺假性囊肿：有完整非上皮性包膜包裹的液体积聚，起病4周后假性囊肿的包膜逐渐形成。大的囊肿可有明显腹胀、消化道梗阻

等症状,半数<5 cm的假性囊肿可在6周内自行吸收。⑤胰腺脓肿:常有发热、腹痛、消瘦及营养不良等症状。其他局部并发症还包括胸腔积液、胃流出道梗阻、消化道瘘、腹腔出血、假性囊肿出血、脾静脉或门静脉血栓形成、坏死性结肠炎等。局部并发症并非判断AP严重程度的依据之一。

2.2 实验室检查

(1)血清酶学检查:①淀粉酶:AP时,血清淀粉酶于起病后2~12 h开始升高,48 h开始下降,持续3~5天。血清淀粉酶超过正常值3倍可诊断AP。胆石病、胆囊炎、消化性溃疡等急腹症时,血淀粉酶一般低于正常值2倍。血清淀粉酶高低与病情程度无确切关联,部分重症急性胰腺炎血清淀粉酶可不升高。血清淀粉酶持续增高要注意病情反复、并发假性囊肿或脓肿、疑有结石或肿瘤、肾功能不全、高淀粉酶血症等。②脂肪酶:血清脂肪酶于起病后24~72 h开始升高,持续7~10天,对就诊较晚的患者有诊断价值,其敏感性和特异性均略优于血淀粉酶。
(2)血清标志物:推荐使用C-反应蛋白(CRP),发病72 h后CRP>150 mg/L。提示胰腺组织坏死。动态测定血清IL-6水平增高提示预后不良。血清淀粉样蛋白升高对AP诊断也有一定价值。

2.3 影像学检查

(1)腹部超声:这是AP在发病初期24~48 h的常规初筛影像学检查。可见胰腺肿大及胰内、胰周回声异常,同时有助于判断有无胆道疾病。但常受胃肠道积气的影响,对AP不能做出准确判断。当胰腺发生假性囊肿时,常用腹部超声诊断、随访及协助穿刺定位。(2)腹部CT:平扫描有助于确定有无胰腺炎;增强CT一般应在起病5天后进行,有助于区分液体积聚和了解坏死的范围,旨在对胰腺炎程度进行分级(表82-4)。

表82-4 急性胰腺炎CT评分

评分	胰腺炎症反应	胰腺坏死	胰腺外并发症
0	腺形态正常	无坏死	
2	胰腺+胰周炎性改变	坏死<30%	胸、腹腔积液,脾静脉血栓等
4	单发或多个积液区或胰周脂肪坏死	坏死>30%	
	CT评分≥4,为MSAP或SAP		

2.4 组织病理学检查

（1）病理分型：①急性水肿型：亦称间质型，此型较多见，占90%以上。胰腺肿大变硬，病变可累及部分或整个胰腺，以胰尾为多见。组织学可见，间质中有充血、水肿和炎细胞浸润，可有轻微的灶性脂肪坏死，少有出血。CT表现为胰腺实质均匀强化，但胰周脂肪间隙模糊，也可伴有胰周积液。②急性出血坏死型：此型相对较少。除上述水肿型的病理特点外，胰腺、周围脂肪组织坏死以及出血是本型的特点。肉眼可见胰腺有灰白色或黄色斑块的脂肪组织坏死病变，出血严重者，则胰腺呈棕黑色并伴有新鲜出血。胰管受损后，可有胰瘘。组织学表现为胰腺坏死病变呈间隔性小叶周围分布，坏死灶外周有炎性细胞绕。常见静脉炎、淋巴管炎和血栓形成。病程后期可有假性囊肿、胰腺脓肿等。③急性胰周液体积聚（APFC）：发生于病程早期，表现为胰腺内、胰周或胰腺远隔间隙液体积聚，并缺乏完整包膜，可单发或多发。④胰腺假性囊肿：多在SAP病程4周左右出现，初期为液体积聚，无明显囊壁，此后形成的囊壁由肉芽或纤维组织构成，缺乏上皮（与真性囊肿的区别所在），囊内无菌生长，含有胰酶。假性囊肿形态多样、大小不一。假性囊肿可以延伸至结肠系膜、肾前、肾后间隙以及后腹膜。⑤包裹性坏死（WON）：由坏死组织及加强的壁构成，是一种成熟的，包含胰腺和（或）胰周坏死组织，具有界限分明炎性包膜的囊实性结构，多发生于AP起病4周以后。⑥胰腺脓肿：感染胰腺内、胰周积液或胰腺假性囊肿感染，发展为脓肿。（2）病程分期：①早期（急性期）：发病至2周，此期以SIRS和器官功能衰竭为主要表现，构成第一个死亡高峰。治疗的重点是加强重症监护，稳定内环境及器官功能保护。②中期（演进期）：发病2~4周，以胰周液体积聚或坏死性液体积聚为主要表现。此期坏死灶多为无菌性，也可能合并感染。此期治疗的重点是感染的综合防治。③后期（感染期）：发病4周以后，可发生胰腺及胰周坏死组织合并感染、全身细菌感染、深部真菌感染等，继而可引起感染性出血、消化道瘘等并发症。此期构成重症患者的第二个死亡高峰，治疗的重点是感染的控制及并发症的外科处理。

3 治疗方法

急性胰腺炎的处理原则　根据APACHEⅡ评分、Ranson评分、BISAP评分、CT Bahhazar分级等指标判断AP的严重程度和预后，以便给予对应等级处理；给予支持治疗，包括禁食、胃肠减压、静脉补液、营养支持，药物治疗包括解痉、镇痛、蛋白酶抑制剂和胰酶抑制剂等；治疗潜在原发病因或并发症，如急诊ERCP，早期胆囊切除，针对性使用抗生素，后期胰周液体积聚的处理等。治疗的目标：寻找并去除病因，控制炎症，防止重症，避免复发。急性胰腺炎临床处理流程见图82-1。

3.1 轻度急性胰腺炎（MAP）

MAP通常在1~2周内恢复，CT显示胰周渗出不多，无脏器衰竭，亦无局部或全身并发症，预后较好。MAP病程较短，可分为急性期和恢复期两期。（1）急性期的治疗：MAP急性期的治疗重点应放在缓解症状、阻止病情加重（或早期识别中度重症以上AP）等方面，可尽早恢复饮食，除胆源性AP外不需要应用抗生素治疗。①一般治疗：病初禁食，有助于缓解腹痛、腹胀，减少胰液分泌；腹胀、呕吐明显者，可给予胃肠减压。在患者腹痛减轻或消失、血淀粉酶下降至接近正常、肠道动力恢复时，MAP患者可在病程的3~4天考虑试餐。开始以流质为主，逐步过渡至低脂饮食；静脉补充液体，包括等渗的晶体溶液，禁食者每日补充2 000~3 500 ml液体，以维持水电解质的平衡；MAP的患者很少需要营养支持。②抑制胰酶分泌的药物：胰腺腺泡内胰蛋白酶的活化是AP的始动环节，生长抑素及其类似物（奥曲肽）可以通过直接抑制胰腺外分泌而发挥作用。可选用生长抑素250 μg/h或奥曲肽25~50 μg/h静脉滴注。质子泵抑制剂（PPI）或H_2受体拮抗剂可通过抑制胃酸分泌而间接抑制胰腺分泌，还可以预防应激性溃疡的发生。可选用埃索美拉唑40 mg、泮托拉唑40 mg或兰索拉唑30 mg间隔12 h静脉滴注。③抑制胰酶活性药物：胰蛋白酶活化后将激活各种蛋白水解酶，造成胰腺实质和周围脏器的损伤。蛋白酶抑制剂（乌司他丁、加贝酯）能够广泛抑制与AP进展有关胰蛋白酶、弹性蛋白酶、磷脂酶A等的释放和活性，还可稳定溶酶体膜，改善胰腺微循环，减少AP并发症，主张早期足量应用。用于MAP治疗时可静脉滴注乌司他丁30万 U/d或加贝酯300 mg/d。④镇痛：疼痛剧烈时考虑镇痛治疗，在严密观察病情下可注射盐酸布桂嗪（强痛定）或盐酸哌替啶（杜冷丁）。不推荐应用吗啡或胆碱能受体拮抗剂，如阿托品、654-2等，因前者会收缩奥狄括约肌，后者则会诱发或加重肠麻痹。（2）恢复期的治疗：MAP恢复期的治疗重点应放在寻找病因、防止复发等方面。我国AP的常见病因依次为胆源性、高脂血症性和酒精性。经内镜逆行胰胆管造影（ERCP）相关AP需要引起重视。①胆源性胰腺炎：当ALP>125 U/L、ALT≥100 U/L和TBil≥2.3 mg/dl，同时MRCP、EUS检查证实的胆总管结石性梗阻、急性化脓性胆管炎、胆源性败血症等胆源性AP时，应尽早（在入院24~72 h内）行治疗性ERCP。胆源性MAP恢复后应该尽早行胆囊切除术，以防AP复发。胆源性MSAP或SAP患者，为预防感染，应推迟胆囊切除术至炎症缓解、液体积聚消退或稳定后实施。②酒精性胰腺炎（AIP）：建议补充维生素和矿物质，包括静脉补充复合维生素B、叶酸等。劝患者戒酒，并给予健康指导。研究表明，医务人员干预(通过护士与患者沟通如何控制饮食)会显著降低2年内酒精诱发的胰腺炎复发率。③高脂血症性胰腺炎:AP合并静脉乳糜状血或血甘油三酯>11.3 mmol/L可明确诊断,需要短时间降低甘油三酯水平,尽量降至5.65 mmol/L以下。大部分轻度高脂血症可以通过禁食和限制静脉脂肪乳剂使用来纠正,避免应用可能升高血脂的药物。对于重度高脂血症可用小剂量低分子肝素5 000 U每日1次或每12小时皮下注射1次,增加脂蛋白酶活性,加速乳糜微粒降解;必要时可采用血脂吸附和血浆置换疗法,可迅速有效降低血浆甘油三酯浓度。④其他病因:高血钙性胰腺炎多与甲状旁腺功能亢进有关,需要行降钙治疗。胰腺解剖和生理异常、药物、胰腺肿瘤等原因引起者予以对应处理。

3.2 中度急性胰腺炎(MSAP)

SAP可伴有SIRS、感染等全身并发症,亦可表现为急性液体积聚、假性囊肿、胸腹水、胃流出道梗阻等局部并发症。因此,MSAP的治疗重点是有效控制炎症反应,防治并发症。MSAP病程较长,可分为急性期和恢复期两期。(1)急性期的治疗:MSAP发病至1周左右,此期以SIRS为主要表现。治疗的重点是加强监护、对抗炎症反应,另需密切注意MSAP向SAP演变的迹象。除采用MAP的基础治疗措施之外,还建议以下措施。①液体复苏:液体复苏是AP初期治疗的关键环节,可在AP早期克服血管内液体丢失,减少第三间隙液体的潴留,干预瀑布式炎症反应,对阻止AP的进展、降低病死率、提高预后效果具有重要意义。由于炎症反应的差异,病初24 h内需要个体化考虑补液量。如心功能允许,在最初24 h静脉补液可达200~250 ml/h,或使尿量维持>0.5 ml/(kg·h)。对于老龄患者,补液速度过快、过量输注晶体液容易导致急性肺间质水肿甚至急性呼吸窘迫综合征(ARDS)。补液中应注意补充胶体液包括白蛋白、血浆或血浆代用品,晶胶比例宜根据患者扩容的需求决定;近年晶体补充比较推荐适当使用乳酸林格液,这有益于纠正酸中毒及电解质紊乱;补液中应注意充电解质以纠正低血钙和低血钾,补充各种维生素。需建立补液通道,记录24 h尿量和出入量变化。②针对SIRS的治疗:保持呼吸道通畅,一般可予鼻导管、面罩给氧,力争使动脉氧饱和度>95%。当出现急性肺损伤、呼吸窘迫时,应给予无创正压机械通气,并根据尿量、血压动脉血pH等参数调整补液量,总液量宜<2 000 ml,限制胶体液量,适当使用利尿剂。出现严重持续呼吸衰竭,应转入ICU进行呼吸支持。发生SIRS时推荐早期足量应用乌司他丁(60万~90万 U/d)静脉滴注。条件允许时也可采用血液滤过措施,能很好地清除血液中的炎性介质,但需注意静脉导管相关血源性感染的风险。③营养支持:肠功能恢复前,可酌情选用肠外营养;一旦肠功能恢复,就要尽早进行肠内营养。采用鼻腔肠管或鼻胃管输注法,注意营养制剂的配方。(2)恢

复期的治疗：MSAP发病2周以后进入恢复期，以胰周液体或坏死物积聚为主要表现（多为无菌性），也可能合并感染。治疗的重点是肠道功能维护和感染的防治。①尽早恢复肠功能：对MSAP患者需动态观察腹部体征和肠鸣音改变，同时观察排便情况。在病程最初72 h内，适当的导泻有助于肠蠕动恢复，降低肠道细菌负荷，在肠黏膜屏障损伤的情况下，有望减轻门静脉的菌血症，避免后期坏死胰腺的感染。导泻药包括生大黄、硫酸镁、乳果糖等。在肠蠕动恢复期间，MSAP患者出现肠功能障碍、肠道菌群失调（如粪便球杆菌比例失调）时酌情给予益生菌类药物，也有助于减少胰腺感染、修复肠黏膜屏障及降低死亡率。②控制胰腺感染：MAP不需使用抗生素预防胰腺感染。当在病程的第1周确定胰腺坏死超过1/3时，即使没有感染证据，也推荐使用亚胺培南或美罗培南7~10天，有助于减少坏死的胰腺继发感染。一旦MSAP患者出现持续高热（体温>38.5 ℃）、血白细胞计数显著升高等迹象，应高度怀疑血源性感染或胰周感染合并的脓毒血症，可通过静脉血培养、血清PCT或G-试验检测、CT提示胰周气泡征等证实时，可合理使用抗生素。应选择抗菌谱为针对革兰阴性菌和厌氧菌为主、脂溶性强的药物。推荐方案：碳青霉烯类，青霉素+β-内酰胺酶抑制剂，第三代头孢菌素+β-内酰胺酶抑制剂+抗厌氧菌药物，喹诺酮类。针对耐药菌感染可选用万古霉素（替考拉宁）、利奈唑胺、替加环素等药物。疗程为7~14 d，特殊情况下延长应用时间。胰周感染时，可在选B超或CT引导下经皮穿刺置管引流，可根据脓肿范围放置多根引流管，建议对于坏死组织较多的脓肿采用双套管引流+冲洗，也可采用经皮硬镜或软镜直视下清除胰周坏死组织。如胰周脓肿不具备经皮穿刺路径，可采用超声内镜引导下经胃壁穿刺引流术，放置支架或行鼻囊肿引流管冲洗，必要时行经自然腔道内镜手术（NOTES）清除胰周坏死组织。引流的时间长短取决于胰周脓肿的范围、坏死组织的多少、是否合并胰瘘等因素。微创引流效果不好时，宜考虑行外科手术。手术方式可分为微创手术和开放手术。

3.3 重度急性胰腺炎（SAP）

SAP起病凶险，病程最长，亦可分为急性期和恢复期两期。恢复期处理同MSAP。SAP急性期病死率高，通常伴有脏器功能衰竭，最易受累的依次是循环、呼吸和肾脏，因此治疗的重点是针对上述脏器功能的维护，还需注意腹腔高压的处理。SAP急性期除采用针对MAP和MSAP的基础治疗之外，还需采取下列措施。（1）AP的救治过程尤其能体现多学科协作的作用，建议成立MDT救治小组，通过定期组织内科、外科和重症医学科等学科的会诊讨论，力争提高救治成功率。早期目标引导的液体复苏是治疗的关键措施之一，出现ACS时需要积极干预，必要时外科手术。（2）腹腔高压/腹腔间隔室综合征（IAH/ACS）处理：IAH/ACS是AP的常见并发

症, IAH定义为持续或反复出现的腹腔内压力升高>12 mmHg; ACS是指持续性腹腔内压力
>20 mmHg (伴或不伴腹主动脉灌注压<60 mmHg), 与新发脏器功能衰竭相关。IAH可分为
4级: Ⅰ级(腹腔内压力12~15 mmHg)、Ⅱ级(腹腔内压力16~20 mmHg)、Ⅲ级(腹腔内压力
21~25 mmHg)、Ⅳ级(腹腔内压力>25 mmHg)。IAH/ACS的处理方法包括ICU、非手术减压
措施和手术处理。(3) AP后期并发症的治疗以非手术治疗为主, 可采取内镜介入、放射介入、
肠内营养等多种手段治疗, 但效果欠佳时需要考虑手术治疗。

4 诊疗流程

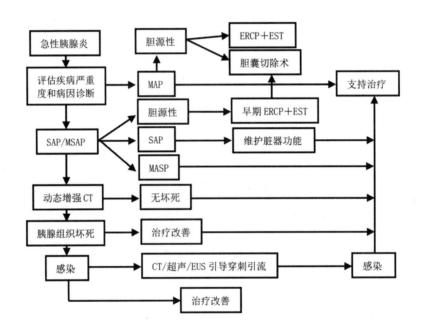

注　MAP为轻度急性胰腺炎, MSAP为中度急性胰腺炎, SAP为重度急性胰腺炎, CT为计算机断层扫描,
ERCP为内镜逆行胰胆管造影, EST为内镜下十二指肠乳头括约肌切开术。

图82-1　急性胰腺炎临床处理流程

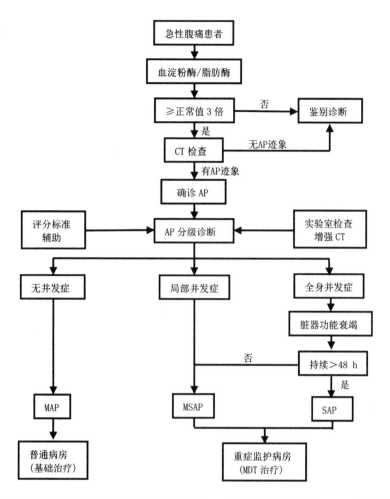

AP: 轻症急性胰腺炎；MSAP: 中度重症急性胰腺炎；SAP: 重症急性胰腺炎；MDT: 多学科诊。

图82-2 急性胰腺炎（AP）的诊断和分类管理流程

第83章　慢性胰腺炎

1 概念

慢性胰腺炎(chronic pancreatitis, CP)是指由不同病因(胆道梗阻、酒精、遗传、自身免疫性因素等)引起的胰腺组织和功能不可逆的慢性炎症性疾病,其病理特征为胰腺腺泡萎缩、破坏和间质纤维化。临床以反复发作的上腹部疼痛和(或)胰腺外、内分泌功能不全为主要表现,可伴有胰腺实质钙化、胰管扩张、胰管结石和胰腺假性囊肿形成。慢性胰腺炎致病因素多样,由遗传、环境和(或)其他致病因素共同引起。酗酒是CP主要的致病因素之一,在西方国家及日本占50%~60%,在我国约占20%。目前认为遗传因素在CP发病中起重要作用,常见易感基因包括PRSSl、SPINKl、CTRC和CFTR等。遗传性慢性胰腺炎为常染色体显性遗传,外显率为80%,主要突变位于PRSSl基因。我国特发性慢性胰腺炎主要致病突变为SPINKl。此外,CP致病因素还包括高脂血症、高钙血症、胰腺先天性解剖异常、胰腺外伤或手术、自身免疫性疾病等,吸烟是CP独立的危险因素。RAP是形成CP的高危因素,约1/3的RAP患者最终演变为CP。目前各指南采用的CP病因分类标准主要是TIGAR-0分类系统,包括毒性/代谢、特发性、遗传性、自身免疫性、复发性急性胰腺炎和阻塞性胰腺炎6类(表83-1)。最新的大规模临床流行病学统计结果显示,慢性酒精中毒已成为我国CP最主要病因,占35.4%。目前研究认为的病因及发病机制如下:(1)胆道系统疾病:据文献报道,我国CP最常见的病因是胆道系统疾病,占36.70%~60%,而胆道结石在胆道系统疾病中最为常见,占77.2%。其机制可能是:急慢性胆囊炎、胆石病、胆道蛔虫症等引起胆道系统反复炎症,使胰胆管开口部发生狭窄与梗阻,从而造成胰液流出受阻、胰管内压力增高,导致胰腺腺泡、小导管破裂而损伤胰管及胰腺实质,使胰腺逐渐纤维化,胰管扭曲变形。因此胆道系统疾病所致的CP,病变部位主要在胰头部,胰头部增大、纤维化,而引起胰腺钙化的少见,但合并梗阻性黄疸的较多见。CP胰管结石发生的危险因素包括长期饮酒、吸烟、胆管结石、高钙血症、遗传因素以及环境因素等。(2)酒精:西方国家70%~80%的CP患者有长期过度酗酒病史,据估算每天摄入乙醇大于150 g, 6~12年即可出现胰腺炎的症状。因此酒精的摄入量及时间与患病率密切相关。CP患者平均乙醇摄入量男性超过80 g/d、女性超过60 g/d,持续2年或以上,且排除其他病因,称为酒精性慢性胰腺炎(ACP)。最近研究表明,长期酗酒诱导胰腺炎或肝硬化与遗传因素有关。关于酒精诱导CP的发病机制,过去大多数学者认同蛋白分泌过多导致梗阻与坏死——纤维化学说。然而,最近研究认为细胞内消化酶原激活在胰腺炎的发生中起着关键作用。酒精可促进CCK诱导羧肽酶原A1转化为羧肽酶A1,增强胰腺腺泡细胞对CCK的敏感性从而激活转录因子NF-$_k$B和AP-1,引起胰腺组织损伤,动物试验也证实酒精代谢产物可激活胰腺星状细胞,过度表达胶原和基质蛋白,促进胰腺纤维形成。日本学者还认为,长期酗酒可增强胰腺细胞色素P450 2E1活性,介导活性氧和自由基对胰腺造成损害。(3)基因突变:遗传性胰腺炎中最常见的突变是B122H和N291,较为少见的突变有囊性纤维化(CF)跨膜转导调节因子(CFTR)、Kazal Ⅰ型丝氨酸蛋白酶抑制剂(SPINKI)和胰分泌蛋白酶原抑制因子(PSTI)。最新研究还发现,胰纤维化可能是胰腺损伤后正常修复机制的基因调节障碍,表现为与胰腺组织纤维化密切相关的转化生长因子表达异常。(4)自身免疫:自身免疫性胰腺炎常伴有干燥综合征(SS)、炎症性肠病(IBD)、原发性硬化性胆管炎(PSC)、系统性红斑狼疮(SLE)等免疫性疾病。组织学特征主要表现为导管及导管周围淋巴细胞、浆细胞和粒细胞浸润,这提示免疫反应的靶向可能是胰腺导管内上皮的某些抗原,如已检测到HLA-DR抗原。在外周血中CD4⁻和CD8⁻阳性细胞数目亦有增加,提示存在Th1型免疫反应。但是,目前尚未阐明胰腺内免疫反应的发生机制。(5)特殊性慢性胰腺炎:①特发性慢性胰腺炎:指原因不明的CP,是CP中较罕见、特殊的一种类型,占CP的10%左右。主要有两种形式,即青少年型和老年型。此类型患者很少出现高钙血症和高脂血症。以管周炎症为主要特征,主要累及中等大小的小叶间导管,炎症导致导管上皮损伤,管周纤维化至导管狭窄,从而引起导管阻塞,胰腺萎缩,胰管结石形成。炎症还可累及静脉,导致静脉炎。②热带性慢性胰腺炎:又称为营养性胰腺炎、亚非胰腺炎、热带钙化性胰腺炎和热带结石性胰腺病。主要发生于热带及亚热带地区,如印度南部、非洲及美洲中部等。发病人群主要为青少年,经常在10岁前发病,男孩多于女孩。该类型胰腺炎的主要特征为胰管结石形成,且出现导管周围炎症及静脉炎的程度较特发性CP的严重。其发病机制主要是热带性胰腺炎患者可能存在遗传易感性,同时这些患者的茶碱清除率明显增快,细胞色素P450-1活性增强,提示氧应激是造成胰腺损伤的原因之一。临床症状主要以腹痛和糖尿病为主。组织病理学提示病变可通过不典型增生发生恶变。③遗传性慢性胰腺炎:遗传相关因素的CP占1%~2%。该病发病年龄早、进程缓慢,呈家族聚集性、常染色体显性遗传,有80%的表型外显率。组织病理学特征主要为多灶性实质纤维化、胰管扩张,后期胰管结石和胰腺假性囊肿形成。在全球范围内，CP的发病率为9.62/10万，死亡率为0.09/10万，CP患者中以男性为主，其数量约为女性的2倍；美国成人CP发病率为24.7/10万，患病率为91.9/10万；日本CP发病率为14/10万，患病率为52/10万；印度CP的患病率最高，达到125/10万；我国2003年CP患病率约为13/10万，呈逐年增长的趋势。

表83-1　慢性胰腺炎病因及危险因子（TIGAR-O分类系统）

化学与代谢因素	自身免疫
酒精	独立自身免疫性CP
吸烟	自身免疫性CP
高钙血症	炎症性肠病—自身免疫性CP
高脂血症	原发性硬化性胆管炎—自身免疫性CP
特发性	急性胰腺炎
热带胰腺炎	血管疾病或缺血
遗传性	梗阻因素
常染色体显性遗传	胰腺分裂症
胰蛋白酶原29和122密码子突变	胆胰壶腹括约肌功能紊乱
常染色体隐性遗传	胆管结石、肿瘤
CFTR突变	十二指肠囊肿
SPINK1突变	胰管瘢痕狭窄
胰蛋白酶原16、22和122密码子突变	

2　诊断标准

诊断依据　主要诊断依据：（1）影像学典型表现；（2）组织学典型表现。次要诊断依据：（1）反复发作上腹部疼痛；（2）血淀粉酶异常；（3）胰腺外分泌功能不全表现；（4）胰腺内分泌功能不全表现；（5）基因检测发现明确致病突变；（6）大量饮酒史（达到ACP标准）。主要诊断依据满足1项即可确诊；影像学或者组织学呈现不典型表现，同时次要诊断依据至少满足2项亦可确诊（图83-1，表83-2）。

临床分期　根据CP的疾病病程和临床表现进行分期（表83-3）。

鉴别诊断　本病需与胆道系统疾病、胰腺癌、消化性溃疡及慢性胃炎、佐林格-埃利森综合征、小肠性吸收功能不良、原发性胰腺萎缩等疾病相鉴别。

2.1　临床表现

慢性胰腺炎的临床表现与其病期密切相关，早期患者出现腹痛、血清或尿淀粉酶升高等临床症状, CT和超声检查多无特征性改变, EUS和ERCP或组织学检查可有轻微改变。进展期患者主要表现为反复腹痛或急性胰腺炎发作, 胰腺实质或导管出现特征性改变, 胰腺内、外分泌功能无显著异常, 病程可持续数年。并发症期患者临床症状加重, 胰腺及导管形态明显异常, 胰腺实质明显纤维化或炎性增生改变, 可出现假性囊肿、胆道梗阻、十二指肠梗阻、胰源性门静脉高压、胰源性胸腹腔积液等并发症。胰腺内、外分泌功能异常, 但无显著临床表现。终末期患者腹痛发作频率和严重程度可降低, 甚至疼痛症状消失; 胰腺内、外分泌功能显著异常, 临床出现腹泻、脂肪泻、体质量下降和糖尿病。(1)腹痛: 这是CP最常见的临床症状, 常因饮酒、饱吃、高脂肪餐或劳累而诱发。反复发作或持续性腹痛, 多位于中上腹部或左上腹, 呈隐痛、钝痛、钻痛或穿透性痛, 可向腰背部放射, 剧烈时伴恶心、呕吐, 仰卧位时加重, 俯坐屈膝时减轻。腹痛可分为两型: A型为间歇性腹痛, 腹痛表现类似急性胰腺炎, 疼痛发作间歇期无不适症状, 可持续数月至数年; B型为持续性腹痛, 表现为长期连续的疼痛和(或)频繁的疼痛加重。我国CP患者中A型腹痛占80%以上, B型腹痛占5%, 约10%的患者无腹痛症状。CP疼痛发病机制仍不清楚。目前认为CP所引起的疼痛可通过多种机制共同作用, 而表现为持续性疼痛的发生与胰管及胰腺压力升高、神经重塑、神经源性炎症和中枢敏化等改变密切相关。(2)胰腺功能不全表现: 胰腺功能不全表现多在病变持续5年以上时出现, 此时胰腺的纤维性病变和萎缩已较显著, 属于疾病的晚期。①胰腺外分泌功能不全(PEI): 早期可无任何临床症状, 后期可出现体重减轻、营养不良、脂肪泻等, 我国CP患者脂肪泻发生率为22.9%。除腹胀、嗳气、厌食油腻等消化不良症状外, 部分患者发生腹泻, 粪便带有泡沫和恶臭, 多呈酸性反应, 有时可见脂滴和不消化的肌纤维。脂肪泻只有在脂肪酶的排量降低到正常的10%以下时才会出现。因长期脂肪和蛋白质吸收不良, 患者出现消瘦、营养不良、浮肿及脂溶性维生素缺乏表现。②胰腺内分泌功能不全: 约60%的患者发生隐性糖尿病, 糖耐量试验异常; 10%~20%患者有明显糖尿病症状, 是胰岛细胞受累、胰岛素分泌不足的结果。(3)体重减轻: 体重减轻在CP患者中较为常见, 原因包括以下几种。①进食是腹痛的诱发因素, 禁食可缓解腹痛症状, 导致CP患者总摄入量减少; ②腹痛反复发作导致食欲减退; ③胰腺外分泌功能不足导致营养吸收不良; ④糖尿病。(4)体征: 腹部压痛与腹痛程度不相称, 多数病例仅有轻度压痛。当并发假性囊肿时, 腹部可扪及表面光整的包块。当胰头显著纤维化或假性囊肿压迫胆总管下段, 可出现持续或逐渐加重的黄疸, 黄疸程度一般为轻至中度, 以直接胆红素升高为主。次外, 由于胰分泌物从破裂的胰管或假性囊肿泄漏入腹腔或胸腔, 可出现胰源性腹水或胸腔积液等。

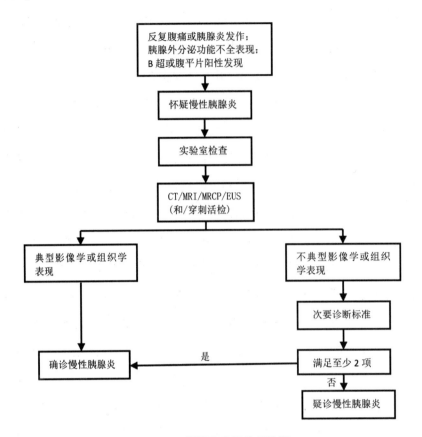

图83-1　慢性胰腺炎诊断流程

表83-2　慢性胰腺炎影像学及组织学特征

1.影像学特征性表现

典型表现（下列任何一项）

（1）胰管结石

（2）分布于整个胰腺的多发性钙化

（3）ERCP显示主胰管不规则扩张和全胰腺散在不同程度的分支胰管不规则扩张

（4）ERCP显示主胰管完全或部分梗阻（胰管结石或蛋白栓），伴上游主胰管和分支胰管不规则扩张

不典型表现（下列任何一项）

（1）MRCP显示主胰管不规则扩张和全胰散在不同程度的分支胰管不规则扩张

（2）ERCP显示全胰腺散在不同程度分支胰管扩张，或单纯主胰管不规则扩张，或存在蛋白栓

（3）CT显示主胰管全程不规则扩张伴胰腺形态不规则改变

（4）超声或EUS显示胰腺内高回声病变（考虑结石或蛋白栓），或胰管不规则扩张伴胰腺形态不规则改变

2.组织学特征性表现

典型表现：胰腺外分泌实质减少伴不规则纤维化。纤维化主要分布于小叶间隙，形成"硬化"样小结节改变

不典型表现：胰腺外分泌实质减少伴小叶间纤维化，或小叶内和小叶间纤维化

表83-3　慢性胰腺炎的临床分期

临床分期	临床特征
0期（亚临床期）	无症状
1期（无胰腺功能不全）	腹痛或急性胰腺炎
2期（部分胰腺功能不全）	胰腺内分泌或外分泌功能不全
3期（完全胰腺功能不全）	同时出现胰腺内外分泌功能不全
4期（无痛终末期）	同时出现胰腺内外分泌功能不全，且无疼痛症状

2.2　实验室检查

（1）血液检查：CP急性发作期血清淀粉酶可显著升高，而腹痛发作间期血清淀粉酶保持正常，并发感染时血象可增高。血清ALP和TBil升高提示胆管梗阻。ESR、IgG、RF、ANA、SMA滴度升高提示自身免疫性胰腺炎。CP也可出现血清CA-199升高，但幅度一般较小，如明显升高，应警惕合并胰腺癌可能。（2）胰腺外分泌功能检测：包括直接和间接试验。直接试验是评估胰腺外分泌功能最敏感、最特异的方法，但因成本高，属侵入性检查，临床应用受限。间接试验包括粪便检测、呼气试验、尿液试验和血液检测，其敏感度和特异度相对不足，常用的检测方法有粪便弹性蛋白酶-1检测、C混合三酰甘油呼气试验（13C-MTG-BT）。胰泌素刺激MRCP可通过十二指肠充盈程度对胰腺外分泌功能进行半定量分级评估。（3）胰腺内分泌功能检测：糖尿病的诊断标准为空腹血糖（FPG）≥7.0 mmol/L或随机血糖≥11.1 mmol/L或口服葡萄糖耐量试验（OGTT）2 h血糖≥11.1 mmol/L。尚未诊断糖尿病的CP患者建议每年进行1次血糖检测。3c型糖尿病患者胰岛B细胞自身抗体阴性，胰多肽基线水平下降，存在胰腺外分泌疾病，可与其他类型糖尿病相鉴别。同时测定胰岛素释放试验（Ins）可了解血浆胰岛素浓度，以反映胰腺疾病时胰岛β细胞功能的受损程度。葡萄糖刺激后如胰岛素水平无明显上升或下降，提示胰岛β细胞功能低下。测定血中C肽含量可更好地反映β细胞的分泌功能。糖化血红蛋白测定（HbA1c）可反映测定前7~12周总体血糖水平。（4）基因检测：可重点对特发性、青少年（起病年龄低于20岁）以及有胰腺疾病家族史的CP患者，行基因检测，以CP患者外周静脉血DNA为样本，针对我国CP相关基因，如PRSSl、SPINKl、CTRC、CFTR等进行基因测序分析。

2.3　影像学检查

（1）腹部X线片：自从B超普及后已很少应用X线对CP进行诊断，但腹部平片对发现胰腺钙化斑点、结石或局限性肠襻扩张仍有一定的诊断价值。（2）腹部超声检查：可见胰腺区伴声影的高回声病灶、胰管形态变化等。因其敏感度不高，仅作为CP的初筛检查。此外，对于假性囊肿等CP并发症具有一定的诊断意义。(3)CT/MRI/MRCT检查：CT检查的典型表现为胰腺钙化、胰管扩张、胰腺萎缩，其诊断的敏感度及特异度分别为80%、90%以上。CT是显示胰腺钙化的最优方法，平扫CT检查可显示胰腺微小钙化灶。常规MRI扫描对CP的诊断价值与CT相似，对胰腺实质改变检测敏感，但对钙化和结石的显示不如CT。MRCP主要用于检查胆、胰管的病变，如主胰管扩张、胰腺先天变异、胆管扩张或狭窄等。(4)EUS：主要表现为胰腺实质异常及胰管异常，如胰管结石或胰腺钙化、胰管狭窄、胰管扩张等。EUS诊断CP的敏感度高，对早期CP的诊断具有优势。EUS引导下的细针穿刺抽吸活检(EUS-FNA)主要用于肿块型CP与胰腺癌的鉴别。(5)ERCP：这是诊断CP的重要依据，但因其为有创性检查，目前仅在诊断困难或需要治疗操作时选用。依据剑桥分型，CP可分为三种。轻度：分支胰管病变(超过3个)，主胰管正常；中度：主胰管病变，伴或不伴分支胰管病变；重度：主胰管阻塞、严重不规则扩张、结石，有假性囊肿形成。ERCP术中组织及细胞学检查有助于鉴别胆管狭窄的良性和恶性。

2.4 组织病理学检查

胰腺活检方法主要包括CT或腹部超声引导下经皮胰腺穿刺活检、EUS-FNA以及通过外科手术进行的胰腺活检。由于活检属有创检查，且CP具有特征性的影像学表现，目前不常规应用，主要用于CP与胰腺癌的鉴别诊断提供重要依据。CP的基本病理改变表现为不同程度的腺泡细胞损伤、炎症细胞浸润和弥漫性、节段性或局限性纤维化或钙化，胰管有多发性狭窄或囊性扩张，管内可有多发结石或钙化，胰管阻塞区可见局限性水肿、炎症和坏死，也可合并假性囊肿形成。后期胰腺质地变硬，体积缩小，表面苍白呈不规则结节状，外分泌实质组织改建或缺失，胰管系统阻塞，从而不同程度地影响胰腺外分泌甚至内分泌功能。不同因素导致的CP病理改变类似，但病变程度可轻重不一，主要取决于病程的长短。根据相关病理特征，CP可分为慢性钙化性胰腺炎、慢性梗阻性胰腺炎、慢性炎症性胰腺炎和特殊性慢性胰腺炎3类。(1)慢性钙化性胰腺炎：在CP中最常见。引起此类CP的原因主要有饮酒、吸烟、遗传因素等，其中以饮酒为主。随着CP病程推进可出现主胰管和(或)副胰管结石或蛋白栓子，散在纤维化，胰管变形、狭窄，甚至胰腺萎缩。胰腺实质严重受到破坏时胰腺外分泌功能受损严重，血清胰型淀粉酶同工酶大多降低；当胰腺内分泌功能严重受损时可出现脂肪泻和(或)糖尿病。(2)慢性梗阻性胰腺炎：主要来源于胰腺导管损伤、狭窄所致CP或者是胰腺导管部分或全部梗阻所引起的CP。阻塞最常见的原因是胰头部肿瘤(胰头部、壶腹部、胆管下端肿瘤等)，少见原因包括胰腺导管内黏液性乳头状瘤(IPMN)、Oddi括约肌功能障碍、胰腺分裂症和胰腺损伤、急性坏死性胰腺炎等引起的先天性或获得性胰管狭窄。组织病理学表现为胰腺萎缩、梗阻部位胰管狭窄、梗阻近端胰管扩张,管内压增高、管内淤滞胰液,管壁增厚、硬化,腺泡破坏、实质萎缩、被纤维组织替代,胰腺导管内无结石形成,但慢性钙化性胰腺炎中胰管内的结石可使慢性阻塞性胰腺炎复杂化。(3)慢性炎症性胰腺炎:主要表现为胰腺组织纤维化和萎缩及单核细胞浸润。此型常合并自身免疫性疾病,如干燥综合征、原发性胆汁性胆管炎等。CP的病理改变早期可见散在的灶状脂肪坏死,小叶及导管周围纤维化,胰管分支内有蛋白栓及结石形成。在进展期,胰管可有狭窄、扩张改变,主胰管内可见嗜酸性蛋白栓和结石。导管上皮萎缩、化生乃至消失,并可形成大小不等的囊肿,甚至出现小脓肿。随着纤维化的发展,胰腺及导管形态明显异常,胰腺实质明显纤维化或炎性增生改变,可出现假性囊肿、胆道梗阻、十二指肠梗阻、胰源性门静脉高压、胰源性胸腹腔积液等并发症。晚期病变累及胰腺内分泌组织,导致大部分内分泌细胞减少,少数细胞如A细胞和PP细胞相对增生,随着病变进一步发展,多数胰岛消失,少数病例胰岛细胞显著增生,呈条索状和丛状。

3　治疗方法

CP治疗原则为祛除病因、控制症状、改善胰腺功能、治疗并发症和提高生活质量等。慢性胰腺炎特征性病理改变为胰腺组织进行性纤维化,目前尚无控制和逆转纤维化的有效方法。临床治疗目标主要包括降低腹痛发作频率和程度;延缓胰腺内外分泌功能减退,以期提高CP患者的生命质量、节约社会医疗资源。CP的主要治疗方式有药物治疗、内镜治疗、体外震波碎石和外科手术。

3.1　药物治疗

(1)一般治疗:CP患者须禁酒、戒烟,避免暴饮暴食。发作期间给予高蛋白、高热量饮食,严格限制脂肪摄入。必要时应予肠内或肠外营养治疗,改善全身营养状态。慎用某些可能与发病有关的药物,如柳氮磺胺吡啶(SASP)、雌激素、糖皮质激素、吲哚美辛、氢氯噻嗪、甲基多巴等。对长期脂肪泻患者,首先要注意饮食,而且注意补充脂溶性维生素及维生素B_{12}、叶酸,适当补充各种微量元素。(2)疼痛的治疗:止痛剂治疗遵循WHO提出的疼痛三阶梯治疗原则,止痛药物选择由弱到强,尽量口服给药。第一阶梯治疗首选对乙酰氨基酚,其消化道不良反应较非甾体类抗炎药的发生率低。第二阶梯治疗可选用弱阿片类镇痛药如曲马多。第三阶梯治疗选用强阿片类镇痛药。在应用时注意以下几点:①尽量先用小剂量非成瘾性类止痛药; ②积极配合其他治疗; ③如症状缓解应及时减药或停药, 尽可能间歇交替用药; ④警惕止痛药成瘾或药物依赖性, 避免长期大剂量用成瘾性止痛药。(3)胰腺外分泌功能不全(PEI)的治疗: PEI的病因主要包括慢性胰腺炎(CP)、急性胰腺炎(AP)、胃切除术后、肠切除术后、胰腺切除术后、囊性纤维化、胰腺癌、乳糜泻和糖尿病等。无论何种原因导致的PEI, 胰酶替代治疗(PERT)均是首选治疗方法。PERT的作用是通过在进食时补充胰酶, 以帮助营养物质的消化, 有利于改善消化道症状, 提高生活质量, 纠正营养不良。临床上应选择含高活性脂肪酶而不含胆盐的肠溶制剂, 并建议餐中服用。我国目前使用的胰酶制剂有胰酶肠溶胶囊(得每通)、米曲菌胰酶片(慷彼申)等。胰酶制剂用量主要取决于其所含的脂肪酶量, 成人推荐初始剂量为 25 000~40 000 IU 脂肪酶/餐 (40 000 IU/正餐, 20 000 IU小食), 如疗效不佳, 可依个体增加剂量, 最大剂量可用至 75 000~80 000 IU 脂肪酶/餐。儿童可给予 500~4 000 IU 脂肪酶/g 膳食脂肪。婴幼儿推荐 500~1 000 IU 脂肪酶/g 膳食脂肪。婴幼儿也可予2 000~4 000 IU 脂肪酶/母乳喂养或 120 ml 婴幼儿配方奶粉。婴幼儿和儿童的推荐最大剂量为 10 000IU 脂肪酶/(kg·d)。胰腺疾病患者的十二指肠pH低于正常值, pH较低可干扰肠溶型胰酶的释放, 降低有效性。抑酸剂可提供更有利于发挥高效率酶功能的十二指肠环境。因此对于足量 PERT 后仍未改善症状的患者, 可考虑联合质子泵抑制剂(PPI)等抑酸药物治疗。(4)抗氧化剂: 研究显示, 酒精性慢性胰腺炎患者体内的抗氧化剂水平低于正常值, 可能与饮食摄入不足有关。氧化应激是CP胰腺损伤的一个重要原因, 它是指机体活性氧的生成增加和(或)清除活性氧的能力下降。活性氧可以影响胰腺腺泡细胞线粒体的正常功能, 最终导致细胞死亡。胰腺星形细胞(PSC)在活性氧的诱导下活化, 也是胰腺纤维化的一个重要机制。因此, 抗氧化剂不仅可以减轻胰腺本身的损伤, 而且同时具有一定的抗纤维化、缓解疼痛的作用。目前, 临床上常用的抗氧化剂有维生素E(生育酚)、维生素C、胡萝卜素、甲硫氨酸和有机硒等。(5)糖尿病的治疗: CP时胰腺内分泌功能不全的表现即为糖尿病, 也称为胰腺性糖尿病或Ⅲc型糖尿病(T3cDM), 同时也可与2型糖尿病并存。T3cDM的诊断标准是FPG≥126 mg/dl(7.0 mmoL/L)或糖化血红蛋(HbAlc)≥6.5%(48 mmoL/L), 疑似患者应行葡萄糖耐量试验, 并应做好与1、2型糖尿病的鉴别。对于T3cDM的治疗首选要限制糖的摄入, 提倡糖尿病饮食。怀疑存在胰岛素抵抗的患者, 排除禁忌后可选用二甲双胍治疗, 其他口服降糖药物不良反应显著, 不做首选; 口服药物效果不佳时改为胰岛素治疗。对于合并严重营养不良患者, 首选胰岛素治疗。由于CP合并糖尿病患者对胰岛素较敏感, 应注意预防低血糖的发生。

3.2　内镜介入治疗

CP内镜介入治疗的主要适应证为胰管结石、胰管狭窄、胰腺假性囊肿、胆管狭窄等,有利于缓解胰源性疼痛,改善患者生活质量。(1)胰管结石的治疗:对于体积较小的主胰管结石,ERCP可成功完成引流。对于>0.5 cm的主胰管阳性结石,首选体外震波碎石术(ESWL)治疗,碎石成功后可再行ERCP取石,ESWL+ERCP的主胰管结石完全清除率达70%以上,主胰管引流率达90%。与ESWL联合ERCP治疗相比,单纯ESWL治疗也可能获得理想的结石清除及疼痛缓解。ESWL术后并发症主要包括胰腺炎、出血、石街、穿孔、感染等,发生率约为6%,大多数经内科保守治疗可痊愈。(2)主胰管狭窄的治疗:治疗原则为解除狭窄,充分引流胰液。ERCP胰管内支架置入是最主要的治疗方法,辅以胰管括约肌切开,胰管狭窄扩张等操作,疼痛缓解率可达70%以上。对于ERCP操作失败者,可采用EUS引导下胰管引流术(EUS-PD),该技术难度大、风险高,仅推荐在有丰富内镜经验的单位开展。(3)胰腺假性囊肿的治疗:当胰腺假性囊肿引起不适症状、出现并发症(感染、出血、破裂)或持续增大时,应予以治疗。对于无并发症的胰腺假性囊肿,内镜治疗成功率达70%~90%,效果与手术相当,是首选的治疗方法。对于与主胰管相通的、位于胰头或体部的小体积(<6 cm)胰腺假性囊肿,首选内镜下经十二指肠乳头引流。对于非交通性胰腺假性囊肿,可选EUS引导下经胃十二指肠壁引流囊液。(4)CP继发胆总管狭窄的治疗:CP合并良性胆总管狭窄的发生率约为15%,其中约半数患者会出现相应症状。当胆总管狭窄合并胆管炎、梗阻性黄疸或持续1个月以上的胆汁淤积时,可行ERCP下胆道支架置入治疗。

3.3　外科治疗

(1)手术适应证:保守治疗或者内镜微创治疗不能缓解的顽固性疼痛;并发胆道梗阻、十二指肠梗阻、胰腺假性囊肿、胰源性门静脉高压伴出血、胰瘘、胰源性腹水、假性动脉瘤等,不适于内科及内镜介入治疗或治疗无效者;怀疑恶变者;多次内镜微创治疗失败者。(2)手术方式:遵循个体化治疗原则,根据病因、胰管、胰腺及胰周脏器病变特点、手术者经验、并发症等因素进行术式选择。主要包括胰腺切除术、胰管引流术及联合术式三类。

主要参考文献

[1]中国医师协会胰腺病学专业委员会. 中国急性胰腺炎多学科诊治(MDT)共识意见(草案)[J]. 中华医学杂志, 2015, 95: 3103-3109.

［2］中华医学会消化病学分会胰腺疾病学组,中华胰腺病杂志编辑委员会,中华消化杂志编辑委员会.中国急性胰腺炎诊治指南[J].中华消化杂志,2013,33:217-222.

［3］中国医师协会胰腺病专业委员会慢性胰腺炎专委会.慢性胰腺炎诊治指南[J].中华胰腺病杂志,2018,18:289-296.

［4］中华医学会外科学分会胰腺外科学组.慢性胰腺炎诊治指南[J].中华消化外科杂志,2015,14:173-178.

第84章　自身免疫性胰腺炎

1 概念

自身免疫性胰腺炎（autoimmune pancreaUtis, AIP）是一种以梗阻性黄疸、腹部不适等为主要临床表现的特殊类型胰腺炎。AIP由自身免疫因素介导，以胰腺淋巴细胞及浆细胞浸润并发纤维化，影像学表现为胰腺肿大和胰管不规则狭窄，血清IgG4水平升高和类固醇激素治疗效果显著为特征。随着对AIP临床表现、血清学、影像学、组织病理学和免疫组织化学特征认识的不断深入，AlP国际共识诊断标准（ICDC）根据病理学特征将其分为两个亚型：AIP-Ⅰ型为淋巴浆细胞硬化性胰腺炎（LPSP），AIP-Ⅱ型为特发性导管中心性慢性胰腺炎（IDCP）。常伴发其他自身免疫性疾病，如干燥综合征、原发性硬化性胆管炎、原发性胆汁性胆管炎、溃疡结肠炎、红斑狼疮和自身免疫性肝炎等。AIP的病因及发病机制尚不明确，目前认为体液免疫、细胞免疫、遗传、感染等多种因素参与AIP的发病。由于AIP患者不仅存在多种自身免疫标志物（IgG4）、自身免疫抗体以及白细胞介素、TNF、干扰素等多种细胞因子的异常表达，而且对皮质激素治疗敏感有效，因而提示AIP的发病与机体的细胞免疫以及体液免疫密切相关。此外，有研究发现，组织相容性复合体Ⅱ抗原（HLA）多个位点（HLA-DRBl-0405、HLA-DRQ1-0401）和A-类基因C3-2-11近端的ABCFl是引起AlP的易感基因；AIP可能与KCNA3、PRSSl基因突变有关；AIP患者的胰腺、胆道和胃、结肠黏膜常伴有显著的K-ras基因突变，表明AIP可能是诱发以上脏器癌症的高危因素。AIP在全球范围内的发病率目前尚不明确，针对AIP-Ⅰ型，日本进行了较多研究，AIP-Ⅰ型好发于老年人，多发病于60~70岁，男性多于女性，比率约2.85∶1；据报道AIP在日本的发病率约为0.82/10万。针对AIP-Ⅱ型，目前研究资料有限，与AIP-Ⅰ型相比，AIP-Ⅱ型好发于年轻人，且没有明显性别差异。

2 诊断标准

AIP国际共识诊断标准　①胰腺实质（parenchymal, P）影像学典型表现为弥漫性增大伴有延迟强化（部分伴有包膜样边缘）；②胰管（ductal, D）影像学表现为主胰管较长（>1/3全长）或多发的狭窄，且近段无明显扩张；③血清学（serology, S）IgG4水平>2倍正常上限；④胰外器官受累（other organ involvement, OOI）体现在淋巴细胞、浆细胞显著浸润，无粒细胞浸润，席纹状纤维化，闭塞性静脉炎，大量IgG4阳性细胞（>10个/高倍视野），节段性、多发的肝门部、肝内胆管狭窄，或远近段胆管狭窄，腹膜后纤维化；⑤胰腺组织学（histology of the pancreas, H）示淋巴细胞、浆细胞硬化性胰腺炎（LPSP），表现为导管周围淋巴细胞、浆细胞浸润，无粒细胞浸润、席纹状纤维化、闭塞性静脉炎、大量IgG4阳性细胞（>10个/高倍视野）；⑥对激素治疗的反应（response to steroid, R），诊断性激素治疗后胰腺、胰腺外受累的影像学表现迅速（<2周）缓解或改善。根据共识，对AIP的诊断应从影像学检查开始：如患者有典型的影像学表现，且有实验室检查或胰腺外受累证据，即可诊断为AIP；如影像学不典型，需除外胰腺癌，同时结合实验室检查、组织病理学证据做出诊断；如行诊断性激素治疗，必须除外胰腺癌，疗程不长于2周，复查影像学病变明显好转者支持AIP诊断。

鉴别诊断　本病需与胰腺癌、PSC、胆管癌、炎性假瘤、酒精性胰腺炎相鉴别。

2.1 临床表现

AIP临床表现多样，且无特异性，多在腹部影像学检查时偶尔发现。AIP的临床表现分为胰腺本身病变和胰腺外器官病变的症状。80%的AIP患者表现为进行性或间歇性梗阻性黄疸，常被误诊为胰腺癌或胆管癌；部分患者可表现为急性胰腺炎的症状和体征，上腹痛、淀粉酶和脂肪酶升高；少数患者会出现胰腺内、外分泌功能不全的症状和体征，脂肪泻、糖尿病等。糖耐量异常或糖尿病是AIP另一常见临床表现，发生率高达50%~70%。AIP患者往往合并胰外器官受累，35%的患者合并肾脏侵犯，表现为间质性肾炎；30%的患者可出现炎症性肠病，以溃疡性结肠炎多见；10%的患者伴有腹膜后纤维化。其他胰外受累部位还包括肺和唾液腺等，表现为肺间质纤维化及涎腺炎。

2.2 实验室检查

AIP-I型患者存在多种自身免疫标志物异常，主要包括免疫球蛋白、总IgG、类风湿因子（RF）、抗核抗体（ANA）、抗平滑肌抗体（SMA）、抗碳酸酐酶抗体、抗转铁蛋白抗体等；病变累及胆管者可有TBil、胆系酶谱异常；部分患者出现脂肪酶、淀粉酶、ESR增快、CRP、CA199等指标升高。AIP-Ⅱ型患者自身免疫抗体多为阴性。血清IgG（尤其是IgG4）水平升高是AIP的特征性表现，起初的研究报道，IgG4诊断AIP的敏感性和特异性高达95%和97%，但随后的研究显示血清IgG4水平升高并不能作为AIP诊断标准，数据显示在胰腺癌、原发性胆管炎、急性或慢性胰腺炎患者中血清IgG4水平也可升高。因此，血清IgG4不能作为诊断AIP的唯一标志，但血清IgG4水平高于正上限2倍以上对AIP的诊断有重要意义。

2.3 影像学检查

AIP的影像学特点主要包括胰腺实质形态、主胰管情况、周围脂肪和淋巴结改变，密度或信号变化，强化程度和方式。影像学检查包括US、CT、MRI、MRCP、ERCP和EUS等。（1）腹部B超：AIP表现为胰腺弥漫性低回声肿大，似"腊肠样"，胰腺周边伴有低回声"包膜样边缘"，边界清晰。（2）腹部CT/MRI/MRCP：CT表现为胰腺实质弥漫性增大，呈"腊肠样"改变，动态增强扫描可见均匀、延迟强化，部分患者胰周出现界限清晰、平整的低密度包膜样边缘。MRI特征性表现为T_1低密度信号、T_2高密度信号的胰腺增大，偶尔有光圈样包膜。MRCP通常被用来评估胆胰管的情况。（3）ERCP：特征性表现为主胰管局限性或弥漫性或节段性狭窄、胰管内壁不规则、邻近或上游胰管显著扩张，有时会出现双管征。（4）EUS：特征性表现为弥漫性胰腺肿大，多呈低回声伴内部高回声光点，可见"导管穿透征"。超声内镜不仅能观察胰腺实质和胰胆管，还可以实时评价胰腺内血管的情况，最大的优点在于能进行细针穿刺细胞学检查，对AIP的诊断与鉴别诊断具有重要价值。

2.4 病理组织学检查

1型和2型AIP均有胰腺导管周围淋巴细胞、浆细胞浸润和胰腺间质炎性改变，很少有导管内蛋白栓、结石、钙化等一般的慢性胰腺炎病理学所见。（1）Ⅰ型AIP组织学特征表现为胰腺内或外淋巴细胞、浆细胞浸润。目前认为Ⅰ型AIP是IgG4相关全身性疾病在胰腺的表现，常伴有其他器官病变，如硬化性胆管炎、硬化性涎腺炎、泪腺炎、大血管炎、腹膜后纤维化、IgG4相关的肾脏疾病（间质性肾炎）和肺部疾病（间质性肺部疾病）、硬脑膜炎和垂体炎，IgG4相关淋巴结炎等。（2）Ⅱ型AIP组织学特征表现为中性粒细胞浸润导管上皮，常见胰管上皮细胞破坏，中性粒细胞胰管内聚积。此型AIP多见于欧美国家，约30%的病例伴IBD。

3 治疗方法

诊断明确的患者，目前糖皮质激素是治疗AIP的首选方法，不仅能缓解临床症状，改善实验室及影像学检查结果，同时也能使胰腺外受累器官情况好转。常用药物为泼尼松口服，通常起始剂量为30～40 mg/d，治疗2～4周后，综合评价临床症状、影像学和实验室检查后，缓慢逐渐减量至5 mg/d的维持剂量，直至症状完全缓解停药。激素疗效不佳，可换用或联合硫唑嘌呤（AZA）、6-巯基嘌呤（6-MP）或吗替麦考酚酯（MMF）等免疫调节剂或者应用生物制剂利妥昔单抗。AIP确诊患者不需要ERCP介入治疗，但有梗阻性黄疸特别是并发细菌感染者，需先行经皮肝穿刺或内镜下胆管引流治疗，并主张在激素应用前予抗生素治疗。AIP患者不建议行手术治疗，但当临床难以除外恶性肿瘤时可考虑手术。对胰腺内、外分泌功能不全者应给予相应替代治疗。AIP的总体预后较好，部分AIP病程可呈自限性，但Ⅰ型AIP复发率较高，Ⅱ型AIP鲜有复发。对AIP患者建议进行定期随访，密切关注其临床症状、影像学变化以及药物不良反应。

第85章 胰腺囊肿

1 概念

胰腺囊肿（pancreatic ccyst）又称胰腺囊性病变（PCLs），是指由胰腺上皮和（或）间质组织形成的肿瘤或非肿瘤性（单发或多发的肿瘤样）含囊腔的病变，主要包括真性囊肿、假性囊性肿瘤和囊性肿瘤，临床上以假性囊肿最为常见。尽管病变都是以囊性改变为主，但是由于其病理性质不同，恶性潜能不同，相应的治疗措施也不同。（1）胰腺真性囊肿（PTC）：是指由胰腺组织上皮细胞发生的囊性病变，临床上较为少见，占胰腺囊肿的10%~15%，主要由于胰腺外分泌腺先天发育异常或胰管后天阻塞所致，其特点是囊肿内壁覆有一层上皮细胞。胰腺真性囊肿分先天性和后天性，为先天性原始胰导管的内皮细胞发育异常，这种细胞仍然具有一定的分泌功能，形成一个衬有完整内皮的囊肿，又称为真性囊肿。胰腺真性囊肿主要包括先天性囊肿、潴留性囊肿和增生性囊肿，前两者属良性范畴，预后较好。先天性胰腺囊肿较罕见，为胰管发育异常所致，多伴有肝、肾等其他部位囊肿；潴留性囊肿多发生于慢性胰腺炎、胆道结石、胰腺结石病变，少数继发于恶性疾病；增生性囊肿包括胰腺囊腺瘤、囊腺癌、畸胎瘤和囊性上皮癌等。病理呈现为胰腺实质纤维化，胰腺实质萎缩缺失，囊肿内壁光滑，被覆以扁平或低柱状上皮，囊内含浆液、黏液或偶尔因感染出血而形成的混浊液体，囊肿内小含有实性组织成分、间隔种类似肿瘤的赘生物，同时合并肝脏、肾脏等器官的多发囊肿；后天胰管阻塞所致囊肿内壁为导管上皮或偏平上皮细胞，囊液清亮，富含大量的胰酶。（2）胰腺假性囊肿（PPs）：是指在胰腺或其周围由异常液体形成囊腔，其囊壁多为炎性结缔组织，囊内无上皮细胞，为临床中最常见的胰腺囊性疾病，占全部胰腺囊肿的80%左右，约75%的胰腺假性囊肿由急、慢性胰腺炎所致，约20%的病例发生在胰腺外伤后，5%的病例由胰腺癌引起，极少数病例为寄生虫性假性囊肿（如蛔虫或包囊虫）和原因不明性假性囊肿。假性囊肿多继发于急、慢性胰腺炎以及胰腺外伤后，在急性胰腺炎、胰腺外伤时，胰管破裂，胰液外渗，导致胰腺本身及胰周组织自身消化、坏死、液化，造成胰液、炎症渗出等积聚形成囊肿，其内含胰腺分泌物、肉芽组织、纤维组织等。患慢性胰腺炎时，胰腺实质局灶性纤维化改变，造成胰管狭窄、胰液排除不畅，形成胰腺假性囊肿。(3)胰腺囊性肿瘤(PCNs)：是指胰管或腺泡组织上皮细胞增生致使分泌物积聚而产生的肿瘤性囊性病变，发病率相对较低，占胰腺囊性病变的10%~15%，占胰腺肿瘤的1%~2%。囊性肿瘤病因不明，可能与遗传、基因突变等多种因素有关。根据WHO消化系肿瘤分类标准，胰腺囊性肿瘤分为非肿瘤性和肿瘤性两类(表85-1)。非肿瘤性主要为PPs，囊性肿瘤主要包括浆液性囊性肿瘤(serous cystic neoplasm, SCN)、黏液性囊性肿瘤(mutinous cystic neoplasm, MCN)、导管内乳头状黏液瘤(intraductal papillarymucinousneoplasm, IPMN)、实性假乳头状瘤(solidpseudopapillary neoplasm, SPN)等。根据囊液性质，PCNs可进一步分为黏液性和非黏液性，前者主要包括MCN和IPMN，有潜在或明显恶性倾向；后者主要包括SCN和SPN，一般为良性或低度恶性。按累及部位可将IPMN进一步分为主胰管(MD-IPMN)、分支胰管型(BD-IPMN)及混合型(MT-IPMN)。

表85-1　胰腺囊性肿瘤组织病理学分类(2010年WHO分类标准)

非肿瘤性	肿瘤性
胰腺假性囊肿(PPC)	浆液性囊性肿瘤(SCN)
先天性囊肿	黏液性囊性肿瘤(MCN)
潴留性囊肿	实性假乳头状瘤(SPN)
淋巴上皮囊肿	导管内乳头状黏液瘤(IPMN)
寄生虫性囊肿	主胰管型(MD-IPMN)
肠源性囊肿(GIST囊性病变等)	分支胰管型(BD-IPMN)
异位子宫内膜囊肿	混合型(MT-IPMN)
壶腹周围十二指肠壁囊肿(异位胰腺囊性病变等)	囊性胰腺神经内分泌瘤

2　诊断标准

大多数胰腺囊性病变无特异性临床症状，MRI或磁共振胰胆管造影术(MRCP)是首选的检查技术，二者无创、无辐射，并且在评估主胰管和囊肿之间的关系上具有更高的准确性(分支胰管型IPMN的特征性表现)。对于无法接受MRI检查的患者CT或EUS是最佳选择。如果不能准确判断囊肿性质，则可以补充进行第二种影像学技术检查，或者进行EUS-FNA囊液分析及细胞学检查。使用影像学诊断囊肿类型或判断肿瘤良恶性时，需谨慎评估。MRI或MRCP诊断囊肿类型的准确性为40%~50%，确定良性与恶性的准确性为55%~76%。无FNA的CT和EUS检查准确性相似。此外，胰腺囊肿还需与囊性肿瘤、胰腺癌等疾病鉴别。

2.1　临床表现

胰腺囊肿的临床表现大致相同，缺乏特异性表现，大多数胰腺囊肿无症状，因而单从临床表现较难区分为真性囊肿、假性囊肿和囊性肿瘤。临床上，胰腺囊肿表现为腹痛、餐后饱胀、腹部包块、体重减轻等非特异性临床症状和体征。部分患者随囊肿的增大，可以压迫邻近脏器，压迫胆总管，造成胆汁淤积、黄疸；压迫胰管，引起胰腺外分泌功能障碍、胰腺炎；压迫周围邻近血管可导致区域性门静脉高压、腹水；压迫胃、十二指肠出现恶心、呕吐、肠梗阻。胰腺真性囊肿患者多以腹部包块就诊，囊肿较大者，可压迫胃、十二指肠、胆管，出现黄疸、恶心、呕吐等症状。胰腺纤维性囊性病为遗传性疾病，临床少见，常伴其他先天畸形，同时合并肾脏、肝脏、肺的多发囊肿。假性囊肿最常见的临床症状为腹痛、早饱、恶心、呕吐、体重下降，为囊肿压迫胃、十二指肠影响进食所致。体检可发现腹部膨隆、上腹部压痛，可触及半球形、有囊感的肿物，合并感染时可发热及触痛，少数病例由于囊肿压迫邻近脏器可引起梗阻性黄疸和肠梗阻。胰腺囊性肿瘤患者常在体检、影像学检查时发现，多表现为腹痛、腹胀、肿块、恶心、呕吐、腹泻和体重减轻等非特异性临床症状；IPMN患者可以反复发作，急性胰腺炎为首发症状。

2.2　影像学检查

影像学检查是诊断胰腺囊肿的主要依据，包括腹部超声、CT、MRI、EUS、ERCP、正电子发射断层显像（PET）等。腹部超声为首选的检查方法，具有无创、操作简单、经济、定位诊断准确率高、可重复的优点，可用于胰腺囊肿的筛查、囊实性病变的区分、肿瘤位置的确定，还可了解囊肿与邻近组织器官的关系。但由于腹部超声检查极易受肠腔内气体干扰，因此，对明确诊断的价值相对有限，需结合其他检查措施。CT/MRI分别率高，有助于发现较小的胰腺囊肿，可从囊肿形态、囊壁厚薄、囊腔内容物等方面初步辨别囊肿的性质，还可显示囊肿与周围组织结构的解剖关系以及胰腺以外部位的病变。MRCP可显示病变与胰管的交通情况、胰管内有无充盈缺损。SCN的典型征象一种是呈现为单发的、多个薄壁小囊构成的囊性病变，增强后可见囊壁及分隔强化，呈特征性的"蜂窝状"或"海绵状"，另一种是由单个或多个较大囊腔（＞2 cm）组成，无中央纤维瘢痕或钙化。MCN常见于胰腺体尾部，单发或多发，囊腔可被分割为多个小囊，呈"橘子样"切面。MD-IPMN的CT典型征象为主胰管弥漫性或节段性扩张，周围胰腺实质萎缩；BD-IPMN为分支胰管扩张，局部有多个相互交通的囊腔形成"小叶状"或"葡萄串状"；MT-IPMN为分支胰管扩张延伸至主胰管。SPN为单发、边缘清晰、质地不均、血管密度低的占位性病变,伴中央或散在坏死灶,囊壁多较厚并伴强化。PET对良恶性胰腺囊肿的诊断与鉴别诊断具有重要价值。

2.3 EUS-FNA

超声内镜(EUS)能清楚地显示胰腺囊性病变,对胰腺囊肿周围组织的胰腺实质及胰管也有很好的分辨率,并可经EUS引导下细针穿刺活检(EUS-FNA)行抽吸囊液检查,通过检测囊液性状、淀粉酶水平、肿瘤标志物及其他标记物,对胰腺囊肿的诊断与鉴别诊断具有重要意义。同时能够准确确定囊肿壁与胃壁间的距离,选择最佳穿刺点;能观察到囊肿缩小及消失过程,由此判断治疗效果;穿刺抽吸的囊液可做常规、生化、细胞学检查和细菌培养及药物敏感试验,有助于诊断和鉴别诊断及指导抗生素的应用,尤其对合并感染的囊肿适用;放置引流管时,可确定引流的最佳部位,导管能准确送入囊腔底部,不仅引流充分,而且减少误伤周围脏器的机会,避免了并发症的发生;损伤小,治疗效果确切,能及时缓解症状,避免较大的外科手术,尤其适用于年老体弱或有严重器质性病变而不能耐受手术的患者。EUS-FNA细胞学诊断特异性高,准确的穿刺取样、正确的标本处理、经验丰富的病理医师可提高诊断准确性,但部分患者因穿刺液中细胞成分少,无法获取足量细胞的标本行细胞学诊断。

2.4 实验室检查

EUS-FNA可以获取组织和囊液,进行肿瘤标志物、淀粉酶或分子生物学检测(癌胚抗原、CA19-9、K-ras基因突变等),可以对疾病的鉴别诊断提供帮助,但目前尚无证据证明有必要将其作为常规检查项目。肿瘤标志物对诊断胰腺囊肿价值有限。囊液肿瘤标志物检测主要包括CEA、CA19-9、CA72-4、CA125等,其中CEA对区别黏液性和非黏液性囊肿临床意义较大,但其表达水平与胰腺囊肿的良恶性无明显相关性。囊液淀粉酶水平主要反映胰腺囊肿是否与胰管交通。囊液淀粉酶测定对胰腺假性囊肿的辅助诊断有重要价值,其敏感度高达94%~100%。在胰腺假性囊肿中,囊液淀粉酶水平较高,通常>250 U/L;而在SCN及MCN等囊性肿瘤中,囊液淀粉酶水平大多较低(<250 U/L)。IPMN的囊液淀粉酶水平较高,约75%≥5 000 U/L,如IPMN囊液淀粉酶水平较低,应警惕恶性病变快速生长阻塞胰管的可能。此外,IL-1β、K-ras、p53、p16、DPC4、BRCA2、端粒末端转移酶、黏蛋白(MUC)等一系列分子标记物被用于胰腺囊肿的良恶性鉴别,展现了良好的临床应用前景。

2.5　内镜检查

除EUS检查之外,内镜检查技术还包括内镜下逆行胰胆管造影、胰管镜检查、胰腺导管内超声检查、光学相干断层成像检查、激光共聚焦纤维内镜检查等,可根据病情需要选择使用。内镜下逆行胰胆管造影(ERCP)对胰腺囊肿的诊断与鉴别诊断具有重要意义,ERCP是了解胰腺囊肿是否与主胰管相交通的最敏感的方法,SCN和MCN与主胰管(MPD)不交通,而胰腺假性囊肿和IPMN多与MPD交通,其中部分IPMN患者呈现黏液从扩张的"鱼嘴状"十二指肠乳头溢出的特异性表现。此外,ERCP可收集胰液行细胞学及生物学诊断,提供胰腺囊肿良恶性鉴别的准确性。

2.6　组织病理学检查

根据2010年WHO化系肿瘤分类标准,将胰腺囊性肿瘤(PCNs)组织病理学分为4种类型。(1)SCN:常单发,多见于胰腺体尾部,囊内大量薄壁小囊肿,切面呈"蜂窝状"或"海绵状",中央瘢痕多伴有局灶钙化,囊腔不与胰管相通,组织学表现为囊壁内衬覆单层上皮细胞,无核分裂象,胞质透明并富含糖原,间质内富含管状结构。(2)MCN:常单发,多见于胰腺体尾部,呈单腔或多腔,上皮细胞层下的卵巢样间质为MCN特征表现。(3)IPMN:常为单发,多见于胰头或钩头部,表现为弥漫性或节段性胰管扩张,扩张的胰管内充满黏液,典型的组织学特征为囊性扩张的胰管衬以高柱状黏液上皮细胞,形成具有纤维血管轴心的真性乳头结构。(4)SPN:常单发,胰腺各部位均可发病,组织学表现为均匀一致的多边形细胞围绕纤维血管蒂呈复层排列,形成假玫瑰花结及假乳头结构。

3　治疗方法

由于胰腺囊肿的性质不同,恶性潜能不同,不同病理类型的胰腺囊性疾病的诊疗计划各不相同,因此胰腺囊性疾病的定性诊断对指导治疗尤为重要。

3.1　胰腺真性囊肿的治疗

胰腺真性囊肿的治疗原则上应积极进行手术治疗,在除外囊性肿瘤的前提下,针对囊肿可行内引流术,针对后天性胰管阻塞去除病因治疗,单发的孤立囊肿宜采用单纯囊肿切除术或应用腹腔镜进行囊肿切除术,而胰体尾多发性囊肿则采用胰体尾切除术。

3.2 胰腺假性囊肿

（1）非手术治疗：对于早期的胰腺假性囊肿，尤其是急性胰腺炎假性囊肿，病程<6周，囊肿直径<6 cm，诊断明确，临床症状轻微或无症状者，可采用非手术治疗结合严密的随访观察。通过早期使用生长抑素类似物，抑酸、抑酶、胃肠减压等对症支持治疗，目的在于早期囊肿形成完整、坚韧的壁，以便于日后手术治疗，另外部分小的囊肿可于保守治疗过程中逐渐吸收消散。如果囊肿持续存在、迅速增大（≥6 cm），伴有临床症状（如腹痛、胃流出道梗阻、黄疸等），出现并发症（如感染、出血、破裂等）时需进行临床处理。（2）内镜治疗：腺假性囊肿的处理首选内镜治疗，对于囊壁尚未成熟的假性囊肿，可选择超声、CT引导下或内镜下穿刺引流，包括穿刺抽吸治疗和穿刺置管引流治疗，该方式创伤小、操作简单、可反复应用，适合于假性囊肿引起的压迫症状、继发感染、伴有严重症状而不能忍受手术治疗的患者。目前内镜下引流主要有经内镜直视下穿刺置管引流、经内镜超声引导下穿刺置管引流和内镜下经十二指肠乳头胰管内置管引流3种方式。如不适合内镜治疗或内镜处理失败的病例可考虑经皮引流或手术治疗。（3）手术治疗：根据囊肿位置、大小、性质及有无感染等情况选择内引流术、外引流术或囊肿切除术及胰腺部分切除术。内引流术又包括囊肿–空肠吻合术、囊肿–胃吻合术和囊肿–十二指肠吻合术，其中囊肿–空肠吻合术应用最广。术中要注意吻合口位于囊肿的最低位，吻合口需足够大，并且去除多房分隔。由于外引流术的并发症较多，目前已较少应用。经皮穿刺置管引流术（PCD）在达到外引流目的的同时还具备简便安全、创伤小、成功率高、并发症少、节省时间、费用较低和可重复性等优点。适用于胰腺假性囊肿直径>6 cm，经1~3周观察囊肿不减小者；外科术后囊肿复发者。全身状况差，手术风险大和高龄等患者不适合外科手术。当位于胰腺体尾部的假性囊肿怀疑恶变难以与囊性肿瘤鉴别时，可选择胰体尾切除术。

3.3 胰腺囊性肿瘤

（1）手术治疗：对于临床症状明显、确诊或可疑恶性者推荐外科手术治疗；对无临床症状、肿瘤较小的患者应积极治疗还是密切随访观察，目前仍有争议。手术以明确诊断、提高长期生存率、缓解临床症状为目的，以完整切除病变、适当清扫局部淋巴结、尽可能保留胰腺实质以及剩余胰腺的重建或引流为原则，依据病变位置病灶多少、患者全身状况、术后生活质量以及各种术式的并发症及病死率选择术式。常用术式包括保留胰腺的切除术、局部胰腺切除术及全胰腺切除术。SCN无恶变倾向，为良性肿瘤，如有临床症状、>4 cm及囊性病变性质不确定可手术治疗，但一般不需清扫胰周淋巴结。MCN具有恶变倾向，建议采取肿瘤根治性切除术，可根据病变位置选择保留幽门的胰十二指肠切除术、节段性胰腺切除术或胰腺远端切除术等，通常不必清扫胰周淋巴结。MD-IPMN及MT-IPMN均建议手术治疗，根据病变范围行胰十二指肠切除术、远端胰腺切除术等；BD-IPMN的恶变倾向相对较低，对囊肿体积迅速增大、高级别异型增生的患者行手术治疗。SPN主要采取手术治疗，根据病变位置可行保留十二指肠的胰头切除术、胰腺节段切除术、胰腺远端切除术。对周围组织结构有明显侵犯者，应当予以扩大切除范围，但不需要常规清扫胰周淋巴结。（2）非手术治疗：近年来，部分学者开始尝试应用非手术治疗胰腺囊性肿瘤，主要有EUS引导下注射消融术、光动力疗法及放化疗，取得了一定的临床疗效，但有待进一步研究探讨。

主要参考文献

[1]《中华胰腺病杂志》编委会. 我国自身免疫性胰腺炎诊治指南[J]. 中华胰腺病杂志, 2013, 13: 43-45.

[2]《中华胰腺病杂志》编辑委员会. 我国胰腺囊性肿瘤共识意见[J]. 中华胰腺病杂志, 2013, 13: 79-90.

[3] 中华医学会外科学分会胰腺外科学组. 胰腺囊性疾病诊治指南[J]. 中华消化外科杂志, 2015, 14: 689-693.

第86章　胃泌素瘤

1 概念

神经内分泌肿瘤（neuroendocrine neneoplasms, NEN）是起源于具有胺前体摄取和脱羧功能的神经内分泌细胞的一类高度异质性的少见的肿瘤，发病率近年来呈持续升高趋势，达5.25/100 000。胰腺神经内分泌肿瘤（pancreatic neuroendocrineneoplasms, pNENs）占NEN的4%~8%，60%以上的pNEN患者确诊时已发生远处转移。NEN根据是否产生激素以及存在激素相关症状可分为功能性肿瘤和非功能性肿瘤。30%~40%的pNEN为功能性肿瘤，最常见的功能性pNEN为胰岛素瘤，其次为胃泌素瘤，约25%的胃泌素瘤发生于胰腺。其他罕见的功能性pNENs如舒血管肠肽瘤（VIPoma）、胰高血糖素瘤、促肾上腺皮质激素（ACTH）瘤等的发病率均在0.02/100 000以下。小部分pNEN与遗传综合征如多发性内分泌腺瘤病1型（multiple endocrineneoplasia type1, MEN-1）、VHL综合征（Von Hippel-Lindau Syndrome）等相关。20%~30%的胃泌素瘤和小于5%的胰岛素瘤或功能性pNENs（RFTs）与MEN-1相关。根据2010年第4版世界卫生组织（WHO）消化系统肿瘤病理的最新分类方法，NEN按分化程度可分为分化好的神经内分泌瘤（neuroendocrine tumors, NET）和分化差的神经内分泌癌（neuroendocrine carcinoma, NEC）以及混合性腺神经内分泌癌（MANEC）。在分化程度的基础上可进一步按增殖活性将NEN分为3组：G1级，核分裂象数<2/10高倍视野和（或）Ki67指数≤2%；G2级，核分裂象数2~20/10高倍视野（或）Ki67指数3~20；G3级，核分裂象数>20/10高倍视野（或）Ki67指数>20%。其中G1、G2级为分化好的NEN，G3级多为分化差的NEC/MANEC。少部分G3级肿瘤分化良好，Ki67指数介于20%~60%之间，且多发生在胰腺，这部分肿瘤目前尚无法按照2010年版WHO消化系统肿瘤病理分类标准进行分类。2013年我国胃肠胰神经内分泌肿瘤病理诊断共识专家组发布的共识建议将其命名为"高增殖活性的NET"，国外文献常表述为分化好的G3 NET。胃必素瘤（ZES）又称促胃液素瘤，肠胰腺神经内分泌瘤中最常见，多位于十二指肠或胰腺，包括散发性ZES和遗传性ZES。遗传性ZES，即多发性内分泌腺瘤病1型（MEN1），是一种常染色体显性综合征，占到ZES的20%~30%，通常以出现甲状旁腺、胰腺、十二指肠和垂体的肿瘤为特征，也常出现支气管和胸腺NETs、肾上腺肿瘤、皮肤病灶、甲状腺疾病和脑膜肿瘤。胃泌素瘤起源于G细胞或某些原始的APDU细胞，肿瘤分泌大量的胃泌素，促使胃酸大量分泌及胃黏膜增生，导致夜间胃酸分泌量及基础胃酸分泌量增加，从而引发严重而顽固的消化性溃疡。大量胃酸分泌后进入肠道可刺激肠蠕动引起腹泻，还可抑制脂肪酶活性及胆盐的消化作用导致脂肪泻。胃泌素瘤好发于"胃泌素瘤三角"区，该区域是指由胆囊管与胆总管的交界点、十二指肠降部外缘和水平部下缘切线的交界点和胰头与胰颈的交界点三点连线所构成的三角形区域，约90%的病灶位于这个区域内。在少数情况下，其他部位可发现异位的胃泌素瘤，如胃、卵巢、肝脏。

2　诊断标准

有下列情况者应考虑ZES的可能性　反复出现的、严重的或者家族性的消化性溃疡（PU）；无幽门螺杆菌感染或非甾体类抗炎药物（NsAIDS）服用史等危险因素而发生的PU；严重GERD相关的PU；治疗无效或者伴随穿孔、出血等严重并发症的PU；与内分泌疾病或者腹泻相关的PU；胃镜下位于黏膜主褶皱的PU，或者伴随高钙血症及高胃泌素血症；以及服用PPI后腹泻明显缓解的PU患者。

ZES的定性诊断标准　（1）严重的顽固性消化性溃疡或长期不明原因腹泻。（2）空腹血清胃泌素（FSG）升高>10倍、胃酸pH<2则诊断胃必素瘤，基础胃酸排量（BAO）>15 mEq/h（未行胃切除的患者），或BAO与最大胃酸分泌量（MAO）之比即BAO：MAO>0.6。（3）当FSG升高<10倍时，应行促胰液素（secTitin）试验，如阳性则也可确诊，阴性需再行钙离子刺激试验，如钙离子刺激试验阳性亦可确诊，阴性则进一步随访。（4）经病理组织学检查证实为神经内分泌肿瘤。具备其中2项标准，就可以确定诊断。胃必素瘤生化检查确诊后应行定位诊断，通常行CT和MRI。如CT和MRI检查阴性，可用生长抑素受体核素显像（SRS），敏感性大约85%以上。EUS在发现小的胰腺内胃必素瘤方面亦有一定帮助，敏感性67%~85%。

鉴别诊断　诊断ZES同时需排除其他导致血清高胃必素升高的疾病，如萎缩性胃炎、恶性贫血及肾功能不全等。

2.1　临床表现

胃泌素瘤的临床表现与高胃泌素血症及高胃酸分泌有关。胃必素瘤发病年龄为7~90岁，临床表现多见于30~50岁的中年人,男女比例3:2。胃必素瘤主要因胃酸分泌过多产生一系列临床表现,包括单发性和多发性十二指肠溃疡、消化道症状、胃食管反流(GERD)和腹泻。多数患者是因为长期难治的消化道溃疡(PUD)和/或GERD最终才得以确诊。由于PPI的广泛应用,多发性溃疡已经越来越少见,胃泌素瘤的症状越来越不典型,影响及时诊断,通常从出现症状到确诊需要5.2年。(1)消化性溃疡:患者主要表现为顽固性胃和十二指肠溃疡,10%~20%为多发性溃疡或远端十二指肠、近端空肠溃疡,且手术后溃疡易复发,溃疡并发症较为多见,约1/4患者出现上消化道出血,约1/5发生溃疡穿孔。(2)腹泻:30%~73%的患者有不同程度的腹泻,其中10%以腹泻为主要表现。胃泌素瘤的腹泻为分泌性,兼具有以下特点:①腹泻程度轻重不等,以水泻为主。②抑制胃酸可缓解腹泻,如应用抑酸剂或经鼻胃管抽吸胃液。③粪便肉眼无黏液、脓血,镜下无白细胞和红细胞。④停用抑酸剂后可迅速复发。(3)食管炎:多达2/3的患者可有反流性食管炎症状,病理表现为轻度至重度食管炎,可并发食管狭窄和Barrett食管。(4)其他内分泌系统症状:MEN-1可并发其他内分泌肿瘤(如甲状旁腺瘤、垂体瘤、肾上腺皮质增生、甲状腺瘤等)相应的表现,其中以甲状旁腺功能亢进最为常见。

2.2 实验室检查

(1)胃液分析:由于ZES可以刺激胃酸大量分泌,多数患者12 h夜间胃酸分泌量超过1 000 ml,胃酸浓度大于100 mmol/L。多数病例基础胃酸排量(BAO)>15 mmol/h,胃大部切除手术后患者BAO>11 mmol/h,约70%的患者BAO:MAO>60%。(2)空腹血清胃必素测定:FSG升高伴随BAO的升高应考虑ZES的诊断,98%以上的ZES患者的空腹血清胃泌素(fast serum gastrin, FSG)水平升高,但特异性不高,87%~90%的患者胃酸分泌过多,100%的患者胃酸pH<2。怀疑ZES的患者,在实验室检查前应当停服PPI,改为服用H_2受体阻滞剂,1周后再进行检测。少部分胃酸分泌升高的患者,如果胃泌素水平正常、促胰液素试验阴性,应当检测血浆胆囊收缩素(cholecystokinin, CCK)水平。(3)促胰液素(secTitin)试验:对ZES患者2 u/kg快速灌注促胰液素后FSG>120 pg/ml。

2.3 影像学检查

影像学的定位诊断水平与肿瘤的大小密切相关,对直径<1 cm的pNENs,常规CT和MRI的检出率<10%,对直径在1~3 cm的肿瘤则只能检出30%~40%。由于功能性pNENs的直径多<2 cm,且组织密度与正常胰腺相差不大,因此传统的体表超声、CT扫描、MRI及生长抑素受体显像(SRS)等对病变的检出不够敏感,仍有30%的pNENs术前无法准确定位。近来国内

外的研究表明，EUS是术前定位诊断pNENs最准确的方法，敏感性达77%～95%，高于传统的影像学技术，尤其是对直径<1 cm的小病灶。当怀疑患者可能为胃泌素瘤，而超声检查未能发现肿瘤时，应当采用EUS仔细检查胰腺和十二指肠，必要时在EUS引导下行细针穿刺活检。另外，EUS可以判断肿瘤与胰导管及邻近血管的关系，评估手术的可行性并决定手术方式。如果以上检查均无法取得活检组织，则应考虑采用手术探查活检进行病理诊断和分型。对于pNENs的术前定位诊断，以往常用的方法是经皮经肝门静脉取血（PTPC）或选择性血管造影合并经动脉钙剂刺激肝静脉取血（ASVS）等有创伤性检查，但是这些方法技术要求高，禁忌证和并发症较多，且是相对的半定位检查，故在临床上很难推广应用。

3　治疗方法

3.1　手术治疗

对于局限性胃泌素瘤患者（非MEN-1），建议行根治性切除及周围淋巴结清扫，治愈率达20%～45%。如果紧邻血管或出现血管受侵，建议由经验丰富的团队实施手术。对于MEN-1合并胃泌素瘤或NF-pNETs的患者，如<2 cm不建议手术治疗，>2 cm则建议行挖除术，仅对少数特殊病例可行胰十二指肠切除术。位于十二指肠的肿瘤，建议十二指肠切开，肿瘤和/或部分十二指肠切除，合并周围淋巴结清扫；位于胰头的肿瘤，如肿瘤远离主胰管，可考虑行剜除术或胰头局部切除，同时清扫胰头周围淋巴结；如肿瘤无法安全剜除，则在胰头部的建议胰十二指肠切除术，在胰尾部的建议胰体尾切除术，附加周围淋巴结清扫术。由于PPI的疗效显著，现已不推荐实施胃大部切除术。ZES的转移主要与肿瘤的大小有关，因此当多发性内分泌腺瘤病伴有的ZES直径>2 cm时，应考虑及时手术治疗。

3.2　非手术治疗

（1）肽受体放射性同位素治疗：对于远处转移的患者，可考虑行放射性奥曲肽标记肽受体放射治疗，具有一定的抑制肿瘤生长的作用。在患者确诊及手术前，内科药物治疗也是防治并发症、缓解症状的重要方法。（2）药物治疗：通常选择PPI，能有效抑制胃酸分泌，控制消化性溃疡的发展，预防出血、穿孔等并发症的发生，对于多发性内分泌腺瘤病伴有ZES患者同样有效。治疗后的患者应该定期随访，行空腹胃必素测定、促胰液素刺激试验及生长抑素受体显像，及时发现复发及转移灶，尽早治疗。不能根治或术后复发的患者使用链佐星或5-FU可以抑制肿瘤的生长。

第87章 胰岛素瘤

1 概念

胰岛素瘤（insulinoma）起源于胰腺的β细胞，是最常见的胰腺内分泌肿瘤，也是最早发现的一种胰岛内分泌肿瘤，占pNETs的20%~30%，临床上一种比较罕见的疾病，发病率约为4/100万。临床上以分泌大量胰岛素而引起发作性低血糖症候群为特征，为器质性低血糖症中较常见的病因。胰岛素瘤的病因还不清楚，可能与基因突变、细胞凋亡、神经递质、生长因子、胃肠激素等因素有关。胰岛素瘤主要含有β细胞瘤，可以分泌大量的胰岛素，通过加速葡萄糖代谢的氧化，降低肝内的糖原分解，引起机体出现显著的低血糖反应，此类又被称为功能性胰岛素瘤。还有部分患者的胰岛素瘤不产生胰岛素，也无发作性的低血糖症状，称为非功能性胰岛素瘤。当功能性胰岛素瘤释放大量的胰岛素时，葡萄糖加速氧化，同时肝糖原分解受抑制，血糖水平显著降低。低血糖对全身的影响取决于血糖下降的速度。中枢神经系统由于缺乏糖原的储备，因此对低血糖反应最为敏感，如血糖突然下降，可使神经系统过度兴奋，但持续血糖降低，可使脑细胞代谢降低而致抑制状态，反复发作或长时间低血糖，则可使脑细胞退化造成不可逆的损害。同时，低血糖发作可以诱发肾上腺素的释放，导致相应的临床表现。胰岛素瘤发生于胰头、胰体及胰尾者各占约1/3，还有1%~2%发生于异位胰腺。其中10%左右的胰岛素瘤为恶性，4%可以与其他内分泌肿瘤伴发。胰岛素瘤通常有完整的包膜，与正常胰腺组织分界清楚，大多生长缓慢，直径0.5~5 cm。镜下肿瘤细胞呈多角形或者柱状，部分可见分泌颗粒。恶性胰岛素瘤常转移至局部淋巴结、肝脏及腹膜，但多数发生于病史较长的患者。

2 诊断标准

定性诊断 应通过72 h饥饿试验（有研究认为48 h时饥饿即可）进行诊断，即患者饥饿后出现低血糖症状时，如满足以下6条即可诊断：（1）血糖≤2.22 mmol/L（≤40 mg/d1）；（2）胰岛素水平≥6 μU/ml（≥36 pmol/L）；（3）C肽水平≥200 pmol/L；（4）胰岛素原水平≥5 pmol/L；（5）β–羟丁酸≤2.7 mmo/L；（6）血/尿中无磺脲类药物的代谢产物。对症状不典型的胰岛素瘤则可通过72 h饥饿试验来协助诊断。由于许多疾病表现为低血糖症状，必须同时检测血清血糖水平。为进一步提高确诊率，测定血清胰岛素原和C肽的水平有助于排除外源性胰岛素导致的低血糖。同时，如果严重低血糖患者的胰岛素抗体呈阳性，还可应用放射免疫法、免疫化学发光分析法等排除自身免疫性低血糖。但最终确诊还取决于手术标本及EUS穿刺活检本病的病理学检查。

定位诊断 定位诊断可以明确胰岛素瘤的部位、数目及是否转移，是决定手术方式的重要手段。胰岛素瘤定位应以无创诊断手段为主，术前定位不明确的肿瘤可采用手术探查结合术中超声定位。

鉴别诊断 低血糖症状还需要与其他情况鉴别，例如外源性胰岛素注射或降糖药用过量、甲状腺功能亢进、胃大部切除术后的功能性低血糖症状、严重肝病所致的低血糖状态等。

2.1 临床表现

胰岛素瘤的临床症状主要是因肿瘤释放出大量胰岛素产生的低血糖所致，常在空腹时发生，开始发作频率低、时间短，以后发作频繁，每天数次。低血糖发作时可出现以下症状：（1）由于低血糖导致儿茶酚胺释放所引起的交感神经兴奋症状，包括冷汗、心悸、面色苍白、饥饿感、颤抖、无力等。（2）中枢神经系统症状，包括行为异常、精神错乱、嗜睡、认知力下降、记忆力减退、视觉异常，甚至昏迷。严重时低血糖持续时间较长，甚至可导致死亡。有些患者因为反复的低血糖反应而进行食量增加，同时过量的胰岛素又可促进脂肪的合成，因而出现明显的肥胖。由于临床症状复杂多样，临床上容易误诊，部分患者在出现症状数年后才能确诊。因此，当患者出现不明原因的清晨昏迷，Whipple三联征，即低血糖，血糖水平≤2.2 mmol/L，进食或静脉推注葡萄糖后症状能改善时，应首先考虑排除胰岛素瘤。近期的研究表明，约18%的患者仅表现为餐后低血糖，21%的患者在既往曾诊断为糖耐量异常或2型糖尿病，即OGTT试验中胰岛素分泌模式改变。

2.2 实验室检查

（1）饥饿试验：患者禁食24~48 h，不禁水，约80%的患者可以出现典型的低血糖（静脉血葡萄糖<2.2 mmol/L）及神经、精神症状，且给予葡萄糖摄入后临床症状迅速缓解。（2）葡萄糖耐量试验：患者口服100 g葡萄糖后测定静脉血葡萄糖，表现为血糖升高幅度低，或升高后2~3 h迅速下降并保持低水平约5 h以上。（3）胰高血糖试验：肌注胰高血糖素1 mg，患者20分钟后血糖上升，但维持不足2 h即会出现血糖下降至2.2 mmol/L以下，阳性率约70%。正常人无血糖下降的过程。（4）血浆胰岛素、C肽及胰岛素原测定：患者在低血糖状态下，血浆胰岛素、C肽及胰岛素原水平会不适当地明显升高，对胰岛素瘤的诊断有重要的价值。C肽和胰岛素原水平增加表明内源性胰岛素分泌增加，同时也应明确患者是否应用促胰岛素分泌的降糖药，以排除对诊断的干扰。（5）血浆胰岛素与葡萄糖浓度的比值测定：患者禁食后每隔6 h测定其血浆胰岛素及葡萄糖水平直至出现低血糖症状。计算血浆胰岛素及葡萄糖的比值，比值>0.3高度提示胰岛素瘤的诊断。

2.3 影像学检查

胰岛素瘤定位诊断方法可分为侵入性检查和非侵入性检查两大类，侵入性检查主要包括选择性动脉造影（DSA）、经皮经肝门静脉置管取血（THPVS）测定胰岛素、动脉刺激静脉取血测定胰岛素等。上述三种方法对胰岛素瘤定位诊断的灵敏度分别可达84.6%、88.1%、87%，在胰岛素瘤定位诊断中发挥了重要作用。但这些检查创伤大、费用高、操作复杂，只能在较大的胰腺中心开展，不利于全面推广，现已逐渐弃用。非侵入性检查包括EUS、CT和MRI检查，对于直径大于1 cm肿瘤确诊度较高，必要时可行超声内镜引导下细针穿刺活检明确诊断。

3 治疗方法

3.1 手术治疗

胰岛素瘤的治疗以手术治疗为主，手术是唯一能够治愈胰岛素瘤的方法。目前手术切除方法包括开腹、腹腔镜及机器人胰岛素瘤切除。手术方式的选择需综合考虑肿瘤的大小、数目、位置与良恶性。对于良性肿瘤，若未侵犯主胰管则应首选胰岛素瘤摘除术。若肿瘤较大，侵犯主胰管，则应根据肿瘤位置行胰体尾切除、胰腺节段切除或保留十二指肠的胰头切除术。对于恶性肿瘤，应尽量切除原发病灶、周围淋巴结及肝脏的孤立转移灶。对于位于胰头区的恶性胰岛素瘤可考虑行胰十二指肠切除术，胰体尾的恶性胰岛素瘤则可行胰体尾联合脾切除。对于无法手术切除的恶性肿瘤，减瘤手术能够减轻患者症状，减轻肿瘤负荷。对于多发性胰岛素瘤, 局部摘除仍是主要手术方式。若部分肿瘤位置较深, 局部切除有胰管损伤风险, 则应行解剖性胰腺切除术。合并多发性内分泌肿瘤1型的多发胰岛素瘤常散在分布于胰腺和十二指肠, 具有早期发病、潜在恶性、具有家族史及复发比例高于散发型等特点。因此, 有学者认为对于此类患者应行胰头部肿瘤摘除加远端胰腺次全切除术。对于发病年龄较轻的患者应尽量行肿瘤摘除术。保留正常胰腺组织。避免继发性糖尿病; 若摘除术后肿瘤复发, 则可行肿瘤摘除联合胰体尾切除术。

3.2　非手术治疗

胰岛素瘤的非手术综合治疗主要包括生长抑素及其类似物的应用、肝动脉栓塞化疗、无水酒精局部注射及放化疗等。有研究结果表明, 生长抑素及其类似物没有抗肿瘤作用, 可加重低血糖症状, 使其长期应用受到了限制。对于不易切除的肝转移灶, 术后行肝动脉栓塞化疗、射频消融、冷冻消融及放射性栓塞治疗, 可使肿瘤缩小, 症状改善。超声内镜引导下肿瘤无水酒精注射消融治疗, 研究结果表明, 无水酒精注射后肿瘤活性下降, 患者症状可明显缓解。该方法为胰岛素瘤的治疗提供了新的思路, 尤其适用于手术难度大或合并症较多不适合手术的患者。此外, 对于无法手术切除的恶性胰岛素瘤, 可采用舒尼替尼和依维莫司等靶向治疗或放化疗。

主要参考文献

[1]中华医学会外科学分会胰腺外科学组. 胰腺神经内分泌肿瘤治疗指南[J]. 中华肝胆外科杂志, 2014, 20: 841–843.

[2]中国临床肿瘤学会神经内分泌肿瘤专家委员会. 中国胃肠胰神经内分泌肿瘤专家共识[J]. 临床肿瘤学杂志, 2016, 21: 927–946.

第88章 胰腺癌

1 概念

胰腺导管腺癌（preatic ductal adenocarcinoma, PDCA）是常见的胰腺肿瘤，恶性程度极高，占所有胰腺恶性肿瘤的85%~90%，近年来，发病率在国内外均呈明显的上升趋势。据世界卫生组织（WHO）统计，2012年全球胰腺癌发病率和死亡率分别列恶性肿瘤第13位和第7位。中国国家癌症中心最新统计数据显示，从2000年至2011年中国胰腺癌的发病率增加，2015年我国胰腺癌发病率位居恶性肿瘤中第9位，死亡率位居恶性肿瘤中第6位。胰腺癌（pancreatic adenocarcinoma）可发生于胰腺任何部位，但以胰头多见，占60%~70%；胰体、尾部癌占25%~30%；全胰癌约占5%左右；另有少数病例部位难以确定。胰腺癌早期诊断困难、进展快、预后差，诊断后中位生存期仅为4~6个月，5年生存率不足5%。胰腺癌的病因尚未完全明确，流行病学调查显示胰腺癌发病与多种危险因素有关。（1）非遗传危险因素：长期吸烟、年龄>55岁、高脂血症、长期接触诱变剂、BMI超标、过量饮酒、慢性胰腺炎或伴发糖尿病等，是胰腺癌可能的非遗传性危险因素。（2）遗传危险因素：胰腺癌家族史、遗传性胰腺炎、波伊茨-耶格综合征（Peutz-Jegherssyndrome，又称色素沉着息肉综合征）、遗传性乳腺或卵巢肿瘤、家族性非典型多痣黑色素瘤综合征、囊性纤维化（cystic fibrosis）。（3）BRCA2、STKll/2、LKBl、p16/CDKN2A、PRSSl、PALB2基因突变等也增加胰腺癌患病风险。（4）胰腺癌癌前病变：胰腺上皮内瘤变（PanIN）、黏液性囊性肿瘤（MCN）、导管内乳头状黏液瘤（IPMN），已明确为胰腺癌的癌前病变。由于这3种疾病均为胰腺癌的癌前病变，具有潜在的恶变倾向，一旦发现，应密切随访观察，必要时及时进行手术治疗。胰腺癌发病机制尚不明确，多数学者认为慢性胰腺炎局部微循环的改变可能增加胰腺癌发病的风险；与基因监视和信号传导缺陷有关；与多种癌基因的激活和抑癌基因的失活有关。

2 诊断标准

在临床上怀疑胰腺癌的患者和胰腺癌的高危人群,应首选无创性检查进行筛查,做B超、动态螺旋CT和血清学肿瘤标记物等检测。肿瘤标记物的联合检测与影像学结果相结合,可提高诊断准确率,有助于胰腺癌的诊断与鉴别诊断。

病理诊断 临床诊断为胰腺癌的患者经细胞学或组织病理学确诊为胰腺癌,包括经ERCP胰管细胞刷片或活检,EUS下穿刺活检,超声、CT引导下经皮细针穿刺活检,术中切割穿刺活检,直接切取组织活检,淋巴结或转移病灶经活检或细胞学检查确诊为胰腺癌。

鉴别诊断 胰腺癌应与慢性胰腺炎、壶腹部周围癌、胆囊炎、胆管结石、黄疸型肝炎、胰腺囊性良性肿瘤、胰腺内分泌肿瘤等疾病相鉴别。

2.1 临床表现

早期症状不典型,临床就诊时大部分患者已属于中晚期。胰腺癌的临床表现取决于肿瘤的部位、病程的早晚、胰腺破坏的程度、有无转移以及邻近器官累及的情况。胰腺癌主要临床表现包括以下几种。(1)腹痛:是胰腺癌的常见或首发症状,病变早期为中上腹饱胀不适、隐痛或钝痛,晚期呈持续性进行加剧的上腹痛,并出现腰背部痛。(2)消化道症状:当肿瘤阻塞胆总管下端和胰腺导管时,胆汁和胰液体不能进入十二指肠,常出现消化不良。而胰腺外分泌功能损害可能导致腹泻。晚期胰腺癌侵及十二指肠,可导致消化道梗阻或出血。(3)黄疸:与胆道出口梗阻有关,是胰头癌最主要的临床表现,可伴有皮肤瘙痒、深茶色尿或陶土样便。(4)消瘦和乏力:80%~90%胰腺癌患者在疾病初期即有消瘦、乏力、体重减轻,同时伴有贫血和低蛋白血症等营养不良,可能与缺乏食欲、焦虑和肿瘤消耗等有关。(5)症状性糖尿病:糖尿病患者或60岁以上患者突发2型糖尿病,伴有不寻常表现,如腹部症状和持续的体重减轻,应考虑胰腺癌的可能性。(5)其他表现:失眠、抑郁、焦虑等神经精神障碍症状,还有消化道出血,发热,血栓性静脉炎或动静脉血栓形成等。早期胰腺癌一般无明显体征。胰腺癌的体征与肿瘤的部位、发病时间长短、侵犯的范围等密切相关。常见的体征主要包括:消瘦和皮肤巩膜黄染,上腹部压痛或包块,肝脏、胆囊、脾肿大,左上腹部或脐周可闻及血管杂音、血栓性静脉炎、肢体水肿,腹水、腹部包块、浅表淋巴结肿大等提示晚期病变。

2.2 实验室检查

(1)血常规:部分患者可出现贫血,合并急性胆管炎、急性胰腺炎时会出现白细胞显著升高。(2)尿常规:尿胆红素阳性,尿胆原阴性提示梗阻性黄疸,尿糖阳性可初筛糖尿病。(3)便常规:粪便潜血阳性与壶腹部病变有鉴别诊断意义或肿瘤侵及十二指肠及十二指肠乳头。粪便中出现未消化的脂肪和肌肉纤维说明胰腺外分泌功能受到损害。(4)血清生化指标:早期无特异性血生化改变,肿瘤累及肝脏、阻塞胆管时可引起相应的生化指标,如ALT、ALP、GGT、LDH等升高。患梗阻性黄疸时,血清TBil进行性升高,以DBil升高为主。20%~30%的胰腺癌可见胰酶(包括淀粉酶、脂肪酶、弹性蛋白酶和胰蛋白酶)的升高,认为是胰腺癌引起的胰管狭窄而产生伴随性胰腺炎。肿瘤晚期,伴随恶病质,可出现电解质紊乱以及低蛋白血症。另外,40%胰腺癌患者可出现血糖升高及糖耐量异常。(5)肿瘤标记物检查:临床上常用的与胰腺癌相关肿瘤标志物有糖类抗原19-9(CA19-9)、125(CA125)、癌胚抗原(CEA)等,其中CA19-9是胰腺癌中应用价值最高的肿瘤标志物,可用于辅助诊断、疗效监测和复发监测。血清CA19-9>37 U/ml作为阳性指标,重复检测通常优于单次检测,而重复检测应至少相隔14 d。未经治疗的胰腺导管癌,CA19-9可表现为逐渐升高,可高达1 000 U/ml,敏感度与肿瘤分期、大小及位置有关,特异度72%~90%。CA19-9测定值通常与临床病程有较好的相关性,外科根治术(Ⅰ期)后2~4周内升高的CA19-9可恢复正常水平;肿瘤复发、转移时,CA19-9可再次升高。但需要注意的是3%~7%的胰腺癌患者为Lewis抗原阴性血型结构,不表达CA19-9,故此类胰腺癌患者检测不到CA19-9水平的异常。而且CA19-9在胆道感染、炎症或胆道梗阻的病例中可能出现假阳性,无法提示肿瘤或晚期病变。因此CA19-9水平的术前检测最好在胆道减压和胆红素正常后进行。

2.3 影像学检查

影像学技术诊断胰腺癌的基本原则:①完整(显示整个胰腺);②精细(层厚1~3 mm的薄层扫描);③动态(动态增强、定期随访);④立体(多轴面重建,全面了解毗邻关系)。(1)增强三维动态CT薄层扫描是目前诊断胰腺癌最常用的手段,能清晰显示肿瘤大小、位置、密度及血供情况,并依此判断肿瘤与血管(必要时采用CT血管成像)、邻近器官的毗邻关系,指导术前肿瘤的可切除性及新辅助化疗效果评估。(2)MRI除显示胰腺肿瘤解剖学特征外,还可清晰地显示胰腺旁淋巴结和肝脏内有无转移病灶;且在与水肿型或慢性肿块型胰腺炎鉴别方面优于CT检查。磁共振胰胆管造影与MRI薄层动态增强联合应用,有助于明确胰腺囊性和实性病变(尤其是囊腺瘤、胰腺导管内乳头状黏液肿瘤的鉴别诊断),并进一步明确胰管、胆管的扩张及侵犯情况,诊断价值更高。(3)正电子发射断层显像(PET-CT)检查图像可显示肿瘤的代谢活性和代谢负荷,在发现胰外转移和评价全身肿瘤负荷方面具有明显优势。(4)超声内镜(EUS)在内镜技术的基础上结合了超声成像,提高了胰腺癌诊断的灵敏度和特异度;特别是EUS引导细针穿刺细胞组织检查,已成为胰腺癌定位和定性诊断最准确的方法。另外,EUS也有助于判断肿瘤分期,诊断T1~T2期胰腺癌的灵敏度和特异度分别为72%和90%,诊断T3~T4期胰腺癌的灵敏度和特异度分别为90%和72%。

2.4 组织病理学检查

组织病理学和(或)细胞学检查是诊断胰腺癌的金标准。除拟行手术切除的患者外,其余患者在制订治疗方案前均应力争明确病理学诊断。目前获得胰腺细胞标本的取材技术有四种:影像学(CT或超声)引导下的经皮FNA, EUS-FNA, 剖腹术中的细针穿刺, ERCP术中胰管和末端胆总管的细胞刷检。(1)组织学分类:根据2010版WHO胰腺癌组织学分类,胰腺恶性肿瘤按照组织起源可分为上皮来源和非上皮来源,其中上皮来源的肿瘤包括来自于导管上皮、腺泡细胞和神经内分泌细胞的导管腺癌、腺泡细胞癌和神经内分泌肿瘤以及各种混合性

表88-1 胰腺癌TNM分期系统(CAJCC, 第8版)

TNM分期	内容
原发肿瘤(T)	TX: 原发肿瘤无法评估
	T0: 无原发肿瘤证据
	Tis: 原位癌, 包括PanIN 3、IPMN、ITPN和MCN伴有高级别内瘤变
	T1: 肿瘤最大径≤2.0 cm
	T1a: 肿瘤最大径≤0.5 cm
	T1b: 肿瘤最大径≤1.0 cm , >0.5 cm
	T1c: 肿瘤最大径1~2 cm
	T2: 肿瘤最大径>2.0 cm, ≤4.0 cm
	T3: 肿瘤最大径>4.0 cm
	T4: 任何小肿瘤, 累及腹腔干、肠系膜上动脉或肝总动脉
区域淋巴结(N)	NX: 无法评估
	N0: 无区域淋巴结转移
	N1: 1~3个区域淋巴结转移
	N2: ≥4个区域淋巴结转移
远处转移(M)	MX: 无法评估
	M0: 无远处转移
	M1: 有远处转移

肿瘤。胰腺癌主要指胰腺外分泌恶性肿瘤,多起源于导管上皮细胞,称胰腺导管腺癌,其中导管腺癌包括腺鳞癌、胶样癌(黏液性非囊性癌)、肝样腺癌、髓样癌、印戒细胞癌、未分化癌、伴有破骨样巨细胞的未分化癌等特殊亚型;少数是起源于胰腺泡细胞的腺泡细胞癌。癌前病变包括导管内乳头状黏液性肿瘤(IPMN)伴轻-中度非典型增生、导管内乳头状黏液性肿瘤伴重度非典型增生、导管内管状乳头状肿瘤(ITPN);黏液性囊肿瘤(MCN)伴轻-中度非典型增生、黏液性囊肿瘤伴重度非典型增生;胰腺上皮内瘤变3级(PanIN 3)。目前,多数学者认为PanIN是胰腺癌发生最重要、最常见的早期阶段。(2)胰腺癌TNM分期:根据CAJCC,第8版胰腺癌TNM分期系统见表88-1和表88-2。

表88-2 胰腺癌TNM分期系统(CAJCC,第8版)

TNM分期	T分期	N分期	M分期
0期	Tis	N0	M0
I A期	T1	N0	M0
I B期	T2	N0	M0
II A期	T3	N0	M0
II B期	T1~3	N1	M0
III期	T4	AnyN	M0
	AnyT	N2	M0
IV期	AnyT	AnyN	M1

3 治疗方法

胰腺癌的治疗主要包括手术治疗、放疗、化疗以及免疫治疗等。综合治疗是任何分期胰腺癌治疗的基础,但对每一个患者需采取个体化处理的原则,根据不同患者身体状况、肿瘤部位、侵及范围、黄疸以及肝肾功能水平,有计划、合理地应用现有的诊疗手段,以期最大幅度地根治、控制肿瘤,减少并发症和改善患者生活质量。

3.1 手术治疗

(1)胰腺癌可切除性的评估标准:①可切除:无远处转移,影像学显示肠系膜上静脉/门静脉形态结构正常,腹腔动脉干、肝动脉、肠系膜上动脉周围脂肪境界清晰。②可能切除:无远处转移;肠系膜上静脉/门静脉局限受累,狭窄、扭曲或闭塞,但其远近端正常,可切除重建;肿瘤包裹胃十二指肠动脉或肝动脉局限性包裹,但未浸润至腹腔动脉干;肿瘤紧贴肠系膜上动脉,但未超过180度。(2)胰腺癌的手术方式:根据肿瘤位置及切除范围,对不同范围的胰腺切除术式做出相应的界定。主要手术方式有标准的胰十二指肠切除术、标准的远侧胰腺切除术、标准的全胰腺切除术、扩大的胰十二指肠切除、扩大的远侧胰腺切除术、扩大的全胰腺切除术。

3.2 非手术治疗

(1)不可切除的评估标准:①胰头癌:远处转移;肠系膜上动脉包裹超过180度,肿瘤紧贴腹腔动脉干;肠系膜上静脉或门静脉受累,不可切除重建;主动脉或下腔静脉浸润或包裹。②胰体尾癌:远处转移;肠系膜上动脉或腹腔动脉干包裹超过180度;肠系膜上静脉门静脉受累,不可切除重建;主动脉浸润。③淋巴结转移状况:手术切除范围以外存在淋巴结转移应视为不可切除。(2)化疗:化疗策略主要包括术后辅助化疗、新辅助化疗、局部进展期不可切除或合并远处转移患者的姑息性化疗等。①术后辅助化疗:根治术后的胰腺癌患者如无禁忌证,均应行辅助化疗;辅助化疗方案推荐以吉西他滨或氟尿嘧啶类药物[包括卡培他滨、替吉奥、氟尿嘧啶(5-FU)联合甲酰四氢叶酸钙(LV)]为主的单药治疗;体能状态较好的患者,建议联合化疗;术后体能状态恢复较好的患者,辅助化疗起始时间尽可能控制在术后8周内,疗程达到6个疗程及以上。②新辅助化疗:推荐具有术前血清学特征“CEA异常升高、CA125异常升高、CA19-9≥1 000 U/ml”的可切除胰腺癌患者接受2~4个疗程的新辅助化疗;新辅助化疗后行根治手术且术后无复发或转移证据的可切除胰腺癌患者,建议MDT评估后继续开展辅助化疗;新辅助治疗后仍无法手术切除的患者,依据晚期胰腺癌的化疗原则继续化疗。③推荐不可切除的局部进展期或合并远处转移的胰腺癌患者,依据体能状态选择一线化疗方案开展化疗,推荐一线化疗方案有吉西他滨+清蛋白结合型紫杉醇、FOLFIRINOX方案、吉西他滨、替吉奥或+吉西他滨、吉西他滨+厄洛替尼。如一线化疗后出现进展的胰腺癌,可依据已使用过的药物、患者并发症和不良反应等选择二线化疗,它比最佳支持治疗更有效。推荐二线化疗方案有纳米脂质体伊立替康+5-FU联合LV和5-FU联合LV+奥沙利铂。(3)放疗:放疗包括新辅助放化疗、术后辅助放疗、同期放化疗、姑息放疗、手术后局部肿瘤和区域淋巴结复发的放化。①新辅助放化疗:肿瘤累及胰腺被膜外,肿瘤侵犯肠系膜血管,CA19-9≥1 000 U/ml等。新辅助放化疗可增加手术切除率和阴性切缘比例,但无特定的新辅助放化疗方案。目前推荐2~6个疗程诱导化疗后,行5-FU/吉西他滨为基础的同期放化疗。推荐新辅助放化疗后4~8周进行手术,但放疗所致的纤维化可使手术难度增加。新辅助放化疗时,放疗总剂量为45.0~50.4 Gy,1.8~2.0 Gy/次,每周照射5次,也可使用总剂量36 Gy,2.4 Gy/次,每周照射5次。

②术后辅助放疗: 具有以下高危复发因素的该类患者可考虑行术后辅助放疗: 淋巴结转移, 特别是淋巴结包膜外浸润; 切缘阳性 (R1); 局部有病灶残留 (R2)。照射范围包括肿瘤床、吻合口及邻近淋巴结引流区, 但胆肠吻合口和胃空肠吻合口尽量避免照射。放疗总剂量为45.0~50 Gy, 分割剂量1.8~2.0 Gy/次, 高复发危险部位可加量5.0~9.0 Gy。③局部进展期胰腺癌的同期放化疗: 符合以下要求的该类患者可考虑行同期放化疗: 局部进展期胰腺癌, 一般情况好 (ECOG 0-1)。推荐行4~6个疗程的诱导化疗后, 再次对肿瘤状态进行评估。同期放化疗的方案建议: 卡培他滨或替吉奥联合放疗组; 常规分割放疗, 1.8~2.0 Gy/次, 每周5次, 总剂量为45~54 Gy。如果肿瘤距离空腔器官足够远, 在不超过这一器官耐受剂量的前提下, 放疗总剂量可以>54 Gy。存在梗阻性黄疸的患者, 放疗开始前需要行胆道引流, 待黄疸消退后再开始放疗。④姑息放疗: 对于使用吗啡仍不能缓解疼痛的患者, 或由于使用大剂量吗啡而无法耐受便秘等严重不良反应的患者, 可以使用姑息放疗镇痛。合并远处转移的胰腺癌, 也可以使用姑息性放疗缓解疼痛。放疗剂量为25~36 Gy, 分割剂量为2.4~5.0 Gy/次。对由转移性病变引起的局部剧烈疼痛如骨转移, 也可以给予姑息放疗, 总剂量为30 Gy/10次。手术后局部肿瘤和区域淋巴结复发的患者, 未接受过放疗, 建议化疗后同步放化疗。放疗剂量一般为45~54 Gy, 每次剂量为1.8~2.0 Gy。(4) 介入治疗: ①适应证: 梗阻性黄疸 (胆管引流术或内支架置入术) 不宜手术或者不愿意手术, 接受其他方法治疗或术后复发的患者控制疼痛、出血等疾病相关症状灌注化疗作为特殊形式的新辅助化疗。②相对禁忌证: 造影剂轻度过敏, KPS评分<70分或ECOG评分>2分, 有出血和凝血功能障碍性疾病不能纠正及有出血倾向者, 白细胞计数<4.0×10⁹/L, 血小板计数<80×10⁹/L。③绝对禁忌证: 肝肾功能严重障碍: TBil>51 μmol/L、ALT>120 U/L, 有明显出血倾向者, 凝血酶原时间<40%或血小板计数<50×10⁹/L, 中等或大量腹腔积液、全身多处转移全身器官功能衰竭者。④临床操作中建议如下: 若见肿瘤供血动脉, 超选后灌注化疗。未见肿瘤供血动脉, 建议胰头、胰颈部肿瘤经胃十二指肠动脉灌注化疗; 而胰体尾部肿瘤则根据肿瘤范围、血管造影情况, 经腹腔动脉、肠系膜上动脉或脾动脉灌注化疗。对于伴有肝转移者经肝固有动脉灌注化疗, 若造影见肝内转移灶血供丰富, 可联合栓塞治疗。(5) 其他治疗: 包括最佳支持对症治疗、分子靶向治疗、免疫治疗等。

4 诊疗流程

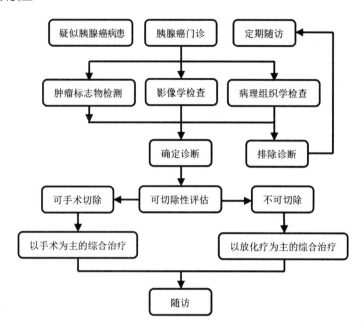

图88-1　胰腺癌诊疗流程

主要参考文献

［1］中国临床肿瘤学会胰腺癌专家委员会. 胰腺癌综合诊治中国专家共识[J]. 临床肿瘤学杂志, 2014, 19: 358–370.

［2］中国抗癌协会胰腺癌专业委员会.胰腺癌综合诊治指南[J]. 临床肝胆病杂志, 2018, 34: 2109–2120.

第八篇 功能性胃肠病

第89章　功能性消化不良

1 概念

消化不良（dyspepsia）是指位于上腹部的一个或一组症状，主要包括上腹部疼痛、上腹部烧灼感、餐后饱胀感及早饱，也包括上腹部胀气、嗳气、恶心和呕吐等。功能消化不良（functional dyspepsia, FD）是指具有慢性消化不良症状，但不能用器质性、系统性或代谢性疾病等来解释产生症状原因的疾病。慢性消化不良症状可分为持续性、间歇性或复发性。罗马Ⅳ标准中，病程6个月或以上者诊断为慢性消化不良。根据消化不良的病因，可分为器质性消化不良（organic dyspepsia, OD）和FD。未经检查的消化不良（uninvestigated dyspepsia）是指患者有消化不良的临床症状，但未经胃镜等检查，既不能肯定其为OD还是FD。已检查的消化不良（investigated dyspepsia）指患者接受过胃镜、血液生化等常规检查，如排除了消化性溃疡、反流性食管炎、上消化道肿瘤等器质性疾病，即为FD。器质性消化不良病因，包括消化性溃疡、不典型胃食管反流病（GERD）和上消化道肿瘤，少见疾病包括活动性胃炎、十二指肠炎、胆道疾病、胰腺炎、吸收不良综合征、糖尿病、甲状腺疾病等均可能出现与FD相似的症状，在FD诊断之前应将这些原因排除。事实上，我们在临床工作中经常接诊的消化不良患者属未经检查的消化不良。上海市消化病研究所近期的一项研究显示，上海地区未经检查的消化不良患者中，OD占30.6%，FD占69.4%。FD和慢性胃炎均为常见病，因其临床症状和治疗用药相似，临床上两者容易造成混淆，许多FD患者就诊时常被诊断为慢性胃炎。理论上，慢性胃炎属于器质性病变，部分病变有进展和癌变的风险；而FD则属于功能性疾病，并无胃黏膜的器质性损害，症状虽然长期存在，一般不会有恶变的风险，因此，临床诊疗过程中，对于具有消化不良症状的患者，经内镜检查及病理组织学检查未发现结构异常的变化，可诊断为FD；而经内镜及病理组织学检查发现符合胃炎的结构异常变化时，应诊断为慢性胃炎。FD常与其他功能性疾病重叠存在，如IBS和GERD。国内外研究报道的FD与IBS、GERD重叠的发生率相差较大，可能与诊断标准、研究人群、社会文化或患者主观表述不同有关。FD虽然功能性疾病，但常因临床症状反复发作，病程较长，患者要求复查内镜检查；部分FD患者也因慢性萎缩性胃炎的内镜诊断而产生恐癌的心理负担。这不仅耗费大量医疗资源，给个人和社会均带来巨大经济负担，也使患者身心俱疲，严重影响其生活和工作，生命质量低下。次外，FD患者常合并精神心理障碍，易出现抑郁、焦虑，并影响睡眠质量。而精神心理异常可能会加重患者的临床症状，并可能影响患者的就诊时间、诊治经过，以及治疗方案和疗效。目前FD的确切发病机制尚不清楚，可能与以下因素有关。(1)胃肠动力异常：胃肠运动功能紊乱可能是FD的主要发病机制。研究显示，约40%的FD患者存在胃排空延迟表现，一般认为，胃排空延迟与FD的餐后饱胀、恶心、呕吐等症状相关；40%~50%FD患者中存在胃容受性舒张功能下降，提示与早饱临床症状有关。(2)内脏高敏感：内脏高敏感可能是FD发病的核心机制。研究显示，FD患者有50%对胃内球囊扩张的疼痛阈值显著降低。这种高敏感不仅限于机械性扩张，也可以是温度应激、酸显露、化学物质或营养素刺激造成的，与FD患者餐后腹痛、嗳气、体质量下降等症状的发生显著相关。目前FD患者内脏高敏感的机制尚不明确，可能与脑肠肽（如5-羟色胺、胆囊收缩素、胃动素、血管活性肠肽、降钙素基因相关肽及P物质等）及自主神经系统功能异常（尤其是迷走神经功能障碍）有关。(3)胃酸：目前对于FD患者是否存在胃酸分泌异常，仍没有统一的看法。研究结果显示，PPI对FD的治疗效果优于安慰剂，尤其对溃疡型和反流型FD更有效，而对动力不良型和非特异型FD效果不明显。与健康者相比，FD患者对酸的清除能力下降，十二指肠pH更低，酸暴露时间更长，十二指肠酸化可导致近端胃松弛，对扩张的敏感性增加并抑制容受性舒张功能，与部分FD患者上腹痛的发生相关，这种胃酸环境异常的原因可能是胃酸分泌增加，也可能是FD患者对酸的清除能力下降，或者两种因素均参与。(4)幽门螺杆菌感染：FD患者*H.pylori*感染率约为50%，高于普通人群。但是*H.pylori*是否参加与FD发病，目前仍有争议。推测*H.pylori*感染的FD患者可能存在更高的胃酸分泌量，但是*H.pylori*感染与患者临床症状评分、胃排空速度、容受性舒张、对胃扩张的敏感性之间，并无明显相关性。*H.pylori*根除治疗可改善部分FD患者的临床症状。以上证据均提示*H.pylori*感染参与FD的发病，对合并*H.pylori*感染的FD患者，应结合*H.pylori*根除指南、患者具体情况等进行谨慎的个体化处理。(5)精神心理因素：精神心理因素是FD发病的重要因素之一。调查研究发现，FD患者中存在抑郁和焦虑症状的比例分别达到13.8%和19.7%，有9.8%的FD患者同时存在焦虑和抑郁症状。而且FD患者精神症状的轻重与消化不良症状的严重程度正相关。但是精神心理因素参与FD发病的具体机制尚不明确，目前认为，社会心理因素如焦虑、抑郁、受虐史与躯体应激相关，可能会引起胃肠道激素、脑肠肽分泌改变及胃肠动力紊乱。(6)其他：除了上述因素，遗传、饮食、免疫功能紊乱、生活方式等异常也可能参与FD发病，但目前尚待进一步研究证实。流行病学调查显示,FD广泛存在,西方国家的患病率达25%,亚洲人群FD患病率为8%~23%,我国的FD患病率为18%~35%。比利时一项多中心调查报道,消化不良症状发生率随增龄增高,65岁及以上老年人高达24.4%。我国广东地区普通人群的消化不良症状流行病学调查结果显示,老年人消化不良症状的发生率为24.5%。

2 诊断标准

罗马Ⅳ诊断标准FD推荐的处理流程,对于有消化不良临床症状的患者,首先区分是FD还是器质性消化不良;排除器质性消化不良后,再根据临床症状演变与进餐的关系,区分为不同亚型。

FD的罗马Ⅳ诊断标准 (1)符合以下标准中的1项或多项症状:①餐后饱胀不适;②早饱感;③上腹痛;④上腹烧灼感。(2)无可以解释上述症状的结构性疾病的证据(包括胃镜检查等)。

FD亚型诊断标准 根据临床特点,与症状相关的病理生理学机制以及症状模式,可将FD分为餐后不适综合征(postprandial distress syndrome, PDS)和上腹痛综合征(epigastric pain syndrome, EPS)两个亚型。(1)PDS:必须满足以下至少1项症状。①餐后饱胀不适(严重到足以影响日常活动);②早饱感(严重到足以影响日常活动),症状发作至少每周3天。支持诊断条件:①可伴有上腹痛或上腹烧灼感;②上腹胀气、过度嗳气、恶心;③呕吐考虑其他疾病;④烧心不是消化不良症状,但可共存;⑤排气或排便后缓解通常不考虑为消化不良;⑥GERD和IBS等也可引起消化不良症状,其可能和PDS是共存关系。(2)EPS:必须满足以下至少1项症状。①上腹痛(严重到足以影响日常活动);上腹部烧灼感(严重到足以影响日常活动),症状发作至少每周1天。支持诊断条件:①疼痛可由进餐诱发或缓解,或空腹时发生;②可发生餐后上腹胀、嗳气、恶心;③呕吐考虑其他疾病;④烧心不是消化不良症状,但可共存;⑤疼痛不符合胆道疾病的标准;⑥排气或排便后缓解通常不考虑为消化不良;⑦GERD和IBS等也可引起消化不良症状,其可能和EPS是共存关系。以上常规检查(包括内镜及血清生化)未发现器质性、系统性或代谢性疾病,诊断前症状出现至少6个月,近3个月符合诊断标准。

鉴别诊断 (1)消化系统器质性疾病,如消化性溃疡、消化系统肿瘤、慢性肝病或慢性胰腺炎等。(2)其他消化道功能性疾病,如GERD、IBS。(3)系统性疾病,如与糖尿病、甲状腺功能亢进、慢性肾功能不全、充血性心力衰竭、冠心病、肾上腺功能减退等相鉴别。还需与一些药物,如非甾体类抗炎药和某些抗生素引起副作用鉴别。

2.1 消化不良临床症状的评估

对消化不良患者的评估需包括有无警报症状、症状频率和严重程度、心理状态等。(1)消化不良症状的评估:FD表现为慢性消化不良,起病缓慢,病程持续或反复。主要临床症状:①餐后饱胀不适。餐后食物较长时间存留于胃中,出现胃胀而不适的感觉。②早饱感。进食较平素量少的食物后既感觉胃饱胀不适,以致不能完成正常进餐。③上腹痛。上腹部主观疼痛和不适的感觉,部位于上腹部中央剑突下1~2 cm致脐上方的范围。④上腹烧灼感。上腹部灼热不适的主观感觉。⑤上腹胀气、过度嗳气、恶心。FD症状常可以某一个症状为主,也可2个或多个症状重叠出现,如GERD或IBS的症状同时出现。部分患者的发病及反复与饮食、精神心理因素有关,该病无明显体征。(2)FD症状程度的判定:主要症状包括餐后饱胀、早饱感、上腹痛、上腹烧灼感等。可采用"5级评分体系"进行评分(频率+程度)判定其症状程度。罗马Ⅳ建议FD症状严重程度至少≥2分。0分:无症状,0 d/周;1分:轻度,稍加注意或经提示才意识到症状存在,1 d/周;2分:中度,症状明显,但不影响工作和生活,2~3 d/周;3分:重度,症状明显,影响工作和生活,4~5 d/周;4分:极重度,症状很明显,严重影响工作及生活,持续。这为患者生活质量及疗效的判断提供客观指标。(3)警报症状和体征:包括年龄>40岁的初发病者,消瘦、贫血、上腹包块、频繁呕吐、呕血或黑便、吞咽困难、黄疸,消化不良症状进行性加重及有肿瘤家族史等。对有报警症状者,推荐应尽早进行内镜和腹部影像学检查以排除器质性、系统性或代谢性疾病。(4)心理状态的评估:对经验性治疗无效的患者后续治疗方案的制定有重要参考价值,故对疑诊心理障碍如焦虑和(或)抑郁者,建议仔细询问环境因素及应激生活事件、情感状态,必要时进行相关心理量表测评。

2.2 辅助检查

对初诊的消化不良患者,应在采集病史与体检基础上有针对性地选择辅助检查:(1)内镜检查:胃镜检查是评估上消化道器质性病变的确诊依据,它可以直视观察,并在需要时可以对胃黏膜进行活检。我国FD诊断指南建议将胃镜检查作为消化不良诊断的主要手段。对有报警症状的患者,应推荐患者进行上消化道内镜和腹部影像学检查,以排除消化系统器质性疾病。对无报警症状的患者,年龄>55岁应首选接受胃镜检查。临床研究发现,对于符合罗马Ⅳ诊断标准的FD患者,胃黏膜病理大多表现正常,也有部分患者表现为轻中度慢性炎症,以轻度炎症居多,中重度炎症相对较少,后者可能与*H.pylori*感染存在一定关系。(2)其他辅助检查:对于<55岁且无报警症状的患者,有必要进行实验室检查,包括血尿便常规、肝功能、肾

功能、血糖以及肿瘤标志物等,以明确消化不良临床症状是否由重要脏器功能受损和减退所致;必要时,亦应进行甲状腺功能、垂体、肾上腺和性腺激素等的测定,以排除可能引起消化不良临床症状的系统性疾病。腹部超声和CT等检查也有助于排除其他器质性疾病,提示临床症状的病因,必要时选用。对经验性治疗无效的FD患者,需要进一步行H.pylori检测。最佳的H.pylori检测试验方法为C^{13}尿素氮呼气试验。其他检测H.pylori的方法还包括快速尿素酶试验、组织学HE染色、H.pylori粪抗原测定、血清H.pylori抗体检查等。部分H.pylori阳性的FD患者如通过H.pylori的成功根除得到症状的长期缓解(6个月)则属于H.pylori相关性胃炎,而非FD。对症状严重或常规治疗效果不佳的FD患者,可进行胃电图、胃排空、胃容纳功能和感知功能检查,评估动力和感知功能,指导调整治疗方案。

3 治疗方法

FD治疗目的在于迅速缓解临床症状,提高患者的生活质量,去除诱因,恢复正常生理功能,预防复发。FD的治疗应依据其病理生理学异常选择个体化的治疗方案。

3.1 一般治疗

首先应对患者进行健康教育,纠正不良生活习惯。建立良好的医患关系,取得患者的信任;帮助患者正确认识、理解病情,树立战胜疾病的信心;指导患者改善生活方式,调整饮食结构和习惯,如以PDS为主的患者,建议食用易消化的食物、低脂饮食、少食多餐等;以EPS为主的患者则建议食用胃排空较慢、对胃分泌刺激较少的食物;心理治疗等。应规律作息,避免过度劳累;避免可能诱发临床症状的食物(如辛辣、油腻食物)、烟、酒及非甾体类药物。

3.2 药物治疗

与进餐相关的消化不良(如PDS)可首选促动力剂或合用抑酸剂;非进餐相关的消化不良/酸相关性消化不良(如EPS)可选用抑酸剂,必要时合用促动力剂。经验性治疗的时间一般为2~4周,无效者应行进一步检查,排除器质性疾病或调整治疗方案。促动力剂、抑酸剂(H_2受体拮抗剂、质子泵抑制剂)是FD的一线治疗药物。(1)抑酸剂:适用于具有上腹痛、烧灼感等临床症状的FD,尤其是EPS患者应首选经验性治疗。治疗FD的抑酸要求为24 h胃内pH>3的时间≥12 h。常用H_2RA有西咪替丁、雷尼替丁、法莫替丁、尼扎替丁等,一般用标准剂量,即西咪替丁400 mg、雷尼替丁150 mg、法莫替丁20 mg,尼扎替丁150 mg,2次/d。常用PPI制剂有奥美拉唑、兰索拉唑、泮托拉唑、雷贝拉唑和埃索美拉唑等，常用其标准剂量，即奥美拉唑20 mg、兰索拉唑30 mg、泮托拉唑40 mg、雷贝拉唑10 mg、埃索美拉唑20 mg，早餐前30 min 1次。抑酸治疗疗程为4~8周，此后可停药或按需服药。如症状改善不理想，可考虑调整治疗药物。(2)促胃肠动力药：适用于具有餐后饱胀、早饱感等临床症状的FD特别是PDS亚型患者应首选经验性治疗。被推荐用于治疗FD的促胃肠动力药物有以下几类：① 多巴胺D2受体拮抗剂；②5-羟色胺4受体（5-HT$_4$）激动剂；③胃动素受体激动剂；④阿片受体拮抗剂；⑤中药。常用促动力药比较见表89-1。国内应用较多的促动力药物主要是多潘立酮、莫沙必利和伊托必利，但其疗程尚无统一说法。从临床试验来看，患者多在服药2~8周后临床症状缓解。(3)根除H.pylori治疗：虽然H.pylori与FD的发病和症状间的关系尚不确定，但部分H.pylori胃炎可产生消化不良症状，称为H.pylori相关消化不良，这是一种引起消化不良的器质性疾病，不再属于功能性消化不良的范畴。在排除报警症状、患者年龄<55岁时，根除Hp应作为H.pylori阳性消化不良患者的一线治疗方案。铋剂四联是中国目前H.pylori根除治疗的一线药物。提高H.pylori根除率的方法包括选择耐药率低的抗生素（如阿莫西林，呋喃唑酮，四环素等）和优化根除方案中质子泵抑制剂（PPI）的选择。有研究结果表明，H.pylori阳性FD患者根除H.pylori后确实有部分（约1/3）患者症状有显著改善。(4)助消化药物和益生菌：根据我国FD诊治指南推荐，消化酶和微生态制剂可作为FD的辅助用药，与促动力药联用效果更佳；复方消化酶和益生菌制剂可改善与进餐相关的腹胀、食欲减退等症状，但其疗效仍需要更多的高质量临床研究证实。(5)精神心理治疗：根据我国的FD诊治指南，推荐对促动力药、抑酸剂无效且伴有明显精神心理障碍的患者采用三环类抗抑郁药物（如阿米替林），或5-HT$_4$再摄取抑制剂（SSRI）（如氟西丁）进行治疗。宜从小剂量开始，临床试验中多采用8~12周的疗程。由于抗抑郁药物常需2~3周才能起效，治疗初期应注意联合应用起效较快的胃肠动力药，以暂缓解临床症状，增强患者信心。撤药时应逐渐减量，满疗程后每2周减少初次剂量的1/4~1/2，撤药时间为4~8周。撤药期间可以联合应用胃肠道常规治疗药物。值得注意的是药物有不良反应，应在3~6个月内进行排除器质性疾病的复诊，以防漏诊。建议在专科医师指导下服用。

(6)其他治疗：除药物治疗外，行为治疗、认知治疗和心理干预等也对FD治疗有一定效果。中医中药和针灸等传统医学手段在FD治疗实践中也有丰富的经验积累，但目前尚待进一步研究证实。

表89-1 常用促胃肠动力药比较

药名	代谢途径	作用机制	锥体外系作用	心脏不良	血清泌乳素升高	药物相互作用
甲氧氯普胺	CY2D6	多巴胺D2受体拮抗剂5-HT$_4$激动剂	有	极少	常见	多
多潘立酮	CYP3A4	外周多巴胺D2受体拮抗剂	罕见	国外有报道	常见	较多
伊托必利	黄素单加氧酶	多巴胺D2受体拮抗剂和胆碱酯酶抑制剂	无	无	偶有	少
莫沙必利	CYP3A4	5-羟色胺受体激动剂	无	尚未见报道	无	较多

4 诊疗流程

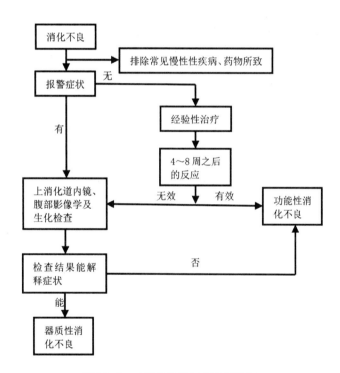

图89-1 功能性消化不良诊断流程

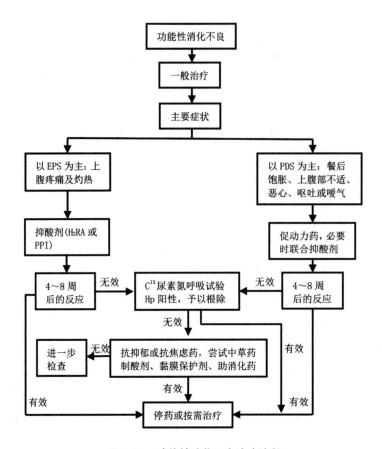

图89-2　功能性消化不良治疗流程

第90章 肠易激综合征

1 概念

肠易激综合征(irritable bowel syndrome, IBS)是一种功能性肠病,以腹痛、腹胀或腹部不适为主要症状,排便后症状多改善,常伴有排便习惯[频率和(或)性状]的改变,缺乏临床常规检查可发现的能解释这些症状的器质性病变。IBS的病因和发病机制尚未完全阐明,目前认为是遗传及环境因素、精神心理异常、肠道感染、黏膜免疫和炎性反应、脑-肠轴功能紊乱、胃肠道动力异常、内脏高敏感、食物不耐受和肠道菌群紊乱等多种因素参与而发病。(1)胃肠道动力异常:这是IBS的重要发病机制,不同IBS亚型肠道动力改变有所不同。IBS患者肛门直肠顺应性、模拟排便时肛管压力变化和结直肠抑制反射与正常相比存在差异。IBS腹泻型(IBS-D)患者,可能存在肛门顺应性下降;部分IBS便秘型(IBS-C)患者肛门直肠测压显示存在盆底肌协调功能障碍。有多项研究证实IBS患者存在结肠运动异常,表现为结肠传输时间异常,如IBS-C结肠传输时间延长,而IBS-D结肠传输时间缩短;IBS-D患者结肠收缩运动频率和高幅推进收缩波(HAPC)增加,而IBS-C患者HAPC则减少;IBS患者袋状往返运动的频率明显增加,说明IBS患者结直肠抑制反射受损;部分患者出现餐后结肠推进性蠕动增加,乙状结肠动力增加,有研究还发现动力异常与临床症状关系密切。小肠动力异常在IBS发病中可能其中起重要作用,IBS-D患者小肠内容物转运速度加快,胃肠通过时间缩短,而IBS-C患者小肠转运速度减慢,胃肠通过时间延长。IBS患者消化间期移行性复合运动(MMC)也存在异常,IBS-D患者MMC周期较正常人缩短,而IBS-C患者则明显延长。此外,MMC各相持续时间的变化、Ⅲ相波幅及运动指数、Ⅲ相波中断及传导障碍等异常现象存在于IBS患者;相当多的患者有丛状收缩,在IBS-D及IBS-C两种亚型均有发生。IBS患者动力异常主要位于大肠和小肠,有部分研究显示IBS患者食管和胃也存在动力异常,如IBS患者食管下端括约肌(LES)压力较低,食管体部重复性收缩和自主收缩增多,食管下段对气囊扩张的耐受性差,IBS近端胃舒张功能受损,胃排空存在异常,与IBS患者伴发上消化道临床症状重叠有关。(2)内脏高敏感性：这是IBS的核心发病机制，在IBS发生和疾病发展中有重要作用。内脏高敏感性是指内脏组织对刺激感受性增强，可以出现对化学或机械刺激的感觉，临床上一般通过引起各种感觉的容量阈值或压力阈值进行评估。IBS患者存在肠道、脊髓和大脑三个层面的敏感性。直肠气囊扩张试验表明IBS患者痛阈下降，对直肠扩张等机械性刺激敏感性增高。IBS-D患者直肠对容量刺激存在高敏感、低耐受、低顺应性和肛门自控能力减弱，而部分IBS-C患者在直肠对容量刺激的最低敏感性、最大耐受性、顺应性明显高于正常对照组者。通过刺激直肠，IBS患者出现感觉的腹部皮肤发射区较正常人增大，说明IBS患者脊髓敏感性增加。运用脑功能成像技术如功能性磁共振（FMRI）、正电子发射体层摄影术（PET）等发现，IBS患者直肠扩张后大脑活动反射区域及范围如扣带皮质区、岛叶等对直肠扩张反应表现出更高的兴奋性较正常对照者均增强，表明中枢敏感性增高。(3)肠道感染和免疫因素可能参与部分IBS的发病：已有研究证实，30%~40%IBS患者有胃肠道急性感染（如胃肠炎、痢疾），为诱发肠易激综合征明确病因之一，称之为感染后肠易激综合征（PI-IBS），是目前学者研究的热点。研究证实，各种细菌、病毒感染因素促使肠黏膜肥大细胞或者其他免疫炎性细胞释放炎性细胞因子，引起肠道功能紊乱而发生IBS。感染后IBS患者肠道黏膜可持续存在低度炎性反应，肥大细胞、肠嗜铬细胞、T淋巴细胞、中性粒细胞等黏膜浸润增多，并释放多种生物活性物质，诱发免疫炎性细胞因子风暴反应，如IL-1β，IL-6，IL-10，TNF-a等表达增加。这些细胞因子作用于肠道神经和免疫系统，削弱肠道黏膜屏IBS患者外周血CD8细胞水平升高，CD4细胞水平下降，CD4/CD8比值水平下降，黏膜非特异性炎性反应区域Th17增加。腹泻型IBS患者肠黏膜IL-12和IFN-γ升高，而IL-4和IL-10降低。感染后IBS患者肠黏膜IFN-γ水平和IL-1βmRNA表达量升高，IL-10水平降低，提示感染影响Th1/Th2平衡。这些研究均表明免疫-炎性激活可能在IBS的发病中起作用。(4)脑-肠轴失调：中枢神经系统对肠道刺激的感知异常和脑-肠轴调节异常可能参与IBS的发生。脑-肠轴（brain-gutaxis）失调体现在3个层面，包括中枢神经系统（CNS）异常、自主神经系统异常和肠神经系统（ENS）异常。如IBS患者直肠扩张刺激增加前中部扣带回皮质（ACC/MCC）、前额叶皮质（PFC）、岛叶皮质（IC）及丘脑等区域活动性，以ACC最为显著，而且相对于正常对照组，IBS患者上述区域对疼痛的刺激反映更加强烈。自主神经系统神异常表现为IBS患者交感神经兴奋性增强，副交感神经兴奋性减弱。IBS便秘型（IBS-C）患者存在胆碱能神经功能紊乱。而IBS腹泻型（IBS-D）患者则以交感神经功能紊乱为主。肠神经系统异常表现为ENS中脑肠肽如P物质、血管活性肠肽（VIP）、神经降压素（NT）、5-HT等。因此，脑肠肽既可作为ENS释放的神经递质起调节作用，也可直接作用于胃肠道感觉神经末梢或平滑肌细胞的相应受体而调节肠道的感觉和运动，同时亦参与ENS调节胃肠道的功能。(5)肠道菌群失调：国内外多项研究表明，IBS患者存在菌群失调，主要表现为双歧杆菌和乳酸杆菌数量减少而肠杆菌、大肠埃希菌群、类杆菌等数量的增多，同时，双歧杆菌/肠杆菌(B/E)比例下降(B/E<1)，并且黏膜菌群中类杆菌和梭菌增多而拟杆菌减少。此外，IBS患者存在明显的小肠细菌过度生长(SIBO)，并且和IBS的腹胀和排便异常等临床有关。口服不吸收的抗生素利福昔明后，大部分IBS患者氢呼气试验检测结果恢复正常，并且腹胀等临床症状随之缓解。这意味着肠道菌群失调在IBS的发生发展中起重要作用。多项研究表明肠道菌群失调会导致IBS的发生，其可能的机制主要包括破坏肠黏膜屏障，激活肠道免疫，促进内脏高敏感的发生和导致胃肠动力异常。(6)精神心理因素：IBS患者临床症状的发生和加重与精神心理因素及睡眠障碍密切相关。大量研究表明IBS患者伴有不同程度的精神心理障碍，包括焦虑、紧张、抑郁、失眠和神经过敏等。心理因素及睡眠障碍引起IBS的可能机制主要包括脑-肠轴失调，精神心理刺激可通过肠道免疫内分泌等影响其功能，促肾上腺皮质激素释放激素(CRH)和血管加压素释放增加。(7)免疫因素：IBS患者存在免疫系统的激活，包括固有免疫防御功能下降以及适应性免疫系统的激活。如IBS患者外周血单个核细胞、巨噬细胞IL-6和IL-8增多，IBS患者外周血单个核细胞能分泌更多的促炎症因子。此外，IBS患者外周血活化的T细胞数量增加，相应的细胞因子如IL-5和IL-13表达水平也增加。IBS患者更多表现为肠道局部免疫紊乱，如IBS患者空肠、回肠、结肠肥大细胞数量明显增加，分泌的介质如组胺、类胰蛋白酶增加。IBS患者直肠巨噬细胞来源的IL-1β表达明显增加。在腹泻型和混合型IBS患者升结肠、横结肠、降结肠和直肠上皮内淋巴细胞数量明显增加，黏膜固有层T淋巴细胞数量增多。(8)饮食因素：食物因素是诱发或加重IBS症状的重要因素。饮食因素主要包括免疫性(食物过敏)和非免疫性(食物不耐受)两方面。有食物过敏史者患IBS的危险性增加，但真正食物过敏引起IBS并不常见，大多数研究倾向于认为食物不耐受才是IBS的主要危险因素。20%~67%的IBS患者诉有食物不耐受，其发生率明显高于健康人群。国外研究认为，发酵性寡糖、双糖、单糖及多元醇(FODMAP)在IBS的发病中起重要作用。FODMAP饮食在小肠难以被吸收，升高肠腔渗透压，在结直肠中易被发酵产气，从而引起腹痛、腹胀、腹部不适等IBS临床症状。IBS全球发病率9.8%~12.8%，其中女性14.0%，男性8.9%，女性更易发生IBS。Palsson等研究显示，IBS患者中便秘型(IBS-C)为主要亚型，占37.4%，其次是混合型(IBS-M, 29.7%)、腹泻型(IBS-D, 11.3%)和未定型(IBS-U, 18.7%)。IBS发病年龄主要集中在30~60岁，年幼和年老人群发病率相对较低。我国普通人群总体患病率为6.5%，患病率因地域、调查方法、调查对象和诊断标准不同有较大差异，大学生和中、小学生患病率较高。女性IBS患病率略高于男性，各个年龄段均有发病，但中青年更为常见，老年人IBS患病率有所下

降。在IBS患者症状发作与饮食关系的流行病学调查中发现，最常见的诱发和/或加重IBS的食物为冷食、辛辣饮食、生食、油腻饮食、奶制品（不包括酸奶）、水果、酒、葱或韭菜、肉类和酸奶，而选择性的食物剔除可能会减少症状的发作。其他的IBS影响因素还包括肠道感染史、服用抗生素/NSAIDs药物、情绪性格、职业/专业、文化程度、睡眠、运动状况等。

2 诊断标准

IBS的罗马Ⅳ诊断标准　病程6个月以上且近3个月内每周至少发作1天，并伴有下列特点中至少2项或2项以上：①症状在排便后改善；②发作时伴有排便频率改变；③发作时伴有粪便性状（外观）改变。

IBS的罗马Ⅳ亚型分类标准　根据患者的主要异常排便习惯，IBS可分为4个主要的亚型：①IBS便秘型（IBS-C）：>25%的排便为Bristol 1-2型，且Bristol 6-7型的排便<25%；②IBS腹泻型（IBS-D）：>25%的排便为Bristol 6-7型，且Bristol 1-2型的排便<25%；③IBS混合型（IBS-M）：>25%的排便为Bristol 1-2型，且>25%的排便为Bristol 6-7；④IBS不定型（IBS-U）：如果患者满足IBS的诊断标准，但其排便习惯异常不符合上述3型中的任何一个。这一亚型并不常见，其原因可能是频繁改变饮食或药物，或无法停止使用对胃肠道运动有影响的药物。

亚型的分类标准须根据至少14天的患者报告，使用"25%原则"（即根据存在排便异常时的主要异常排便习惯，结合Bristol分类表对粪便性状进行记录，从而判断属于哪一亚型）对IBS进行亚型分类。其中，主要排便习惯依据至少出现1次异常排便的天数；粪便性状异常包括Bristol1-2型（硬便或块状便）和Bristol 6-7型（稀便或水样便）；粪便频次异常包括每天排便>3次，或每周排便<3次。触发IBS症状发作或者加重的因素包括先前胃肠炎、食物不耐受、慢性应激、憩室炎及外科手术等。

鉴别诊断　本病需与肠道感染性疾病、与食物及饮食相关的胃肠道疾病（如乳糖不耐受、果糖不耐受、饮酒、食物过敏、油腻食物等）、其他功能性胃肠病（如功能性腹痛、FD、功能性腹泻/便秘等）、炎症性肠病或其他器质性胃肠病（如克罗恩病、溃疡性结肠炎、显微性肠炎、胶原型肠炎、乳糜泻、缺血性肠炎、肠梗阻、胰腺功能不全等）、妇科相关的疾病（如子宫内膜异位症、痛经、卵巢癌等）、神经系统疾病、内分泌或代谢性疾病、精神及药物相关的胃肠道症状等相鉴别。

在我国，临床上以腹泻型IBS最为多见，便秘型、混合型和不定型IBS则相对较少。病史对于诊断至关重要，且应注意有无报警征象。报警征象包括：年龄>40岁、便血、粪便隐血试验阳性、贫血、腹部包块、腹水、发热、体质量减轻、结直肠癌家族史。对有警报征象的患者要有针对性地选择进一步检查排除器质性疾病，对有精神心理障碍患者建议根据相关心理量表及时进行心理评估，明确排除器质性疾病对解释病情更为有利。

2.1 临床表现

起病隐匿，症状反复发作或慢性迁延，病程可长达数年至数十年，但全身健康状态却不受影响。精神、饮食等因素常诱使症状复发或加重。最主要的临床表现是腹痛或腹部不适、排便习惯和粪便性状的改变。(1)腹痛或腹部不适：几乎所有IBS患者独有不同程度的腹痛或腹部不适，部位不固定，以左下腹、脐周或下腹部。性质可为痉挛性痛，也可表现为隐痛、刺痛，可放射至腰背部或会阴部，腹痛在排便后可明显缓解或减轻。极少数患者可出现睡眠中痛醒。(2)排便习惯及大便性状改变：IBS-D常排便紧迫感，粪便呈糊状或稀水样，一般每日3~5次，少数严重发作期可达十余次，可带有黏液，但无脓血。部分患者腹泻与便秘交替发作。IBS-D常有排便费力、粪便干结、量少，呈干球状或者硬粪，表面可附黏液。常伴腹胀、排便不尽感。一般无明显体征，可在相应部位有轻度压痛，部分患者在左下部可触及条索状肠管，并有轻压痛；腹泻者肠鸣音可亢进，便秘者肠鸣音可减弱；部分患者肛门直肠指诊时存在肛门痉挛、直肠触痛。(3)胃肠外临床症状：除了腹部临床症状外，IBS患者存在更多的胃肠外临床症状，包括疲劳、肌痛、性交困难、尿频、尿急、排尿不尽感等临床症状，严重患者同时存在精神心理异常如失眠、焦虑、抑郁、头昏、头痛等精神症状。胃肠外的临床症状与IBS的严重程度相关，与他们伴有的神经精神异常有关，也可能与这部分患者并存其他疾病如纤维性肌痛、慢性盆腔痛和慢性疲劳综合征有关。

2.2 辅助检查

(1)实验室检查：①血常规、血生化检查：对于报警征象的患者需要进行血常规、血生化(包括肝功能、肾功能和血糖)的检查，了解有无其他疾病引起的腹痛、腹部不适以及排便异常的改变。②便常规、粪潜血及虫卵检查：IBS患者粪便常规、潜血及虫卵检查均正常，对于最近出现的腹泻临床症状的患者，可行粪便相关检查以排除寄生虫感染以及大便有无红细胞、白细胞，有无潜血阳性。③甲状腺功能检查：不作为IBS患者常规的辅助检查项目，对于存在腹痛、腹部不适及排便异常改变同时又存在多饮、多食、出汗、消瘦等甲状腺疾病相关临床症状和体征的患者，应进一步行甲状腺功能检查以排除甲状腺疾病。④乳糜泻相关的血清学检查：对于腹泻型和混合型IBS，可行血清抗肌内膜抗体和谷氨酰胺转移酶抗体水平定性检测，以排除乳糜泻的可能性。(2)结肠镜检查：对于新近出现临床症状的IBS患者，年龄>40岁并有结直肠癌家族史,或者在随诊过程中患者消化道症状有变化,临床症状加重以及出现报警征象的患者应进一步行结肠镜检查排除结肠器质性疾病。对于<40岁,有典型IBS临床症状以及无报警征象的患者结肠镜检查不推荐作为常规检查。(3)影像学检查:对于存在报警征象的患者,可进一步行腹部超声、腹部或盆腔CT、全消化道造影等检查以排除腹部器质性疾病。

3 治疗方案

IBS的治疗目标是改善症状,提高生活质量。治疗原则是在建立良好的医患沟通和信任关系基础上,根据主要症状类型进行对症治疗和根据症状严重程度进行分级治疗,需要制订个体化治疗策略。对于轻度的患者,进行健康教育,使患者消除顾虑。饮食调整大部分轻度IBS患者可以缓解临床症状。对于中度的IBS患者,需进一步了解加重临床症状的因素,避免加重因素,进行精神心理疗法或行为学治疗,以及针对可能的病理生理学异常进行药物治疗。对于重度的患者,行为学治疗以及心理药物治疗是重点。

3.1 心理治疗

对于IBS患者应该建立良好的医患沟通和信任关系,良好的医患沟通和信任关系与患者的健康状况和疗效相关。首先以接纳、尊重、共情、积极、支持的态度告知患者躯体和实验室检查结果无异常。IBS患者多有反复发作的临床症状,患者由于不理解本病的特点和本质,易产生对疾病的恐惧、担心,反复求医、检查。因此在临床诊疗过程中应尽量以躯体检查无明显异常的证据来解释患者的症状,使患者确信IBS不是器质性疾病,消除患者的恐病疑虑状态。尽可能取得患者的配合,准确把握和区分各种致病因素对症状的不同影响,使患者正确理解症状的病理生理变化,努力使患者充分理解并自愿接受治疗。帮助患者建立合理的生活方式,明确行为改善的目标,增强对治疗措施的依从性。通过确立一种治疗性的医患关系,以及对症状的解释,阐明近期和远期症状改善均优于对照组。

3.2 调整生活方式

进食习惯、运动、睡眠、心理状况均与IBS相关。不规律的进食习惯如过饱、跳餐、两餐间隔过久、晚餐过迟、夜宵等,使肠道失去正常的工作节律,引起胃肠道症状。大量研究显示有暴饮暴食习惯者的IBS相关症状(如腹胀)发生率是正常饮食者的2~4倍。IBS患者常有饮食不规律、缺乏体育锻炼、睡眠质量欠佳、情绪不畅等情况。国内研究显示饮食不规律在IBS患者中极为常见（约占65.4%），饮食不规律者的IBS患病率较正常进食者增加3倍以上，缺乏运动者IBS患病率为体育锻炼充足者的3倍以上。焦虑、抑郁等不良情绪能刺激远端结肠运动，并影响IDS症状严重度和持久性的自我调节，降低患者寻求治疗的意愿和治疗反应，从而促进IBS发展。此外，不良情绪通过影响下丘脑-垂体-肾上腺轴而干扰神经内分泌，交感、副交感神经功能障碍可能分别与IBS-D、IBS-C相关。由此可见，不良生活方式在IBS中起重要作用。良好的生活方式包括合理的饮食结构、规律的生活习惯、适当的锻炼运动和良好的精神心理状态。IBS患者坚持规律进餐有助于缓解症状，主要包括避免暴饮暴食、跳餐、两餐间隔过久以及晚餐过迟，保证一日三餐按时定量进食。此外，应适当延长每次进食时间，适当的锻炼运动能调节内脏血流和神经内分泌功能，促进胃肠动力，缓解负面情绪，建议IBS患者保证每天适度锻炼的时间不少于30 min，每周至少坚持5 d。焦虑、抑郁等不良情绪与IBS互为影响，学会合理调节情绪在IBS治疗中十分必要，对心理问题严重者，可通过催眠疗法、认知行为干预或服用精神类药物加以改善。此外，对IBS-C患者，适当饮水能软化粪便，增加排便次数，减轻临床症状，但应避免摄入浓茶、碳酸饮料和含咖啡因的饮料。

3.3 饮食治疗

经研究发现，常见的可诱发或加重IBS症状相关的食物，包括生冷食物、辛辣饮食、油腻食物、奶制品、碳水化合物、咖啡因、酒精以及高蛋白食物等。对于便秘患者可增加纤维素，但对于腹痛、腹胀等临床症状为主的患者需要减少纤维素的摄入。因此，制订出有效、合理、个体化的饮食方案非常重要。基本饮食调整包括规律饮食，一日三餐应做到定时、定量，不过分饥饿，不暴饮暴食，这样有利于肠道消化吸收的平衡，避免无节制饮食所致的肠道功能紊乱。忌食生冷、辛辣食物，少摄入高脂饮食，避免过度饮酒。通过食物不耐受检测，可以及时发现日常饮食中存在的不适宜食物，调整饮食，采用轮替、忌食等方法，避免不耐受食物继续对人体造成不良影响，从而减轻患者的心理负担和经济负担，可明显提高患者的生活质量。近年来，临床研究发现，低可发酵的低寡糖、双糖、单糖和多元醇（FODMAP）饮食治疗逐渐受到西方学者的重视。在IBS患者中，某些特定的碳水化合物如乳糖、乳果糖或其他可发酵的低寡糖、双糖、单糖和多元醇（FODMAP）摄入，与IBS临床症状相关。FODMAP饮食在小肠吸收少，分子小而具有一定渗透性，可被肠道细菌利用并发酵产生气体，可能在导致IBS临床症状发生中有重要作用。因此，低FODMAP饮食可能会减少IBS临床症状发生的机会，从而对IBS治疗有积极意义。

3.4 药物治疗

IBS症状复杂多样,目前没有单一的药物疗法能够全面有效控制症状。药物疗法主要采用针对各种类型的临床症状进行对症治疗。(1)腹泻型IBS的药物治疗:①止泻药:对腹泻型IBS患者可选用止泻药,常用药物有洛派丁胺(易蒙停)、蒙脱石、地芬诺酯或苯乙哌啶。目前洛哌丁胺是唯一有充分的循证医学证据支持可以治疗腹泻型IBS的药物。该药可以减少大便次数、改善大便性状,有效治疗IBS相关性腹泻,其主要机制是作用于肌间神经丛阿片受体,减慢结肠传输,但洛哌丁胺不能缓解腹泻型IBS患者腹痛的临床症状。②5-HT$_3$受体拮抗剂:常用药物有阿洛司琼、西兰司琼、雷莫司琼、索菲那新。临床试验证明阿洛司琼可能明显缓解腹泻IBS患者的腹痛、腹部不适及排便紧迫感等的临床症状,但因其能导致便秘、缺血性肠炎等较严重的副作用限制了其临床应用。研究表明,5-HT$_3$受体拮抗剂可以减慢小肠的运输,减少肠道的分泌,降低结肠的积气和延迟结肠的转运。③抗生素:有研究报道小肠细菌过度生长(SIBO)在IBS患者中普遍存在,但是否给予抗生素治疗目前仍存在争论,如果应用,理想的抗生素应该具有抗菌谱广、口服不易吸收、副作用小等特点,用于治疗IBS的抗生素主要包括新霉素、喹诺酮类、甲硝唑等,目前被研究最多、也最具前景的药物是利福昔明。该药是利福霉素衍生物,作用机制为抑制细菌多聚糖,阻止合成,抑制细菌蛋白质合成。具有抗菌谱广、作用强、口服不易吸收及在肠道内浓度高等优点,利福昔明可以显著改善腹泻型IBS患者症状,但缺乏长期应用的经验。④其他可能对IBS有效的药物:如阿片受体激动剂阿西马多朵林、活性炭吸附剂、氯化物分泌抑制剂Crufelemer、色氨酸羟化酶抑制剂等正在进行相关临床试验。
(2)便秘型IBS的药物治疗:①导泻药:临床上常用的导泻药分为膨胀性泻剂(如车前子类、甲基纤维素等)、渗透性泻剂(如乳果糖、聚乙二醇等)、刺激性泻剂(如蓖麻油、比沙可啶、番泻叶等)、润滑性泻剂(如开塞露、石蜡油等)。此类药物可以通过多种机制增加肠腔内容物的水分和容积,促进肠道蠕动,增加大便次数,缓解IBS症状。补充纤维素通常作为便秘型IBS平时纤维素摄入不足的首要治疗措施。渗透性轻泻药如聚乙二醇(PEG)、乳果糖,刺激性的轻泻药比沙可啶,对慢性便秘的患者疗效明确。用轻泻药时需要注意副作用如腹胀、腹痛、电解质紊乱和腹泻。②5-HT$_4$-HT$_4$受体激动剂:普卢卡必利作为促动力药对慢性传输便秘患者有治疗作用,与西沙比利相比,普卢卡必利具有选择性强、不良反应少及对肠道的促动力作用强的特点。替加色罗作为5-IIT$_4$受体激动剂,经多个高质量的RCT证实,对便秘型IBS具有良好疗效。③氯离子通道激动剂:鲁比前列酮(Lubiprostone)是前列腺素的衍生物,能选择性激活氯离子通道,促进氯离子、钠离子和水转运至肠腔,目前在美国已经用于慢性便秘及便秘型IBS的治疗。主要的副作用为恶心、腹泻和腹痛。禁用于胃肠道梗阻和孕妇患者。利那洛肽（Linaclotide）是鸟苷酸环化酶C激动剂的代表药物，是一种吸收很少的14-氨基酸长的多肽。它基本不吸收进入血浆，只是与位于局部肠道的鸟苷酸环化酶C结合，从而导致细胞内和细胞外的cGMP浓度增高。细胞内cGMP浓度的增加可以刺激肠液的分泌并促进胃肠活动，从而导致排便次数增多。而细胞外cGMP浓度的增加可以减少痛觉神经的活性，这与其能减少肠道疼痛有关。利那洛肽的作用是通过减少内脏高敏感性和增加肠道分泌、加速肠道运输来改善便秘症状和缓解腹痛的，利那洛肽也是目前所发现的第一个具有这种双重作用机制的药物，美国FDA批准了利那洛肽用于治疗IBS-C和成人慢性特发性便秘。但因利那洛肽价格昂贵，在一定程度上限制了其临床应用，目前正在国内进行临床多中心的研究试验。(3)IBS患者腹痛的治疗：①解痉药：解痉药主要分为：抗胆碱能药物，如莨菪碱、双环维林；选择性肠道平滑肌钙离子通道拮抗剂，如匹维溴铵、奥替溴铵、西托溴铵、美贝维林、阿尔维林等；离子通道调节剂，如曲美布汀。IBS患者肠道平滑肌痉挛与患者疼痛等症状有关，选择性肠道平滑肌钙离子拮抗剂或离子通道调节剂可以直接作用于平滑肌相应离子通道，缓解平滑肌痉挛。国际多个指南和共识意见将其列为一线药物，但缺乏长期疗效证据。②抗抑郁药：临床上常用的抗抑郁药包括：三环类抗抑郁药（TCAs），如阿米替林、曲米帕明、地昔帕明等；选择性5-HT再摄取抑制剂（SSRIs），如帕罗西汀、氟西汀等；五羟色胺去甲肾上腺素再摄取抑制剂（SNRIs）。抗抑郁药适用于合并明显精神心理障碍患者，针对这部分患者，抗抑郁药物治疗比单纯针对IBS症状治疗更有效，对改善患者生命质量的效果明显优于常规药物；常规药物治疗效果不好，对于没有精神心理障碍的患者，如果常规药物治疗4~8周不理想时推荐采用抗抑郁药物治疗。小剂量三环类抗抑郁药物（TCAs）和5-羟色胺再摄取抑制剂（SSRIs）可以缓解IBS总体症状和腹痛症状，即使对于没有明显伴随精神和心理障碍表现的患者也有效。IBS-C患者应避免使用TCAs。TCAs不良反应常见，如嗜睡、头晕眼花。SSRIs用于IBS-C患者，目前不建议IBS患者常规使用。也有研究显示，TCAs和SSRIs对IBS排便相关症状的改善并不优于容积性泻剂和解痉药物。抗焦虑药物或镇静剂亦能够有效改善IBS症状，但只推荐短期应用于有显著焦虑情绪或行为的患者。③心理行为学治疗：主要用于难治性IBS患者和作为药物治疗的辅助治疗，包括认知行为治疗、心理治疗、催眠疗法和应激处理能改善IBS的临床症状，提高IBS患者的生活质量。(4)微生态制剂：临床上常用的微生态制剂包括：①益生菌，如双歧杆菌、地衣芽孢杆菌、嗜酸乳杆菌等；②益生元，如乳果糖、蔗糖低聚糖、大豆低聚糖、双歧因子等；③合生元，系益生菌与益生元的合成制剂。该类药物能有效补充肠道有益菌或促进其生长繁殖，并在肠黏膜表面形成生物学屏障，改善机体的免疫功能，增加机体营养物质的吸收,不同程度地缓解症状。国外指南和共识意见推荐用于治疗IBS,但目前益生菌的治疗机制尚不明确,具体起效的细菌种属和菌株也不清楚,导致研究方法、结果偏差较大,有关益生菌的最佳种属、剂量、组合和治疗疗程等均难以得出结论性意见。(5)针灸、中药。已有研究表明中药和针灸对IBS有一定的疗效,特别是针灸对于腹泻、便秘、腹痛临床症状缓解有效果,但需要更为严格的多中心随机对照研究来证实。

4 诊疗流程

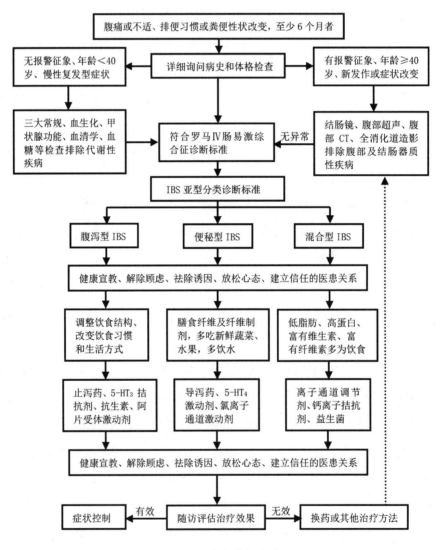

图90-1　肠易激综合征诊疗流程

第91章 功能性便秘

1 概念

功能性便秘(functional constipation, FC)是常见的功能性肠病(FGID)的一种,主要由中枢神经系统-肠神经系统(CNS-ENS)轴功能紊乱所致。临床主要表现为排硬便或干球便,排便次数减少,排便困难,后者包括排便费力、排便不尽感、直肠肛门梗阻感/阻塞感、手法辅助排便等,且不符合便秘型肠易激综合征(IBS-C)的诊断标准。功能性便秘的病因尚未完全明确,与多种因素相关。(1)生活习惯:饮食量减少、低热量饮食、低植物纤维素饮食、饮食无规律、不吃早餐和进餐时做其他事情、平时饮水量少者易发生便秘。有些患者有不良习惯,忽视或抑制正常便意,排便场合和排便姿势不恰当。有相当一部分患者既往用药不规范,或习惯采用按需用药(即仅在便秘严重时用药),或更愿意使用见效快的刺激性泻药(包括某些中成药)或灌肠等,均可造成直肠反射敏感性减弱、排便反射受到抑制,引起便秘。(2)精神心理因素:工作压力大、精神紧张、心理压力大者易患便秘,许多功能性便秘患者有抑郁、焦虑等精神心理障碍。排便失禁及便秘患者可出现某些行为异常,随着便秘临床症状好转,这些行为异常亦会随之消失。精神紧张和抑郁可能是通过抑制外周自主神经对大肠的支配而引起便秘。(3)胃肠激素及神经递质:胃肠激素分为兴奋型和抑制型,兴奋型胃肠激素包括胃动素、胃泌素、胆囊收缩素、P物质、5-HT等,抑制型胃肠激素主要由血管活性肠肽、生长抑素、一氧化碳、神经降压肽、神经肽Y和酪酪肽等组成。多项研究结果显示,慢性便秘患者兴奋型胃肠激素降低,导致胃肠蠕动减少,如胃动素和胃泌素的分泌受损。多项研究还发现,便秘患者血浆和肠道黏膜中P物质的含量明显低于健康者,结肠中$5-HT_3$和$5-HT_4$受体亚型在功能性便秘患者表达下调。一氧化氮作为胃肠道的抑制性神经递质能松弛肠道平滑肌,慢性便秘患者肠壁内一氧化氮合成酶增加而致便秘。(4)肛门直肠解剖异常:部分便秘患者存在乙状结肠直肠套叠、直肠黏膜脱垂、直肠前突等局部解剖异常,这些异常可引起排便障碍(出口功能性梗阻)而致便秘。尽管肛门直肠解剖异常患者的临床表现符合功能性便秘的诊断标准,但是否可以视为功能性疾病有争议。功能性便秘的具体病理生理机制尚未得到完全阐明,可能Cajal间质细胞、肠神经系统的形态学改变和神经递质表达异常与FC的发病密切相关。近几年对FC发病机制研究的主要结论：其发生是由中枢神经系统–肠神经系统（CNS–ENS）轴功能紊乱所致。FC的病理生理类型包括正常传输型（NTC）、慢传输型（STC）、排便障碍型（defcatory disorder）、混合型4种。研究发现，部分FC患者肠神经系统肌间神经丛和黏膜下神经丛发生形态变化，肌间神经元数目减少，常伴随P物质表达下调和血管活性肽（VIP）或一氧化氮（NO）表达上调，这些改变可能参与了结肠动力兴奋性或抑制性的调控。另外，有研究发现肠胶质细胞减少也可能参与了STC的发生，肠胶质细胞释放神经营养因子减少诱发神经元退行性变化，ATP释放的改变又可干扰Cajal间质细胞正常功能。Cajal间质细胞位于肠肌丛和环肌黏膜下边缘，是胃肠起搏细胞，它发挥着重要的胃肠动力调节功能。STC患者存在Cajal间质细胞缺陷的概率较大，表现为乙状结肠或全结肠细胞数量减少，另外Cajal间质细胞还存在形态学异常，表现为形态不规则和树突数量减少。因此，Cajal间质细胞减少目前被认为是STC的主要病理特点。慢性便秘在我国普通人群中的患病率为3.6%~12.9%，其中功能性便秘最为常见，占慢性便秘患者的50%~60%。便秘可发生于不同年龄阶段的人群，随着年龄增长，便秘患病率增加，至老年期，可高达67%。女性便秘患者多于男性。便秘患病率还受社会经济条件、精神心理压力、地理及生活习惯等因素影响，低收入、文化程度不高的人群便秘发生率高。

2 诊断标准

功能性便秘的诊断标准 功能性便秘的诊断首先排除肠道及全身器质性疾病、药物及其他原因导致的便秘，且符合罗马Ⅳ功能性便秘的诊断。（表91–1）

表91–1 罗马Ⅳ功能性便秘的诊断标准

1.必须符合下列2项或2项以上的症状
　①>25%的时间排便感到费力
　②>25%的时间排便为块状或硬便
　③>25%的时间排便有不尽感
　④>25%的时间排便有肛门直肠梗阻感（或堵塞感）
　⑤>25%的时间排便需要手法辅助（如用手指协助排便、盆底支持）
　⑥每周自发性排便<3次
2.不使用泻药时很少出现稀便
3.不符合IBS–C的诊断标准
诊断前临床症状出现至少6个月，且近3个月症状符合以上诊断标准

　　功能性便秘的分型诊断 根据病理生理学机制，将功能性便秘分为3型。（1）慢传输型便

秘：是由于结肠传输时间延长、直肠推力不足、小肠消化间期移行性复合运动（MMC）周期延长所致，主要临床症状为排便次数减少、粪便干硬，患者缺乏便意、排便费力。主要病理生理特点为结肠传输时间呈节段性或普遍性延长。（2）排便障碍型便秘：即功能性排便障碍，既往称之为出口梗阻型便秘。该型便秘是由于肛门直肠动力障碍所致，临床症状特点是排便费力、排便不尽感、排便时肛门直肠堵塞感明显，甚至需要手法辅助排便等。主要病理生理特点为排便过程中腹肌、直肠、肛门括约肌和盆底肌肉无法有效协调运动，直肠推进力不足、产生感觉功能异常，从而导致排便障碍。诊断应在符合FC的基础上有肛门直肠排便功能异常的客观证据。（表91–2）

表91–2　罗马IV标准中功能性排便障碍诊断标准

1.必须符合功能性便秘的诊断标准

2.在反复试图排便过程中，在以下3项检查中有2项证据有特征性排出功能下降：

　①球囊逼出试验异常；②压力测定或肛周体表肌电图检查证实肛门排便模式异常；③影像学检查显示直肠排空能力下降

3.功能性便便障碍临床分2型：

　①排便推进不足诊断标准：压力测定显示直肠推进力不足，伴或不伴肛门括约肌/或盆底肌不协调性收缩

　②不协调性排便诊断标准：肛门体表肌电图或压力测定显示在试图排便过程中，盆底不协调性收缩，但有足够的推进力

诊断前临床症状出现至少6个月，近3个月符合以上诊断标准

严重程度判断标准　根据便秘和相关临床症状及其对生活影响的程度分为3度：轻度是指便秘临床症状较轻、不影响日常生活，通过整体调整及短时间用药即可恢复正常排便；重度者便秘临床症状重且持续，严重影响工作和生活，需用药物维持治疗，不能停药或药物治疗无效；中度者介于轻度和重度之间。

功能性便秘的鉴别诊断　对近期内出现便秘或便秘伴随症状发生变化的患者，鉴别诊断尤为重要。对怀疑药物引起者，应详细询问药史，对疑为系统性疾病如甲状腺疾患、糖尿病、结缔组织病等导致便秘的患者，应进行有关生化学检查。重度便秘疑有假性肠梗阻者应拍摄腹部平片了解有无液气平。对年龄>50岁、有报警征象（包括便血、粪隐血试验阳性、贫血、消瘦、明显腹痛、腹部包块、有结直肠息肉史和结直肠肿瘤家族史）者，为排除肿瘤、炎症等肠道疾病，可行结肠镜、结肠气钡对比造影等影像学检查。

2.1 临床表现

功能性便秘患者表现为排便硬或干球硬、排便次数减少(通常每周排便不超过3次)、排便费力、排便不尽感、直肠肛门阻塞感、手法辅助排便等,有的患者还表现为排便时间延长(大部分患者排便时间在15分钟以上)、便量减少、便意缺乏、大便不能完全排空、排黏液便等,部分患者还可出现中上腹饱胀、恶心、嗳气等消化不良临床症状。多数患者体征不明显。部分患者在左下腹可扪及痉挛收缩的肠管或充满粪团的肠管。功能性便秘对机体的危害包括:女性患者患乳腺癌的危险性增加;有报道排便频率每周<3次者是结直肠癌发生的危险因素之一;由于长期服用蒽醌的泻剂如潘泻叶、大黄、芦荟等,可导致结肠黑变病;严重便秘患者,尤其是排便障碍型排便时费力,可加重心脏负担及脑供血不足。

2.2 辅助检查

(1)一般检查:①肛门直肠指诊。了解粪便崁塞、肛门狭窄、痔疮或直肠脱垂、直肠肿块等,同时了解肛门括约肌功能状况;②血尿便常规和粪便隐血试验是排除结直肠、肛门器质性病变的重要而简易的检查,必要时进行有关生化和代谢方面的检查;③对于排便次数减少、粪便干硬为主要表现的患者,可选择钡剂造影或结肠镜检查评估结直肠,以进一步排除器质性疾病,同时了解结直肠的形态改变。钡剂造影更有助于发现结肠冗长、扭转、狭窄和扩张,X线拍摄片对病变部位、长度、肠管直径的显示更为客观。(2)特殊检查:①结肠传输试验(gastrointestinal transit time, GITT):采用X线法及核素扫描法测定结肠通过时间。核素法是公认的检测GITT的金标准,可以了解结肠各段的传输功能,是最有价值的术前评估参考指标,但价格昂贵,难以普及。常用不透X线标志物法简易、价廉、安全。随同标准餐摄入不透X线标志物,拍摄腹部平片,根据标志物的分布计算传输时间和排出率,判断是否存在结肠传输延缓、排便障碍。对慢传输型便秘患者,在考虑手术治疗时,建议术前重复此检查,并延长检查时间。对于结肠传输时间正常或不透X线标志物积聚于乙状结肠以下的患者需进一步行直肠肛门功能检查。②肛门直肠测压(anorectal manometry, ARM):肛门直肠测压能评估肛门直肠动力、感觉及直肠顺应性,监测用力排便时盆底肌有无不协调收缩、是否存在直肠压力上升不足、是否缺乏肛门直肠抑制反射、直肠感觉阈值有无变化、直肠顺应性有无变化等。肛门直肠压力测定正常类型是以用力排便时直肠内压力升高、同时肛门松弛为特征。根据肛门直肠压力测定排便推进力不足有2个亚型,即Ⅱ型和Ⅳ型,Ⅱ型表现为推进力不足(直肠内压力<45 mmHg),伴有肛门括约肌松弛不充分或甚至肛门括约肌收缩;Ⅳ型表现为推进力不足

（直肠内压力<45 mmHg），肛门括约肌足够松弛（>20%）。不协调性排便有2个亚型，即Ⅰ型和Ⅲ型，Ⅰ型表现为直肠内压力升高（>45 mmHg），同时肛门括约肌收缩引起肛管压力升高；Ⅲ型表现为直肠内压力升高（>45 mmHg），而肛门括约肌不松弛或松弛不充分（<20%）。③球囊逼出试验（balloon expulsion test, BET）：通过测定肛门直肠对球囊（可用水囊或气囊）的排出时间，可以初步判断患者有无功能性排便障碍。排出球囊所需的时间取决于使用的方法，排出50 ml充水球囊的时间1~2 min不等。球囊逼出试验作为功能性排便障碍的筛查方法简单、易行，但结果正常并不能完全排除盆底肌不协调收缩的可能。④排粪造影（BD）：通常采用X线法，即将一定剂量的钡糊或钡液注入直肠，模拟生理性排便活动，动态观察肛门直肠的功能和解剖结构变化。主要用于与便秘相关肛门直肠疾病的诊断，如直肠黏膜脱垂、内套叠、直肠前突、肠疝（小肠或乙状结肠疝）、盆底下降综合征等。磁共振排粪造影具有能同时对比观察盆腔软组织结构、多平面成像、分辨率高、无辐射等优点。对难治性排便障碍型便秘，排粪造影结果是外科决定手术方式的重要依据。⑤盆底肌电图：盆底肌电图检查能明确是否为肌源性病变，盆底肌肉众多，但盆底肌电图可精细检测到每块肌肉的活动情况。传统的针式盆底肌电图是诊断盆底肌不协调的重要方法，可作为肉毒素注射引导定位肌肉的方法。目前临床采用的盆底表面肌电为经过信号处理后的信息，可作为盆底生物反馈治疗前后监测肌肉训练的工具。此外，功能性便秘患者常伴睡眠障碍、焦虑和/或抑郁情绪，建议早期了解患者心理状态，调整生活方式和经验治疗后仍不能缓解便秘症状时，应特别注意对精神心理、睡眠状态和社会支持情况的评估，利用HAMA、HAMD等分析判断心理异常与便秘的因果关系。

3 治疗方法

　　治疗目的是缓解临床症状，恢复正常肠动力和排便生理功能。便秘的病程较长，治疗应针对便秘病因与发病机制采取综合治疗方法，并遵循个体化原则，根据病情轻重采取分层治疗原则。

3.1 一般治疗

　　功能性便秘患者应保证摄入充足水分以及足够的膳食纤维。饮水量少者更易患便秘，推荐成人每天至少饮水1.5~2.0 L。早期研究显示，增加纤维素摄入可以增加排便次数，特别是对于平时纤维素摄入量少的患者效果明显。推荐每日摄入膳食纤维至少20~30 g，指导患者

"小剂量开始和缓慢增加"的策略,适量食用能润肠通便的食物有芝麻、蜂蜜、甜杏仁等。适度运动可以改善便秘有规律的有氧运动,可以帮助缓解便秘,有利于肠道气体排出,改善腹胀。可适当进行揉腹、提肛运动、步行、慢跑、太极、八段锦等,尤其对久病卧床、运动量少的老年患者更有益。结肠活动在晨醒和餐后时最为活跃,建议患者在晨起或餐后2 h内尝试排便,排便时集中注意力,减少外界因素的干扰。部分患者通过调整生活方式便秘临床症状即可改善。

3.2 药物治疗

（1）通便药:通过调整生活方式临床症状无法改善的患者,可以加用药物治疗。选择通便药治疗时,应根据药物循证医学证据(表91-3),考虑药效、安全性、药物依赖性以及价效比,避免长期服用刺激性泻剂。①容积性泻药(膨松药):通过滞留粪便中的水分,增加粪便含水量和粪便体积,促进肠道蠕动,从而起通便作用,主要用于轻度FC患者,服药时应补充足够的液体。常用药物有欧车前、聚卡波非钙、非比麸等。用法:甲基纤维素1.5～5 g/d,聚卡波非钙1 g/次,3次/d,欧车前600～900 mg/d,等等。②渗透性泻药:通过在肠内形成高渗状态,吸收水分,增加粪便体积,刺激肠蠕动,可用于轻、中度便秘。临床上常用药物包括聚乙二醇、不被吸收的糖类(如乳果糖、拉克替醇、甘露醇)和盐类泻药(如硫酸镁、柠檬酸镁、磷酸钠和磷酸氢二钠)。聚乙二醇4000散,10 g/次,1～2次/d;乳果糖15～30 ml/次,2次/d;硫酸镁10～20 g/次,1次/d。聚乙二醇口服后不被肠道吸收、代谢,其钠含量低,不引起肠道净离子的吸收或丢失,不良反应较少。乳果糖在肠道中被分解为乳酸和醋酸,可促进肠道生理性细菌的生长。过量应用盐类泻药可引起电解质紊乱,老年人和肾功能减退者应慎用。③刺激性泻药:此药通过刺激结肠黏膜中的感觉神经末梢,增强肠道蠕动和肠道分泌,包括二苯基甲烷类(如比沙可啶、匹可硫酸钠、酚酞类)、蒽醌类(如鼠李皮、芦荟、番泻叶、大黄等)、蓖麻油等。短期按需服用比沙可啶安全有效。因在动物试验中发现酚酞可能有致癌作用,该药已被撤出市场。目前发现长期使用蒽醌类泻剂能导致结肠黑变病,建议短期、间断使用刺激性泻药。还也可引起不可逆的肠神经损害。④润滑性泻药:通过润肠肠道及减少结肠对水分的吸收,利于粪便排出,包括开塞露、液体石蜡等。（2）促动力药:作用于肠神经末梢,释放运动性神经递质、拮抗抑制性神经递质或直接作用于平滑肌,增加肠道动力,对慢传输型便秘有较好的效果。西沙必利通过刺激肌间神经丛释放乙酰胆碱而促进肠运动,缩短结肠通过时间,增加排便次数。但是由于其可引起Q-T时间延长,引起心律失常不良反应,目前已撤出市场。研究显示,高选择性5-HT$_4$受体激动剂普芦卡必利对正常传输型和慢传输型便秘患者均有治疗作用,其中对慢传输型患者治疗效果更明显。与西沙必利相比,普芦卡必利具有选择性强、不良反应少及对肠道动力作用强的特点。(3)其他药物:目前推荐治疗便秘的药物有氯离子通道激活剂鲁比前列酮(每次24 µg, 2次/d)、鸟苷酸环化酶C(guanylate cyclase C, GC-C)激动剂利那洛肽(145µg)、阿片受体拮抗剂(溴甲纳曲酮、Alvimopan、NKTR 118)、益生菌等。鲁比前列酮为局限性氯离子通道激活剂,可选择性活化位于胃肠道上皮尖端管腔细胞膜上的2型氯离子通道(CIC-2),增加肠液的分泌和肠道的运动性,从而增加排便。研究显示,与对照组相比,鲁比前列酮可明显增加便秘患者的排便次数。利那洛肽可以结合肠道上皮局部GC-C受体,GC-C受体活化后,肠道液体分泌量增多,肠道蠕动增加。研究显示,利那洛肽可明显改善患者便秘临床症状,增加排便次数。阿片受体拮抗剂刺激µ-阿片受体抑制肠道神经递质释放,减少阿片类药物引起的便秘。溴甲纳曲酮是一个外周µ(阿片)受体拮抗剂,对中枢神经系统不起作用。利用泻药溴甲纳曲酮缓解便秘临床症状的证据尚不充足。Alvimopan选择性地阻断吗啡的外周作用,却不降低中枢拮抗作用。研究证实,Alvimopan可用于术后肠道运动障碍的患者。益生菌通过增强肠道菌群,可能有调节胃肠活动的功能,从而缓解便秘临床症状。通过肛内给药,润滑并刺激肠壁,软化粪便,使其易于排出,适用于粪便干结、粪便嵌塞患者临时使用。便秘合并痔者可用复方角菜酸酯制剂。A型肉毒素注射可以在肌电图或超声引导下注射于耻骨直肠肌环处,分别在截石位3、6、9点注射,可以暂时阻断错误的条件反射,降低肛管压力。适用于肌张力较高,肌肉弹性好,不伴有直肠感觉功能减退者。常与生物反馈联合使用,可缩短疗程及提高远期疗效。

表91-3 便秘药物的循证医学证据

分类	药物	证据等级和推荐水平
容积类轻泻药	欧车前	II级, B级
	聚卡波非钙	III级, C级
	麦麸	III级, C级
	甲基纤维素	III级, C级
渗透性泻药	聚乙二醇	I级, A级
	乳果糖	II级, B级
刺激性泻药	比沙可啶	II级, B级
	潘泻叶	III级, C级
促动力药	普芦卡必利	I级, A级

3.3 精神心理治疗

对合并精神心理障碍、睡眠障碍的患者给予心理指导和认知治疗等, 使患者充分认识到良好的心理状态和睡眠对缓解便秘症状的重要性; 对合并有明显心理障碍的患者可给予抗抑郁焦虑药物治疗; 对严重精神心理异常的患者应转至精神心理专科机构进行治疗。注意避免选择多靶点作用的抗抑郁焦虑药物, 注意个体敏感性和耐受性的差异。

3.4 生物反馈治疗

循证医学证实生物反馈是盆底肌功能障碍所致便秘的有效治疗方法, 可用于短期和长期治疗不协调排便, 但尚不推荐将其用于无排便障碍型便秘患者。生物反馈治疗能持续改善患者的便秘症状、心理状况和生活质量。推荐2~3次/周, 每次30~60 min, 疗程3~6个月。

3.5 其他治疗

其他疗法包括中药、针灸、按摩推拿、电针刺激及骶神经刺激等。中药(包括中成药制剂和汤剂)可以缓解便秘的临床症状。针灸能改善慢传输型便秘患者的临床症状和焦虑抑郁状况。按摩推拿可以促进胃肠蠕动, 刺激迷走神经, 促进局部血液循环等, 改善便秘临床症状。电针刺激能改善慢传输型便秘患者的临床症状、生活质量和焦虑抑郁状态。有研究报道, 骶神经刺激(sacral nerve stimulation, SNS)治疗功能性便秘的疗效尚有争议, 欧洲共识认为, SNS治疗慢性便秘的证据尚不充分, 仍需进一步研究证实。当慢传输型便秘和(或)功能性排便障碍患者(排除器质性梗阻)的便秘症状持续超过1年且其他治疗无效时, 可考虑行SNS。

3.6 手术治疗

当患者临床症状严重影响工作和生活, 且经过一段时间规范化非手术治疗(3~6个月)无效时, 可考虑手术治疗, 但一定要掌握好手术适应证。慢性传输型便秘患者, 可选择结肠全切除术、结肠次全切除术、结肠旷置术或末端回肠造口术。排便障碍型便秘患者主要手术方式有PPH手术、经腹直肠悬吊术、STARR手术、Brescler手术, 以及传统经直肠或者阴道直肠前突修补术。

第92章 功能性腹泻

1 概念

功能性腹泻(fuctional diarrhea)是指持续的或反复的排稀便(糊状)便或水样便,且不伴有明显的腹痛或腹部不适临床症状的综合征。患者缺乏能解释腹泻临床症状的器质性病因,也不符合IBS的诊断标准。目前研究表明,在中国功能性腹泻的发病率为1.54%,显著低于西方国家(美国全国平均发生率仅为4.8%),但在亚洲相对较高(约4.5%)。功能性腹泻是临床上常见的一种功能性肠病,其病程长,且易复发,临床治疗效果差,严重影响患者的工作和生活质量。目前功能性腹泻的病因与发病机制尚未完全阐明,发病原因和机制可能有以下几类。

(1)精神心理因素:随着基础研究的不断深入和技术的不断改进,越来越多的研究认为功能性腹泻与精神心理异常关系密切。精神因素及应激如精神创伤史、紧张焦虑(多为工作和生活压力影响)等,可能通过中枢神经-胃肠神经轴起作用,使结肠运动和内分泌功能失调,继而胃肠蠕动加快,导致腹泻。(2)饮食及食物的因素:过多的摄入膳食纤维,如纤维素、半纤维素、果酸等,可促进胃肠痉挛,影响肠道功能;对某些特定事物不耐受,如海鲜、奶、某些药物或某些蔬菜不耐受,可引起肠痉挛,分泌骤增致腹泻;饮食不节或饮食习惯改变,食生冷或辛辣食物,过多食用饮料、饮酒等,均可引起腹泻。(3)肠道菌群失调:正常情况下,肠道内以革兰阳性杆菌为主的某些细菌如双歧杆菌等,可竞争性与肠黏膜细胞结合形成一层生物学屏障,从而阻止致病菌和条件致病菌的侵害。当发生肠道菌群失调时,肠道内有益菌数量减少,致病菌数量增多,致病菌及其释放的内毒素可直接侵袭肠黏膜,导致肠黏膜屏障受损,通透性增加,分泌的局部抗感染性sIgA含量降低,促使肠道致病菌及其抗原易透过肠黏膜,通过激活肥大细胞,使其脱颗粒,释放组胺、5-HT、前列腺素、类胰蛋白酶等多种活性物质,进而使平滑肌收缩增强,肠蠕动加快,导致腹泻。健康生理状态下,因胃酸作用及小肠蠕动较强,细菌通常难以在此定植。由于各种原因造成胃酸过低时,如慢性萎缩性胃炎、老人、长期使用抑酸剂者均可导致结肠内菌群上移,至小肠定植。此类细菌(主要为类杆菌、双歧杆菌、韦荣球菌、肠球菌等）有胆汁酸脱结合酶，可使结合胆汁酸盐水解为游离胆汁酸，正常时此过程在大肠进行，而此时出现大量游离胆汁酸滞留于小肠，影响甘油单酯和脂肪酸的吸收，从而导致腹泻。同时肠脂肪酸被肠菌羟化，刺激结肠分泌大量液体，加重腹泻。另外，国内外多项研究表明，男性功能性腹泻的发病率高于女性，这可能与男性的结肠转运时间较短、女性对液体和固体食物的延迟胃排空有关。一些研究发现，随着年龄的增长，功能性腹泻的发病率升高，同时，体质指数（BMI）≥18.5 kg/m²、有消化道疾病家族史的患者易患功能性腹泻。(4)胃肠动力和内脏感觉功能异常：主要包括胃结肠反射亢进、小肠传递时间增快形成运动的高反应性和患者对刺激敏感性增加而出现肠道功能异常。此外，功能性腹泻患者由于肠蠕动加快，胆盐在末端回肠可能吸收不良，残余的胆盐排入结肠后可刺激结肠黏膜，从而导致腹泻的发生。此外，自主神经功能异常、个体免疫、家族史、胃肠感染等因素也可能与功能性腹泻有关。

2 诊断标准

罗马Ⅳ功能性腹泻诊断标准 25%以上排便为松散或水样便，且不伴有明显的腹痛或腹胀不适。患者诊断前6个月出现临床症状，在最近的3个月症状符合以上诊断标准。功能性腹泻的诊断必须进行实验室及影像学检查，除外感染性腹泻、肠道器质性病变、其他脏器病变、内分泌疾病等疾病。

儿童功能性腹泻罗马Ⅳ诊断标准 功能性腹泻是指每日排3次或以上不成形便、无痛性，便持续4周或以上，多见于婴儿期和学龄前期。如果饮食中热量充足，不会引起生长迟缓。功能性腹泻的患儿会出现大便松散，到学龄期会自行好转。诊断标准，即必须满足以下所有条件：(1)每天无痛性排便4次或以上，为不成形便；(2)症状持续超过4周；(3)在6～60月龄时出现症状；(4)如果热量摄入充足，不会出现生长迟缓。

功能性腹泻的鉴别诊断 主要分为两类：一类是与器质性疾病引起的慢性腹泻相鉴别；另一类则是需要与其他类型功能性疾病相鉴别，特别是IBS-D。(1)炎症性疾肠病：包括溃疡性结肠炎和克罗恩病。(2)肝胆胰疾病：此类疾病常有实验室及影像学的改变。(3)肠道肿瘤：行结肠镜、实验室及影像学检查可诊断。(4)内分泌疾病：甲状腺功能亢进、甲状腺功能减退、糖尿病等。(5)感染性腹泻：病毒性腹泻、慢性细菌性痢疾、肠道阿米巴病、肠结核等。(6)肠易激综合征：两者均无器质性病变，难于鉴别，特别是IBS-D。临床上腹痛伴有间歇性腹泻者高度提示IBS。

2.1 临床表现

功能性腹泻较其他功能性肠病相对较难识别,病史与体格检查对诊断很重要。功能性腹泻患者常以持续的或反复发生的、不伴有腹痛或不适的稀便或水样便为特征,通常每日排便不超过5次,粪便呈糊状、水样或呈黏液便,大多可耐受,极少严重影响工作及生活。此外,功能性腹泻病情容易反复、腹泻持续时间长,可达数十年,但极少因腹泻而致营养不良、脱水、水电解质失衡等临床症状。体检时无腹部压痛、反跳痛及腹部包块,但可有肠鸣音活跃。

2.2 辅助检查

(1)实验室检查:血尿常规、肝肾功能、血糖、甲状腺功能、ESR等检查均正常,除外感染、其他脏器疾病及全身系统性疾病。粪便外观为水样、糊状、烂便,符合Bristol粪便分型中6型或7型。镜检无红细胞、白细胞,隐血试验阴性,且至少需进行3次以上粪便常规检查。粪便培养无致病菌生长,需至少3次粪便培养结果为阴性。(2)结肠镜检查:为排除肠道肿瘤、炎症性肠病、溃疡、出血、炎症、结核等肠道器质性病变可行结肠镜检查明确诊断。(3)影像学检查:包括超声、CT/MIR以及PFT等检查,从而排除肝脏、胆囊、胰腺及腹腔病变。

3 治疗方法

由于功能性疾病的具体发病机制尚不明确,目前治疗主要以控制临床症状对症支持治疗为主。根据可能发病机制,临床上可采取以下治疗方法。(1)止泻药:选用蒙脱石散(思密达)能提高消化道黏液的质和量,加强黏膜屏障作用,帮助消化道上皮细胞的恢复与再生,固定抑制多种病毒、病菌及其所产生的毒素,吸附消化道内气体,平衡正常菌群,提高消化道的免疫功能,并具有消化道局部止血作用。蒙脱石散被胃肠道吸收,不进入血液循环,对肝、肾、中枢神经及心血管等方面没有影响。研究发现,蒙脱石散对慢性功能性腹泻患者的大便次数及大便性状的改善优于双歧三联活菌胶囊,差异有显著性。(2)微生态制剂:双歧三联活菌胶囊含有双歧杆菌、嗜酸性乳杆菌和粪链球菌。双歧杆菌在肠道黏膜上生长形成膜菌群,构成生物学屏障,使致病菌失去生长落足点,且其酸性代谢产物能酸化肠道环境,不利于有害微生物生长。另外,双歧杆菌合成多种维生素,如维生素B_1、维生素B_2、维生素B_{12}等,为人体提供一定营养。部分慢性功能性腹泻患者可能存在肠道菌群紊乱,双歧三联活菌胶囊能补充肠道有益菌,改善肠道微环境,从而缓解腹泻症状。(3)解痉药:使用复方地芬诺酯,主要成分为盐酸地芬诺酯和硫酸阿托品，前者有收敛和减少肠蠕动作用，后者为抗胆碱能药，只有抑制腺体分泌，缓解平滑肌痉挛及扩张血管作用。两者协同作用抑制胃肠道平滑肌痉挛，激活肠蠕动，增强收敛及抗分泌作用。(4)肠动力调节剂：可选用肠动力双向调节剂马来酸曲美布汀。(5)镇静剂或抗焦虑药物：此类药可在一定程度上改善临床症状，但相当一部分患者临床症状顽固，反复发作，迁延不愈。

第93章　中枢介导的腹痛综合征

1 概念

中枢介导的腹痛综合征(centrally mediated abdominal pain syndrome, CAPS)是指以持续或近乎持续的或频发的腹痛为特征的疾病,病程超过半年,严重程度足以影响生活和工作,与消化道功能是否正常无关,不能用现行的检查手段发现能够解释腹痛的结构和代谢异常。以往将这类疾病称为慢性特发性腹痛或功能性腹痛综合征(FAPS),以强调其腹痛不能用结构或代谢异常来解释。进一步研究发现,这类疾病有很强的中枢因素参与,腹痛与脑边缘系统和疼痛下行调节障碍密切相关。因此,2016年《罗马Ⅳ功能性胃肠病》将FAPS更名为中枢介导的腹痛综合征(CAPS)。目前尚缺乏对CAPS病理生理学机制的研究,多将肠易激综合征(IBS)和功能性消化不良(FD)的神经影像研究结果类推至此。(1)内脏高敏感:研究显示,CAPS患者即使进行反复球囊扩张,其直肠感觉阈值也正常,说明外周敏化并非CAPS患者腹痛症状的主要机制。CAPS的慢性疼痛产生过程由心理-社会因素和中枢敏化起主导作用,存在对潜在疼痛的预期放大反应。在一项随访研究中,具有高疼痛功能障碍的CAPS患者表现出更明显的中枢敏化,即当重复给予相同刺激后患者的疼痛逐渐增强,且在随访中出现焦虑障碍和抑郁障碍的比例最高。(2)中枢对痛觉的处理异常:CAPS患者的腹痛与进食和排便无关,提示消化道来源的生理性、时相性的内脏传入在症状形成中的作用较小,中枢对痛觉处理异常在其中起了重要作用。目前尚缺乏针对CAPS的神经影像学研究资料,鉴于CAPS患者疼痛的严重程度和慢性化,推测其很可能也存在大脑结构和功能异常,特别是静态时脑区结构和功能的异常。疼痛下行调节系统(如阿片和去甲肾上腺素途径)起源于脑干的特定区域,对伤害性刺激产生反射性自发激活。该系统调控脊髓背素的兴奋性,并由此决定来自消化道的外周传入信号上行至大脑的程度。研究发现CAPS患者疼痛下行调控系统异常可能与这些神经肽活性降低有关。(3)肠道动力异常:针对功能性腹痛患儿的研究显示,患儿平均胃排空速度和胃窦运动显著低于对照组,胃窦收缩幅度和频率下降,且胃排空速度与症状严重程度评分呈负相关,提示患儿存在胃动力异常。CAPS患者腹痛症状与排便无关,提示其腹痛可能与肠道动力无关,但仍需要更多针对CAPS患者肠道动力的研究证实。(4)精神心理因素:很多CAPS患者同时符合心理疾病的诊断,包括焦虑、抑郁和躯体化,精神心理因素可放大CAPS患者的疼痛体验,使疼痛迁延或加重。疼痛调控环路和情感状态包含重叠的大脑区域[岛叶皮层、前扣带回皮层(ACC)、中前额叶区和杏仁核]等负责疼痛传导的大脑结构,也同时介导情绪调节,这可能是CAPS患者疼痛具有情感特征的结构基础。CAPS患者常合并焦虑,存在过度警觉和对腹痛不可控制的担忧,警觉相关大脑网络的活化可引发感觉传入调控,引起疼痛通路失调,该机制可能参与CAPS的情绪和感觉形成过程。CAPS患者以抗抑郁药物为主。抗抑郁药物可下调向大脑传入的内脏信号,治疗剂量的抗抑郁药也可用于治疗患者的心理共病以缓解疼痛,甚至可能有助于神经元功能重建以恢复疼痛调节功能。多种慢性内脏和躯体疼痛性疾病的大脑结构发生了改变。在功能性胃肠病(FGIDs)中,由于疾病本身的异质性,很难识别那些与疼痛有关的遗传因素。研究结果显示,遗传因素、学习行性为因素、幼年负性生活事件以及成年压力的联合作用,可以部分决定内源性疼痛调节系统的有效性,从而对CAPS的进展产生影响。根据现有资料报道,女性CAPS患病率是男性的1.5~2.0倍,35~44岁是发病高峰,之后随着年龄的增加而降低。

2 诊断标准

中枢介导的腹痛综合征的诊断主要依据罗马Ⅳ诊断标准如下(表93-1),且不符合可以解释腹痛的其他功能性胃肠病的诊断标准。

表93-1 罗马Ⅳ中枢介导的腹痛综合征的诊断

诊断标准**
必须包括下列所有条件:
1.持续或近乎持续的腹痛
2.与生理行为(如进餐、排便或月经)无关,或偶尔有关[a]
3.疼痛使日常活动的某些方面受限[b]
4.疼痛不是伪装的
5.腹痛不能用其他的结构性疾病、功能性胃肠病或其他的疾病情况来解释
**诊断前症状出现至少6个月,近3个月符合以上诊断标准
a可能存在一定程度的胃肠功能紊乱
b日常活动应包括工作、性生活、社会/消遣活动、家庭生活和自理或照顾他人能力的下降

2.1 临床表现

CAPS的诊断流程是经验性的。推荐评估包括临床和心理社会评估、观察所述临床症状的表现、体格检查以及没有警报临床症状时、且经济许可的条件下尽量除外其他疾病情况（图93-1）。（1）病史：腹痛是CAPS最突出的症状，也是患者就诊的主要原因，应仔细询问。CAPS的典型症状为持续、近乎持续或频繁发作的腹痛，与排便、进食、月经等生理活动无关，常导致患者社会活动受限。腹痛性质可为绞痛、胀痛或烧灼痛，其范围弥散，难以准确定位。分散注意力时疼痛可减轻，而在讨论病情或检查过程中可加重。腹痛程度严重，但与客观发现不平行。即使表现出明显的焦虑、抑郁，患者通常也不认可有心理因素参与腹痛，更愿意强调自己症状的真实性。典型CAPS患者常频繁就诊，主动要求各种检查（甚至剖腹探查）以完全明确腹痛病因。患者常高度期待医生能够完全缓解其症状，却疏于自我管理来适应慢性病。（2）体格检查：体格检查本身不能确定CAPS的诊断，但却不可或缺。一方面，查体可反映医生对病情的重视，说明医生认可腹痛症状的真实性，这对患者是十分重要的。另一方面，查体有助于检验患者的主诉与客观体征是否一致。例如主诉正被"严重腹痛"折磨的患者，可观察其在诊室内活动和上检查床的能力。查体还可快速发现某些器质性疾病（例如腹壁痛、肠梗阻、恶性肿瘤等），并明确有无消瘦、发热、腹部包块等报警征象。CAPS患者查体有一些共同的特征：①一般无自主神经激活（如心率增快、血压升高、出汗等）表现。这些体征往往见于器质性疾病，但也可见于惊恐障碍等心理疾患；②腹部可能有多处手术瘢痕，提示不必要的手术探查或切除史；③"闭眼征"，即腹部触诊时CAPS患者常闭眼躲避，而急腹症患者因惧怕查体加重腹痛而保持睁眼；④"听诊器征"，即用听诊器代替医生的手进行触诊，可减轻患者对疼痛的行为反应，从而可更准确地评估内脏敏感性；⑤CAPS患者虽然腹痛较重，但变换体位多无困难，而急腹症患者体位改变可加重腹痛。CAPS的这些特点在其他功能性胃肠病如IBS也不同程度地存在。

2.2 辅助检查

诊断CAPS之前应当设法排除器质性疾病，但排除器质性疾病是否需要通过辅助检查，以及通过何种辅助检查，主要取决于患者的具体情况。参照IBS的诊治经验，应首先了解有无报警症状，包括：年龄＞40岁、便血、粪便隐血阳性、贫血、腹部包块、腹水、发热、体质量下降、胃肠道肿瘤家族史等。对于报警症状阴性的患者，根据《罗马Ⅳ功能性胃肠病》标准诊断功能性胃肠病的准确率较高，故并非所有患者均需接受大量检查。常用的筛查化验包括血尿便常规和粪隐血试验、肝肾功、甲状腺功能、CRP、肿瘤标志物（CA19-9和CEA）以及腹部超声。

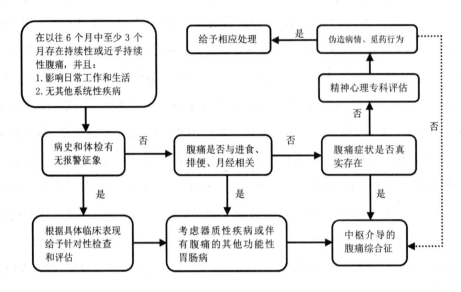

图93-1　中枢介导的腹痛综合征的诊断流程

3　治疗方法

建立相互信任、坦诚交流的医患关系是治疗CAPS的基础。患者一开始常抱有不切实际的治疗预期（"治愈"腹痛或确诊为某个器质性疾病）。医生要表现对患者疼痛感受的认同、同情，并给予安慰；帮助患者和家属理解此病属于良性疾病，帮助他们认识影响疼痛的因素，讨论并指导他们消除这些不良因素。应通过协商使得医患双方就诊疗目标及方法达成一致。适当的心理学方法如共情（empathy）可提高患者满意度和治疗依从性。通过良好的沟通，医生应帮助患者学会自我管理，自我调适。在启动抗抑郁焦虑治疗前，充分告知患者预期疗效、疗程和不良反应。治疗中鼓励患者看到疗效并坚持治疗。根据症状严重性和生活受限的程度决定治疗方案，病情顽固的患者可能需要转诊至心理专科、多学科胃肠功能性疾病中心或疼痛治疗中心。CAPS的治疗靶点主要是针对中枢神经系统的神经调节，包括精神药物、心理治疗及其他辅助治疗。目前对CAPS的首选药物是三环类抗抑郁药（TCAS）和5-羟色胺去甲肾上腺素再摄取抑制剂（SNRIs）。TCAS包括阿米替林、丙咪嗪、多虑平和地昔帕明等；SNRIs则有度洛西汀、文拉法辛、米纳普仑等。TCAs和SNRIs可同时发挥止痛和抗抑郁作用，控制腹痛的效果优于选择性5-羟色胺再摄取抑制剂（SSRIs），主要利用其去甲肾上腺素和5-羟色胺的联合作用。SSRIs类抗抑郁药主要针对合并精神心理障碍的患者（如焦虑、抑郁和强迫症）。针对外周作用的药物如解痉剂、抑酸剂、黏膜保护剂和非甾体类抗炎药疗效甚微。避免使用麻醉类镇痛剂，警惕出现"麻醉剂肠综合征"。心理治疗干预主要包括认知行为治疗、睡眠疗法、放松治疗等。对于顽固性慢性疼痛的患者，推荐多学科联合会诊制订治疗方案。

第94章 功能性腹胀

1 概念

功能性腹胀（functional bloating，FB）是功能性胃肠病（FGID）的常见类型，主要是一种反复出现的腹胀为主观的胀满伴或不伴有腹部膨胀的胃肠道功能性疾病，其症状不能用结构的异常来解释，缺乏相关器质性胃肠道疾病的改变，也与功能性消化不良（FD）、IBS和其他功能性胃肠道疾病不同。一般认为功能性腹胀与肥胖、吞气症、贪饮多食、膈肌下降、脊柱前突、腹部肌力减弱有关，特别是与精神状态有关，是一个间歇的慢性过程。腹胀和腹部膨胀是在FBD的诊断中另一组容易混淆的临床表现。腹胀（abdominal bloating）是指腹部胀满感、压迫感或气体堵胀，是一种主观感受（症状）；腹部膨胀（abdominal distension）是指可以观测到的（客观的）腹围增大。在罗马Ⅳ诊断体系中，功能性腹胀/腹部膨胀属于同一种疾病（C4），但其病理生理机制有所不同。引起功能性腹胀的机制包括内脏高敏感和各种原因引起的肠道气体增加（包括不同的食物分解物在结肠内酵解、肠道微生态异常和小肠细菌过度生长、肠道对气体的传输异常、肛门排气减少）、腹部和膈肌的反射异常；而腹部膨胀主要是因为肠腔被气体、液体或固体内容物撑胀和扩张所引起的内脏-躯体反射异常，继而引起膈肌异常收缩伴腹肌异常放松。FB在我国的总体发病率尚不清楚。多数流行病学研究未将FB与FD、IBS或其他功能性胃肠病加以区分，因此缺乏权威的流行病学统计资料。FB是一种世界范围内的多发病，其发病率达25%，且女性多见，约是男性的2倍。腹胀在亚洲普通人群中发病率为15%~23%。腹胀的发生原因与以下因素有关。(1)年龄因素：婴儿哺乳期后出现腹胀、腹泻和排气等，停止哺乳代以无乳糖食物后腹胀、腹泻消失，应考虑乳酸糖缺乏症；儿童期胀气多见于营养不良、消化不良、肠寄生虫病等；青壮年胀气多见于功能性胃肠胀气、肝炎、胃炎、脂肪肝、胃肠道梗阻等；老年人多见于顽固性便秘、胃肠道肿瘤等。(2)饮食成分：了解食物成分有助于判断胃肠胀气的原因，多食不易吸收的低聚糖食物（如豆类）、含较多淀粉类等食物容易腹胀；多食乳制品引起腹胀者可能有小肠乳糖酶分泌不足。(3)药物因素：服用过量的抗酸剂，如碳酸氢钠、碳酸钙等易引起腹胀；习惯性便秘患者长期应用泻药后引起胃肠功能障碍而引起腹胀；应用抗生素，特别是林可霉素、氯霉素、庆大霉素等。(4)其他因素：了解腹胀发病的缓急、病程长短和病情的进展情况，观察腹胀开始的部位，有无慢性肠病、糖尿病、甲状腺功能减退和胃肠道手术史等既往史。功能性腹胀的发病机制尚不清楚，有研究表明FB的发病可能与肠道气体生成增多、胃肠运动功能障碍、内脏敏感性改变、肠道菌群失调、精神心理因素异常、食物(乳糖等)不耐受、膈肌下移和腹前壁突出导致腹腔内容物重新分布、膈肌与胸腹壁肌肉收缩失调等诸多因素有关。目前认为可能的发病机制主要包括以下几个方面。(1)肠道气体的堆积：正常人的胃肠道内有100~200 ml气体，主要分布在胃和结肠内。胃肠道内气体约70%来源于吞入的空气，20%来源于血液向肠腔内弥散，10%是食物残渣经肠道细菌发酵分解而产生。发生胃肠道气体的堆积有以下常见原因：①吞入大量的空气：伴随咀嚼、饮食(如进食太快或行进中进食等不良习惯，过多进食产气增多的豆类食物、喝碳酸饮料等)、恶心，特别是焦虑之时，可能会不自觉反复吞食一团团的空气。②胃肠道产气过多。③气体吸收或排泄障碍。气体在肠腔和血液中的扩散平衡取决于它在两者之间的分压差，当肠道发生病变时，气体(尤其是CO_2)弥散至血液减少。正常情况下，人体是通过嗳气、肺排出、肛门排气等方式消除体内多余气体，当患者出现肺部或胃肠道疾病及胃肠道功能发生障碍时，容易发生气体潴留在体内。有研究报道FB患者近端结肠气体排出障碍，近端结肠有积气现象。但是越来越多的研究通过腹部平片和CT扫描发现腹胀并不一定与气体产生量的增加有关。因此，肠道气体的堆积与腹胀症状的产生的相关性尚存在争议。(2)胃肠运动功能障碍：胃肠动力异常是多种功能性胃肠病的发病基础。胃肠运动功能异常导致肠道气体排出或传输障碍，这与FB的发生密切相关。FB患者的胃、小肠和结肠运动功能均可能存在异常。主要表现在胃顺应性下降、胃排空延缓、小肠运动低下或异常的十二指肠胃反流、消化间期小肠移行性复合运动异常和结肠传输时间延长等。(3)肠道菌群失调：肠道菌群失调是指肠道菌数量的增减和比例失调以及菌种性质变化。肠道菌群失调在功能性胃肠疾病发生发展中的作用是近几年研究的热点。既往研究表明，小肠细菌过度生长(SIBO)是功能性胃肠病的一个发病因素。小肠细菌过度生长可能引起肠道运动和感觉改变，进而引起腹胀等症状，而且FB患者应用抗生素或补充微生态制剂后临床症状明显缓解，进一步证实肠道菌群失调在FB发病中起重要作用。(4)内脏高敏感：是指内脏对各种刺激的敏感性升高，尤其是对机械或化学刺激敏感。约50%血清降钙素基因相关肽(CGRP)的功能性胃肠病患者存在内脏躯体感觉异常放大，这种内脏高敏感性可存在于从外周到中枢的各个层面上。目前，研究证实血清降钙素基因相关肽(CGRP)、P物质、缓激肽、一氧化氮(NO)、谷氨酸、NMDA、GABA等作为中枢和外周的神经递质在感觉调控方面起着重要的作用, 可引起内脏敏感性增高, 从而导致腹胀感觉的产生。

(5) 精神心理社会因素: 目前研究发现精神心理社会因素在FB的发病中起重要作用, 对其病情严重程度有明显影响。①情绪障碍: 心身各方面因素与胃肠道生理关系密切, FB患者常伴随相当高比例的精神症状, 可有焦虑、抑郁和症状的躯体化等心理异常, 与失眠、惊恐障碍和恐惧症有联系。焦虑、抑郁、悲哀、沮丧和恐惧等情感常可导致胃肠动力低下, 而紧张、焦虑、激动、愤怒、厌恶可使胃肠道处于高动力反应状态, 焦虑、抑郁情绪等可能降低患者的内脏感觉阈值。精神心理因素对胃肠道运动和感觉功能的影响可能是通过复杂的由中枢到外周的神经内分泌及免疫系统网络来实现的。②人格: FB患者与健康者在人格特征上有明显的不同, 精神上有更多的悲观抑郁和自我为中心, 对慢性压力易采取对抗、压抑和控制的态度。具有性格内向、争强好胜、多思善虑、自我中心强、情绪易波动、依赖性强、对刺激易产生较强烈的情感反应、谨慎、孤僻、压制感等个性倾向特征。③生活压力: 生活压力是与FB相关的一个主要心理社会因素。普查发现, FB患者比健康者有更多样的负性生活事件。常见有疾病的恐惧、不幸的童年、受虐待、失去亲人、离婚、人际关系紧张、工作学习生活压力、经济压力、社会适应不良、情感方面的挫折等。心理社会因素与FB的相互影响主要体现在以下3个方面: ①心理应激状态影响胃肠道功能, 加重胃肠道症状; ②心理社会因素改变了患者对疾病的体验和疾病行为, 如疾病认知和就医行为; ③FB可导致患者心理社会方面的改变。

2 诊断标准

目前诊断标准参照FGID罗马Ⅲ标准 (1) 3个月内, 每个月至少有3天反复出现腹胀感或可见腹部膨胀; (2) 没有足够的证据诊断FD、IBS或其他FGID; (3) 诊断前症状出现至少6个月, 近3个月症状符合以上标准; (4) 所有患者均行胃镜、结肠镜检查, 未发现溃疡、糜烂、肿瘤等器质性病变, 腹部超声等检查排除肝、胆、胰、脾等器官病变, 并排除心血管疾病、糖尿病、代谢性疾病、精神病等全身性疾病。

鉴别诊断 在诊断过程中应该注意患者在长期FB的基础上会新发生器质性疾病, 因此在治疗随访中也要定期评估检测器质性疾病。另在FB的鉴别诊断中, 应遵循"既要不漏诊器质性疾病, 又避免不必要的检查"的原则。辅助检查的选择要有针对性, 同时要考虑到检查本身的优、缺点和患者的具体情况等。因此, 在全面的病史采集和体检的基础上, 应先判断患者有无提示器质性疾病的报警症状和体征。需要与FB进行鉴别的疾病主要包括: (1) 其他功能性胃肠病: FB需要与FD、IBS等功能性胃肠疾病鉴别。这些疾病均是基于临床症状学的诊断, 应详细询问病史进行鉴别。(2)胃肠道器质性疾病:对于近期出现腹胀伴有报警临床症状的患者应排除胃肠道肿瘤、溃疡和炎症等器质性疾病。根据相关实验室生化及内镜检查多可进行鉴别。(3)肝胆胰疾病:肝硬化门静脉高压症、慢性胰腺疾病和胆汁酸相关性疾病等也会表现为腹胀,应进行生化和腹部影像学检查以鉴别。(4)内分泌疾病:一些内分泌疾病如甲状腺疾病、糖尿病、胰腺内分泌肿瘤等均可出现腹胀,应进行甲状腺功能、血糖及免疫组化检查以鉴别。

评估患者的精神心理状态 对具有以下特征的患者应特别警惕是否合并精神心理障碍,或腹胀是精神心理疾病所致。(1)病程长、持续不缓解、反复加重;(2)胃肠道主诉症状复杂多变,症状涉及多个系统或全身;(3)对疾病过分关注和担忧,反复多次就诊,重复检查;(4)有易被患者忽略但可能是焦虑状态、抑郁状态和躯体化症状的一系列典型症状,如失眠、早醒、情绪低落、兴趣下降、生不如死、烦躁、焦虑、易激惹、乏力、记忆力减退、担心害怕等;(5)对常规治疗不满意或依赖药物,不能和不敢停药;(6)执着于某个现象或采取一些比较极端的方式应对疾病。

2.1 临床表现

FB临床表现个体差异大,常出现不同程度、间断发作的腹部胀满或憋胀感,程度轻重不一,其临床特点是白天和饭后加重,夜晚减轻或消失,并且与高糖高脂饮食有关,常伴有腹鸣,虽不危及生命,但会反复发作,成为久治难愈的顽疾,明显影响患者的生命质量。该病腹胀为慢性病程,而进行反复治疗会加重患者家庭和社会的经济负担,增加社会医疗资源的消耗。FB患者多无明显的阳性体征,但体格检查应注意以下几个方面:(1)患者精神状态状况如何。(2)有无颈静脉、腹壁静脉及下肢静脉曲张。(3)皮肤有无黄疸、苍白、水肿、发绀、皮疹等。(4)腹部为局限性膨隆还是全腹膨隆,有无胃型、肠型及胃肠蠕动波。(5)腹肌是否紧张。(6)有无压痛、反跳痛、肿物,肝脾是否肿大。(7)有无振水音、波动感及腹部浊音界的分布。(8)有无移动性浊音,肠鸣音是否改变。(9)有无血管杂音。(10)腹部有无手术瘢痕等。体格检查对鉴别腹胀的原因很有帮助,如叩诊为鼓音,则为胃肠胀气或气腹;若为移动性浊音阳性,则提示腹水;叩诊为实音,则提示肿物。胃肠胀气涉及全腹者多为小肠、结肠;局限于上腹部者多为慢性胃炎、功能性消化不良、胃癌;幽门梗阻时,除上腹部膨隆外,有时还可见胃型与胃蠕动波;机械性肠梗阻可见于肠型;肠绞痛发作时可闻及气过水音或金属音;急性弥漫性腹膜炎时,除腹胀外,还有腹肌紧张或板样强直;胃肠道穿孔时,肝浊音界缩小或消失;腹腔占位性病变多为局限性隆起,腹部可触及包块。

2.2 辅助检查

FB是一种功能性胃肠病,根据典型的临床症状可以进行诊断,但需要在全面病史采集和体格检查的基础上进一步排除消化道及全身器质性疾病。(1)实验室检查:血常规、血生化包括肝肾功能、电解质、红细胞沉降率、甲状腺功能和血糖的检查,了解有无其他脏器疾病及全身系统性疾病引起的腹胀。FB患者粪便常规和粪隐血试验检查均正常。粪便常规和粪隐血试验检查对于肠道器质性改变如肿瘤、溃疡和炎症具有一定的提示意义。(2)内镜检查:对于50岁以上,近期出现腹胀,同时伴有消瘦、贫血、黑便、吞咽困难、腹部肿块等报警症状和体征的患者,应进行内镜检查排除胃肠道器质性疾病。(3)影像学检查:腹部平片检查了解肠管胀气的情况。对于存在报警症状的患者,可进一步检查消化道钡剂造影、腹部超声、CT/MRI等以排除腹部器质性疾病。

3 治疗方法

FB病因与发病机制仍未完全阐明,因此目前治疗采取对症处理,通过减少胃肠胀气,调节胃肠功能而减轻腹胀。遵循综合治疗和个体化治疗的原则。

3.1 健康教育

健康教育对提高FB的治疗效果起着非常重要的作用,有助于建立患者对医师的信任,提高治疗的顺应性,改善患者的焦虑抑郁状态,从而提高生命质量,减少就诊次数。健康教育包括向患者解释FB的定义、病因,有助于改善腹胀的生活方式和饮食,教育患者正确使用治疗的药物,各药物的不良反应要详尽告知。

3.2 饮食调整

建立良好的饮食习惯,避免摄入产气的食物,如高糖食物、豆类或牛奶等。可用低的可发酵的低聚糖、双糖、单糖和多元醇(FODMAPs)饮食可能有利于改善腹胀临床症状。

3.3 药物治疗

(1)去泡剂/表面活性剂:最近一项多中心临床实验证实二甲硅油联合药用碳能明显缓解腹胀和饱胀感。(2)解痉药:曲美布丁、匹维溴铵等解痉药能在一定程度上缓解腹胀的临床症状,但其作用机制尚不明确,可能与降低肠道平滑肌收缩性有关。(3)促动力药:5-HT$_4$受体激动剂如西沙必利、替加色罗和普芦卡必利等可促进胃肠动力,促进肠道气体的排出,能明显改善腹胀。(4)氯离子通道激动剂:鲁比前列酮可通过选择性激活氯离子通道增加肠道黏液的分泌,促进小肠和结肠传输,进而改善腹胀。利那洛肽是一种新的肠上皮细胞尿苷酸环化酶C受体激动剂,可促进液体分泌和转运。(5)益生菌:临床常用的益生菌双歧杆菌、乳酸杆菌以及混合益生菌能降低患者腹胀评分,同时促进肠动力,但是少量的研究发现某些益生菌对腹胀作用并不明显。因此现有的研究结果并不一致,需要更多大样本高质量的随机对照研究。

(6)抗抑郁、焦虑、精神疾病等药物:如有合并精神心理障碍的患者,可考虑应用抗抑郁、焦虑药物。建议抗焦虑抑郁药物治疗从小剂量开始,逐渐加量。用药需遵循安全性、耐受性、疗效、价格、简便的原则,预先告之常见不良反应及坚持治疗的必要性,药物减停均应在医师的指导下进行,采取循序渐进的原则,以免患者突然停药,造成病情反复。(7)心身处理:临床上采取心理治疗、认知行为疗法、行为治疗等。对伴有严重精神障碍的FB患者应安排精神心理专科医师会诊。

第95章 功能性烧心

1 概念

烧心（heart burn）是消化内科门诊就诊患者的最常见症状，特指胸骨后或剑突下烧灼感，常由胸骨下段向上延伸，大多数是与酸反流相关，刺激食道黏膜，引起烧心症状。2016年最新颁布的罗马Ⅳ标准根据酸暴露情况及食道高敏感性，将酸反流相关疾病分为糜烂性食管炎（EE）、非糜烂性反流病（NERD）、反流高敏感（reflux hypersensitivity）以及功能性烧心（functional heartburn, FH）。功能性烧心是指在无病理性胃食管反流或病理基础的食管动力或结构异常的情况下，反复发作的胸骨后烧灼感或疼痛，抑酸治疗无效。功能性烧心的病理生理机制尚不清楚，目前研究显示可能与食管高敏感、食管动力异常、高脂饮食及心理因素等有关。（1）食管内脏高敏感性：食管对腔内各种机械和（或）化学性刺激反应性增强，产生不适、疼痛等感觉，被称为食管高敏感性。有研究发现66例食管酸接触时间正常的慢性烧心患者中，79%的受试者食管内镜检查无异常，64%食管下端括约肌（lower esophageal sphincter, LES）压力正常（10 mmHg），89%在食管酸灌注实验过程中出现烧心，52%食管内气囊扩张诱发疼痛，这说明食管内脏敏感性异常是FH的一个主要原因。Yang等研究发现，对FH患者进行食管扩张可缩短其皮质诱发电位的潜伏期，而食管酸灌注还可增加FH患者皮质诱发电位的幅度，提示FH患者系大脑皮质内脏神经元异常导致食管高敏可能。应激因素导致食管高敏感性的机制：①食管的感觉传导主要包括迷走神经途径和脊神经途径。迷走神经途径：有害刺激作用于食管的外周感受器，信号经迷走神经传导至孤束核，从而产生内脏感觉。脊神经途径：物理、化学、热等外周刺激首先作用于食管的外周感受器，信号经初级感觉神经进入脊髓，在脊髓丘脑束中上行至丘脑，然后投射到大脑皮层区域，产生内脏感觉。传导通路中的任何一级神经元兴奋性改变都可能导致食管敏感性的增加，从而产生反酸、烧心、胸痛等GERD的相关症状。②精神压力等应激可以增加食管的疼痛敏感性，主要通过外周及中枢机制，即外周致敏和中枢致敏，而后者起主要作用。同时，在应激导致的黏膜损伤部位产生初次致敏后,在其周围的健康组织中可产生再次致敏。通过功能性磁共振(MRI)研究发现,精神压力可改变大脑的感觉处理过程,或调节脊髓传输痛觉信号的下行抑制及兴奋通路。急性应激反应可以影响自主神经系统及下丘脑-垂体-肾上腺素轴(尤其是促肾上腺皮质激素释放激素介导的激素释放)。(2)酸反流:FH患者虽然无病理性反流,但其在生理性反流时即可出现临床症状,这说明酸反流在烧心临床症状的发生中起重要作用。正常人虽然存在生理性反流,但不会出现烧心、胸痛等临床症状,而FH患者在生理性反流时即可出现临床症状,这表明患者的食管可能对腔内各种刺激处于高度敏感的状态。研究表明非酸反流(是指食管阻抗监测到的pH>7的反流事件,其主要成分包括反流前所进食物和气体、非酸胃分泌物、胰腺分泌物及胆汁等)同样可以引起反酸、烧心症状,而且FH患者的非酸反流事件明显高于NERD,因此推测非酸反流在FH的发病中可能存在作用,但目前有说服力的数据不多,有待进一步研究。(3)精神心理因素:应激和心理因素也是影响患者产生症状的重要因子。有研究结果表明,功能性烧心患者存在明显的焦虑、个性不稳定、社会支持较差和负性生活事件增多等心理社会学因素。情绪上的应激变化可通过大脑边缘系统和下丘脑使自主神经功能发生改变,并通过内分泌、免疫系统、酶系统和神经递质的中介作用引起食管和胃功能失调。有研究显示,FH患者在心理躯体化方面分数显著高于NERD患者。徐志洁等研究亦显示精神心理异常在症状与酸反流不相关的烧心患者中的作用更为突出。目前尚无关于FH患者精神心理异常的流行病学调查资料,但FH患者的急性应激实验发现精神心理因素在FH患者食管症状的产生中发挥重要作用。(4)食管动力异常:食管动力异常可能也为FH的发病机制之一。Pehlivanov等对12例烧心患者进行24 h同步压力、pH和食管收缩监测,其中食管收缩监测采用高频腔内超声,发现在20次与酸反流有关的烧心症状发作中,有13次出现持续食管收缩(SEC);无酸反流的20次烧心症状中出现15次SEC,而40例配对的对照组只监测到2次SEC,并发现15例行食管滴酸实验的患者8例复制出烧心症状,其中6例(6/8,75%)出现SEC,而7例食管滴酸实验阴性的患者仅1例出现SEC(1/7,14.3%)。提示SEC先于自发或诱发的烧心症状发生,推测食管动力异常参与了FH的发生。(5)食管抗反流屏障功能及廓清能力下降:在正常人食管下1/3处有一生理性高压区,又称为下食管括约肌(LES),此处压力高于胃底,在抗反流过程中起主要作用。食管本身对食物的推动性、唾液及食团重力均属食管对反流物清除能力范畴。某些内分泌激素或药物、食物,如胰泌素、胆囊收缩素、多巴胺、咖啡、巧克力等可影响LES,使其功能降低,则胃食管反流变得容易。胃、十二指肠内容物反流至食管可造成对食管黏膜的刺激而发生烧心症状,在胃内容物反流物中,胃酸与胃蛋白酶是主要损害因子;在十二指肠液反流中,胆汁和胰酶也可造成食管黏膜损害。目前,尚缺乏基于罗马标准中功能性烧心诊断标准进行调查的流行病学资料,文献中有关流行病学研究多以烧心症状为标准界定目标人群,但不知其中功能性烧心和病理性烧心(主要由GERD所致)所占比例。美国人群调查显示,33%～44%的人至少每月有烧心症状,7%～13%的人每天均有烧心症状;巴西城市人群烧心发病率为11.9%,其中4.6%的人每周发作一次;德国人中有25%每周发作两次以上烧心;韩国普通人群中一月至少发作一次烧心的发生率为4.71%,较西方国家低;我国目前尚缺乏相关的流行病学资料。此外,FH患者就诊率低,一般认为只有20%～40%的就诊率,男女均有发病。考虑到各种可能的影响因素,罗马委员会提出了一个推测:在以烧心为主诉就诊消化专科的患者中,功能性烧心者约占10%。

2 诊断标准

根据罗马Ⅳ功能性食管疾病诊断标准,功能性烧心的诊断标准如表95-1。

表95-1 罗马Ⅳ功能性烧心的诊断标准

必须包括以下所有条件
  1.烧灼样胸骨后不适或疼痛
  2.抑酸治疗不能缓解烧心症状
  3.没有胃食管酸反流*(异常酸暴露或反流相关症状)或嗜酸细胞性食管炎引起症状的证据
  4.不存在伴组织病理学异常的食管动力障碍
功能性烧心在诊断症状出现至少6个月,一周至少出现两次,近3个月符合以上诊断标准

注 上述诊断标准中没有酸反流的相关证据是指内镜检查没有食管黏膜的损害;酸监测提示酸暴露正常即24 h食管pH连续监测DeMeester评分≤14.72,且症状指数(Symptom index, SI)小于50%。满足以上几点才可确认烧心症状与酸反流无相关性。

鉴别诊断 功能性烧心与内镜下无食管黏膜损伤的NERD是两种临床特点不同的异质性疾病,但NERD的典型症状也是烧心,在临床工作中,FH与NERD很难区分,有相当多的FH患者不能被明确诊断。罗马Ⅳ标准中提出功能性烧心的鉴别诊断流程如图95-1所示。

2.1 临床表现

功能性烧心的主要临床症状是:(1)烧心特指源于剑突且间歇性沿胸骨后向上放射的疼痛或烧灼样不适。通常白天发作,食特定的食物,平卧可加重症状,与GERD烧心症状类似。(2)饱餐后易发生,咖啡、浓茶可诱发加重症状。(3)直立、饮水或口服制酸药物可缓解。注意有报警症状,PPI治疗无效行内镜检查和病理活检。

2.2 辅助检查

(1)内镜检查: 通过胃镜检查, 可仔细观察食道与胃交接处黏膜的改变, 有助于诊断糜烂性食管炎(EE)和反流性食管炎(RE)。根据1994年制定的洛杉矶分类标准, 对反流性食管炎进行评级(LA-A~D)诊断。如果内镜发现上皮呈微红色, 自胃延伸至食管腔, 就要高度考虑Barrett食管(Barrett's esophagus, BE), BE是食道癌的癌前病变, 需要积极活检并高度重视, 积极随访。嗜酸性粒细胞食管炎(EoE)有时与胃食管反流病有许多重叠的临床表现, 同样可表现为烧心、反酸, 但EoE常伴有吞咽困难、食物嵌顿, EoE内镜下可表现食管纵行沟壑样改变和 "气管样" 收缩环。当与GERD难以鉴别时, 需要进行食道黏膜活检。诊断EoE需要在食管近端和远端共取活检2~4块, 且需要每高倍视野嗜酸细胞计数≥15个, 这一标准诊断EoE的敏感度为100%, 特异度可达96%。(2)PPI试验: 如果内镜下EE或BE诊断明确, 则可启动规范的PPI治疗。然而, 基本只有30%左右的烧心、反酸患者能够找到内镜下证据, 近70%的患者症状存在, 但没有内镜下证据。针对一类烧心、反酸症状较重的患者, 可先行PPI试验, PPI既作为一种诊断手段, 又作为一种治疗手段。若服用PPI治疗有效, 则高度考虑NERD, 且可证实反流物是酸相关; 若既往3个月内患者在餐前服用双倍剂量的PPI治疗后, 仍然每周至少两次出现症状, 就应考虑功能性烧心。(3)24 h食管pH-阻抗检测: 适用于拟诊断为NERD, 然而PPI治疗效果不佳的病人, 单纯烧心且内镜检查阴性的患者, 罗马Ⅳ新标准提出的两种以烧心为主的反流高敏感(以前称为高敏性食管)和功能性烧心或反流高敏感与胃食管反流病可能存在相互重叠的可能性。24 h食管pH-阻抗检测就是从鼻子里插入一根带有探头的管子至食道, 探头能敏感捕捉24 h食管内的pH变化, 明确区分pH<4的酸反流及pH>4的弱酸、非酸反流, 而加用阻抗技术后, 如虎添翼, 可准确识别反流物的性质(液体、气体或气-液混合物), 与pH检测连用, 可明确反流物的酸碱性及与反流症状的关系。(4)食管压力测定: 通过食管压力测定可以排除缺乏食管动力疾病。①贲门失弛缓症: 以吞咽困难为主要症状, 部分病人亦可出现烧心、胸痛等症状。X线食管钡餐检查示食管中下段扩张, 下端光滑变细呈鸟嘴样改变, 食管测压显示下食管括约肌(LES)压力升高, 可达4.7 kPa(35 mmHg), 在吞咽时LES不会松弛。②弥漫性食管痉挛: 这是一种高压型食管蠕动异常的食管动力障碍性疾病, 以吞咽困难、胸痛为主要表现, 部分病人可有烧心症状。食管吞钡X线检查示食管下段蠕动波减弱或食管中下段出现强烈的痉挛性收缩。食管测压显示食管中下段出现高幅宽大、畸形的蠕动波, 其波幅>20 kPa, 持续时间>6秒, 食管体部蠕动速度减慢, 而EUS和LES功能基本正常。总之, 烧心患者内镜和活检无异常, 反流监测提示酸暴露增加, 可归入NERD; 如果酸暴露正常, 但酸或弱酸反流与症状相关,可归入反流高敏感;如果这些情况都不存在,则归入功能性烧心。

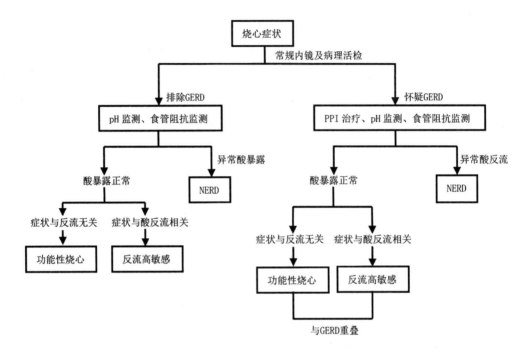

图95-1 功能性烧心鉴别诊断流程

3 治疗方法

目前主要是经验性治疗,推荐个体化治疗,应该宽慰患者,避免过多的侵入性检查,避免无效的抗反流治疗和胃底折叠手术。(1)饮食行为认知治疗:调整饮食,避免烟酒、浓茶、咖啡,以高蛋白、高纤维素、低脂肪饮食为主。(2)精神心理治疗:有焦虑或抑郁临床症状的患者可用抗焦虑或抗抑郁药物治疗,也可减轻烧心临床症状。心理行为放松疗法、心理行为干预也能减轻FH患者的临床症状感知。(3)药物治疗:目前通常是采用PPI等抑酸剂及促动力药物进行治疗,但FH患者对抗反流治疗反应较差。多项研究表明,在治疗功能性烧心时,PPI用量通常达到标准剂量的两倍或三倍才能够改善症状,且改善率较低,仅为36%～60%。因此,罗马专家委员会建议在上述治疗无效时,可应用小剂量三环类抗抑郁药或选择性5-羟色胺再摄取抑制剂进行治疗,但疗效尚不确切。

第96章 反流高敏感

1 概念

反流高敏感(reflux hypersensitivity, RH)是指患者具有食管症状如烧心或胸痛, 类似GERD, 但内镜检或食管pH-阻抗(MII-pH)联合监测并无病理性反流的证据。可监测到生理性反流引起的症状, 而且反流时间与症状的发作相关。目前, 食管功能性疾病已由4种增加到5种, 即功能性胸痛、功能性吞咽困难、功能性烧心、癔球病和最新提出的反流高敏感(RH)。RomeⅡ提出烧心和正常内镜包含非糜烂性反流病(异常食管酸暴露)和功能性烧心(正常食管酸暴露), 后者又分为RH(食管高敏感)和非反流相关烧心2种。RomeⅢ提出把NERD分为3个亚型, 即RH、NERD(异常酸暴露)和非反流相关烧心, 对质子泵抑制剂(PPI)有反应。这样把RH从NERD中分出, 致使NERD病例明显减少。RomeⅣ提出RH是一种新的食管功能性疾病, 并提出功能性烧心(FH)或RH常与胃食管反流病(GERD)重叠。图96-1介绍RH从RomeⅡ至Rome Ⅳ的演变过程。研究证明, 烧心患者内镜检查, 70%内镜检查正常, 另30%内镜检查异常, 诊断为糜烂性食管炎。内镜检查正常的烧心患者进一步进行pH试验, 结果50%患者pH试验异常, 诊断为NURD; 另50%正常pH试验者, 再测定症状指数, 40%患者症状指数阳性, 诊断为RH(占总烧心患者的14%), 60%患者症状指数阴性, 诊断为功能性烧心。新近几年研究用pH监测评价RH流行率。内镜正常烧心患者撤除PPI治疗后用pH-阻抗监测, 证实NERD占40%, 功能性烧心占24%, RH占36%。Savarino报道烧心患者对PPI治疗失败时RH的流行率, 结果, RH为28%, 39%为FH, 并发现RH时由酸反流所致者并不多见。Patel等报告266例难治性烧心患者症状相关概率(SAP)阳性者可分酸反流、弱酸反流或分酸反流+弱酸反流三种情况, 结果酸反流仅占6.5%, 弱酸反流占50.65%, 酸反流+弱酸反流占42.86%。由此可见, RH患者仅少数由酸反流引起。食管高敏感的发病机制与功能性胸痛和功能性烧心相似, 包括周围和(或)中枢神经系统敏化作用导致食管高敏感。中枢神经对内脏刺激的处理过程异常与自主神经改变以及精神心理异常等机制有关。一个研究证明, RH组对酸灌注或气球扩张时增加化学或机械受体敏感性。近年研究证实,食管黏膜屏障完整性破坏和食管对酸敏感性增高是发生食管高敏感的重要机制。在食管RH患者中,食管上皮细胞间隙和炎性趋化因子通过有害质子导致黏膜屏障受损,进而使黏膜下层的神经末梢敏化。在食管酸暴露的情况下酸敏感受体包括瞬时受体电位香草酸受体1上调,影响了随后的痛觉信号传导。食管酸灌注液可以诱发食管高敏感,这种高敏感不仅出现在直接酸暴露中的远端食管(原发性痛觉过敏),还出现在离酸暴露的远端食管,其可能通过中枢敏化导致继发性痛觉过敏。RH和FH患者无效的食管动力、化学的清除能力和黏膜完整性降低与发病相关,一旦中枢敏化作用建立,即使停止刺激,症状可持续存在。精神心理因素在RH发生中起重要作用。研究发现,诱发的食管症状感知在精神心理应激情况下会被强化。心理应激时,中枢介导的处理过程可改变自主神经系统的活性,调节脊髓对疼痛信号的传导,而外周肥大细胞脱颗粒可改变胃肠道黏膜通透性,进而放大患者对生理刺激的敏感性。此外,RH与惊恐障碍、焦虑和抑郁均明显相关。进一步研究证明,中枢因子如应激、过度警觉的心理障碍和睡眠不好在增加食管内刺激的认知上发挥重要作用。心理因子在功能性胃肠病重叠综合征的产生和加剧是一个重要的因子。GERD患者急性心理应激可增加食管内酸灌注的敏感性。对酸感知反应增加伴有对应激情感反应增大,且此与食管黏膜有无破坏无关。若由于新近日常生活中的压力(事件)可改变感知疼痛阈,并使症状加剧。自身急性应激可引起食管黏膜通透性增加和发生上皮内间隙扩大。以上这些机制显示应激、酸暴露和食管高敏感在产生反流症状中的相互复杂关系。总之,RH基础发病机制包括食管刺激、过度警觉、中枢和自主神经改变、心理应激改变等导致食管高敏感。pH-阻抗研究还发现,食管对非酸反流以及在正常酸暴露下也可有食管高敏感。Savarino等用多通道pH-阻抗证明弱酸反流事件增加和近端反流发生率增高,这是RH患者症状发生的主要原因。相反,Tamura等报告表明NERD患者比RH患者总和近端酸反流事件有显著增高。另一个研究:用高分辨食管测压(HREM)在NERD和RH之间进行比较,两者HREM值相似,但发现NERD比RH患者有更大的酸暴露时间,且近端和远端酸反流事件、化学清除和黏膜完整性损伤也增加。新近研究指出,RH比FH患者有明显的远端食管高收缩反应。关于酸敏感受体,通过免疫染色指出,在糜烂的食管黏膜瞬时受体电位香草酸-1(TRPV-1)阳性的神经纤维增加。TRPV-1主要表达于感觉神经元及其纤维,如背根神经节和三叉神经节,并参与多种病理生理过程。最新的分子生物学实验发现了两个磷酸化的新位点,即Ser-502和Ser-800,两者可使失活的TRPV-1通道重活化。同时也证明NERD患者TRPV-1表达增加。新近Yoshida等报告RH患者食管高敏感与神经源性炎症释放P物质和神经激肽-1(neurokinin-1)受体表达增加有关,其机制可能由伴有TRPV-1和蛋白酶激活受体2激活所致。由此可见这些酸敏感受体参与了食管RH的发生。

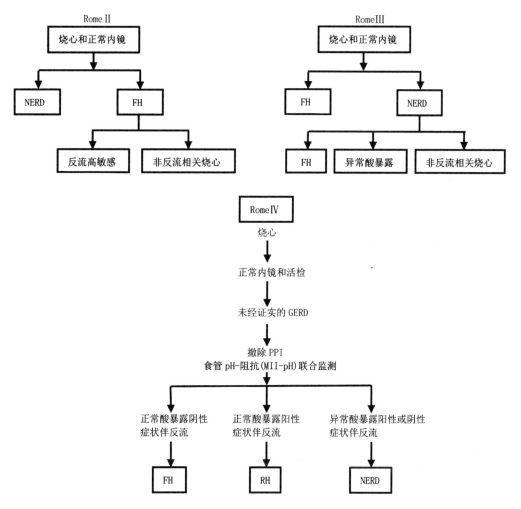

注 NERD:非糜烂性反流病; FH: 功能性烧心; RH: 反流高敏感; GERD: 胃食管反流病; PPI: 质子泵抑制剂。

图96-1 功能性烧心、反流高敏感、非糜烂性反流病演变过程

2 诊断标准

根据罗马Ⅳ功能性食管疾病诊断标准,反流高敏感的诊断标准如表96-1。

表96-1 罗马Ⅳ反流高敏感的诊断标准*

必须包括以下所有4个条件:

1. 胸骨后症状,包括烧心和胸痛
2. 内镜检查正常,无嗜酸性食管炎(EoE)导致该症状的证据
3. 无主要的食管动力障碍性疾病**
4. 有反流事件诱发症状的证据,但pH或pH-阻抗(MII-pH)联合监测显示食管酸暴露正常(对抑酸治疗有效不排除此诊断)

*至少在诊断前6个月出现这些症状,近3个月符合以上诊断标准,但症状出现频度为每周2日

**贲门失弛缓症/胃食管链接部(EGJ)流出到梗阻、弥漫性食管痉挛、Jackhammer食管以及蠕动缺失

鉴别诊断 反流高敏感、功能性烧心、NERD在临床表现上无法鉴别;反流高敏感和功能性烧心的鉴别在于前者具有临床症状反流相关性,尽管对于临床症状反流的相关性临床价值仍存在争议,但生理反流和症状发作相关是反流高敏感诊断的关键点。

2.1 临床表现

反流高敏感的临床表现与功能性烧心患者的临床表现虽有差异,但从临床症状上往往很难将两者区分。单靠SAP也不能精确地区分功能性烧心与RH。用患者症状的严重性或烧心的持续与否并不能把GERD和烧心相关功能性疾病作出鉴别,更为诊断困难的是RH常与其他肠功能性疾病症状重叠。一个新近的研究提出RH患者焦虑比FH患者多见。RH多见于女性,嗜酒者多见,食管裂孔疝发生率高,约半数病例并存IBS。

2.2 辅助检查

RH依靠临床症状诊断很困难,主要通过内镜、食管活检、食管pH和pH-阻抗监测。一个烧心或胸痛患者,食管pH或pH-阻抗监测显示阴性,对PPI治疗无反应患者应首先想到RH的可能。对难治性烧心患者首先用内镜检查并作活检,以排除嗜酸性食管炎。如果内镜检查及活检正常将进行Mll(多通道阻抗)-监测或无线胶囊监测。如果患者有GERD阳性史,内镜和(或)pH试验异常,将进行PPI治疗;如果患者无GERD史,将撤除PPI治疗。如果患者为正常酸暴露,SAP阳性,此时应作食管动力试验。Gaf等对FH和RH和健康志愿者(HVs)的食管动力

试验进行了比较研究, RH显示IEM(无效食管运动)和碎片蠕动率增加, 总的暴露量增大, 总的近端和远端反流事件增加, 化学清除和黏膜完整性降低。高通量测压和阻抗(HRIM)、Mll/pH(24 h多通道腔内阻抗和pH测定)可正确区分RH和FH。另一个研究报告NERD和RH有相似的HRIM, 但NERD比RH有更大的酸暴露时间, 近端和远端酸反流事件和化学清除及黏膜完整性损害增加。阻抗基线水平降低与食管酸暴露增加密切相关。酸灌注试验引起平滑肌高收缩反应发现RH高于FH, 但这些试验均不能证实结构改变或炎症异常。

3 治疗方法

对于反流高敏感的患者, 需要与其进行详细的沟通, 告知其症状产生的机制, 宽慰患者。抑酸治疗是患者的首要选择, 反流高敏感患者抑酸治疗效果优于其他功能性食管疾病, 部分患者对标准或双倍剂量的PPI治疗有效。但若症状是由弱酸或非酸反流诱发, 则PPI疗效欠佳。PPI不仅针对酸反流进行治疗, 还可以逆转食管高敏感的趋势。食管高敏感的主流治疗方法是疼痛调节剂, 包括三环类抗抑郁药(tricyclic antipsychotics, TCA)、选择性5-羟色胺再摄取抑制剂(SSRIs)、5-羟色胺去甲肾上腺素再摄取抑制剂(SNRIs)和曲唑酮等, 这些药物可以调节中枢和外周的痛觉过敏等。但是, 目前这些疼痛调节剂的应用仍是经验性的, 因为这些药物对预防反流高敏感治疗的临床应用证据有限。若治疗后症状持续, 则需要考虑在抑酸剂和疼痛调节剂的基础上加用精神心理治疗。相关的心理治疗包括认知行为疗法、生物反馈和催眠疗法等, 其疗效仍有待大样本临床研究验证。抗反流手术的疗效目前仍未确定, 不推荐在反流高敏感患者中进行抗反流手术。

第97章 功能性胸痛

1 概念

功能性胸痛(functional chest pain, FCP)指反复的、源于食管的、不可解释的胸骨后疼痛,其疼痛特征不能用反流性疾病或其他黏膜疾病或动力异常来解释。曾被称为非心源性胸痛(non-cardiac chest pain, NCCP)。胸痛是临床常见的症状,分为心源性胸痛和非心源性胸痛。据报道,我国急诊胸痛的患者中约40%为心源性胸痛(cardiac chest pain, CCP),60%为非心源性胸痛(NCCP)。近年来文献报道胸痛而行冠状动脉血管造影的患者中15%~30%患者冠状动脉正常,用冠状动脉血管痉挛很难解释临床症状;心脏方面检查无阳性发现、排除心源性胸痛诊断的患者约近1/3。临床上非心源性胸痛主要包括食管源性、骨骼肌肉病变、肺源性、胃-胆道疾病、精神因素等。在非心源性胸痛中,属于食管源性胸痛者超过了50%;而在食管源性胸痛中,有48%~79%属于胃食管反流。调查显示,西方国家普通人群中NCCP的发病率为23%~33%,中国普通人群中NCCP的发病率为13.9%。食管源性功能性胸痛为一种常见病,这种疾病的特征是无法解释胸部正中部位的内脏源性疼痛,很容易与心源性或其他食管源性疾病如贲门失弛缓症和胃食管反流病(GERD)相混淆。多数患者经历持续性的疼痛,去急诊室或门诊就诊的次数增加。食管源性功能性胸痛患者在以胸痛为主诉的急诊室患者中所占的比例超过了50%,而在急诊室接诊的患者中有2%~5%为功能性胸痛患者,约占转诊到心内科门诊的新发胸痛患者的50%。因此,诊断食管源性胸痛需要排除以上食管源性或非食管源性疾病。食管源性功能性胸痛在中青年人群常见,15~34岁发生临床症状的人数约是年龄>45岁患者的两倍,无性别差异。近年来,在急诊就医的胸痛患者中,NCCP患者的数量在不断增加。即使在已经排除心源性胸痛的情况下,他们仍然经常来医院就医。而且,有研究显示非心源性胸痛患者中焦虑、抑郁和残疾的患病率较高。Kinane等对317例非冠心病胸痛患者研究发现,大约35.4%因心理问题所致。Demiryoguran等通过对157例非冠心病胸痛患者的研究发现,49例有明显的焦虑症状,23例被明确诊为焦虑症。具体发病原因尚不清楚,近来的研究指出内脏高敏感性为大多数患者的共同特征,并且GERD、功能性障碍性疾病和精神疾病可能导致功能性胸痛。功能性胸痛的病理生理机制与反流高敏感或功能性烧心相似,包括中枢和(或)外周致敏导致的食管高敏感、内脏刺激引起的中枢处理过程中发生改变、动力功能轻度异常、自主神经活性改变和心理的异常。(1)胃食管反流病:GERD是NCCP中最常见的食管源性病因,发生率为30%~60%,流行病学证据也支持NCCP与GERD的关联。胸痛患者中约61.6%合并GERD。NCCP患者中同时存在GERD的发生率显著升高,在NCCP患者中无GERD症状的为3.6%,偶尔有GERD症状为28.8%,经常有GERD症状达到44%。因此,GERD是造成NCCP的首位潜在原因。GERD引起胸痛的机制未完全明确,可能与酸反流刺激食管或引起食管损伤、继发性动力异常及食管对酸高敏感等有关。(2)食管动力障碍:应用食管测压可以评估NCCP患者的食管功能。有关研究结果显示,约30%的NCCP的食管动力检查的结果是异常的。最常见的可获得记录的食管动力异常是食管下段括约肌压力低下(61%),胡桃夹子食管和非特异性食管动力异常(10%)。然而,这些异常的动力和胸痛的关联仍然未明。特异的食管动力异常如贲门失弛缓症和弥漫性食管痉挛仅在少数NCCP患者中存在。然而,动力测压能够发现贲门失弛缓症、Jackhammer食管或胡桃夹子食管能够解释患者的胸痛。当吞咽障碍合并胸痛时,应用测压技术,可发现上述导致吞咽障碍的原发性动力障碍。此外,食管测压还可以用于评估非 GERD 相关的 NCCP。虽然动力障碍导致的胸痛发生率较小,但测压技术仍在作出功能性胸痛的诊断时发挥作用。(3)食管高敏感:食管高敏感在非GERD相关的NCCP中发挥重要作用,不管是否存在食管动力异常。酸灌注试验、气囊扩张和电刺激已经用于记录NCCP患者中的食管高敏感。与正常对照组比较,对于化学、机械或电刺激显示对疼痛的感受阈值降低提示食管高敏感。然而,这些试验由于低敏感性和获得性较低,很难在临床实践中获得实际应用。目前认为,食管高敏感在NCCP症状的产生持续中具有重要作用。NCCP患者的内脏高敏感既可存在于外周(食管感觉传入致敏),又可存在于中枢(脊髓神经元兴奋性增高或大脑皮层信号处理增强),具体机制还有待明确。食管高敏感即使在初始刺激结束和黏膜愈合后仍持续存在。已经证实,NCCP患者的食管痛阈(pain threshold)降低。部分有GERD的NCCP患者在接受大剂量PPI治疗后食管痛阈提高。对食管刺激的感觉增强也可能是由于大脑皮层对内脏感觉传入的信号处理增强,而不仅是内脏感觉传入通路的高敏感反应。新近的研究发现,伴有食管高敏感的NCCP患者也许可以根据其感觉反应和神经生理学特征分为不同的亚组。(4)心理因素:心理因素主要包括抑郁、焦虑和惊恐,在NCCP患者中非常常见。中枢因素如应激、睡眠障碍心理疾患和幼时的负面经历在增加食管对各种刺激的感受上起到重要作用。据估计,17%~43%的NCCP患者具有抑郁和焦虑。一项国内的前瞻性分析发现,焦虑、抑郁症状和低生命质量(QOL)指数与NCCP患者相关。几乎一半的NCCP患者具有焦虑(47.9%)和抑郁(40.1%)。此外,NCCP患者还有较多的睡眠问题,在家庭中及在工作时感受压力,具有较正常对照者更低的健康相关QOL指数。NCCP的男性患者抑郁和特质焦虑较女性患者低。总体而言,伴随的心理问题在NCCP患者中发挥重要作用。

2 诊断标准

诊断功能性胸痛需要阴性的心脏诊断,上消化道内镜、反流试验(pH阻抗或pH试验及食管测压)。内镜需要食管活检以排除嗜酸性食管炎。高分辨食管测压需要排除主要的食管动力障碍,如贲门失弛缓症、Jackhammer 食管、胃食管交界处流出道梗阻,食管无蠕动和远端食管痉挛。根据罗马Ⅳ功能性食管疾病诊断标准中,功能性胸痛的诊断标准如表97-1。

表97-1 罗马Ⅳ功能性胸痛的诊断标准*

必须包括以下所有条件
1.胸骨后疼痛或不适
2.无烧心和吞咽困难等与食管相关症状
3.无胃食管反流或嗜酸细胞性粒细胞性食管炎导致该症状的证据
4.无主要的食管动力障碍性疾病**
*诊断前症状出现至少6个月,近3个月符合以上诊断标准且症状出现频度为至少每周1日
*必须排除心源性胸痛
**指贲门失弛缓症/食管胃连接部流出道梗阻、弥漫性食管痉挛、jackhammer食管、蠕动消失

鉴别诊断　本病需与心源性胸痛和胃食管反流病进行鉴别诊断。

2.1 临床表现

典型的临床症状为胸骨后非烧灼样疼痛或不适。无明显阳性体征。

2.2 辅助检查

(1)上消化道内镜和X线检查:上消化道内镜在NCCP诊断中的价值有限,据估计不超过25%的患者可见食管黏膜损伤,但内镜检查是排除恶性病变和消化性溃疡,了解GERD相关NCCP患者是否存在糜烂性食管炎和Barrett食管的重要手段。食管吞钡X线检查敏感性较低,但它对食管裂孔疝和贲门失弛缓症的诊断有一定优势。(2)食管pH监测:酸反流增加是GERD的另一项客观证据。通过食管 pH 监测的异常酸反流提示 GERD 与 NCCP的相关性。约50%反复发作的 NCCP 患者存在异常的食管酸暴露。食管 pH 检测,无论是导管引导还是无线食管 pH 胶囊,在内镜检查阴性的患者中能够确定是否为 GERD 相关的 NCCP。无线 pH 胶囊能够延长到 96 h,在记录症状相关的反流时间中较 24 h 的导管引导的 pH 试验具有更高的敏感性。食管 pH 监测可以测定远端食管的酸暴露时间(AET),症状相关的可能性(SAP)和症状指数。在NCCP患者中,53.1%存在异常 AET,26.5%%存在SAP 阳性,25.5%存在阳性症状指数。一些研究揭示了联合多导腔内阻抗和 pH 监测在NCCP患者的意义。一项用 24 h 阻抗和 pH 监测分别在使用和停用(on and off)PPI 治疗难治性 GERD 患者的研究中显示,PPI 使用时和反酸相关的烧心数量减少,与不用时(off)比较差异有统计学意义,而胸痛和反流症状的减少在 PPI "on and off"相比较时,差异无统计学意义。另一项对 PPI 不应答的难治性 GERD 的研究显示,这些患者都存在异常的弱酸反流,而大多停用 PPI 时实施。MIN 等发现非 GERD 相关的NCCP 时基线的食管远端阻抗显著高于 GERD 患者,而与对照组类似,说明 GERD 相关的 NCCP 的发病与食管下段的阻抗下降有关,而非 GERD 相关的 NCCP患者时基线食管近端的阻抗显著低于正常对照,表明非 GERD 相关的 NCCP 的发病可能与食管近端的阻抗下降有关联,而食管阻抗下降被认为是食管黏膜屏障功能下降的一个标志。但非 GERD 相关的 NCCP 的近端食管阻抗异常的原因尚不明了。(3)PPI治疗性试验:PPI试验简便易行,具有较高的敏感性和特异性,是一项很有价值的NCCP诊断试验。在一些主要的研究中,PPI试验诊断GERD相关NCCP的敏感性为78%~92%,特异性为67%~86%。新近有两项荟萃分析评价PPI试验证明PPI治疗能减轻NCCP症状,是识别食管异常酸反流有价值的诊断试验。(4)食管测压:食管标准测压、24小时动态测压等曾广泛用于NCCP的研究和临床诊断。但近年认为,对抑酸治疗无反应(PPI试验阴性)或食管pH监测阴性的患者才考虑食管测压,其在NCCP中的意义可能仅局限于排除贲门失弛缓症,而失弛缓在没有吞咽困难等伴随症状的NCCP患者中并不常见。诊断其他食管运动疾病,如胡桃钳食管、LES高压、弥漫性食管痉挛等不影响治疗方案的选择。(5)其他检查:食管激发试验,如球囊扩张试验、滴酸试验等因敏感性低且存在副作用,目前已很少应用。腔内多通道阻抗和功能性脑成像在NCCP中的应用价值还有待进一步研究。治疗反应差或者有精神心理异常表现的患者或许应接受专科医师的精神心理评估。目前多数专家认为,排除心脏和非食管疾病后,首先采用PPI试验,若阳性应考虑为GERD相关NCCP,并且可能需要长期抑制胃酸治疗。对PPI试验无反应时需进一步行24 h 食管pH监测,如果pH监测异常,应长期接受胃酸抑制药物治疗,且需要较大剂量。若pH监测阴性,可进行食管测压检测动力障碍性疾病。

3 治疗方法

治疗的目的是针对发生机制进行治疗来缓解或消除临床症状。药物治疗包括PPI、调节中枢系统信号(内脏高敏感性)和三环类抗抑郁药。在功能性胸痛治疗前应仔细除外心源性胸痛和胃食管反流病。如果不进行有创性检查,可按GERD予以试验治疗。然后,按功能性胸痛进行安慰治疗,可选用平滑肌松弛剂或抗胆碱药。对临床症状持续存在或丧失能力的患者采用抗抑郁药如三环类药)和选择性5-羟色胺再摄取抑制剂或心理/行为干预治疗。

3.1 一般治疗

除外器质性疾病后,对患者进行人文关怀,能明显减少医疗资源的使用,提高工作能力。因此,心理治疗具有一定的价值。

3.2 药物治疗

胸痛症状仍然持续存在,因此推荐给予对症治疗。基本治疗方法与其他疼痛性功能性胃肠病相似。抗抑郁药包括三环类抗抑郁药(TCAs)、曲唑酮、选择性5-HT再摄取抑制剂(SSRIs)、5-HT去甲肾上腺素再摄取抑制剂(SNRIs)、腺苷拮抗剂、5-HT受体激动剂和拮抗剂等。对于伴有痉挛性动力障碍的患者,食管括约肌注射肉毒素治疗功能性胸痛在早期疗效非常显著,需要重复注射,但不能除外安慰效应。心理治疗对NCCP或功能性胸痛患者有益,特别是患者合并疑病症、焦虑和(或)惊恐障碍时。

第98章　功能性吞咽困难

1 概念

　　功能性吞咽困难(functional dysphagia, FD)是指食物通过食管时感觉食物黏着、停滞或食管疼痛,而无组织结构和生物化学方面异常证据的一类食管功能障碍性疾病。以咽部异物感、咽下困难为主要特征,并具有慢性反复发作的特点,需经胃镜或钡餐透视排除器质性疾病。这类患者除了食管运动功能异常外,食管腔内对各种刺激敏感性增强,患者心理应激、抑郁、焦虑,较其他功能性胃肠病更为多见。吞咽困难按其发病原因可分为梗阻性和非梗阻性吞咽困难(non obstructive dysphagia, NOD)。梗阻性吞咽困难可见于食管炎性反应、肿瘤、外部压迫等所致的狭窄,一般通常胃镜、上消化道造影可以确诊,非梗阻性吞咽困难多为食管运动功能障碍,约占食管源性吞咽困难的67%,是临床常见的一类疾病。食管运动动力障碍可分为原发性、继发性和非特异性3种。原发性食管运动动力障碍包括贲门失弛缓症、食管裂孔疝、胡桃夹食管、弥漫性食管痉挛等;继发性食管运动动力障碍是继发于全身系统性疾病如硬皮病、多发性肌炎、糖尿病等;非特异性食管动力障碍系指一组临床表现为胸痛,伴或不伴有吞咽困难的食管症候群,内镜和组织学检查除外食管结构的异常,食管动力学检查既不是典型的贲门失弛缓症,也不符合弥漫性食管痉挛、胡桃夹食管的特点,即其动力异常未达到典型原发性食管动力异常的诊断标准。目前关于NOD的研究较少,国内外研究发现NOD与贲门失弛、弥漫性食管痉挛、胡桃夹食管、功能性吞咽困难、胃食管反流病等多种原因有关,具体原因尚未完全明确。功能性吞咽困难患者病因与发病机制尚不十分明确,目前认为可能与以下因素有关。(1)食管动力异常:根据2014年芝加哥分类标准将食管收缩力度分为失蠕动收缩、弱蠕动收缩、正常蠕动收缩和过度蠕动收缩,食管收缩模式分为完整收缩、间断收缩和期前收缩。高分辨率食管压力测和钡餐透视的非梗阻性食管源性吞咽困难患者中,最常见的食管动力障碍类型是无效食管动力,其次为非特异性食管动力异常、贲门失弛缓症、间断蠕动、食管过度收缩和远端食管痉挛。食管下括约肌静息压(LESP)并不是导致非梗阻性食管源性吞咽困难的主要原因,且大部分非梗阻性食管源性吞咽困难患者不存EGJ松弛障碍。非梗阻性食管源性吞咽困难患者在吞咽过程中有少部分吞咽出现收缩力度和收缩模式异常,从而导致食管排空障碍,出现吞咽不利、阻塞感或梗阻感。此外,少部分非梗阻性食管源性吞咽困难患者的食管动力功能也可正常,但需仍有待大样本临床研究验证。(2)食管感觉异常:与正常人相比,非梗阻性食管源性吞咽困难患者食管对扩张刺激的敏感性增强。因此,有研究认为患者食管感觉异常是其食管动力异常的根源。(3)精神、心理因素:精神心理因素对功能性疾病的影响已普遍得到认可,但在NOD患者发病中的作用尚不明确,应进一步完善相关的精神心理因素评估以及其对NOD患者动力影响等的研究。

2 诊断标准

根据罗马Ⅲ功能性食管疾病的诊断标准,功能性吞咽困难的诊断标准如表98-1。

表98-1 罗马Ⅲ功能性吞咽困难诊断便准

必须包括以下所有条件
1.固体和(或)液体食物食管黏附、留存或通过食管感觉异常
2.没有胃食管酸反流引起临床症状的证据
3.没有病理性食管动力障碍性疾病依据
诊断前临床症状出现至少6个月,近3个月临床症状符合以上诊断标准

鉴别诊断 本病需与贲门失弛缓症、食管癌、胃食管反流病、癔症、其他口咽、食管管腔或贲门部器质性病变、继发性食管动力障碍等鉴别。

2.1 临床表现

临床上常以食物阻塞感或吞咽后有黏附感为主要临床症状,具有慢性、反复发作的特点,临床症状有时可自行减轻或缓解;多半有精神、心理障碍,部分患者在进流质食物或液体时可发生呛咳,甚至是肺吸入,反复肺吸入亦可导致急慢性支气管-肺感染。由于吞咽困难,长期无法正常摄食,可能导致患者体重减轻、营养不良及贫血等。功能性吞咽困难常见临床类型包括以下几种。(1)贲门失弛缓症(AC):是一种原因不明的原发性食管动力障碍性疾病,以食管体部蠕动缺失和食管下段括约肌(LES)松弛不全为特点,是非梗阻性吞咽困难中最常见的原因。目前研究倾向于认为是一种多因素(病毒感染、遗传等)共同参与、由细胞和

（或）体液免疫介导的，导致食管肌间神经丛中神经元细胞变性或缺失的自身免疫性疾病。临床主要表现为90%吞咽困难，6%~91%食物反流，25%~64%胸骨后疼痛，5%~91%体重下降，18%~52%烧心等。本病好发于20~50岁。在食管钡餐检查，表现为食管不同程度扩张、扭曲甚至呈"S"形（乙状结肠形），食管体部蠕动下降或消失，钡剂排空延迟，胃食管结合部（GEJ）"鸟嘴样"或"萝卜根样"。内镜检查中，应仔细观察（反转）贲门及胃底，必要时结合超声内镜和（或）CT检查。高分辨率食管测压（HRM）被认为是诊断AC的金标准。根据HRM，AC可分为三个临床亚型（芝加哥分型）：①Ⅰ型（经典型）。食管体部无明显增压，100%无效蠕动，完整松弛压（IRP）>10 mmHg。②Ⅱ型（食管增压型）。≥20%的吞咽出现因同步收缩引起的食管增压，且>30 mmHg；100%无效蠕动；IRP>15 mmHg。③Ⅲ型（痉挛型）。≥20%的吞咽伴痉挛性收缩，可伴有食管节段性增压；100%无效蠕动；IRP>17 mmHg。（2）弥漫性食管痉挛（DES）：是以食管不协调收缩运动为动力学特点的原发性食管运动障碍性疾病，以慢性间歇性胸痛和吞咽困难为临床特点。DES可发生于任何年龄，但以女性和50岁以上的中老年人较多见，小儿罕见。DES病因尚不十分清楚，目前认为可能与食管神经肌肉变性、精神心理因素、感觉异常、食管黏膜刺激、炎症和衰老等因素有关。DES发病机制亦未阐明，患EDS时，食管内环、外纵两层肌肉和食管体部、LES等不协调运动，可使食管中下段发生强烈的非推进性、持续性或重复性收缩。临床上常以慢性间歇性胸痛和吞咽困难为主要症状。DES诊断较困难，目前认为DES的诊断标准如下：①呈反复、间歇发作性的胸痛伴吞咽困难（为典型症状）。②X线可见食管体部呈串珠或螺旋状。③食管测压可见宽大畸形的收缩波，同步收缩>30%。LES和食管上括约肌（UES）压力和功能正常。④激发试验阳性。诊断在内镜检查无器质性疾病的基础上，满足以上4项中任何2项方能确立。（3）胡桃夹食管（NE）：是一种以食管动力异常-症状性高动力性食管蠕动（高波幅食管蠕动收缩并伴有收缩时限的延长）为主要特点的疾患，为食管运动障碍性疾病之一。本病可发生于任何年龄，40~50岁以后多见，女性多于男性。临床表现为慢性、间歇性胸痛，部分患者伴有吞咽困难，常因精神、心理或酸性刺激性食物、抑郁和焦虑诱发。食管测压是诊断胡桃夹食管最重要的检查方法，可见食管下段高振幅蠕动收缩或伴有收缩时间延长。胡桃夹食管在无临床症状期间食管测压记录可正常，对于这些患者，酸灌注试验及腾喜龙（依酚氯铵）激发试验有一定意义。（4）食管节段性失蠕动（ESP）：是一种非特异性食管蠕动异常，发病与精神因素和心理障碍有关，临床上常见吞咽困难和胸痛。食管测压显示食管末端呈低幅蠕动或无蠕动，但具有正常的LES静息压，吞咽时松弛功能正常。X线检查可见食管钡剂通过迟缓及食管蠕动传导速度减慢，特别是中下段。

2.2 辅助检查

(1)内镜检查:内镜不能直接进行食管运动功能检测,主要可直接观察食管及胃内是否有肿瘤、炎症等器质性病变,需仔细观察食管下段及贲门胃底部,必要时取活检排除局部器质性病变。(2)食管高分辨率测压:研究发现,NOD的疾病分布为食管体部动力障碍和贲门失弛缓症多见,食管蠕动收缩功能受损是其共同的病理、生理机制,食管高分辨率(HRM)已逐步取代传统食管测压成为诊断食管动力障碍性疾病的主要手段,借助HRM对NOD进行早期诊断及再分类将有助于临床预期疗效的评估。(3)X线检查:X线胸部平片可了解纵隔有无占位性病变压迫食管及了解食管有无异物等;食管X线钡餐检查可观察钡剂有无滞留,有助于观察食管病变,并可提供食管蠕动情况,同时除外肿瘤、食管裂孔疝等器质性疾病。由于患者临床症状并不是持续存在,钡餐检查有时呈现假阴性结果。(4)多通道食管腔内阻抗-pH监测的单纯食管测压可观察食管动力,但并不能直接反映食团运动,24 h食管pH监测可记录食管末端酸反流事件,而多通道食管腔内阻抗-pH监测(MII-pH)可将反流事件区分为酸反流、弱酸反流、弱碱反流,并提示反流物固液性质。

3 治疗方法

对于功能性吞咽困难患者的治疗主要包括精神心理治疗、药物治疗、内镜治疗等。(1)精神心理治疗:对于功能性吞咽困难患者应耐心解释,解除患者精神、心理上的负担,说明其疾病的良性过程,嘱其避免可能的诱因。临床症状发作期鼓励患者进半流食和少食多餐,并禁食刺激性食物和过热过冷饮食及碳酸化合物饮料。进食时仔细咀嚼食物和努力调整可能存在的心理异常。由于功能性吞咽困难可随时间自行缓解,因此对于临床症状较轻的患者不必采取过度的治疗,只要注意饮食,避免精神紧张及焦虑即可;伴有合并明显精神心理障碍、生活质量明显下降的患者,应进行积极的认知行为治疗和抗焦虑、抑郁治疗。(2)药物治疗:对于临床症状较重的患者,可考虑抗反流药物治疗(口服PPI2~4周抑酸),但如果无反流、食管炎证据或治疗无效者可能存在食管动力异常,应该停用抗反流药物。另外,还可以试用平滑肌松弛剂,钙通道阻滞剂,抗胆碱类和抗焦虑、抑郁药物进行治疗。如部分患者由于长期、慢性和反复发作的吞咽困难,伴有营养不良、贫血或消瘦,应予以营养支持疗法。完全不能进食者行胃肠外营养、维持水电解质平衡、输血等。(3)内镜治疗:对于部分药物治疗无效的患者,可选用内镜治疗、内镜下扩张治疗、肉毒杆菌毒素(BT)注射治疗或经口内镜下肌切开术(POEM)等。

第99章 癔球症

1 概念

癔球症（globus）是咽喉部持续或间断性非疼痛性哽咽感或异物感，位于甲状软骨和胸骨柄凹之间的中线部位。该病是一种常见的主观感觉，中医又称"梅核气"，多表现为咽部非疼痛性异物感，吐之不出，咽之不下，也有患者描述为咽部紧缩感，症状可持续或间歇发作，程度不等，无吞咽困难且进食常可缓解，干咽及不良情绪常可加重，但客观检查又查不出咽喉、食管等临近器官的器质性病变，目前已将其归入功能性食管疾病中。现有的文献中对于咽异感症与癔球症两者的定义并不明确，有时甚至定义为同一种疾病。咽异感症，全称咽部感觉异常是指患者咽部有异物、阻塞或刺激等感觉的一种病症，是耳鼻咽喉科常见的病症。在病因方面可包括器质性及功能性疾病；而癔球症多见于消化科，则需除外器质性疾病，从这个角度讲，似乎二者是包括和被包括的关系。咽异感症若有可寻的器质性病变，治疗的关键在于病因治疗；而癔球症病因不清，则强调心理和行为治疗。尽管癔球症很常见，但其确切病因及病理机制尚不明确。与其他功能性疾病相似，癔球症的病因也可能包括多种因素，涉及生理功能紊乱、精神因素及一些暂时无法解释的因素。主要包括以下几个方面。（1）胃食管反流/食管咽反流（LPR）：胃食管反流病（GERD）引起癔球症的机制，目前认为可能是胃内容物反流入食管或咽喉部位引起组织直接损伤，也可能是末梢食管酸敏感性增强，未达咽喉部的反流物通过刺激迷走神经反射性引起上食管括约肌（UES）压力增高等。关于GERD与癔球症的关系争议较多，很多研究表明GERD与癔球症之间的联系。①食管咽反流可直接刺激口咽部并导致炎症。②食管酸化或扩张引起上食管括约肌反射性收缩。③源于食道的异常感觉通过高敏感的迷走神经传导至颈部。因此，GERD常被认为是癔球感的病因之一。但也有相反的说法，因为反流（15%~39%）和癔球感（7%~46%）在普通人群的患病率都比较高，两者可能只是偶然共存。便携式pH监测的研究也有不一致的结果。基于现有数据，与相匹配的对照组相比，癔球感患者并无更高的食管酸暴露。有一项纳入80例癔球感患者的前瞻性研究经过27个月随访后提示，无论患者是否存在烧心，是否接受过内科抗反流治疗，均与癔球症患者症状缓解无关。尽管存在各种不同情况，但癔球症与反流之间似乎还是存在合理的关联。然而大部分癔球症患者并不合并反流症状，因此若癔球症患者无典型GERD症状，且实验性抑酸治疗失败时，应考虑其他可能病因。(2)精神心理因素：随着生物-心理-社会医学模式的发展，精神心理因素在功能性胃肠病和功能性食管病中的作用逐渐引起人们的重视。精神心理因素引起癔球症的机制可能包括：①脑肠轴机制：即精神心理因素可通过中枢神经系统与肠神经系统的神经反射、脑肠肽等交互作用引起患者的胃肠症状。②身心疾病中心身互动及心理因素的主导作用：很多学者对癔球症患者的精神心理状态进行研究，发现很多癔球症患者存在精神心理异常。汪涛等给予癔球症患者口服帕罗西汀或松弛疗法治疗，并记录治疗前后症状评分(SCL-90评分)，结果表明癔球症患者存在显著精神心理异常，口服帕罗西汀和松弛疗法均有效，且短期口服帕罗西汀的短期症状改善作用优于松弛疗法，在有充分治疗时间的前提下，松弛疗法有替代口服帕罗西汀的可能。尽管焦虑和抑郁状态不是诊断癔球症的必要条件，但生活压力事件和深层的情绪反应可以加重或诱发症状。(3)食管动力功能异常：癔球症主要表现为咽部异物感，很多研究认为位于咽和食管连接部位的UES原发性收缩异常；食团传输和蠕动功能异常激活反射途径引起继发性动力异常，食团滞留引起食管扩张，食道逆行增压通过迷走神经反射引起UES收缩，但并无研究证据支持癔球症患者的食管动力异常发生率更高。(4)食管内脏高敏感：UES收缩继发于食管扩张，这是机体预防误吸的保护措施。有一项研究采用了食管球囊扩张模拟食管扩张，发现癔球症患者与正常对照都会出现类似的UES增压，但球囊扩张能引起更多的癔球症患者产生癔球感症状且需要的扩张容积也更低。

(5)食管胃黏膜异位：可能机制包括异位胃黏膜的酸分泌、潜在的幽门螺杆菌感染和敏感位置提高等。对异位的胃黏膜进行消融治疗可改善癔球感症状。有一项小型随机对照试验探讨了氩离子凝固术与空气对照治疗21例癔球症患者的疗效，结果治疗组中82%患者症状改善，而对照组患者症状无任何改善。癔球症是一种常见的功能性食管疾病，据国内文献报道其发生率在正常人群中可达21.46%，明显低于西方研究的45.6%，但去医院就诊者不到总发患者数的1/3，其中到耳鼻咽喉科就诊者可达其门诊量的4%。近年来到消化科就诊者也越来越多，就诊者中以中年人多见，平均发病年龄为35~54岁，男女发病率相似，但就诊患者中女性占3/4，以绝经后女性多见，与焦虑状态相关。研究发现，50.97%的癔球症患者伴有焦虑状态；27.31%的癔球症患者伴有抑郁状态，其中以轻中度焦虑抑郁多见；45.38%的患者伴有不同程度的睡眠障碍。

2 诊断标准

目前仍无生物指标或"金标准"来诊断癔球症。诊断主要靠临床病史,同时排除其他病因。长期有报警症状(如咽痛、吞咽痛、吞咽困难、体重下降等)时,需喉镜和胃镜检查,了解咽喉部和食管情况。

根据罗马IV功能性食管疾病的诊断标准,癔球症的诊断标准如表99-1。

表99-1 罗马IV癔球症的诊断标准

必须包括以下所有条件
1.持续或间断性的、非疼痛性的咽喉部哽咽感或异物感,体检、喉镜或内镜检查未发现结构性病变
　①感觉在餐间出现
　②无吞咽困难或吞咽疼痛
　③食管近端无胃黏膜异位
2.无胃食管反流或嗜酸性粒细胞性食管炎导致该症状的证据
3.无主要的食管动力障碍性疾病(指贲门失弛缓症/食管胃连接部(EGJ)流出道梗阻、弥漫性食管痉挛、jackhammmer食管、蠕动缺失)
诊断前症状出现至少6个月,近3个月符合以上诊断标准,且症状出现频度为至少每周1日

鉴别诊断 本病需与口腔、咽、喉疾病(各种口炎、扁桃体周围脓肿、咽后壁脓肿、咽部肿瘤)、食管疾病(反流性食管炎、食管癌、食管良性肿瘤、食管憩室、贲门痉挛、食管裂孔疝)、神经、肌肉疾病或功能障碍等鉴别。

2.1 临床表现

癔球症多表现为咽部非疼痛性异物感,通常有以下临床特点:(1)吐不出咽不下,也有患者描述为咽部紧缩感,少数患者尚有窒息或压榨感,患者处于惊恐状态,不敢呼吸。(2)在两餐间患者常会反复吞咽,试图通过吞咽来改善或清除症状,但干咽及不良情绪常可加重症状。(3)症状可持续或间歇发作,程度不等,无吞咽困难或吞咽痛,且进食常可缓解。(4)客观检查无咽喉、食管等邻近器官的器质性病变。

2.2 辅助检查

由于癔球症是功能性疾病,因此在诊断前需除外邻近器官的器质性病变。喉镜、上消化道内镜、食管钡透等用于除外咽喉及食管的炎症、肿瘤或良性增生等病变。颈部B超有助于除

外甲状腺疾病的检出，X线、CT等检查有助于颈椎病变的检出，食管高分辨率测压有助于与贲门失弛缓症等食管动力障碍疾病鉴别。

3 治疗方法

由于癔球症的病因和机制仍未完全清楚，且在实践中对主观症状的评估很难把握，因此对癔球症的治疗及效果评价也没有统一标准。目前的一些治疗方法主要是针对可能的病因，包括抑酸治疗和针对精神心理治疗等。对于症状持续且无报警症状者，应先喉镜检查，如果阳性发现就可进行相应的治疗；如果喉镜检查阴性者，应考虑进一步进行PPI治疗。如果治疗有效，可能为胃食管反流病（GERD），虽然治疗无效但临床上仍怀疑与食管咽反流有关，可做便携式反流监测来进一步排除是否与反流有关，如果治疗无效者，应进行胃镜检查。如果发现食管胃黏膜异位者，应采用氩离子凝固术等消融治疗；还在胃镜下可见食管黏膜炎症性病变，如反流性食管炎或结构异常者，应做相应的治疗；如果胃镜检查阴性者，应进一步高分辨率测压（HRM）评估食管动力障碍，发现异常可相应治疗，如果食管测压阴性者，可确诊为癔球症。癔球症无特效治疗方法，主要是通过解释宽慰，大约50%症状可减轻缓解；还可用抗抑郁药，部分患者症状有一定程度的改善；有学者认为催眠辅助放松疗法（HAR）对于癔球症患者来说是一种可以接受且有用的治疗。临床评估与治疗见图99-1。

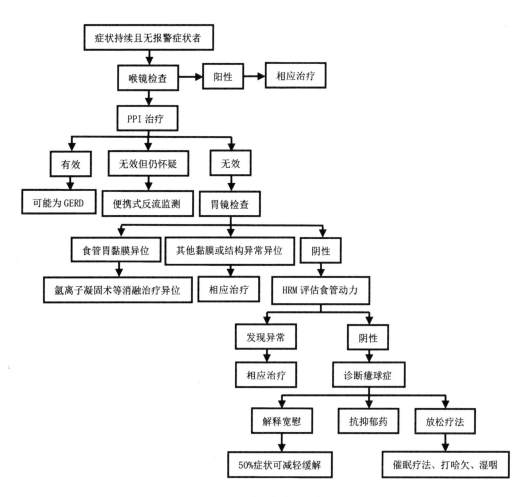

图99-1 癔球症临床评估与治疗

第100章 恶心和呕吐症

1 概念

恶心（nausea）是一种主观症状，指上腹部或咽喉部体验到紧迫欲吐的不适感觉，常伴有迷走神经兴奋的症状，如皮肤苍白、出汗、流涎、血压降低及心动过缓等。呕吐（vomiting）系反射性腹壁收缩、膈肌下降、贲门开放和幽门收缩，致使腹内压和胸内腹压增大，胃内甚至小肠内容物经食管和口腔而有力排出体外的现象。恶心、呕吐是人体的一种保护性反应，可将胃内甚至肠道内有害物质排出体外，但频繁而剧烈的恶心呕吐会引起营养不良、失水、电解质紊乱、酸碱失衡，甚至引起吸入性肺炎、食管或胃等器官的损伤。多数情况下是一种疾病的反应，为疾病的诊治提供重要的线索。恶心和呕吐是临床上最常见的症状。恶心为发生呕吐的前兆，常于恶心发作后出现不同程度的呕吐，但也可仅有恶心而无呕吐，或者呕吐前没有明显恶心的感觉。一般认为恶心和呕吐都是相关神经和肌肉的反射性活动及其产生的主观感觉，为消化系统或全身其他系统疾病的非特异性临床表现，两者具有相同的临床意义。部分患者经常规检查未能发现引起恶心、呕吐的器质性原因，曾被归类于心因性呕吐，然而并没有任何证据表明上述患者合并有精神表现，罗马Ⅳ诊断标准将其归为功能性胃十二指肠疾病的一种，并分为慢性恶心呕吐综合证（chronic nausea and vomiting sydrome, CNVS）、周期性呕吐综合征（cyclic vomiting sydrome, CVS）以及大麻素剧吐综合征（cannabinoid hyperemesis syndrome, CHS）。流行病学调查发现，CNVS常与胃十二指肠区域其他功能性症状相关，女性发病率为2%，男性约为3%。在成人不能解释的恶心和呕吐中有3%~14%为CVS，平均发病年龄为30~35岁，男性患病率有所升高；通常在发病后5~6年方能明确诊断，患者在明确诊断前，急诊就诊率较高。推测1/3 CHS患者与吸食大麻有关，男性CHS典型的表现是长期每日吸食大麻（3~5次/日），超过2年，确诊CHS通常需要9年时间，患者在确诊前急诊就诊率较高。引起恶心呕吐的原因很多，按发病机制可归纳为下列几类：反射性呕吐、中枢性呕吐、前庭障碍性呕吐、神经官能症性呕吐。呕吐的常见原因见表100-1。

表100-1 恶心和呕吐的常见原因分类

分类	常见原因
反射性呕吐	消化系统疾病
	口咽刺激: 吸烟、剧烈咳嗽、鼻咽部和喉部炎症及异物等
	胃十二指肠疾病: 急慢性胃肠炎、消化性溃疡、胃食管反流病、幽门梗阻等
	肠道疾病: 急性阑尾炎、肠梗阻、肠扭转、克罗恩病、肠道肿瘤、腹型过敏性紫癜等
	肝胆胰腺疾病: 急慢性肝炎、急慢性胆囊炎、胆石病、急慢性胰腺炎、肝硬化、肝癌、胰头癌等
	泌尿系统疾病
	肾脏及输尿管结石或感染、生殖系统肿瘤、异位妊娠破裂等
	呼吸系统疾病
	百日咳、支气管扩张、各种原因的支气管刺激等
	循环系统疾病
	心肌梗死、心力衰竭、休克等
	其他系统疾病
	青光眼、屈光不正等, 内分泌系统疾病如甲状腺功能亢进、甲状旁腺功能亢进等, 异位妊娠破裂等
中枢性呕吐	脑血管疾病
	脑出血、脑梗死、脑血栓形成、高血压病和偏头痛等
	颅内疾病
	颅内肿瘤或其他系统肿瘤的颅内转移灶、各类脑炎和脑膜炎、脑挫伤和颅内血肿、癫痫持续状态等
	颅外疾病的并发症
	尿毒症、肝性脑病、糖尿病酮症酸中毒或低血糖等引起的脑水肿、颅内压升高等 药物或化学毒物的作用
	洋地黄、各类抗菌药物、抗癌药物、有机磷、雌激素、吗啡等
前庭障碍性呕吐	内耳迷路炎、梅尼埃病、晕动病
神经官能症性呕吐	胃神经官能症、癔病、神经性厌食、神经性多食

2 诊断标准

恶心和呕吐症的诊断为排除性诊断, 需要全面详细地采集病史、体格检查并结合辅助检查排除器质性疾病(代谢性和结构性)引起的恶心、呕吐。根据罗马Ⅳ功能性胃十二指肠疾病的诊断标准中, 恶心呕吐症的诊断标准如表100-2所示。

表100-2　罗马Ⅳ恶心和呕吐症的诊断标准

慢性恶心呕吐综合征（CNVS）的诊断标准*
必须包括以下所有条件
1.令人不适的恶心（以致影响日常活动），出现至少每周1日，和（或）呕吐发作每周1次或多次
2.不包括自行诱发的呕吐、进食障碍、反复或反刍
3.常规检查（包括胃镜检查）未发现可解释上述症状的器质性、系统性或代谢性疾病的证据
*诊断前症状出现至少6个月，近3个月符合以上诊断标准
周期性呕吐综合征（CVS）的诊断标准*
必须包括以下所有条件
1.有固定模式的发作性呕吐，呈急性发作，持续时间少于1周
2.最近1年内间断发作3次，近6个月至少发作2次，间隔至少1周
3.发作间歇期无呕吐，但可以存在其他的轻微症状
*诊断前症状出现至少6个月，近3个月符合以上诊断标准
支持点
有偏头痛史或偏头痛家族史
大麻素剧吐综合征（CHS）的诊断标准*
必须包括以下所有条件
1.固定模式的呕吐发作，在发作形式、时间和频度上与周期性呕吐综合征（CVS）类似
2.在长期使用大麻后发病
3.在坚持戒断使用大麻后，呕吐发作减轻
*诊断前症状出现至少6个月，近3个月符合以上诊断标准
支持点
可能与病态的淋浴行为有关（长时间用热水泡澡或淋浴）

鉴别诊断　本病需与反刍、胃食管反流病、神经性厌食等鉴别。

2.1　临床表现

（1）慢性恶心和呕吐综合征（CNVS）：罗马Ⅳ标准将罗马Ⅲ中分别诊断的"B3a 慢性特发性恶心"和"B3b 功能性呕吐"合并为"B3a 恶心呕吐综合征"。恶心与呕吐常常为相关联的症状，即使只表现出其中一种症状，处理措施也大体一致，故可合并为同一诊断。患者表现为反复发作的恶心，每周发作数次，通常不伴有呕吐；或原因不明的反复发作的非周期性呕吐，每周至少发生一次，经常规检查不能发现可解释恶心和呕吐临床症状的器质性病因或生化异常。（2）周期性呕吐综合征（CVS）：是以反复发作的周期性恶心呕吐为特点，且对同一患者而言，每次的发作时间、临床症状、严重程度以及持续时间基本一致。成人通常每年发作3~4次，儿童则可高达每月一次。典型的CVS临床表现分为4个阶段：①前驱期：可表现为突发恶心及急迫的呕吐感，可伴有腹痛、出汗、易怒、厌食及面色苍白等自主神经兴奋临床症状，持续

1~2 h。②呕吐期：以顽固性快速呕吐为特征，常无法进食、饮水，伴有腹痛，面色苍白，流涎，极度口渴，严重者可发生意识障碍。儿童此期一般维持1~3天，成人患者则可能为6~9天。③恢复期：恶心呕吐及自主神经兴奋临床症状消失，患者感食欲恢复，无任何不适，回到发作间期状态。④发作间期：持续时间长，通常无任何不是表现。(3)大麻素剧吐综合征(CHS)：由于CHS具有不同的流行病学特点(与应用大麻有关)、有明显相关的洗浴行为(与其他呕吐症比较)和有特异疗法(永久停止应用大麻)，因此，罗马Ⅳ委员会将大麻素剧吐综合征从罗马Ⅲ周期性呕吐综合征中独立出来，并确立为独立综合征。该综合征病理生理机制尚不清楚。有些大麻中的大麻素具有呕吐作用，然而有些大麻素可导致反复发作性呕吐。与周期性呕吐综合征表现类似，CHS也具有前驱期、剧吐期、恢复期。发作期间频繁用热水洗澡或淋浴能够缓解剧吐期症状。

恶心、呕吐的临床特征和伴随临床症状常对确诊病因很有帮助，归纳如下：(1)呕吐的时间：晨起呕吐见于尿毒症、慢性酒精中毒或功能性消化不良。如患者是生育期妇女呕吐出现在停经40天左右，应首先考虑早期妊娠反应；妊娠20~24周后，出现恶心、呕吐、高血压、水肿、蛋白尿、视力下降考虑妊娠高血压综合征；妊娠晚期，持续剧烈恶心、呕吐、神志障碍、昏迷、高热、血凝异常、进行性黄疸、血清谷丙转氨酶升高，要考虑妊娠期急性脂肪肝。鼻咽部慢性疾患一般表现为晨起恶心、呕吐，部分胃食管反流患者卧位时因反流物至咽部也可发生晨起呕吐和声音嘶哑；进食后呕吐或夜间呕吐见于幽门梗阻、小肠和结肠梗阻、肠系膜上动脉压迫综合征等。(2)呕吐与进食的关系：集体发生呕吐或有不洁食物史、误服毒物史，应考虑食物中毒；餐后即刻呕吐，可能为精神性呕吐；餐后1小时以上的呕吐称延迟性呕吐，提示为张力下降或胃排空延迟；餐后较久或数餐后呕吐，见于幽门梗阻。(3)呕吐物的性质：带有发酵、腐败气味者提示胃潴留；带粪臭味者提示低位小肠梗阻、麻痹性肠梗阻、结肠梗阻回盲瓣关闭不全或胃结肠瘘等；含有较多胆汁说明梗阻水平在十二指肠乳头以下，不含胆汁则常表明梗阻水平在十二指肠乳头以上；含大量酸性液体者常需考虑胃泌素瘤、消化性溃疡等胃酸分泌较多的疾病，而无酸味的呕吐物可能是由于贲门失弛缓症等贲门部位梗阻。(4)伴随症状：伴腹痛、腹泻者多见于急性胃肠炎或细菌性食物中毒、霍乱和各种原因的急性中毒。伴有上腹痛及发热、寒战或有黄疸者应考虑胆囊炎或胆石症。伴眩晕、眼球震颤者，多数与内耳或前庭器官病变有关。伴头痛及喷射样呕吐者常由颅内压力增高引起。肿瘤化疗期间或某些抗生素应用、放疗期间出现呕吐应首先考虑药物或放射的副作用。体格检查对呕吐原因的诊断和指导治疗均有较大价值。注意了解呕吐患者的一般情况，如皮肤黏膜色泽、弹性、外周淋巴结情况，除了获得对诊断有用的资料外，重要的是初步了解呕吐造成的体液紊乱程度。仔细的耳鼻喉科检查也十分必要。腹部体征的检查是呕吐患者体格检查的重点,需仔细和全面。

2.2 辅助检查

对一般呕吐的患者,血、尿常规和电解质是常规的检查,需根据病史和体检结果有针对性地选择一些必要的检查。血常规可提示有无感染、有无血液浓缩。尿中有亚硝酸盐、白细胞和细菌提示有尿路感染;酮体阳性,提示糖尿病酮症;尿中红细胞或血尿则提示有尿路结石;育龄妇女要做妊娠试验。便潜血阳性提示有消化道出血,有白细胞或脓细胞则提示有肠道感染,便涂片细菌(球/杆)比例失调提示有菌群失调。为除外糖尿病、肾脏疾病、急性胰腺炎,可查血糖、肌酐、淀粉酶检查。为除外颅脑疾病,可做头颅 CT 或MRI检查。为除外消化系统器质性疾病可做上消化道造影、立位腹平片、胃镜、结肠镜、小肠镜及小肠CT等检查,以及腹部B超检查(除外胆石症)。为除外中毒,可送血、尿、残留物标本做毒物鉴定检查。疑为五官科疾病导致呕吐者,可请眼科、耳鼻喉科做相应的检查。

3 治疗方法

恶心呕吐的治疗,首先要对症治疗。先找出病因,根据病因进行治疗。如果患者经过病因治疗以后,还是持续存在恶心呕吐的现象,可以根据患者的症状,进行抗呕吐治疗等。此外,患有神经官能症性呕吐的患者,一般没有明显的器质性病变,这类患者需采取精神心理治疗。

3.1 慢性恶心呕吐综合征

(1)组胺H_1拮抗剂:异丙嗪是吩噻嗪类抗组胺药,也可用于镇吐、抗晕动以及镇静催眠,但由于其广泛的不良反应,临床使用受到了限制。(2)5-HT_3受体拮抗剂:目前我国临床应用最广泛的化疗止吐剂,分子生物学和药理学的研究结果显示,目前人类5-HT受体至少存在7种类型,即5-HT_1~5-HT_7受体,其中在中枢神经系统和周围组织起重要作用的是5-HT_3受体。5-HT_3受体拮抗剂通过与 5-HT_3受体相结合,阻断向呕吐中枢的传入冲动,抑制呕吐。昂丹司琼、托烷司琼、格拉司琼、雷莫司琼等均为第一代5-HT_3受体拮抗剂,帕洛诺司琼为第二代5-HT_3受体拮抗剂,格拉司琼缓释剂是最新一代的5-HT_3受体拮抗剂。该类药物主要不良反应为腹部不适、便秘、口干、胀气等。多数患者对该类药物不良反应可耐受。(3)多巴胺D_2拮抗剂:目前已分离出5种多巴胺受体,根据其生化和药理学性质可分为D_1类和D_2类受体,D_1类受体包括D_1和D_5受体，D_2类受体包括D_2、D_3和D_4受体。D_2受体与胃肠动力的关系最为密切，其兴奋可抑制乙酰胆碱（acetylcholine, ACh）的释放，因此可通过拮抗D_2受体相对增强ACh的兴奋作用，从而促进胃肠动力。多巴胺D_2受体拮抗剂有甲氧氯普胺、多潘立酮、舒必利和伊托必利。(4)改善生活方式、缓解紧张情绪及认知行为法可能有一定的效果。对于呕吐严重者应注意营养支持。对于一些不能控制的功能性恶心和呕吐患者应用三环类抑郁药（阿米替林）、选择性5-HT再摄取抑制剂（西酞普兰）、5-HT和去甲肾上腺素再摄取抑制剂（文拉法辛）等药物有效。在临床常用去甲肾上腺素和特异性5-HT抗抑郁药治疗恶心，同时对体重减轻的恶心呕吐疗效更佳。

3.2 周期性呕吐综合征

(1)急性发作的治疗：严重发作的患者（如脱水或电解质失衡）需住院补液、抗呕吐等支持支治疗。目前常用的抗呕吐药物包括普鲁氯嗪、甲氧氯普胺（胃复安）或氯哌啶醇，5-HT_3拮抗剂疗效更佳。其他可能有效的药物有氯羟去甲安定（劳拉西泮）、5-HT激动剂（如曲马舒坦），既可以治疗偏头痛，对呕吐也有效。(2)发作间期：以预防为主，其中最主要的措施为避免诱发因素，如对于情绪紧张患者应注意安慰，合并偏头痛家族史者予以经验性偏头痛治疗，月经周期相关者可予以口服避孕药。对于发作频繁（每月超过一次）的患者可采用药物预防性治疗，小剂量三环类抗抑郁药（如阿米替林、多赛平）能减少CVS发作的频率和持续时间。对于三环类药物预防无效的个别患者可考虑应用抗惊厥药物（如苯巴比妥、苯妥英钠、卡马西平、左乙拉西坦）。其他类别的预防CVS的药物有β受体阻滞剂（如普萘洛尔）、赛庚啶和线粒体稳定剂（如左旋卡尼汀、辅酶Q10）。

3.3 大麻素剧吐综合征

虽然有些患者不愿意接受停止吸食大麻，但是，对于大麻素剧吐综合征的处理建议是停止应用大麻。

第101章 嗳气症

1 概念

嗳气症（belching disorder）是一种常见症状，是指间断地出现气体从食管或胃内逸出，并在咽部发出声音。这种现象一般与病理情况无关。嗳气症是一种以令人烦恼的反复嗳气为特征的功能性胃十二指肠疾病。在进食和饮水时吞入气体是一种生理现象。如果患者频繁大量的吞入气体就应考虑为吞气症。气体可通过嗳气排出，有些气体可以进入小肠引起腹部膨隆和腹胀。人每次吞咽都会咽下一定量的空气，在一项健康人的试验中可见咽下10 ml液体会伴有8~32 ml的气体同时吞入。气体经由食管蠕动和食管下端括约肌（LES）松弛而被转运并积聚于近端胃，摄入碳酸饮料或重碳酸盐也会如此。近端胃扩张激活胃壁的牵张感受器，引发迷走-迷走反射，导致抗反流屏障（LES）一过型松弛，胃内气体上行至食管，食管快速扩张，最后使得食管上端括约肌（UES）松弛，胃内气体排出，从而保护胃免受过度扩张所致的损伤。这是重要的生理性反射活动，是嗳气的正常排出机制，即"胃嗳气"，也被称为气体的胃食管-咽反流。在吞气症中，嗳气过程有明显的特点，即食管内气体迅速顺行和逆行但并不进入胃内，食管上括约肌松弛，空气由等气压的喉部流向负压状态的食管，食管下括约肌和膈肌处于收缩状态，食管腹部的压力增大，空气从食管向口腔排出，这个过程中伴有典型的嗳气音，即所谓的"胃上嗳气"。嗳气症的确切病因不明，目前认为可能与胃食管反流、不良饮食和生活习惯、食管裂孔疝、消化性溃疡、幽门梗阻等因素有关。

2 诊断标准

确诊依赖于详细了解病史和观察吞咽情况。典型病例无须进一步检查，但有时也可能需要进行腔内阻抗检测，有助于胃上嗳气与GERD和反刍。

根据罗马Ⅳ功能性胃十二指肠疾病的诊断标准，嗳气症的诊断标准如表101-1所示。

表101-1　罗马Ⅳ嗳气症的诊断标准

诊断标准

　　令人不适嗳气(以致影响日常活动),源自食管或胃,且超过每周3日

　　过度胃上嗳气源自食管,过度胃嗳气源自胃

支持诊断标准

　　观察到频繁、反复的嗳气,支持胃上嗳气,胃嗳气尚无明确的临床关联

　　必要时需要进行腔内阻抗检测以区分胃上嗳气和胃嗳气

诊断前症状至少出现6个月,近3个月符合以上诊断标准

2.1　临床表现

嗳气症患者有多种临床表现,其与情绪改变、环境应激有关,多合并精神心理及人格特征异常。嗳气可能是患者对消化道不适症状的一种行为异常反应,心理社会因素在嗳气症发病机制中可能具有重要作用。(1)嗳气:令人烦恼的嗳气是嗳气症最主要的临床症状。吞气是一种生理现象,随之嗳气作为一种排出机制也正常,通常在进餐后每小时嗳气3~4次。而吞气症患者嗳气频率远高于GERD或功能性消化不良患者,可高达20次/min,伴有嗳气音。多数胃上嗳气患者说话时嗳气症状消失,提示分散注意力可降低患者嗳气频率,而过分关注嗳气行为,将导致嗳气频率增加。部分患者在紧张焦虑状态下嗳气频率也会明显增加。而胃上嗳气从未见于患者睡眠状态下。(2)腹部膨隆与腹胀:吞气症患者有些空气进入小肠可引起腹部膨隆和腹胀感等症状,其腹部正位平片明显提示过度肠内积气,而未见气液平。(3)其他:排气增多、胃肠气胀、腹部或上腹部疼痛及便秘也见于吞气症。据报道,某些伴严重心理障碍的患者吞入大量气体后导致胃肠极度扩张,随之出现肠扭转、肠梗阻及呼吸困难。

2.2　辅助检查

(1)高分别率测压联合阻抗监测:HRM-阻抗监测可帮助分辨胃嗳气与胃上嗳气。对于胃嗳气,食管上端括约肌(UES)使得自胃部进入食管的气体逼出。而对于大多数胃上嗳气患者,吸气时胸腔负压增加,UES松弛,空气被吸入食管,另一种是咽部肌肉收缩将气体逼入食管。(2)腹部平片:吞气症患者可表现为肠道积气,其腹部平片提示肠腔扩张,大量肠气,而无气液平。

3.2　治疗方法

首先应明确过度嗳气是否由精神心理障碍所引起,应首先对其进行治疗。(1)一般治疗:对患者解释嗳气症状和嗳气发生的机制。向患者示范在嗳气时,胸廓扩张,同时有气体送入

消化道, 这一方法可能有帮助。嗳气习惯有时可通过嗳气时进行扩胸运动和嗳气而制止。嗳气如果未完全成为习惯, 有时可通过行为克制而逐渐遗忘。(2)改善饮食习惯: 避免过多饮用碳酸饮料, 嚼口香糖, 提倡进食时细嚼慢咽, 进食时尽量少讲话, 但实际上效果并不明显, 且目前缺乏严格的临床试验证据其有效性。(3)药物治疗: 降低表面张力药物, 包括二甲硅油/西甲硅油。对于胃上嗳气患者, 二甲硅油/西甲硅油等减少气体的药物似乎无效, 因为胃上嗳气患者胃肠道气体量正常。对于吞气症患者, 西甲硅油等被推荐使用改善肠气增加、腹胀等临床症状, 但疗效并不稳定。巴氯芬是γ-氨基丁酸代谢型B型受体(GABABR)激动剂, 可增加基础LES压力和减少TLESR次数, 减少吞咽频率, 这可能对吞气症和胃上嗳气患者有积极治疗作用。此外, 巴氯芬的中枢神经系统效应对患者行为的影响, 以及该药物降低胃机械敏感性等方面, 可能也起到一定作用。(4)行为治疗: 关键是进行解释, 让患者清楚嗳气产生机制, 通过吸入/吞入空气行为描述、声门训练、习惯性呼吸、发言训练等方法, 将患者关注的嗳气症转移至声门紧闭和口腔关闭状态上。非常有经验的语言治疗师通过演讲训练治疗有可能显著减轻症状。医师故意在患者面前嗳气, 向患者表明嗳气是习得行为, 也可以使其放弃这种行为。

(5)其他: 有报道称催眠和生物反馈疗法可能有效。对于严重的吞气症病例, 可经鼻导管或经造瘘口置管进行胃肠减压, 以缓解病情。

第102章　Oddi括约肌功能障碍

1 概念

Oddi括约肌（sphincter of Oddi, SO）是一组包绕于胆总管、胰管及共同通道的纤维肌性结构，包括胆管括约肌、胰管括约肌及乳头括约肌，它的主要作用是控制胆汁及胰液的流动及防止十二指肠内容物的反流。一旦发生Oddi括约肌结构或功能异常，即Oddi括约肌功能障碍（sphincter of Oddi dysfunction, SOD），则可出现胆汁和胰液排泄受阻，导致胆管、胰管内压力增高，表现为胆源性或胰源性疼痛、肝酶和（或）胰酶升高、胆总管扩张以及反复发作的胰腺炎等一系列临床综合征。SO的功能受神经和激素的双重调节，调节SO运动的神经包括交感神经、副交感神经和十二指肠肠壁神经元构成的神经网络。调节SO的激素包括胆囊收缩素（CCK）、胃泌素、一氧化氮合酶（NOS）和血管活性肠肽（VIP）等。其中，CCK是促进SO舒张的主要激素。抑制性神经递质VIP和NOS，广泛分布在SO、十二指肠肌层、黏膜层，可通过局部神经分泌调节CCK对SO的作用。根据Oddi括约肌测压（SOM），SOD亦可分为SO狭窄以及SO功能障碍，前者是由炎症反应所致SO纤维化或肥大，后者是指原发的SO运动异常，但临床上有时难以区分二者。SO 功能障碍是由于病因相对复杂，至今尚不明确，其可能发病机制如下：（1）神经调节异常：大部分切除胆囊的患者，由于胆囊和胆总管、SO以及十二指肠的神经通路的完整性遭到破坏，对SO收缩运动失去抑制，导致其持续痉挛，引起"胆胰样"疼痛。另一方面，痛觉神经敏感性增加也是SOD患者腹痛的原因之一。（2）激素调节异常：动物实验证实，胆管炎症能显著抑制胆囊收缩素八肽（CCK-8）诱发的SO肌电运动。高血脂动物模型的CCK-8分泌明显降低，SO基础压升高。常玉英等研究发现，相比非SOD患者，SOD患者的乳头黏膜、乳头肌层和SO内的NOS、VIP含量显著降低。这些研究说明激素失调是造成SOD的关键因素。另外，阿片类药物成瘾、精神因素（如长期抑郁、焦虑）和高胆固醇饮食也是SOD的危险因素。根据oddi动力异常部位，SOD可分为胆源型SOD和胰源型SOD两种类型。

2 诊断标准

临床上SOD的诊断主要依靠详细的临床病史采集、实验室和影像学检查结果,同时需排除其他引起患者腹痛不适等症状的疾病,特别是隐性肿瘤性疾病。

根据罗马Ⅳ功能性胃肠病诊断标准,Oddi括约肌功能障碍诊断标准如表102-1所示。

表102-1　罗马Ⅳ Oddi括约肌障碍的诊断标准

必须有发作性上腹部和(或)右上腹部腹痛,同时具备以下所有条件
1.疼痛逐渐加重至稳定水平,至少持续30 min或更长
2.发作间期不定(非每天发作)
3.疼痛严重影响患者的日常活动或迫使患者就诊
4.疼痛与排便的相关性(<20%)
5.位置改变或抑酸剂对疼痛缓解不明显(<20%)
支持诊断标准
疼痛伴以下一点或以上
1.疼痛伴恶心和呕吐
2.疼痛放射至背部和(或)右侧肩胛下区
3.半夜痛醒

根据罗马Ⅳ功能性胃肠道诊断标准,胆源型Oddi括约肌功能障碍诊断标准如表102-2所示。胆源型SOD的临床表现为典型的胆源性疼痛、肝酶升高、胆管扩张和胆管排空延迟等。许多患者在胆囊切除术后可出现间歇性或持续性腹痛,尤其是典型胆源性疼痛,排除结石等其他可能病变后,应考虑胆源型SOD。胆源型SOD的发病机制与SO基础压力增高、收缩频率改变,十二指肠胃反流以及微结石反复刺激等有关。根据患者的临床表现、实验室检查、影像学检查、Oddi括约肌测压(SOM)结果和EST术后缓解率,将胆源型SOD进行分型,分为Ⅰ型、Ⅱ型和Ⅲ型。Ⅰ型表现为“胆样”腹痛;2次以上AST、ALT测定值超过正常值的两倍;胆道引流时间延迟超过45 min;超声检查胆总管扩张>12 mm;SOM异常率65%~95%,EST术后缓解率90.5%。Ⅱ型患者表现为“胆样”腹痛;至少有一项Ⅰ型中的实验室检查或影像学检查结果异常;SOM异常率50%~65%,EST术后缓解率75%。Ⅲ型患者表现为“胆样”腹痛,无其他实验室结果或影像学检查结果异常;SOM异常率12%~59%,EST术后缓解率50%。

表102-2　罗马Ⅳ胆源型Oddi括约肌功能障碍诊断标准

主要标准

　　1.符合胆源型腹痛诊断标准

　　2.肝酶升高或胆道扩张,不可并存

　　3.无胆管结石或其他器质性病变

支持诊断标准

　　1.淀粉酶和脂肪酶正常

　　2.SOM异常

　　3.肝胆闪烁造影异常

　　根据罗马Ⅳ功能性胃肠道诊断标准,胰源型Oddi括约肌功能障碍诊断标准如表102-3所示。胰源型SOD表现为发作性腹痛伴有淀粉酶/脂肪酶升高的,除排除常见的病因外,还需要仔细检查以排除引起胰腺炎的一些潜在的疾病,如微小结石或胰腺分裂。胰源型SOD可导致胰源性疼痛和胰腺炎。有研究发现,特发性复发性胰腺炎和胰管Oddi括约肌功能障碍存在一定的相关性。另外报道,在SOM测定证实SOD的患者中,如果将Oddi括约肌完全切开,可使复发性胰腺炎不再发作,但括约肌切开后2年内胰腺炎复发率达50%。因此,胰管SOD与特发性复发性胰腺炎之间的关系仍不明确。与胆源型SOD一样,胰源型SOD也可以分为3型:Ⅰ型具有胰源性疼痛、胰管扩张和血胰酶异常,Ⅱ型出现胰源性疼痛、胰管扩张或血胰酶异常,Ⅲ型仅有胰源性疼痛。

表102-3　罗马Ⅳ 胰源型Oddi括约肌功能障碍诊断标准

诊断标准

　　1.有复发性胰腺炎病史(典型"胰样"疼痛,伴淀粉酶或脂肪酶>正常值上限3两倍和(或)有典型胰腺炎样影像学证据)

　　2.排出其他原因引起的胰腺炎

　　3.超声内镜检查结果阴性

　　4.SOM结果异常

2.1 临床表现

　　(1)胆源型SOD:患者表现为间歇性胆源性腹痛发作,可伴有短暂的胆管梗阻的生化改变,如血清转氨酶、碱性磷酸酶、直接胆红素升高。由于胆囊功能障碍和SOD的临床症状很难区分,因此SOD的诊断主要是针对胆囊切除术后的患者;对胆囊存在的患者,如有关检查排除了胆囊功能障碍(胆囊排空指数>40%),也可以考虑本病的诊断。(2)胰源型SOD:患者表现为间歇性发作的上腹痛,疼痛通常在48~72 h后缓解,间歇期多为数月而不是数天。腹痛发作与饮食之间的相关并不常见,但可能与服用含有阿片类成分的制剂有关。通常伴有血清淀粉酶和脂肪酶明显升高,肝酶和胆红素也可以升高。在大多数情况下,标准评分的结果显示其胰腺炎的程度并不严重。

2.2 实验室检查

(1)生化检查:胆汁排出受阻者,有肝功能受损,一般发作后3~4 h出现一过性肝脏生化指标(如血清转氨酶、碱性磷酸酶、直接胆红素)升高,就应怀疑SOD的可能性。以胰腺炎为主要表现者,除了上述异常外,还有血清淀粉酶或尿淀粉酶升高。但是,肝脏生化检查异常对诊断SOD的敏感性和特异性相对较低,部分SOD患者检查结果也可正常。(2)吗啡-新斯的明试验(Nardi试验):一般情况下,吗啡可引起Oddi括约肌兴奋性增高,而新斯的明可以刺激胰液分泌。经肌内注射吗啡10 mg和新斯的明1 mg,引起Oddi括约肌痉挛性疼痛和胰腺外分泌增加,SOD患者会出现典型上腹痛。若患者出现腹痛、肝酶或胰酶升高任何一项,则为阳性。但该法的敏感性和特异性不高,临床已很少使用。

2.3 辅助检查

常见辅助检查包括超声检查、磁共振胰胆管造影(MRCP)、肝胆管闪烁扫描(HBS)、超声内镜、ERCP、Oddi括约肌测压(SOM)等。(1)超声检查:腹部超声检查能够排除管道内结石、测量胆总管和胰管直径,但不能反映括约肌功能。正常空腹状态下,注射胰泌素后胰管扩张,超声检查可动态观察胰管变化,反映括约肌功能。Hall等报道,该法的敏感性和特异性分别为21%~88%、82%~100%,但易受肠道气体的影响,检查效果欠佳。(2)MRCP:该法是观察胆管和胰管造影最佳的非侵入性方法,可鉴别结石、肿瘤或其他可致胆系梗阻,且可模拟SOD的病变。MRCP已很大程度上取代了ERCP对胆管系统的检测,未来有望取代定量胆管核素扫描对功能性胆源性腹痛患者的评估。胰泌素激发核磁共振胰管显影试验测量胆胰管内径的同时,还可观察胆管和胰管的动态变化,尤其适合有ERCP禁忌或失败患者,对可疑Ⅲ型SOD患者括约肌测压异常的预测不敏感,但对可疑Ⅱ型SOD患者的诊断较准确,并可预测从内镜下括约肌切开术(EST)获得较好疗效的患者。(3)HBS:主要适用于胆管SOD患者,对有胆管扩张、胆管梗阻位置较高者的敏感性较高,还可评估胆汁排入十二指肠的速度,寻找引起梗阻的原因。Corazziari等报道以测压法作为参考标准时,HBS的特异性至少达90%,但敏感性不稳定。Cicala等发现,HBS通过测量核素从肝门到十二指肠的时间可预测Ⅰ和Ⅱ型SOD患者EST治疗的结局。但HBS目前尚未广泛应用于临床,仍需更多研究进一步证实。(4)EUS:超声内镜检查是鉴别胆管结石和乳头状隆起病变的最佳方法。特别是明确是否存在导致胰腺炎反复发作的微小结石,起到了重要作用。EUS诊断肝外胆管梗阻病因的准确性与MRCP相当,优于腹部超声。结合胰泌素激发试验可动态测量胆管和胰管内径变化,了解括约肌收缩功能。但EUS是有创操作,一般不推荐作为首选检查,且其检测效果还有待评估。(5)ERCP:可提供精确的胆管和胰管影像,排除Oddi括约肌是否结构异常以及炎症等病理改变,还可测量胆胰管内径,区分SOD类型。但ERCP操作复杂,且检查结果易受操作者水平的影响,还有导致胰腺炎的风险。因此,对没有证据表明可能存在胆管梗阻的患者,不推荐ERCP。此外,胆管梗阻患者需行括约肌测压或内镜治疗时,也可不行ERCP。(6)SOM:以往认为SOM是公认的诊断SOD的金标准。SOM是指通过ERCP将测压管伸入胆总管或胰管内测量胆管括约肌或胰管括约肌的基础压力。当胆管括约肌或胰管括约肌的压力达到或超过40 mmHg(1 mmHg=0.133 kPa),可以考虑诊断为SOD。尽管SOM是诊断SOD的金标准,但其作为一种有创操作,临床应仔细鉴别适应证。SOM能间接反映括约肌功能,但测量过程中获得的时间压力孤立点不能动态反映括约肌的收缩特性。有研究发现,在最后确诊为Ⅰ型SOD的患者中,13%～40%行SOM无法明确诊断;且SOM会使医源性胰腺炎发病风险上升至30%。有报道表明,Ⅰ型SOD患者可直接行EST治疗而无需行SOM,建议对可疑Ⅱ型SOD患者行SOM,可预测EST的效果。EPISOD试验发现,EST治疗Ⅲ型SOD患者的疗效不优于对照组,SOM结果对治疗反应无预测价值,因此对该型患者不再推荐。

3 治疗方法

SOD的治疗包括药物治疗、内镜治疗和手术治疗等。

3.1 药物治疗

SOD的治疗目的是促进胆汁和胰液入十二指肠,缓解疼痛。药物治疗适用于Oddi括约肌功能紊乱的患者,特别是Milwaukee分型中Ⅲ型者。常见药物包括硝酸酯类药物(单硝酸异山梨酯、硝酸甘油)、钙拮抗剂(硝苯地平)、磷酸二酯酶抑制剂(伐地那非)和曲美布汀等。这些药物大多通过抑制括约肌收缩,解除SO痉挛。其中,硝苯地平临床应用最早。早期研究显示,它能改善75%SOD患者的症状,但由于较多的心血管副反应,现在已较少使用。近年来,Cheon等研究发现磷酸二酯酶抑制剂伐地他非可在不引起任何副反应的情况下,有效降低SO压力。有一项纳入59例SOD患者的研究显示,曲美布汀可减轻62.7%患者的腹痛症状。钙拮抗剂同样能降低SO的基础压和收缩幅度,尤其是匹维溴铵(得舒特)能选择性作用于胃肠道平滑肌,松弛SO,已应用于胆道功能紊乱患者的治疗。国内学者近期发现,匹维溴铵联合米曲菌胰酶片能有效减轻Ⅲ型SOD患者的腹痛、腹胀症状,并在停药2年后疗效继续维持。有报道加贝酯20 mg/min静滴,能明显抑制SO的运动,且加贝酯该能抑制胰酶活性,减少对SO的刺激,有长时间大剂量使用副作用小等优点,在临床上具有较好的应用背景。

3.2 内镜治疗

SOD的内镜治疗包括EST、内镜下局部注射肉毒毒素(BTX)、内镜下支架引流及内镜下乳头球囊扩张(EPBD)等。(1)EST: EST是目前推荐的首选方法。EST对胆管SOD的疗效因分型而异。有一项纳入72例SOD患者的临床试验表明,Ⅰ型、Ⅱ型、Ⅲ型患者EST术后5年的缓解率分别为90.5%、75%和50%。Ⅰ型SOD患者多为器质性狭窄而非功能性改变,罗马Ⅳ建议当存在明确梗阻证据时,应直接行EST而不用测压。而EST对Ⅱ型患者的有效性尚有争议。Geenen等证实,对括约肌基础压高的Ⅱ型患者,EST的长期疗效较好。对疼痛或胆管扩张同时反复出现肝功能异常的患者(Ⅱ型)经验性行EST治疗可能获益,但可能诱发胰腺炎。EPISOD试验长期随访的结果进一步证实EST对Ⅲ型患者的疗效并不优于对照组。因此,不推荐仅有"胆胰样"疼痛的Ⅲ型患者接受EST治疗。EST治疗胰管SOD患者的有效率为50%~80%。有研究表明,胆管和胰管括约肌同时切开能有效减缓胰管SOD患者急性胰腺炎的复发进程。Coté等发现,胆管括约肌切开多数情况下可降低胰管括约肌压力,但胆管和胰管括约肌同时切开的疗效并不优于仅切开胆管括约肌。未来还需更多研究来评估EST治疗胰管SOD的疗效。EST有出血、穿孔、狭窄、胰腺炎等并发症。出血合并穿孔的概率约为1%,晚期出现狭窄的风险较高。(2)内镜下局部注射肉毒毒素: 内镜下向SO注射BTX也可以缓解部分SOD患者的腹不适。BTX通过拮抗钙离子通道,抑制胆碱能神经,解除SO痉挛。但此方法疗效不能持久,并且这种给药方式具有侵袭性,故临床应用价值不高。(3)内镜下支架引流: EST术前预防性胰管内置入支架可降低术后并发胰腺炎的风险,同时还能减轻胰腺炎的严重程度。有报道表明,在测压正常的可疑SOD患者胰管内留置支架可降低ERCP术后胰腺炎的发病率。但一项研究表明,即使在可疑SOD患者胰管内置放支架,ERCP术后胰腺炎的发病率依然很高。因此,内镜下支架引流的疗效还有待评估。(4)内镜下乳头球囊扩张: 相比EST,接受EPBD治疗的患者尽管短期并发症(如胰腺炎、住院天数等)并无改善,但长期并发症如胆管炎、胆管结石的发生率较低。此外,EPBD术后并发症的发生还与操作者的操作技巧、熟练程度有关。由于EPBD的操作较EST稍困难,目前国内开展应用EPBD的安全性和有效性有待进一步研究证实。

3.3 手术治疗

外科手术主要用于内镜治疗失败的患者,其经典方法为十二指肠括约肌成形术。Morgan等发现筛选后的SOD患者行括约肌成形术能获得较好的长期疗效,且并发症发生率低;对接受过胃肠手术的SOD患者的疗效更好,而对年轻和慢性胰腺炎患者疗效不佳。Roberts等的研究得出了相似的结论,但外科手术有创伤大、恢复慢且费用较高的缺点,近年已被内镜治疗逐渐替代。

主要参考文献

[1] Drossman DA.罗马Ⅳ: 功能性胃肠病[M].方秀才, 侯晓华, 主译. 北京: 科学出版社, 2016.

[2] 中华医学会消化病学分会胃肠动力学组, 中华医学会外科学分会结直肠肛门外科学组. 中国慢性便秘诊治指南[J]. 中华消化杂志, 2013, 33: 291–297.

[3] 中华医学会消化病学分会胃肠功能性疾病协作组, 中华医学会消化病学分会胃肠动力学组. 中国肠易激综合征专家共识意见[J]. 中华消化杂志, 2016, 36: 299–312.

[4] 中华医学会消化病学分会胃肠动力学组, 中华医学会消化病学分会胃肠功能性疾病协作组. 中国功能性消化不良专家共识意见[J]. 中华消化杂志, 2016, 36: 217–229.

[5] 中华医学会老年医学分会《中华老年医学杂志》编辑委员会. 老年人功能性消化不良诊治专家共识[J]. 中华老年医学杂志, 2015, 34: 698–705.

[6] 德罗斯曼. 罗马Ⅲ功能性胃肠病[M].柯美云, 方秀才, 主译. 北京: 科学出版社, 2008: 456–589.

[7] 陶颖, 李敏, 宋陆军. Oddi括约肌功能障碍的诊治进展[J]. 中华肝胆外科杂志, 2018, 24: 495–499.

[8] 田真壹, 庄晓君, 陈旻湖, 等. Oddi括约肌功能障碍的诊治进展[J]. 胃肠病学, 2017, 22: 494–497.